[KOMPENDIUM] Word 2007

Kompendium

Kompetent aufbereitetes PC-Know-how für alle

Die KOMPENDIEN aus dem Markt + Technik Verlag stehen seit mehr als 20 Jahren für anerkanntes Expertenwissen und bieten wertvolle Praxistipps in allen Fragen rund um den PC. Das Portfolio der Handbücher reicht von der übersichtlichen Vorstellung diverser Programmiersprachen bis hin zur umfangreichen Beschreibung kompletter Betriebssysteme: Mit mehr als 500 Titeln seit Bestehen der Reihe wurde nahezu jede Fragestellung der Computerpraxis abgedeckt.

Ob als Lehrbuch für den ambitionierten Einsteiger oder Nachschlagewerk für den erfahrenen Anwender: Die übersichtlichen, klar strukturierten KOMPENDIEN helfen jedem schnell weiter und auch komplexe Sachverhalte werden mit praxisnahen Beispielen übersichtlich illustriert und verständlich gemacht. Ein detailliertes Inhaltsverzeichnis und ein umfangreicher Index ermöglichen dem Leser außerdem schnellen Zugriff auf die gesuchten Informationen.

Technisch anspruchsvoll und präzise, dabei jedoch immer praxisbezogen und klar verständlich: Das sind die KOMPENDIEN, die mit mehr als 6 Millionen Lesern zu den erfolgreichsten Computerfachbüchern auf dem deutschsprachigen Markt gehören.

Word 2007

Text perfekt erstellen, verwalten und optimieren

MICHAEL MAIER SILKE MAIER

Markt+Technik

KOMPENDIUM

Einführung | Arbeitsbuch | Nachschlagewerk

Bibliografische Information Der Deutschen Bibliothek

Die Deutsche Bibliothek verzeichnet diese Publikation in der Deutschen Nationalbibliografie; detaillierte bibliografische Daten sind im Internet über <http://dnb.ddb.de> abrufbar.

Umwelthinweis:
Dieses Buch wurde auf chlorfrei gebleichtem Papier gedruckt.

10 9 8 7 6 5 4 3 2 1

10 09 08 07

ISBN 978-3-8272-4132-0

Coverkonzept: independent Medien-Design,
Widenmayerstraße 16, 80538 München
Coverlayout: Thomas Arlt, tarlt@adesso21.net
Titelfoto: Skyline im Abendrot, Kuala Lumpur, Malaysia
Bildagentur: ifa-bilderteam, Ottobrunn
Lektorat: Jürgen Bergmoser, jbergmoser@pearson.de
Korrektorat: Sandra Gottmann, Münster
Herstellung: Elisabeth Prümm, epruemm@pearson.de
Satz: Michael und Silke Maier, Ingolstadt (www.magus-publishing.de)
Druck und Verarbeitung: Kösel, Krugzell (www.KoeselBuch.de)
Printed in Germany

Überblick

Inhalt

Auf ein Word

Gewisse Bücher scheinen geschrieben zu sein, nicht damit man daraus lerne, sondern damit man wisse, dass der Verfasser etwas gewußt hat.

Johann Wolfgang von Goethe

Im Windschatten von Windows Vista veröffentlichte Microsoft auch eine neue Version ihrer beliebten Office-Suite, die sich nun mit der Jahreszahl 2007 sowie der stolzen Versionsnummer 12 schmücken darf.

War man in der Vergangenheit gewohnt, dass man mit einem Update vor allem eine Fülle zusätzlicher Funktionen erhielt, so hat Microsoft diesmal einen gänzlich anderen Weg beschritten: In Word 2007 wurden so gut wie keine neuen Funktionen integriert, dafür spendierte man dem Programm eine radikal überarbeitete Oberfläche, die vor allem die Bedienung erheblich vereinfachen soll.

Verwundert reibt man sich als erfahrener Anwender die Augen: Wo sind denn nur alle Menüs und Toolbars geblieben, mit denen man sich bis vor Kurzem noch seinen Bildschirm so wunderbar zupflastern konnte?

Ein paar Mausklicks später wird deutlich: Die neue Oberfläche ist wirklich gelungen! Zumindest für Neueinsteiger. Alte Word-Hasen dagegen müssen erst einmal komplett umlernen, da wirklich nichts mehr so ist, wie es einmal war. Doch der Leidensweg lohnt sich.

Dieses Buch möchte daher sowohl Einsteigern als auch erfahrenen Anwendern eine Hilfestellung für den Einsatz von Word 2007 an die Hand geben. Das dahinterstehende Konzept ist einfach zu erklären: Statt uns auf eine reine Beschreibung der zahlreichen Funktionen dieser Textverarbeitung zu beschränken, möchten wir Sie vor allem von unserem Erfahrungsschatz profitieren lassen, der sich im Laufe der vielen Jahre, die wir uns nun mit diesem Programm intensiv beschäftigen, angesammelt hat. Unzählige Tipps&Tricks sind im Text als solche gekennzeichnet, andere verstecken sich eher unauffällig und wenig spektakulär in den Erklärungen.

Wenn Sie möchten, können Sie dieses Buch von vorne nach hinten lesen. In zwölf leicht verdaulichen Kapiteln führen wir Sie dabei durch die Welt von

Word 2007. Sie können aber selbstverständlich auch gezielt einzelne Kapitel herauspicken oder den Index sowie das Stichwortverzeichnis nach Themen durchforsten, die Ihnen besonders interessant erscheinen. Bei Problemen des täglichen Bedarfs lohnt sich vielleicht auch ein Blick in den Tipps&Tricks-Index, den Sie am Ende dieses Buches, unmittelbar vor dem Stichwortverzeichnis, finden.

Mit dem Schreiben dieses Vorworts geht für uns nun die Arbeit an diesem Buch, die uns tagtäglich über viele Monate hinweg beschäftigt hat, endgültig zu Ende.

Es bleibt uns nur mehr, Ihnen viel Vergnügen bei der Lektüre zu wünschen. Verbunden mit der Hoffnung, dass es uns gelungen ist, ein Buch zu schreiben, das vor allem einen Zweck erfüllt: Ihnen den Umgang und die tägliche Arbeit mit Word zu erleichtern.

Doch Halt: Auf dem Buchcover stehen unsere Namen, die vielen hilfreichen »Geister« im Hintergrund, die zum Gelingen beigetragen haben, dürfen jedoch keinesfalls unerwähnt bleiben.

Unser besonderer Dank geht deshalb abschließend an:

- *Barbara Scheuer-Arlt*, der ein Autor vor vielen Jahren einen Stapel Papier mit dem Hinweis »Ich setze jetzt selbst!« auf den Schreibtisch legte. Und damit begann eigentlich die Geschichte dieses Buches ...
- *Claudia Bäurle*, ohne die es das Buchlayout in dieser Form nicht gäbe.
- *Jürgen Bergmoser*, der uns nicht nur den Rücken freigehalten hat, sondern auch noch darauf bedacht war, ihn zu stärken! Einen besseren Lektor kann man sich nicht wünschen, auch wenn so manche Terminverschiebung für Sorgenfalten auf seiner Stirn verantwortlich gewesen sein dürfte.
- *Sandra Gottmann* für das gewissenhafte Korrektorat.
- *Sylvia Hasselbach*, die als Urlaubsvertretung in der Schlussphase die Turbulenzen während des Fluges nicht miterleben musste, aber mit viel Engagement zur zielgenauen Punktlandung beigetragen hat.
- *Elisabeth Prümm*, die in ihrer Eigenschaft als Herstellerin einmal mehr aus einem losen Haufen bedruckten Papiers ein schönes Buch gezaubert hat. Und wieder hat es verdammt viel Spaß gemacht, mit ihr dieses Projekt zu realisieren. Hoffentlich werden es noch viele ...

»Ohne Euch alle kann man viel machen, aber mit Euch noch viel, viel mehr!«

Silke und Michael Maier

Schreiben Sie uns!

Autor und Verlag sind immer bemüht, Ihnen, unseren Kunden und Lesern, die optimale Information zum Thema zu bieten. Scheuen Sie sich deshalb nicht, uns über Fehler und andere Ärgernisse zu informieren. Nur so können wir laufend an der Verbesserung unserer Bücher arbeiten. Aber auch Lob, Erfolgserlebnisse und Ihre Ergebnisse interessieren uns. Schreiben Sie uns unter info@pearson.de, Ihre Mails werden sofort an den Autor weitergeleitet!

Ihr Markt + Technik-Buchlektorat

Jürgen Bergmoser

1 Aus der Vogelperspektive betrachtet: Basiswissen

Word für Windows 1.0 kam im Jahre 1989 mit zwei Symbolleisten und einer Bildschirmauflösung von 600x800 Punkten aus. 14 Jahre später war deren Zahl auf sage und schreibe 31 angewachsen. Die mit jeder neuen Version steigende Anzahl an Funktionen und Möglichkeiten forderten freilich ihren Tribut: Immer weniger Anwender fanden sich in den verschachtelten Menüs der Textverarbeitung zurecht. Zwar hatte Microsoft im Laufe der Jahre allerhand unternommen, um die Bedienbarkeit des Programms zu erleichtern: Menüs, die nicht mehr alle, sondern nur mehr die wichtigsten Befehle sofort anzeigten, oder der Assistent namens »Karl Klammer«, der dem Anwender mit schlauen Tipps&Tricks bei seiner täglichen Arbeit hilfreich zur Seite stand. Sie alle konnten letzten Endes aber nicht gewährleisten, dass Anwender die von ihnen benötigten Funktionen auch tatsächlich fanden.

Bei einer Umfrage, welche neuen Funktionen sich Anwender von der nächsten neuen Word-Version wünschten, stellte sich heraus, dass 90 Prozent der genannten Funktionen bereits seit Langem in Word enthalten waren, die Anwender sie nur nicht kannten oder im Programm fanden.

Mit Word 2007 wagt Microsoft nun einen radikalen Schnitt und spendiert dem Programm eine gänzlich neue Benutzeroberfläche. Man reibt sich verwundert die Augen: Die vertrauten Menüs gehören der Vergangenheit an. Nichts ist mehr so, wie es einmal war. Und doch: Alle Funktionen sind weiterhin vorhanden, sogar einige neue hinzugekommen. Das erste Kapitel dieses Buches soll Sie daher mit den Grundlagen von Word 2007 vertraut machen. Wir zeigen Ihnen, wie Sie das Programm starten, stellen Ihnen die neue Oberfläche vor, verraten, was Word 2007 an neuen Funktionen zu bieten hat, und legen so die Grundlagen für die Bedienung des Programms.

Informationen zu den Systemanforderungen und der Installation von Microsoft Office 2007 finden Sie in Anhang A. In diesem Kapitel gehen wir davon aus, dass Word 2007 auf Ihrem PC korrekt installiert ist.

REF

1.1 Programmstart

Ehe Sie mit Word 2007 arbeiten können, müssen Sie die Software zunächst in den Arbeitsspeicher des Computers laden.

Folgende Schritte sind notwendig, um Word aufzurufen:

1. Klicken Sie auf der Taskleiste von Windows auf START.
2. Wählen Sie den Ordner ALLE PROGRAMME aus, und suchen Sie den Eintrag MICROSOFT WORD.
3. Klicken Sie einmal mit der linken Maustaste darauf, und das Programm wird geöffnet.

Eine Verknüpfung auf dem Desktop erstellen

Nach der Installation von Word 2007 wird das Programmsymbol zum einen im Ordner ALLE PROGRAMME und zum anderen, wenn dies bei der Installation gewünscht wurde, auf dem Desktop angelegt.

Wenn Sie während der Installation von Word 2007 keine Desktopverknüpfung erstellt haben, kann das problemlos nachgeholt werden:

1. Klicken Sie auf START, zeigen Sie auf ALLE PROGRAMME, zeigen Sie auf MICROSOFT OFFICE und dann auf WORD 2007.
2. Klicken Sie mit der rechten Maustaste auf WORD 2007, zeigen Sie auf SENDEN AN, und klicken Sie dann auf DESKTOP (VERKNÜPFUNG ERSTELLEN).

Auf dem Desktop wird nun eine Verknüpfung für das Programm angezeigt. Um Word direkt vom Desktop aus zu starten, führen Sie einen Doppelklick auf das Programmsymbol aus.

Jedem Symbol, das sich auf dem Desktop befindet, sowie jedem Eintrag im Start-Menü von Windows können Sie eine Tastenkombination zuweisen, mit der das verknüpfte Programm schnell aufgerufen werden kann. Dabei ist zu beachten, dass diese Tastenkombination von keinem anderen gerade geöffneten Windows-Programm verwendet werden darf und die Tastenkombination auch für alle Desktop-Symbole sowie Menüs eindeutig sein muss. Klicken Sie dazu mit der rechten Maustaste auf das Word-Symbol, wählen aus dem aufklappenden Objektmenü den Eintrag EIGENSCHAFTEN *und wechseln im darauf erscheinenden Dialog zur Registerseite* VERKNÜPFUNG. *Nun klicken Sie in die Eingabezeile hinter* TASTENKOMBINATION *und drücken die gewünschte Taste, mit der Sie Word künftig aufrufen möchten, z.B.* [W]. *Die beiden Tasten* [Strg] *und* [Alt] *werden von Windows automatisch ergänzt. Mit einem Klick auf* ÜBERNEHMEN *weisen Sie die Tastenkombination zu und schließen den Dialog mit OK. Ab sofort können Sie nun Word aus jeder Situation heraus mit* [Strg] + [Alt] + [W] *starten.*

Schnellzugriff direkt über die Windows-Multifunktionsleiste

Sie können der Symbolleiste für den Schnellzugriff auch direkt über die auf der Windows-Multifunktionsleiste angezeigten Befehle einen Befehl hinzufügen.

1. Klicken Sie auf der Windows-Multifunktionsleiste auf die entsprechende Registerkarte oder Gruppe, um die Befehle anzuzeigen, die Sie der Symbolleiste für den Schnellzugriff hinzufügen möchten.
2. Klicken Sie mit der rechten Maustaste auf den Befehl, und klicken Sie im Kontextmenü auf ZU SYMBOLLEISTE FÜR DEN SCHNELLZUGRIFF HINZUFÜGEN.

Abbildung 1.1: Word in der Startleiste

Künftig genügt dann ein einfacher Klick auf das Word-Symbol für den Programmstart. Das geht schneller und effizienter als der Doppelklick auf dem Desktop. Denn gerade wenn Sie Word parallel zu anderen Programmen öffnen wollen, ist diese Variante vorteilhaft und zeitsparend, weil die Multifunktionsleiste immer zu sehen ist und das lästige Zurückkehren zum Desktop entfällt.

1.2 Die neue Oberfläche

Abbildung 1.2 zeigt den Start-Bildschirm mit der Standardumgebung des Programms, wie er beim ersten Aufruf von Word 2007 erscheint.

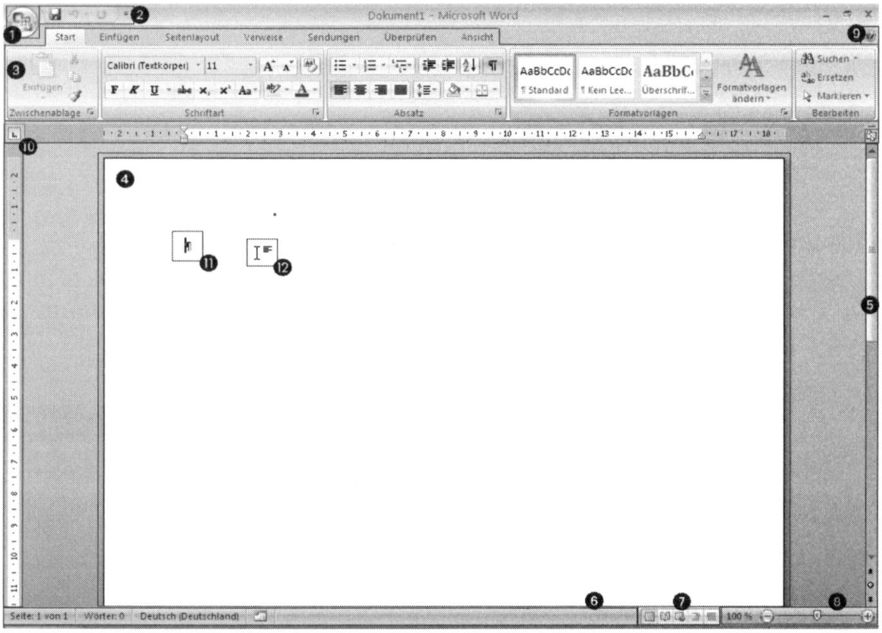

Abbildung 1.2: Des Kaisers neue Kleider: Word 2007

Die folgenden Elemente sind dabei in Abbildung 1.2 gekennzeichnet:

1. Schaltfläche »Office«
2. Symbolleiste für den Schnellzugriff
3. Multifunktionsleiste
4. Arbeitsbereich (Dokumentbereich)
5. Bildlaufleiste
6. Statusleiste
7. Dokumentansichten
8. Zoom
9. Hilfe
10. Lineal
11. Eingabemarke
12. Mauscursor

Sehen wir uns jetzt einmal die einzelnen Elemente der Reihe nach an.

1.2.1 Die Schaltfläche »Office«

Das ehemalige Menü DATEI wurde vollständig gestrichen und zur Gänze durch die Schaltfläche OFFICE ersetzt. Hier werden die gleichen Basisbefehle angezeigt, die früher zum ÖFFNEN, SPEICHERN und DRUCKEN von Dateien zur Verfügung standen. Darüber hinaus steht aber in der neuen Version eine Reihe weiterer Befehle zur Verfügung, wie z.B. VERÖFFENTLICHEN. Ferner können Sie über diese Schaltfläche Word 2007 beenden und den Dialog zur Einstellung der Optionen aufrufen.

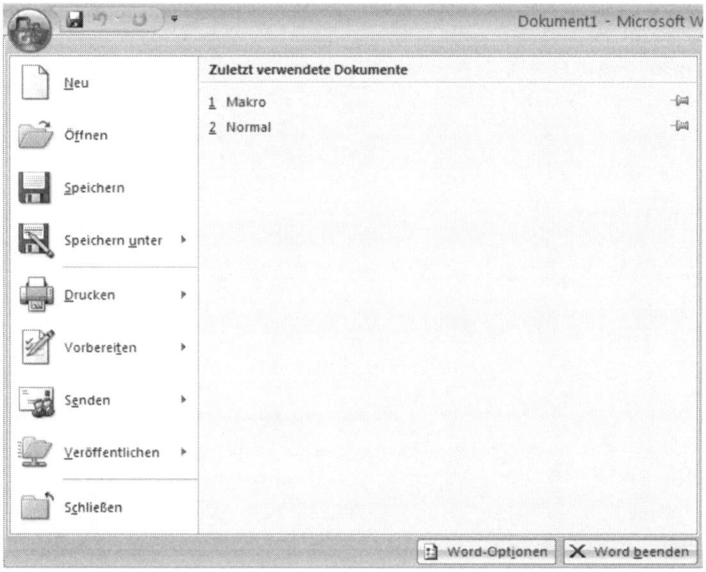

Abbildung 1.3: Das aufgeklappte Menü der Schaltfläche »Office«

1.2.2 Symbolleiste für den Schnellzugriff

Hierbei handelt es sich um eine individuell anpassbare Symbolleiste, die eine Reihe von häufig benötigten Befehlen enthalten kann, auf die Sie jederzeit Zugriff haben möchten. Ihr Inhalt ist unabhängig von der im Moment angezeigten Registerkarte der Multifunktionsleiste, d.h., die hier dargestellten Symbole ändern sich nicht im Kontext der Textverarbeitung, sondern sind stets verfügbar.

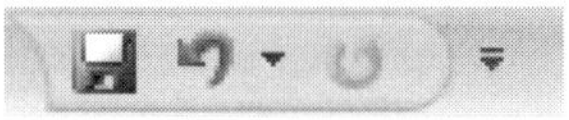

Die Symbolleiste kann an zwei verschiedenen Positionen verankert werden:

- Oben links, gleich neben der Microsoft Office-Schaltfläche (Standardeinstellung) oder
- unterhalb der Multifunktionsleiste.

STEPS

Für das Verschieben der Symbolleiste sind folgende Schritte notwendig:

1. Klicken Sie auf den Button SYMBOLLEISTE FÜR DEN SCHNELLZUGRIFF ANPASSEN, der sich rechts neben der Symbolleiste befindet.
2. Danach wählen Sie aus dem angezeigten Menü den Befehl UNTER DER MULTIFUNKTIONSLEISTE ANZEIGEN aus.

Während Microsoft in den Vorgängerversionen von Word größten Wert auf eine individuelle Anpassfähigkeit der einzelnen Toolbars gelegt hat, kann bei Word 2007 einzig und allein die Symbolleiste für den Schnellzugriff an die persönlichen Bedürfnisse angepasst werden.

STEPS

Um zusätzliche Symbole einzufügen oder angezeigte Symbole zu entfernen, gehen Sie wie folgt vor:

1. Klicken Sie auf den Button SYMBOLLEISTE FÜR DEN SCHNELLZUGRIFF ANPASSEN.
2. Wählen Sie danach aus dem herunterklappenden Menü den Eintrag für das gewünschte Symbol mit einem Mausklick aus. In Abhängigkeit davon, ob das Symbol bisher auf der Leiste sichtbar war (vor dem Eintrag befindet sich ein Häkchen) oder nicht, wird es nun dargestellt bzw. aus der Leiste entfernt. Nicht alle verfügbaren Befehle, die man auf die Leiste legen kann, können im Menü gleichzeitig dargestellt werden. Möchten Sie beispielsweise den Befehl, um eine Grafik aus einer Datei einzufügen, in die Schnellzugriffsleiste aufnehmen, müssen Sie den Eintrag WEITERE BEFEHLE anklicken. Darauf öffnet sich ein Dialogfenster, in dem alle verfügbaren Befehle aufgelistet sind.
3. Ein angezeigtes Symbol können Sie leicht entfernen, indem Sie mit der Maus darauf zeigen, die rechte Maustaste drücken und dann aus dem Objektmenü den Eintrag AUS SYMBOLLEISTE FÜR DEN SCHNELLZUGRIFF ENTFERNEN selektieren.

1.2.3 Multifunktionsleiste (Ribbon)

Die bisher gewohnten und bereits traditionellen Menüs und Symbolleisten wurden durch die Multifunktionsleiste ersetzt. Dieses neue Element ermöglicht Ihnen ein übersichtlicheres und schnelleres Arbeiten, da die Befehle jeweils in einem Satz von Registerkarten angeordnet sind. Diese Registerkarten zeigen – in Gruppen zusammengefasst – jene Befehle an, die für die verschiedenen Aufgabenbereiche in den Anwendungen am wichtigsten und relevantesten sind. So ermöglicht beispielsweise die Registerkarte START den Zugriff auf die Befehle, die zum Schreiben eines Textes benötigt werden, und besetzt aus den Gruppen ZWISCHENABLAGE, SCHRIFTART, ABSATZ, FORMATVORLAGEN und BEARBEITEN.

TIPP

Wenn Sie die Taste Alt *drücken, werden die Tasten eingeblendet, über die das schnelle Auswählen eines bestimmten Befehls möglich gemacht wird. Mit* Alt + F *schalten Sie beispielsweise zur Registerkarte* ANSICHT. *Wenn Sie die* Alt*-Taste gedrückt halten, ist es sogar möglich, einzelne Funktionen sofort auszuwählen. So wählen Sie beispielsweise mit* Alt + F + M *den Vollbild-Lesemodus aus, der sich im Register* ANSICHT *befindet.*

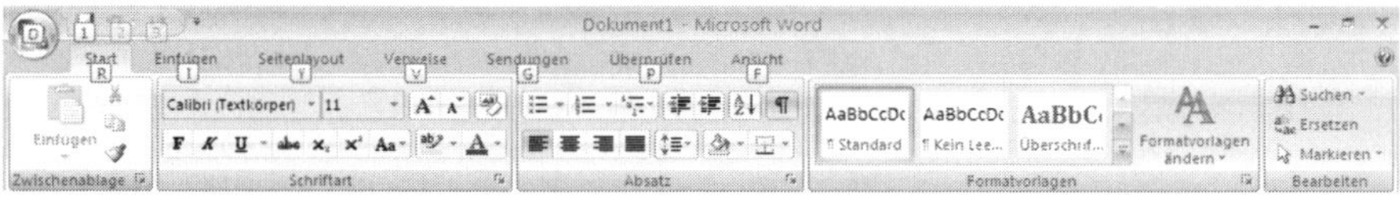

Abbildung 1.4: Shortcuts für die Arbeit mit der Tastatur

Überblick über die verfügbaren Registerkarten

- Die Registerkarte START enthält Funktionen für den Zugriff auf die Windows-Zwischenablage, die Formatierung von Zeichen und Absätzen, das Zuweisen von Formatvorlagen sowie Suchen und Ersetzen von Text.
- Die Registerkarte EINFÜGEN beheimatet alle Funktionen, um Tabellen, Seiten, Illustrationen, Hyperlinks, Kopf- und Fußzeilen, Textobjekte und Symbole einzufügen.
- Auf der Registerkarte SEITENLAYOUT befinden sich Funktionen für die Seiteneinrichtung, das Zuweisen von Seitenhintergründen, das Festlegen von Absatzeinzügen und -abständen. Außerdem lassen sich Elemente, die sich im Dokument befinden, mithilfe dieser Registerseite anordnen.
- VERWEISE bündelt alle Funktionen, die in umfangreicheren und komplexeren Dokumenten zum Einsatz kommen: Inhalts-, und Stichwortverzeichnisse, Fußnoten, Einfügen von Zitaten und Beschriftungen.
- Auf der Registerkarte SENDUNGEN werden von Word 2007 Funktionen bereitgestellt, mit denen Serienbriefe erzeugt und als Vorschau begutachtet werden können.

- Auf ÜBERPRÜFEN befinden sich Funktionen zur Dokumentprüfung (Rechtschreibung, Thesaurus), zum Einfügen von Kommentaren in den Text, zum Verfolgen von Änderungen sowie zum Vergleichen und zum Schutz von Dokumenten.
- Das Register ANSICHT ermöglicht Ihnen, das Dokument auf verschiedene Arten anzuzeigen, Elemente in Word 2007 ein- und auszublenden, bis hin zur gleichzeitigen Arbeit mit mehreren Dokumenten in verschiedenen Fenstern.

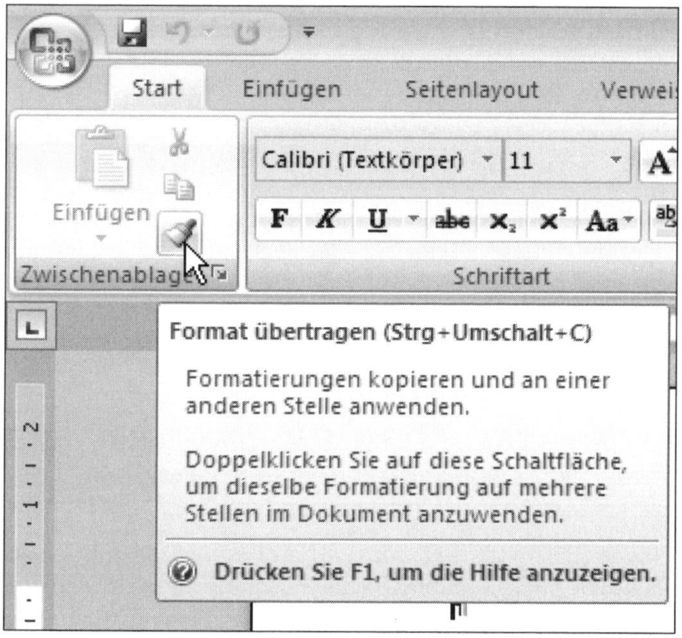
Start
Einfügen
Seitenlayout
Einfügen
Calibri (Textkörper)
11
Schriftart
Format übertragen (Strg+Umschalt+C)
Formatierungen kopieren und an einer anderen Stelle anwenden.
Doppelklicken Sie auf diese Schaltfläche, um dieselbe Formatierung auf mehrere Stellen im Dokument anzuwenden.
Drücken Sie F1, um die Hilfe anzuzeigen.

Abbildung 1.5: Ausführliche Tooltipps zeigen die Funktion der Symbole an.

Startprogramme für Dialogfelder

In einigen Gruppen werden in der rechten unteren Ecke kleine Symbole dargestellt: die Startprogramme für Dialogfelder. Wenn Sie mit der Maus auf ein solches Symbol klicken, wird das entsprechende Dialogfeld oder der entsprechende Aufgabenbereich geöffnet, und weitere Optionen zu der jeweiligen Gruppe werden angezeigt. Die Dialogfelder entsprechen im Wesentlichen den aus den Vorgängerversionen bekannten Dialogen und Aufgabenbereichen.

TIPP

Um Platz auf dem Bildschirm zu sparen, können Sie mit der Tastenkombination `Strg` + `F1` *die Multifunktionsleiste so reduzieren, dass nur noch die einzelnen Reiter zu sehen sind. Durch neuerliches Drücken dieser Tastenkombination wird die Multifunktionsleiste wieder vollständig hergestellt.*

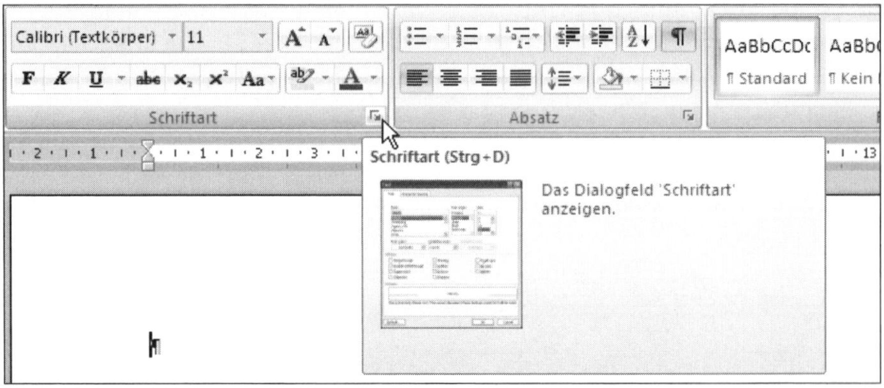

Abbildung 1.6: Startprogramme für Dialogfelder

1.2.4 Der Arbeitsbereich (Dokumentbereich)

Der Dokumentbereich repräsentiert das Blatt Papier, auf das Sie schreiben. Die blinkende Einfügemarke, der Cursor, markiert die Position, an der eine Eingabe eingefügt wird. In Abbildung 1.2 ist er mit Nummer 4 gekennzeichnet, die Einfügemarke besitzt die Nummer 11.

1.2.5 Bildlaufleisten

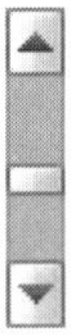

Mithilfe der beiden Bildlaufleisten können Sie in umfangreichen Dokumenten, die nicht mehr vollständig im Arbeitsbereich angezeigt werden können, mit der Maus schnell zur gewünschten Position navigieren. Mit der vertikalen Bildlaufleiste können Sie nach unten und nach oben scrollen. Die horizontale Bildlaufleiste hingegen wird nur dann angezeigt, wenn die gewählte Seitenbreite größer als der Bildschirm ist, und verschiebt den sichtbaren Bildschirmausschnitt nach links oder rechts. Eine Bildlaufleiste (Scrollbar) setzt sich aus drei Elementen zusammen: den beiden Richtungspfeilen sowie dem Bildlauffeld. Je länger bzw. breiter Ihr Arbeitsbereich wird, desto kleiner wird das Bildlauffeld dargestellt.

Folgende Varianten zur Bedienung der Bildlaufleisten stehen Ihnen zur Verfügung:

- Ein Anklicken der Pfeilsymbole am oberen, unteren, rechten oder linken Ende der Bildlaufleiste blättert den Text zeilenweise in die gewünschte Richtung. Mit [↑], [↓], [←] und [→] erzielen Sie den gleichen Effekt über die Tastatur.
- Ein Mausklick in die Bildlaufleiste selbst, also zwischen Pfeilsymbol und Bildlauffeld, ermöglicht ein Blättern um eine Bildschirmseite im Text. Mit der Tastatur erreichen Sie dies über [Bild↑] und [Bild↓].
- Wenn Sie direkt auf das Bildlauffeld klicken, die linke Maustaste gedrückt halten und den Balken in die gewünschte Richtung ziehen, können Sie sich im ganzen Text stufenlos hin und her bewegen.

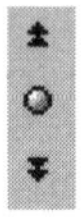

In der vertikalen Bildlaufleiste stehen drei weitere Symbole zur Bewegung innerhalb des Textes zur Verfügung, wobei Sie dabei individuell auswählen können, nach welchen Kriterien im Text geblättert werden soll. Mit einem Klick auf einen der Doppelpfeile blättern Sie im Text zum nächsten Element vor und zurück. Zu welchem Element dabei gesprungen werden soll, legen Sie über einen Klick auf das Symbol BROWSEOBJEKT WÄHLEN, das sich zwischen den beiden Doppelpfeilen befindet, oder über die Tastenkombination [Alt] + [Strg] + [Pos1] fest. Die Grundeinstellung steht dabei auf SEITE.

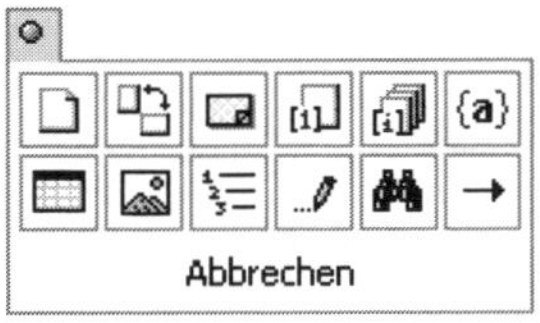

Abbildung 1.7: Kriterien zum Blättern im Text

Je nachdem, ob Word den ganzen Bildschirminhalt ausfüllt oder nicht, werden die Symbole im Auswahlfenster spiegelverkehrt dargestellt.

HALT

Tabelle 1.1: Die Symbole und ihre Bedeutung

Symbol	Bedeutung
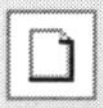	Nach Seite durchsuchen
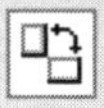	Nach Abschnitt durchsuchen
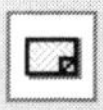	Nach Kommentar durchsuchen
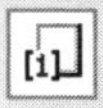	Nach Fußnote durchsuchen
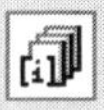	Nach Endnote durchsuchen
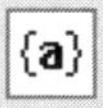	Nach Feld durchsuchen
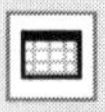	Nach Tabellen durchsuchen
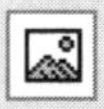	Nach Grafiken durchsuchen
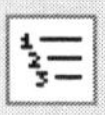	Nach Überschriften durchsuchen

Tabelle 1.1: Die Symbole und ihre Bedeutung (Forts.)

Symbol	Bedeutung
	Nach Bearbeitung durchsuchen
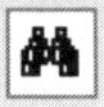	Suchen nach einzelnen Wörtern, Sätzen, Textpassagen oder auch Formaten
	Individueller Sprung: Beispielsweise zu einer bestimmten Seite, Zeile, Textmarke etc.

1.2.6 Die Statusleiste

Die Statusleiste befindet sich am unteren Bildschirmrand und zeigt Ihnen die jeweils aktivierten Optionen wie beispielsweise die Seitenzahl und Wortanzahl des gerade geöffneten Dokuments, die eingestellte Sprache usw. an. Sie können die Anzeige Ihren Wünschen entsprechend anpassen, indem Sie mit der rechten Maustaste in die Statuszeile klicken.

Im Gegensatz zu älteren Word-Versionen kann die Statusleiste in Word 2007 nicht mehr ausgeblendet werden.

Dokumentansichten

Word stellt Ihnen in der Statusleiste vier Schalter zur Verfügung, mit denen Sie die Darstellung des aktuellen Dokuments ändern können. Alternativ dazu können Sie die Dokumentansicht auch auf der Registerkarte ANSICHT umschalten.

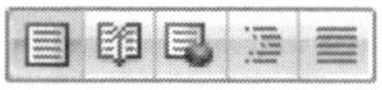

Tabelle 1.2: Ansichten und ihre Bedeutung

Dokumentansicht	Bedeutung
Seitenlayout	Hier wird das Dokument so angezeigt, wie es auf der gedruckten Seite ausgegeben wird. Dies ist die Voreinstellung in Word 2007.
Vollbild-Lesemodus	Wählen Sie diese Ansicht, um den verfügbaren Platz zum Lesen oder Kommentieren im Dokument zu maximieren.
Weblayout	Diese Layoutansicht zeigt das Dokument so, wie es als Webseite aussehen würde.
Gliederung	Das Dokument wird als Gliederung mit den dazugehörigen Gliederungstools angezeigt.
Entwurf	In dieser Ansicht werden bestimmte Elemente wie Kopf-/Fußzeilen oder Spalten nicht angezeigt, um das Dokument schnell bearbeiten zu können.

INFO

Die in Word 2003 verfügbare Ansicht LESEMODUS *wird in Office Word 2007 als Vollbild-Lesemodus bezeichnet.*

Zoom

Der Zoom in der Statusleiste dient zum schnellen Vergrößern bzw. Verkleinern der Dokumentansicht.

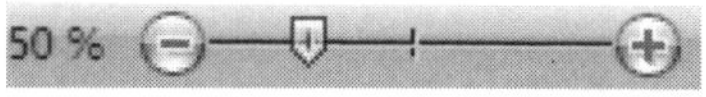

Es handelt sich dabei lediglich um eine geänderte Darstellung des Textausschnitts im Dokumentbereich, die Größe des Textes selbst wird nicht durch den Zoom beeinflusst. Sie können sich die Zoom-Funktion als eine Lupe vorstellen, durch die Sie den Text betrachten. Möchten Sie die Schriftgröße ändern, geschieht dies über die Funktionen der Gruppe SCHRIFTART *auf der Registerseite* START.

INFO

Es gibt verschiedene Möglichkeiten, wie Sie den Zoom einfach und schnell bedienen können:

- Zunächst besteht die, zugegeben mühsamste, Variante, nämlich das Klicken auf das Minus- oder Pluszeichen, je nachdem, ob Sie die Ansicht größer oder kleiner dargestellt haben möchten. Beim ersten Mausklick verändert sich die Größe auf die nächste 10er-Stelle, bei jedem weiteren Klick erhöht oder verringert sich die Größe in jeweils 10%-Schritten in die von Ihnen gewünschte Richtung.
- Schneller geht es allerdings, wenn Sie den Zoomregler einfach mit der linken Maustaste gedrückt halten und ihn zur gewünschten Zoom-Einstellung hinziehen. Mit dieser Variante lässt sich der Zoombereich von 10%-500% stufenlos einstellen.
- Ist an Ihrem PC eine Maus mit einem Scrollrad angeschlossen, können Sie den Zoom in 10%-Schritten ändern, indem Sie die Taste `Strg` drücken und das Scrollrad drehen.
- Eine weitere Alternative ist das einmalige Klicken mit der linken Maustaste direkt auf die Laufspur des Zooms. Der Regler springt sofort auf die von Ihnen angeklickte Stelle.
- Außerdem besteht noch die Möglichkeit, auf die momentan angezeigte Größe (Prozentzahl) zu klicken. Hier öffnet sich dann das Fenster ZOOM, in dem Sie aus verschiedenen Zoomgrößen auswählen oder die gewünschte Größe direkt eintippen können. Beachten Sie jedoch bitte, dass Word nur Werte im Bereich zwischen 10% und 500% akzeptiert. Es gibt auch noch Optionen wie beispielsweise SEITENBREITE, TEXTBREITE, GANZE SEITE etc., die in Abhängigkeit der aktuellen Dokumentansicht zur Auswahl zur Verfügung stehen:
  - Bei Auswahl der Option SEITENBREITE wird das Dokument über die volle Fensterbreite auf dem Bildschirm dargestellt. Diese Ansicht ist immer dann ratsam, wenn der Text auf dem Bildschirm nicht ganz dargestellt werden kann und Sie nach links und rechts scrollen müssen, um das gesamte Dokument zu bearbeiten.

- Die Option TEXTBREITE zeigt den Text vom linken bis zum rechten Bildschirmrand in seiner vollen Breite an, ohne dass er über den Rand hinaus läuft. Das Format des Dokuments spielt dabei keine Rolle, Textränder werden außen vor gelassen.
- Die Option GANZE SEITE verkleinert die Darstellung so, dass die gesamte Seite auf dem Bildschirm zu sehen ist. Diese Ansicht dient in der Regel der Layoutkontrolle, wenn Sie nicht über einen großen Monitor mit hoher Auflösung verfügen, werden Sie in der Regel keine Details des Textes erkennen können.
- Über die Einstellung MEHRERE SEITEN können Sie individuell vorgeben, wie viele Seiten Sie auf dem Bildschirm dargestellt haben möchten. Die Anzahl der Seiten, die angezeigt werden sollen, definieren Sie, indem Sie auf das Bildschirm-Symbol unterhalb der Option MEHRERE SEITEN klicken und diese in der aufklappenden Liste markieren.

Abbildung 1.8: Der Dialog zur Einstellung des Zoomfaktors

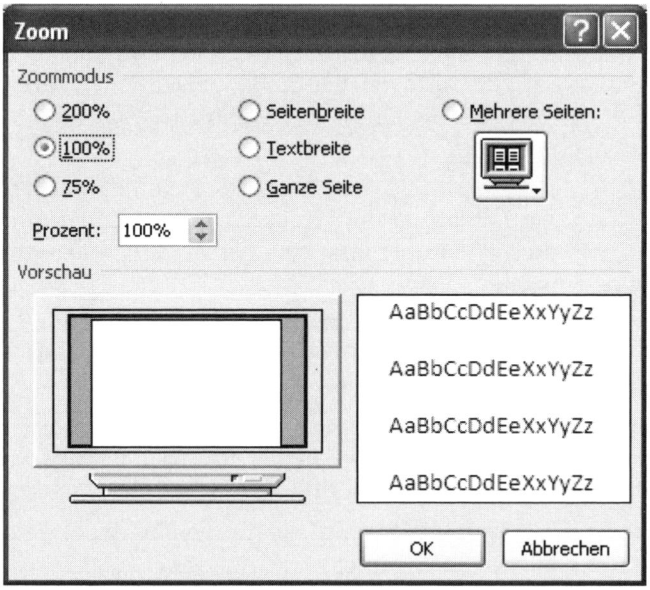

Die optimale Zoomeinstellung hängt von der Größes Ihres Bildschirms und der eingestellten Auflösung ab. Mit einem Klick auf die rechte Maustaste in einen leeren Bereich des Desktops und Auswahl des Menüs EIGENSCHAFTEN *können Sie die Bildschirmauflösung auf der Seite* EINSTELLUNGEN *des Dialogs* EIGENSCHAFTEN VON ANZEIGE *kontrollieren und ändern.*

1.2.7 Microsoft Office Word-Hilfe

In Word 2007 wurde auch die Hilfe komplett überarbeitet. Der emsige Assistent *Karl Klammer*, der bereits in der Vorgängerversion nicht mehr standardmäßig aktiviert war, wurde endgültig in Rente geschickt und ist nicht mehr im Paket enthalten. Stattdessen können Sie die Hilfe wahlweise

- durch einen Klick auf des Symbol HILFE im rechten Bildschirmbereich (Punkt 9 in Abbildung 1.2) oder
- mit einer Betätigung der Funktionstaste [F1]

aufrufen.

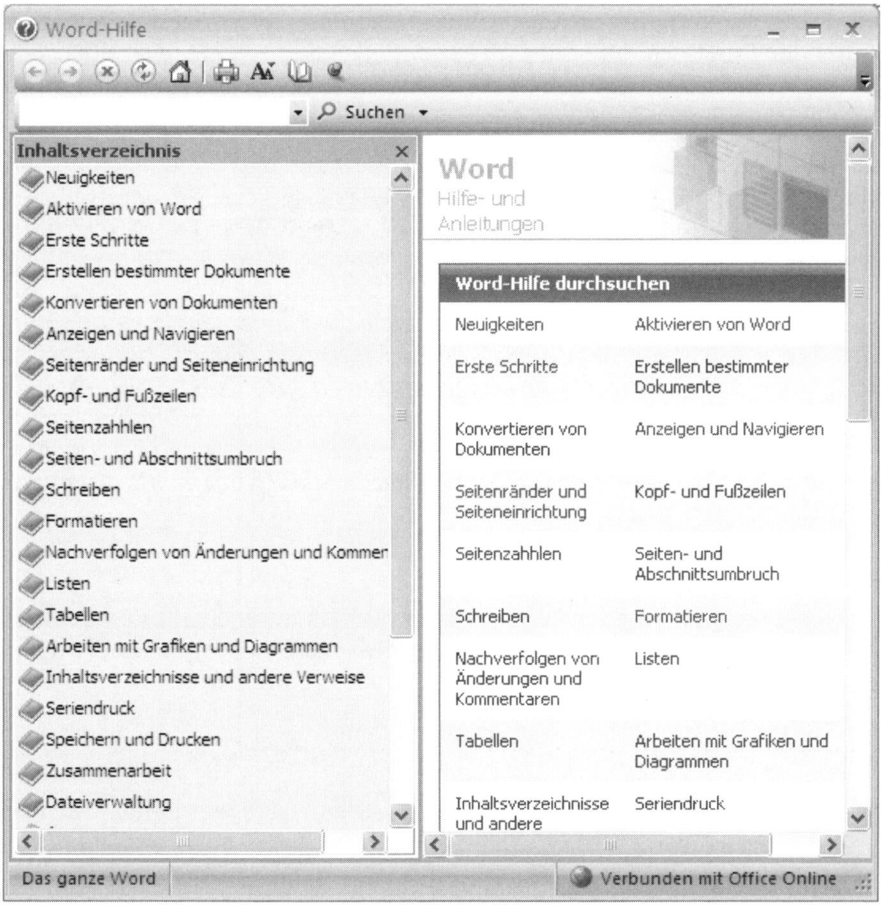

Abbildung 1.9: Die Hilfe unter Word 2007

Fenstergröße und Position des Hilfe-Fensters ändern

Um die Größe des Hilfefensters zu verändern, bewegen Sie den Mauszeiger an den Rand des Hilfefensters, bis der Mauscursor sich in einen Doppelpfeil verwandelt. Ziehen Sie dann die Maus bei gedrückt gehaltener Maustaste in die gewünschte Richtung, bis das Fenster die gewünschte Größe aufweist.

Möchten Sie das Hilfefenster an eine andere Position verschieben, bewegen Sie den Mauszeiger auf die Titelleiste, drücken die linke Maustaste, und ziehen Sie das Fenster an die gewünschte neue Position.

Microsoft Office Online und Offline

Bei der Installation von Word 2007 wird eine Hilfedatei auf der Festplatte installiert, auf die Sie jederzeit zugreifen können. Zusätzlich können Sie aber auch über das Internet eine Verbindung zu *Microsoft Office Online* herstellen lassen und dann auf die dort hinterlegten Inhalte zurückgreifen. Diese Inhalte bieten den Vorteil, dass sie aktueller sein können als die zum Zeitpunkt der Installation bereitgestellte Hilfedatei.

Wird rechts unten im Hilfefenster VERBUNDEN MIT OFFICE ONLINE angezeigt, führen Sie Ihre Suchläufe auf *Office Online* aus und erhalten von dort auch Hilfe. Wenn in der Ecke unten rechts der Status OFFLINE angezeigt wird, durchsuchen Sie die auf dem Computer gespeicherten Hilfedateien.

Um den Verbindungsstatus der Hilfe zu ändern, klicken Sie einfach mit der Maus auf den Schalter in der rechten unteren Fensterecke, der den aktuellen Status anzeigt, und wählen Sie dann aus dem Menü VERBINDUNGSSTATUS die gewünschte Quelle aus, die dann fortan verwendet wird.

INFO

Alle Programme des Office-Pakets verfügen über eine eigene Online-Hilfe mit einem separaten Hilfefenster, die sich gegenseitig nicht beeinflussen. Sie können also gleichzeitig das Hilfefenster von Word und Excel auf dem Monitor anzeigen lassen. Lediglich die Einstellung des Verbindungsstatus (Online/Offline) ist global für alle Fenster gültig. Eine Änderung in einem Fenster führt zu einer automatischen Änderung des Status in allen anderen geöffneten Hilfefenstern.

Navigation im Hilfe-Fenster

Die Navigation im Hilfefenster ähnelt der Navigation in einem Webbrowser wie dem Internet Explorer. In der ersten Symbolleiste unterhalb der Titelzeile des Hilfefensters finden Sie die folgenden Funktionen:

- Zurück (springt zur vorangegangenen Seite)
- Weiter
- Anhalten
- Aktualisieren
- Start (zeigt die Startseite der Hilfe an)
- Drucken (ermöglicht den Ausdruck einer Hilfestellung)
- Schriftgrad ändern (ändert die Größe der Schrift im Hilfefenster)
- Inhaltsverzeichnis auf der linken Fensterseite ein- und ausblenden
- Hilfe im Vordergrund halten oder in den Hintergrund treten lassen

Die zweite Symbolleiste enthält ein Feld, in das Sie einen bestimmten Suchbegriff eingeben können. Wo und wie dabei gesucht wird, können Sie über den Schalter SUCHEN bzw. den Schalter VERBINDUNGSSTATUS in der rechten unteren Fensterecke bestimmen.

Möchten Sie beispielsweise Hilfe für das Erstellen eines Inhaltsverzeichnisses bekommen, geben Sie *Inhaltsverzeichnis erstellen* in das Eingabefeld ein, und drücken Sie dann die Taste [↵]. Word durchsucht nun die gewählte Hilfequelle (hier: Microsoft Office Online) und gibt die Fundstellen in der rechten Fensterhälfte aus:

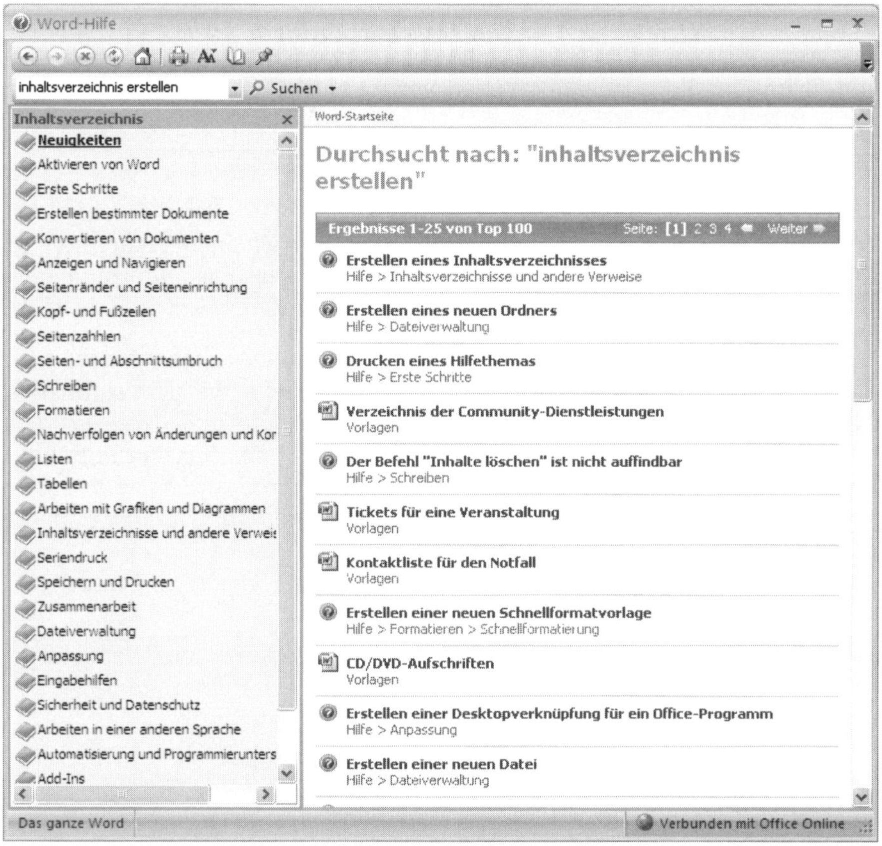

Abbildung 1.10: Hilfestellungen für das Erstellen eines Inhaltsverzeichnisses

Ein Mausklick auf einen Eintrag blendet dann nähere Informationen im Hilfefenster ein. Enthält die Fundstelle nicht die gewünschten Informationen, können Sie mit einem Klick auf den Schalter ZURÜCK in der Symbolleiste wieder zur Auflistung der gefundenen Themen zurückkehren.

TIPP

Können Sie im Hilfefenster keine Suchanfrage mehr eingeben, hilft vielleicht der folgende Trick: Benennen Sie die Datei TOOLBARS.DAT *im Verzeichnis* `C:\Dokumente und Einstellungen\USER\Anwendungsdaten\Microsoft\CLView` *um, und die Eingabezeile sollte nicht mehr ausgegraut sein.*

1.2.8 Lineale

Unmittelbar unterhalb der Multifunktionsleiste wird das horizontale Lineal angezeigt, sofern Sie die Darstellung über den Schalter LINEAL am rechten Fensterrand aktiviert haben. In der Ansicht SEITENLAYOUT wird zusätzlich noch ein vertikales Lineal am linken Bildschirmrand dargestellt. Die Maßeinheit auf dem Lineal ist Zentimeter.

Lineale werden zum schnellen Ausrichten von Text, Grafiken, Tabellen und Spalten sowie zum Setzen von Seitenrändern, Absatzeinzügen und Tabulatoren im Dokument verwendet.

REF

Nähere Informationen zur Handhabung und Benutzung der Lineale erhalten Sie in den jeweiligen Kapiteln.

1.3 Dialogfelder

Häufig erscheint nach der Wahl eines Befehls ein Dialogfeld auf dem Monitor, in dem Sie Optionen für einen bestimmten Bereich angeben können. So enthält das Dialogfeld SCHRIFTART beispielsweise alle Einstellungsmöglichkeiten, mit denen die Schrift beeinflusst werden kann: Schriftart, Größe, Schriftschnitt, Abstand und vieles mehr.

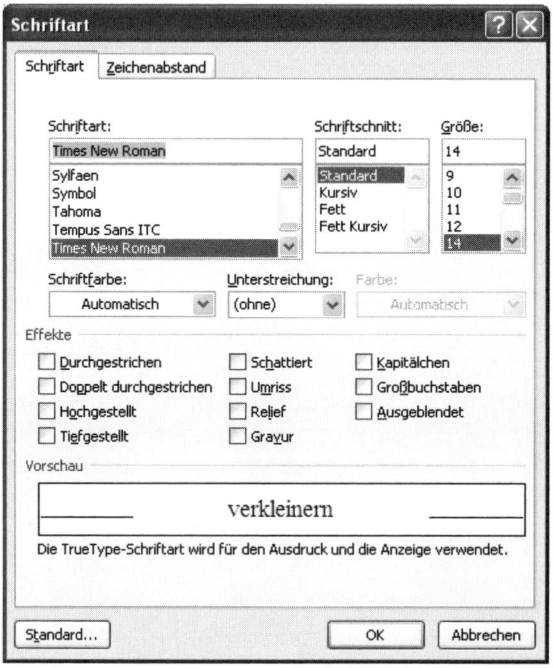

Abbildung 1.11: Das Dialogfeld SCHRIFTART

In einem Dialogfeld können verschiedene Elemente vorhanden sein, über die Sie die Einstellungen vornehmen können:

- *Registerkarten*: In Abbildung 1.1 können Sie mithilfe der beiden Registerkarten zwischen den Seiten SCHRIFTART und ZEICHENABSTAND im Dialog umschalten.
- *Kontrollkästchen:* Kontrollkästchen sind Schalter, mit denen Sie eine Einstellung im Sinne von Ja/Nein bzw. Ein/Aus vornehmen können. Sind mehrere Kontrollkästchen in einer Gruppe zusammengefasst, können alle unabhängig voneinander gesetzt werden, ohne dass dadurch ein anderes Kontrollkästchen beeinflusst wird. Eine gesetzte Option erkennen Sie daran, dass im Kontrollkästchen ein Haken angezeigt wird, während ein leeres Kontrollkästchen symbolisiert, dass die Option nicht aktiviert ist. In Abbildung 1.11 finden Sie Kontrollkästchen unter EFFEKTE.
- *Optionsgruppen:* Im Gegensatz zu Kontrollkästchen kann bei Optionsgruppen immer nur eine Option gleichzeitig gesetzt sein. Die aktive Option erkennen Sie an einem Punkt. Wird eine andere Option aus der Gruppe markiert, führt dies zu einem unmittelbaren Entfernen der bisherigen Option. Im folgenden Beispiel können Sie zwischen den beiden Optionen FUSSNOTEN und ENDNOTEN auswählen.

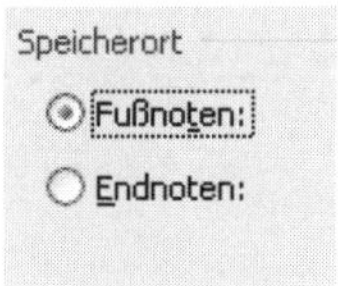

- *Textfelder:* Bei Textfeldern handelt es sich um Eingabezeilen, in die Sie die gewünschten Informationen eingeben können. Textfelder, in denen numerische Werte gesetzt werden, besitzen am rechten Rand zwei kleine Schalter: einen Pfeil nach oben und einen nach unten. Ein Klick auf einen solchen Schalter erhöht bzw. verringert den im Textfeld dargestellten Wert.
- *Listenfelder:* Listenfelder treten in Word 2007 in unterschiedlichen Erscheinungsformen auf und können mit Textfeldern kombiniert sein. In Abbildung 1.11 lassen sich mit ihrer Hilfe die Schriftart, der Schriftschnitt sowie die Schriftgröße auswählen, indem man den entsprechenden Eintrag mit der Maus anklickt. Ist im Dialogfeld nicht ausreichend Platz vorhanden, um die Werte darzustellen, bedient man sich eines Kombinationslistenfeldes. Bei diesem wird die Auswahlliste erst aufgeklappt, wenn man mit der Maus auf den Pfeil am Ende des Feldes klickt. Solche Kombinationslistenfelder werden in Abbildung 1.11 für die Auswahl der SCHRIFTFARBE und UNTERSTREICHUNG eingesetzt.

- *Befehlsschaltflächen:* Mit einer Befehlsschaltfläche beenden Sie das Dialogfeld oder lösen eine bestimmte Funktion aus. Drei Punkte in einer Befehlsschaltfläche weisen darauf hin, dass durch sie ein weiteres Dialogfeld aufgerufen wird, in dem nähere Einstellungen vorgenommen werden können.

Jedes Dialogfeld enthält mindestens eine Befehlsschaltfläche, mit der sich der Dialog beenden bzw. eine bestimmte Funktion auslösen lässt.

Mit ABBRUCH werden prinzipiell alle Eingaben und Änderungen, die Sie innerhalb des Dialogfeldes ausgeführt haben, verworfen. Die Befehlsschaltfläche OK hingegen übernimmt alle Einstellungen des Dialogfeldes und startet (falls vorhanden) die Funktion.

Sie können die Postion eines Dialogfeldes am Bildschirm ändern, indem Sie mit der Maus in die Titelzeile klicken und das Fenster an die gewünschte Position ziehen. Manche Dialoge, wie etwa die Rechtschreibprüfung von Word, ändern ihre Position sogar automatisch, damit sie nicht den Text verdecken.

Prinzipiell ist zwischen zwei Dialogfeldtypen zu unterscheiden: modale und nichtmodale Dialoge. Bei modalen Dialogen können Sie keine Eingaben außerhalb des Dialogs vornehmen, solange das Dialogfeld auf dem Monitor dargestellt wird. Nichtmodale Dialoge, wie etwa *Suchen&Ersetzen*, erlauben dagegen auch Eingaben außerhalb des Fensters, während sie angezeigt werden.

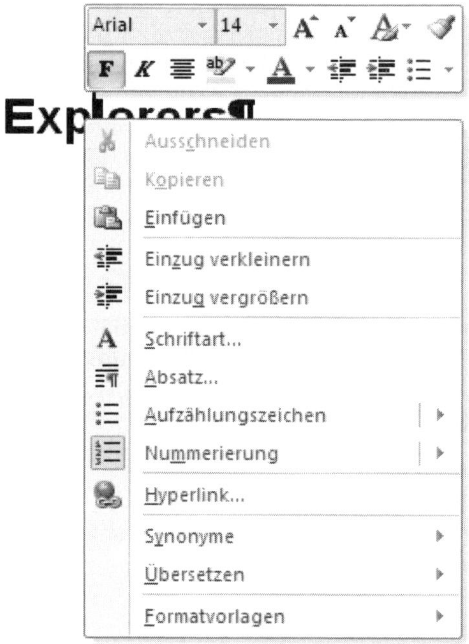

Abbildung 1.12: Ein Kontextmenü nach Drücken der rechten Maustaste

1.4 Kontextmenüs

Kontextmenüs (siehe Abbildung 1.14) fassen die wichtigsten Befehle zu bestimmten Dokumentstellen oder Programmelementen zusammen. Sie werden aufgerufen, indem Sie den Mauszeiger auf die betreffende Stelle der Arbeitsfläche (Text, Grafik, Tabelle usw.) setzen und die rechte Maustaste drücken.

1.5 Smarttags

Wenn Word bestimmte Datentypen innerhalb des Dokuments erkennt, werden diese mit dem Smarttag-Kennzeichen, einer roten, gepunkteten Linie, unterstrichen (Aktiontags). Bewegen Sie den Mauszeiger oder die Einfügemarke auf den Text über der gepunkteten Linie, wird die Schaltfläche SMARTTAG-AKTIONEN angezeigt. Sie können dann auf diese Schaltfläche klicken, um eine Liste der zur Verfügung stehenden Befehle in einem herunterklappenden Menü anzeigen zu lassen. Solche Befehle können beispielsweise das Einfügen eines Namens in das Adressbuch von Outlook (ADRESSE EINFÜGEN), KONTAKT ÖFFNEN, BESPRECHUNG PLANEN oder ZU KONTAKTEN HINZUFÜGEN sein, wenn Word einen Namen im Dokument erkennt.

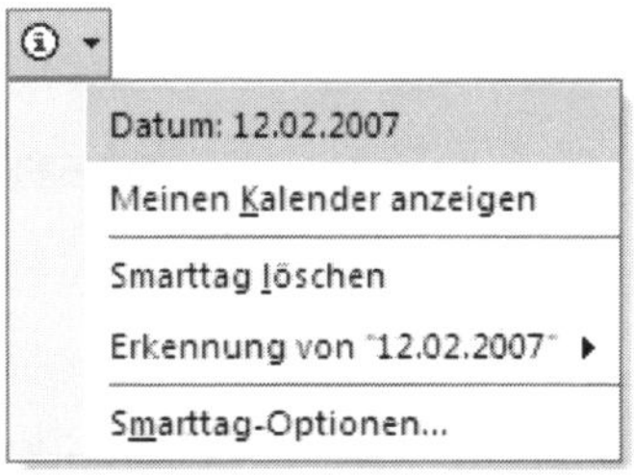

Abbildung 1.13: Ein Actiontag, für ein Datum im Dokument

Selektieren Sie beispielsweise den Befehl ZU KONTAKTEN HINZUFÜGEN, werden der Name und die Adresse in den Outlook-Ordner KONTAKTE eingefügt, ohne dass die Informationen händisch in die Zwischenablage kopiert, Outlook geöffnet und die Adresse zu den Kontakten hinzufügt werden muss.

Smarttags lassen sich außerdem für zwei weitere Aktionen einsetzen: zur Unterstützung bei der AutoKorrektur und zum komfortablen Einfügen von Text aus der Zwischenablage.

Der Smarttag AUTOKORREKTUR-OPTIONEN, der von Word angezeigt wird, wenn eine AutoKorrektur vorgenommen wurde, erscheint zunächst in Form eines kleinen, blauen Feldes, das unterhalb des ersetzten Textes dargestellt wird. Setzen Sie den Mauszeiger darauf, wechselt das Feld zu einem Schaltflächensymbol AUTOKORREKTUR-OPTIONEN. Möchten Sie die automatisch vorgenommene Korrektur rückgängig machen oder die AutoKorrektur-Optionen anpassen, klicken Sie auf die Schaltfläche und treffen die gewünschte Auswahl aus dem herunterklappenden Menü.

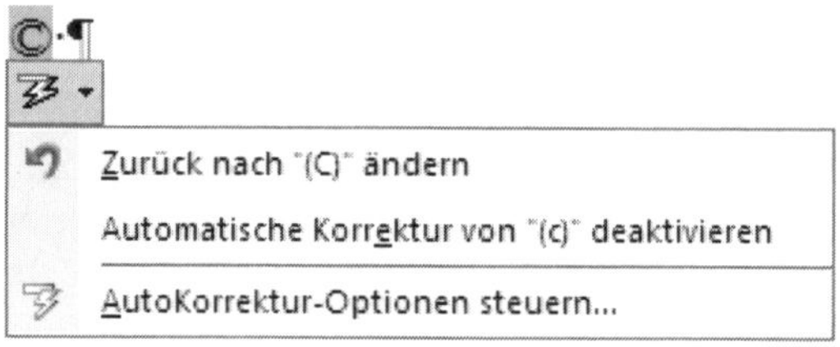

Abbildung 1.14: Smarttag für AutoKorrektur

Die Schaltfläche EINFÜGEN-OPTIONEN wird unter einem aus der Zwischenablage eingefügten Textblock angezeigt. Wenn Sie auf die Schaltfläche klicken, wird ein Menü angezeigt, aus dem Sie auswählen können, wie Word die Informationen in das Dokument einfügen soll. Welche Optionen verfügbar sind, hängt vom einzufügenden Inhalt, dem Quellprogramm und dem Format des Zieltextes für die Einfügung ab.

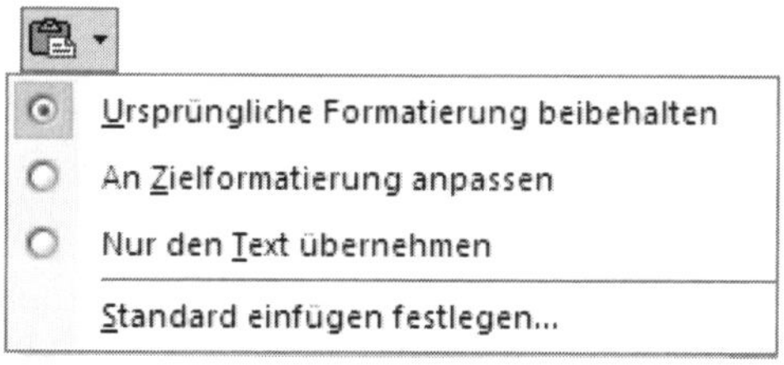

Abbildung 1.15: Smarttag für Einfügen

1.6 Neuerungen in Word 2007

Im Folgenden finden Sie eine kurze Auflistung der Neuerungen, die Word 2007 bietet.

Erstellen professionell aussehender Dokumente

Word 2007 bietet zahlreiche neue Bearbeitungs- und Überarbeitungstools an, mit deren Hilfe Sie Ihren Dokumente noch einfacher ein professionelles Aussehen verleihen können.

Hinzufügen vorformatierter Elemente mit wenigen Mausklicks

Neu in Word 2007 sind die Bausteine zum Hinzufügen vorformatierter Inhalte:

- Wenn Sie ein Dokument aus einem bestimmten Dokumentvorlagentyp bearbeiten, wie z.B. einen Bericht, können Sie aus einem Katalog mit vorformatierten Deckblättern, Textzitaten sowie Kopf- und Fußzeilen wählen, damit Ihr Dokument einen professionellen Eindruck macht.
- Möchten Sie den vorformatierten Inhalt anpassen, können Sie eigene Bausteine erstellen, die Sie mit einem Mausklick aus dem Katalog auswählen können.

Effizientere Kommunikation mit wirkungsvollen Grafiken

Die neuen Funktionen zum Erstellen von Diagrammen schließen dreidimensionale Formen, Transparenz, Schlagschatten und andere Effekte ein.

Sofortiges Übernehmen eines neuen Aussehens für Dokumente

Mithilfe von Schnellformatvorlagen und Dokumentdesigns lässt sich die Darstellung von Text, Tabellen und Grafiken im gesamten Dokument an die gewünschte Formatvorlage oder an das gewünschte Farbschema anpassen.

Einfaches Vermeiden von Rechtschreibfehlern

Die Rechtschreibprüfung ist jetzt konsistenter:

- Mehrere Optionen der Rechtschreibprüfung sind jetzt global. Wenn Sie eine dieser Optionen in einem Programm ändern, wird die Option ebenfalls für alle anderen Office-Programme geändert.
- Alle Programme verwenden dieselben Benutzerwörterbücher.
- Wird eine Sprache zum ersten Mal verwendet, erstellt Word automatisch ein Ausschlusswörterbuch für diese Sprache. Mithilfe von Ausschlusswörterbüchern können Sie erreichen, dass die Rechtschreibprüfung bestimmte Wörter markiert, die Sie vermeiden möchten.
- Die Rechtschreibprüfung kann einige kontextabhängige Fehler finden und markieren.
- Die Rechtschreib- und Grammatikprüfung kann für ein Dokument oder für alle Dokumente deaktiviert werden.

Gemeinsame Nutzung von Dokumenten

Wenn Sie den Entwurf eines Dokuments an Kollegen senden, können Sie mit Word 2007 die Überarbeitungen und Kommentare der Kollegen effizient sammeln und verwalten.

Vergleichen zweier Versionen eines Dokuments

Word 2007 erleichtert das Auffinden von Änderungen in einem Dokument. Beim Vergleichen und Zusammenführen von Dokumenten werden beide Versionen des Dokuments angezeigt; dabei sind gelöschte, eingefügte oder verschobene Textstellen in einer dritten Version des Dokuments deutlich gekennzeichnet.

Finden und Entfernen von ausgeblendeten Metadaten und persönlichen Informationen

Ehe ein Dokument für andere Personen freigeben wird, lässt es sich mithilfe des Dokumentinspektors auf ausgeblendete Metadaten oder persönliche Information überprüfen. Der Dokumentinspektor kann Informationen wie Kommentare, Versionen, Überarbeitungsmarkierungen sowie andere in

Kopf- und Fußzeilen finden und entfernen. Somit können Sie sicherstellen, dass Dokumente nicht versehentlich ausgeblendete persönliche Informationen oder ausgeblendete Inhalte enthalten, die nicht weitergegeben werden dürfen.

Hinzufügen einer digitalen Signatur oder Signaturzeile in Ihren Dokumenten

Durch Hinzufügen einer digitalen Signatur lassen sich die Authentizität, Integrität und Herkunft des Dokuments gewährleisten. In Word 2007 können Sie entweder einem Dokument eine unsichtbare digitale Signatur hinzufügen oder eine Microsoft Office-Signaturzeile einfügen, um eine sichtbare Darstellung einer Signatur zusammen mit einer digitalen Signatur zu erfassen.

Konvertieren von Word-Dokumenten in PDF- oder XPS-Dokumente

Word 2007 unterstützt jetzt den Export in die beiden folgenden Formate:

- PDF (Portable Document Format)

  PDF ist ein von Adobe geschaffenes, elektronisches Dateiformat mit festem Layout, das die Dokumentformatierung unabhängig vom verwendeten Computer/Drucker beibehält. Um PDF-Dateien öffnen und betrachten bzw. drucken zu können, benötigen Sie den Acrobat Reader, der kostenlos von `www.adobe.de` heruntergeladen werden kann. PDF-Dateien können vor Änderungen geschützt werden.

- XPS (XML Paper Specification)

  XPS ist ein von Microsoft geschaffenes Dateiformat, das die Dokumentformatierung ebenfalls beibehält und die gemeinsame Nutzung von Dateien ermöglicht. Es gewährleistet, dass bei der Online-Anzeige oder beim Drucken einer Datei exakt das vorgesehene Format beibehalten wird und dass Daten in der Datei nicht ohne Weiteres geändert werden können.

INFO

Eine PDF- oder XPS-Datei kann aus Word 2007 erst nach der Installation eines Add-Ins gespeichert werden. Rufen Sie dazu die Microsoft-Webseite `http://www.microsoft.com/downloads/details.aspx?familyid=4D951911-3E7E-4AE6-B059-A2E79ED87041&displaylang=en` *auf, und befolgen Sie die Anweisungen auf dieser Seite.*

Erkennen von Dokumenten mit eingebetteten Makros

Word 2007 verwendet für Dokumente mit eingebetteten Makros ein eigenes Dateiformat (DOCM), sodass sofort erkennbar ist, ob in einer Datei eingebettete Makros enthalten sind, die ausgeführt werden und Schaden anrichten können.

Änderungen in der endgültigen Version eines Dokuments verhindern

Ehe Sie die endgültige Version eines Dokuments für andere Personen freigeben, können Sie mit dem Befehl ALS ABGESCHLOSSEN KENNZEICHNEN einen Schreibschutz für das Dokument aktivieren. Wurde ein Dokument als abgeschlossen gekennzeichnet, sind Eingaben, Bearbeitungsbefehle und Überarbeitungsmarkierungen deaktiviert, und Leser können das Dokument nicht unbeabsichtigt ändern. Dieser Befehl ist keine Sicherheitsfunktion, da als abgeschlossen gekennzeichnete Dokumente von jedem bearbeitet werden können, indem der Schutz deaktiviert wird.

Das neue Dateiformat .DOCM

Durch das neue XML-basierte Dateiformat sind mit Word 2007 erstellte Dateien kleiner und stabiler:

- Die Dateigröße wird durch Komprimierung erheblich reduziert.
- Das Wiederherstellen nach einer Beschädigung ist problemlos möglich.

Sie können in Word 2007 erstellte Dokumente jedoch auch weiterhin so abspeichern, dass sie mit älteren Versionen von Word problemlos geöffnet werden können (Kompatibilitätsmodus). Ferner werden für die Version Word 2000, Word XP und Word 2003 von Microsoft Konverter angeboten, sodass auch mit diesen Textverarbeitungen Dateien, die mit Word 2007 erstellt wurden, geöffnet und bearbeitet werden können. Allerdings wird das Dokument dann nicht unbedingt genauso aussehen, da Word 2007 viele neue Funktionen enthält, die es in den älteren Versionen noch nicht gibt.

Der Konverter arbeitet nur mit Office 2000 SP3, Office XP SP3 und Office 2003 SP1 unter den folgenden Betriebssystemen: Windows 2000 SP4, Windows XP SP1 und Windows Server 2003.

INFO

Verbinden von Dokumenten mit Unternehmensinformationen

Falls Sie häufig Dokumente erstellen, um wichtige Unternehmensdaten zu vermitteln, können Sie Zeit sparen und das Fehlerrisiko reduzieren, wenn Sie den Prozess der Vermittlung automatisieren. Erstellen Sie dynamische, intelligente Dokumente, die sich selbst aktualisieren, indem Sie die neuen Steuerelemente für Dokumente und die Datenbindung verwenden, um eine Verbindung mit Back-End-Systemen herzustellen.

Verwalten von Dokumenteigenschaften

Mit dem Dokumentinformationsbereich können Sie Dokumenteigenschaften anzeigen und bearbeiten, während Sie an Ihrem Word-Dokument arbeiten. Der Dokumentinformationsbereich wird von Word oben in Ihrem Dokument angezeigt. Bearbeiten Sie Dokumenteigenschaften eines Serverdokuments mithilfe des Dokumentinformationsbereichs, werden die aktualisierten Eigenschaften direkt auf dem Server gespeichert.

Beheben von Computerproblemen

Microsoft Office System 2007 bietet verbesserte Tools zum Wiederherstellen Ihrer Arbeit im Falle von Problemen in Office Word 2007.

- Office-Diagnose

  Microsoft Office-Diagnose enthält eine Reihe von Diagnoseprüfungen, mit deren Hilfe Sie herausfinden können, warum Ihr Computer abstürzt. Die Diagnoseprüfungen können einige Probleme direkt beheben und Möglichkeiten aufzeigen, wie Sie andere Probleme beheben können.

- Programmwiederherstellung

  Office Word 2007 verfügt über verbesserte Funktionen zum Vermeiden von Datenverlust, wenn das Programm nicht ordnungsgemäß geschlossen wird.

  Arbeiten Sie zur gleichen Zeit an mehreren Dateien und Word stürzt ab, öffnet es bei einem Neustart wieder alle Dateien und stellt auch die Fenster wieder so dar wie vor dem Absturz.

2 Texte erfassen, bearbeiten und verwalten

2.1 Text erfassen und korrigieren

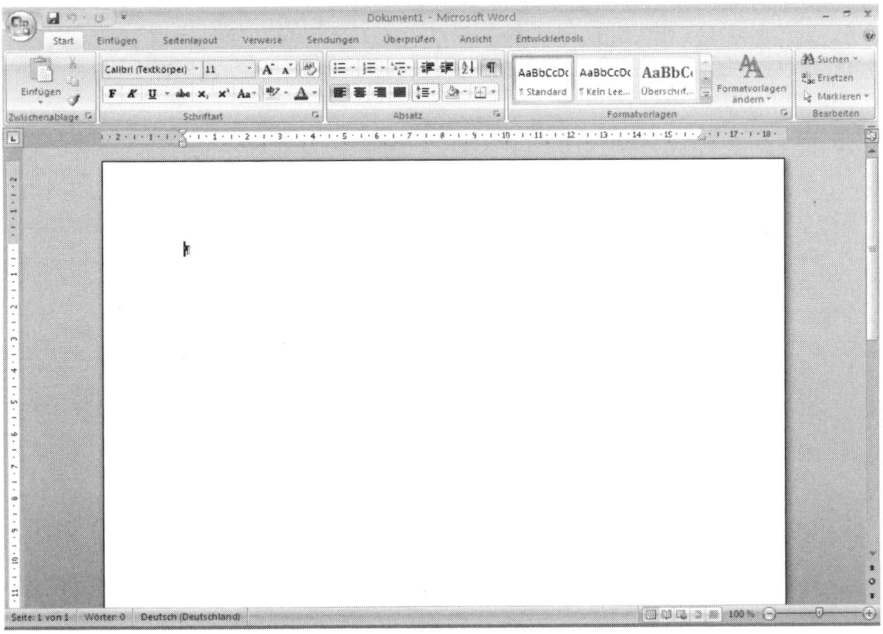

Abbildung 2.1: Word wartet auf Ihre Eingaben

Nachdem Sie Word 2007 gestartet haben, blinkt die Einfügemarke im Dokumentbereich, und Sie können direkt mit dem Schreiben beginnen:

- Sobald Sie eine Taste drücken, wird wie bei einer Schreibmaschine das der Taste zugeordnete Zeichen an der Position der blinkenden Einfügemarke in den Text eingefügt, und die Einfügemarke wird um eine Position nach rechts verschoben.
- Ein Leerzeichen fügen Sie ein, indem Sie die Taste `Leerzeichen` drücken.
- Wird ein Wort, das Sie geschrieben haben, von Word mit einer roten Wellenlinie unterstrichen, bedeutet dies, dass wahrscheinlich ein Rechtschreibfehler gefunden wurde oder aber Word dieses Wort nicht kennt und daher nicht prüfen kann, ob es richtig geschrieben wurde. Nähere Informationen hierzu finden etwas später in diesem Kapitel.

- Solange Sie keine zusätzliche Taste festhalten, werden Kleinbuchstaben und Ziffern eingefügt. Halten Sie gleichzeitig [⇧] gedrückt, während Sie eine Taste betätigen, erscheint ein Großbuchstabe oder das auf der Tastatur über der Zifferntaste stehende Zeichen.
- Möchten Sie mehrere Großbuchstaben (VERSALIEN) hintereinander schreiben, ohne dabei ständig die Taste [⇧] gedrückt halten zu müssen, können Sie mit der Taste [⇪] auf den Modus *Großschreibung* umschalten. Eine erneute Betätigung der Taste [⇪] schaltet diesen Modus wieder aus. Solange Sie sich im Modus *Großschreibung* befinden, können Sie Kleinbuchstaben schreiben, indem Sie die Taste [⇧] drücken.

REF

In Kapitel 3 »Formatierungen« zeigen wir Ihnen eine elegantere Lösung, wie Sie Großbuchstaben über ein Zeichenformat erzeugen können. Diese Variante bietet den enormen Vorteil, dass sie problemlos wieder rückgängig gemacht werden kann.

TIPP

Word 2007 kann in der Statuszeile anzeigen, ob Sie sich gerade im Modus Großschreibung *befinden. Klicken Sie dazu mit der rechten Maustaste in die Statuszeile, und wählen Sie den Eintrag* FESTSTELLTASTE *mit einem Klick auf die linke Maustaste aus. Sobald Sie die Taste* [⇪] *drücken und in den Modus* Großschreibung *umschalten, wird in der Statuszeile dann* FESTSTELLTASTE *angezeigt. Auf vielen Tastaturen befindet sich auch ein kleines Lämpchen, das leuchtet, wenn dieser Modus aktiviert ist.*

- Passt ein Wort nicht mehr in die aktuelle Zeile, wird es automatisch in die nächste Zeile verschoben. Im Gegensatz zu einer Schreibmaschine können Sie also schreiben, ohne sich um einen Wagenrücklauf kümmern zu müssen.
- Möchten Sie einen neuen Absatz beginnen, drücken Sie die Taste [↵]. Sie können eine neue Zeile innerhalb des aktuellen Absatzes beginnen, indem Sie mit [Strg] + [↵] einen Zeilenumbruch erzeugen.

HALT

Vermeiden Sie es unbedingt, Abstände zwischen zwei Absätzen durch das Einfügen einer Leerzeile wie bei der Schreibmaschine zu schaffen! In einer Textverarbeitung gibt es hierfür Funktionen zum Setzen des Abstandes vor und nach einem Absatz, die viel flexibler eingesetzt werden können. Überhaupt gilt: Während der Erfassung eines Textes müssen Sie sich keine Gedanken über das optische Erscheinungsbild wie Schriftart, Schriftgröße, Zeilenabstände usw. des Textes machen. Dies geschieht erst zu einem späteren Zeitpunkt bei der Formatierung des Textes. Nähere Informationen hierzu finden Sie in Kapitel 3 »Formatierungen«.

2.1.1 Formatierungszeichen

¶

Sicher ist Ihnen schon aufgefallen, dass im Dokumentbereich am Ende eines jeden Absatzes das Symbol ¶ angezeigt wird. Diese Marke kennzeichnet auf dem Bildschirm das Absatzende. Drücken Sie beispielsweise die Taste [↵], wird ein neuer Absatz in den Text eingefügt und das Ende des Absatzes mit diesem Symbol markiert.

Auch eine Betätigung der Leertaste fügt keinen einfachen Leerraum in den Text ein. Stattdessen wird ein hochgestellter Punkt dargestellt, der in der Bildschirmausgabe das Leerzeichen symbolisiert. Da dieses Symbol nicht nur hochgestellt, sondern auch etwas größer als das Interpunktionszeichen Punkt ist, besteht keine Verwechslungsgefahr mit dem Satzendezeichen. So können Sie direkt am Bildschirm erkennen, ob sich statt eines vielleicht doch versehentlich mehrere Leerzeichen zwischen zwei Wörter geschmuggelt haben, und entsprechend darauf reagieren.

Formatierungszeichen werden zwar auf dem Bildschirm angezeigt, erscheinen aber nicht auf einem fertigen Ausdruck. Wenn Sie möchten, können Sie auch die Darstellung auf dem Monitor unterbinden. Klicken Sie dazu auf die Schaltfläche OFFICE und wählen WORD-OPTIONEN im unteren Fensterrand. Auf der linken Seite des darauf erscheinenden Dialogfeldes klicken Sie auf ANZEIGEN. Nun können Sie unter DIESE FORMATIERUNGSZEICHEN IMMER AUF DEM BILDSCHIRM ANZEIGEN auswählen, welche Symbole dargestellt werden sollen.

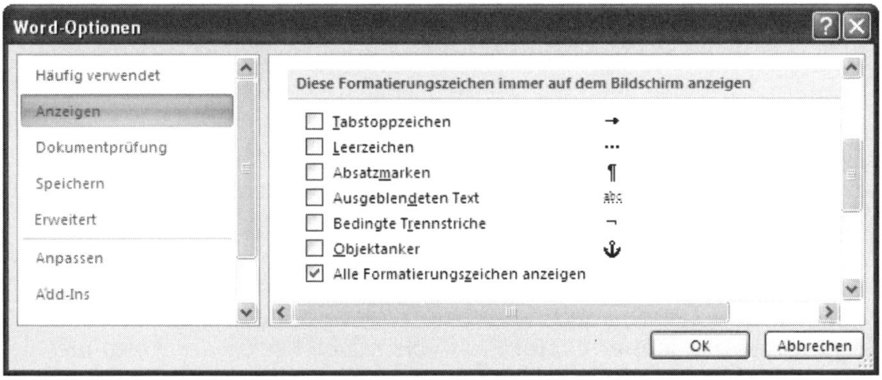

Abbildung 2.2: Optionen zur Anzeige von Formatierungszeichen

INFO

Auch wenn die Darstellung der Formatierungszeichen anfänglich ungewohnt und verwirrend erscheint, empfiehlt es sich, sie trotzdem anzeigen zu lassen. Mit ihrer Hilfe lässt sich schnell herausfinden, warum eine bestimmte Textformatierung nicht wie beabsichtigt ausfällt.

2.1.2 Einfügemarke mit der Tastatur bewegen

Um die Einfügemarke mit der Tastatur im Dokument an eine andere Position zu bewegen, verwenden Sie die Cursortasten beziehungsweise eine Kombination aus [Strg] und einer Cursortaste.

Tabelle 2.1: Tastenkürzel zum Positionieren der Einfügemarke

Taste(n)	Bewegt die Einfügemarke ...
[←]	um ein Zeichen nach links.
[→]	um ein Zeichen nach rechts.
[↓]	um eine Zeile nach unten.
[↑]	um eine Zeile nach oben.
[Strg]+[←]	um ein Wort nach links.
[Strg]+[→]	um ein Wort nach rechts.
[Strg]+[↓]	zum Anfang des nächsten Absatzes.
[Strg]+[↑]	zum Absatzanfang.
[Pos1]	zum Zeilenanfang.
[Ende]	zum Zeilenende.
[Strg]+[Pos1]	zum Dokumentanfang.
[Strg]+[Ende]	zum Dokumentende.
[Bild↑]	um eine Bildschirmseite nach oben.
[Bild↓]	um eine Bildschirmseite nach unten.
[Strg]+[Bild↑]	um eine Druckseite nach oben.
[Strg]+[Bild↓]	um eine Druckseite nach unten.
[Strg]+[Alt]+[Bild↑]	an den Anfang der Bildschirmseite.
[Strg]+[Alt]+[Bild↓]	an das Ende der Bildschirmseite.
[⇧]+[F5]	zur Position der letzten Bearbeitung.

TIPP

Word merkt sich die letzten drei Positionen im Dokument, an denen Sie Änderungen vorgenommen haben. Enthält Ihr Text mehrere »Baustellen«, können Sie mit der Tastenkombination [⇧] + [F5] schnell zu der Position zurückkehren, an der Sie zuletzt eine Änderung wie Löschen, Einfügen oder Überschreiben vorgenommen haben. Ein nochmaliges Drücken von [⇧] + [F5] setzt die Einfügemarke an die Textstelle, die Sie vor dieser Textstelle bearbeitet haben. Mit [⇧] + [F5] geht es eine weitere Stufe zurück, bis Sie mit [⇧] + [F5] wieder an den Ausgangspunkt zurückkehren. Beim Speichern eines Dokuments wird allerdings nur die letzte Änderungsposition im Dokument gespeichert.

2.1.3 Einfügemarke mit dem Mauszeiger positionieren

Sie können die Einfügemarke auch mit der Maus innerhalb des Textfensters an die gewünschte Position setzen, indem Sie mit der linken Maustaste einmal direkt an die betreffende Textstelle klicken. Dies geht oft schneller als mit der Tastatur.

Befindet sich das Dokument in der Ansicht SEITENLAYOUT oder WEBLAYOUT und der Mauszeiger im Dokumentfenster im Bereich eines leeren Absatzes oder unterhalb des letzten Absatzes, ändert er sein Aussehen, und es stehen Ihnen die folgenden Optionen zur Verfügung, wenn Sie mit der linken Maustaste einen Doppelklick ausführen:

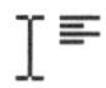

Die Einfügemarke wird an der angeklickten Stelle im Dokument positioniert. Befindet sich die Einfügemarke mehr als 1,5 cm vom linken Seitenrand entfernt, setzt Word einen linksbündigen Tabstopp an dieser Position im Lineal und fügt einen Tabulator vor der Einfügemarke ein, über den der Einzug der ersten Zeile definiert wird. Wenn Sie nun einen Text eintippen, wird die Zeile bis zum rechten Seitenende aufgefüllt, danach beginnt Word eine neue Zeile unmittelbar am linken Seitenrand. Der Absatz wird also *linksbündig* ausgerichtet. Soll der nächste Absatz ebenfalls wieder an der gleichen eingezogenen Position beginnen, drücken Sie nach [↵] für den neuen Absatz die Taste [↹] und fügen damit einen Tabulator am Zeilenbeginn ein.

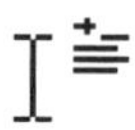

Befindet sich der Mauszeiger links im Bereich zwischen 1 cm und 1,5 cm des Dokuments, erhält der Mauszeiger diese Form. Ein Doppelklick setzt die Einfügemarke ebenfalls an die aktuelle Stelle und fügt einen linksbündigen Absatz ein, allerdings wird der Einzug der ersten Zeile hier über keinen Tabulator realisiert. Stattdessen wird das Absatzformat des aktuellen Absatzes so geändert, dass für die erste Zeile ein Einzug definiert wird. Folgende Absätze werden dann automatisch an diese Position eingerückt, ohne dass die [↹]-Taste gedrückt werden müsste.

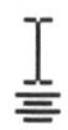

Steht der Mauszeiger in etwa in der Mitte zwischen dem linken und rechten Seitenrand des Dokuments, können Sie mit einem Doppelklick auf die linke Maustaste einen zentrierten Absatz in das Dokument einfügen. Der eingegebene Text wird dann zentriert zwischen dem linken und rechten Rand ausgerichtet. Mit [↵] erzeugen Sie einen neuen Absatz, der dann ebenfalls automatisch zentriert ausgerichtet wird.

TIPP

Möchten Sie, dass der nächste Absatz nicht mehr zentriert ausgegeben wird, können Sie die Absatzausrichtung mit [Strg] + [L] *wieder auf* LINKSBÜNDIG *umschalten.*

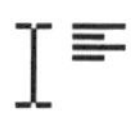

Befindet sich der Mauszeiger in Bereich des rechten Dokumentrandes, fügt ein Doppelklick auf die linke Maustaste einen Absatz ein, der an der aktuellen Position des Mauszeigers beginnt und rechtsbündig ausgerichtet wird. Der Einzug der ersten Zeile wird dabei wieder automatisch durch einen Tabstopp und das Einfügen eines Tabulators vor der Einfügemarke realisiert.

INFO

Sie können die Funktion zum Einfügen eines neuen Absatzes mit einem Doppelklick der linken Maustaste auch ausschalten, indem Sie auf die Office-Schaltfläche klicken, dann den Button WORD-OPTIONEN *anklicken und auf der Seite* ERWEITERT *unter* BEARBEITUNGSOPTIONEN *das Kontrollfeld* KLICKEN UND EINGEBEN DEAKTIVIEREN *ausschalten.*

Abbildung 2.3 zeigt ein Dokument, in dem die verschiedenen Absatztypen der Reihe nach mithilfe des Mauszeigers erzeugt wurden. Im ersten Absatz sehen Sie das Formatierungszeichen von Word für einen Tabulatorschritt: den Pfeil. Der Tabulator im zweiten Absatz wurde über die Tastatur händisch von uns eingefügt, während der des ersten Absatzes von Word automatisch eingefügt wurde. Der Einzug des vierten Absatzes wurde ohne Tabulator realisiert, wie man unschwer am fehlenden Formatierungszeichen erkennen kann. Absatz 6 ist zentriert ausgerichtet, Absatz 8 rechtsbündig.

Abbildung 2.3: Mit der Maus erzeugte Absätze

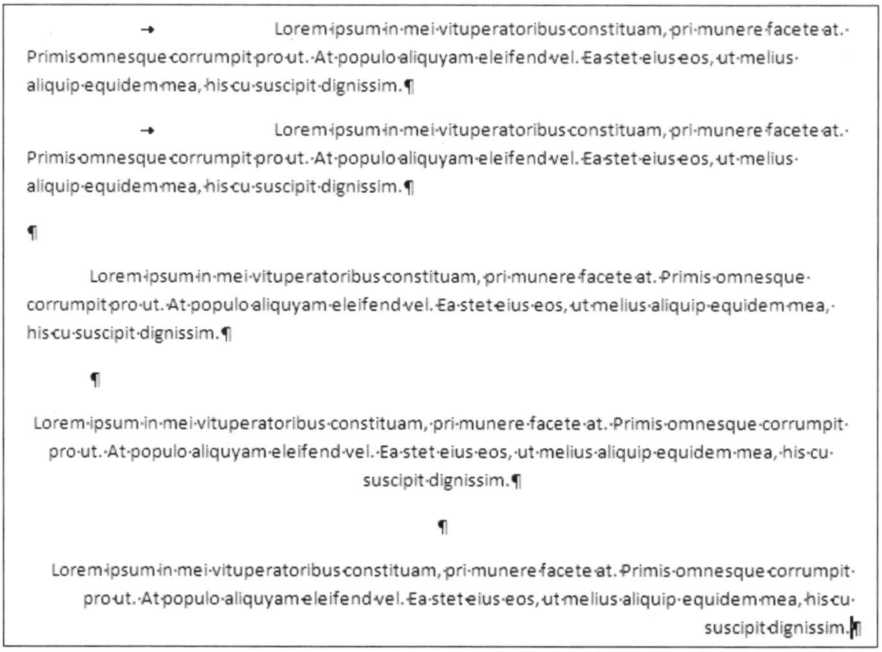
→ Lorem·ipsum·in·mei·vituperatoribus·constituam,·pri·munere·facete·at.·Primis·omnesque·corrumpit·pro·ut.·At·populo·aliquyam·eleifend·vel.·Ea·stet·eius·eos,·ut·melius·aliquip·equidem·mea,·his·cu·suscipit·dignissim.¶

→ Lorem·ipsum·in·mei·vituperatoribus·constituam,·pri·munere·facete·at.·Primis·omnesque·corrumpit·pro·ut.·At·populo·aliquyam·eleifend·vel.·Ea·stet·eius·eos,·ut·melius·aliquip·equidem·mea,·his·cu·suscipit·dignissim.¶

¶

Lorem·ipsum·in·mei·vituperatoribus·constituam,·pri·munere·facete·at.·Primis·omnesque·corrumpit·pro·ut.·At·populo·aliquyam·eleifend·vel.·Ea·stet·eius·eos,·ut·melius·aliquip·equidem·mea,·his·cu·suscipit·dignissim.¶

¶

Lorem·ipsum·in·mei·vituperatoribus·constituam,·pri·munere·facete·at.·Primis·omnesque·corrumpit·pro·ut.·At·populo·aliquyam·eleifend·vel.·Ea·stet·eius·eos,·ut·melius·aliquip·equidem·mea,·his·cu·suscipit·dignissim.¶

¶

Lorem·ipsum·in·mei·vituperatoribus·constituam,·pri·munere·facete·at.·Primis·omnesque·corrumpit·pro·ut.·At·populo·aliquyam·eleifend·vel.·Ea·stet·eius·eos,·ut·melius·aliquip·equidem·mea,·his·cu·suscipit·dignissim.¶

INFO

Bei dem in Abbildung 2.3 angezeigten Text (Lorem ipsum ...) handelt es sich um einen sogenannten Blindtext, der keinerlei Sinn ergibt und häufig im Satzbereich als Platzhalter eingesetzt wird, damit der Leser nicht durch den Inhalt vom optischen Eindruck abgelenkt wird. Auch wenn man darin viele lateinische Wörter zu erkennen glaubt, es wird lediglich der Schriftrhythmus der lateinischen Sprache imitiert.

2.1.4 Einfache Korrekturen

Haben Sie sich bei der Eingabe des Textes einmal vertippt, ist dies kein Problem: Setzen Sie einfach die Einfügemarke zur Korrektur an die betreffende Stelle im Text, und fügen Sie vergessene Zeichen ein, oder löschen Sie unerwünschte.

Zeichen löschen

Zum Löschen eines Zeichens können Sie sich der folgenden Tasten bedienen:

Taste(n)	Beschreibung
[Entf]	Löscht das Zeichen, das unmittelbar nach der Eingabemarke steht.
[←]	Löscht das Zeichen vor der Einfügemarke.
[Strg]+[Entf]	Löscht alle Zeichen nach der Einfügemarke bis zum Ende des Wortes.
[Strg]+[←]	Löscht die Zeichen vor der Einfügemarke bis zum Beginn des Wortes.

Tabelle 2.2: Löschen von Zeichen

Möchten Sie größere Textpassagen löschen, könnten Sie diese natürlich Zeichen für Zeichen entfernen. Wesentlich sinnvoller ist es aber, den zu löschenden Textabschnitt zunächst zu markieren und dann den markierten Bereich mit der Taste [Entf] oder [←] in einem Arbeitsgang zu löschen. Wie eine Textpassage markiert wird, zeigen wir Ihnen in Abschnitt 2.7 dieses Kapitels.

STEPS

Um ein ganzes Wort zu löschen, ohne es erst umständlich zu markieren, gehen Sie wie folgt vor:

1. Entfernen Sie mit der Tastenkombination [Strg] + [←] zunächst alle Buchstaben des Wortes links vom Cursor.
2. Mit [Strg] + [Entf] werden die Buchstaben rechts von der Einfügemarke gelöscht.

STEPS

Um führende Leerzeichen am Zeilenbeginn zu entfernen, die häufig auftreten, wenn fremde Texte aus einem Browser in das Dokument kopiert werden, können Sie folgenden Trick anwenden, statt die Zeichen mühsam manuell zu entfernen oder mit Suchen&Ersetzen zu arbeiten:

1. Markieren Sie die Zeilen, vor denen Sie Leerzeichen entfernen möchten.
2. Klicken Sie auf das Symbol ZENTRIEREN unter ABSATZ auf der Registerkarte START. Die Tastenkombination dafür lautet: [Strg] + [E]. Word zentriert daraufhin die markierten Zeilen und entfernt dabei alle führenden Leerzeichen.
3. Klicken Sie anschließend auf das Symbol LINKSBÜNDIG, oder betätigen Sie die Tastenkombination [Strg] + [L], um den Text wieder in der ursprünglichen Form auszurichten.

Zeichen einfügen

Um ein zusätzliches Zeichen in den Text einzufügen, setzen Sie die Einfügemarke an die Stelle, an der das Zeichen erscheinen soll, und tippen es dann ein.

Zeichen überschreiben

Haben Sie sich vertippt und möchten Sie ein Zeichen ersetzen, müssen Sie im Normalfall zunächst das alte Zeichen löschen, ehe Sie das neue Zeichen einfügen können. Sie können den in Word voreingestellten EINFÜGEMODUS jedoch ab- und in den ÜBERSCHREIBMODUS umschalten. In diesem Modus werden keine Zeichen an der Textmarke eingefügt, sondern bereits vorhandene Zeichen mit den neu eingegebenen Zeichen überschrieben.

STEPS

Um zwischen dem EINFÜGEMODUS *und dem* ÜBERSCHREIBMODUS *hin- und herzuschalten, gehen Sie wie folgt vor:*

1. Klicken Sie auf die Schaltfläche MICROSOFT OFFICE und anschließend auf WORD-OPTIONEN.
2. Klicken Sie auf ERWEITERT.
3. Markieren Sie unter BEARBEITUNGSOPTIONEN das Kontrollkästchen ÜBERSCHREIBMODUS VERWENDEN, um den ÜBERSCHREIBMODUS einzuschalten, bzw. deaktivieren Sie das Kontrollkästchen, um in den EINFÜGEMODUS zu wechseln.

TIPP

Falls Sie häufig zwischen den beiden Modi wechseln müssen, sollten Sie gleich noch die Option EINFG-TASTE ZUM STEUERN DES ÜBERSCHREIBMODUS *aktivieren. Dann können Sie künftig zwischen dem* EINFÜGEMODUS *und dem* ÜBERSCHREIBMODUS *umschalten, indem Sie einfach die Taste* [Einfg] *drücken. Ferner ist es dann äußerst hilfreich, den aktuellen Modus in der Statuszeile von Word ablesen zu können. Dazu klicken Sie mit der rechten Maustaste in die Statusleiste und wählen aus dem aufklappenden Objektmenü den Eintrag* FESTSTELLTASTE *aus. Dieser wird nun mit einem Häkchen versehen, und in der Statuszeile erscheint je nach eingestelltem Modus entweder* ÜBERSCHREIBEN *oder* EINFÜGEN. *Mit einem Mausklick auf diesen Eintrag können Sie den Modus dann ebenfalls schnell umschalten.*

Absätze vertauschen

STEPS

Um die Position zweier Absätze miteinander zu vertauschen, gehen Sie wie folgt vor:

1. Klicken Sie mit der Maus in den zu verschiebenden Absatz.
2. Mit [Alt] + [⇧] + [↑] tauscht der Absatz, in dem sich die Einfügemarke befindet, die Position mit seinem Vorgänger.
3. [Alt] + [⇧] + [↓] wechselt die Position mit dem nachfolgenden Absatz.

2.2 Dokument schließen

Um ein geöffnetes Dokument zu schließen, klicken Sie auf die Office-Schaltfläche und wählen die Funktion SCHLIEẞEN aus. Mit der Tastatur können Sie das Dokument über [Alt] + [D] + [C] oder [Strg] + [W] schließen.

Prinzipiell können Sie ein Dokument auch schließen, indem Sie auf das Schließ-Symbol in der rechten oberen Fensterecke klicken. Handelt es sich dabei aber um das einzig geöffnete Dokument, wird Word 2007 auch gleich beendet. Sie sollten daher besser auf die obigen Funktionen zum Schließen eines Dokuments zurückgreifen.

TIPP

2

2.3 Dokumente speichern, umbenennen und löschen

Beim Start von Word 2007 wird üblicherweise ein neues, leeres Dokument im Arbeitsbereich angezeigt, das den Namen DOKUMENT1 trägt. Sie können darin Text eingeben und diesen nach Ihren Vorstellungen formatieren. Da sich dieses Dokument vorerst aber nur im Arbeitsspeicher Ihres Computers befindet, geht es verloren, wenn Sie den Computer ausschalten, der Strom ausfällt oder Sie das Dokument schließen. Um dies zu verhindern und das Dokument auch in Zukunft dauerhaft verwenden zu können, müssen Sie es speichern. Dabei wird das Dokument vom Arbeitsspeicher auf ein nicht flüchtiges Medium wie die Festplatte Ihres Computers geschrieben. Nur ein gespeichertes Dokument kann zu einem späteren Zeitpunkt wieder in Word geöffnet (in den Arbeitsspeicher geladen) und weiterverwendet werden. Aber keine Angst: Word weiß natürlich um die Flüchtigkeit des Arbeitsspeichers und die Wichtigkeit Ihres Dokuments. Daher werden Sie selbstverständlich gefragt, ob Sie das Dokument speichern möchten, ehe Word es schließt und damit in die ewigen Jagdgründe schickt.

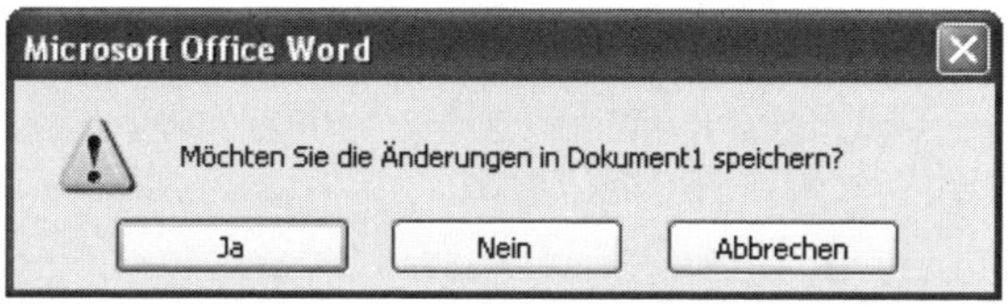

Abbildung 2.4: Rückfrage, damit keine Änderungen verloren gehen.

Haben Sie nur eine kleine Notiz verfasst, die Sie später nicht mehr benötigen, können Sie diese Sicherheitsabfrage getrost mit NEIN bestätigen und das Dokument für immer und ewig im Nirwana verschwinden lassen. Ein Klick auf die Schaltfläche JA – da hatten Sie aber Glück! – ermöglicht das Speichern des Dokuments, ehe es von Word geschlossen wird.

Möchten Sie sich nicht mit dieser Methode zufriedengeben und ein Dokument gezielt abspeichern, können Sie dies über die OFFICE-Schaltfläche und einen Klick auf den Menüpunkt SPEICHERN erledigen. Die Tastenkombination dafür lautet [Alt] + [D] + [S] oder – wenn Sie es lieber etwas kürzer mögen – [Strg] + [S]. Haben Sie die Datei schon einmal gespeichert, wird der aktuelle Stand in die Datei geschrieben. Wurde die Datei bislang noch nicht gespeichert, führt diese Funktion zum Dialog SPEICHERN UNTER, in dem Sie dem Dokument einen Namen geben und es an einem bestimmten Ort speichern können. Word schlägt dafür das Verzeichnis EIGENE DATEIEN vor.

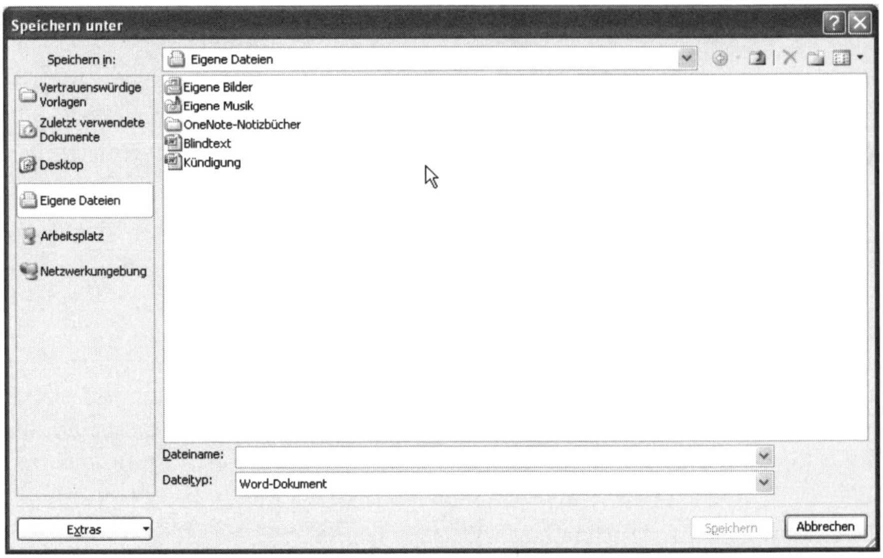

Abbildung 2.5: Das Dialogfeld SPEICHERN UNTER...

Haben Sie in dem Dokument bereits einen Text erfasst, schlägt Word Ihnen als Dateinamen dessen erste Worte vor. Diese nett gemeinte Geste von Word sollten Sie aber in der Regel dankend ablehnen, da Sie die gespeicherte Datei ja anhand des Dateinamens identifizieren und später wiederfinden müssen und sich stattdessen für einen aussagekräftigen Dateinamen entscheiden. Handelt es sich beispielsweise um einen Brief, in dessen erster Zeile sich Ihr Name befindet, wird Word ihnen pflichtbewusst Ihren eigenen Namen für die Benennung der Datei vorschlagen, der aber über den Inhalt des Briefes nichts weiter verrät.

Haben Sie im Dokument noch keinen Text eingegeben, ist Word auch nicht ratlos, sondern reduziert den Namen des Dokuments, der sich aus *Dokument* und einer sich fortlaufend erhöhenden Zahl als Postfix zusammensetzt, auf Dok sowie die angehängte Zahl. Bei *Dokument1* wird somit *Dok1* als Dateiname vorgeschlagen. Dies ist zwar auch nicht sehr aussagekräftig, aber Sie können den Vorschlag ja dankend zur Kenntnis nehmen und ihn mit einem sinnvolleren Namen überschreiben. Die Eingabezeile für den Dateinamen ist automatisch das aktive Element im Dialogfeld, sodass Sie nur einen anderen Namen eingeben müssen.

Regeln für Dateinamen

EXKURS

Bei der Vergabe eines möglichst aussagekräftigen und dabei noch eindeutigen Dateinamens sind Sie vom Betriebssystem an gewisse Spielregeln gebunden:

- *Die Zeichen / \ * ? < > : | " sind in einem Dateinamen nicht gestattet.*
- *Die Zeichen _, $, &, -, #, ~, ^ und @ sind hingegen erlaubt.*
- *Der Name der Datei einschließlich des Zugriffspfades darf unter Windows maximal 255 Zeichen lang sein.*
- Möchten Sie die Datei später auf CD oder DVD im Joliet-Format speichern, sollten Sie sich bereits im Vorfeld mit 64 Zeichen begnügen.
- *Folgende Ausdrücke dürfen für Dateinamen nicht verwendet werden:*
  - *CON*
  - *AUX*
  - *COM1, COM2, COM3, COM4*
  - *LPT1, LPT2, LPT3*
  - *PRN*
  - *NUL*
- *Das erste Zeichen eines Dateinamens muss ein Buchstabe oder eine Ziffer sein.*

Mit einem Klick auf den Schalter SPEICHERN beenden Sie den Dialog und speichern die Datei unter dem angegebenen Namen ab.

HALT

Innerhalb eines Verzeichnisses muss jeder Dateiname eindeutig sein. Sie können also nicht mehrere Dateien mit gleichem Namen in einem Verzeichnis speichern. Sollten Sie es dennoch versuchen, wird Sie Word mit der folgenden Rückfrage konfrontieren:

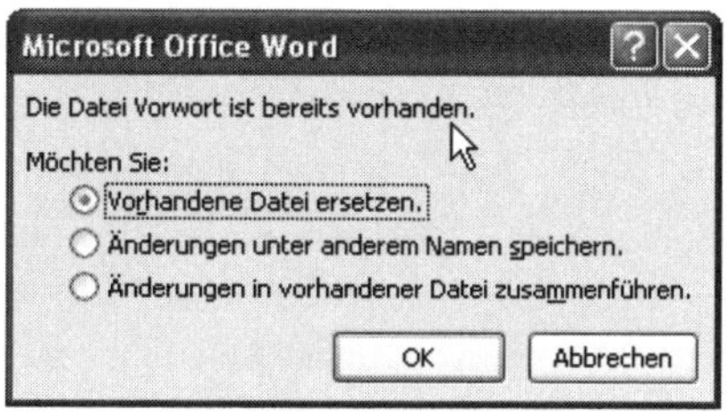

Abbildung 2.6: Versuch, eine bereits vorhandene Datei mit SPEICHERN UNTER zu überschreiben

Sie können nun

- *die vorhandene Datei mit dem Inhalt des aktuellen Dokuments überschreiben. Dazu müssen Sie den Dialog lediglich mit OK bestätigen.*
- *Word mitteilen, dass alles nur ein bedauerlicher Irrtum war und Sie sich daher entschieden haben, die Datei unter einem anderen Namen oder in ein anderes Verzeichnis zu speichern.*
- *von Word die Änderungen im aktuellen Dokument in das gespeicherte Dokument einarbeiten lassen.*

STEPS

Um ein neues Verzeichnis im Dialogfeld SPEICHERN UNTER *zu erstellen, gehen Sie wie folgt vor:*

1. Klicken Sie auf das Symbol NEUEN ORDNER ERSTELLEN, oder verwenden Sie für den Aufruf dieser Funktion die Tastenkombination [Alt] + [4].
2. Tragen Sie in das Eingabefeld des Dialogs NEUER ORDNER den gewünschten Verzeichnisnamen ein, der sich ebenfalls an die Regeln für Dateinamen halten muss.
3. Beenden Sie den Dialog mit OK oder der Taste [↵], wird von Windows ein neues Verzeichnis angelegt und sofort in dieses Verzeichnis gewechselt.

Abbildung 2.7: Einen neuen Ordner anlegen

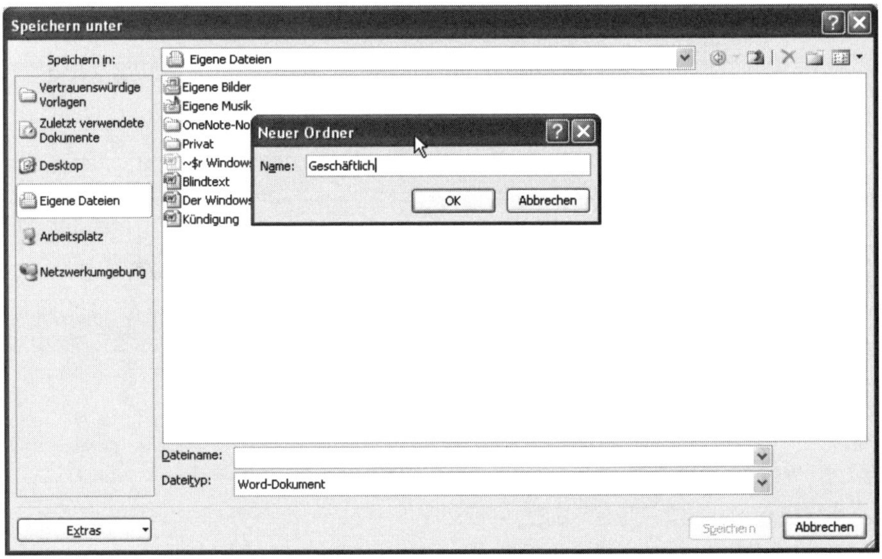

TIPP

Word bietet Ihnen leistungsfähige Suchfunktionen, um ein gespeichertes Dokument zu einem späteren Zeitpunkt wiederzufinden. Dennoch: Überlegen Sie sich am besten eine für Sie brauchbare Ordnerstruktur, und speichern Sie Ihre Dokumente dann entsprechend in den Verzeichnissen ab. Das erspart das oft mühsame und frustrierende Suchen eines Textes.

2.3.1 Dateitypen

Unmittelbar unterhalb der Eingabezeile für den Dateinamen befindet sich eine Auswahlliste, aus der Sie den Dateityp selektieren können. Voreingestellt sollte hier WORD-DOKUMENT sein. Sie können jedoch einen anderen Dateityp auswählen und Word damit dazu zwingen, ein anderes Dateiformat für die Speicherung zu verwenden. Nützlich könnte sich hier vor allem der Eintrag WORD 97-2003-DOKUMENT erweisen, mit dem Sie erreichen können, dass Word das Dokument so abspeichert, dass es auch ohne Konverter mit einer älteren Version der Textverarbeitung geöffnet werden kann.

Falls Sie in der Regel Ihre Dokumente in einem anderen Dateiformat abspeichern möchten, müssen Sie nicht ständig den Dateityp im Dialogfeld ändern, sondern können dies mit den folgenden Schritten dauerhaft umstellen:

STEPS

1. Klicken Sie auf die Office-Schaltfläche und wählen WORD-OPTIONEN aus.
2. Klicken Sie im darauf erscheinenden Dialog auf den Eintrag SPEICHERN.
3. Wählen Sie in der Auswahlliste unter DATEIEN IN DIESEM FORMAT SPEICHERN das gewünschte Dateiformat aus.
4. Beenden Sie den Dialog mit OK.

2.3.2 Speicherorte

Im Dialogfeld SPEICHERN UNTER finden Sie auf der linken Fensterseite die UMGEBUNGSLEISTE. Dort können Sie schnell einen Ordner auswählen, in dem Sie die Datei speichern möchten.

Die Einträge in der Umgebungsleiste repräsentieren dabei Verknüpfungen auf verschiedene Ordner, die Ihnen helfen, schnell auf einen bestimmten Ordner zuzugreifen. Klicken Sie in der Umgebungsleiste auf eine Verknüpfung, wird das mit dieser Verknüpfung dargestellte Verzeichnis geöffnet.

In der Voreinstellung enthält die Umgebungsleiste Verknüpfungen zu den Ordnern ZULETZT VERWENDETE DOKUMENTE, DESKTOP, EIGENE DATEIEN, ARBEITSPLATZ und NETZWERKUMGEBUNG. Sie können der Umgebungsleiste bis zu 256 Ordner hinzufügen. Damit können Sie auf wichtige Ordner bzw. deren Inhalte schnell zugreifen, egal wo sich diese befinden.

So fügen Sie der Umgebungsleiste eine neue Verknüpfung hinzu:

STEPS

1. Wählen Sie in der Liste SPEICHERN IN mit der linken Maustaste ein Laufwerk, einen Ordner oder einen Speicherort im Internet aus, für das bzw. den Sie eine Verknüpfung auf der Umgebungsleiste erstellen möchten.
2. Klicken Sie mit der rechten Maustaste auf der Umgebungsleiste auf einen leeren Bereich unterhalb bereits vorhandener Verknüpfungen.
3. Klicken Sie auf HINZUFÜGEN.

Die neue Verknüpfung wird nun unten auf der Umgebungsleiste angezeigt und steht Ihnen fortan auch in anderen Dialogen zur Verfügung. Sie können die Position einer Verknüpfung innerhalb der Liste verändern, indem Sie den Eintrag mit der linken Maustaste selektieren und dann aus dem Objektmenü der rechten Maustaste den Befehl NACH OBEN oder NACH UNTEN auswählen.

STEPS

Um eine Verknüpfung aus der Umgebungsleiste zu entfernen, gehen Sie wie folgt vor:

1. Klicken Sie auf den zu löschenden Eintrag.
2. Drücken Sie die rechte Maustaste und wählen aus dem Objektmenü die Funktion ENTFERNEN.

STEPS

Möchten Sie Ihr Dokument nicht im Ordner EIGENE DATEIEN, *sondern auf dem* DESKTOP *speichern, führen Sie die folgenden Schritte aus:*

1. Klicken Sie in der Umgebungsleiste auf DESKTOP.
2. Tragen Sie unter DATEINAME einen Namen ein, der für die Speicherung verwendet werden soll.

INFO

Das Ablegen einer Datei auf dem Desktop kann sinnvoll sein, wenn Sie das Dokument häufig oder nur kurzfristig (Notizen) benötigen. Damit reicht ein Doppelklick auf das Desktop-Symbol, um die Datei inklusive Word zu öffnen.

2.3.3 Speichern im Netzwerk

Ist Ihr Computer Bestandteil eines Netzwerkes, können Sie über das Netzwerk auch Dateien auf einem anderen Computer wie einem Server speichern. Der Vorteil des Ablegens von Dokumenten auf einem Server besteht in der Möglichkeit einer zentralen Dokumentenverwaltung. So können alle Dokumente nicht von einem zentralen Ort nur leicht archiviert und gesichert werden, auch Ihre Kollegen können diese Dokumente verwenden.

In der Umgebungsleiste gibt es eine vordefinierte Verknüpfung NETZWERKUMGEBUNG. Klicken Sie darauf, oder wählen Sie aus dem Listenfeld hinter SPEICHERN IN den Eintrag NETZWERKUMGEBUNG aus. Im Fenster werden nun die freigegebenen Netzwerkordner angezeigt. Sie können nun mit einem Doppelklick auf den gewünschten Netzwerkordner diesen auswählen und die Datei darin speichern.

STEPS

Sie können jedem Netzwerkordner einen Laufwerksbuchstaben zuweisen, und diesen dann künftig wie ein Laufwerk ansprechen. Gehen Sie dafür wie folgt vor:

1. Klicken Sie auf den Button EXTRAS und wählen daraus NETZLAUFWERK VERBINDEN aus.
2. Tragen Sie unter LAUFWERK den gewünschten Buchstaben ein, z.B. Y.

3. Wählen Sie einen freigegebenen Netzwerkordner aus, dem Sie dieses Laufwerk zuordnen möchten. Dazu klicken Sie auf DURCHSUCHEN und selektieren den betreffenden Ordner.
4. Klicken Sie auf FERTIG STELLEN, um den Dialog zu beenden und den Ordner zu übernehmen.

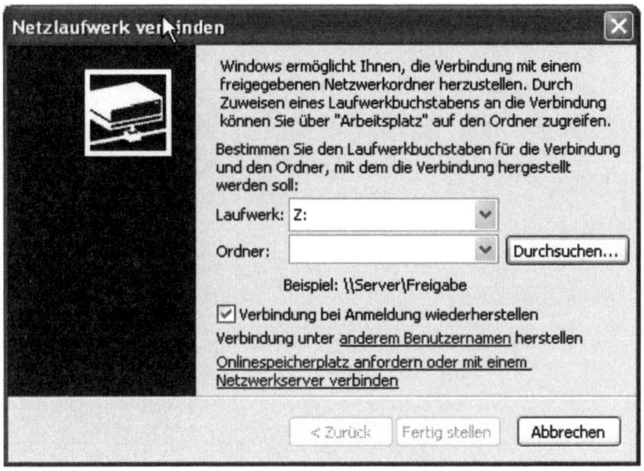

Abbildung 2.8: Mit einem Netzlaufwerk verbinden

2.3.4 Speicheroptionen

Klicken Sie im Dialog SPEICHERN UNTER auf EXTRAS, und wählen Sie im Anschluss daran den Eintrag SPEICHEROPTIONEN aus, um die Einstellungen festzulegen, wie Word Dokumente speichern soll. Sie können diese Einstellungen auch über die Office-Schaltfläche und WORD-OPTIONEN aufrufen, wenn Sie im Optionen-Dialog auf die Seite SPEICHERN wechseln.

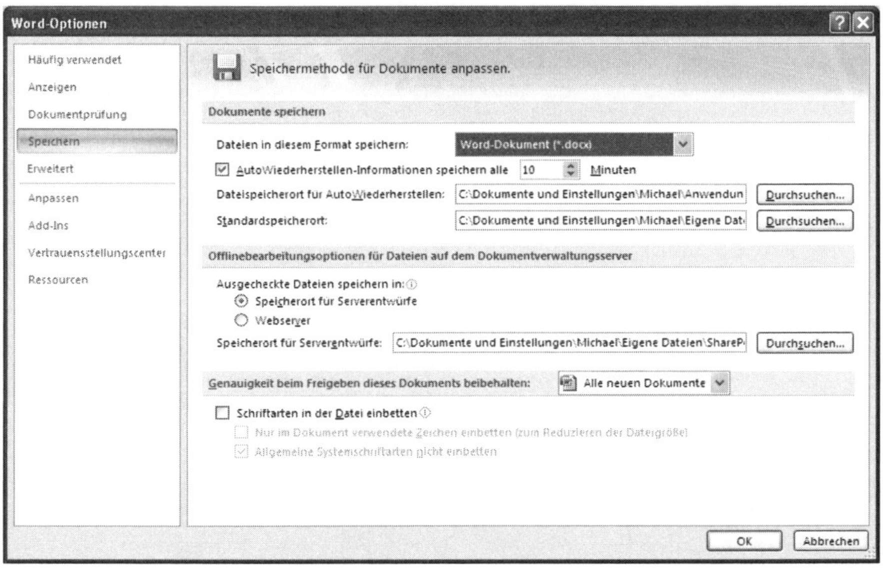

Abbildung 2.9: Word-Optionen für das Speichern

- Dateien in diesem Format speichern
  Hier können Sie das Dateiformat auswählen, das Word per Voreinstellung im Dialogfeld Speichern unter auswählen soll. Sie können diese Einstellung außer Kraft setzen, indem Sie im Dialogfeld Speichern oder Speichern unter ein anderes Dateiformat auswählen.
- AutoWiederherstellen-Informationen speichern alle xx Minuten
  Word erstellt in dem hier angegebenen Intervall, das zwischen 1 Minute und 2 Stunden (120 Minuten) liegen kann, automatisch eine AutoWiederherstellen-Datei. Verabschiedet sich Word oder Ihr Computer, wird die AutoWiederherstellungsdatei automatisch beim nächsten Start von Word geöffnet. Sie kann von Ihnen noch nicht gespeicherte Informationen enthalten, die im ursprünglichen Dokument verloren gegangen wären.

HALT

AutoWiederherstellen ersetzt keinesfalls den Befehl Speichern, *sondern ist lediglich als eine zusätzliche Sicherheit zu verstehen, die im Fall der Fälle schon verloren geglaubte Daten wiederbringen kann.*

- Dateispeicherort für AutoWiederherstellen
  Hier können Sie angeben, wo die AutoWiederherstellen-Datei abgelegt werden soll. Bei einem Klick auf Durchsuchen erhalten Sie ein Auswahlfenster, das Ihnen bei der Pfadbestimmung behilflich ist.
- Standardspeicherort
  Geben Sie hier den Pfad ein, den Word als Speicherort vorschlagen soll, wenn Sie den Befehl Öffnen, Speichern oder Speichern unter verwenden. Sie können diese Einstellungen außer Kraft setzen, indem Sie im Dialogfeld Öffnen, Speichern oder Speichern unter einen anderen Speicherort auswählen.

INFO

Wenn Sie einen Pfad für einen Speicherort auf einem Netzwerkserver eingeben möchten, müssen Sie dies mithilfe der UNC-Syntax tun und Word danach erneut starten, damit der neue Speicherort übernommen wird:

```
\\servername\ordnername
```

- Ausgecheckte Dateien speichern in
  Mit dieser Option wird der Speicherort festgelegt, an dem ausgecheckte Dokumente gespeichert werden sollen.
- Speicherort für Serverentwürfe
  Klicken Sie auf diese Option, um ausgecheckte Dateien in dem Ordner zu speichern, der bei Speicherort für Serverentwürfe zum Speichern von ausgecheckten Dateien eingetragen ist.
- Webserver
  Klicken Sie auf diese Option, um ausgecheckte Dateien auf dem Webserver abzulegen.

- SPEICHERORT FÜR SERVERENTWÜRFE
  Geben Sie im Textfeld den Pfad ein, der als Speicherort für Serverentwürfe verwendet werden soll, oder klicken Sie auf DURCHSUCHEN, um den Zugriffspfad bequem per Dialog auszuwählen.
- GENAUIGKEIT BEIM FREIGEBEN DIESES DOKUMENTS BEIBEHALTEN
  Wählen Sie hier den Namen eines Dokuments aus, das bereits geöffnet ist, oder klicken Sie auf ALLE NEUEN DOKUMENTE, damit die Einstellungen auf alle Dokumente angewendet werden, die Sie erstellen.
- SCHRIFTARTEN IN DATEI EINBETTEN
  Wählen Sie diese Option aus, um die im Text verwendeten Schriftarten im Dokument zu speichern, sofern das Einbetten der Schriftarten erlaubt und möglich ist. Ist diese Option aktiviert, können andere Anwender das Dokument genauso sehen und drucken, wie es bei Ihnen am Bildschirm erscheint, auch wenn auf deren Computern die von Ihnen verwendeten Schriftarten nicht installiert sind. Fehlende Schriftarten können die Optik eines Dokuments komplett durcheinanderbringen.

  Haben Sie diese Option aktiviert, stehen zwei weitere Optionen zur Auswahl:

  - NUR IM DOKUMENT VERWENDETE ZEICHEN EINBETTEN
    Verwenden Sie 32 oder weniger Zeichen einer Schriftart, werden nur diese Zeichen von Word in das Dokument eingebettet, um die Datei nicht unnötig zu vergrößern. Zum Anzeigen und Drucken des Dokuments reicht dies zwar vollkommen aus, sobald ein Dritter das Dokument aber editieren möchte, kann es zu Problemen kommen, da nicht eingebettete Schriftzeichen und Formate dann nicht bearbeitet werden können.
  - ALLGEMEINE SYSTEMSCHRIFTARTEN NICHT EINBETTEN
    Wählen Sie diese Option aus, damit Schriftarten, die von Windows als Systemschriftarten installiert werden und daher auf allen PCs mit Windows vorhanden sein sollten, nicht eingebettet werden.

Ein Aktivieren dieser Option vergrößert in der Regel die Datei beträchtlich und verlängert zudem die Dauer des Speichervorgangs! Betten Sie daher nur dann Schriftarten ein, wenn Sie beabsichtigen, die Datei anderen zur Verfügung zu stellen. Ferner können aus lizenzrechtlichen Gründen nicht alle Schriftarten in ein Dokument eingebettet werden.

INFO

Neben den Optionen unter SPEICHERN hat Microsoft noch einige für die tägliche Arbeit lebenswichtigen Optionen im Dialogfeld WORD-OPTIONEN auf der Seite ERWEITERT versteckt. Sie müssen die rechte Fensterhälfte des Dialogfelds nach unten scrollen, bis die Optionen unter SPEICHERN zu sehen sind.

- BESTÄTIGUNG VOR DEM SPEICHERN VON NORMAL.DOT
  Wenn Sie diesen Schalter markieren, werden Sie beim Schließen von Word gefragt, ob an der Standarddokumentvorlage vorgenommene Änderungen gespeichert werden sollen. Ist das Kontrollkästchen deaktiviert, werden Änderungen ohne Rückfrage automatisch gespeichert.

TIPP

Da sich Änderungen an der Standarddokumentvorlage auf alle neu erstellten Dokumente auswirken, sollten Sie hier einen Haken setzen, damit die Vorlage nicht versehentlich von Ihnen geändert werden kann.

- IMMER SICHERUNGSKOPIE ERSTELLEN
  Markieren Sie diese Option, um bei jedem Speichern automatisch eine Sicherungskopie des Dokuments erstellen zu lassen. Für jedes Dokument gibt es immer nur eine Sicherungskopie, sodass beim Speichern stets die vorherige Version der Sicherungskopie vernichtet wird. Word löscht dazu zunächst eine evtl. vorhandene Sicherungskopie, ergänzt den Dateinamen der zuletzt gespeicherten Datei um SICHERUNGSKOPIE VON und ändert die Dateierweiterung in WBK, ehe das Dokument dann unter seinem richtigen Namen gespeichert wird. Die Sicherungskopie ist damit nichts anderes als die zuletzt gespeicherte Version des Dokuemnts. Sie wird im selben Ordner wie das Originaldokument gespeichert.

TIPP

Markieren Sie unbedingt diese Option in Word 2007, auch wenn sich dadurch das Speichern verlangsamt, da ja zusätzlich noch die Sicherungskopie verwaltet werden muss! Sicherungskopien eines Dokuments haben schon viele Anwender vor Verzweiflungstaten bewahrt! Stellen Sie während der Arbeit mit Word fest, dass sich das Dokument irgendwie »komisch« verhält, können Sie über den Explorer von Windows schnell die Sicherungskopie umbenennen, damit sie keinesfalls überschrieben wird. Danach speichern Sie dann das Dokument in der Hoffnung ab, dass alles problemlos abläuft. Verabschiedet sich das Programm dabei, können Sie auf die automatische Wiederherstellung vertrauen. Schlägt diese fehl, haben Sie noch immer die Sicherungskopie in der Hinterhand!

- REMOTEGESPEICHERTE DATEIEN AUF COMPUTER KOPIEREN UND BEIM SPEICHERN AKTUALISIEREN
  Markieren Sie diese Option, um die Kopie einer in einem Netzlaufwerk oder in einem Wechsellaufwerk gespeicherten Datei temporär auf dem Computer zu speichern. Beim Speichern der lokalen Kopie speichert Word die vorgenommenen Änderungen auch in der Originalversion. Ist die Originaldatei nicht verfügbar, werden Sie aufgefordert, die Datei an einem anderen Ort zu speichern, um Datenverluste zu vermeiden.
- SPEICHERUNG IM HINTERGRUND ZULASSEN
  Wählen Sie diese Option aus, um das Dokument während der Arbeit zu speichern. Sobald Word eine Sicherung im Hintergrund vornimmt, wird der Fortgang dieser Operation in der Statuszeile angezeigt.

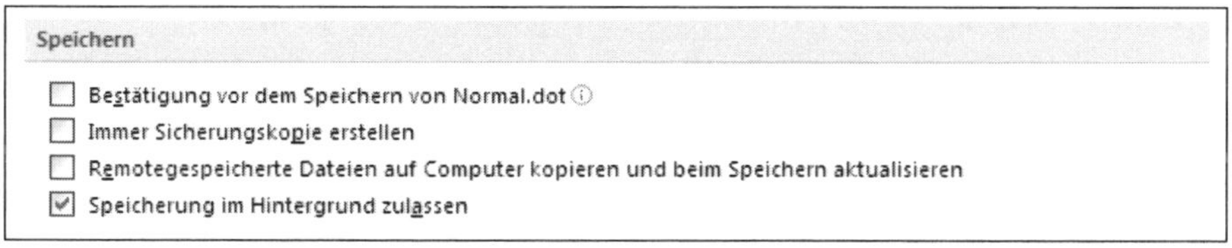

Abbildung 2.10: Optionen für SPEICHERN unter ERWEITERT

2.3.5 Sicherheit

Sie können eine mit Word 2007 gespeicherte Datei dahingehend schützen, dass sie nur nach Eingabe eines Kennwortes (Passwort) geöffnet und/oder bearbeitet werden kann. Ferner können Sie von Word beim Öffnen einer Datei einen Hinweis anzeigen lassen, dass der Anwender diese Datei mit Schreibschutz öffnen soll (aber nicht muss!), um so ein versehentliches Überschreiben mit Änderungen zu verhindern. Diese Sicherheitseinstellungen finden Sie im Dialogfeld SPEICHERN UNTER, wenn Sie auf den Schalter EXTRAS klicken und dann ALLGEMEINE OPTIONEN wählen.

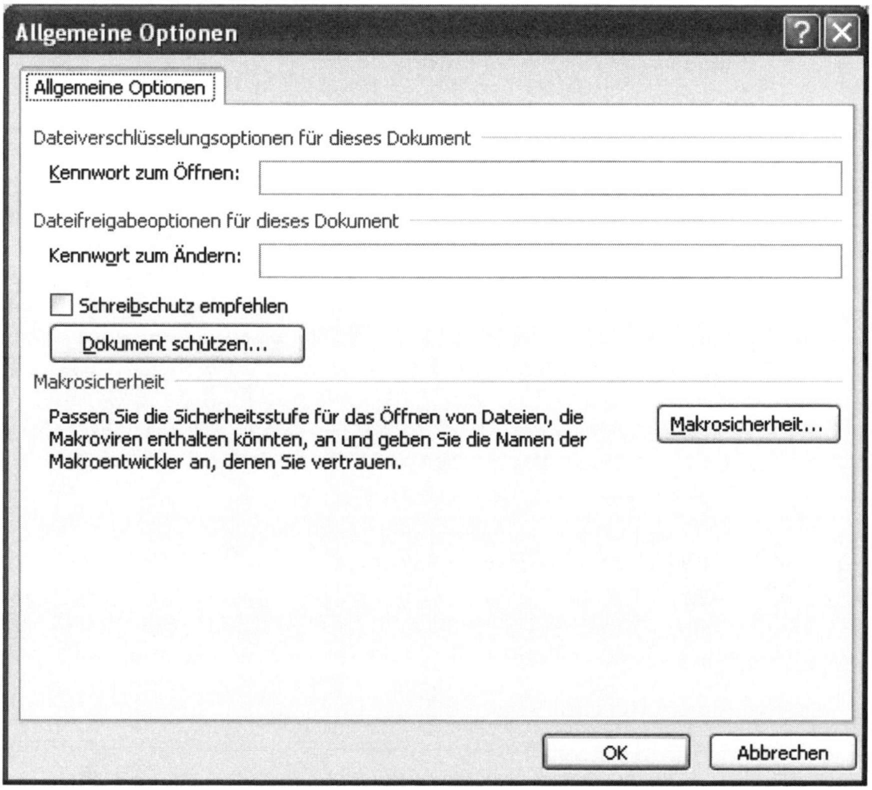

Abbildung 2.11: Word-Optionen für die Sicherheit

Eine Datei mit Kennwort vor unberechtigtem Öffnen schützen

Damit nur autorisierte Anwender auf den Inhalt eines Dokuments zugreifen können, lässt sich das Dokument mit einem Kennwort sichern:

1. Klicken Sie auf die Office-Schaltfläche, und wählen Sie dann SPEICHERN UNTER.
2. Klicken Sie im Dialogfeld SPEICHERN UNTER auf EXTRAS, und wählen Sie die Funktion ALLGEMEINE OPTIONEN aus.
3. Geben Sie ein Kennwort in die Eingabezeile KENNWORT ZUM ÖFFNEN ein, damit das Dokument nur nach Eingabe dieses Passwortes geöffnet werden kann.
4. Wenn Sie das Dialogfeld mit OK beenden, werden Sie aufgefordert, dieses Kennwort noch einmal einzugeben. Dies hilft auszuschließen, dass Sie sich bei der Eingabe des Passwortes vertippt haben und dadurch das Dokument zu einem späteren Zeitpunkt selbst nicht mehr öffnen können.

Geben Sie hier ein Kennwort ein, wird der Inhalt der gesamten Datei verschlüsselt abgespeichert, sodass sie auch nicht mit irgendwelchen anderen Programmen geöffnet und eingesehen werden kann. Ohne das Kennwort kann die Datei nicht mehr geöffnet werden, deshalb sollten Sie sich dieses im eigenen Interesse gut merken! Speichern Sie das Dokument nicht im neuen Format von Word 2007 ab, werden Sie nach Verlassen des Dialogfeldes informiert, dass das neue Format einen besseren Schutz bietet, und Sie erhalten die Möglichkeit, das Format zu ändern.

Abbildung 2.12: Das neue Format ist sicherer!

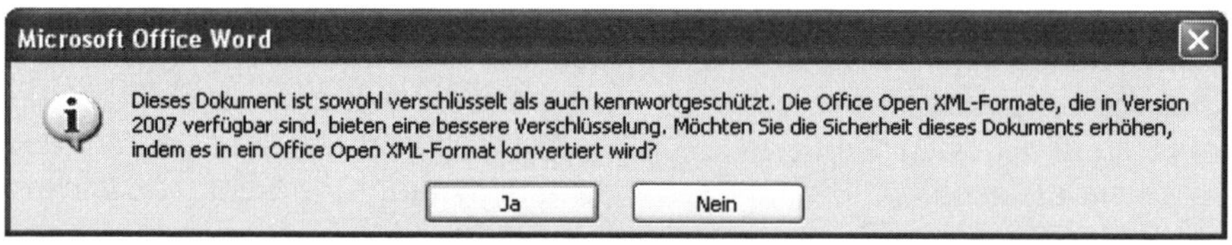

Eine Datei mit Kennwort vor unerlaubter Bearbeitung schützen

Damit nur autorisierte Anwender den Inhalt eines Dokuments ändern und speichern können, lässt sich das Dokument mit einem Kennwort gegen unerlaubte Bearbeitung sichern.

1. Klicken Sie auf die Office-Schaltfläche, und wählen Sie dann SPEICHERN UNTER.
2. Klicken Sie im Dialogfeld auf EXTRAS, und wählen Sie die Funktion ALLGEMEINE OPTIONEN aus.
3. Geben Sie ein Kennwort in die Eingabezeile KENNWORT ZUM ÄNDERN ein, damit das Dokument nur nach Eingabe dieses Passwortes gespeichert werden kann.

4. Wenn Sie das Dialogfeld mit OK beenden, werden Sie aufgefordert, dieses Kennwort noch einmal einzugeben. Dies hilft auszuschließen, dass Sie sich bei der Eingabe des Passwortes vertippt haben und dadurch das Dokument zu einem späteren Zeitpunkt selbst nicht mehr ändern können.

INFO

Im Gegensatz zu einer Kennwortvergabe für das Öffnen eines Dokuments, wird das Dokument nicht verschlüsselt abgespeichert, wenn Sie ein Kennwort für das Bearbeiten eingeben!

TIPP

Vergeben Sie zwei unterschiedliche Kennwörter für das Öffnen bzw. Bearbeiten eines Dokuments, wenn Sie sicherstellen möchten, dass bestimmte Anwender die Datei nur lesen, aber nicht bearbeiten können und andere die zusätzliche Berechtigung erhalten sollen, den Text im Dokument auch zu ändern. Der ersten Gruppe teilen Sie nur das Kennwort zum Öffnen der Datei mit, die zweite Gruppe erhält zusätzlich noch das Kennwort, um das Dokument speichern zu können.

EXKURS

Sichere Kennwörter – leicht zu merken

Moderne Verschlüsselungsverfahren sind extrem sicher, haben aber eine Achillesferse: das verwendete Kennwort. Nichts ist für einen geübten Hacker leichter zu knacken als ein Begriff, der in einem Lexikon zu finden ist. In diesem Fall genügt schon der Einsatz eines Programms, das häufig verwendete Kennwörter der Reihe nach einfach ausprobiert. Auch die gerne gewählte Variante, den Kosenamen des Partners zu verwenden, bietet keinen ausreichenden Schutz!

Sichere Kennwörter hingegen zeichnen sich dadurch aus, dass in ihnen Groß- und Kleinbuchstaben sowie Zahlen und Symbole vorkommen und sie aus mindestens acht Zeichen bestehen. Je länger, desto besser! Aber das ist leichter gesagt als gemerkt. Ein Kennwort Hase *merkt man sich halt viel leichter als* Hg1BxFfZkd%2mV.

Es gibt aber einen einfachen Trick, wie man sichere Kennwörter einsetzen und sich diese dennoch merken kann: Suchen Sie sich einen beliebigen Satz aus, den Sie sich gut merken können:

```
Du kannst den Sänger in Ketten legen, aber niemals sein Lied.
```

Nun nehmen Sie die Anfangsbuchstaben und reihen diese aneinander:

```
DkdSiKlansL
```

Jetzt fehlen noch Sonderzeichen und Ziffern. Hängen Sie an das bisherige Kennwort noch ein oder mehrere Sonderzeichen und ein Geburtsdatum, das Sie sich gut merken können:

```
DkdSiKlansL$01012000
```

Damit haben Sie ein absolut sicheres Kennwort.

Empfehlung für schreibgeschütztes Öffnen

Damit Anwender ein Dokument nicht versehentlich ändern und die geänderte Version abspeichern, können Sie das Kontrollkästchen SCHREIBSCHUTZ EMPFEHLEN aktivieren. Beim Öffnen der Datei erscheint eine Nachfrage, ob die Datei schreibgeschützt geöffnet werden soll. Dies hat aber nur Empfehlungscharakter und ist nicht bindend, sodass Anwender durchaus trotzdem die Datei ändern können, wenn sie die Rückfrage mit NEIN quittieren.

Abbildung 2.13: Mit Schreibschutz öffnen?

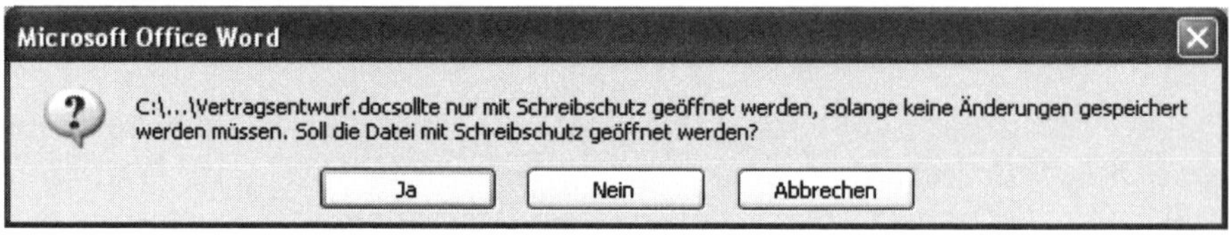

TIPP

Möchten Sich wirklich sicherstellen, dass ein Dokument nicht von jedem Benutzer geändert werden kann, sollten Sie ein KENNWORT ZUM ÄNDERN vergeben. Nur so ist wirklich gewährleistet, dass das Dokument mit einem Schreibschutz geöffnet werden muss, wenn ein Anwender das Kennwort nicht weiß:

Abbildung 2.14: Ein Dokument mit Schreibschutz öffnen

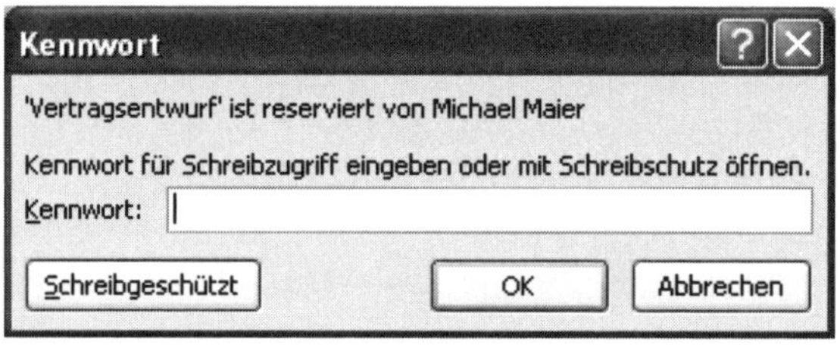

Kennwort ändern oder Schutz aufheben

Sie können ein vergebenes Kennwort jederzeit ändern, indem Sie wiederum das Dialogfeld SPEICHERN UNTER aufrufen, auf EXTRAS klicken und ALLGEMEINE OPTIONEN aus dem Popup-Menü auswählen.

Tragen Sie dann im Dialogfeld ALLGEMEINE OPTIONEN einfach für eine der beiden Schutzfunktionen ÖFFNEN bzw. SCHREIBSCHUTZ ein anderes Kennwort ein. Nach dem Schließen des Dialogs mit OK müssen Sie das neue Kennwort zur Sicherheit bestätigen, um Tippfehler auszuschließen.

Einen bestehenden Kennwortschutz können Sie aufheben, indem Sie das Kennwort aus der Eingabezeile löschen.

2.3.6 Alle geöffneten Dateien gleichzeitig speichern

Haben Sie mehrere Dokumente gleichzeitig in Word geöffnet, die Sie auch noch mehr oder weniger parallel bearbeiten, wäre es doch gar nicht schlecht, wenn man diese alle mit nur einem Befehl speichern könnte. Im Menü der Office-Schaltfläche gibt es aber keinen solchen Befehl, und auch der Trick aus den Vorgängerversionen – mit gedrückt gehaltener [⇧]-Taste das Menü DATEI anzuklicken – bringt in Word 2007 keinen Erfolg. Dennoch gibt es natürlich auch in Word eine Möglichkeit, alle Dateien auf einmal zu speichern.

Um der Schnellstartleiste die Schaltfläche ALLE SPEICHERN *hinzuzufügen, gehen Sie wie folgt vor:*

STEPS

1. Klicken Sie mit der linken Maustaste auf den Schalter SYMBOLLEISTE FÜR DEN SCHNELLZUGRIFF ANPASSEN, der sich unmittelbar am Ende der Leiste befindet.
2. Wählen Sie daraus den Eintrag WEITERE BEFEHLE.
3. Es öffnet sich der Dialog WORD-OPTIONEN mit der Seite ANPASSEN. Im Listenfeld BEFEHLE AUSWÄHLEN markieren Sie nun den Eintrag ALLE BEFEHLE.
4. Scrollen Sie die Liste der verfügbaren Befehle nach unten, bis Sie den Eintrag ALLE SPEICHERN finden.
5. Klicken Sie mit der Maus auf diesen Eintrag, und wählen Sie ihn damit aus.
6. Ein Klick auf den Button HINZUFÜGEN fügt die Schaltfläche in die rechte Auswahlbox ein, in der die auf der Symbolleiste für den Schnellzugriff verfügbaren Funktionen aufgeführt werden.
7. Beenden Sie das Dialogfeld mit OK. Darauf wird das Symbol für die Funktion ALLE SPEICHERN als neue Schaltfläche in die Symbolleiste eingefügt.

Von nun an genügt ein Klick auf diesen Schalter in der Symbolleiste, um alle Dateien gleichzeitig zu sichern.

2.3.7 Speichern unter

Solange ein neues Dokument noch nicht gespeichert wurde, führt jeder Aufruf des Befehls SPEICHERN (über die Tastenkombination [Strg] + [S] bzw. ein Klick auf die Office-Schaltfläche und Auswahl des Befehls SPEICHERN) zu einer Anzeige des Dialogfeldes SPEICHERN UNTER, damit Sie einen Namen für das bislang noch unbenannte Dokument eingeben können. Wurde das Dokument bereits einmal gespeichert, können Sie vorgenommene Änderungen am Text mit SPEICHERN dauerhaft sichern, ein erneuter Aufruf des Dialogfeldes unterbleibt dabei aber.

Sie können die Funktion SPEICHERN UNTER jedoch auch für ein bereits gespeichertes Dokument aufrufen, um es gezielt in einem anderen Ordner oder unter einem anderen Namen zu speichern.

Angenommen Sie schreiben einen Brief an Herrn Müller und haben diesen als *BriefMüller* abgespeichert. Der Inhalt genau dieses Briefes eignet sich aber auch – mit geringen Änderungen – für Herrn Huber. Dann können Sie das Dokument *BriefMüller* öffnen und mithilfe des Befehls SPEICHERN UNTER unter dem Dateinamen *BriefHuber* wieder abspeichern. Alle Änderungen, die Sie nun vornehmen, haben keine Auswirkungen auf das ursprüngliche Dokument. Würden Sie dagegen nur SPEICHERN verwenden, würde der Inhalt des Dokuments *BriefMüller* mit dem geänderten Text überschrieben. Sie hätten keine Möglichkeit mehr, den Dateinamen zu ändern.

2.3.8 Dokument löschen

Auch wenn Sie ein Dokument auf der Festplatte gespeichert haben, vielleicht stellen Sie eines schönen Tages fast, dass Sie es eigentlich gar nicht mehr benötigen. In diesem Fall können Sie es natürlich wieder löschen. Dies kann über den Windows Explorer geschehen, indem Sie in das Verzeichnis wechseln, in dem die Datei gespeichert wurde, die Datei mit einem Klick markieren und dann [Entf] drücken. Noch eine Sicherheitsabfrage bestätigen, dass Sie sich der Folgen Ihres Tuns durchaus bewusst sind, und die Datei wird in den Papierkorb verschoben. Sie können ein Dokument jedoch auch direkt aus Word heraus löschen.

Da Sie prinzipiell keine aktuell geöffnete Datei löschen können, sollten Sie zunächst einmal sicherstellen, dass die zu löschende Datei weder von Ihnen noch von einem anderen Benutzer geöffnet wurde. Im Anschluss daran können Sie eine der Funktionen SPEICHERN UNTER oder ÖFFNEN aufrufen. Für welche Sie sich entscheiden, bleibt Ihnen überlassen. Benötigt wird lediglich der Datei-Dialog, der in beiden Fällen auf dem Bildschirm erscheint. Markieren Sie darin die Datei, die Sie löschen möchten, mit einem Klick auf die linke Maustaste und drücken dann [Entf] oder klicken auf das Symbol LÖSCHEN (das »X«) in der rechten oberen Symbolleiste des Dialogfeldes. Wieder müssen Sie bestätigen, dass Sie die Datei wirklich löschen möchten. Und weg ist sie.

INFO

Beim Löschen einer Datei wird diese nicht sofort für immer und ewig gelöscht, sondern stattdessen nur in den Papierkorb verschoben, den Sie mit einem Doppelklick auf das Desktop-Symbol jederzeit öffnen können. Dateien, die sich im Papierkorb befinden, können Sie bei Bedarf wiederherstellen, das Löschen ist also nicht unwiderruflich. Erst wenn Sie den Papierkorb über den gleichnamigen Befehl leeren, wird die Datei wirklich endgültig gelöscht. Im Umkehrschluss bedeutet dies, Sie sollten einen Liebesbrief an Ihre Freundin nicht nur im Explorer, sondern auch im Papierkorb löschen, um auf Nummer sicher zu gehen. Andernfalls könnte ihn Ihre Frau wieder aus dem Papierkorb fischen ...

2.4 Dokument öffnen

Um in Word ein Dokument zu öffnen, klicken Sie auf die Office-Schaltfläche und wählen danach die Funktion ÖFFNEN aus. Mit der Tastatur erreichen Sie dies über die Tastenkombination [Strg] + [o] oder [Alt] + [D] + [F]. Bei beiden Varianten wird der Dialog DATEI ÖFFNEN angezeigt, mit dessen Hilfe Sie Word mitteilen können, welches Dokument Sie zu öffnen gedenken.

INFO

Häufig befinden sich nicht nur Word-Dateien in einem Ordner. Haben Sie als Dateityp ALLE DATEIEN *gewählt, werden Ihnen nicht nur Word-Dokumente in der Auswahlliste angezeigt. Sie können in diesem Dialogfeld jedoch auch dann leicht erkennen, ob es sich um eine Word-Datei handelt, da diese Spezies mit einem vorangestellten Word-Symbol in der Auswahlliste gekennzeichnet wird. Die Auswahl von* NUR WORD-DOKUMENTE *schränkt die Anzeige auf von Word erstellte Dateien ein.*

Um innerhalb des Dialogfeldes eine Datei ausfindig zu machen und diese dann zu öffnen, können Sie folgende Optionen nutzen:

- Klicken Sie in der Umgebungsleiste einen Ordner an, der darauf geöffnet wird. Seinen Inhalt finden Sie in der Anzeige.
- Wählen Sie aus der Auswahlliste neben SUCHEN IN ein anderes Verzeichnis aus.
- Führen Sie einen Doppelklick auf ein Ordnersymbol aus, wird dieser Ordner geöffnet und sein Inhalt angezeigt.
- Eine Verzeichnisebene höher gelangen Sie, indem Sie auf das Symbol EINE EBENE NACH OBEN in der Symbolleiste des Dialogfeldes klicken. Mit der Tastatur gelangen Sie über [Alt] + [2] eine Ebene höher.
- Um wieder in den zuletzt angezeigten Ordner zu wechseln, klicken Sie auf das Pfeilsymbol im kleinen grünen Kreis. Dieses Symbol ist allerdings nur dann aktivierbar, wenn Sie bereits einmal ein Verzeichnis gewechselt haben.

INFO

Neben dem Öffnen einer Datei aus Word heraus können Sie Dokumente auch jederzeit im Windows Explorer öffnen, indem Sie auf die betreffende Datei einen Doppelklick ausführen.

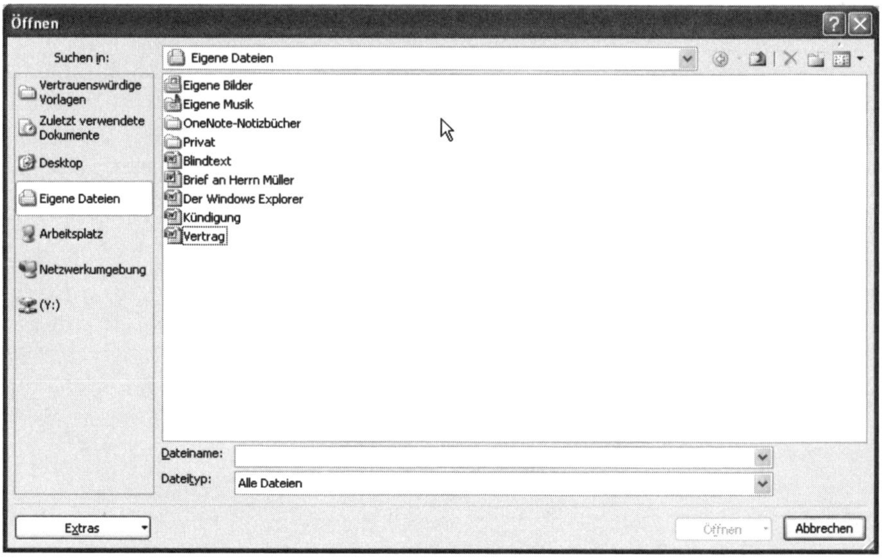

Abbildung 2.15: Das Dialogfeld ÖFFNEN

2.4.1 Zuletzt verwendete Dokumente

Speichern oder öffnen Sie eine Datei, trägt Word diese in die LISTE DER ZULETZT VERWENDETEN DOKUMENTE ein. Diese Liste wird Ihnen angezeigt, wenn Sie auf die Office-Schaltfläche klicken, und ermöglicht das schnelle Öffnen von Dokumenten, die erst kürzlich verwendet wurden. Sie können ein darin aufgelistetes Dokument öffnen, indem Sie mit der linken Maustaste auf seinen Eintrag klicken.

HALT

Wenn Sie eine Datei mit dem Windows Explorer nach dem Speichern in einen anderen Ordner verschieben, ist die Verknüpfung mit der Datei in Word logischerweise nicht mehr gültig. Sie müssen dann mithilfe des Dialogfeldes ÖFFNEN *zur neuen Position der Datei wechseln und sie so öffnen.*

STEPS

Möchten Sie nicht, dass Word Dokumente in die Liste der zuletzt geöffneten Dateien aufnimmt, können Sie diese Funktion wie folgt ab- und wieder einschalten:

1. Klicken Sie auf die Office-Schaltfläche.
2. Klicken Sie dann auf WORD-OPTIONEN.
3. Wählen Sie die Option ERWEITERT.
4. Scrollen Sie den rechten Fensterinhalt nach oben, bis die Optionen für ANZEIGEN sichtbar werden.
5. Der erste Eintrag darin lautet DIESE ANZAHL ZULETZT VERWENDETER DOKUMENTE ANZEIGEN. In der Auswahlliste am Ende des Eintrags können Sie die Anzahl der Dokumente bestimmen, die von Word in der Liste verwaltet werden sollen. Voreingestellt ist 17. Damit keine Dateien angezeigt werden, setzen Sie den Eintrag auf den Wert 0.

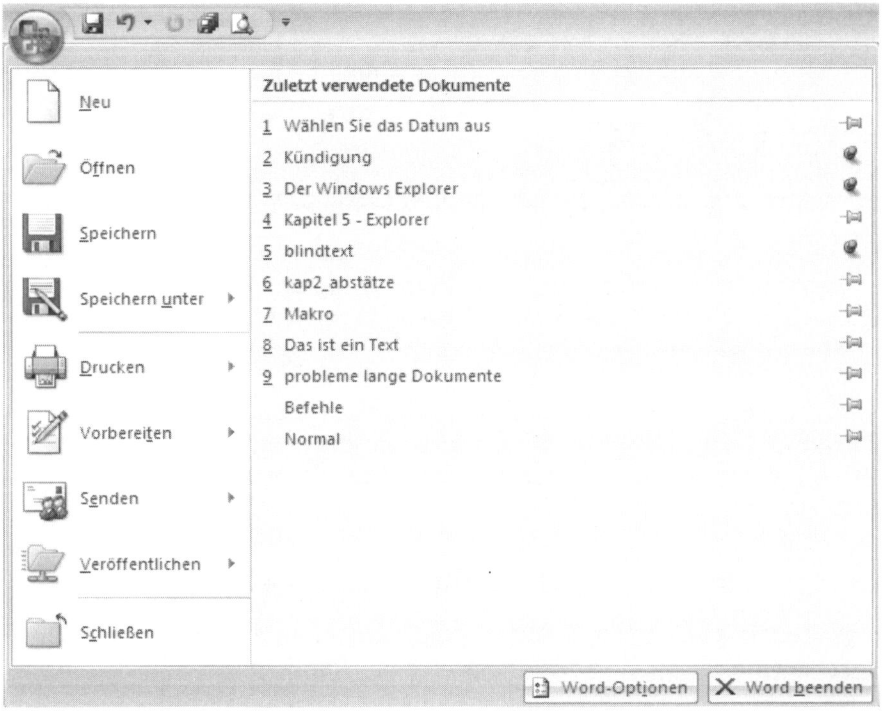

Abbildung 2.16: Liste der zuletzt verwendeten Dokumente

TIPP

Damit eine Datei in der Liste der zuletzt verwendeten Dokumente verbleibt, klicken Sie auf die Office-Schaltfläche und dann auf die Schaltfläche DIESES DOKUMENT DER LISTE 'ZULETZT VERWENDETE DOKUMENTE' HINZUFÜGEN, *die sich am rechten Rand eines jeden Eintrags in der Liste befindet. Die Schaltfläche ändert nun ihre Optik und wirkt wie eine Heftzwecke, die den Eintrag in der Liste wie auf einem Reißbrett befestigt. Ein erneuter Klick auf die Schaltfläche schaltet die Funktion wieder aus.*

2.4.2 Öffnen einer Datei als Kopie

Häufig werden Sie in der Praxis nicht mit einem leeren Dokument beginnen, sondern stattdessen einen bereits einmal erstellen Text als Vorlage verwenden. Damit bei einem Speichervorgang der Ursprungstext nicht versehentlich überschrieben und damit vernichtet wird – Sie erinnern sich: Mit SPEICHERN UNTER müssen Sie den Dateinamen nach dem Öffnen ändern, damit der bisherige Text nicht gefährdet wird, wenn Sie die Änderung speichern –, bietet Ihnen Word die komfortable Möglichkeit an, eine Datei als Kopie zu öffnen.

Wird eine Datei als Kopie geöffnet, erstellt Word ein Duplikat dieser Datei und verwendet dann anstatt des Originals das Duplikat. Der Kopie wird automatisch ein neuer Name zugewiesen. Standardmäßig wird dem Dateinamen KOPIE (1) VON vorangestellt, sodass auch ein versehentliches Speichern des Textes bedingt durch den neuen Dateinamen keine Gefahr in sich birgt.

STEPS

Gehen Sie wie folgt vor, um eine Datei als Kopie zu öffnen:

1. Klicken Sie auf die Office-Schaltfläche und dann auf ÖFFNEN, oder verwenden Sie die Tastenkombination [Strg] + [O], um das Dialogfeld ÖFFNEN anzuzeigen.
2. Klicken Sie in der Liste SUCHEN IN auf den Ordner, das Laufwerk oder den Internetspeicherort, in dem die zu öffnende Datei enthalten ist.
3. Öffnen Sie in der Ordnerliste den Ordner, der die Datei enthält.
4. Markieren Sie die Datei, die als Kopie geöffnet werden soll, indem Sie auf den Pfeil neben der Schaltfläche ÖFFNEN und dann auf ALS KOPIE ÖFFNEN klicken.

INFO

Wenn Sie eine Datei als Kopie öffnen, wird diese Kopie in demselben Ordner erstellt, in dem sich auch die ursprüngliche Datei befindet. Mit SPEICHERN UNTER *können Sie die Datei wiederum unter einem anderen Dateinamen abspeichern.*

2.4.3 Öffnen einer Datei mit Schreibschutz

Wenn Sie eine Datei als *schreibgeschützt* öffnen, wird zwar die ursprüngliche Datei angezeigt, Sie können jedoch keine darin vorgenommenen Änderungen speichern, solange der Dateiname nicht geändert wurde.

STEPS

Führen Sie die folgenden Aktionen aus, um eine Datei schreibgeschützt zu öffnen:

1. Klicken Sie auf die Office-Schaltfläche und dann auf ÖFFNEN, oder verwenden Sie die Tastenkombination [Strg] + [O], um das Dialogfeld ÖFFNEN anzuzeigen.
2. Klicken Sie in der Liste SUCHEN IN auf den Ordner, das Laufwerk oder den Internetspeicherort, in dem die zu öffnende Datei enthalten ist.
3. Öffnen Sie in der Ordnerliste den Ordner, der die Datei enthält.
4. Markieren Sie die Datei, die schreibgeschützt geöffnet werden soll, indem Sie auf den Pfeil neben der Schaltfläche ÖFFNEN und dann auf SCHREIBGESCHÜTZT ÖFFNEN klicken.

2.4.4 Dokument umbenennen

Zum Umbenennen eines Dokuments besitzen Sie zwei Möglichkeiten:

- Sie öffnen das Dokument und speichern es mithilfe der Funktion SPEICHERN UNTER mit einem anderen Dateinamen wieder ab. Bei diesem Verfahren erhalten Sie neben der Ursprungsdatei noch eine zweite Datei. Wollten Sie die Datei nur umbenennen, ohne dabei ein Duplikat unter einem anderen Namen zu erzeugen, müssen Sie die Ursprungsdatei wieder löschen. Einfacher geht es aber mit dem folgenden Verfahren:

- Sie schließen die umzubenennende Datei, falls diese gerade geöffnet ist, mit einem Klick auf die Office-Schaltfläche und wählen dann die Funktion SCHLIEßEN aus. Mit der Tastatur betätigen Sie [Alt] + [D] + [C]. Nun können Sie das Dialogfeld ÖFFNEN aufrufen und darin die umzubenennende Datei mit einem Klick auf die linke Maustaste markieren. Ein weiterer Klick – diesmal auf die rechte Maustaste – zaubert ein Menü auf den Bildschirm, aus dem Sie die Funktion UMBENENNEN wählen. Damit erhalten Sie die Möglichkeit, der Datei einen anderen Namen zu geben. Mit [↵] schließen Sie das Umbenennen der Datei ab und können sodann die Datei gleich unter dem geänderten Dateinamen in den Arbeitsspeicher des Computers laden. Oder Sie beenden den Dialog mit ABBRUCH. Es könnte ja sein, dass Sie die Datei nicht öffnen, sondern wirklich nur umbenennen wollten.

2.4.5 Word ohne ein leeres Dokument1 öffnen

Wenn Sie Word starten, wird ein leeres Dokument im Arbeitsbereich angezeigt, das den Namen DOKUMENT1 erhält. Das ist zwar durchaus praktisch, wenn Sie sofort losschreiben möchten. Bei der täglichen Arbeit werden Sie jedoch meistens ein bestehendes Dokument – wie beispielsweise einen vorgefertigten Brief – öffnen, um darin dann nur die geänderten Passagen zu erfassen. Sie benötigen das leere Dokument also überhaupt nicht und müssen es erst einmal schließen. Mit den Versionen vor Word 2007 genügte ein Klick auf das Schließen-Icon (das Symbol »x«) in der rechten oberen Titelzeile, um das Dokument wieder unauffällig verschwinden zu lassen. Bei Word 2007 erleben Sie dagegen eine böse Überraschung: Wird das Dokument mit dieser Methode geschlossen, verabschiedet sich dabei auch gleichzeitig Word. Abhilfe schafft nur ein Klick auf die Office-Schaltfläche und ein Klick auf die Funktion SCHLIEßEN. Nun wird tatsächlich nur das Fenster geschlossen, nicht aber Word. Mit der Tastatur erhalten Sie das gewünschte Resultat mit [Alt] + [D] + [C].

Möchten Sie sich das umständliche Schließen des von Word erzeugten leeren Dokuments beim Programmstart ersparen, können Sie eine Verknüpfung auf dem Desktop anlegen, über die Word mitgeteilt wird, dass es sich die Arbeit, ein leeres Dokument zu erzeugen, erst gar nicht zu machen braucht. Dann reicht künftig ein Doppelklick auf die Verknüpfung, um Word ohne ein leeres Dokument zu starten:

1. Öffnen Sie den Explorer von Windows über einen Klick mit der rechten Maustaste auf den Start-Button der Multifunktionsleiste von Windows am unteren Bildschirmrand, und wählen Sie den Befehl EXPLORER im aufklappenden Menü aus.
2. In der linken Ordnerleiste öffnen Sie den Ordner PROGRAMME.
3. Im Unterordner OFFICE12 des Ordners MICROSOFT OFFICE finden Sie die Anwendung WINWORD. Klicken Sie mit der rechten Maustaste darauf,

und wählen Sie dann aus dem Objektmenü den Eintrag SENDEN AN > DESKTOP (VERKNÜPFUNG ERSTELLEN). Damit erstellen Sie eine Verknüpfung auf dem Desktop. Dies ist notwendig, da Sie die von *Setup* während der Installation im Start-Menü von Windows erzeugte Verknüpfung nicht so manipulieren können, wie wir dies hier benötigen.

4. Schließen Sie den Explorer, und lassen Sie sich den Desktop anzeigen. Dies geht am einfachsten mit einem Klick auf das gleichnamige Symbol in der Multifunktionsleiste von Windows.
5. Halten Sie nun nach der soeben erzeugten Verknüpfung Ausschau, die VERKNÜPFUNG MIT WINWORD lauten sollte.
6. Klicken Sie zunächst mit der rechten Maustaste auf das Symbol, und wählen Sie aus dem Objektmenü den Befehl UMBENENNEN aus. Nun können Sie der Verknüfung einen sinnvollen Namen geben, damit Sie und andere Benutzer sofort wissen, was bei einem Doppelklick auf dieses Symbol geschieht: OHNE DOKUMENT.
7. Klicken Sie nochmals mit der Maustaste auf das Symbol, diesmal entscheiden Sie sich jedoch für den Befehl EIGENSCHAFTEN. Auf dem Monitor wird das Dialogfeld EIGENSCHAFTEN VON OHNE DOKUMENT angezeigt.

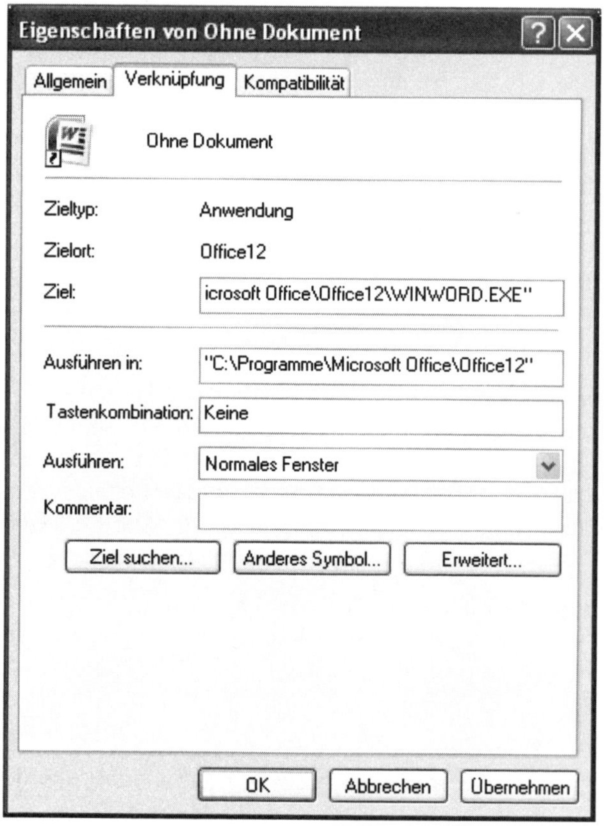
Eigenschaften von Ohne Dokument
Allgemein
Verknüpfung
Kompatibilität
Ohne Dokument
Zieltyp:
Anwendung
Zielort:
Office12
Ziel:
icrosoft Office\Office12\WINWORD.EXE"
Ausführen in:
"C:\Programme\Microsoft Office\Office12"
Tastenkombination:
Keine
Ausführen:
Normales Fenster
Kommentar:
Ziel suchen...
Anderes Symbol...
Erweitert...
OK
Abbrechen
Übernehmen

Abbildung 2.17: Eigenschaften der Verknüpfung

8. Die Registerseite VERKNÜPFUNG müsste bereits geöffnet sein. Ist dies nicht der Fall, holen Sie dies nun nach. In der Eingabezeile hinter ZIEL sollte bislang Folgendes stehen:

   ```
   "C:\Programme\Microsoft Office\Office12\WINWORD.EXE"
   ```

9. Ergänzen Sie diesen Eintrag, indem Sie die beiden Zeichen `/n` an das Ende der Eingabe anhängen, und schließen Sie den Dialog mit OK. Der Eintrag sollte nun so aussehen:

   ```
   "C:\Programme\Microsoft Office\Office12\WINWORD.EXE" /n
   ```


Wenn Sie nun mit einem Doppelklick auf dieses Icon Word öffnen, wird es ohne ein leeres Dokument gestartet.

Wie jeder anderen Verknüpfung auf dem Desktop können Sie auch dieser im Dialog EIGENSCHAFTEN *eine eindeutige Tastenkombination zuweisern, sodass Sie künftig Word ohne das leere Dokument1 auch direkt über die Tastatur aufrufen können. Wie dies gemacht wird, haben wir Ihnen bereits in Kapitel 1 auf Seite 30 gezeigt.*

TIPP

2.4.6 Das zuletzt gespeicherte Dokument wieder öffnen

Sie können Word nicht nur veranlassen, beim Start kein leeres *Dokument1* zu erzeugen, sondern können auch das zuletzt bearbeitete Dokument automatisch wieder öffnen. Die Vorgehensweise ist identisch mit der zur Erstellung einer Verknüpfung aus dem letzten Abschnitt, lediglich der zu ergänzende Parameter der Zeile ZIEL unterscheidet sich: `/mfile1` öffnet das erste Dokument, das sich in der Liste der zuletzt geöffneten Dokumente befindet, `/mfile5` würde das Dokument öffnen, das sich an der fünften Stelle befindet.

Neue Dokumente werden beim Speichern immer oben einsortiert, sodass sich das zuletzt gespeicherte Dokument immer an der obersten Position in der Liste befindet und daher mit `/mfile1` *angesprochen werden kann.*

INFO

Damit Sie nicht wieder alle Schritte wiederholen müssen, um eine neue Verknüpfung auf dem Desktop zu erstellen, können Sie die soeben erstellte Verknüpfung auch duplizieren. Dazu klicken Sie mit der rechten Maustaste auf das Symbol OHNE DOKUMENT *und wählen den Befehl* VERKNÜPFUNG ERSTELLEN. *Es wird eine weitere Verknüpfung auf dem Desktop angelegt, die sich am Namensende durch eine angehängte Ziffer (2) unterscheidet. Diese können Sie nun umbenennen und das Ziel unter* EIGENSCHAFTEN *mit dem geänderten Parameter versehen.*

TIPP

Abbildung 2.18:
Verknüpfungen auf dem Desktop

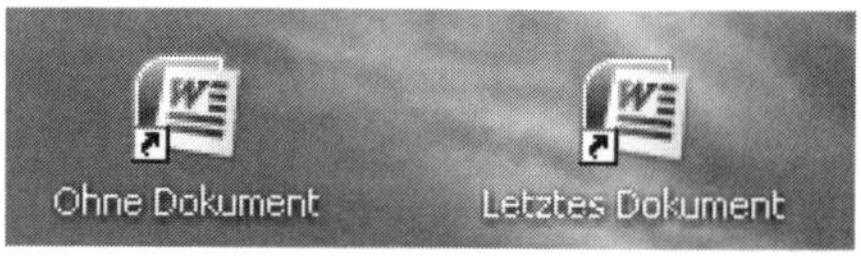

2.4.7 Ein bestimmtes Dokument beim Start von Word öffnen

Ein Öffnen des zuletzt gespeicherten Dokuments kann äußerst praktisch sein, wenn Sie beispielsweise Ihre Arbeit an der Datei unterbrechen müssen und das Dokument beim nächsten Programmstart sofort wieder weiterbearbeiten möchten. Allerdings birgt dieses Verfahren im Alltag auch ein Risiko in sich: Sie müssen für Ihren Chef schnell einen Brief dazwischenschieben, und schon befindet sich das Dokument nicht mehr an der gewünschten Position in der Liste. Öffnen Sie dann zu einem späteren Zeitpunkt die unfertig gespeicherte Datei mit einem Klick auf das Icon, erhalten Sie ein Dokument, das Sie weder haben wollten noch gebrauchen können.

Abhilfe schafft hier eine weitere Verknüpfung, mit der Sie Word ein bestimmtes Dokument beim Programmstart öffnen lassen können. Der Dateiname des gewünschten Dokuments wird dabei zusammen mit dem kompletten Zugriffspfad in Anführungszeichen an das bestehende Ziel im Dialogfeld EIGENSCHAFTEN angehängt:

```
"C:\Briefe\Mahnung1.docm"
```

TIPP

Sie können nicht nur ein Dokument angeben, das beim Programmstart geöffnet werden soll, sondern derer auch gleich mehrere! Dafür geben Sie einfach alle zu öffnenden Dokumente als Option an, die durch jeweils ein Leerzeichen voneinander getrennt werden müssen.

2.4.8 Ein Dokument auf Basis einer Formatvorlage öffnen

Möchten Sie ein leeres Dokument beim Programmstart von Word öffnen, das nicht wie üblich auf der Formatvorlage NORMAL.DOTM basiert, sondern stattdessen eine eigene Formatvorlage verwenden, können Sie dies über die Angabe des Parameters `/t` realisieren, an den der Name der gewünschten Formatvorlage ohne Leerzeichen angehängt wird:

```
/tBrief.dotm
```

öffnet beispielsweise ein leeres Dokument1, das auf der Formatvorlage BRIEF.DOTM basiert.

Näheres zur Verwendung und den Einsatz von Formatvorlagen erfahren Sie in Kapitel 5, »Format- und Dokumentvorlagen«, auf Seite 317. REF

2.5 Dokument erstellen

Öffnen Sie Word und haben keine anderslautenden Anweisungen erteilt, erstellt Word ein neues *Dokument1*, das noch keinerlei Inhalte enthält. Mit [Strg] + [N] können Sie ein weiteres (leeres) Exemplar eines solchen Dokuments erzeugen. Lediglich die Nummer am Ende des Dateinamens wird um eins erhöht: *Dokument2*.

Word 2007 bietet Ihnen aber – neben dem Öffnen eines leeren Blattes – auch eine ganze Reihe bereits vorgefertigter Vorlagen an, die Sie als Grundlage für Ihre Arbeit verwenden können, sodass Sie nicht immer bei null beginnen müssen. Dieser Vorlagen können Sie sich bedienen, indem Sie auf die Office-Schaltfläche klicken und danach die Funktion NEU auswählen. Für alle Freunde der Tastatur sei hier auch die Tastenkombination [Alt] + [D] + [N] erwähnt.

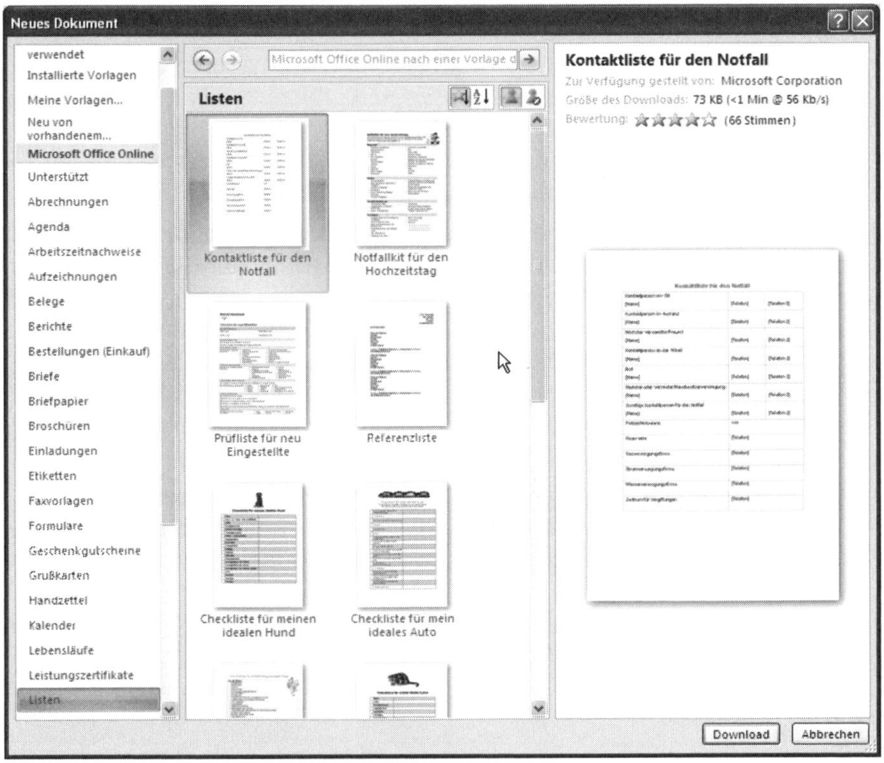

Abbildung 2.19: Vorgefertigte Vorlagen

Der Dialog NEUES DOKUMENT besteht aus den folgenden Elementen:

- Einer Auswahlliste am linken Fensterrand, in der Sie die Kategorie der Vorlage auswählen können. Hier ist zwischen Vorlagen zu unterscheiden, die auf Ihrem Computer oder in Ihrem Netzwerk verfügbar sind, und solchen, die von Microsoft online zur Verfügung gestellt werden und erst heruntergeladen werden müssen, ehe sie Ihnen zur Verfügung stehen.

INFO *Laden Sie zum ersten Mal eine Vorlage herunter, erscheint ein Dialogfeld, in dem erläutert wird, dass diese Funktion nur Personen zur Verfügung steht, die über eine Originalversion von Microsoft Office verfügen. Sobald Microsoft überprüft hat, dass Ihre Software legal eingesetzt wird, kann die Vorlage heruntergeladen werden. In Folge werden keine Meldungen mehr angezeigt, wenn Sie eine Vorlage online herunterladen möchten. Die Gültigkeitsprüfung findet aber dennoch statt. Ohne Originalversion von Microsoft Word können Sie keine Vorlagen herunterladen.*

- Die Liste in der Fenstermitte zeigt die zur Verfügung stehenden Vorlagen an. Sie können darin einen Eintrag markieren, der dann
- am rechten Rand des Fensters als große Vorschau dargestellt wird.
- Haben Sie bei VORLAGEN den Eintrag INSTALLIERTE VORLAGEN selektiert, können Sie am unteren Rand des Vorschaubereichs wählen, ob Sie die Vorlage als DOKUMENT oder als NEUE VORLAGE erstellen möchten. Bei Ersterem geht Word davon aus, dass Sie die Vorlage verwenden möchten, bei Letzterem, dass die Vorlage bearbeitet werden soll.
- Oben im Dialog steht zwischen der Vorlagenliste auf der linken Seite und der Vorschau auf der rechten Seite eine Eingabezeile zur Verfügung, über die Sie nach Online-Vorlagen suchen können. Geben Sie hier beispielsweise Geburtstag ein, werden Ihnen alle verfügbaren Vorlagen angezeigt, die sich direkt oder indirekt mit dem Thema Geburtstag befassen. Die Bandbreite reicht dabei von einer Einladung zu einer Party bis hin zu einem Kalender, in den Sie die Geburtstage Ihrer Freunde und Familie eintragen können.
- Ein Klick auf den Schalter ERSTELLEN bzw. DOWNLOAD, falls Sie sich für eine Vorlage entschieden haben, die online bereitgestellt wird, öffnet die gewünschte Vorlage.

INFO *Es würde den Rahmen dieses Buches sprengen, alle verfügbaren Vorlagen hier aufzulisten und zu besprechen. Sehen Sie sich einfach einmal unverbindlich im Dialogfeld um. Sie werden staunen, wie viele fertige Vorlagen angeboten werden.*

2.6 Dokumenteigenschaften

Dokumenteigenschaften (Metadaten) sind zusätzliche Informationen über eine Datei, mit denen die genaue Datei beschrieben oder identifiziert werden kann. Sie werden zusammen mit der Datei gespeichert und sind von allen Anwendern einsehbar.

Zu den Dokumenteigenschaften gehören Dinge wie der Titel des Dokuments, der Name des Verfassers, das Thema des Textes und Stichwörter, mit denen der Inhalt des Dokuments beschrieben wird.

Wenn Sie in Ihren Texten Dokumenteigenschaften angeben, können Sie die Dokumente später problemlos identifizieren oder auch nach Dokumenten suchen, in denen bestimmte Begriffe definiert wurden.

Es gibt fünf verschiedene Arten von Dokumenteigenschaften:

- STANDARDEIGENSCHAFTEN
  Word-Dokumenten wird eine Reihe von Standardeigenschaften zugeordnet, z.B. der Autor, der Titel und das Thema. Sie können für diese Eigenschaften eigene Inhalte angeben, um das Strukturieren und Identifizieren der Dokumente zu erleichtern.

  So können Sie beispielsweise die Eigenschaft SCHLÜSSELWÖRTER verwenden, um bestimmte Suchbegriffe einzugeben. Wenn Sie zu einem späteren Zeitpunkt einen Suchlauf ausführen, werden Ihnen alle Dokumente angezeigt, in denen dieser Begriff unter SCHLÜSSELWÖRTER gefunden wurde.

- AUTOMATISCH AKTUALISIERTE EIGENSCHAFTEN
  Zu diesen Eigenschaften gehören Dateisystemeigenschaften (z.B. die Dateigröße oder die Daten des Erstellens oder letzten Änderns einer Datei) und Statistiken, die von Word für Sie geführt werden (z.B. die Anzahl von Wörtern oder Zeichen in einem Dokument). Sie können automatisch aktualisierte Eigenschaften nicht selbst eingeben oder ändern. Mithilfe der automatisch von Word aktualisierten Eigenschaften können Sie Dokumente identifizieren oder suchen. Sie können z.B. nach allen Dateien suchen, die nach dem 30. Januar 2007 erstellt wurden, oder nach allen Dateien, die innerhalb der letzten Woche geändert wurden.

- BENUTZERDEFINIERTE EIGENSCHAFTEN
  Sie können zusätzliche benutzerdefinierte Eigenschaften für Ihre Word-Dokumente definieren und diesen Text, Zeitangaben, Zahlen oder den Wert Ja/Nein zuweisen. Sie können aber auch aus einer Liste mit vordefinierten Namen auswählen oder eigene Namen definieren.

- EIGENSCHAFTEN FÜR IHRE ORGANISATION
  Wenn Ihre Organisation den Dokumentinformationsbereich angepasst hat, sind die Ihrem Dokument zugeordneten Dokumenteigenschaften möglicherweise auf Ihre Organisation zugeschnitten.

- EIGENSCHAFTEN DER DOKUMENTBIBLIOTHEK
  Dies sind Eigenschaften, die Dokumenten in einer Dokumentbibliothek (Dokumentbibliothek: Ein Ordner, in dem eine Sammlung von Dateien freigegeben ist; die Dateien verwenden häufig die gleiche Vorlage. Jeder Datei in einer Bibliothek sind benutzerdefinierte Informationen zugeordnet, die in der Inhaltsauflistung für die betreffende Bibliothek angezeigt werden.), auf einer Website oder in einem öffentlichen Ordner zugeordnet sind. Erstellen Sie eine neue Dokumentbibliothek, können Sie eine oder mehrere Eigenschaften für die Dokumentbibliothek definieren und Regeln für deren Werte festlegen. Wenn Benutzer der Dokumentbibliothek Dokumente hinzufügen, müssen sie Werte für diese Eigenschaften angeben. Bei einer Dokumentbibliothek zum Sammeln von Produktinformationen wäre es z.B. möglich, dass Eigenschaften wie *Eingereicht von*, *Datum*, *Kategorie* und *Beschreibung* angegeben werden müssen. Wenn Sie ein Dokument aus einer Dokumentbibliothek in Word öffnen, können Sie die Eigenschaften der Dokumentbibliothek im DOKUMENTINFORMATIONSBEREICH bearbeiten und aktualisieren.

2.6.1 Eigenschaften für das aktuelle Dokument

STEPS

In Word 2007 können Sie mit dem Dokumentinformationsbereich die Dokumenteigenschaften anzeigen, erfassen oder ändern:

1. Klicken Sie auf die Office-Schaltfläche, zeigen Sie auf VORBEREITEN, und klicken Sie dann auf EIGENSCHAFTEN.

Abbildung 2.20: Dokumentinformationsbereich

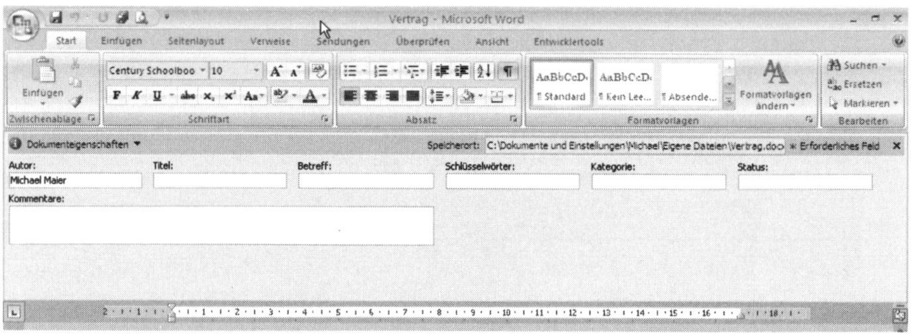

2. Um den Dokumentinformationsbereich wieder zu schließen, klicken Sie auf die mit einem »x« markierte Schaltfläche in der rechten oberen Ecke des Dokumentinformationsbereichs.

3. Klicken Sie im *Dokumentinformationsbereich* auf DOKUMENTEIGENSCHAFTEN, um weitere Eigenschaften aus einer Liste auszuwählen, die Sie anzeigen möchten (z.B. Erweiterte Eigenschaften).

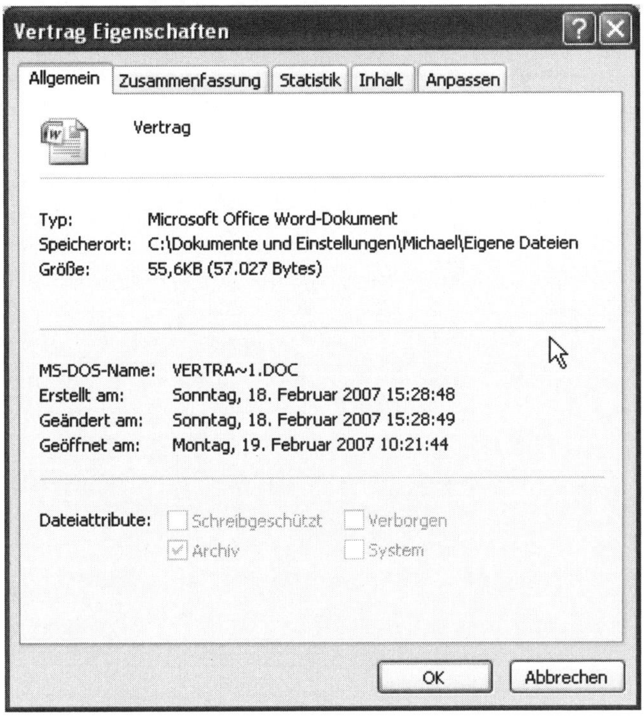

Abbildung 2.21: Erweiterte Eigenschaften

Sie können den Dialog für die ERWEITERTEN DOKUMENTEIGENSCHAFTEN *auch über ein Symbol in der Schnellstartleiste von Word 2007 aufrufen:*

STEPS

1. Klicken Sie auf den Button SYMBOLLEISTE FÜR DEN SCHNELLZUGRIFF ANPASSEN.
2. Wählen Sie danach aus dem herunterklappenden Menü den Eintrag WEITERE BEFEHLE mit einem Mausklick aus. Darauf öffnet sich ein Dialogfenster, in dem alle verfügbaren Befehle aufgelistet sind.
3. Ein angezeigtes Symbol können Sie leicht entfernen, indem Sie mit der Maus darauf zeigen, die rechte Maustaste drücken und dann aus dem Objektmenü den Eintrag AUS SYMBOLLEISTE FÜR DEN SCHNELLZUGRIFF ENTFERNEN selektieren.

2.6.2 Anzeigen der Dokumenteigenschaften beim Öffnen oder Speichern einer Datei

Sie können die Dokumenteigenschaften für eine Datei auch im Dialogfeld ÖFFNEN *oder im Dialogfeld* SPEICHERN UNTER *anzeigen:*

1. Wählen Sie im Dialogfeld ÖFFNEN oder SPEICHERN UNTER das Dokument aus, dessen Eigenschaften Sie anzeigen möchten.
2. Klicken Sie auf den Pfeil neben ANSICHTEN und danach auf EIGENSCHAFTEN, um alle Dokumenteigenschaften des markierten Dokuments anzuzeigen.

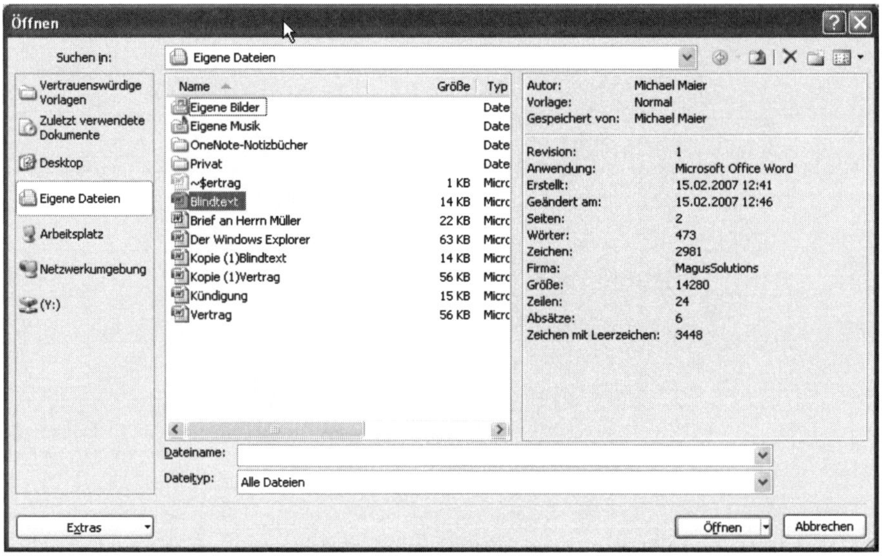

Abbildung 2.22: Die Dokumenteigenschaften im Dialogfeld ÖFFNEN

3. Klicken Sie auf den Pfeil neben ANSICHTEN und dann auf DETAILS, um Eigenschaften wie die Dateigröße und das Datum der letzten Änderung anzuzeigen.

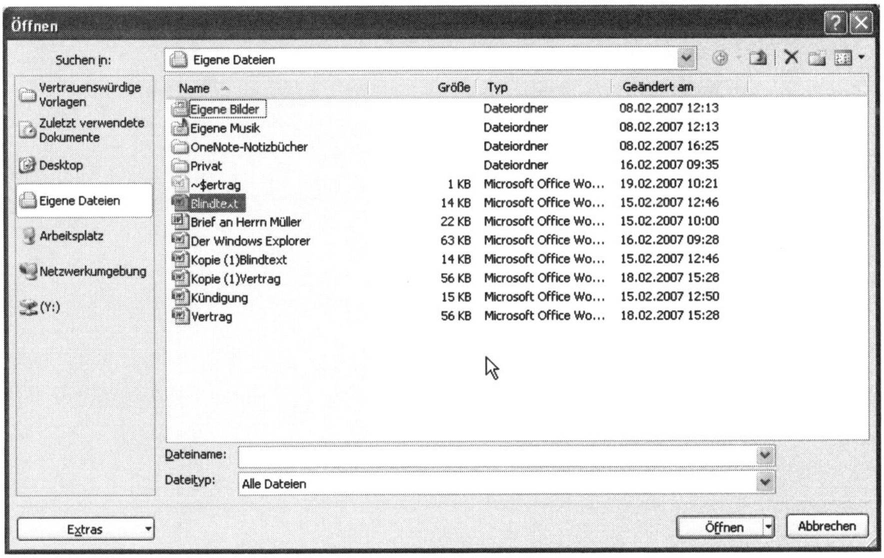

Abbildung 2.23: Detailansicht

2.6.3 Erstellen benutzerdefinierter Eigenschaften für ein Dokument

Benutzerdefinierte Eigenschaften sind Eigenschaften, die Sie für ein Office-Dokument definieren. Sie können benutzerdefinierten Eigenschaften Text, Zeitangaben, Zahlen oder den Wert Ja oder Nein zuweisen. Sie können aus einer Liste mit vordefinierten Namen wählen oder eigene Namen definieren.

Um benutzerdefinierte Eigenschaften zu erstellen, gehen Sie wie folgt vor:

STEPS

1. Klicken Sie auf die Office-Schaltfläche, zeigen Sie auf VORBEREITEN, und klicken Sie dann auf EIGENSCHAFTEN.
2. Klicken Sie im Dokumentinformationsbereich auf den Eintrag DOKUMENTEIGENSCHAFTEN, und klicken Sie anschließend auf ERWEITERTE EIGENSCHAFTEN.
3. Wählen Sie im Dialogfeld die Registerseite ANPASSEN.
4. Geben Sie im Feld NAME eine Bezeichnung für die benutzerdefinierte Dateieigenschaft ein, oder wählen Sie einen Namen aus der Liste aus.
5. Wählen Sie in der Liste DATEITYP den Datentyp für die hinzuzufügende Eigenschaft aus.
6. Geben Sie in das Feld WERT einen Wert für die Eigenschaft ein. Der eingegebene Wert muss mit der in der Liste TYP getroffenen Auswahl übereinstimmen. Wenn Sie z.B. Zahl im Feld TYP auswählen, müssen Sie im Feld WERT auch eine Zahl eingeben. Werte, die nicht dem Eigenschaftentyp entsprechen, werden als Text gespeichert.
7. Klicken Sie auf HINZUFÜGEN.

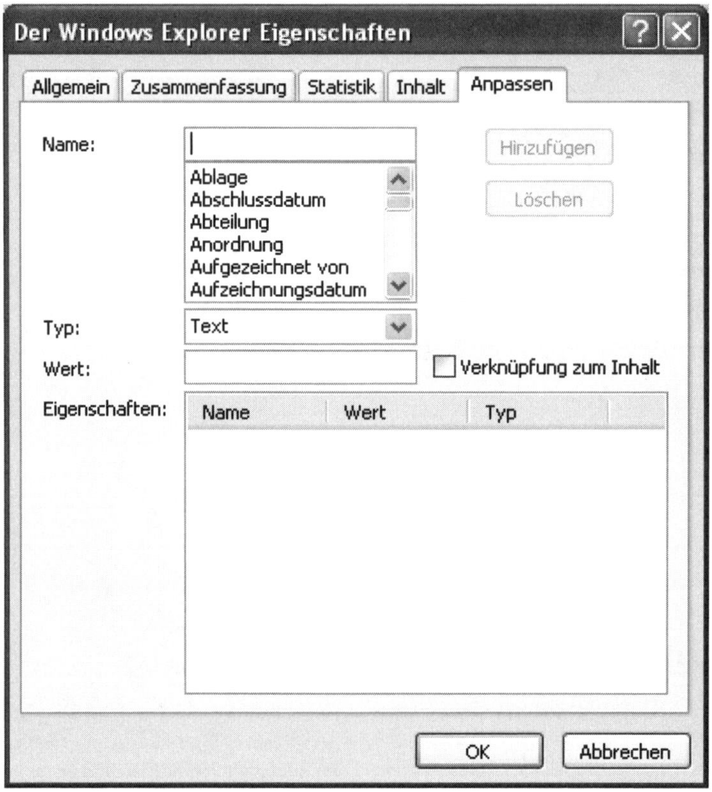

Abbildung 2.24: Benutzerdefinierte Eigenschaften anpassen

2.7 Markieren

Möchten Sie nicht nur ein Zeichen, sondern ganze Textpassagen löschen oder eine Funktion auf einen bestimmten Textabschnitt anwenden, müssen Sie Word mithilfe einer Markierung mitteilen, auf welchen Bereich die Funktion angewendet werden soll. Sobald Word einen markierten Bereich innerhalb des Dokuments entdeckt, wird die Funktion auf diesen Bereich angewendet. Sind mehrere Bereiche markiert, werden natürlich alle markierten Bereiche berücksichtigt.

Eine Markierung wird zum Zeichen ihres Standes farbig hinterlegt im Dokumentenfenster dargestellt:

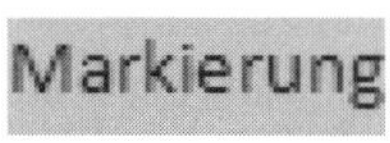

Wenn Sie beispielsweise die Taste [Entf] drücken, nachdem Sie ein Wort markiert haben, wird dieses Wort gelöscht. Sind mehrere Textstellen markiert, werden alle markierten Stellen aus dem Dokument gelöscht.

Die Eingabe eines Zeichens oder Buchstabens auf der Tastatur ersetzt per Voreinstellung den markierten Text durch das soeben getippte Zeichen. Sind mehrere Teile im Text markiert, wird lediglich der zuletzt markierte Bereich gelöscht und durch das neu eingegebene Zeichen ersetzt. Sie können dieses Verhalten jedoch so abändern, dass das gerade eingegebene Zeichen vor dem markierten Text eingefügt wird, ohne dass der markierte Bereich gelöscht wird. Dazu klicken Sie auf die Office-Schaltfläche, wählen WORD-OPTIONEN, *klicken auf* ERWEITERT *und entfernen das Häkchen vor* EINGABE ERSETZT MARKIERTEN TEXT *unter* BEARBEITUNGSOPTIONEN.

INFO

2.7.1 Markierung mit der Tastatur

Tabelle 2.3: Markieren mit der Tastatur

Taste(n)	Markiert
⇧+→	das rechts neben der Einfügemarke stehende Zeichen
⇧+←	das links neben der Einfügemarke stehende Zeichen
⇧+↓	alle Zeichen rechts der Einfügemarke bis zum Ende der Zeile sowie die nächste Zeile vom linken Rand bis unterhalb der Einfügemarke
⇧+↑	alle Zeichen links der Einfügemarke bis zum Anfang der Zeile sowie die vorangegangene Zeile vom rechten Rand bis oberhalb der Einfügemarke
⇧+Pos1	alle Zeichen links der Einfügemarke bis zum Zeilenbeginn
⇧+Ende	alle Zeichen rechts der Einfügemarke bis zum Zeilenende
Strg+⇧+→	alle Zeichen bis zum Ende des Wortes
Strg+⇧+←	alle Zeichen bis zum Beginn des Wortes
Strg+⇧+↓	alle Zeichen rechts der Einfügemarke bis zum Ende des Absatzes
Strg+⇧+↑	alle Zeichen links der Einfügemarke bis zum Absatzbeginn
Strg+⇧+Pos1	das Dokument ab der Einfügemarke bis zum Textanfang
Strg+⇧+Ende	das Dokument ab der Einfügemarke bis zum Textende
Strg+A	das gesamte Dokument

Mithilfe der Funktionstaste F8 *können Sie ganze Textpassagen schnell markieren, wobei mit jedem Betätigen der* F8*-Taste die Markierung Stück für Stück ausgeweitet wird:*

TIPP

- *Setzen Sie den Cursor an die gewünschte Stelle im Text, und drücken Sie die Funktionstaste* F8. *In der Statuszeile erscheint daraufhin* AUSWAHL ERWEITERN, *die Anzeige, dass der erweiterte Auswahlmodus aktiviert wurde. Wenn Sie auf diesen Eintrag in der Statuszeile klicken, verschwindet er.*

- *Die zweite Betätigung von* F8 *markiert das Wort, in dem sich der Cursor befindet.*
- *Die nächste Betätigung von* F8 *markiert den Satz.*
- *Ein erneutes Drücken von* F8 *erweitert die Markierung auf den Absatz.*
- *Eine nochmalige Betätigung von* F8 *markiert schließlich den ganzen Text.*
- *Um eine Markierungsstufe zurückzuschalten, verwenden Sie die Tastenkombination* ⇧ + F8.
- *Bei eingeschaltetem Erweiterungsmodus können Sie die Markierung mithilfe der Cursortasten* ←, →, ↑, ↓ *sowie den Tasten* Pos1, Ende, Bild↑ *und* Bild↓ *erweitern. Ein Klick mit der linken Maustaste in den Text vergrößert bzw. verkleinert die Markierung ebenfalls.*
- *Mit* Esc *schalten Sie den Erweiterungsmodus wieder aus.*

2.7.2 Markierung mit der Maus

Auch mit der Maus können Sie Markierungen vornehmen. Im einfachsten Fall klicken Sie dazu an die Stelle im Dokument, an der die Markierung beginnen soll, und ziehen bei gedrückt gehaltener linker Taste die Maus an die Position, die das Ende der Markierung darstellen soll. Doch Halt! Word erdreistet sich, die Markierung von sich aus so zu erweitern, dass der markierte Bereich stets ganze Wörter umfasst. Haben Sie beispielsweise die Einfügemarke inmitten eines Wortes gesetzt, wird dieses Wort komplett markiert, nicht nur der rechte oder linke Teil davon. Diese Funktion ist durchaus praktisch, da Sie in der Praxis kaum nur zur Hälfte markierte Worte benötigen. Möchten Sie aber weiterhin Herr über die Markierungen bleiben, können Sie diese Markierungsautomatik auch abschalten.

TIPP

Sie können diese Markierungsautomatik in Word abschalten, indem Sie auf die Office-Schaltfläche klicken, WORD-OPTIONEN *auswählen, auf* ERWEITERT *klicken und danach die Markierung der Option* AUTOMATISCH GANZE WÖRTER MARKIEREN *unter* BEARBEITUNGSOPTIONEN *entfernen.*

Tabelle 2.4: Markieren mit der Maus

Aktion	Markiert
Doppelklick linke Maustaste	das Wort, in dem sich die Einfügemarke befindet.
Strg+Klick linke Maustaste	den Satz, in dem sich die Einfügemarke befindet.
⇧+Klick linke Maustaste	den Bereich zwischen der Position, an der sich die Einfügemarke vor dem Mausklick befand, und der Position, an die geklickt wurde.
Dreifachklick in einem Absatz	den Absatz, in den geklickt wurde.

Mehrere Textstellen in einem Dokument markieren

Halten Sie die Taste [Strg] gedrückt, während Sie eine Markierung mit der Maus vornehmen, können Sie auch mehrere voneinander unabhängige Textbereiche mit der Maus markieren.

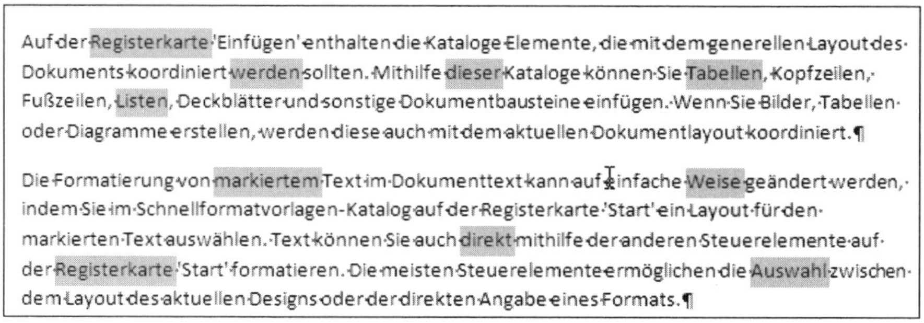

Auf der Registerkarte 'Einfügen' enthalten die Kataloge Elemente, die mit dem generellen Layout des Dokuments koordiniert werden sollten. Mithilfe dieser Kataloge können Sie Tabellen, Kopfzeilen, Fußzeilen, Listen, Deckblätter und sonstige Dokumentbausteine einfügen. Wenn Sie Bilder, Tabellen oder Diagramme erstellen, werden diese auch mit dem aktuellen Dokumentlayout koordiniert.¶

Die Formatierung von markiertem Text im Dokumenttext kann auf einfache Weise geändert werden, indem Sie im Schnellformatvorlagen-Katalog auf der Registerkarte 'Start' ein Layout für den markierten Text auswählen. Text können Sie auch direkt mithilfe der anderen Steuerelemente auf der Registerkarte 'Start' formatieren. Die meisten Steuerelemente ermöglichen die Auswahl zwischen dem Layout des aktuellen Designs oder der direkten Angabe eines Formats.¶

Abbildung 2.25: Mehrere markierte Textstellen

2

Text spaltenweise markieren

Müssen Sie einen rechteckigen Bereich innerhalb des Textes markieren, der sich nicht über die Gesamtzeilenbreite erstreckt, halten Sie die [Alt]-Taste gedrückt, und ziehen Sie mit der Maus ein Rechteck um den gewünschten Bereich.

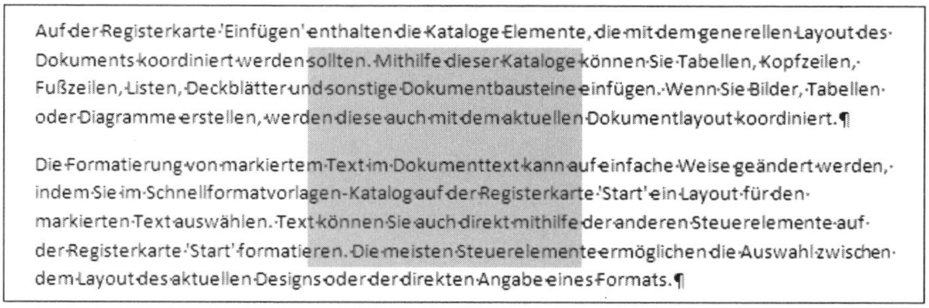

Auf der Registerkarte 'Einfügen' enthalten die Kataloge Elemente, die mit dem generellen Layout des Dokuments koordiniert werden sollten. Mithilfe dieser Kataloge können Sie Tabellen, Kopfzeilen, Fußzeilen, Listen, Deckblätter und sonstige Dokumentbausteine einfügen. Wenn Sie Bilder, Tabellen oder Diagramme erstellen, werden diese auch mit dem aktuellen Dokumentlayout koordiniert.¶

Die Formatierung von markiertem Text im Dokumenttext kann auf einfache Weise geändert werden, indem Sie im Schnellformatvorlagen-Katalog auf der Registerkarte 'Start' ein Layout für den markierten Text auswählen. Text können Sie auch direkt mithilfe der anderen Steuerelemente auf der Registerkarte 'Start' formatieren. Die meisten Steuerelemente ermöglichen die Auswahl zwischen dem Layout des aktuellen Designs oder der direkten Angabe eines Formats.¶

Abbildung 2.26: Text spaltenweise markieren

Verwenden der Markierungsleiste

Bewegen Sie den Mauszeiger nach links an den Rand des Dokuments, sodass er sich schon außerhalb des Textbereichs befindet, ändert er sein Aussehen in einen plötzlich nach rechts deutenden Pfeil. Dies ist das Kennzeichen, dass Sie sich auf Höhe der unsichtbaren Markierungsleiste befinden. Sie können nun folgende Markierungen vornehmen:

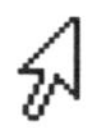

Aktion	Markiert
Klick links vor eine Zeile	die gesamte Zeile.
Doppelklick links vor einen Absatz	den Absatz, der sich auf Höhe des Mauszeigers befindet.
Dreifachklick links vor einen Absatz	das gesamte Dokument.

Tabelle 2.5: Markieren über die Markierungsleiste

TIPP

Möchten Sie eine Markierung wieder entfernen, können Sie dies machen, indem Sie mit der Maus auf eine Stelle außerhalb einer Markierung klicken, oder eine Cursortaste drücken und damit die Einfügemarke im Dokument an eine andere Position verschieben.

TIPP

Versuchen Sie, einen ganzen Absatz bis zur Absatzmarke zu markieren, und Word dehnt dabei die Markierung eigenmächtig auf die Absatzmarke aus, obwohl Sie diese eigentlich nie markieren wollten, können Sie dies abschalten, indem Sie im Dialogfeld WORD-OPTIONEN *den Eintrag* ERWEITERT *selektieren und danach beim Eintrag* SMARTE ABSATZMARKIERUNG VERWENDEN *das Häkchen entfernen.*

2.8 Copy&Paste: Arbeiten mit der Zwischenablage

Die Zwischenablage ist ein unter Windows allen Programmen zur Verfügung stehender Speicherbereich, in den – ganz allgemein gesprochen – Daten hineinkopiert und wieder ausgelesen werden können. Der Zugriff ist dabei nicht auf ein Programm beschränkt, sodass man über die Zwischenablage auch Daten zwischen verschiedenen Programmen austauschen kann. Allerdings müssen die in der Zwischenablage zur Verfügung gestellten Daten auch von den eingesetzten Programmen korrekt interpretiert werden können.

INFO

Da für die Arbeit mit der Zwischenablage immer ein markierter Textbereich in die Zwischenablage kopiert (engl: copy*) werden muss, der dann zu einem späteren Zeitpunkt wieder irgendwo anders eingefügt (engl:* paste*) wird, nennt man diese Technik auch* Copy&Paste.

Ein konkretes Beispiel: Sie markieren einen Text in Ihrem Webbrowser, kopieren diesen in die Zwischenablage und fügen den Text anschließend in ein Word-Dokument ein. Aber auch innerhalb von Word werden Sie die Zwischenablage häufig verwenden: um Textabschnitte auszuschneiden und sie an eine andere Position in diesem oder gar in ein anderes Dokument zu verschieben bzw. zu kopieren.

2.8.1 Ausschneiden und wieder einfügen (verschieben)

Stellen Sie während der Arbeit an einem Text fest, dass eine Passage inhaltlich viel besser an eine andere Textposition passen würde, können Sie den betreffenden Text ausschneiden und an der gewünschten Position wieder einfügen. Das Ausschneiden und Einfügen bewirkt ein Verschieben des Textes innerhalb des Dokuments.

So gehen Sie vor, um einen Text zu verschieben:

1. Markieren Sie den Textausschnitt, den Sie verschieben möchten, mithilfe der Maus oder der Tastatur.
2. Wechseln Sie in der Multifunktionsleiste auf die Registerseite START, sofern diese noch nicht aktiv ist. In der Gruppe ZWISCHENABLAGE klicken Sie dann auf das Symbol AUSSCHNEIDEN. Mithilfe der Tastatur erreichen Sie diese Funktion schnell und problemlos über [Strg] + [X]. Als dritte Möglichkeit bleibt Ihnen auch ein Drücken der rechten Maustaste. Aus dem aufklappenden Objektmenü wählen Sie einen Eintrag AUSSCHNEIDEN, der ebenfalls durch ein vorangestelltes Scherensymbol gekennzeichnet wird. Der markierte Text verschwindet nun aus dem Dokument und wird in die Zwischenablage kopiert.

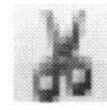

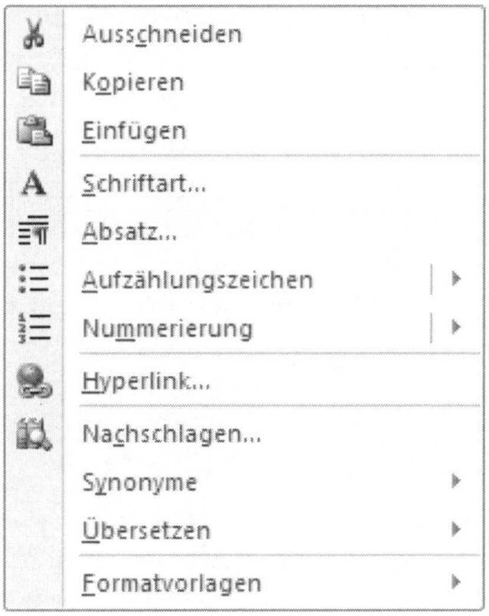

Abbildung 2.27: Das Objektmenü zum Ausschneiden von Text

3. Setzen Sie die Einfügemarke jetzt an die Position im Dokument, an der Sie den soeben ausgeschnittenen Text einfügen möchten.
4. Klicken Sie in der Gruppe ZWISCHENABLAGE auf den oberen Bereich des zweigeteilten Symbols EINFÜGEN: das Klemmbrett. Es befindet sich unmittelbar über dem Schriftzug *Einfügen*. Mit der Tastatur können Sie Text, der sich in der Zwischenablage befindet, über [Strg] + [V] einfügen. Damit erscheint der zuvor in die Zwischenablage kopierte Text an der Position der Einfügemarke.

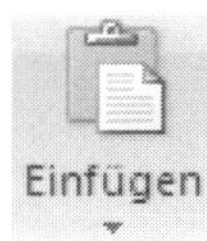

5. Wurde der Text eingefügt, blendet Word an der rechten unteren Kante des eingefügten Textes einen Smarttag ein. Zeigen Sie mit der Maus darauf, erscheint er hervorgehoben. Mit einem Mausklick können Sie sich die zugehörigen Optionen in Form eines Menüs anzeigen lassen.

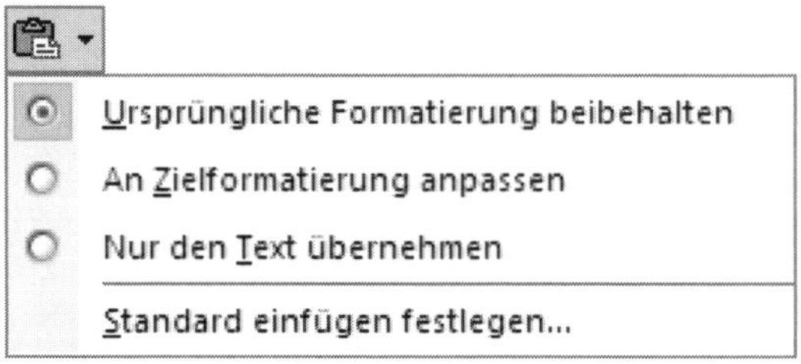

- *Ursprüngliche Formatierung beibehalten*
  Word ändert die im eingefügten Text enthaltene Formatierung nicht.
- *An Zielformatierung anpassen*
  Word verwendet die Schriftart und Formate des Dokuments, in das der Text eingefügt wurde.
- *Nur den Text übernehmen*
  Es werden alle Formatierungen, die im Text enthalten sind, gelöscht und nur der reine Text eingefügt.
- *Standard einfügen festlegen...*
  Öffnet den Dialog WORD-OPTIONEN, über den unter AUSSCHNEIDEN, KOPIEREN UND EINFÜGEN verschiedene Voreinstellungen für das Ausschneiden und Einfügen getroffen werden können. Nähere Informationen hierzu finden Sie in Abschnitt 2.8.6.

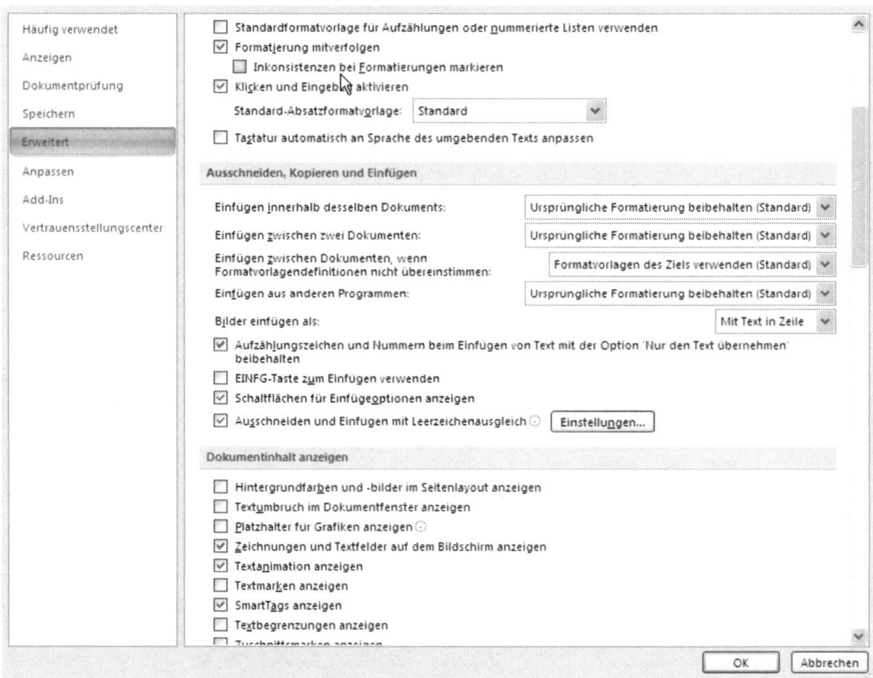

Abbildung 2.28: Optionen für das Ausschneiden, Kopieren und Einfügen

STEPS

Um den Smarttag nach dem Einfügen eines Textes nicht anzeigen zu lassen, gehen Sie wie folgt vor:

1. Klicken Sie auf die Office-Schaltfläche und anschließend auf WORD-OPTIONEN.
2. Markieren Sie die Kategorie ERWEITERT.
3. Schalten Sie unter AUSSCHNEIDEN, KOPIEREN UND EINFÜGEN die Checkbox SCHALTFLÄCHEN FÜR EINFÜGEOPTIONEN ANZEIGEN aus.

HALT

Das Ausschneiden und Einfügen eines Textes mit der gerade vorgestellten Methode funktioniert nur dann zu Ihrer vollen Zufriedenheit, wenn Sie nach dem Ausschneiden den Text, der sich jetzt in der Zwischenablage befindet, auch wieder einfügen, ehe Sie eine andere Textstelle ausschneiden oder kopieren. Die Zwischenablage kann zwar mehrere Texte und Objekte (genau 24, um präzise zu sein) aufnehmen, die Funktion EINFÜGEN *bedient sich aber stets des letzten eingefügten Abschnitts.*

2.8.2 Text kopieren

STEPS

Möchten Sie den Text nicht ausschneiden, sondern einfach an einer anderen Stelle einfügen, gehen Sie wie folgt vor:

1. Markieren Sie den Textausschnitt, den Sie kopieren möchten, mithilfe der Maus oder der Tastatur.
2. Wechseln Sie in der Multifunktionsleiste auf die Registerseite START, sofern diese noch nicht aktiv ist. In der Gruppe ZWISCHENABLAGE klicken Sie dann auf das Symbol KOPIEREN. Mithilfe der Tastatur erreichen Sie diese Funktion über [Strg] + [C]. Als dritte Möglichkeit bleibt Ihnen noch die rechte Maustaste. Aus dem aufklappenden Objektmenü wählen Sie den Eintrag KOPIEREN. Der markierte Text wird nun aus dem Dokument in die Zwischenablage kopiert, ohne dass er im Dokument gelöscht wird.

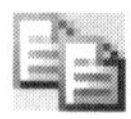

3. Setzen Sie die Einfügemarke jetzt an die Position im Dokument, an der Sie den soeben ausgeschnittenen Text einfügen möchten.
4. Klicken Sie in der Gruppe ZWISCHENABLAGE auf den oberen Bereich des zweigeteilten Symbols EINFÜGEN: das Klemmbrett. Es befindet sich unmittelbar über dem Schriftzug *Einfügen*. Mit der Tastatur können Sie Text, der sich in der Zwischenablage befindet, über [Strg] + [V] einfügen. Damit erscheint der zuvor in die Zwischenablage kopierte Text an der Position der Einfügemarke.

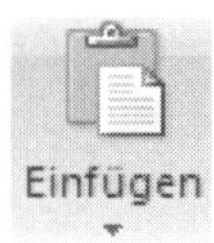

5. Nach dem Einfügen des Textes können Sie wieder über den Smarttag an der rechten unteren Kante des eingefügten Textes die Formatierung ändern.

2.8.3 Kopieren in der Praxis

Sehen wir uns im Folgenden einmal anhand eines konkreten Beispiels an, wie sich Texte aus einem anderen Programm in Word übernehmen lassen und wie sich die verschiedenen Formatierungsoptionen dabei auswirken.

Rufen Sie mit F1 die Online-Hilfe auf, und wählen Sie ein beliebiges Thema. Wir haben uns für die Hilfeseite zur Online-Aktivierung des Programms entschieden. Markieren Sie in der rechten Fensterhälfte einen Textausschnitt mithilfe der Maus, und kopieren Sie diesen mit Strg + C bzw. dem Objektmenü der rechten Maustaste in die Zwischenablage.

Abbildung 2.29: Der kopierte Text aus der Online-Hilfe

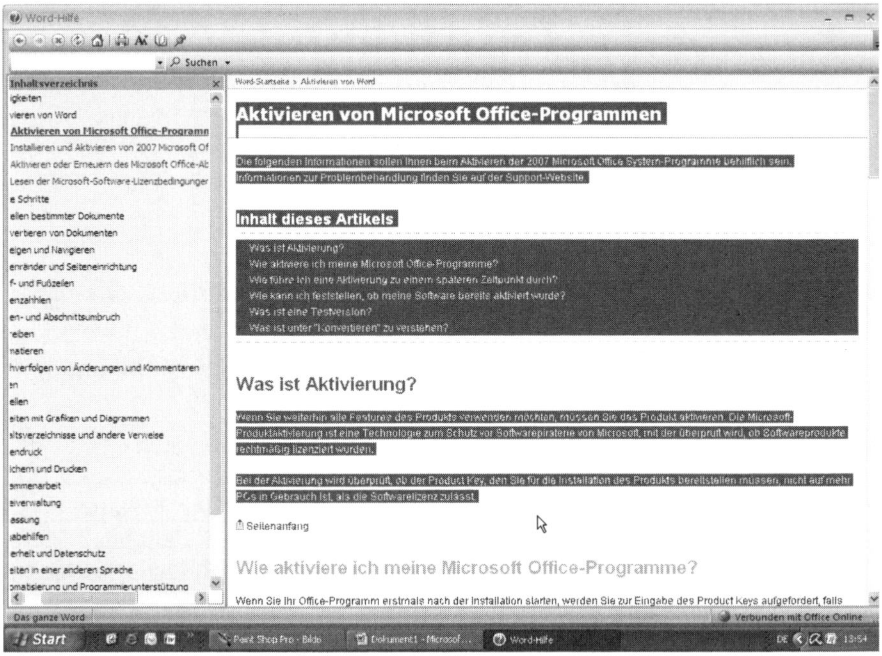

Wechseln Sie nun zu Word, und fügen Sie den Inhalt der Zwischenablage ein. Der Mauszeiger wird sich in eine Sanduhr verwandeln, und nach kurzer Zeit sollte Ihr Dokument wie folgt aussehen:

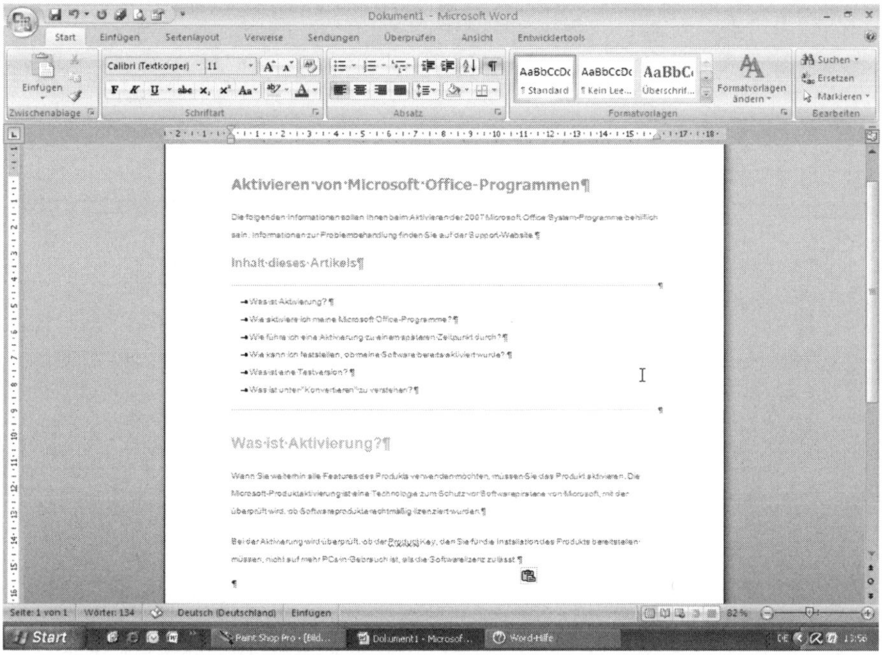

Abbildung 2.30: Der eingefügte Text mit allen Formatierungen

Selbstverständlich sind Sie beim Kopieren nicht auf die Online-Hilfe des Programms beschränkt. Sie können ebenso einen Textausschnitt innerhalb Ihres Internetbrowsers oder eine andere Quelle für das Kopieren verwenden.

INFO

Wie Sie sehen, wurde die ursprüngliche Formatierung des Textes in Word nach dem Einfügen beibehalten.

Klicken Sie nun auf das Smarttag-Symbol, und wählen Sie den Eintrag AN ZIELFORMATIERUNG anpassen. Word konvertiert daraufhin die Formatierung des eingefügten Ausschnitts und verwendet statt der Formate des ursprünglichen Textes die Formate des Dokuments, in das der Text eingefügt wurde. Damit passt sich der eingefügte Ausschnitt nahtlos an die Optik des restlichen Textes an. Abbildung 2.31 zeigt das fertige Resultat.

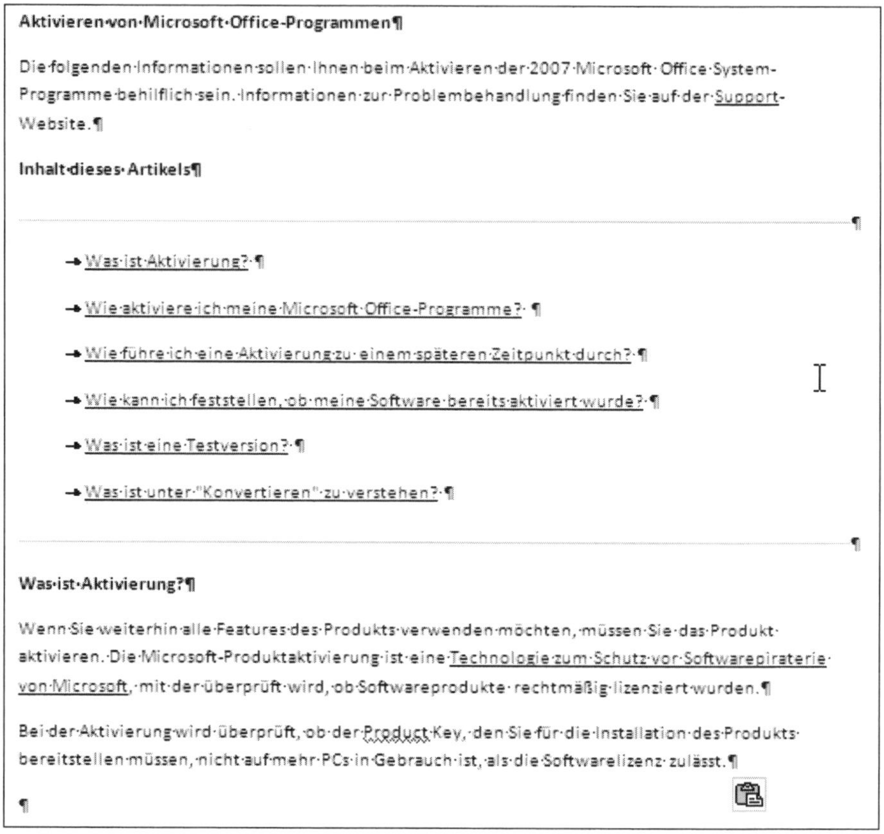

Aktivieren von Microsoft Office-Programmen

Die folgenden Informationen sollen Ihnen beim Aktivieren der 2007 Microsoft Office System-Programme behilflich sein. Informationen zur Problembehandlung finden Sie auf der Support-Website.

Inhalt dieses Artikels

- Was ist Aktivierung?
- Wie aktiviere ich meine Microsoft Office-Programme?
- Wie führe ich eine Aktivierung zu einem späteren Zeitpunkt durch?
- Wie kann ich feststellen, ob meine Software bereits aktiviert wurde?
- Was ist eine Testversion?
- Was ist unter "Konvertieren" zu verstehen?

Was ist Aktivierung?

Wenn Sie weiterhin alle Features des Produkts verwenden möchten, müssen Sie das Produkt aktivieren. Die Microsoft-Produktaktivierung ist eine Technologie zum Schutz vor Softwarepiraterie von Microsoft, mit der überprüft wird, ob Softwareprodukte rechtmäßig lizenziert wurden.

Bei der Aktivierung wird überprüft, ob der Product Key, den Sie für die Installation des Produkts bereitstellen müssen, nicht auf mehr PCs in Gebrauch ist, als die Softwarelizenz zulässt.

Abbildung 2.31: Der Text mit angepasster Formatierung

Der ursprüngliche Text, den wir aus der Online-Hilfe von Word ausgeschnitten haben, enthielt Verweise auf andere Bereiche der Online-Hilfe, sogenannte *Links*. Durch das Einfügen in Word wurden auch diese Verweise übernommen und sind jetzt nach der Konvertierung blau unterlegt sowie unterstrichen.

INFO

Wenn Sie auf einen Link klicken, während Sie die Taste Strg *gedrückt halten, können Sie den Link verfolgen und die Seite aufrufen, auf die verwiesen wird.*

Möchten Sie, dass der Text ohne jegliche Formatierung sowie ohne Verweise in das Dokument eingefügt wird, klicken Sie auf den Smarttag, und wählen Sie die Option NUR DEN TEXT ÜBERNEHMEN. Danach sieht der eingefügte Text aus wie in Abbildung 2.32 dargestellt.

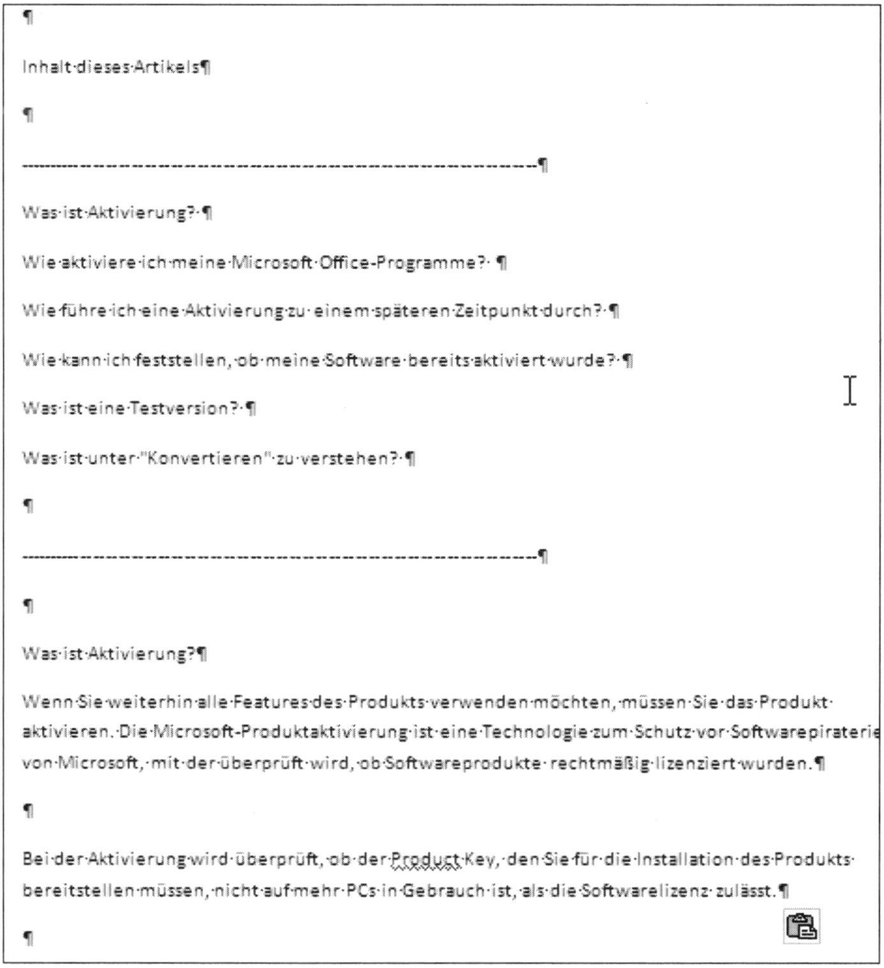

¶

Inhalt dieses Artikels¶

¶

--¶

Was ist Aktivierung? ¶

Wie aktiviere ich meine Microsoft Office-Programme? ¶

Wie führe ich eine Aktivierung zu einem späteren Zeitpunkt durch? ¶

Wie kann ich feststellen, ob meine Software bereits aktiviert wurde? ¶

Was ist eine Testversion? ¶

Was ist unter "Konvertieren" zu verstehen? ¶

¶

--¶

¶

Was ist Aktivierung?¶

Wenn Sie weiterhin alle Features des Produkts verwenden möchten, müssen Sie das Produkt aktivieren. Die Microsoft-Produktaktivierung ist eine Technologie zum Schutz vor Softwarepiraterie von Microsoft, mit der überprüft wird, ob Softwareprodukte rechtmäßig lizenziert wurden.¶

¶

Bei der Aktivierung wird überprüft, ob der Product Key, den Sie für die Installation des Produkts bereitstellen müssen, nicht auf mehr PCs in Gebrauch ist, als die Softwarelizenz zulässt.¶

¶

Abbildung 2.32:
... und ohne Formatierungen

2.8.4 Der Aufgabenbereich Zwischenablage

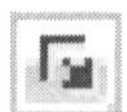

Klicken Sie in der rechten unteren Ecke der Gruppe ZWISCHENABLAGE auf das STARTPROGRAMM FÜR DIALOGFELDER, wird von Word im linken Fensterbereich der Aufgabenbereich ZWISCHENABLAGE eingeblendet.

Mithilfe dieses Aufgabenbereichs können Sie nun auf bestimmte Elemente, die in der Zwischenablage enthalten sind, gezielt zugreifen. Ein neues Element wird stets oben in der Liste eingefügt und schiebt bisher vorhandene Elemente um eine Position nach unten. Ist die Gesamtkapazität von 24 Einträgen erschöpft und fügen Sie dem Clipboard ein weiteres Element hinzu, wird das älteste in der Zwischenablage enthaltene Element gelöscht (in der Liste ganz unten) und das neue Element wie gewohnt oben in die Liste eingefügt.

Abbildung 2.33:
Aufgabenbereich Zwischenablage

Zwischenablage
Alle einfügen
Alle löschen
Klicken Sie zum Einfügen auf ein Element:
Zwischenablage ist leer. Verwenden Sie Kopieren oder Ausschneiden, um Elemente aufzunehmen.
Optionen

Möchten Sie den kompletten Inhalt, der augenblicklich in der Zwischenablage enthalten ist, löschen, können Sie dies mit einem Klick auf den Button ALLE LÖSCHEN erledigen. Sie können aber auch alle Inhalte der Zwischenablage in das aktuell geöffnete Dokument an der Position der Einfügemarke einfügen, indem Sie auf ALLE EINFÜGEN klicken. Dabei ist zu beachten, dass das letzte in die Zwischenablage kopierte Element auch als letztes in das Dokument eingefügt wird.

Die Anzahl der in der Zwischenablage enthaltenen Elemente wird Ihnen in der Titelzeile des Aufgabenbereichs angezeigt.

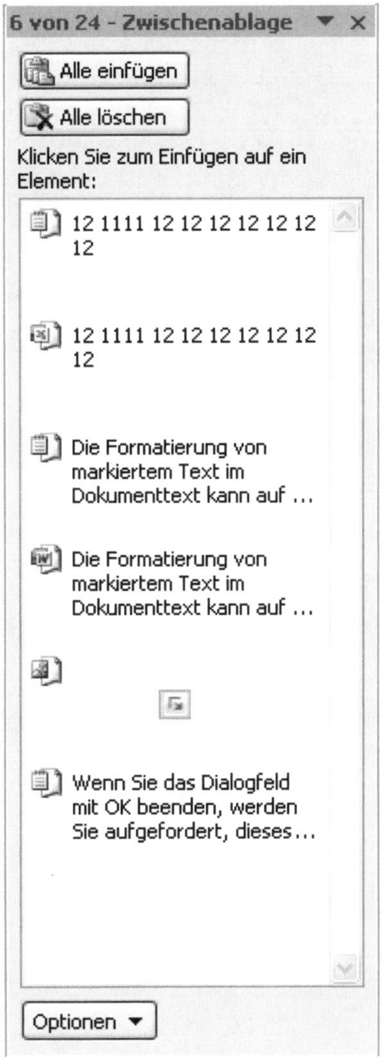

Abbildung 2.34: Die Zwischenablage mit Inhalten

Jedem Objekt, das sich in der Zwischenablage befindet, wird ein Symbol vorangestellt, anhand dessen Sie erkennen können, von welchem Programm das Element in die Zwischenablage eingefügt wurde. In Abbildung 2.34 befinden sich sechs Elemente in der Zwischenablage, die von einem Texteditor, Excel, Word und einem Grafikprogramm eingefügt wurden.

Möchten Sie nun die Grafik in Word einfügen, vergewissern Sie sich, dass die Einfügemarke an der korrekten Textposition steht, und wählen eine der folgenden Varianten:

- Klicken Sie mit der linken Maustaste auf den einzufügenden Eintrag in der Auswahlliste. Sobald Sie sich im Hoheitsbereich eines Objekts befinden, wird in der Auswahlliste ein Rahmen um den Eintrag gezogen.

- Klicken Sie mit der Maustaste auf den Pfeil am rechten Rand eines Elements (siehe Abbildung 2.35), und wählen Sie den Eintrag EINFÜGEN aus dem aufklappenden Menü aus. Mit dieser Methode können Sie zusätzlich ein bestimmtes Element aus der Zwischenablage löschen, das Sie nicht mehr benötigen. Klicken Sie dazu einfach auf LÖSCHEN.
- Klicken Sie mit der rechten Maustaste auf einen Eintrag, wird Ihnen ebenfalls das Menü mit den beiden Optionen EINFÜGEN und LÖSCHEN angezeigt.

Abbildung 2.35: Einfügen eines Elements aus der Zwischenablage

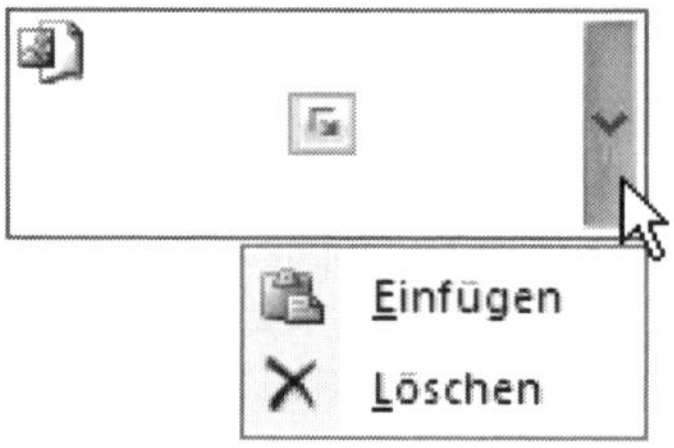

INFO

Haben Sie ein beliebiges Objekt aus der Zwischenablage in Ihr Dokument eingefügt, wird künftig dieses Element mit der Tastenkombination Strg + V *oder einem Klick auf das Symbol* EINFÜGEN *eingefügt, auch wenn es sich nicht um das zuletzt in die Zwischenablage platzierte Objekt handelt. Dies funktioniert so lange, bis Sie der Zwischenablage ein neues Element hinzufügen.*

2.8.5 Anzeige der Zwischenablage steuern

Klicken Sie auf den Button OPTIONEN im AUFGABENBEREICH ZWISCHENABLAGE, können Sie folgende Einstellungen vornehmen:

- OFFICE-ZWISCHENABLAGE AUTOMATISCH ANZEIGEN
  Zeigt die Zwischenablage beim Kopieren automatisch an, sobald sich mehr als ein Element in der Zwischenablage befindet.
- OFFICE-ZWISCHENABLAGE ANZEIGEN, WENN STRG + C ZWEIMAL BETÄTIGT WURDE

  Zeigt die Zwischenablage an, wenn zweimal hintereinander Strg + C gedrückt wurde.
- SAMMELN OHNE ANZEIGE DER OFFICE-ZWISCHENABLAGE
  Ist die automatische Anzeige deaktiviert, wird nur maximal ein Element in die Zwischenablage eingefügt. Möchten Sie mehrere Elemente in der Zwischenablage aufnehmen, markieren Sie diesen Eintrag.
- OFFICE-ZWISCHENABLAGENSYMBOL AUF TASKLEISTE ANZEIGEN
  Zeigt ein Symbol für die Zwischenablage im Statusbereich der Taskleiste von Windows an, wenn die Office-Zwischenablage aktiviert ist.
- BEIM KOPIEREN STATUS BEI AUFGABENBEREICH ANZEIGEN
  Zeigt beim Kopieren von Elementen in die Office-Zwischenablage eine Meldung über die gesammelten Elemente an.

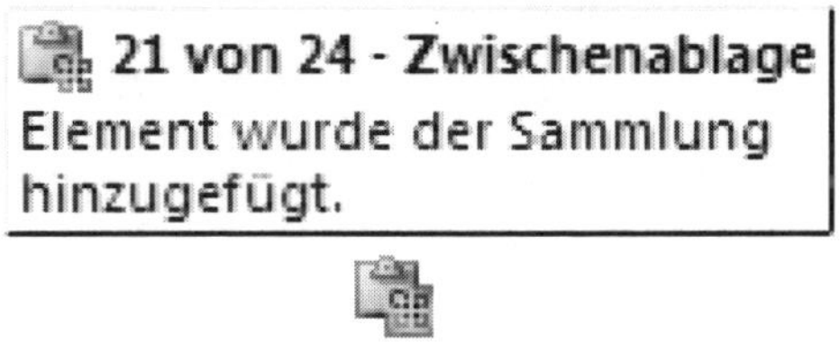

Abbildung 2.36: Ein neues Element wurde hinzugefügt.

2.8.6 Optionen für Ausschneiden, Kopieren und Einfügen: Leerzeichenausgleich

Über das Dialogfeld WORD-OPTIONEN, das Sie über die Office-Schaltfläche und einen anschließenden Mausklick auf den gleichnamigen Eintrag öffnen, können Sie festlegen, wie Word Elemente beim Einfügen behandeln soll. Wählen Sie dazu den Eintrag ERWEITERT im Dialogfeld aus, und scrollen Sie die rechte Fensterhälfte, in der die Optionen angezeigt werden, nach oben, bis Sie zur Gruppe AUSSCHNEIDEN, KOPIEREN UND EINFÜGEN gelangen.

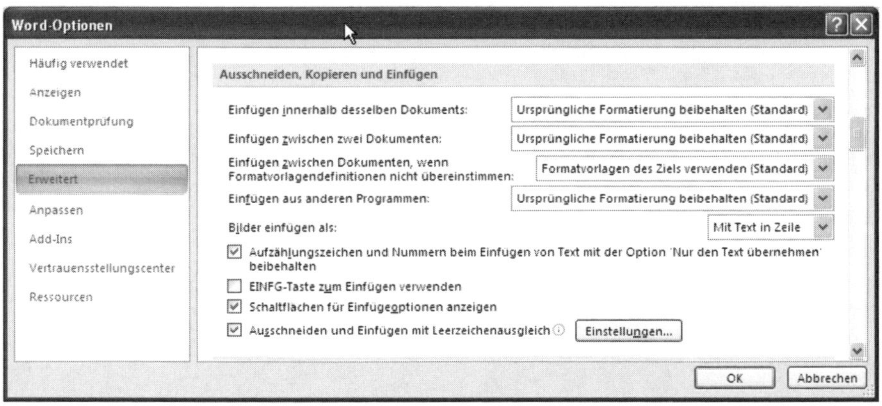

Abbildung 2.37: Optionen zum Einfügen

Neben den Einstellungen für die Formatierung des eingefügten Textes, die wir bereits besprochen haben, ist hier vor allem die Option AUSSCHNEIDEN UND EINFÜGEN MIT LEERZEICHENAUSGLEICH zu beachten. Sie ist dafür verantwortlich, dass schon so mancher Anwender genervt das Handtuch geworfen hat.

Markieren Sie einen Text innerhalb eines Dokuments, versucht Word, Sie dabei – nach bestem Wissen und Gewissen – zu unterstützen. Sofern Sie es nicht explizit ausgeschlossen haben, werden immer ganze Wörter markiert, sobald die Markierung über ein Wort hinausgeht. Zusätzlich schnappt sich Word auch noch das (oder die) an dieses Wort angehängte(n) Leerzeichen. Schneiden Sie den markierten Text nun aus, bleiben daher keine zwei Leerzeichen an der Ausschneideposition zurück, da ja Word automatisch ein Leerzeichen mitmarkiert hat.

Solche doppelten Leerzeichen erzeugen äußerst unschöne Leerräume innerhalb des Textflusses und stören das Schriftbild sowie die Lesbarkeit, weshalb sie unbedingt vermieden werden sollten. Aber Word hilft Ihnen ja, so gut es kann ...

Fügen Sie den Text an anderer Position im Dokument wieder ein, kümmert sich Word auch hier, dass vor und nach der Einfügung jeweils ein Leerzeichen enthalten ist. Dies ist in der Regel äußerst praktisch, funktioniert aber nicht, wenn das Leerzeichen beispielsweise in einer Formel oder in einer durch Leerzeichen abgetrennte Liste verwendet werden soll. In diesem Fall empfiehlt es sich, die Option Ausschneiden und Einfügen mit Leerzeichenausgleich zu deaktivieren oder aber mit einem Klick auf den Schalter Einstellungen die Optionen für den Leerzeichenausgleich präziser zu steuern.

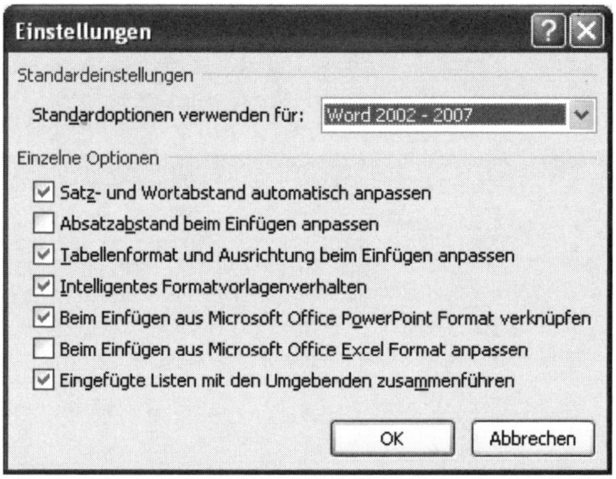

Abbildung 2.38: Optionen für den Leerzeichenausgleich

Tabelle 2.6: Einzelne Optionen unter Leerzeichenausgleich

Option	Bedeutung
Satz- und Wortabstand automatisch anpassen	Passt beim Einfügen die Leerzeichen zwischen Worten an. Beim Ausschneiden von Text werden angehängte Leerzeichen entfernt, beim Einfügen Leerzeichen eingesetzt.
Absatzabstand beim Einfügen anpassen	Passt den Absatzabstand beim Einfügen von Text an und vermeidet leere Abstäze und inkonsistente Absatzabstände.
Tabellenformat und Ausrichtung beim Einfügen anpassen	Passt das Format und die Ausrichtung beim Einfügen an: – Eine einzelne Tabellenzelle wird als Text in eine bestehende Tabelle eingefügt. – Ein Tabellenausschnitt wird in Form zusätzlicher Zeilen in die bestehende Tabelle eingefügt. Ist die Option nicht markiert, wird die Tabelle als Untertabelle in die Tabelle eingefügt. – Wird eine ganze Tabelle in eine bestehende Tabelle eingefügt, passt Word die Tabellenoptik so an, dass sie sich in die bestehende Tabelle integriert.

Tabelle 2.6: Einzelne Optionen unter Leerzeichenausgleich (Forts.)

Option	Bedeutung
Intelligentes Formatvorlagenverhalten	Wurde dem eingefügten Textausschnitt eine Formatvorlage zugewiesen, die auch im aktuellen Dokument verfügbar ist, passt Word die Formatierung des eingefügten Textes an die Vorgabe der Formatvorlage des aktuellen Dokuments an. Ist diese Option nicht markiert, wird die Formatierung des Ursprungstextes beibehalten.
Beim Einfügen aus Microsoft Office PowerPoint Format verknüpfen	Bestimmt, wie Word sich verhält, wenn ein Objekt aus Microsoft PowerPoint eingefügt wird: – Weist dem eingefügten Objekt die Formatierung des umgebenden Textes bzw. der Tabelle zu. – Alle Aufzählungen und Nummerierungen in der Präsentation werden an die des Dokuments angepasst. – Tabellen, Hyperlinks, Grafiken und Bilder sowie OLE-Objekte werden unverändert übernommen.
Beim Einfügen aus Microsoft Office Excel Format anpassen	Bestimmt, wie Word sich verhält, wenn ein Objekt aus Microsoft Excel eingefügt wird. Normalerweise werden die Daten in Form einer Tabelle in das Word-Dokument eingefügt. Ein Excel-Chart wird als Bild anstatt eines OLE-Objekts eingefügt, da es so weniger Platz benötigt.
Eingefügte Listen mit den umgebenden zusammenführen	Bestimmt, wie eingefügte Listen behandelt werden. Ist diese Option markiert, werden die eingefügten Listen wie die im Dokument verwendeten formatiert. Stellen Sie diese Option ab, falls Sie die Formatierung beibehalten möchten.

2

2.9 Drag&Drop

Einen markierten Text können Sie mit der Maus an eine andere Position innerhalb des aktuellen Dokuments oder auch in ein anderes Dokument ziehen. Da ein markierter Text dabei gezogen (engl: drag) und an einer anderen Position fallen gelassen wird (engl: drop), nennt man dieses Verfahren, bei dem etwas mit der Maus veschoben wird, kurz und prägnant *Drag&Drop*.

INFO

Sie können nicht nur einen markierten Text mit der Maus verschieben. Auch Objekte wie Tabellen oder Grafiken können so problemlos an eine andere Textposition versetzt werden.

STEPS

Um einen Text mit der Maus an eine andere Position zu verschieben, gehen Sie wie folgt vor:

1. Klicken Sie mit der linken oder der rechten Maustaste auf den markierten Text, und halten Sie die Maustaste weiterhin gedrückt.
2. Bewegen Sie den Mauszeiger an die gewünschte Position. Das Symbol des Mauszeigers ändert sein Aussehen und zeigt damit an, dass Sie sich in einer laufenden Drag&Drop-Operation befinden.

3. Haben Sie die linke Maustaste gedrückt, lassen Sie die Taste an der Position los, an der Sie den Text einfügen möchten. Auch bei Einsatz der rechten Maustaste lassen Sie die Taste an der Position los, an der Sie den Text einfügen möchten. Es erscheint dann ein Objektmenü, über das Sie unter anderem wählen können, ob Sie den Text HIERHIN VERSCHIEBEN oder HIERHIN KOPIEREN möchten. Ferner können Sie die Operation ohne Folgen abbrechen bzw. den markierten Text als VERKNÜPFUNG oder HYPERLINK einfügen.

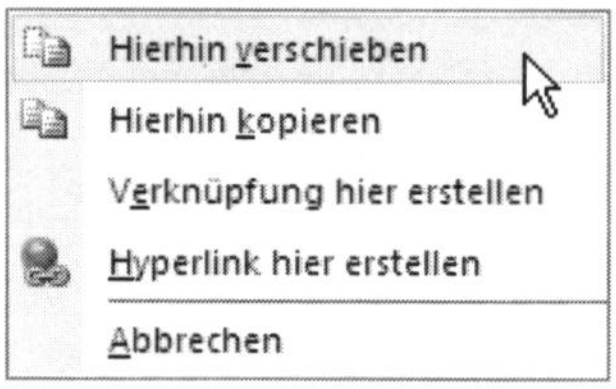

TIPP

Soll der Text bei einem Klick auf die linke Maustaste nicht verschoben, sondern kopiert werden (er bleibt also an der ursprünglichen Position weiterhin erhalten), müssen Sie Strg *gedrückt halten, während Sie die obigen Schritte ausführen. In diesem Fall wird der Mauszeiger durch ein zusätzliches eingerahmtes Pluszeichen geschmückt, das symbolisieren soll, dass der angeklickte Text nicht verschoben, sondern kopiert wird.*

INFO

Auch wenn Drag&Drop in seiner Funktionweise dem Löschen und Einfügen von Text über die Zwischenablage sehr ähnelt, wird bei einer Drag&Drop-Operation die Zwischenablage nicht benutzt. Sie können einen Text folglich nicht nochmals über die Zwischenablage einfügen, den Sie mit Drag&Drop verschoben oder kopiert haben.

2.10 Sonderzeichen und Symbole

Nicht immer reichen die auf der Tastatur verfügbaren Ziffern und Zeichen aus. Möchten Sie in einem Text das griechische Alpha-Zeichen oder ein Copyright-Symbol verwenden, können Sie dies über die Tastatur nicht so ohne Weiteres eingeben, da keine entsprechende Taste dafür vorhanden ist. Aus diesem Grund stellt Word auf der Registerkarte EINFÜGEN in der Gruppe SYMBOLE die Schaltfläche SYMBOL zur Verfügung, über die sich Sonderzeichen und Symbole in das Dokument einfügen lassen.

Abbildung 2.39:
Symbol einfügen

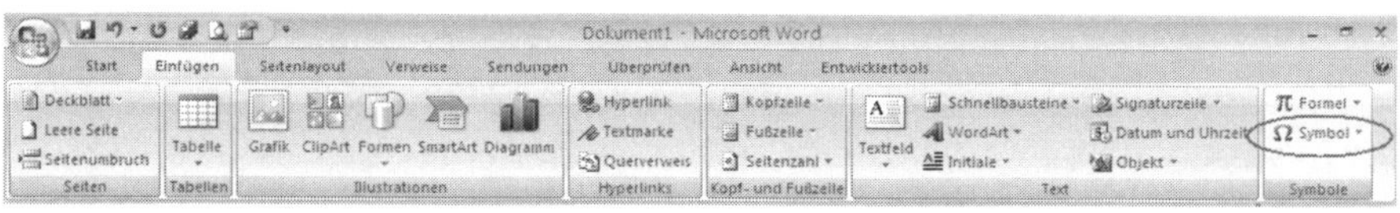

2.10.1 Symbole

Klicken Sie darauf, öffnet sich ein Popup-Fenster, in dem häufig benötigte Symbole wie das Eurozeichen €, ©, π sowie andere eingeblendet werden. Präziser ausgedrückt handelt es sich bei den eingeblendeten Symbolen um diejenigen, die Sie zuletzt in Ihren Texten verwendet haben. Ein Klick mit der linken Maustaste setzt das gewünschte Symbol an der Position der Einfügemarke in das Dokument ein. Sind Sie unter den eingeblendeten Symbolen nicht fündig geworden, können Sie mit einem Klick auf die Schaltfläche WEITERE SYMBOLE das Dialogfeld SYMBOL öffnen.

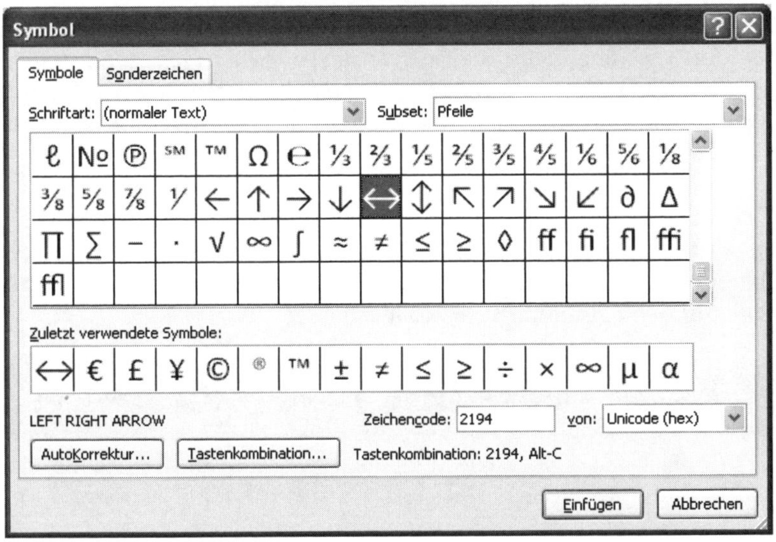

Abbildung 2.40: Dialogfeld SYMBOL

- Hinter SCHRIFTART können Sie eine bestimmte Schriftart einstellen, aus der das Sonderzeichen entnommen werden soll. In der Voreinstellung *(normaler Text)* werden die Sonderzeichen aus dem Fundus der aktuell gewählten Schriftart gewählt.

TIPP

Interessant sind in diesem Zusammenhang Zeichensätze wie die in jedem Windows-System verfügbaren WINGDINGS 1-3, WEBDINGS *und* SYMBOL, *die als reine Symbolschriftarten konzipiert wurden und nur Symbole für unterschiedliche Einsatzzwecke enthalten. In der Regel werden Sie hier das gewünschte Symbol finden!*

- Enthält der unter SCHRIFTART gewählte Zeichensatz Symbol-Untergruppen wie *mathematische Operanden* oder fremdsprachige Zeichen wie *Griechisch*, können diese aus dem Listenfeld hinter SUBSET ausgewählt werden. Diese Option steht allerdings nur dann zur Verfügung, wenn im Dialogfeld hinter VON die Auswahl *Unicode (hex)* eingestellt wurde.

- Um ein Symbol in das Dokument einzufügen, markieren Sie dieses in der Liste, und betätigen Sie anschließend den Button EINFÜGEN mit einem Mausklick bzw. der Taste [↵], oder führen Sie einfach einen Doppelklick auf das gewünschte Symbol aus. Gleichzeitig wird das Symbol an die erste Position in die Liste der *zuletzt verwendeten Symbole* eingefügt und steht fortan auch im Popup-Fenster zur Verfügung, wenn Sie auf die Schaltfläche SYMBOLE der Multifunktionsleiste klicken.

TIPP

Sofern Sie sich Zahlen gut merken können, gibt es auch die Möglichkeit, Symbole direkt über den (hexadezimalen) Tastencode und anschließendes Drücken der beiden Tasten [Alt] + [C] *in den Text einfügen zu lassen. Der Tastencode wird Ihnen im Dialogfeld hinter* TASTENKOMBINATION *angezeigt. Das Eurozeichen fügen Sie beispielsweise ein, indem Sie zunächst* [2] [0] [A] [C] *eingeben. Dies ist der hexadezimale Tastencode für das Eurosymbol. Wenn Sie danach die Tasten* [Alt] + [C] *drücken, verschwindet die Eingabe und wird durch das Eurozeichen € ersetzt.*

Eine andere Möglichkeit, ein Symbol in den Text einzufügen, besteht darin, ihr eine bestimmte Tastenkombination zuzuweisen. Dazu öffnen Sie das Dialogfeld SYMBOL, wählen das gewünschte Symbol in der Liste aus und klicken auf den Schalter TASTENKOMBINATION...

Abbildung 2.41: Tastenkombination zuweisen

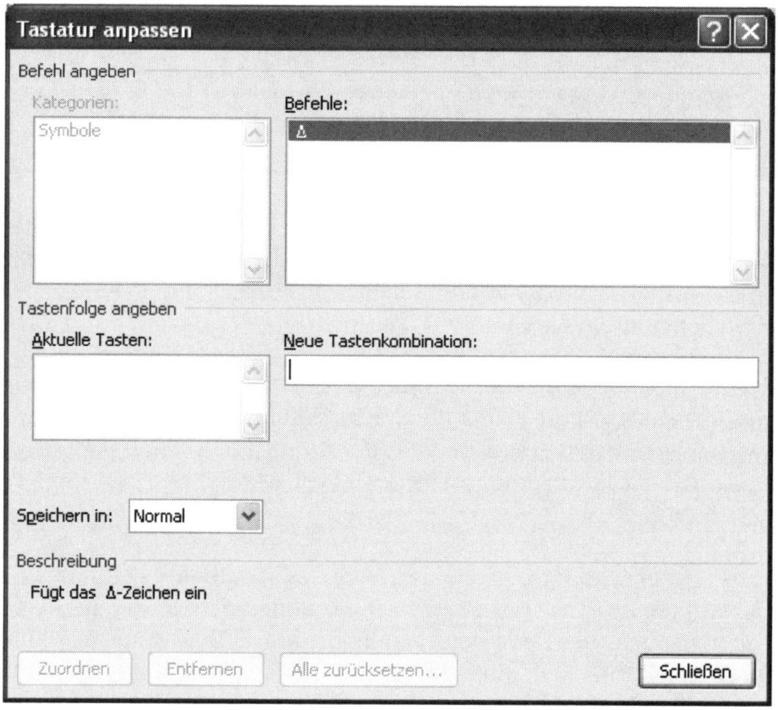

Nun können Sie eine Tastenkombination bestehend aus [Alt], [Strg] oder [Strg] + [Alt] sowie einer Ziffern- oder Zeichentaste auf der Tastatur eingeben. Sofern diese Kombination schon anderweitig benutzt wird, wird Ihnen dies von Word im Dialogfenster hinter DERZEIT ZUGEWIESEN AN: kundgetan. Ansonsten wird mit [NICHT ZUGEWIESEN] angezeigt, dass diese Tastenkombination bislang noch nicht verwendet wird. Diese Anzeige erscheint jedoch erst, nachdem Sie eine Tastenkombination gedrückt haben. Sind Sie mit der gewählten Kombination zufrieden, können Sie diese nun zuweisen, indem Sie auf den Schalter ZUORDNEN klicken. Beenden Sie den Dialog über den Schalter SCHLIESSEN, ohne zuvor die Tastenkombination explizit zugeordnet zu haben, können Sie das Symbol nicht über die Tastenkombination im Text erreichen.

2.10.2 Sonderzeichen

Neben Symbolen gibt Ihnen der Dialog SYMBOLE auch die Möglichkeit, Sonderzeichen wie etwa einen geschützten Trennstrich oder ein geschütztes Leerzeichen einzugeben.

- Mit einem geschützten Trennstrich, der in der Regel für Wortkopplungen (ein Beispiel hierfür: Lieblings-Textverarbeitung) verwendet wird, können Sie Word anweisen, dass dieser Trennstrich nicht für einen Umbruch an einem Zeilenende verwendet werden darf. Verwenden Sie stattdessen ein Minuszeichen für die Kopplung, kann Word nach dem *Lieblings-* einen Zeilenumbruch schalten, falls nur noch dieses Wort in die Zeile passt. Ein geschützter Trennstrich hingegen sorgt dafür, dass das Wort nicht an der Position des Trennstrichs getrennt wird und komplett in die nächste Zeile rutscht. [Strg]+[⇧]+[ ]
- Analog dazu können Sie bestimmte Worte in einer Zeile zusammenhalten, indem Sie statt eines gewöhnlichen Leerzeichens ein geschütztes Leerzeichen in den Text einsetzen. Möchten Sie beispielsweise verhindern, dass ein Betrag sowie das nachgestellte Eurozeichen (2513,13 €) auf zwei Zeilen verteilt werden, da dies nicht mehr zusammen in einer Zeile ausgeht, verwenden Sie statt eines normalen Leerzeichens ein geschütztes Leerzeichen. Im Dokument wird ein geschütztes Leerzeichen durch einen kleinen nach oben gestellten Kreis dargestellt und ist damit leicht von einem gewöhnlichen Leerzeichen zu unterscheiden. [Strg]+[⇧]+[Leer]
- Ein bedingter Trennstrich wiederum ermöglicht Ihnen, Word vorzuschlagen, an welcher Position Sie ein Wort getrennt haben möchten. Im Gegensatz zu einem Minuszeichen wird ein solcher Trennstrich jedoch nur dann verwendet und im Text angezeigt, falls das Wort auch wirklich getrennt werden muss. [Strg]+[⇧]+[-]

HALT

Wenn Sie möchten, dass Word ein Wort an einer bestimmten Stelle trennt, sollten Sie unbedingt einen bedingten Trennstrich einfügen, anstatt das Minuszeichen dafür zu verwenden. Ändern Sie nachträglich den Absatz oder die Schriftart – häufig reicht sogar bereits das Ändern des eingestellten Druckertreibers! –, kann es andernfalls passieren, dass der Absatz anders umbrochen und der eingefügte Trennstrich daher nicht mehr benötigt wird. Ein Minuszeichen bleibt aber weiterhin im Text stehen, während ein bedingter Trennstrich nicht mehr sichtbar ist, wenn das Wort nicht mehr an dieser Stelle getrennt werden muss.

Die verfügbaren Sonderzeichen werden im Dialogfeld SYMBOLE auf der Registerseite SONDERZEICHEN in einer Liste angezeigt. Sie können ebenso wie Symbole auch über Tastenkombination in den Text eingefügt werden.

INFO

Für die Sonderzeichen geschützter Trennstrich, geschütztes Leerzeichen *sowie* bedingter Trennstrich *haben wir die vordefinierten Tastenkombinationen in der Marginalspalte auf der vorherigen Seite angegeben.*

Sie können auch hier eine andere Tastenkombination zuweisen, indem Sie auf den Schalter TASTENKOMBINATION klicken und im schon bekannten Dialogfeld TASTATUR ANPASSEN eine andere Tastenkombination zuweisen.

Abbildung 2.42: Sonderzeichen

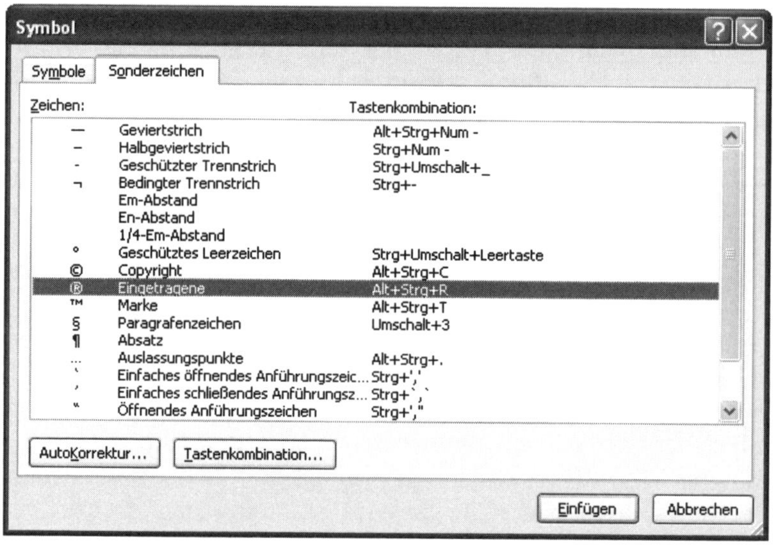

Neben dem *Minuszeichen*, das in Texten üblicherweise als Trennstrich bei Wortkopplungen eingesetzt wird, und den beiden Vertretern *bedingter Trennstrich* sowie *geschützter Trennstrich* gibt es noch eine weitere Gattung: den *Geviertstrich*. Dieser bezeichnet in der Typografie einen waagrechten Strich, der – raten Sie mal! – ein *Geviert* (—) lang ist.

Die Maßeinheit *Geviert* stammt aus den Zeiten des Bleisatzes mit beweglichen Lettern und entspricht einer quadratischen Fläche, deren Breite der Höhe des Schriftkegels (der Kegelstärke) entspricht. Die Höhe des Schriftkegels bestimmt den Mindestzeilenabstand der Schriftart. In der Waagrechten definiert das Geviert den Abstand zwischen Wörtern und Satzzeichen, wobei der übliche Wortabstand etwa ein 1/4-Geviert beträgt.

INFO

Die im Englischen verwendeten Bezeichnungen »Em« für »Geviert« und »En« für »Halbgeviert« stellen nur eine Näherung an die Breite des Geviert dar, die mit der eigentlichen Definition des Gevierts nichts zu tun haben, aber für das Vorstellungsvermögen durchaus hilfreich sind, da der Buchstabe »m« in etwa der Breite eines Gevierts entspricht, während »n« mit der Breite eines Halbgeviert korrespondiert. Ein EM-ABSTAND *entspricht folglich einem Geviert, ein* EN-ABSTAND *einem Halbgeviert und ein* 1/4-EM-ABSTAND *folgerichtig der Breite eines »normalen« Leerzeichens. Alle drei Abstände können Sie über den Dialog* SYMBOL *auf der Registerseite* SONDERZEICHEN *einfügen.*

Da ein waagrechter Strich von der Breite eines Gevierts recht breit wirkt, während das Minuszeichen dafür wiederum etwas zu klein ist, verwendet man in Texten üblicherweise für einen Gedankenstrich den Halbgeviertstrich –, der über die Tastenkombination [Strg] + [Num-] bzw. das Sonderzeichen-Dialogfeld in das Dokument eingefügt werden kann. Einen Geviertstrich erhalten Sie über die Tastenkombination [Alt] + [Strg] + [Num-]. Er wird häufig in Tabellen bzw. bei Preisauszeichnungen verwendet, um darzustellen, dass ein Betrag keine Nachkommastellen besitzt: 123,— €.

Bedingter Nullbreite-Wechsel

Wenn Sie eine lange Internetadresse oder einen Verzeichnispfad eingeben, kann es vorkommen, dass dieser nicht in eine Zeile passt und daher umbrochen werden muss. Damit (bei aktivierter Silbentrennung) an der Umbruchposition kein Trennzeichen (das an dieser Position der URL auch gar nicht hingehört) eingefügt wird, können Sie im Dialog unter SONDERZEICHEN am Ende der Auswahlliste einen *Bedingten Nullbreiten-Wechsel* einfügen. Dieser bewirkt, dass der Umbruch ohne einen Trennstrich ausgegeben wird.

Nullbreiter Nicht-Wechsel

Mithilfe des *Nullbreiten Nicht-Wechsels* können Sie verhindern, dass eine Zahl umbrochen wird. Er wird unmittelbar hinter der Zahl eingefügt und bewirkt, dass die gesamte Zahl in die nächste Zeile gezogen wird, falls ein Umbruch erforderlich wird.

2.10.3 AutoKorrektur

Neben der Eingabe von Symbolen und Sonderzeichen mithilfe von Tastenkombinationen oder dem Aufruf des Dialogfeldes SYMBOL bietet Word noch eine weitere Variante an, wie Sie schnell ein Sonderzeichen einfügen können: die AUTOKORREKTUR. Tippen Sie beispielsweise im Dokument »(C)«, ersetzt Word diese drei Zeichen wie von Geisterhand durch ein Copyright-Symbol ©.

TIPP

Wurde von Word eine Zeichenfolge in ein Sonderzeichen konvertiert, ohne dass Sie dies wünschen, können Sie die AutoKorrektur nachträglich wieder rückgängig machen, indem Sie die Taste [←] *oder* [Strg] + [Z] *(Undo bzw. Rückgängig) drücken.*

Sie können bestehende AutoKorrektur-Einträge verändern oder neue hinzufügen, indem Sie im Dialogfenster SYMBOL auf den Button AUTOKORREKTUR klicken. Dies sollten Sie vor allem dann machen, wenn Word bestimmte Zeichenkombinationen selbstständig ausbessert und Sie diese Korrekturen manuell wieder rückgängig machen müssen, da Sie dies gar nicht so ausgebessert haben wollten.

REF

Näheres zur Funktion AUTOKORREKTUR *finden Sie in Abschnitt 2.24 dieses Kapitels.*

2.11 Rückgängig und Wiederherstellen

Haben Sie aus Versehen etwas geändert oder stellen Sie nachträglich fest, dass eine bestimmte Funktion vielleicht doch nicht so das Gelbe vom Ei war, und Sie möchten die Aktion deshalb gerne ungeschehen machen, können Sie dies mithilfe des Befehls *Rückgängig*, dessen Befehlsschaltfläche Sie in der Schnellstartleiste finden, erreichen. Die Tastenkombination dafür lautet [Strg] + [Z].

STEPS

Nicht nur der letzte Befehl kann zurückgenommen werden: Word »merkt« sich die zuletzt durchgeführten Änderungen und ermöglicht Ihnen, auch diese in einem Aufwasch zurückzunehmen:

1. Klicken Sie auf den Pfeil neben der Schaltfläche RÜCKGÄNGIG in der *Schnellstartleiste*.
2. Ein Fenster klappt herunter und zeigt Ihnen die Liste der zuletzt ausgeführten Änderungen an. Kann eine bestimmte Aktion nicht zurückgenommen werden, erscheint in der Liste der durchgeführten Änderungen hinter dem Eintrag ein NICHT MÖGLICH.
3. Markieren Sie mit der Maus die Aktionen in der Liste, die Sie gerne rückgängig gemacht haben möchten.

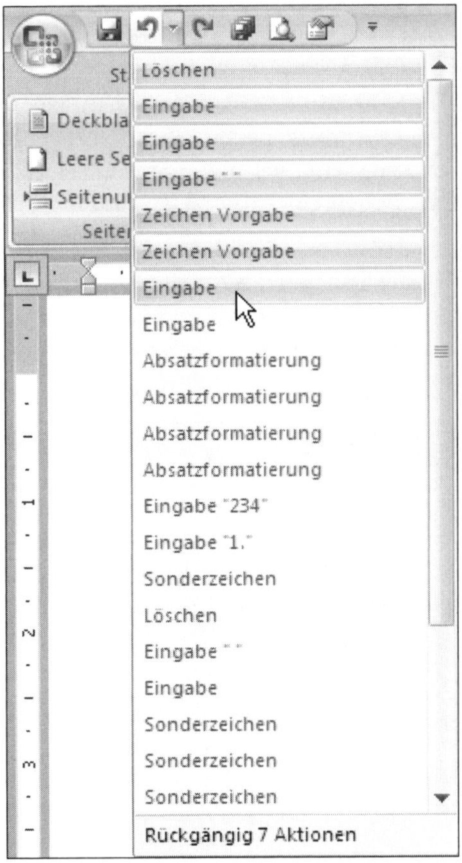

Abbildung 2.43: Mehrere Änderungen rückgängig machen

4. Drücken Sie die linke Maustaste, werden die in der Liste markierten Änderungen zurückgenommen.
5. Ein Klick auf das Symbol WIEDERHERSTELLEN, das sich unmittelbar rechts neben dem Symbol für RÜCKGÄNGIG befindet, bzw. eine Betätigung der Tastenkombination [Strg] + [Y] bewirkt, dass die zurückgenommenen Änderungen selbst wieder rückgängig gemacht werden.

HALT

Speichervorgänge sowie in Dialogfenstern vorgenommene Änderungen können nachträglich nicht mehr rückgängig gemacht werden. Haben Sie ein Dokument auf der Festplatte mit einer neueren Version überschrieben, hilft Ihnen der Befehl RÜCKGÄNGIG *leider auch nichts mehr, falls Sie die alte Version doch noch benötigen sollten. Ein Strohhalm bleibt dennoch: Sofern Sie eine Sicherungskopie des Dokuments zugelassen haben (Dialogfeld* WORD-OPTIONEN *unter* ERWEITERT/SPEICHERN*), können Sie versuchen, die Backup-Datei des Dokuments zu öffnen. Und sofern Sie in der Zwischenzeit wirklich nur einmal gespeichert haben, werden Sie darin dann auch »Ihr« altes Dokument finden.*

2.12 Tabulatoren

Möchten Sie Text in Ihrem Dokument an einer bestimmten Stelle exakt positionieren, um beispielsweise sauber untereinander stehende Textspalten zu erhalten, müssen Sie Tabulatoren verwenden. Die Verwendung von Leerzeichen, wie dies bei einer Schreibmaschine durchaus üblich ist, funktioniert bei einer Textverarbeitung nicht.

Der Grund hierfür ist einfach: Im Gegensatz zu einer Schreibmaschine, bei der alle Zeichen die gleiche Breite besitzen – man spricht hier von einer *nicht proportionalen Schrift* – variiert die Zeichenbreite bei einer *Proportionalschrift* von Zeichen zu Zeichen. Der Buchstabe »m« ist hier breiter als ein »i«.

Dies erhöht die Lesbarkeit des gedruckten Textes, führt aber auf der anderen Seite dazu, dass Textausrichtungen nicht mehr so einfach über die Leerzeichentaste erfolgen können. Abhilfe schafft hier nur der konsequente Einsatz von Tabulatoren.

Sie fügen einen Tabulator in das Dokument ein, indem Sie die Taste [Tab] drücken. Bei jeder Betätigung wird ein Tabulatorzeichen eingefügt, und die Einfügemarke wandert zur Position des nächsten Tabstopps weiter.

Sofern Sie in einem Absatz noch keinen Tabulator gesetzt haben, verwendet Word einen Standardtabstopp von 1,25 cm. Sie können diese Tabstopppositionen an den kleinen senkrechten Strichen erkennen, die sich unmittelbar unterhalb des Lineals befinden:

Abbildung 2.44: Standardtabstopps

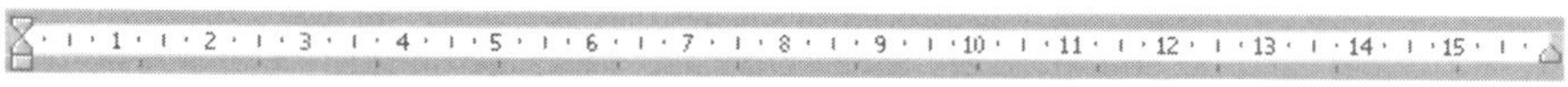

→ Ein Tabulator wird im Text durch einen Pfeil dargestellt, falls Sie die Darstellung dieses Sonderzeichens nicht ausgeschaltet haben. In der folgenden Abbildung wurden die einzelnen Spalten mithilfe der Standardtabstopps von 1,25 cm bündig untereinander ausgerichtet. Jede Spalte befindet sich unmittelbar an einem Tabstopp:

Abbildung 2.45: Mit Tabulatoren ausgerichtete Spalten

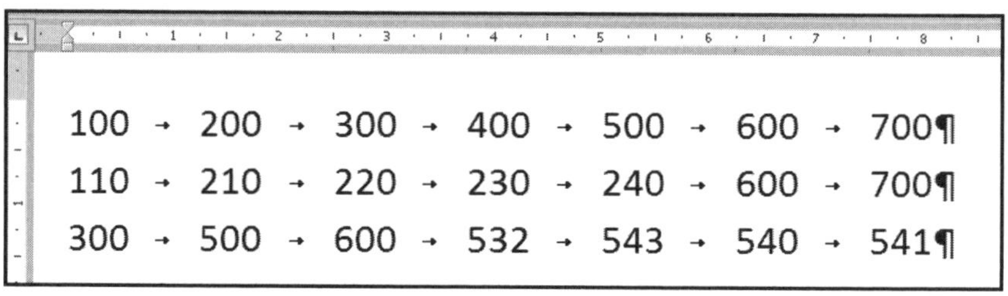

Da Sie in Tabellen (siehe Kapitel 6) mithilfe der Taste [⭾] *zur nächsten Zelle wechseln können, müssen Sie die Tastenkombination* [Strg] + [⭾] *verwenden, wenn Sie einen Tabulator in eine Tabelle einfügen möchten.*

INFO

2.12.1 Tabulatortypen

Word unterscheidet fünf verschiedene Arten von Tabulatoren:

- *Links:* Der Text wird an der Tabulatorposition linksbündig ausgerichtet, beginnt also an dieser Position. Dies ist der gebräuchlichste Tabulatortyp und wird auch in der obigen Abbildung eingesetzt.
- *Rechts:* Der Text wird an der Tabulatorposition rechtsbündig ausgerichtet, sodass das Wortende bündig an der Position des Tabulators steht. Über einen solchen Tabulator werden beispielsweise im Inhaltsverzeichnis eines Buches die Seitenzahlen rechtsbündig ausgerichtet, aber auch das Datum in einem Geschäftsbrief, das am rechten Seitenrand bündig ausgegeben werden soll, wäre ein geeigneter Kandidat für diesen Tabulatortyp.
- *Zentriert:* Der Text wird an der Tabulatorposition zentriert ausgerichtet, sodass die Wortmitte genau an der Position des Tabulators ausgegeben wird.
- *Dezimal:* Zahlen werden am Dezimaltrennzeichen ausgerichtet. Ein dezimaler Tabstopp ermöglicht die korrekte Darstellung von Zahlen/Beträgen untereinander, wenn Sie beispielsweise eine Rechnung mit Einzelpositionen schreiben.
- *Vertikale Linie (Leiste Tabstopp):* An der Position des Tabulators wird ein vertikaler Strich angezeigt, der auch so im Ausdruck erscheint. Ihr kommt keine Ausrichtungsfunktion zu, vielmehr handelt es sich um ein rein grafisches Element, das im Gegensatz zu einem eingefügten Sonderzeichen nicht mit dem Text verschoben werden kann, sondern von diesem überdeckt wird, wie man in der folgenden Abbildung sehen kann:

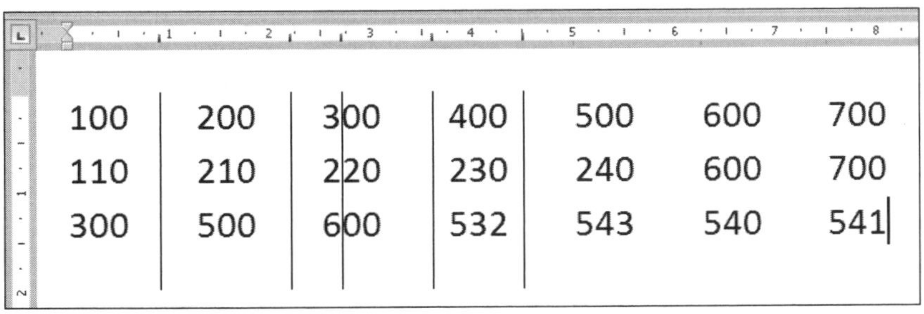

Abbildung 2.46: Vertikale Linie an der Tabulatorposition

Prinzipiell haben Sie zwei Möglichkeiten, einen Tabulator in Word 2007 zu setzen:

- Über das LINEAL, indem Sie mit der Maus an die gewünschte Position in das Lineal klicken. Diese Methode geht zwar schnell, birgt aber den Nachteil an sich, dass Sie ganz genau an die gewünschte Position klicken müssen.
- Über das Dialogfeld TABSTOPPS, mit dessen Hilfe Sie die Position des Tabulators exakt eingeben können. Ferner lässt sich in diesem Dialogfeld auch der Vorgabewert für den Standardtabstopp verändern, der in Word für alle Dokumente 1,25 cm beträgt.

INFO

Alle Tabulatoreinstellungen beziehen sich immer nur auf den aktuellen Absatz, in dem sich die Einfügemarke gerade befindet. Möchten Sie die Tabstopps für mehrere Absätze gleichzeitig setzen, so müssen Sie die betreffenden Absätze markieren, ehe Sie die Tabulatoren anlegen.

2.12.2 Tabstopps per Dialog setzen

Sie rufen das Dialogfeld TABSTOPPS auf, indem Sie auf der Registerseite START rechts unten im Bereich ABSATZ auf das STARTPROGRAMM FÜR DAS DIALOGFELD klicken und im Anschluss im Dialogfeld auf den Button TABSTOPPS... klicken.

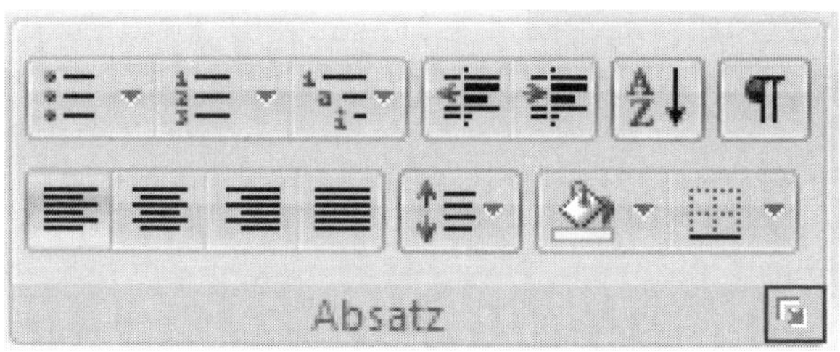

Abbildung 2.47: Startprogramm für das Dialogfeld ABSATZ

TIPP

Alternativ dazu erreichen Sie den Dialog zur Eingabe der Tabstopps auch über das Startprogramm der Gruppe ABSATZ *auf der Seite* SEITENLAYOUT. *Da sich in diesem Fall das gleiche Dialogfeld öffnet, müssen Sie nicht erst die Registerseite wechseln, wenn Sie sich gerade auf der Seite* SEITENLAYOUT *befinden.*

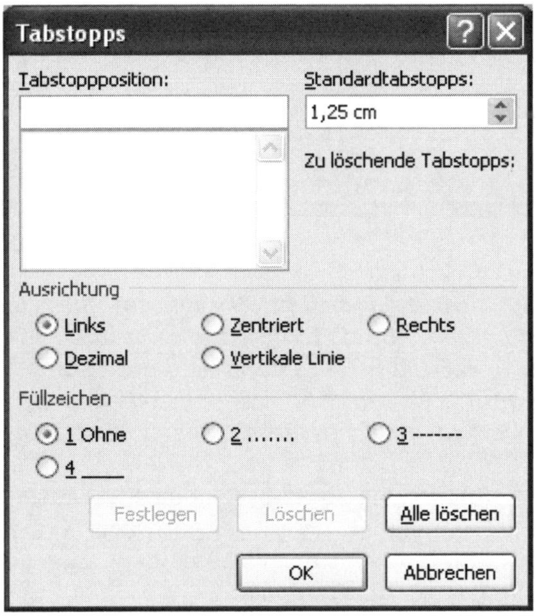

Abbildung 2.48: Dialogfeld zum Setzen von Tabulatoren

Um einen neuen Tabstopp anzulegen, gehen Sie wie folgt vor:

1. Öffnen Sie den Dialog TABSTOPPS, und tragen Sie die gewünschte Position in die Eingabezeile unter TABSTOPPPOSITION ein. Maßgebend für die Position ist der von Ihnen festgelegte Seitenrand, nicht der Papierrand. Solange Sie kein Maß eintragen, geht Word davon aus, dass Sie Zentimeter meinen. Sie können jedoch die Eingabe auch in Millimeter vornehmen, müssen dann allerdings an das Ende »mm« setzen. Die Tabulatorposition wird übrigens nach der Übernahme automatisch in Zentimeter umgerechnet.
2. Vergewissern Sie sich, dass die korrekte Ausrichtung (links, zentriert, rechts, dezimal, vertikale Linie) eingestellt ist, und ändern Sie nötigenfalls die Einstellung.
3. Falls Sie möchten, können Sie auch noch ein Füllzeichen für den Tabulator einstellen. In diesem Fall wird der Raum bis zur Tabulatormarke mit dem betreffenden Zeichen ausgefüllt. Diese Option ist praktisch, wenn Sie dem Auge eine optische Orientierungshilfe geben wollen, wie dies etwa in Inhaltsverzeichnissen zwischen dem Kapitelnamen und der Seitenzahl häufig gemacht wird. Aber auch bei Speisekarten oder anderen Preislisten kann das Auge des Betrachters vom Text leichter bis zum an der rechten Seite stehenden Preis wandern, wenn Sie Füllzeichen verwenden.

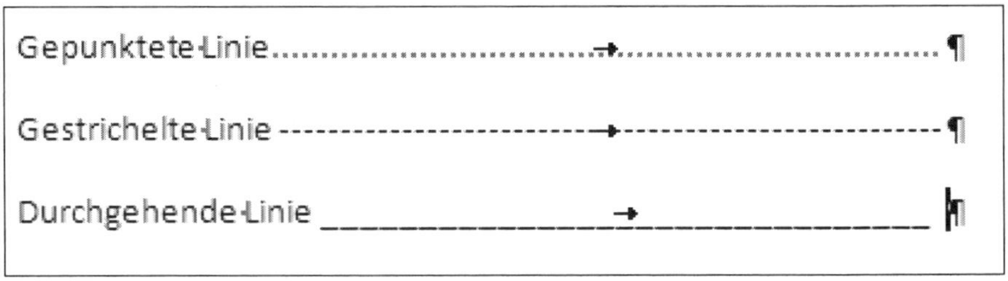

Abbildung 2.49: Füllzeichen beim Einsatz von Tabulatoren

TIPP

Entscheiden Sie sich für den Einsatz eines Füllzeichens, sollten Sie den Tabstopp rein für das Linienende verwenden. Eine dahinter folgende Zahl können Sie dann beispielsweise mit etwas Abstand an einem weiteren Tabstopp, der rechtsbündig am Seitenrand ausgerichtet ist, fluchten lassen. So erhalten Sie ein optisch ansprechendes Layout.

4. Klicken Sie auf den Schalter FESTLEGEN, den Sie auch mit der Tastenkombination [Alt] + [F] erreichen können. Die Tabulatorposition wird nun in die Liste der Tabulatoren aufgenommen, die sich unterhalb der Eingabezeile befindet.
5. Wiederholen Sie die obigen Schritte für alle weiteren Tabstopps, die Sie definieren möchten.
6. Beenden Sie den Dialog mit OK, um den oder die Tabstopps dem aktuellen Absatz zuzuweisen. Wenn Sie jetzt einen Blick auf das Lineal werfen, werden Sie feststellen, dass alle links von der ersten definierten Tabstoppposition stehenden Standardtabstoppmarken nicht mehr vorhanden sind. Sie verlieren im aktuellen Absatz durch die Definition eigener Tabstoppmarken ihre Gültigkeit.

Möchten Sie einen Tabstopp ändern, wählen Sie diesen aus der Liste der Tabulatoren aus und ändern seine Eigenschaften wie *Position*, *Ausrichtung* und *Füllzeichen*. Mit FESTLEGEN werden die neuen Einstellungen dann übernommen.

Sie können einen vorhandenen Tabulator auch entfernen, indem Sie ihn aus der Liste der verfügbaren Tabulatoren mit einem Mausklick auswählen und im Anschluss daran dann auf den Button LÖSCHEN klicken. Mit der Tastatur erreichen Sie diesen Schalter über [Alt] + [N]. Die Tabulatorposition verschwindet darauf aus der Liste und wird stattdessen unter ZU LÖSCHENDE TABSTOPPS angezeigt. Erst wenn Sie den Dialog mit OK beenden, wird die Funktion wirklich ausgeführt. Sie können das Löschen also problemlos mit ABBRUCH verhindern.

Um alle Tabulatoren mit nur einem Klick zu löschen, können Sie auf den Schalter ALLE LÖSCHEN klicken. Die korrespondierende Tastenkombination lautet [Alt] + [A]. In diesem Fall werden im Absatz enthaltene Tabulatoren wieder an den Standardtabstoppmarken ausgerichtet, die von Word erneut eingefügt werden, wenn keine individuellen Marken mehr vorhanden sind.

Word verwendet einen Standardtabstoppabstand von 1,25 cm. Im Dialogfeld TABSTOPPS können Sie diesen Ihren Wünschen entsprechend abändern. Allerdings gilt die Einstellung nur für das aktuell geöffnete Dokument. Erstellen Sie ein neues Dokument, wird dort wieder ein Abstand von 1,25 cm verwendet, solange Sie diesen nicht wiederum im Dialog ändern.

TIPP

Es gibt leider keine Möglichkeit, in Word den Tabstoppabstand so abzuändern, dass er dauerhaft für neue Dokumente benutzt wird.

Da Tabulatorpositionen aber Teil des Absatzformats sind, können Sie in der Formatvorlage NORMAL.DOTM, *die für alle neuen Dokumente automatisch verwendet wird, Formaten andere Tabstopppositionen zuweisen, womit die Standardtabstopps außer Kraft gesetzt werden. Näheres dazu erfahren Sie in Kapitel 5.*

2.12.3 Tabstopps mit dem Lineal setzen

Alternativ zum Setzen von Tabstopps per Dialog können Sie diese auch direkt mithilfe der Maus im horizontalen Lineal definieren. Dazu muss das Lineal natürlich sichtbar sein.

INFO

Sollten Sie das Lineal ausgeblendet haben, können Sie es über das Symbol LINEAL *am oberen Rand der rechten Scrollleiste wieder einblenden.*

In der linken oberen Ecke des Dokumentenfensters, direkt unterhalb der Multifunktionsleiste, befindet sich auf der Höhe des horizontalen Lineals ein Schalter, in dem der aktuell eingestellte Tabulatortyp angezeigt wird. Durch mehrfaches Anklicken werden darin nacheinander die verschiedenen Tabulatortypen (links, rechts, zentriert usw.) angezeigt. Wenn Sie mit dem Mauszeiger auf diesen Schalter deuten, erscheint ein kleines Hinweisfenster, in dem der gerade eingestellte Tabulatortyp angezeigt wird.

Dieses Symbol bestimmt, welchen Typ ein Tabstopp bekommt, den Sie mit einem Klick an der gewünschten Position in den unteren Bereich des horizontalen Lineals setzen.

Sie können einen gesetzten Tabstopp verschieben, indem Sie ihn bzw. sein Symbol im Lineal anklicken und bei gedrückt gehaltener linker Maustaste nach links oder rechts an die neue Position ziehen. Solange Sie die Maustaste gedrückt halten, erscheint eine gepunktete Linie, über die sich die Position des Tabstopps im Text visualieren und prüfen lässt. Dies können Sie sich auch zunutze machen und eine Tabulatormarke anklicken, ohne selbige dabei zu verschieben.

TIPP

Die Darstellung des Lineals können Sie umschalten, sodass die Seitenränder und Tabulatorenabstände eingeblendet werden, indem Sie die [Alt]*-Taste drücken, ehe Sie einen Tabstopp im Lineal anklicken. Damit lässt sich viel präziser arbeiten. Diese Darstellung kann auch verwendet werden, um eine Tabstoppmarke zu verschieben. Sie müssen dazu lediglich wiederum* [Alt] *gedrückt halten, während Sie die Marke mit der Maus an die neue Position ziehen.*

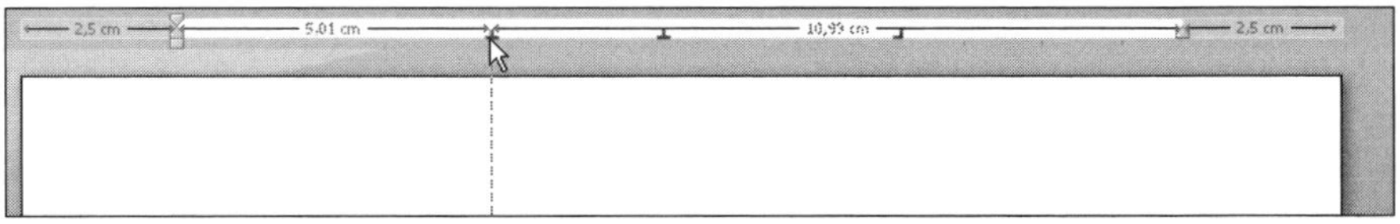

Abbildung 2.50: Das Lineal bei gedrückt gehaltener [Alt]-Taste

Möchten Sie einen Tabstopp löschen, klicken Sie ihn mit der Maus an, und ziehen Sie ihn bei weiterhin gedrückt gehaltener Maustaste nach unten aus dem Lineal. Nun lassen Sie die Maus los, und der Tabstopp ist verschwunden.

Selbstverständlich lassen sich auch die Ausrichtung oder das zu verwendende Füllzeichen nachträglich ändern. Dazu führen Sie einen Doppelklick auf das betreffende Tabstopp-Symbol im Lineal aus, und es erscheint der Dialog TABSTOPPS, den Sie schon aus dem vorigen Kapitel kennen. Dies geschieht auch, wenn an der Doppelklickposition noch gar keine Tabstoppmarke vorhanden ist. Dieses Verhalten können Sie sich daher auch zunutze machen, um einen neuen Tabulator an der betreffenden Position zu setzen und gleichzeitig seine Eigenschaften im Dialog TABSTOPPS zu präzisieren. Dann gilt es allerdings zu beachten, dass die neue Tabstoppposition in der Auswahlliste des Dialogfeldes markiert ist, da andernfalls die Änderungen nicht für den gerade gesetzten Tabulator, sondern stattdessen für den ersten Tabulator im Absatz wirksam werden.

REF

Auch das in Abschnitt 2.1.3 besprochene Verfahren Klicken und Eingeben *erzeugt Tabstopps, indem an der Position des Doppelklicks ein Tabstopp für den aktuellen Absatz gesetzt und im Anschluss daran ein Tabulator in das Dokument eingefügt wird, sodass die Einfügemarke an dieser Position zum Stehen kommt.*

2.12.4 Tabulatoren – Licht und Schatten

Tabulatoren ermöglichen auf der einen Seite die präzise Ausrichtung von Text, ziehen auf der anderen Seite aber auch einige Probleme nach sich, sodass sie wirklich mit Bedacht eingesetzt werden sollten:

- Möchten Sie die erste Zeile eines Absatzes einrücken, verwenden Sie statt eines Tabulators besser einen Erstzeileneinzug (siehe Kapitel 3). Im Idealfall sollte die gesamte Dokumentvorlage entsprechend angepasst werden.

TIPP

Um zu verhindern, dass Word einen Tabulator eigenmächtig in eine Einrückung verwandelt, klicken Sie auf die Office-Schaltfläche, danach auf WORD-OPTIONEN. *Selektieren Sie im Anschluss* DOKUMENTPRÜFUNG/AUTOKORREKTUR-OPTIONEN... *Auf der Seite* AUTOFORMAT WÄHREND DER EINGABE *entfernen Sie das Häkchen vor* SETZT DEN LINKEN UND ERSTZEILENEINZUG FÜR TABSTOPPS UND DIE RÜCKTASTE:

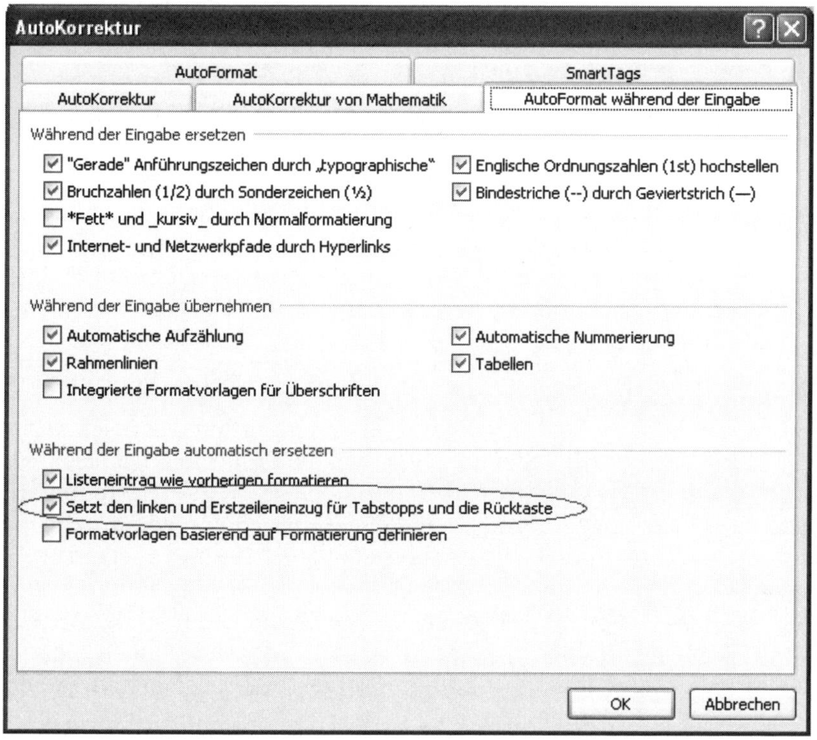

Abbildung 2.51: Tabulatoren nicht in Einrückungen verwandeln.

- Verwenden Sie Tabulatoren, die in einer Dokumentvorlage definiert wurden, kann es passieren, dass ein mit Tabulatoren formatierter Text auf einem anderen Computer nicht mehr korrekt dargestellt wird, da auf diesem PC die Tabstopps an anderen Positionen definiert sind. Daher sollten Sie Tabellen nicht über einzelne – durch Tabulatoren getrennte – Textspalten realisieren, sondern über echte Tabellen (siehe Kapitel 6). Diese bieten den unschätzbaren Vorteil, dass sie nicht so einfach durcheinanderkommen können. Und wenn Sie dann den Rahmen der Tabelle noch unsichtbar machen, ist sie von einem Dritten nicht einmal mehr als solche zu erkennen!
- Datenreihen, die Sie aus einem anderen Programm über die Zwischenablage in Word hineinkopiert haben und die durch Tabulatoren getrennt sind, sollten Sie ebenfalls in Tabellen umwandeln.

- Müssen Sie im Gegenzug Datenreihen für ein anderes Programm bereitstellen, deren Spalten durch Tabulatoren zu trennen sind, achten Sie darauf, immer nur einen Tabulator einzufügen.
- Manche Programme verwenden nicht relative, sondern absolute Tabulatorstopps. Bei relativen Tabulatorstopps bewegt sich die Einfügemarke bei jedem Drücken der Tabulatortaste an den nächsten verfügbaren Tabulatorstopp. Bei absoluten Tabulatorstopps bewegt sich die Einfügemarke beim n-ten Drücken der Tabulatortaste an den n-ten Tabulatorstopp in einer Zeile. Falls sich dieser Stopp links von der Einfügemarke befindet, bewegt sich die Einfügemarke nicht.
- Soll Ihr Text wie bei einer Zeitung mehrere Spalten erhalten, verwenden Sie die Spaltenformatierung von Word. Nur sie ist dafür gedacht!
- Wenn Sie zur Erkenntnis kommen, auf Tabulatoren unter keinen Umständen verzichten zu können, denken Sie bitte daran, die Darstellung von Sonderzeichen zu aktivieren, sodass die eingefügten Tabulatoren auch sichtbar sind. Dies erleichtert die Suche nach überzähligen oder fehlenden Tabulatoren, gerade dann, wenn Sie den Text nicht selbst geschrieben haben.
- Gehen Sie in Absätzen sparsam mit Tabstopps um. Je weniger solcher Marken Sie definieren, desto besser!
- Kopf- und Fußzeilen sind ebenso wie Absätze, in denen der Text unterschiedlich ausgerichtet werden muss, die geeigneten Kandidaten für den Einsatz von Tabulatoren. Aber übertreiben Sie nicht: weniger ist mehr!

2.13 Textmarken

Eine Textmarke ist ein unsichtbares Lesezeichen in einem Dokument, das einen eindeutigen Namen trägt und entweder eine bestimmte Textposition oder einen Textbereich einschließt: Dies kann ein Wort, ein Absatz, eine Grafik oder ein sonstiges Objekt sein. Unsichtbar aus zwei Gründen: Erstens erscheint eine Textmarke nicht im Ausdruck, und zweitens zeigt Word sie auch nicht im Dokument an, solange Sie nicht im Dialog Word-Optionen die Option TEXTMARKEN ANZEIGEN unter ERWEITERT/DOKUMENTINHALT ANZEIGEN markieren.

Sie können Textmarken verwenden, um zu einem späteren Zeitpunkt an die Position der Marke im Dokument zurückzuspringen, aber auch für die Erstellung von flexiblen Querverweisen. Näheres dazu erfahren Sie in Kapitel 12.

HALT

Da Textmarken beim Editieren von Text problemlos zusammen mit dem Text gelöscht werden können, sollten Sie die Anzeige der Textmarken unbedingt einschalten, wenn Sie solche verwenden möchten! Nur so sehen Sie die Textmarken bei der Textbearbeitung und können ein unbeabsichtigtes Löschen verhindern, wenn Sie beispielsweise einen Absatz löschen, indem sich eine Textmarke befindet.

2.13.1 Textmarke einfügen

Um eine Textmarke in ein Dokument einzufügen, gehen Sie wie folgt vor:

STEPS

1. Setzen Sie die Einfügemarke an die Position im Dokument, an der Sie die Textmarke einfügen möchten. Sie können auch einen Bereich markieren, dann wird die Textmarke diese Markierung umschließen.
2. Klicken Sie in der Multifunktionsleiste auf die Registerkarte EINFÜGEN.
3. In der Gruppe HYPERLINKS klicken Sie auf den Button TEXTMARKE. Daraufhin öffnet sich das Dialogfeld TEXTMARKE. Mit [Strg] + [⇧] + [F5] rufen Sie diesen Dialog über die Tastatur auf:

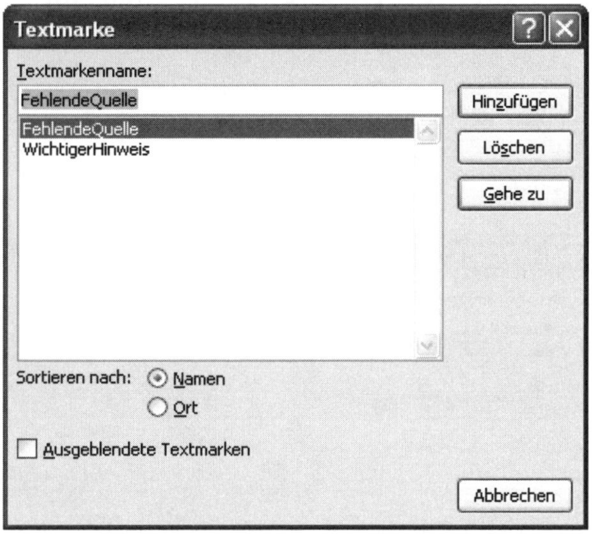

Abbildung 2.52: Das Dialogfeld TEXTMARKE

4. Unter Textmarkenname sehen Sie eine Eingabezeile sowie alle bislang in diesem Dokument angelegten Textmarken. Sofern Sie noch keine Textmarken angelegt haben, sind die Felder leer. Tragen Sie in die Eingabezeile einen aussagekräftigen Namen für die Textmarke ein:
   - Der Name muss mit einem Buchstaben beginnen, darf höchstens 40 Zeichen lang und muss innerhalb des Dokuments eindeutig sein.
   - Innerhalb des Namens dürfen Ziffern verwendet werden, lediglich an der ersten Position sind diese nicht gestattet.
   - Leerzeichen innerhalb des Namens sind nicht erlaubt. Verwenden Sie stattdessen Unterstriche, oder arbeiten Sie – wie in der obigen Abbildung dargestellt – mit Groß- und Kleinschreibung.
5. Klicken Sie auf HINZUFÜGEN, um das Dialogfeld zu schließen und die Textmarke in das Dokument einzufügen. Sofern Sie die Darstellung der Textmarken eingeschaltet haben, sehen Sie die Textmarke auch. Sie wird mit einer grauen, eckigen Klammer angezeigt. Haben Sie einen Bereich markiert, wird dieser mit grauen eckigen Klammern eingeschlossen.

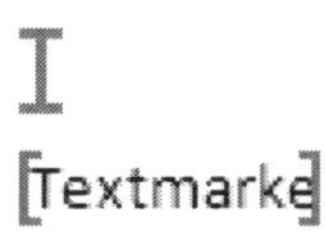

2.13.2 Textmarke anspringen

Sie haben prinzipiell mehrere Möglichkeiten, an die Position einer Textmarke im Dokument zu springen:

[Strg] + [⇧] + [F5]

- Öffnen Sie wieder das Dialogfeld TEXTMARKE, wählen die Textmarke, zu der Sie springen möchten, in der Liste der verfügbaren Marken aus, und klicken Sie im Anschluss auf GEHE ZU. Word setzt darauf die Einfügemarke an die Position der Textmarke. Die im Dokument verfügbaren Textmarken werden gewöhnlich alphabetisch aufgelistet. Sie können die Marken jedoch auch nach der Position ihres Vorkommens im Dokument anzeigen lassen. Dazu müssen Sie lediglich im Dialogfeld die Option SORTIEREN NACH ORT aktivieren.

[F5]

- Mit [Strg] + [G] bzw. der Funktionstaste [F5] öffnen Sie das Dialogfeld SUCHEN UND ERSETZEN unmittelbar auf der Seite GEHE ZU. Darin können Sie in der linken Auswahlliste den Eintrag TEXTMARKE selektieren und im Anschluss daran eine der verfügbaren Textmarken auswählen. Mit einem Klick auf den Schalter GEHE ZU springen Sie wieder zur Position der Textmarke im Dokument.

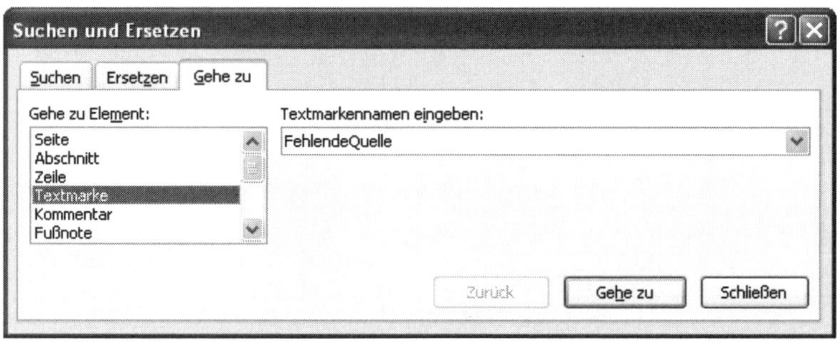

Abbildung 2.53: Viele Wege führen nach Rom ...

2.13.3 Textmarke löschen

Eine Textmarke können Sie problemlos wieder loswerden, indem Sie das Dialogfeld TEXTMARKE mit [Strg] + [⇧] + [F5] aufrufen, die zu löschende Textmarke in der Auswahlliste markieren und danach auf den Schalter LÖSCHEN klicken.

2.13.4 Verhalten von Textmarken während der Textbearbeitung

Bearbeiten Sie einen Textabschnitt, in dem sich eine oder mehrere Textmarken befinden, verhalten sich die Marken folgendermaßen:

- Haben Sie beim Einfügen der Textmarke den gesamten Abschnitt markiert, wird dieser von grauen Klammern umschlossen. Möchten Sie vor diesen Textabschnitt einen weiteren Abschnitt einfügen, der sich aber nicht innerhalb der Marke befinden soll, müssen Sie die Einfügemarke an das Ende des Absatzes davor setzen, ehe Sie [↵] drücken. Den Versuch, die Einfügemarke an den Absatzanfang zu setzen und danach [↵] zu drücken, quittiert Word mit Beibehalten der Markenposition und Einfügen des neuen Absatzes innerhalb der Marke.

TIPP

Haben Sie den ersten Absatz in einem Dokument mit einer Textmarke umschlossen und möchten Sie nun einen Absatz vor diesen Absatz einfügen, können Sie die Einfügemarke nicht vor den Absatz platzieren. Ihnen bleibt in diesem Fall nur die Möglichkeit, den Absatz einzufügen und im Anschluss daran die Textmarke neu zu definieren.

- Verschieben Sie eine Textstelle, an eine andere Position im aktuellen Dokument oder auch in ein anderes Dokument, wird die Marke zusammen mit dem Text verschoben.
- Kopieren Sie eine Textstelle und fügen Sie diese an einer anderen Position im gleichen Dokument wieder ein, verbleibt die Marke an der ursprünglichen Position, wird also nicht kopiert. Dies ist konsequent, da jede Textmarke innerhalb eines Dokuments einen eindeutigen Namen besitzen muss.
- Kopieren Sie eine Textstelle, und fügen Sie diese in ein anderes Dokument ein, wird die Textmarke mitkopiert, sofern sich bislang noch keine Marke mit diesem Namen im anderen Dokument befindet.

2.14 Navigieren im Dokument

Werden Dokumente im Laufe der Zeit umfangreicher und bestehen aus mehr als nur einer einzelnen Seite, werden Sie häufig innerhalb des Dokuments zu anderen Textstellen springen, um dort Ergänzungen vorzunehmen, Korrekturen einzuarbeiten oder einfach nur nachzuschlagen. Neben den bisher vorgestellten Verfahren zum Blättern mit der Tastatur oder der Maus sowie dem gezielten Ansteuern einer Textmarke über die gleichnamige Funktion, bietet Word weitere Wege, effizient im Dokument zu navigieren. Diese sollen Thema des nun folgenden Abschnitts sein.

TIPP

Um in einem Dokument schnell zu einer bestimmten Seite zu springen, klicken Sie auf die Seitenzahl in der Statusleiste. Es öffnet sich das Dialogfeld SUCHEN&ERSETZEN. *Da die Seite* GEHE ZU *bereits voreingestellt wurde, müssen Sie nur noch die gewünschte Seitennummer eingeben und können mit* [↵] *sofort zur betreffenden Seite springen. Den Dialog können Sie übrigens auch mit* [Strg] + [G] *oder* [F5] *aufrufen :-).*

2.14.1 Wichtige Tastenkürzel

Tabelle 2.7: Navigieren mit der Tastatur

Tastenkombination	Zweck
[←]	Ein Zeichen nach links
[→]	Ein Zeichen nach rechts
[Strg]+[←]	Ein Wort nach links
[Strg]+[→]	Ein Wort nach rechts
[Strg]+[↑]	Ein Absatz nach oben
[Strg]+[↓]	Ein Absatz nach unten
[⇧]+[↹]	Eine Zelle nach links (in einer Tabelle)
[↹]	Eine Zelle nach rechts (in einer Tabelle)
[↑]	Eine Zeile nach oben
[↓]	Eine Zeile nach unten
[Ende]	An das Zeilenende
[Pos1]	An den Zeilenanfang
[Alt]+[Strg]+[Bild↑]	An den oberen Rand des Fensters
[Alt]+[Strg]+[Bild↓]	An den unteren Rand des Fensters
[Bild↑]	Eine Bildschirmseite aufwärts (Bildlauf)
[Bild↓]	Eine Bildschirmseite abwärts (Bildlauf)
[Strg]+[Bild↓]	An den Anfang der nächsten Seite
[Strg]+[Bild↑]	An den Anfang der vorherigen Seite
[Strg]+[Ende]	An das Ende des Dokuments
[Strg]+[Pos1]	An den Anfang des Dokuments
[⇧]+[F5]	Zur letzten Bearbeitungsstelle
[⇧]+[F5]	Nach dem Öffnen eines Dokuments zu der Stelle im Dokument, an der Sie vor dem letzten Schließen gearbeitet haben

TIPP

Halten Sie zusätzlich zu den obigen Tastenkombinationen noch die Taste [⇧] gedrückt, wird der Text gleichzeitig markiert.

2.14.2 Gehe zu

Möchten Sie ein bestimmtes Element in einem Dokument direkt ansteuern, können Sie den Dialog SUCHEN UND ERSETZEN aufrufen und darin die Registerseite GEHE ZU wählen. Wir haben ihn bereits in Verbindung mit den Textmarken kennengelernt.

F5

Bei diesem Dialogfeld handelt es sich um einen nicht modalen Dialog. Dies bedeutet, dass das Fenster auf dem Desktop geöffnet bleiben kann, während Sie Befehle aufrufen oder den Text bearbeiten. Bei modalen Dialogen muss das Dialogfenster erst geschlossen werden, ehe außerhalb des Dialogs Eingaben vorgenommen werden können.

INFO

Öffnen Sie das Dialogfeld SUCHEN UND ERSETZEN zum ersten Mal, ist als Element SEITE voreingestellt. Sie können nun die Seitenzahl eingeben, zu der Sie im Dokument springen möchten. Aber nicht nur die Angabe einer absoluten Seitenzahl wie beispielsweise »71« ist möglich. Stellen Sie der Eingabe das Zeichen Plus (+) oder Minus (-) voran, bewegt sich die Einfügemarke im Dokument um die entsprechende Seitenzahl nach vorne bzw. zurück. Dies wird als relative Seitenangabe bezeichnet, da das ermittelte Sprungziel von der aktuellen Markenposition abhängig ist. Eine Eingabe von »+5« bringt Sie um fünf Seiten weiter, »-2« hingegen springt um zwei Seiten zurück.

Bisweilen erwartet Word bei der Eingabe des Sprungziels eine Nummer. Auch wenn Sie im Dokument keine Nummer angezeigt bekommen, werden die Elemente intern von Word der Reihe nach durchnummeriert. Möchten Sie folglich zur dritten Tabelle im Dokument springen, geben Sie im Feld TABELLENNUMMER EINGEBEN eine »3« ein.

Tabelle 2.8: Sprungziele bei GEHE ZU

Element	Funktion
Seite	Springt an den Anfang der im Eingabefeld eingetragenen Seite. Um eine bestimmte Seitenzahl vor- oder zurückzuspringen, setzen Sie vor die Seitenzahl ein Plus- bzw. Minuszeichen. Dies gilt auch für die weiteren in dieser Tabelle aufgeführten Elemente mit Ausnahme von Textmarken.
Abschnitt	Springt an den Anfang des angegeben Abschnitts, der im Dokument als Abschnittswechsel enthalten sein muss.
Zeile	Setzt die Einfügemarke an den Beginn der angegebenen Zeile.
Textmarke	Springt zur angegebenen Textmarke im Dokument.

Tabelle 2.8: Sprungziele bei GEHE ZU (Forts.)

Element	Funktion
Kommentar	Springt zum nächsten bzw. letzten Kommentar des in der Liste unter ÜBERARBEITET VON angegebenen Verfassers. Da hier *beliebiger Verfasser* voreingestellt ist, können Sie mithilfe der Schaltfläche ZURÜCK bzw. WEITER alle Kommentare im Dokument ansteuern, unabhängig davon wer diesen eingetragen hat.
Fußnote	Springt zur Fußnote mit der entsprechenden Nummer.
Endnote	Setzt die Einfügemarke an die gewünschte Endnote.
Feld	Sucht nach einem beliebigen Feld bzw. nach einem bestimmten Feldtyp, sofern dieser im Listenfeld spezifiziert wurde.
Tabelle	Springt zur ersten Zeile der angegebenen Tabelle.
Grafik	Springt zur angegebenen Grafik.
Formel	Springt zur angegebenen Formel.
Objekt	Sucht das nächste oder vorige Objekt bzw. ein Objekt eines bestimmten Typs, sofern dieses im Listenfeld angegeben wurde.
Überschrift	Springt zum Anfang der eingegebenen Überschrift. Damit Word eine Überschrift als solche erkennen kann, muss sie mit dem gleichnamigen Formatvorlageneintrag formatiert sein.

2.14.3 Browseobjekte

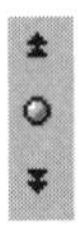

Möchten Sie innerhalb des Dokuments von Tabelle zu Tabelle oder von Überschrift zu Überschrift springen, können Sie die *Browseobjekte* verwenden, die ihr Dasein in der vertikalen Bildlaufleiste fristen. Ein gezieltes Ansteuern eines bestimmten Elements wie bei *Gehe zu* ist hier aber nicht möglich, dafür können Sie innerhalb des Dokuments von Element zu Element vor- und zurückspringen.

Mit einem Klick auf einen der Doppelpfeile blättern Sie im Text zum nächsten Element vor und zurück. Zu welchem Element dabei gesprungen werden soll, legen Sie über einen Klick auf das Symbol BROWSEOBJEKT WÄHLEN, das sich zwischen den beiden Doppelpfeilen befindet, oder über die Tastenkombination [Alt] + [Strg] + [Pos1] fest.

Abbildung 2.54: Kriterien zum Blättern im Text

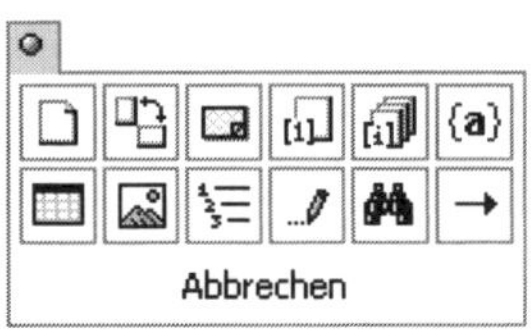

INFO

Haben Sie auf der Registerseite GEHE ZU *im Dialog* SUCHEN UND ERSETZEN *ein Element ausgewählt, wird dieses auch als Browseobjekt eingestellt, sofern es dort verfügbar ist.*

Tabelle 2.9: Browseobjekte und ihre Bedeutung

Symbol	Bedeutung
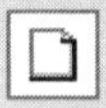	Nach Seite durchsuchen
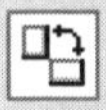	Nach Abschnitt durchsuchen
	Nach Kommentar durchsuchen
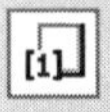	Nach Fußnote durchsuchen
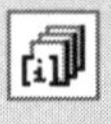	Nach Endnote durchsuchen
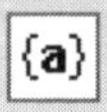	Nach Feld durchsuchen
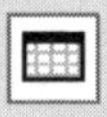	Nach Tabellen durchsuchen
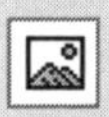	Nach Grafiken durchsuchen
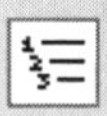	Nach Überschriften durchsuchen
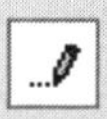	Nach Bearbeitung durchsuchen
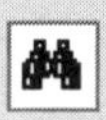	Suchen nach einzelnen Wörtern, Sätzen, Textpassagen oder auch Formaten
	Individueller Sprung: Beispielsweise zu einer bestimmten Seite, Zeile, Textmarke etc.

2.14.4 Navigieren mit der Dokumentstruktur

Eine weitere Möglichkeit, sich schnell durch das aktuelle Dokument zu hangeln, bietet die Dokumentstruktur:

STEPS

1. Klicken Sie auf die Registerseite ANSICHT der Multifunktionsleiste.
2. Setzen Sie in der Gruppe EINBLENDEN/AUSBLENDEN den Schalter DOKUMENTSTRUKTUR. Im linken Fensterbereich wird daraufhin die Struktur des Dokuments eingeblendet.
3. Sie können innerhalb des Navigationsfensters scrollen und auf einen Eintrag klicken, um die zugehörige Stelle im Dokument in der linken Fensterhälfte anzeigen zu lassen.

4. Kapitel können ein- oder ausgeklappt werden, indem Sie auf die rechte Maustaste klicken und den gewünschten Befehl aus dem Objektmenü selektieren.

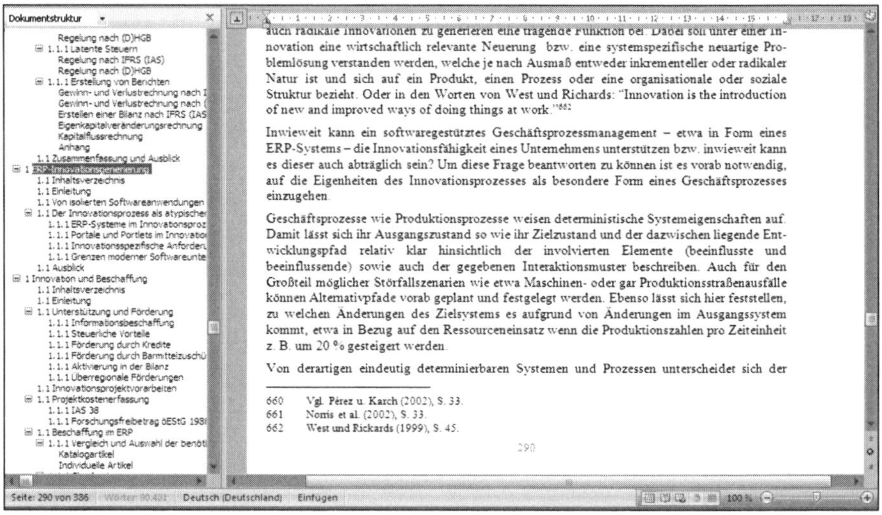

Abbildung 2.55: Dokumentstruktur

HALT

An dieser Stelle sei eine Warnung angebracht: Viele Experten raten dringend davon ab, die Dokumentstruktur zu verwenden, da sie das Dokument unter Umständen beschädigen kann bzw. dies wohl auch machmal zumindest beschleunigt. Wird die Schriftart in der Dokumentstruktur größer oder kleiner, ist dies das erste sichtbare Zeichen, dass das Dokument langsam unbrauchbar wird. Möchten Sie auf diese durchaus praktische Funktion nicht verzichten, sollten Sie ausreichend Sicherheitskopien erstellen und das Dokument nach wirklich jeder Änderung speichern!

2.15 Drucken

Haben Sie den Text fertig erfasst, möchten Sie ihn auch in Zeiten des papierlosen Büros ausdrucken. Zu den dafür notwendigen Funktionen gelangen Sie über die Office-Schaltfläche.

Word bietet Ihnen drei Funktionen in der erweiterten Auswahl an, wenn Sie mit dem Mauszeiger auf den Eintrag DRUCKEN zeigen:

- SEITENANSICHT
  Hierbei handelt es sich um eine Funktion, mit der Sie vor dem eigentlichen Ausdruck des Dokuments noch einmal dessen Optik überprüfen und gegebenenfalls ändern können. Sind Sie zufrieden, können Sie den Ausdruck beruhigt starten, ohne Gefahr zu laufen, Papier zu verschwenden. Schließlich haben Sie den Ausdruck im Vorfeld in der Seitenansicht bereits geprüft.

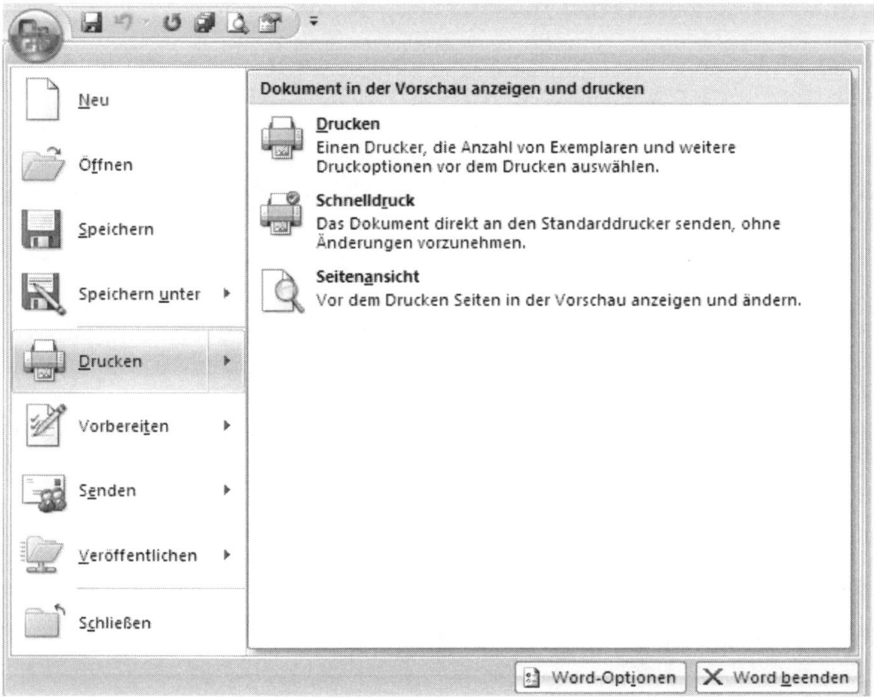

Abbildung 2.56: »Drucken« aufrufen

2

- SCHNELLDRUCK
  Schnelldruck startet den Ausdruck des Dokuments unmittelbar, ohne dass noch Rückfragen in irgendeiner Form gestellt werden. Als Drucker wird dabei der in Windows als Standarddrucker voreingestellte Drucker verwendet bzw. der Drucker, den Sie beim letzten Ausdruck im Dialogfeld »Drucken« eingestellt haben. Diese Variante ist sicherlich die bequemste, führt aber nicht immer zum gewünschten Ergebnis. So kann es beispielsweise vorkommen, dass Sie den Text auf einem anderen Drucker ausgeben möchten, als Word dies unterstellt. Und bei einem 500-Seiten-Schmöker wird der komplette Text ausgegeben, auch wenn Sie vielleicht nur eine Seite drucken wollten. Bequemlichkeit hat halt ihren Preis.
- DRUCKEN
  Rufen Sie diese Funktion auf, wenn Sie die volle Kontrolle über den Ausdruck haben möchten. Hier können Sie in einem zwischengeschalteten Dialogfeld verschiedene Parameter, wie den gewünschten Drucker oder die auszugebenden Seiten, einstellen.

2.15.1 Druckerinstallation

Damit ein Dokument überhaupt unter Windows ausgedruckt werden kann, muss ein Druckertreiber installiert sein. Ein solcher Druckertreiber ist eine Art Dolmetscher, der die von Word gesendeten Befehle in eine für den Drucker verständliche Sprache übersetzt. Für jeden Drucker gibt es vom Hersteller meistens einen speziellen Treiber, der die Kommunikation zwischen einer Windows-Anwendung und dem Drucker abwickelt. Verständigungsschwierigkeiten zwischen beiden Parteien führen unweigerlich zu einem fehlerhaften Ausdruck.

Sollte auf Ihrem System noch kein Druckertreiber installiert sein, müssen Sie dies nachholen, ehe Sie einen Ausdruck erzeugen können. Unter Windows XP klicken Sie dazu auf den START-Button, wählen EINSTELLUNGEN und danach DRUCKER UND FAXGERÄTE. Es öffnet sich ein Fenster, in dem Sie auf den Eintrag DRUCKER HINZUFÜGEN klicken. Damit wird der ASSISTENT FÜR DAS SUCHEN NEUER HARDWARE aufgerufen.

Abbildung 2.57: Neue Hardware suchen

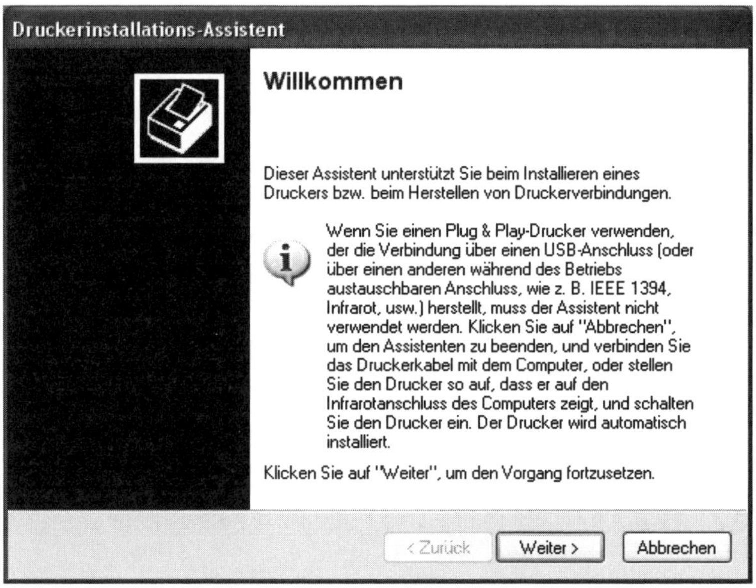

Es gibt aber auch einen »Plan B« für die Installation einer Hardwarekomponente wie einen Drucker. Dieser lautet: Stecken Sie den Drucker an den Computer an, schalten Sie diesen ein, und hoffen Sie, dass Windows den Drucker korrekt erkennt. Handelt es sich um ein Gerät, das *Plug & Play* unterstützt, haben Sie gute Aussichten, dass Windows erfolgreich ist. Glücklicherweise kann es sich heute kein Hersteller mehr erlauben, einen Drucker anzubieten, der dieses Feature nicht unterstützt. Sie müssen dann nur noch die CD, die Sie zusammen mit dem Drucker erhalten haben, in das Laufwerk einlegen, und die Installation des Treibers erledigt sich in der Regel fast wie von selbst.

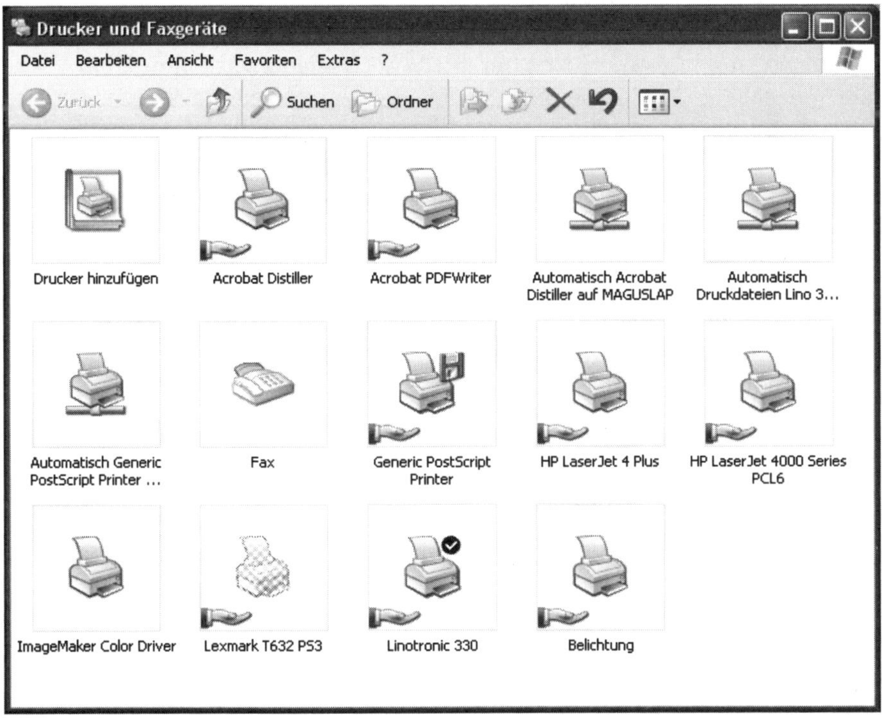

Abbildung 2.58: Installierte Drucker und Faxgeräte

Das Häkchen, das Sie am Druckersymbol in der obigen Abbildung sehen, zeigt an, dass dieser Drucker als Standarddrucker im System verwendet wird. Die Diskette im Symbol darüber bedeutet, dass die Ausgabe nicht an einen Drucker geschickt, sondern stattdessen in eine Datei geschrieben wird. Dies kann sinnvoll sein, wenn Sie beispielsweise über keinen Farbdrucker verfügen, sehr wohl aber ein Bekannter, der aber wiederum kein Word besitzt. Somit kann die gespeicherte Datei dann an einem anderen Ort ausgedruckt werden. Auch bei der Erstellung von Druckdateien für ein Buch wie dieses, das mit hoher Auflösung belichtet wird, geht man üblicherweise den Weg über eine (PostScript-)Druckdatei, die dann aber noch in eine PDF-Datei umgewandelt wird. PDF wurde ebenfalls von Adobe entwickelt und steht für Portable Document Format (siehe nächster Abschnitt).

PostScript ist eine Seitenbeschreibungssprache von Adobe, die auflösungsunabhängig arbeitet und in der Druckvorstufe eingesetzt wird, um auf verschiedenen Geräten wie Druckern oder Belichtern identische Ausgaben zu erhalten. Grafische Elemente und Schriften werden als skalierbare Vektorgrafiken beschrieben, Rastergrafiken werden eingebettet und je nach Auflösung des Ausgabegeräts neu skaliert. PostScript-fähige Ausgabegeräte verfügen über einen eingebauten Interpreter, der das PostScript-Programm Stück für Stück abarbeitet und dabei in eine Rastergrafik umsetzt, die ausgegeben werden kann.

2.15.2 Seitenansicht

Vertrauen ist gut, Kontrolle ist besser! Wir glauben zwar kaum, dass Vladimir Iljitsch Uljanov – besser bekannt als Lenin – die Seitenansicht von Word schon kannte, dennoch lässt sich mit ihrer Hilfe so manche fehlerhaft ausgedruckte Seite bereits im Vorfeld einsparen. Sie bietet den unschätzbaren Vorteil, dass der Ausdruck vor der eigentlichen Ausgabe an den Drucker erst auf dem Monitor angezeigt und damit kontrollierbar wird. Änderungen am Seitenformat, der Ausrichtung von Absätzen, bis hin zu inhaltlichen Korrekturen sind hier noch möglich, ehe Sie das Ergebnis schwarz auf weiß vor sich liegen haben. Sind Sie mit der Ansicht zufrieden, müssen Sie die Seitenansicht nicht erst verlassen, sondern können direkt über den Button DRUCKEN das Dialogfeld zur Steuerung des Ausdrucks aufrufen. Die Tastenkombination dafür lautet [Strg] + [P].

Abbildung 2.59: Die Seitenansicht

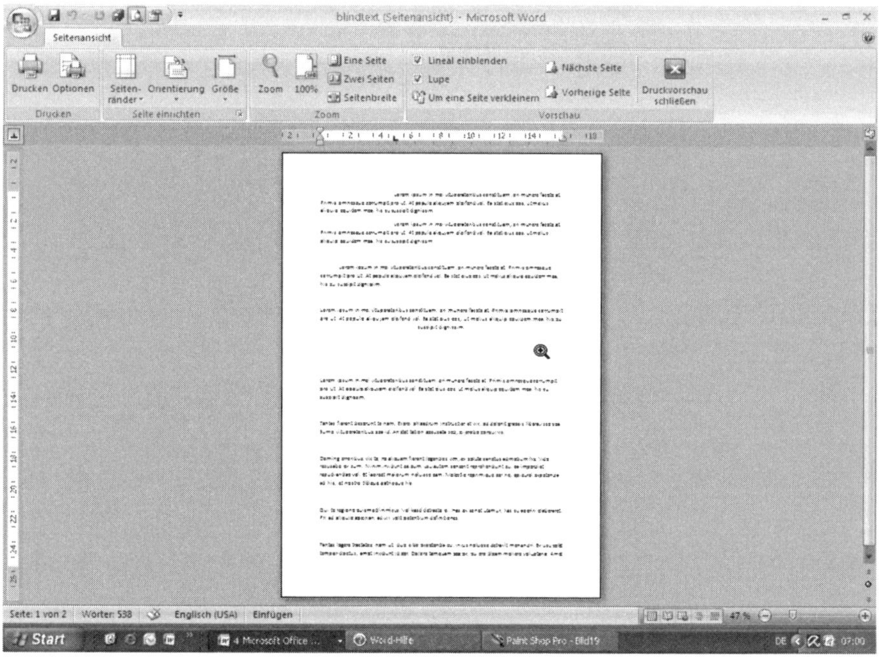

INFO

Auch wenn die Seitenansicht aus einer Zeit stammt, als Word noch keine permanente Layoutansicht besaß, ist sie noch immer praktisch, da sie in kompakter Weise alle Funktionen auf einer Seite vereint, die für den Ausdruck benötigt werden. In der Ansicht SEITENLAYOUT *haben Sie zwar auch jederzeit einen Überblick über das Layout und können über* ZOOM *die Darstellung des Dokuments ebenso wie in der Seitenansicht auf dem Bildschirm kontrollieren, die in der Seitenansicht enthaltenen Funktionen sind aber auf verschiedene Registerseiten verteilt.*

Um die Seitenansicht aufzurufen, klicken Sie auf die Office-Schaltfläche, wählen den Eintrag DRUCKEN und im Anschluss daran SEITENANSICHT. Auf dem Bildschirm wird das Dokument nun in der Seitenansicht dargestellt. Sie haben folgende Möglichkeiten:

- Gruppe DRUCKEN:
  - Ein Klick auf den Button DRUCKEN öffnet das Dialogfeld zur Auswahl des Druckers sowie verschiedener Druckoptionen wie die zu druckenden Seiten und startet im Anschluss daran den Ausdruck. Klicken Sie auf diesen Schalter, wenn Sie mit dem Ergebnis zufrieden sind und das Dokument ausdrucken möchten.
  - OPTIONEN ermöglicht das Einstellen von Word-Optionen, die den Ausdruck beeinflussen. Dazu gehören etwa das Drucken von Hintergrundbildern, Dokumenteigenschaften oder ausgeblendetem Text. Dieses Dialogfeld können Sie auch öffnen, indem Sie im Dialog DRUCKEN auf den Schalter OPTIONEN... klicken, der sich dort in der rechten unteren Ecke befindet.

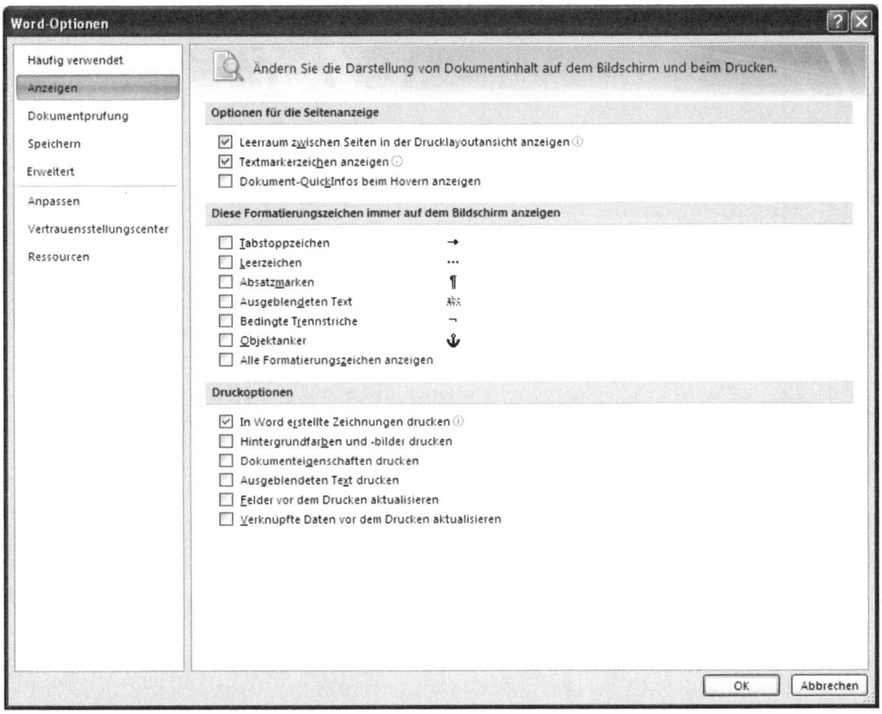

Abbildung 2.60: Word-Optionen für den Druck

- Gruppe SEITE EINRICHTEN:
  - SEITENRÄNDER: Sind Sie mit den Randeinstellungen im Dokument nicht zufrieden, da der Text beispielsweise zu sehr an einer Seite klebt, können Sie dies jetzt ändern, indem Sie auf den Button SEITENRÄNDER klicken. In der daraufhin herunterklappenden Auswahlliste schlägt Ihnen Word verschiedene Einstellungen für die Seitenränder vor. Die aktuell gewählte Einstellung wird hervorgehoben. In Abbildung 2.61 ist dies *Mittel*. Ist keine der vorgeschlagenen Einstellungen für Sie geeignet, klicken Sie auf BENUTZERDEFINIERTE SEITENRÄNDER am Ende der Liste, um das Dialogfeld SEITE EINRICHTEN aufzurufen. Dort können Sie die Parameter explizit eintragen.

Abbildung 2.61: Seitenränder einstellen

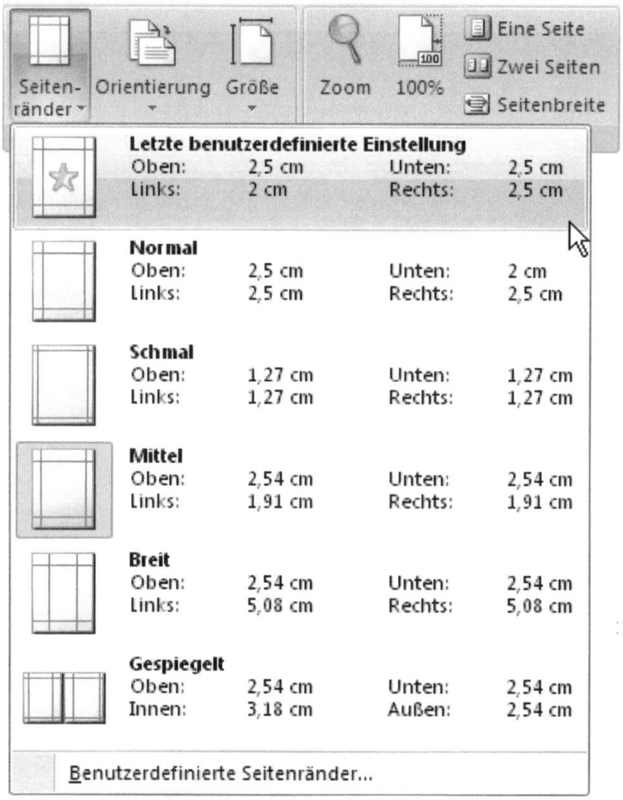

  - ORIENTIERUNG: Stellen Sie kurz vor dem Ausdruck fest, dass das Dokument im Querformat besser aussehen würde, können Sie über diesen Button zwischen HOCHFORMAT und QUERFORMAT umschalten.
  - GRÖSSE: Hier können Sie das Format der Seite (Seitengröße) ändern, wobei Sie dabei wieder auf von Word getätigte Vorschläge zurückgreifen oder das Seitenformat im Dialog SEITE EINRICHTEN einstellen können. Dazu klicken Sie auf den Eintrag WEITERE PAPIERFORMATE...

- Gruppe ZOOM:
  - ZOOM: Öffnet das gleichnamige Dialogfeld, über das die Größe der Darstellung angepasst werden kann. Da sich Word automatisch in der ZoomDarstellung befindet, sobald Sie auf SEITENANSICHT umschalten – der Mauscursor nimmt sogleich die Form einer Lupe mit einem + -Symbol an –, können Sie den Text auch vergrößern, indem Sie mit der Maus darauf klicken. Der Mauszeiger ändert darauf sein Aussehen, und die Lupe wird mit einem Minussymbol angezeigt. Ein weiterer Klick verkleinert die Darstellung wieder.

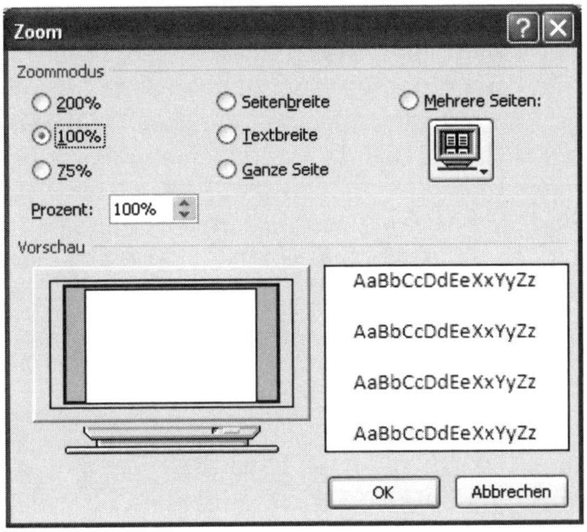

Abbildung 2.62: Zoom

TIPP

Wenn Sie in der Multifunktionsleiste das Häkchen vor LUPE *entfernen, wird der Eingabecursor im Dokument angezeigt, und Sie können den Inhalt bearbeiten. Sind die Änderungen abgeschlossen, wechseln Sie wieder zurück in den Zoom-Modus, indem Sie die Lupe durch Anklicken mit einem Häkchen versehen.*

  - 100%: Klicken Sie auf dieses Symbol, wird die Darstellung auf den Wert 100% gestellt.
  - EINE SEITE: In der Seitenansicht wird in der Voreinstellung genau eine Seite auf dem Bildschirm angezeigt.
  - ZWEI SEITEN: Möchten Sie zwei Seiten gleichzeitig auf dem Bildschirm dargestellt haben, klicken Sie auf diesen Schalter. Diese Ansicht ist empfehlenswert, wenn das Dokument ein Layout mit gegenüberliegenden Seiten benutzt, wie dies beispielsweise in einem Buch der Fall ist.
  - SEITENBREITE: Zoomt die Dokumentdarstellung, sodass die Seitenbreite an die des Fensters angepasst wird. Diese Option entspricht der gleichnamigen Funktion im Dialogfeld ZOOM.

- Gruppe VORSCHAU:
  - LINEAL EINBLENDEN: Möchten Sie Raum für die Darstellung des Dokuments gewinnen, können Sie das Lineal mit diesem Schalter ausblenden.
  - LUPE: Ist dieser Schalter markiert, kann die Darstellung des Dokuments mit der Maus vergrößert und verkleinert werden. Um inhaltliche Änderungen am Dokument vorzunehmen, schalten Sie die Lupe aus, worauf die Eingabemarke sichtbar wird und Sie den Text bearbeiten können.
  - UM EINE SEITE VERKLEINERN: Handelt es sich um ein längeres Dokument, das wegen nur wenigen Zeilen nicht mehr ganz auf eine Seite passt und daher eine neue Seite begonnen werden muss, können Sie Word die Abstände zwischen den Absätzen ein wenig verkleinern lassen, sodass die letzte Seite damit eingespart werden kann.

TIPP

Sind Sie mit dem Ergebnis der Bemühungen von Word nicht zufrieden, können Sie die vorgenommenen Änderungen jederzeit mit [Strg] + [z] *rückgängig machen.*

  - NÄCHSTE SEITE: Zeigt die nächste Seite an.
  - VORHERIGE SEITE: Blättert eine Seite in der Ansicht zurück.
  - DRUCKVORSCHAU SCHLIESSEN: Beendet die Seitenansicht und kehrt zur vorherigen Ansicht zurück.

2.15.3 Schnelldruck

Die Option SCHNELLDRUCK erlaubt das Starten des Druckvorgangs, ohne dass dazu noch weitere Einstellungen vorgenommen werden müssten. Die Kommunikation erfolgt dabei mit dem Standarddrucker bzw. dem Drucker, der zuletzt im Dialogfeld DRUCKEN benutzt wurde, sofern Word zwischenzeitlich nicht neu gestartet worden ist.

Der Drucker sollte eingeschaltet und betriebsbereit sein, damit die Seite auch wirklich ausgegeben werden kann.

TIPP

Haben Sie ein Dokument mithilfe dieser Funktion gedruckt und stellen fest, dass der falsche Drucker als Standarddrucker festgelegt ist, können Sie versuchen, den Auftrag in der Warteschlage zu löschen, ehe er komplett abgearbeitet ist.

2.15.4 Das Dialogfeld »Drucken«

Das Dialogfeld DRUCKEN bietet durch seine zahlreichen Einstellungsmöglichkeiten eine optimale Kontrolle über den Druckvorgang. Sie können hier nicht nur einen bestimmten Drucker auswählen, auf dem das Dokument dann ausgegeben werden soll, sondern auch die zu druckenden Seiten, die Anzahl der Exemplare und vieles mehr einstellen, ehe der Auftrag gestartet wird. Um den Dialog mit der Tastatur aufzurufen, drücken Sie [Strg] + [P].

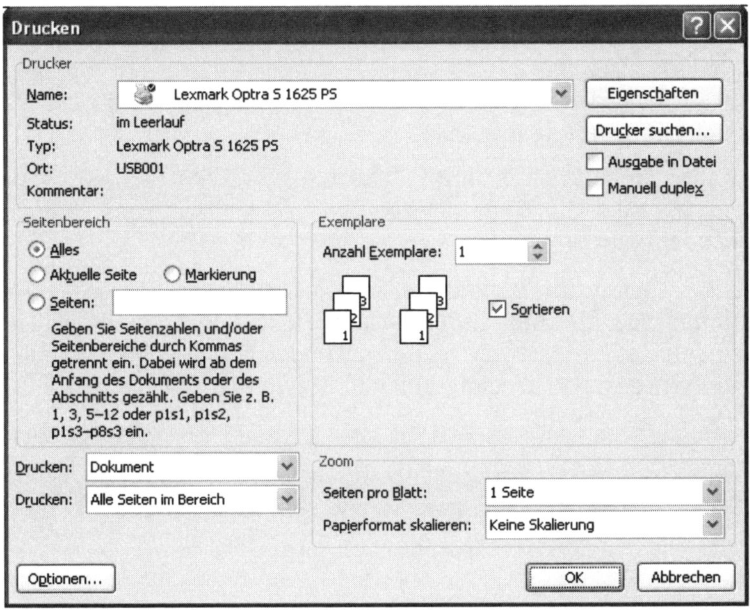

Abbildung 2.63: Das Dialogfeld zum Drucken

Voreingestellt werden der Standarddrucker bzw. der zuletzt innerhalb von Word verwendete Drucker, sofern Sie diesen bei einem früheren Ausdruck in dieser Sitzung umgestellt haben, der Druck eines Exemplars sowie des gesamten Dokuments. Starten Sie den Druckauftrag mit einem Klick auf OK, ohne Änderungen an den Einstellungen vorzunehmen, erhalten Sie damit das gleiche Ergebnis wie bei einem Aufruf der Funktion SCHNELLDRUCK. Lediglich das Dialogfeld wird zusätzlich auf dem Monitor angezeigt, weshalb Sie einen Tastendruck mehr benötigen, um es zu beenden.

Drucker unter Word auswählen und einstellen

Ist an Ihrem Computer mehr als nur ein Drucker angeschlossen, können Sie im Listenfeld hinter NAME den gewünschten Drucker auswählen, der dann für den Ausdruck verwendet wird. Um einen Drucker innerhalb eines Netzwerks zu suchen, auf den Sie Zugriff haben, können Sie auf den Schalter DRUCKER SUCHEN... klicken.

HALT

An dieser Stelle sei eine ausdrückliche Warnung angebracht: Eine Umstellung des Druckers führt in Word in der Regel zu einem komplett neuen Umbruch des Dokuments. Bei einem einseitigen Brief ist dies kein Beinbruch, ein umfangreiches Werk gerät dabei aber schnell aus den Fugen. Sie müssen nicht einmal den Drucker wechseln: Allein eine Änderung der Druckauflösung veranlasst Word, einen neuen Umbruch durchzuführen. Arbeiten Sie an umfangreichen Texten wie Diplom- oder Doktorarbeiten, sollten Sie daher bereits im Vorfeld den »richtigen« Drucker einstellen und sich am besten auch alle verwendeten Druckereinstellungen aufschreiben. Diese Vorgehensweise hat den Autor dieser Zeilen schon vor so manchen Problemen bewahrt.

Eigenschaften des Druckers

Klicken Sie auf den Button EIGENSCHAFTEN, öffnet sich ein weiteres Dialogfeld, über das die Eigenschaften des selektierten Druckers eingestellt bzw. geändert werden können.

Dieser Dialog unterscheidet sich von Drucker zu Drucker, typischerweise können aber die *Seitenorientierung* (Hochformat/Querformat), die *Sortierreihenfolge*, die *Anzahl der zu druckenden Exemplare* sowie die *Auflösungsqualität* des Ausdrucks und die *Papierqualität* in allen Dialogfeldern eingestellt werden.

Abbildung 2.64: Eigenschaften des Druckers ...

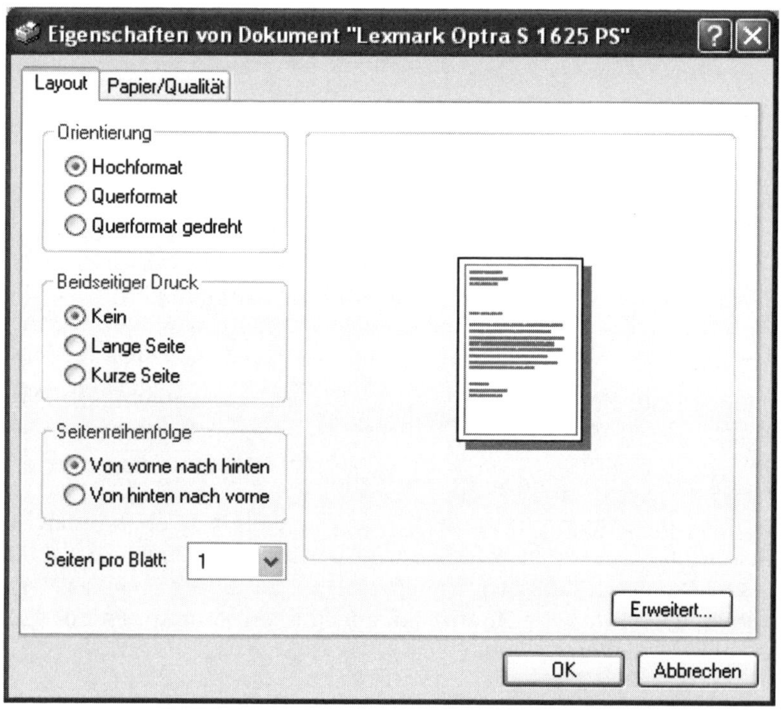

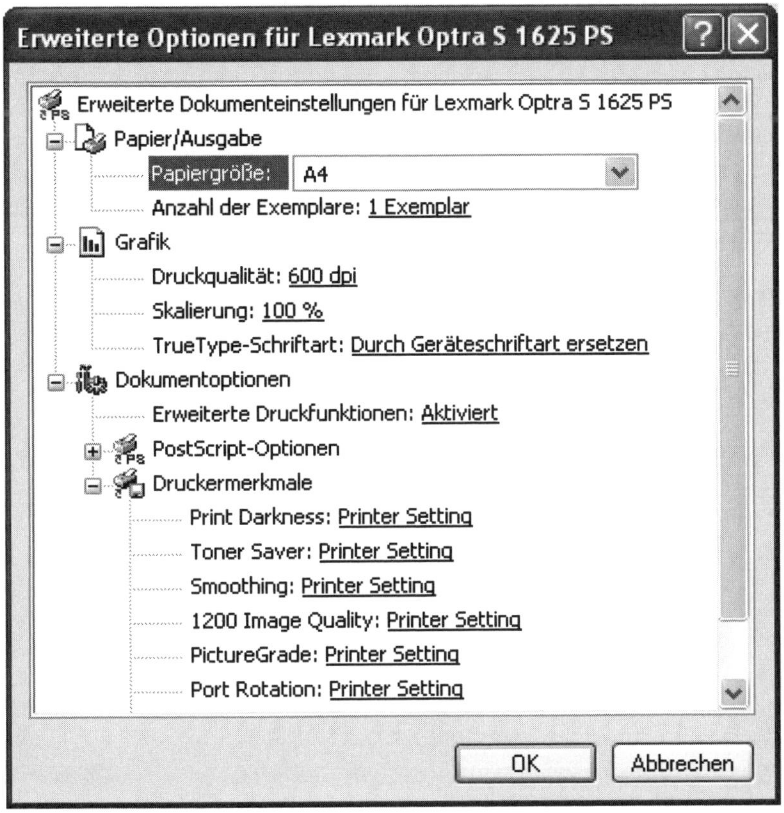

Abbildung 2.65: ... und erweiterte Optionen

2

Alle hier unter EIGENSCHAFTEN DES DRUCKERS *vorgenommenen Einstellungen sind temporär, d.h., sie sind nur so lange gültig, bis Sie Word beenden. Nach einem Neustart werden wieder die unter Windows eingestellten Werte übernommen. Möchten Sie daher dauerhafte Änderungen an den Einstellungen vornehmen, müssen Sie den Eigenschaften-Dialog über die Systemsteuerung von Windows aufrufen und die Änderungen dort vornehmen.*

HALT

Ausgabe in Datei

Aktivieren Sie dieses Kontrollkästchen, um die Druckausgabe in eine Datei zu schreiben, anstatt das Dokument direkt an einen Drucker zu senden. Sobald Sie den Druckauftrag starten, werden Sie gebeten, im Dialogfeld AUSGABE IN DATEI UMLEITEN einen Dateinamen anzugeben, unter dem die Datei gespeichert werden soll. Die Dateiendung lautet .PRN und wird von Word automatisch ergänzt.

Haben Sie bei der Konfiguration des Druckertreibers als Ausgabemedium FILE *angegeben, wird die Ausgabe immer in eine Datei umgeleitet, auch wenn dieses Kontrollkästchen nicht aktiviert ist.*

INFO

Doch wozu der Umweg über eine Datei? Vielleicht möchten Sie ja eine farbige Präsentation zu Hause fertig stellen und diese am nächsten Tag im Büro ausdrucken, da Ihnen daheim der Drucker nicht zur Verfügung steht. Leider haben Sie im Büro nicht die aktuelle Word-Version installiert. In diesem Fall können Sie den in die Datei umgeleiteten Ausdruck dann im Büro problemlos an den Drucker senden. Auch im Falle einer Zusammenarbeit mit einer Druckerei erwartet diese eine solche Druckdatei, die dann auf einem Belichter hochauflösend ausgegeben werden kann.

REF

Im Profibereich wird die Seitenbeschreibungssprache PostScript eingesetzt, weshalb Sie zum Erstellen einer solchen Druckdatei einen PostScript-Druckertreiber benötigen. Einen passenden Universal-Druckertreiber können Sie im Internet auf der Homepage von Adobe unter `www.adobe.com` *kostenlos herunterladen. Außerdem finden Sie dort verschiedene Druckerbeschreibungsdateien (PPD = PostScript Printer Definition).*

Haben Sie die Datei beispielsweise *Praesentation.prn* genannt, können Sie diese in der *Eingabeaufforderung* mit

```
copy Praesentation.prn lpt1 /b
```

an einen Drucker senden, sofern dieser an der ersten parallelen Schnittstelle angeschlossen ist, deren Gerätename *lpt1* lautet.

TIPP

Ist der Drucker über einen modernen USB-Anschluss angebunden und verfügt damit über keinen MS-DOS-kompatiblen Gerätenamen, können Sie sich mit einem anderen Trick behelfen, um die Datei an den Drucker schicken zu können: Geben Sie den Drucker über die Datei- und Druckerfreigabe unter einem beliebigen Namen im Netzwerk frei. Dann können Sie ihn über

```
\\Netzwerkname\\Druckername
```

ansprechen, wobei sowohl der Netzwerkname als auch der Druckername durch die korrekten Bezeichnungen ersetzt werden müssen:

```
copy Praesentation.prn \\Netzwerkname\Druckername /b
```

Der Computer muss dazu nicht einmal in einem Netzwerk laufen, lediglich die Netzwerkfunktionalität sowie die Datei- und Druckerfreigabe *müssen installiert sein.*

INFO

Der Netzwerkname des PC wird in den Eigenschaften der Netzwerkumgebung angezeigt.

Manuell Duplex

Möchten Sie ein Dokument beidseitig ausdrucken, ohne dass Sie über einen Duplexdrucker verfügen, können Sie diese Schaltfläche aktivieren. Nach der Ausgabe der ersten Seite hält Word inne und fordert Sie auf, die gerade gedruckte Seite noch einmal in den Papierschacht des Druckers zu legen. Ist dies geschehen, können Sie den Druck mit OK fortsetzen. Sie müssen jedoch darauf achten, das Papier korrekt einzulegen, da es andernfalls passieren kann, dass beide Seiten übereinander gedruckt oder die Rückseite des Blattes seitenverkehrt ausgegeben werden.

Da dieses Verfahren bei umfangreichen Dokumenten ziemlich beschwerlich wird, bietet Ihnen Word noch eine zweite Variante, Dokumente doppelseitig auszudrucken: zunächst die nur ungeraden Seiten und im Anschluss daran – nachdem Sie den bereits bedruckten Stapel wieder korrekt in den Drucker gelegt haben – die geraden Seiten. Damit dies funktioniert, muss unter DRUCKEN *Dokument* eingestellt sein. Ansonsten stehen Ihnen die Optionen *Ungerade Seiten* bzw. *Gerade Seiten* im Auswahlfeld *(Alle Seiten im Bereich)* nicht zur Verfügung.

Anzahl Exemplare und Sortierung

Tragen Sie hier die Anzahl der Exemplare ein, die gedruckt werden soll. Möchten Sie einen Brief zweimal ausgeben, tragen Sie hier eine 2 ein, anstatt den Druckvorgang ein zweites Mal zu starten.

Das Kontrollkästchen Sortieren bewirkt, dass jedes Exemplar eines mehrseitigen Dokuments vollständig gedruckt wird, ehe das nächste Exemplar ausgegeben wird. Ist die Option nicht aktiviert, wird von jeder Seite die gewünschte Anzahl gedruckt, ehe die nächste Seite in der entsprechenden Anzahl ausgegeben wird. Die Zusammenstellung des kompletten Dokuments aus den Einzelseiten müssen dann Sie übernehmen.

Bei umfangreichen Dokumenten ist der unsortierte Ausdruck schneller, da jede Seite nur einmal an den Drucker übertragen werden muss.

INFO

Mehrere Seiten auf einem Blatt drucken

Stellen Sie hier die Anzahl der Seiten ein, die auf einer gedruckten Seite dargestellt werden sollen.

Papierformat skalieren

Klicken Sie in dieser Liste auf das Papierformat, auf dem das Dokument gedruckt werden soll. Stimmt es nicht mit dem im Dokument angelegten Format überein, werden Seiten entsprechend verkleinert bzw. vergrößert.

Was soll gedruckt werden?

Nicht immer möchten Sie ein umfangreiches Dokument komplett ausdrucken, und so bietet Word Ihnen eine Fülle von Einstellmöglichkeiten an, was gedruckt werden soll.

- ALLES: Diese Option ist voreingestellt und bewirkt, dass das Dokument in seiner Gesamtheit auf dem Drucker ausgegeben wird.
- AKTUELLE SEITE: Druckt nur die aktuelle Seite des Dokuments, in dem sich die Einfügemarke vor Aufruf der Funktion befindet.
- SEITEN: Ermöglicht den gezielten Ausdruck einzelner Seiten oder Seitenbereiche.
  - Aufeinanderfolgende Seiten werden durch einen Bindestrich getrennt: »10-15« druckt die Seiten 10, 11, 12, 13, 14 und 15 des Textes.
  - Nicht zusammenhängende Seiten werden durch einen Strichpunkt (Semikolon) getrennt: »10;13;15« druckt die drei Seiten 10, 13 und 15.
  - Die beiden Trennzeichen sind auch kombinierbar: »1-4;11;13-20« druckt die ersten vier Seiten sowie die 11. Seite und die Seiten von 13 bis 20.
- MARKIERUNG: Haben Sie einen Textabschnitt markiert, können Sie diese Option auswählen, um nur den markierten Bereich auszudrucken.

Neben dem Ausdruck des Dokuments an sich, können Sie auch bestimmte Informationen wie z.B. die *Dokumenteigenschaften* alleine ausdrucken. Die dafür nötige Auswahlmöglichkeit finden Sie in der ersten (oberen) der beiden Drucken-Auswahllisten.

Abbildung 2.66: Auswahl der zu druckenden Objekte

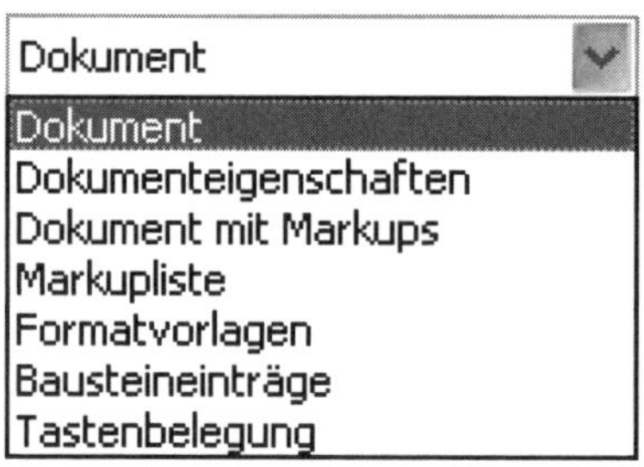

- Sollen nur die *Dokumenteigenschaften* alleine ausgedruckt werden, wählen Sie den gleichnamigen Eintrag aus der Liste aus. Über den Schalter OPTIONEN... können Sie hingegeben die Dokumenteigenschaften als zusätzliche Seite zusammen mit dem Dokument ausgeben.
- *Dokument mit Markups* druckt die im Dokument enthaltenen Kommentare zusammen mit dem Dokument, falls Sie *Markupliste* auswählen, werden nur die Kommentare ohne das Dokument zu Papier gebracht.

- *Formatvorlagen, Bausteineinträge* und *Tastenbelegung* druckt die für dieses Dokument gültigen Formatvorlagen, Autotext-Einträge sowie die Tastenbelegung.

2.15.5 Druckoptionen – die Erste

Ein Klick auf den Schalter OPTIONEN... des Druck-Dialogfeldes öffnet die WORD-OPTIONEN, die für das Drucken verantwortlich und auf der Seite ANPASSEN zu finden sind:

2

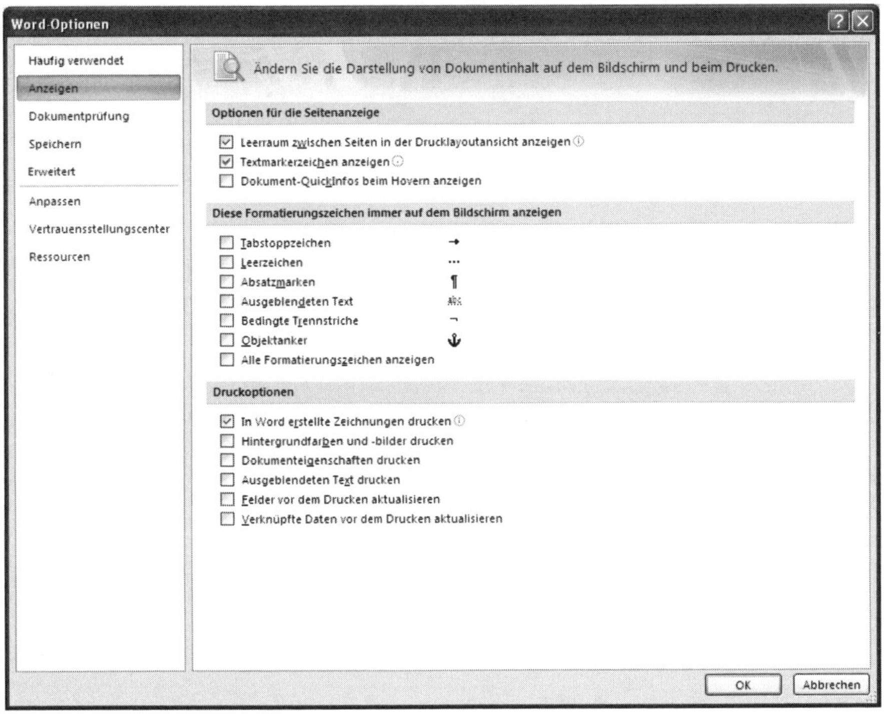

Abbildung 2.67: Optionen für den Druck

- IN WORD ERSTELLTE ZEICHNUNGEN DRUCKEN
  Markieren Sie diese Option, um alle Zeichnungsobjekte, wie Formen und Textfelder, zu drucken. Wird sie deaktiviert, kann damit der Druckvorgang unter Umständen beschleunigt werden, da Word anstelle der einzelnen Zeichnungsobjekte leere Felder druckt.
- HINTERGRUNDFARBEN UND -BILDER DRUCKEN
  Wählen Sie diese Option aus, um auch Hintergrundfarben und -bilder zu drucken. Auch hier gilt: Ein Ausschalten kann zu einer Beschleunigung des Ausdrucks führen.
- DOKUMENTEIGENSCHAFTEN DRUCKEN
  Wählen Sie diese Option, um die Dateiinformationen im Anschluss an das Dokument auf einer gesonderten Seite zu drucken.

- AUSGEBLENDETEN TEXT DRUCKEN
  Wählen Sie diese Option aus, um einen als ausgeblendet formatierten Text zu drucken. Die gepunktete Unterstreichung, die auf dem Bildschirm unter dem ausgeblendeten Text angezeigt wird, wird nicht gedruckt.
- FELDER VOR DEM DRUCKEN AKTUALISIEREN
  Wählen Sie diese Option aus, damit alle Felder in einem Dokument vor dem Drucken aktualisiert werden.
- VERKNÜPFTE DATEN VOR DEM DRUCKEN AKTUALISIEREN
  Diese Option bewirkt, dass alle verknüpften Informationen in einem Dokument vor dem Drucken aktualisiert werden.

Mit OK können Sie das Dialogfeld schließen und zum Drucken-Dialog zurückkehren.

2.15.6 Druckoptionen – die Zweite

Falls Sie glauben, damit wären bereits alle Druckoptionen, die Word bietet, abgehandelt: Irrtum! Auf der Seite ERWEITERT des Dialogfeldes WORD-OPTIONEN finden Sie eine Reihe weiterer Einstellmöglichkeiten, die ebenfalls das Erscheinungsbild des Ausdrucks verantworten.

Sie können diese zusätzlichen Einstellungsmöglichkeiten wahlweise über die Office-Schaltfläche, Auswahl von WORD-OPTIONEN und ein Wechseln auf die Registerseite ERWEITERT erreichen oder über einen Mausklick auf OPTIONEN im Dialogfeld DRUCKEN. Im letzteren Fall müssen Sie lediglich die Seite von ANZEIGEN auf ERWEITERT umstellen.

Abbildung 2.68: Erweiterte Druckoptionen

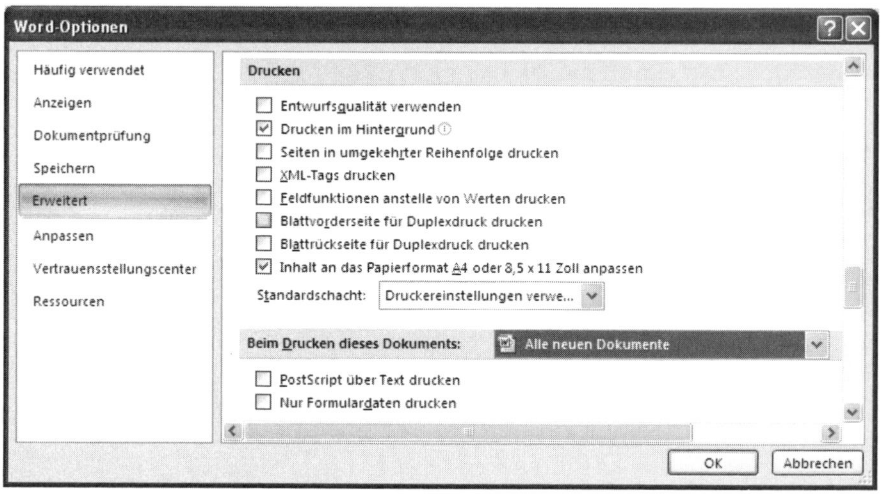

- Entwurfsqualität verwenden
  Ist diese Option ausgewählt, wird das Dokument mit minimaler Formatierung ohne Grafiken gedruckt, wodurch der Druckvorgang beschleunigt wird, allerdings unterstützen nicht alle Drucker diese Funktion.
- Drucken im Hintergrund
  Ist diese Option markiert, werden Dokumente im Hintergrund gedruckt, sodass Sie während des Druckvorgangs in Word weiterarbeiten können. Diese Option erfordert einen größeren Arbeitsspeicher, damit Sie gleichzeitig arbeiten und drucken können. Wird die Arbeit mit dem Dokument beim Drucken sehr langsam, sollten Sie diese Option deaktivieren.
- Seiten in umgekehrter Reihenfolge drucken
  Wählen Sie diese Option aus, um Seiten in umgekehrter Reihenfolge zu drucken und mit der letzten Seite des Dokuments zu beginnen.

Für den Druck von Umschlägen darf diese Option nicht verwendet werden.

HALT

- XML-Tags drucken
  Wählen Sie diese Option, um die XML-Tags für die in einem XML-Dokument verwendeten XML-Elemente zu drucken. An das Dokument muss ein Schema angefügt sein, und die durch das angefügte Schema bereitgestellten Elemente müssen angewendet werden. Die Tags werden im gedruckten Dokument angezeigt.
- Feldfunktionen anstelle von Werten drucken
  Wählen Sie diese Option, um anstelle von Feldergebnissen, wie z.B. 1. Juli 2007, Feldfunktionen, wie z.B. `{ TIME @\"MMMM, d, YYYY" }`, anzuzeigen.
- Blattvorderseite für Duplexdruck drucken
  Wählen Sie diese Option aus, um auf einem Drucker ohne Duplexfunktion jeweils die Blattvorderseite zu drucken. Die Seiten werden in umgekehrter Reihenfolge ausgedruckt, sodass sie in der richtigen Reihenfolge gedruckt werden, wenn Sie den Stapel zum Bedrucken der Blattrückseite umgedreht haben.
- Blattrückseite für Duplexdruck drucken
  Wählen Sie diese Option aus, um auf einem Drucker ohne Duplexfunktion jeweils die Blattrückseite zu drucken. Die Seiten werden in aufsteigender Reihenfolge ausgedruckt, sodass die Seiten einem Stapel Blätter entsprechen, die in umgekehrter Reihenfolge auf der Blattrückseite gedruckt wurden.

- INHALT AN DAS PAPIERFORMAT A4 ODER 8,5 X 11 ZOLL ANPASSEN
  Diese Option ist nur wirksam, wenn das Papier im Format A4 oder 8,5x11 Zoll im Drucker nicht mit der auf der Registerkarte SEITENLAYOUT-ANSICHT festgelegten Papiergröße übereinstimmt, und bewirkt, dass die Dokumente beim Druck automatisch angepasst werden. Öffnen Sie ein Dokument, das ein Anwender in Amerika im dort gebräuchlichen Letter-Format erstellt hat, können Sie es hiermit so skalieren, dass keine Bereiche wie Fußzeilen abgeschnitten werden. Diese Option wirkt sich nur auf den Druck aus, nicht auf die Formatierung.
- STANDARDSCHACHT
  Mit dieser Option wird der Druckerschacht ausgewählt, der per Voreinstellung verwendet wird. Um die Einstellungen des Druckers zu verwenden, wählen Sie die Option DRUCKEREINSTELLUNGEN VERWENDEN aus. Um einen bestimmten Schacht auszuwählen, selektieren Sie ihn in der Liste. Die verfügbaren Einträge hängen von der Konfiguration des Druckers ab.
- POSTSCRIPT ÜBER TEXT DRUCKEN
  Die Option bewirkt, dass PostScript-Code über den Text gedruckt wird. Diese Option macht nur Sinn, wenn Sie ein auf einem Mac erstelltes Dokument auf dem PC bearbeiten, das Print-Felder enthält.
- NUR FORMULARDATEN DRUCKEN
  Ist diese Option gewählt, werden nur die Daten gedruckt, die in einem Formular eingegeben wurden, nicht jedoch das Formular selbst.

2.15.7 Drucken aus dem Windows Explorer

Der Windows Explorer bietet ebenfalls die Möglichkeit, ein Word-Dokument zu drucken, wobei dazu nicht einmal Word selbst gestartet werden muss. Öffnen Sie den Explorer (am schellsten geht dies, indem Sie mit der rechten Maustaste in den Start-Button der Windows-Taskleiste klicken und aus dem Menü EXPLORER wählen) und wählen das Verzeichnis, in dem sich die Datei befindet. Klicken Sie sodann mit der rechten Maustaste auf das zu druckende Dokument, und wählen Sie aus dem Kontextmenü den Eintrag DRUCKEN. Damit wird Word automatisch geöffnet, das selektierte Dokument an den Standarddrucker geschickt und im Anschluss daran Word wieder fachgerecht beendet.

TIPP

Auf diese Weise können Sie ebenfalls wieder mehrere Dokumente gleichzeitig drucken. Die einzige Einschränkung dabei ist, dass sich alle Dokumente in einem Verzeichnis befinden müssen.

2.15.8 Ausdruck in der Warteschlange löschen

Möchten Sie einen Druckvorgang vorzeitig abbrechen, gehen Sie wie folgt vor:

1. Führen Sie einen Doppelklick auf das *Druckersymbol* in der Schnellstartleiste von Windows aus. Dieses wird angezeigt, sobald ein Druckauftrag an die Druckerwarteschlange übergeben wurde, und befindet sich in der rechten unteren Ecke des Bildschirms.
2. Markieren Sie in der Warteschlange das Dokument, aus dessen Ausdruck Sie abbrechen möchten, indem Sie auf den Eintrag unter DOKUMENTNAME klicken.

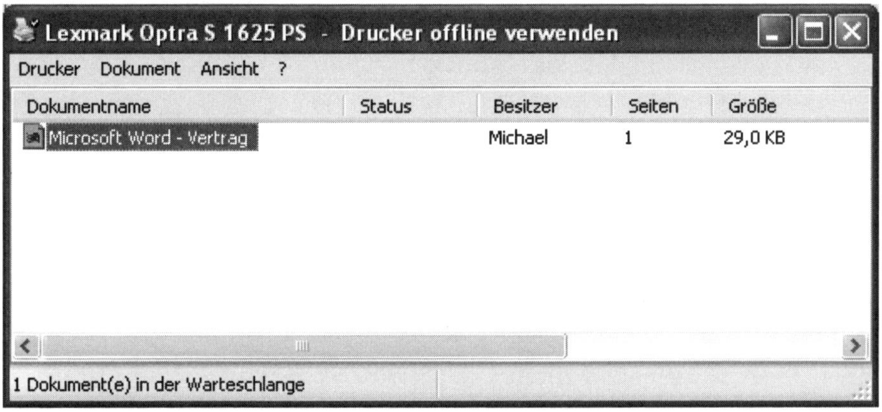

Abbildung 2.69: Ein Druckauftrag in der Warteschlange

3. Wählen Sie nun aus dem Objektmenü der rechten Maustaste den Eintrag ABBRECHEN, oder drücken Sie [Entf], um den Druckauftrag abzubrechen. Sie können über das Objektmenü auch einen Druckauftrag vorübergehend anhalten und zu einem späteren Zeitpunkt erneut starten.
4. Bestätigen Sie die Sicherheitsabfrage von Windows mit einem Klick auf den Button JA.

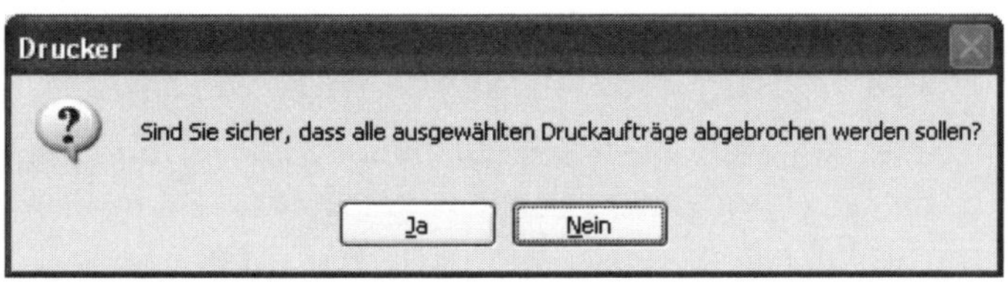

Abbildung 2.70: Die Sicherheitsabfrage für den Abbruch

2.16 Praxistipps für das Drucken

Auf den folgenden Seiten finden Sie zahlreichen Tipps und Tricks aus der täglichen Praxis, die Ihnen das Leben beim Drucken erleichtern sollen.

2.16.1 Dokument für den Ausdruck anpassen

Sie haben ein mehrseitiges Dokument geschrieben, aber der Text ist ein wenig zu lang geraten, sodass es nicht mehr ganz auf die letzte Seite passt und daher eine neue Seite angefangen wird? Dann können Sie den Text von Word wie folgt anpassen lassen:

1. Klicken Sie auf die Office-Schaltfläche.
2. Klicken Sie auf WORD-OPTIONEN.
3. Markieren Sie die Kategorie ANPASSEN.
4. Wählen Sie in der Auswahlliste unter BEFEHLE AUSWÄHLEN den Eintrag ALLE BEFEHLE aus.
5. Suchen Sie in der Liste aller Befehle den Eintrag UM EINE SEITE VERKLEINERN.
6. Fügen Sie diesen mit einem Klick auf die Schaltfläche HINZUFÜGEN der SYMBOLLEISTE FÜR DEN SCHNELLSTART hinzu.
7. Beenden Sie den Dialog WORD-OPTIONEN.

Nun können Sie jedes längere Dokument mit einem Klick auf das Symbol in der Schnellstartleiste um eine Seite verkürzen. Word komprimiert die Zeilenabstände etwas und verkleinert die Schrift. Bei Bedarf können Sie den Vorgang auch mehrmals aufrufen. Und wenn Sie nicht zufrieden sind, lässt sich die Änderung mit RÜCKGÄNGIG bzw. Strg + Z jederzeit wieder zurücknehmen.

2.16.2 Teil eines Dokuments drucken

Soll nicht das gesamte Dokument, sondern nur ein Teil daraus gedruckt werden, müssen Sie weder Leerzeilen vor und nach der druckenden Passage einfügen noch den nicht zu druckenden Text löschen.

1. Markieren Sie den zu druckenden Bereich des Dokuments und rufen mit Strg + P den Drucken-Dialog auf.
2. Dort klicken Sie unter SEITENBEREICH auf MARKIERUNG.
3. Mit OK wird dann der Druck des markierten Bereichs gestartet.

2.16.3 Nur bestimmte Abschnitte drucken

Möchten Sie einzelne Abschnitte innerhalb des Dokuments drucken, gehen Sie wie folgt vor:

STEPS

1. Rufen Sie das Dialogfeld DRUCKEN mit [Strg] + [P] auf.
2. Tragen Sie unter SEITEN den oder die zu druckenden Abschnitte ein, wobei jeder Abschnitt durch eine Zahl repräsentiert wird, der ein »s« vorangestellt wird: »s3« steht damit für den dritten Abschnitt im Dokument. »s1-s3« druckt folglich die Abschnitte 1 bis 3, während »s1;s3« die beiden Abschnitte »s1« sowie »s3« druckt.

Ein Abschnitt(swechsel) wird in ein Word-Dokument eingefügt, indem Sie auf der Registerseite SEITENLAYOUT *in der Gruppe* SEITE EINRICHTEN *auf den Schalter* UMBRÜCHE *klicken und die gewünschten Wechsel einfügen.*

INFO

3. Einzelne Seiten innerhalb eines Abschnitts können Sie durch die Kombination »px« angeben, wobei »x« wieder durch die gewünschte Seitenzahl zu ersetzen ist: »p5« steht damit für die fünfte Seite. In Verbindung mit der Abschnittsangabe bewirkt »p1s1« damit den Ausdruck der ersten Seite des ersten Abschnitts. Mit »p2s2-p4s3« drucken Sie den Bereich von der zweiten Seite im zweiten Abschnitt bis zur vierten Seite des dritten Abschnitts.

Sie können die Nummer der Seite sowie die des Abschnitts, in dem sich die Einfügemarke befindet, probemlos in der Statuszeile von Word ablesen. Sollte die Abschnittsnummer nicht angezeigt werden, klicken Sie mit der rechten Maustaste in die Statuszeile und markieren im Objektmenü den Eintrag ABSCHNITT. *Das gilt selbstverständlich analog auch für die Seitennummer.*

TIPP

2.16.4 Mehrere Dokumente gleichzeitig drucken

Haben Sie schon einmal versucht, mehrere Dokumente gleichzeitig ausdrucken zu lassen, ohne für jedes Dokument jedes Mal den Druckbefehl neu auslösen zu müssen? Das geht wirklich, aber nur für Dateien, die sich in einem Verzeichnis befinden:

STEPS

1. Klicken Sie auf die Office-Schaltfläche und dann auf ÖFFNEN.
2. Markieren Sie die Dateien, die Sie drucken möchten, mit einem Klick auf die linke Maustaste, wobei Sie aber die Taste [Strg] gedrückt halten müssen.
3. Klicken Sie nun mit der rechten Maustaste auf eine der markierten Dateien und wählen aus dem Objektmenü den Eintrag DRUCKEN.
4. Word wird Ihnen nun mitteilen, dass der Druckvorgang nicht ausgeführt werden kann, da ein Dialogfeld geöffnet ist. Ignorieren Sie diesen gut gemeinten Hinweis.

5. Beenden Sie das Dialogfeld mit einem Klick auf ÖFFNEN.
6. Word öffnet nun die markierten Dateien und startet den Druckvorgang.

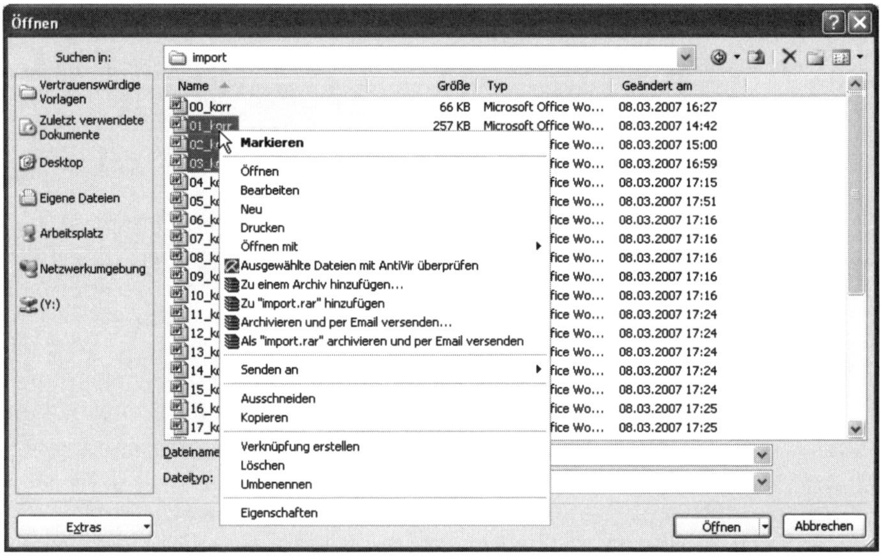

Abbildung 2.71: Mehrere Dokumente gleichzeitig drucken

2.16.5 Das Dialogfeld »Drucken« mit der Option »Aktuelle Seite« aufrufen

Arbeiten Sie an einem längeren Dokument und möchten Sie jeweils nur die aktuelle Seite, an der Sie gerade arbeiten, ausdrucken, erreichen Sie dies im Dialogfeld DRUCKEN, indem Sie die voreingestellte Option ALLE SEITEN auf AKTUELLE SEITE umschalten. Die Einfügemarke muss sich dabei innerhalb der zu druckenden Seite befinden, ehe Sie den Dialog aufrufen.

STEPS

Ist Ihnen das ständige Umschalten im Dialog zu mühsam, können Sie dies mit einem Makro wie folgt anpassen:

1. Klicken Sie auf die Office-Schaltfläche, und wählen Sie den Befehl WORD-OPTIONEN.
2. Auf der Seite HÄUFIG VERWENDET markieren Sie den Eintrag ENTWICKLERREGISTERKARTE IN DER MULTIFUNKTIONSLEISTE ANZEIGEN. Danach beenden Sie das Dialogfeld mit OK.
3. Wechseln Sie zur Registerkarte ENTWICKLERTOOLS.
4. Klicken Sie auf den Button MAKROS in der Gruppe CODE. Das Dialogfenster MAKROS wird angezeigt.
5. Tragen Sie in die Eingabezeile unter Makroname `ChangePrintArea` ein.

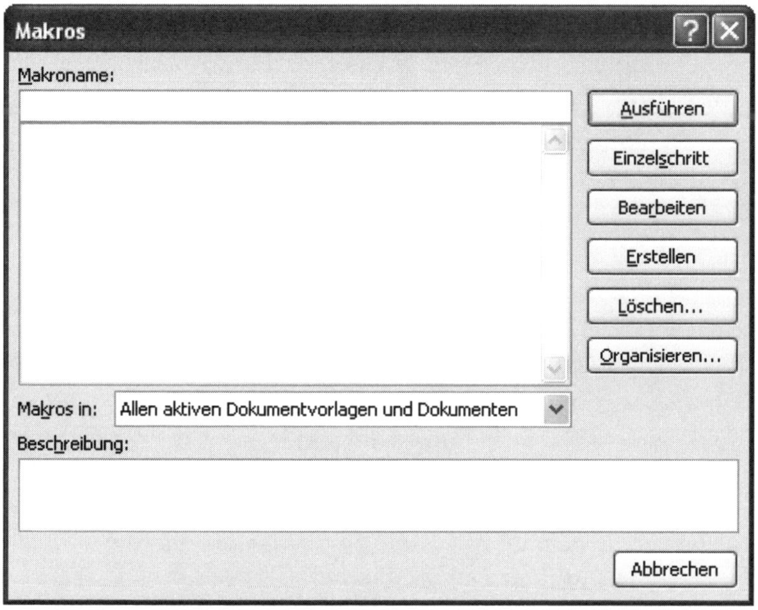

Abbildung 2.72: Der Dialogfenster MAKROS

6. Klicken Sie auf ERSTELLEN, um von Word einen Funktionsrumpf für das Makro im Editor erstellen zu lassen:

```
Sub ChangePrintArea()
'
' ChangePrintArea Makro
'
'
End Sub
```

7. Ergänzen Sie den von Word erstellten Funktionsrumpf um die folgenden, fett markierten Zeilen:

```
Sub ChangePrintArea()
'
' ChangePrintArea Makro
'
    With Dialogs(wdDialogFilePrint)
        .Range = wdPrintCurrentPage
        If .Show = -1 Then .Execute
    End With
End Sub
```

8. Beenden Sie den VBA-Editor mit [Alt] + [Q] oder einem Mausklick auf das Word-Symbol, das sich ganz links in der Symbolleiste befindet.

9. Klicken Sie nochmals auf den Schalter MAKROS in der Multifunktionsleiste, und wählen Sie – falls noch nicht geschehen – das soeben erstellte Makro aus der Liste der verfügbaren Makros. Im Anschluss daran starten Sie es mit einem Mausklick auf den Schalter AUSFÜHREN. Daraufhin wird der Dialog DRUCKEN geöffnet, wobei diesmal der Seitenbereich AKTUELLE SEITE bereits voreingestellt ist.

So weit funktioniert unser soeben erstelltes Makro schon zufriedenstellend, allerdings ist bislang noch keinerlei Arbeitsersparnis eingetreten. Im Gegenteil: Wir müssen zunächst auf der Registerkarte ENTWICKLERTOOLS auf den Button MAKROS klicken, danach unser Makro auswählen und es starten. Das ist ja ein größerer Aufwand als zuvor. Etwas Geduld, bitte! Denn wir sind ja noch nicht fertig!

STEPS

Jetzt weisen wir das gerade erstellte Makro noch einer Tastenkombination zu, um es schneller aufrufen zu können. Die voreingestellte Tastenkombination [Strg] + [P] *zum Aufruf des Dialogfeldes* DRUCKEN *scheint ein geeignetes Opfer zu sein. Aber selbstverständlich können Sie auch eine andere Kombination verwenden, falls Sie mit* [Strg] + [P] *weiterhin das gesamte Dokument drucken möchten:*

1. Klicken Sie auf die Office-Schaltfläche, wählen Sie WORD-OPTIONEN und anschließend ANPASSEN.
2. Unter BEFEHLE AUSWÄHLEN selektieren Sie den Eintrag MAKROS. In der darunterliegenden Auswahlliste werden alle verfügbaren Makros angezeigt. In unserem Fall ist dies `Normal.NewMacros.Chang...` Klicken Sie einmal darauf, damit es markiert wird.

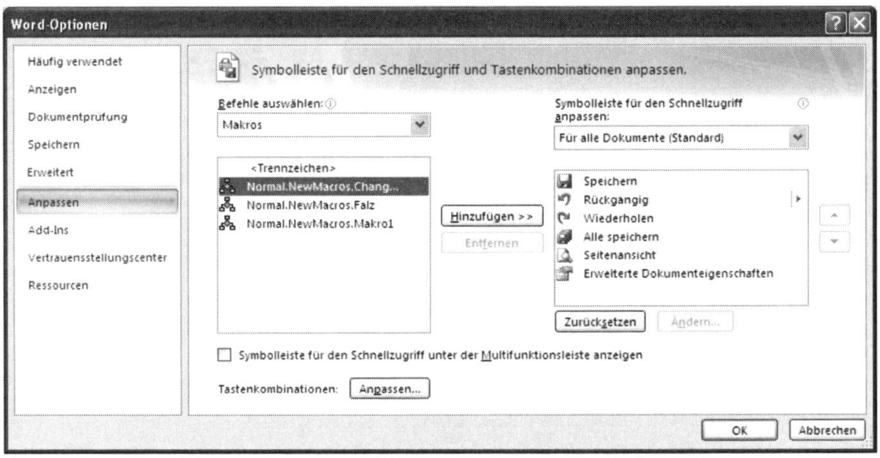

Abbildung 2.73: Tastenkombination für den Makroaufruf anpassen

3. Mit einem Klick auf den Schalter ANPASSEN... hinter TASTENKOMBINATIONEN öffnen Sie nun das Dialogfeld TASTATUR ANPASSEN.
4. Scrollen Sie die Auswahlliste unter KATEGORIEN nach unten, bis Sie den Eintrag MAKROS entdecken, und markieren Sie diesen.
5. Unter MAKROS klicken Sie auf unser Makro `ChangePrintArea`.
6. Nun wechseln Sie in die Eingabezeile unter Neue TASTENKOMBINATION und drücken die gewünschten Tasten, mit denen Sie das Makro künftig aufrufen möchten.

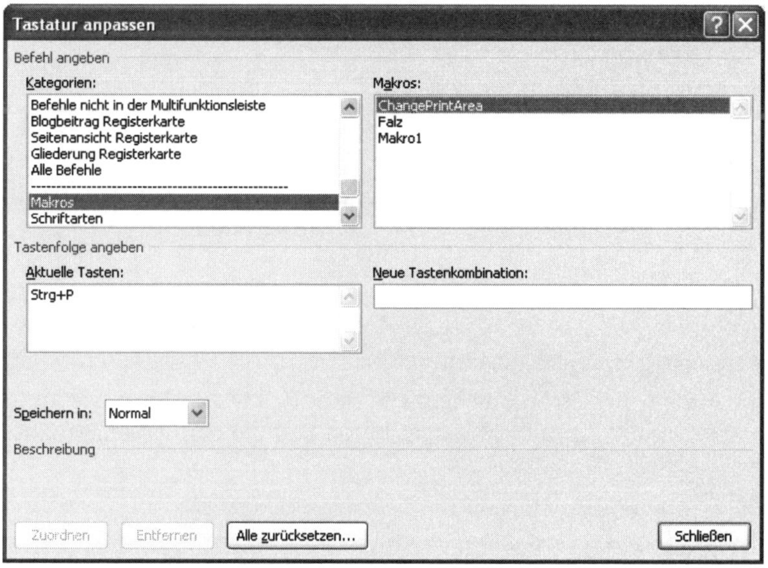

Abbildung 2.74: Tastenfolge angeben

7. In der linken unteren Fensterecke befindet sich der Button ZUORDNEN. Auf diesen müssen Sie klicken, um die Zuweisung vorzunehmen.
8. Mit SCHLIEẞEN beenden Sie den Dialog.

Wenn Sie jetzt die eingegebene Tastenkombination drücken, sollte das Dialogfeld DRUCKEN mit dem voreingestellten Seitenbereich AKTUELLE SEITE auf dem Bildschirm erscheinen.

Ein Blick hinter die Kulissen

Wir haben gerade unser erstes Makro geschrieben! Falls es Sie interessiert, was die geheimnisvollen Zeilen bewirken, die wir im VBA-Editor eingetragen haben, sollten Sie hier weiterlesen. Alle anderen können diesen Abschnitt gerne überspringen.

Das VBA-Schlüsselwort `With` bewirkt, dass Eigenschaften und Methoden eines Objekts, die innerhalb des `Width`-Blocks stehen, ohne einen Objektbezug geschrieben werden können. Mit anderen Worten ausgedrückt: Sie können einfach .RANGE statt OBJECT.RANGE schreiben. `End With` kennzeichnet das Ende des `With`-Blocks.

`Dialogs(wdDialogFilePrint)` ruft das Dialogfeld DRUCKEN innerhalb eines VBA-Makros auf, zeigt es aber noch nicht auf dem Bildschirm an. In Kombination mit `With` werden damit innerhalb des `With`-Blocks die Eigenschaften und Methoden des Dialogfeldes DRUCKEN aufgerufen.

```
.Range = wdPrintCurrentPage
```

Die Eigenschaft `.Range` bestimmt den zu druckenden Bereich. Ihr können die folgenden Werte zugewiesen werden:

- `wdPrintCurrentPage`
  Markiert die Option Aktuelle Seite im Dialogfeld Drucken.
- `wdPrintFromTo`
  Markiert die Option Seiten. Die gewünschte Startseite wird mit der Eigenschaft `.From`, die Endseite mit .End angegeben:
  ```
  .Range = wdPrintFromTo
  .From = "3"
  .To = "5"
  ```
- `wdPrintRangeOfPages`
  Auch dieser Wert markiert die Option Seiten. Allerdings können Sie ihn verwenden, um über `.Pages` einen komplexen Bereich einzustellen:
  ```
  .Pages = "2;5-7;9;16"
  ```

```
If .Show = -1 Then .Execute
```

Nachdem der gewünschte Seitenbereich über `.Range` eingestellt wurde, kann das über `Dialogs(wdDialogFilePrint)` bestimmte Dialogfeld nun mit der Methode `.Show` auf dem Bildschirm dargestellt und ausgeführt werden. Beendet der Anwender den Dialog mit OK, liefert `.Show` den Wert `-1` zurück. Bei einem Abbruch des Dialogfeldes durch den Benutzer lautet der zurückgegebene Wert `0`. Dies ist die in der Informatik übliche Form, jemandem mitzuteilen, dass etwas gewaltig schiefgelaufen (falsch) ist. Diesen Rückgabewert von `.Show` verwenden wir elegant in einer `If`-Abfrage und starten mit `.Execute` den Druckauftrag nur für den Fall, dass der Dialog Drucken mit OK beendet wurde.

2.16.6 Farbige Dokumente auf einem Schwarz-Weiß-Drucker in Schwarz drucken

STEPS

Möchten Sie ein Dokument auf einem Monochrom-Drucker ausgeben, das farbige Textstellen enthält, werden diese nicht in Schwarz, sondern in unterschiedlichen Graustufen ausgedruckt. Um dies zu verhindern, können Sie Word wie folgt anweisen, statt Graustufen nur Schwarz zu verwenden:

1. Klicken Sie auf die Office-Schaltfläche und im Anschluss daran auf Word-Optionen.
2. Wählen Sie den Eintrag Erweitert, und scrollen Sie die Liste der Optionen nach unten, bis Sie die Gruppe Kompatibilitätsoptionen entdecken.
3. Klicken Sie auf den Eintrag Layoutoptionen.
4. In der zugegebenermaßen langen Liste, die nun dargestellt wird, versehen Sie den Eintrag Farben auf Schwarzweissdruckern schwarz drucken mit einem Häkchen.
5. Beenden Sie das Dialogfeld mit OK.

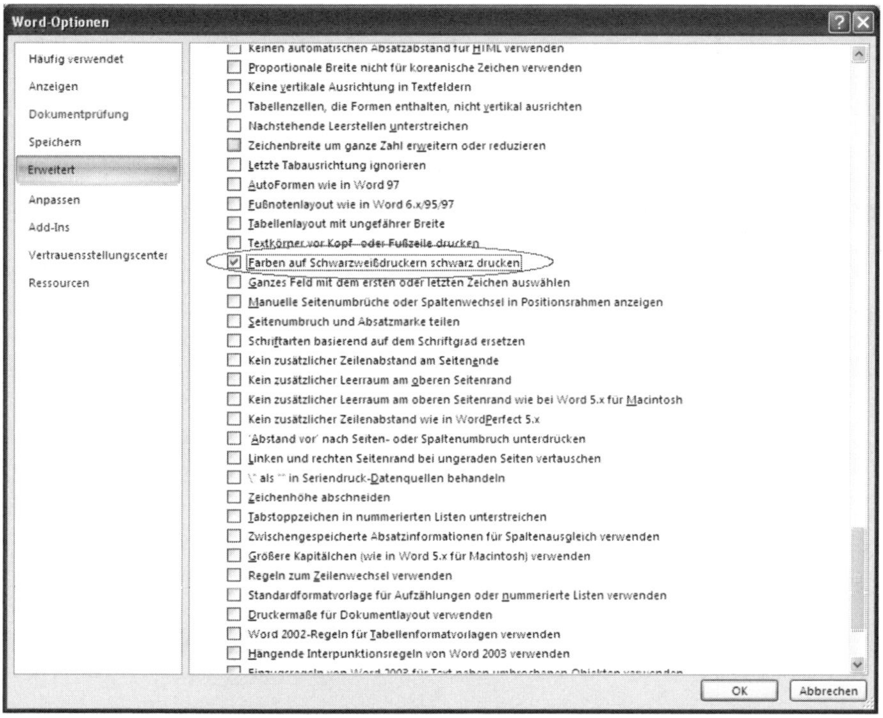

Abbildung 2.75: Nur so wird farbiger Text in Schwarz ausgegeben.

2.16.7 Pannenhilfe: Was tun, wenn Word nicht druckt?

Sollte Word sich weigern, auf den Druckbefehl in irgendeiner Form zu reagieren, und diesen einfach durch Nichtstun quittieren, ist guter Rat oft teuer:

- Im einfachsten Fall reicht es, Word zu beenden, danach erneut zu starten und noch einmal zu versuchen, das Dokument zu drucken.
- Führt dies nicht zum Erfolg, müssen härtere Maßnahmen getroffen werden: Starten Sie den PC erneut, sodass Windows neu gebootet wird. Falls es jetzt funktioniert, gab es wohl ein Problem mit dem Druckertreiber.
- Brachte auch das nicht den gewünschten Erfolg, starten Sie eine andere Anwendung wie das mit Windows mitgelieferte WordPad, tippen Sie ein paar Worte ein, und versuchen Sie, aus dieser Anwendung heraus zu drucken. Arbeitet der Drucker dann einwandfrei, wird es komplizierter, aber noch lange nicht hoffnungslos. Ansonsten haben wir das Problem lokalisiert: der Druckertreiber! Öffnen Sie den Druckertreiber mit einem Doppelklick über START/EINSTELLUNGEN/DRUCKER UND FAXGERÄTE, und vergewissern Sie sich, dass im Menü DRUCKER der Eintrag DRUCKER OFFLINE VERWENDEN nicht mit einem Häkchen versehen ist. Ansonsten sollten Sie den Druckertreiber neu installieren. Bei dieser Gelegenheit empfiehlt sich ein Besuch auf der Website des Druckerherstellers, um gleich den aktuellsten Treiber herunterzuladen.

- Noch immer kein Erfolg? Dann erstellen Sie in Word ein neues Dokument, und geben Sie dort ein paar Worte ein. Klappt der Druckbefehl hiermit, dürfte das Problem in der verwendeten Druckformatvorlage zu finden sein. Abhilfe schafft dann das Erstellen einer neuen Formatvorlage und das Verbinden dieser mit dem Dokument. Näheres zu diesem Themenkomplex finden Sie in Kapitel 5.
- Weigert sich Word immer noch, das Dokument zu drucken, sollten Sie das Programm beenden und die Formatvorlage NORMAL.DOTM aus dem Vorlagenverzeichnis entweder in einen anderen Ordner verschieben oder die Datei umbenennen, jedoch **nicht löschen**! Beim Neustart von Word wird eine neue Version der Standardformatvorlage automatisch erstellt, falls Word diese Datei nicht finden kann. Versuchen Sie erneut Ihr Glück, vielleicht können Sie das Dokument jetzt drucken!
- Word lässt Sie weiterhin im Regen stehen? Dann rufen Sie über die Office-Schaltfläche die WORD-OPTIONEN auf. Wählen Sie den Eintrag RESSOURCEN, und klicken Sie auf DIAGNOSE. Word bietet Ihnen hier verschiedene Diagnoseverfahren an, mit denen Sie die Installation, die Festplatte und vieles mehr überprüfen lassen können.

Abbildung 2.76: Word-Diagnose

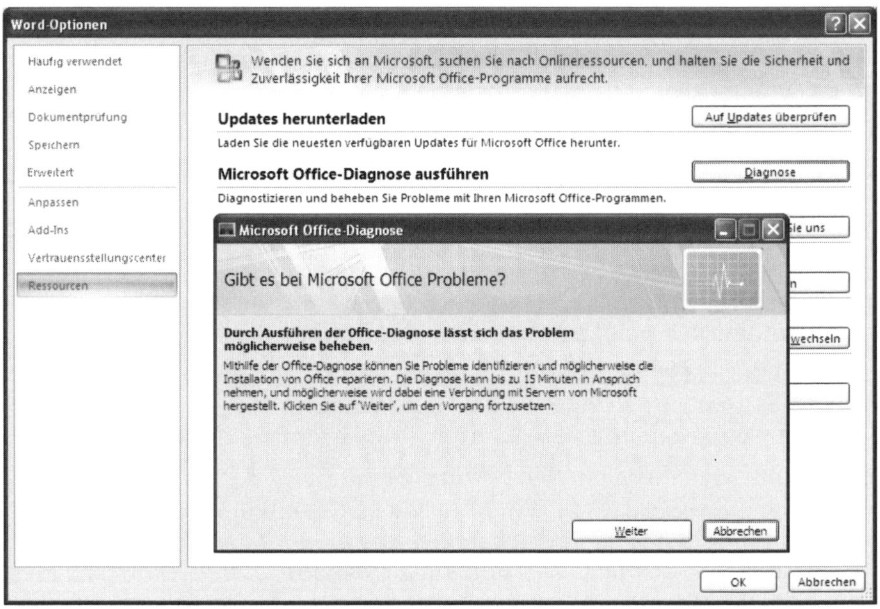

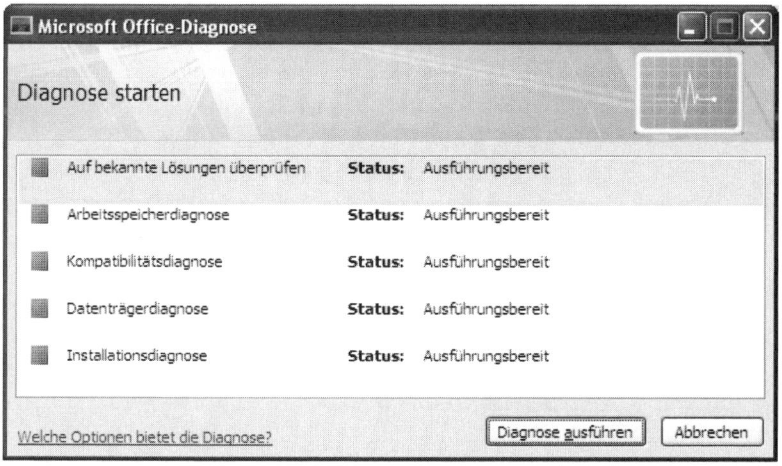

Abbildung 2.77: Diagnoseverfahren in Word

- Brachten alle diese Schritte keinen Erfolg, gibt es ein echtes Problem. Und echte Probleme lassen sich leider nur mit sehr radikalen Maßnahmen beheben: Klicken Sie den Start-Button der Windows-Taskleiste, und wählen Sie den Befehl AUSFÜHREN. In die Eingabezeile tippen Sie nun `regedit` ein. Damit wird der Registrierungs-Editor gestartet. Er ermöglicht die Bearbeitung der Registry, das ist die zentrale Datenbank, in der alle Einstellungen des Betriebssystems sowie der installierten Programme festgehalten werden.

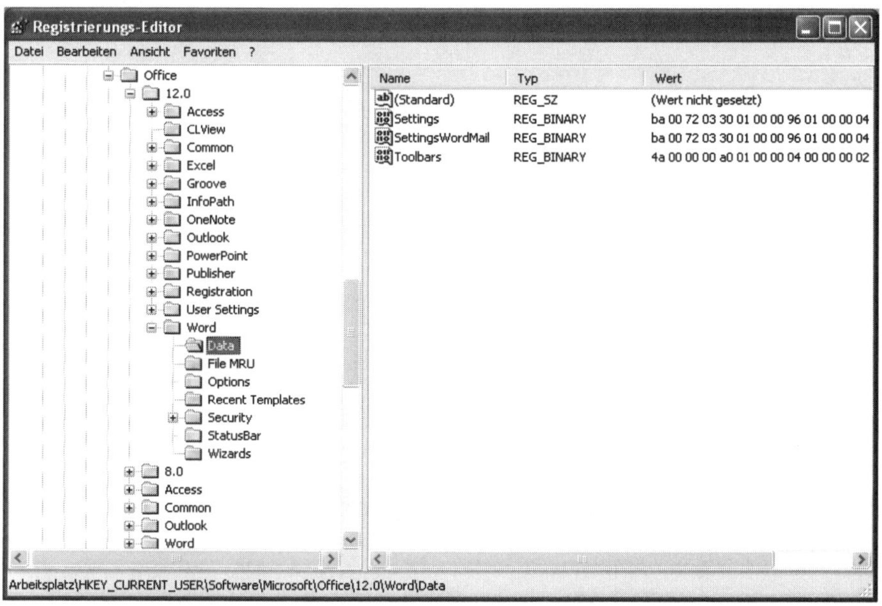

Abbildung 2.78: Der gesuchte Eintrag in der Registry

Im Ordner HKEY_CURRENT_USER finden Sie unter SOFTWARE/MICROSOFT/OFFICE/12.0/WORD das Verzeichnis DATA. Löschen Sie dieses, indem Sie mit der rechten Maustaste darauf klicken und aus dem Objektmenü den Eintrag LÖSCHEN aufrufen. Wenn Sie Word nun starten, sollten die Druckprobleme endgültig der Vergangenheit angehören. Zumindest hat die gerade beschriebene Vorgehensweise bisher noch jedes Problem gelöst ...

2.17 Faxen

Auch wenn Word diese Funktion durchaus geschickt zu verstecken weiß: Sie können ein Dokument nicht nur ausdrucken, sondern dieses auch faxen. Dabei ist zwischen zwei prinzipiellen Vorgehensweisen zu unterscheiden:

- An Ihrem Computer ist ein Faxmodem angeschlossen, das wiederum eine Verbindung zum Telefonnetz besitzt. Über einen Faxtreiber, der wie ein Druckertreiber installiert wird und auch dort zu finden ist, können Sie dann ein Dokument faxen. Windows betrachtet ein Faxgerät als einen entfernt aufgestellten Drucker, an den die Daten per Telefon geschickt werden. Ein Dokument wird gefaxt, indem als Druckertreiber der Faxtreiber gewählt und der zu faxende Bereich korrekt eingestellt wird. Sie wählen also wie gewohnt den Befehl DRUCKEN und stellen im Dialog als Druckertreiber das Faxgerät ein. Word druckt daraufhin das Dokument und startet den Assistenten zum Senden von Faxen. Dort können Sie den Empfänger angeben, ein Deckblatt einfügen und das Fax in einer Vorschau betrachten, ehe Sie es endgültig versenden.
- Haben Sie kein Faxmodem angeschlossen, können Sie dennoch Faxe verschicken. Allerdings benötigen Sie dann einen Internet-Service Faxdienst. Das Versenden eines Faxes geschieht in diesem Fall nicht über den Befehl DRUCKEN, sondern über SENDEN/INTERNETFAX. Haben Sie sich noch bei keinem Faxdienst angemeldet, zeigt Ihnen Word an, dass Sie einen Faxdienst benötigen, um Internetfaxe verschicken zu können. Ein Klick auf OK öffnet den Webbrowser, der Ihnen verschiedene Anbieter für diese Dienstleistung anzeigt.

Abbildung 2.79: Faxen über das Internet

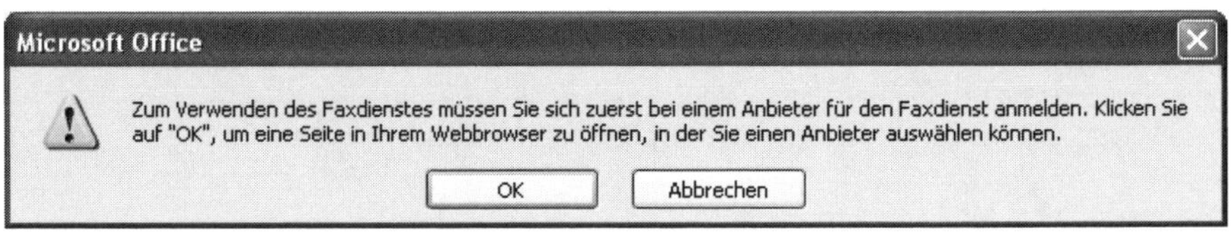

INFO

Neben den bei MICROSOFT OFFICE MARKETPLACE *aufgeführten Anbietern können Sie auch andere Anbieter wie etwa GMX (*www.gmx.de*) oder* www.web.de *für den Versand von Faxen einsetzen. Eine Internetrecherche nach einem geeigneten Anbieter lohnt sich durchaus.*

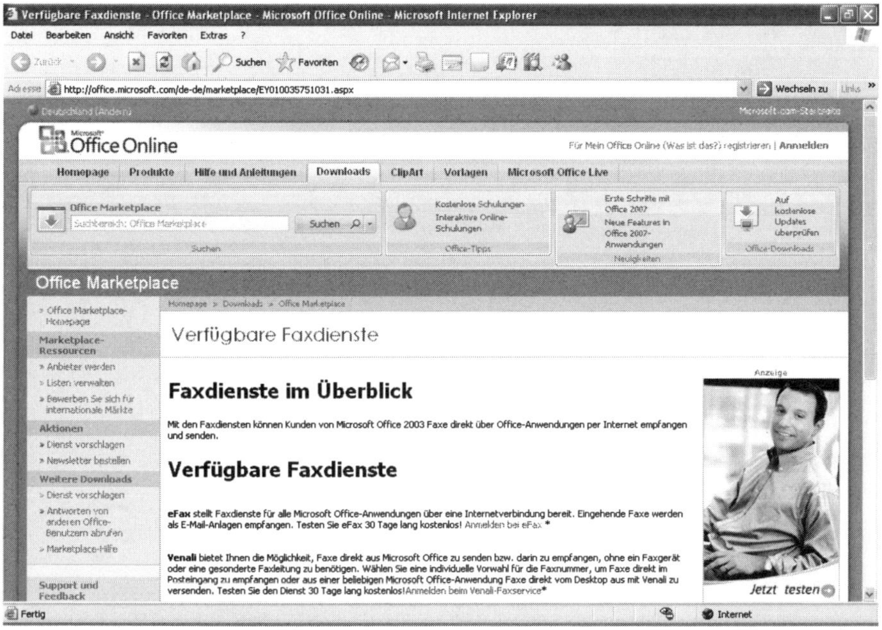

Abbildung 2.80: Faxdienste im Überblick

2.18 PDF und XPS

Das Portable Document Format (PDF) ist ein von der Firma Adobe entwickeltes, plattformübergreifendes Dateiformat für Dokumente, das im PDF Reference Manual dokumentiert ist. Es handelt sich damit um einen offenen Standard, der die Speicherung von Dokumenten in einem festen Layout ermöglicht.

XML Paper Specification (XPS) auf der anderen Seite ist ein Dateiformat für Dokumente, das von der Firma Microsoft entwickelt wurde und als direktes Konkurrenzprodukt PDF gesehen werden kann. XPS wurde in der Version 3 des .NET-Frameworks für Windows XP sowie mit Windows Vista veröffentlicht, das einen eingebauten XPS-Drucker und XPS-Viewer besitzt.

Word 2007 kann sowohl PDF- als auch XPS-Dateien erstellen, ohne dass Sie auf spezielle und teilweise teuere Programme wie den Acrobat Distiller zurückgreifen müssen. Allerdings muss diese Unterstützung über ein Add-In von Microsoft »nachgerüstet« werden, das nur dann aus dem Internet heruntergeladen werden kann, wenn die von Ihnen eingesetzte Office-Version die Echtheitsprüfung OGA (Office Genuine Advantage) besteht. Rufen Sie dazu die Internetseite `http://www.microsoft.com/downloads/details.aspx?familyid=4D951911-3E7E-4AE6-B059-A2E79ED87041&displaylang=en` auf. Nach der Echtheitsprüfung gelangen Sie zum Download des Add-Ins, das im Anschluss an das Herunterlanden installiert werden muss. Am einfachsten geht dies mit einem Doppelklick auf den Dateinamen `SaveAsPDFandXPS.exe`.

Abbildung 2.81: Installation des Add-Ins

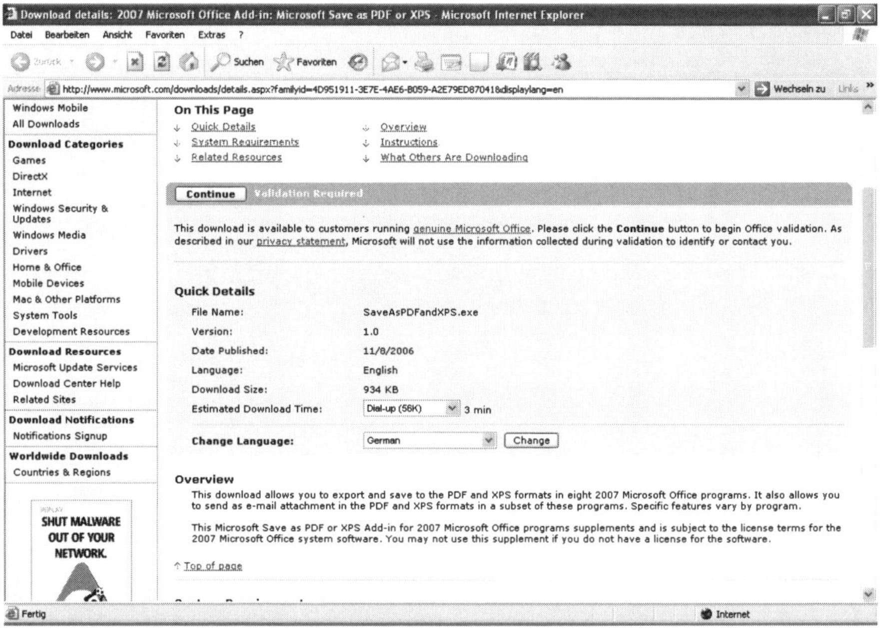

Ist das Add-In installiert, finden Sie drei zusätzliche Einträge im Menü der Office-Schaltfläche von Word:

- SPEICHERN UNTER/PDF ODER XPS
  Ermöglicht das Speichern des Dokuments im PDF- oder XPS-Format.

Abbildung 2.82: Ein Dokument im PDF-Format speichern

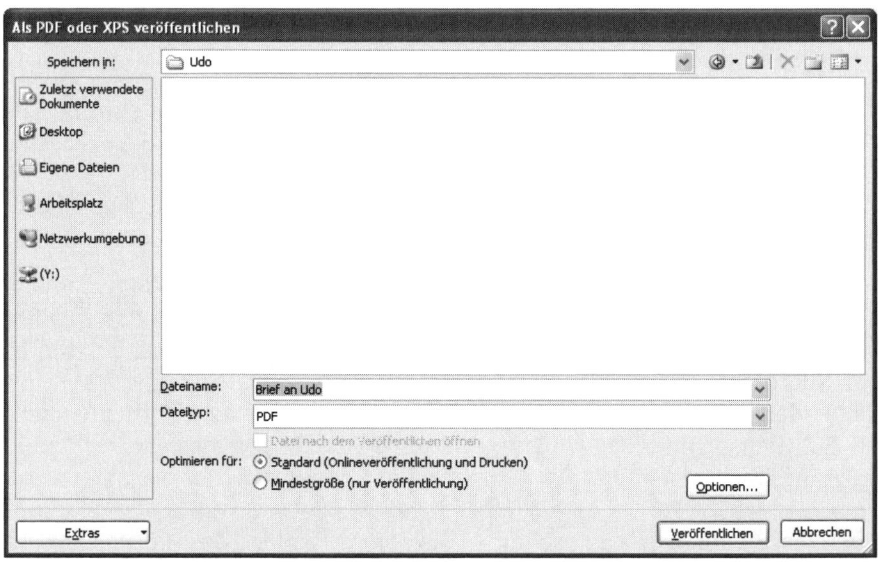

- SENDEN /PDF-E-MAIL-ANLAGE
  Erzeugt aus dem aktuellen Dokument eine PDF-Datei und fügt sie in die Anlage eines Mails ein. Sofern das Dokument noch nicht benannt wurde, werden wie gewohnt die ersten Wörter des Textes für den Dateinamen verwendet. Sie müssen nur noch die Mail-Adresse des Empfängers eingeben und auf den Button SENDEN klicken, um das Mail zu versenden.

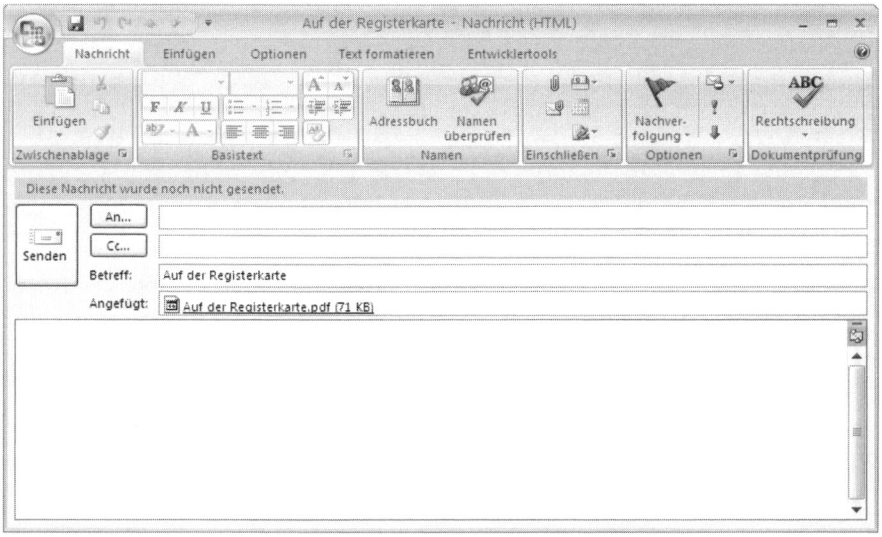

Abbildung 2.83: Die PDF-Datei als Anlage eines Mails

- SENDEN/XPS-E-MAIL-ANLAGE
  Erzeugt aus dem aktuellen Dokument eine XPS-Datei, die ebenfalls als Anlage eines Mails verschickt wird.

Die Schaltfläche SENDEN *ist nur dann verfügbar, wenn Sie in Outlook ein Konto eingerichtet haben.*

INFO

2.19 Rechtschreibprüfung

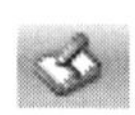

Während Sie Text eingeben, prüft Word diesen im Hintergrund fleißig auf mögliche Rechtschreibfehler. Glaubt es, einen solchen entdeckt zu haben, wird das betreffende Wort auf dem Bildschirm mit einer roten Wellenlinie unterlegt. Im Ausdruck sind diese Wellenlinien später jedoch nicht sichtbar. Sie dienen einzig und allein der Markierung von unbekannten bzw. falsch geschriebenen Wörtern in der Bildschirmanzeige:

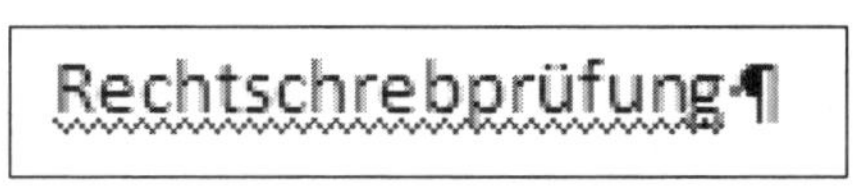

Abbildung 2.84: Hier fehlt ein »i«!

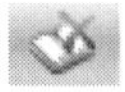

In der Statuszeile zeigt Word Ihnen an, dass es einen oder mehrere Schreibfehler im Text entdeckt hat, indem es ein Buch-Symbol, das ein rotes »X« schmückt, einblendet. Ein Klick auf diese Schaltfläche startet das komfortable Springen von Fehler zu Fehler mit der Option, diesen zu beseitigen. Darauf kommen wir gleich noch ausführlich zu sprechen.

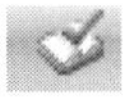

Einen Text ohne Rechtschreib- und Grammatikfehler erkennen Sie an einem Buchsymbol in der Statuszeile, das mit einem blauen Haken versehen ist.

Damit stellt sich natürlich die Frage: Wie kann Word einen Rechtschreibfehler als solchen erkennen? Ganz einfach: Es benutzt ein Wörterbuch und schlägt darin die von Ihnen eingegebenen Wörter nach. Wird es fündig, kann Word davon ausgehen, dass kein Rechtschreibfehler vorliegt. Ansonsten gibt es zwei Möglichkeiten: Das von Ihnen verwendete Wort ist im Wörterbuch nur nicht enthalten, oder es handelt sich schlicht und ergreifend um einen Rechtschreibfehler. Deshalb führen beide Fälle zu einer Unterringelung des betreffenden Wortes in roter Farbe.

Im weiteren Verlauf müssen Sie dann entscheiden, ob der beanstandete Begriff tatsächlich korrekt geschrieben wurde oder doch einen Fehler enthält und daher ausgebessert werden muss.

Ist die Schreibweise orthografisch korrekt, können Sie Word diesen Begriff ignorieren lassen, ansonsten können Sie das Wort aber auch selbst im Dokument ausbessern oder durch eine von Word vorgeschlagene Schreibweise (Rechtschreibvorschlag) ersetzen lassen.

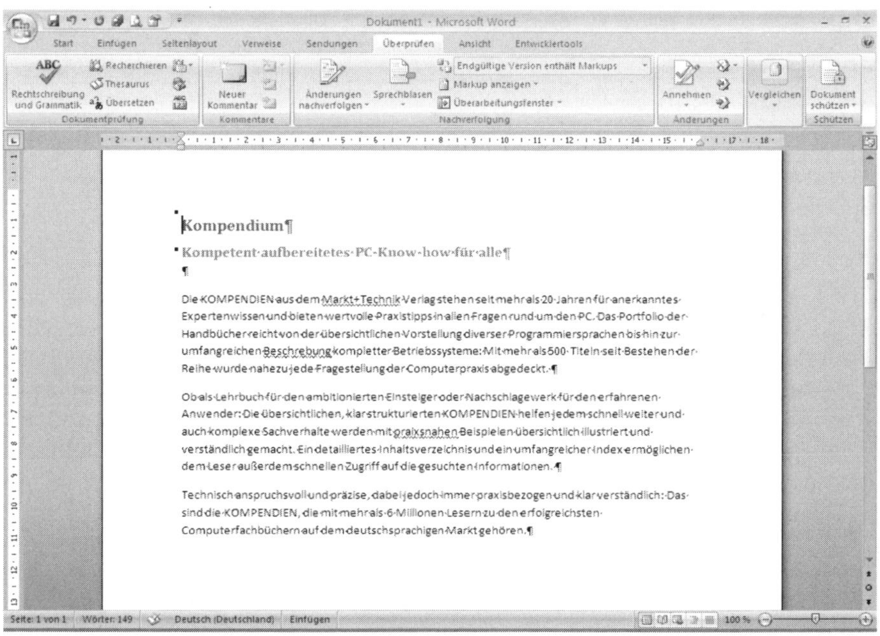

Abbildung 2.85: Vermeintliche und echte Fehler

Sehen wir uns das Ganze an einem konkreten Beispiel an. In Abbildung 2.85 sind drei Wörter im Text mit einer roten Wellenlinie versehen:

- Bei *Markt + Technik* handelt es sich um einen Namen bzw. Fachbegriff, den Word logischerweise nicht kennen kann. Daher wird dieser mit einer Wellenlinie versehen. Die Schreibweise ist jedoch korrekt, Word kann diesen Begriff nur nicht in seinem Wörterbuch finden. Gerade bei Fachtexten wird dies häufig der Fall sein.
- *Beschrebung* ist dagegen ebenso wie *praixsnahen* ein Tippfehler, der so nicht stehen bleiben kann und daher ausgebessert werden muss.

Klicken Sie mit der rechten Maustaste auf einen mit einer roten Wellenlinie versehenen Begriff im Text, erscheint ein Kontextmenü, das Ihnen verschiedene Möglichkeiten bietet:

- Sofern Ihnen Word im Kontextmenü Rechtschreibvorschläge anbietet, können Sie den Begriff durch einen der von Word aufgelisteten Vorschläge ersetzen lassen. Dazu müssen Sie lediglich einen Mausklick auf den gewünschten Eintrag ausführen.

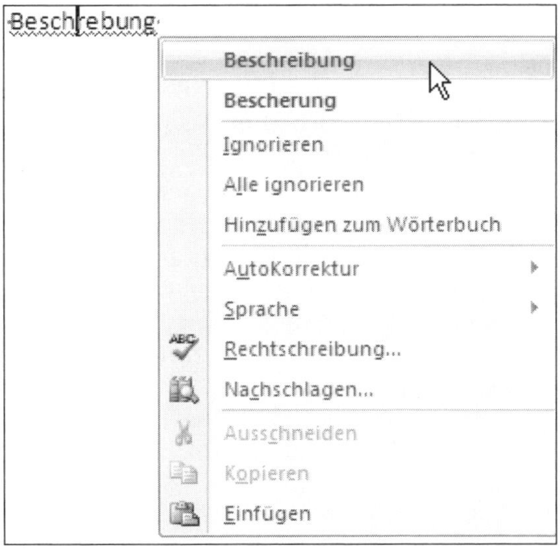

Abbildung 2.86: Ein Rechtschreibvorschlag wurde gefunden.

- Das Wort kann an dieser Stelle im Text ignoriert und damit von der Prüfung ausgenommen werden, indem Sie den gleichnamigen Eintrag im Objektmenü anklicken. Dies führt dazu, dass die Wellenlinie verschwindet. Kommt der Begriff an einer anderen Position im Text noch einmal vor, wird er dort wiederum markiert. Mit dem Befehl ALLE IGNORIEREN können Sie Word anweisen, diesen Begriff fortan im gesamten Dokument nicht mehr anzumeckern. Diese Funktion ist vor allem für Fachbegriffe interessant, die lediglich in diesem Dokument vorkommen.

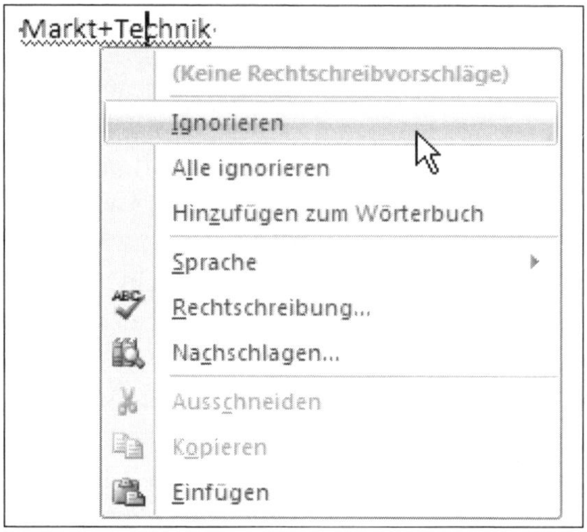

Abbildung 2.87: Die Schreibweise ignorieren

HALT

Vermeintliche, von Word markierte Fehler, die mit IGNORIEREN *oder* ALLE IGNORIEREN *von der Prüfung ausgenommen wurden, werden bei einer erneut durchgeführten Rechtschreibprüfung wiederum markiert.*

- Mit HINZUFÜGEN ZUM WÖRTERBUCH können Sie den markierten Ausdruck in das Wörterbuch aufnehmen. Dies bewirkt, dass das betreffende Wort künftig im Wörterbuch gefunden und damit als korrekt angesehen wird. Wenn Sie dem Wörterbuch neue Begriffe hinzufügen, sollten Sie unbedingt sicherstellen, dass das neue Wort korrekt geschrieben ist und die Erkennung von Rechtschreibfehlern dadurch nicht behindert wird. Gerade häufig verwendete Fachtermini oder auch Firmennamen können Sie durch die Aufnahme in das Wörterbuch in künftigen Texten von der Rechtschreibprüfung als korrekt ansehen lassen und so die Wellenlinie vermeiden.

INFO

Sofern Sie kein benutzerdefiniertes Wörterbuch angelegt haben, wird das Hauptwörterbuch von Word verwendet. Weitere Informationen hierzu erhalten Sie in Abschnitt 2.22 auf Seite 181. Dort erfahren Sie auch, wie ein versehentlich hinzugefügtes Wort wieder aus dem Wörterbuch gelöscht werden kann.

Wurden in Ihrem Dokument mehrere Rechtschreibfehler gefunden, ist es relativ mühsam, jedes mit einer Wellenlinie unterstrichene Wort mit der rechten Maustaste anzuklicken. Hier bietet es sich an, mit der Maus auf das Symbol RECHTSCHREIBFEHLER in der Statuszeile zu klicken, um Word im Text von Unterringelung zu Unterringelung wandern zu lassen. Das Kontextmenü wird dann bei jedem Begriff automatisch eingeblendet.

2.19.1 Neue und »alte« deutsche Rechtschreibung

Sofern Sie es nicht explizit umstellen, geht Word 2007 davon aus, dass Sie die neue deutsche Rechtschreibung verwenden möchten. Soll der Text den Regeln der »alten« Rechtschreibung folgen, gehen Sie wie folgt vor:

STEPS

1. Klicken Sie auf die Office-Schaltfläche.
2. Wählen Sie WORD-OPTIONEN.
3. Markieren Sie im Dialogfeld WORD-OPTIONEN in der linken Spalte den Eintrag DOKUMENTPRÜFUNG.
4. In der Gruppe *Bei der Rechtschreibung in Microsoft Office-Programmen* entfernen Sie das Häkchen bei DEUTSCH: NEUE RECHTSCHREIBUNG VERWENDEN.

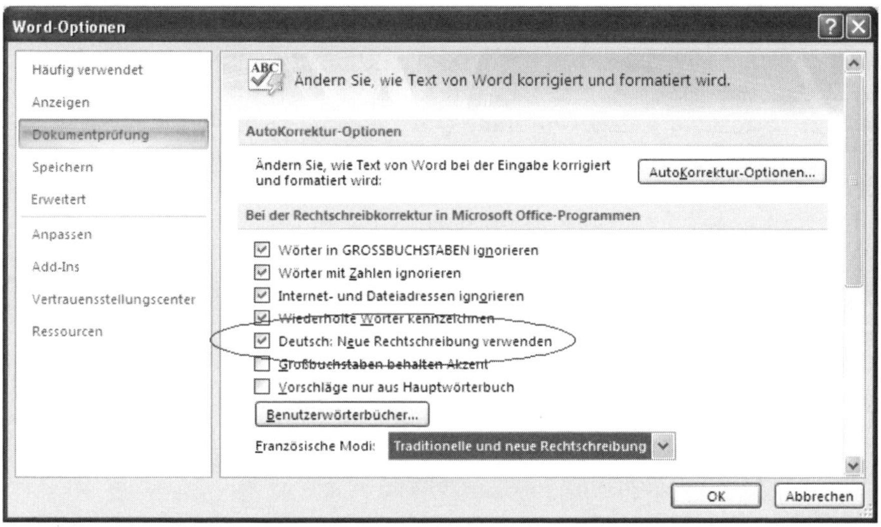

Abbildung 2.88: Word 2007 arbeitet nach der neuen deutschen Rechtschreibung.

5. Um das Dokument mit der geänderten Einstellung erneut prüfen zu lassen, klicken Sie auf die Schaltfläche DOKUMENT ERNEUT PRÜFEN, die sich etwas unterhalb in der Gruppe *Beim Korrigieren der Rechtschreibung und Grammatik in Word* befindet (vgl. Abbildung 2.86).
6. Das Dialogfeld schließen Sie wie gewohnt mit einem Klick auf OK.

In der Gruppe *Bei der Rechtschreibkorrektur in Microsoft Office-Programmen* finden Sie außerdem verschiedene Schalter, die per Voreinstellung markiert sind und bestimmte Wörter von der Rechtschreibprüfung ausnehmen:

- WÖRTER IN GROSSBUCHSTABEN IGNORIEREN bewirkt, dass Word alle Begriffe, die in GROSSBUCHSTABEN (Versalien) geschrieben wurden, keiner Kontrolle unterzieht. Verwenden Sie häufig in Ihren Dokumenten Wörter mit Großbuchstaben, die ebenfalls einer Kontrolle durch Word unterzogen werden sollen, können Sie durch Anklicken dieser Option die Ausnahme ausschalten.

- Enthalten Wörter Ziffern bzw. Zahlen, sind diese nicht nach den Regeln der Rechtschreibung prüfbar und werden daher ignoriert. Möchten Sie dies nicht, können Sie den betreffenden Schalter deaktivieren. Damit werden dann auch Tippfehler wie »auf7eichnen« entdeckt, bei denen Sie eine falsche Taste erwischt haben.
- Internet- und Dateiadressen werden ebenfalls per Voreinstellung ignoriert, da diese nicht geprüft werden können.
- Steht ein Wort im Text mehr als einmal hintereinander, wird dies von Word mit einer Wellenlinie quittiert. HIer können Sie die Prüfung dieser Option ausschalten.

2.19.2 Rechtschreibprüfung während der Eingabe ausschalten

Falls Sie die Prüfung im Hintergrund bzw. die roten Wellenlinien im Text stören, können Sie die Prüfung während der Eingabe ausschalten, indem Sie wiederum die Word-Optionen aufrufen und in der Gruppe *Beim Korrigieren der Rechtschreibung und Grammatik in Word* das Häkchen beim Schalter RECHTSCHREIBUNG WÄHREND DER EINGABE ÜBERPRÜFEN entfernen. Analog können Sie die Rechtschreibprüfung im Hintergrund wieder aktivieren, indem Sie diesen Schalter erneut setzen.

Abbildung 2.89: Die Rechtschreibprüfung während der Eingabe ausschalten.

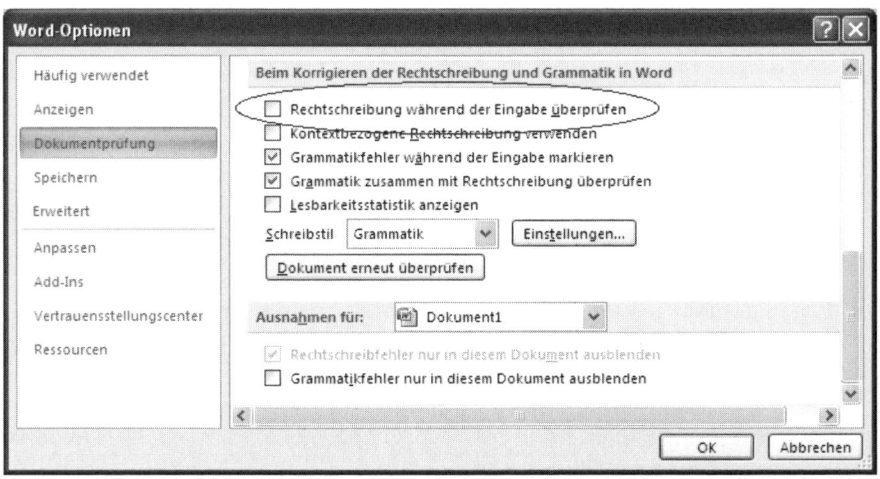

INFO

Unter AUSNAHMEN FÜR *können Sie sowohl die Unterringelung für Rechtschreibfehler als auch für Grammatikfehler im aktuellen Dokument ausblenden lassen. Da hiermit jedoch lediglich die Anzeige unterdrückt wird, während der Fehlerprüfung weiterhin den Prozessor beansprucht, da sie ja dennoch im Hintergrund durchgeführt wird, sollten Sie besser die Rechtschreib- und Grammatikprüfung während der Eingabe ausschalten, wenn Sie die Markierungen im Text als störend empfinden.*

2.19.3 Nachträgliche Rechtschreibprüfung

Finden Sie die automatische Markierung von einzelnen Wörtern im Text als störend und haben Sie daher die automatische Prüfung, wie im letzten Abschnitt beschrieben, deaktiviert, können Sie die Rechtschreibung auch noch problemlos nach Fertigstellung des Dokuments starten.

Den benötigten Befehl *Rechtschreibprüfung und Grammatik* finden Sie in der Gruppe *Dokumentprüfung*, die Sie über die Registerkarte ÜBERPRÜFEN erreichen. Mit der Tastatur starten Sie die Prüfung über [F7].

Auf dem Bildschirm erscheint diesmal ein Dialogfeld, über das Sie die Rechtschreibung sowie die Grammatik berichtigen können:

- Der von Word als verdächtig betrachtete Begriff, der im Dokumentfenster mit einer roten Wellenlinie hervorgehoben wurde, wird nun in roter Farbe unterhalb von NICHT IM WÖRTERBUCH im Kontext angezeigt.
- Direkt darunter werden unter VORSCHLÄGE die Korrekturvorschläge aufgelistet, die auch im Kontextmenü aufgeführt werden.

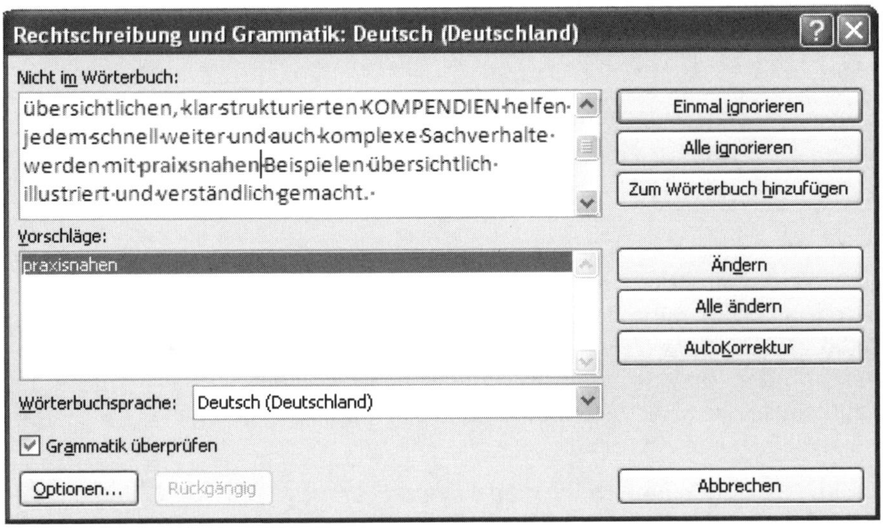

Abbildung 2.90: Das Dialogfeld RECHTSCHREIBUNG UND GRAMMATIK

- Sie können nun entweder das hervorgehobene Wort direkt im Textfenster korrigieren, oder Sie entscheiden sich für einen der Vorschläge und klicken zum Abschluss der Korrektur auf ÄNDERN. Unmittelbar im Anschluss daran springt Word zum nächsten Fehler weiter.

INFO

Sobald Sie innerhalb des Textfensters eine Korrektur vornehmen, ändert sich der Text des Schalters EINMAL IGNORIEREN *in* RÜCKGÄNGIG: BEARBEITEN. *Klicken Sie darauf, um die vorgenommenen Änderungen ungeschehen zu machen.*

- Mit EINMAL IGNORIEREN können Sie den Begriff an dieser Stelle von der Rechtschreibprüfung ausnehmen.
- Möchten Sie alle Vorkommen des Begriffs innerhalb des Textes von der Prüfung ausnehmen, klicken Sie auf ALLE IGNORIEREN.
- Mit ZUM WÖRTERBUCH HINZUFÜGEN können Sie das Wort in ein Wörterbuch aufnehmen, sodass es künftig als korrekt erkannt und nicht mehr beanstandet wird.
- Möchten Sie den Fehler künftig bereits während der Eingabe automatisch von Word berichtigen lassen, klicken Sie auf AUTOKORREKTUR.
- Da Word mehrere Sprachen beherrscht, gibt es auch verschiedene Wörterbücher für die einzelnen Sprachen. Die der Rechtschreibprüfung zugrunde gelegte Sprache können Sie hinter WÖRTERBUCHSPRACHE auswählen.
- Ein Mausklick auf die Schaltfläche OPTIONEN öffnet das Dialogfeld zur Einstellung der Optionen für die Dokumentprüfung, das Sie alternativ dazu auch über die Office-Schaltfläche/Word-Optionen/Dokumentprüfung aufrufen können.

TIPP

Klicken Sie mit der Maus in das Dokumentfenster außerhalb des Dialogfeldes, ändert der Button EINMAL IGNORIEREN *seinen Text in* WEITER *und ermöglicht das Anspringen der nächsten Fehlermarkierung im Text.*

2.20 Sprache

Damit Word die Rechtschreibung korrekt prüfen kann, muss es wissen, in welcher Sprache der Text erfasst ist. Sofern der Text aus ganzen Sätzen besteht und die automatische Spracherkennung aktiviert ist, kann Word in der Regel durch das Nachschlagen in den verfügbaren Wörterbüchern selbstständig erkennen, um welche Sprache es sich handelt. Hierfür muss das Kontrollkästchen SPRACHE AUTOMATISCH ERKENNEN im Dialogfeld SPRACHE mit einem Haken versehen sein.

Klicken Sie in der Statuszeile auf das Symbol SPRACHE, um das Dialogfeld für die Einstellung der Sprache auf dem Bildschirm anzeigen zu lassen.

Wenn Sie auf den Button STANDARD klicken, wird die ausgewählte Sprache als Standardsprache für das Dokument verwendet. Sollen die Rechtschreibung und Grammatik nicht überprüft werden, markieren Sie den gleichnamigen Schalter, um den markierten Bereich von der Prüfung auszunehmen.

TIPP

Arbeiten Sie mit einem Dokument, in dem Programmlistings enthalten sind, können Sie diese Funktion verwenden, damit Word den Programmcode nicht nach Fehlern untersucht und diesen mehr oder weniger komplett als fehlerhaft anstreicht. Dazu markieren Sie den Programmcode, klicken auf SPRACHE *und markieren den Schalter* RECHTSCHREIBUNG UND GRAMMATIK NICHT PRÜFEN.

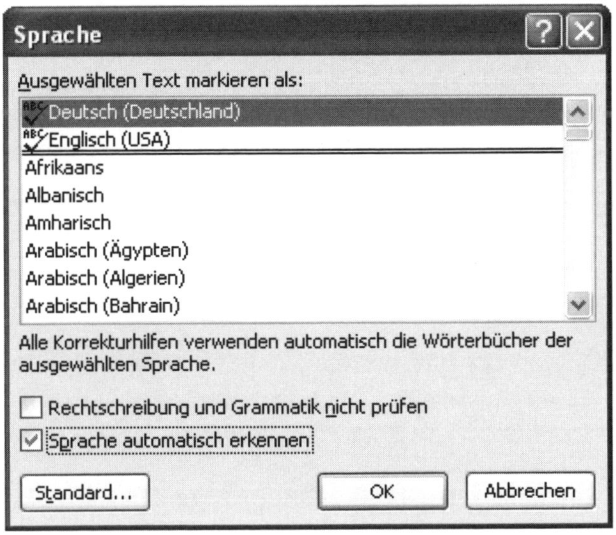

Abbildung 2.91: Der Dialog zur Sprachwahl

Einzelnen Wörtern eine andere Sprache zuweisen

Nicht immer funktioniert die automatische Spracherkennung zufriedenstellend: Tauchen innerhalb eines deutschen Textes fremdsprachige Begriffe auf, kann es sein, dass Word diese nicht korrekt prüfen kann. In diesem Fall müssen Sie die Sprache manuell zuweisen:

1. Markieren Sie das Wort oder die Begriffe, die einer anderen Sprache entstammen, im Text.
2. Klicken Sie auf das Symbol SPRACHE in der Statuszeile von Word.
3. Selektieren Sie im Dialogfeld SPRACHE die korrekte Sprache.
4. Beenden Sie den Dialog mit OK.

2.20.1 Festlegen der primären Bearbeitungssprache

Bei der primären Bearbeitungssprache handelt es sich um die Sprache, die Sie bei Ihrer Arbeit in der Regel verwenden.

Um die primäre Bearbeitungssprache zu ändern, gehen Sie wie folgt vor:

1. Klicken Sie auf den Start-Button von Windows, wählen Sie Programme, danach *Microsoft Office*, *Microsoft Office Tools*, und klicken Sie im Anschluss auf *Microsoft Office 2007-Spracheinstellungen*.
2. Wählen Sie die Registerseite BEARBEITUNGSPRACHEN.
3. Selektieren Sie in der Liste PRIMÄRE BEARBEITUNGSSPRACHEN die Sprache, die Sie künftig als primäre Sprache einsetzen möchten. Diese Sprache kann dann nicht mehr aus der Liste der aktivierten Bearbeitungssprachen entfernt werden.

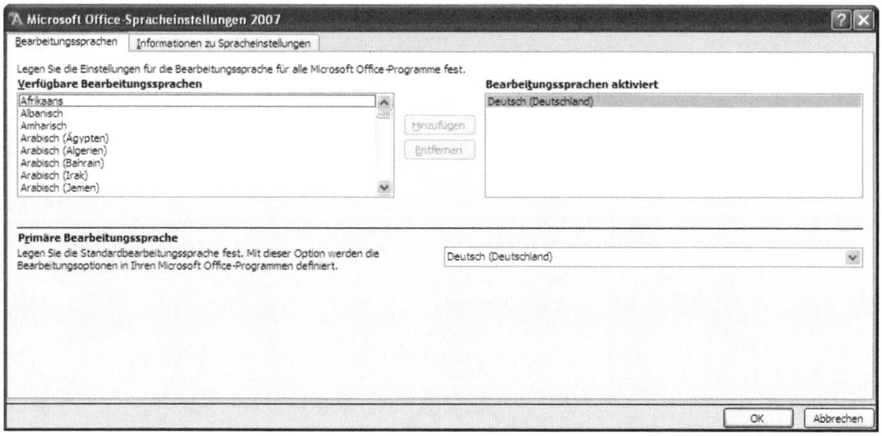

Abbildung 2.92: Die primäre Bearbeitungssprache

HALT

Ändern Sie die primäre Bearbeitungssprache, wird die Dokumentvorlage Normal.dotm automatisch ersetzt. Möchten Sie an dieser Datei gemachte Änderungen behalten, sollten Sie unbedingt eine Kopie der Datei speichern, ehe Sie die primäre Bearbeitungssprache ändern.

2.21 Grammatik prüfen

Word kann nicht nur Rechtschreibfehler in Ihren Dokumenten zuverlässig erkennen und beim Beseitigen helfen. Auch die Prüfung von Grammatik ist in das Programm integriert. Solche Auffälligkeiten werden im Gegensatz zu Rechtschreibfehlern als Zeichen ihres Standes mit einer grünen statt mit einer roten Wellenlinie im Dokument gekennzeichnet. Allerdings dürfen Sie sich von der Grammatikprüfung nicht zu viel erwarten: So werden zwar doppelte Satzzeichen problemlos gefunden, manche Formulierungen, die grammatikalisch völlig korrekt sind, aber als Fehler gekennzeichnet und andere echte Fehler überhaupt nicht entdeckt. Dennoch ist die Grammatikprüfung eine hilfreiche Unterstützung, um Texte fehlerfrei zu bekommen. Wie sehr die Tücke im Detail steckt, können Sie an dem folgenden Beispiel sehen: *Dasselbe* wird stets in einem Wort zusammengeschrieben, aber Word erkennt dies im ersten Satz nicht, während es im zweiten Satz die Schreibweise korrekt moniert:

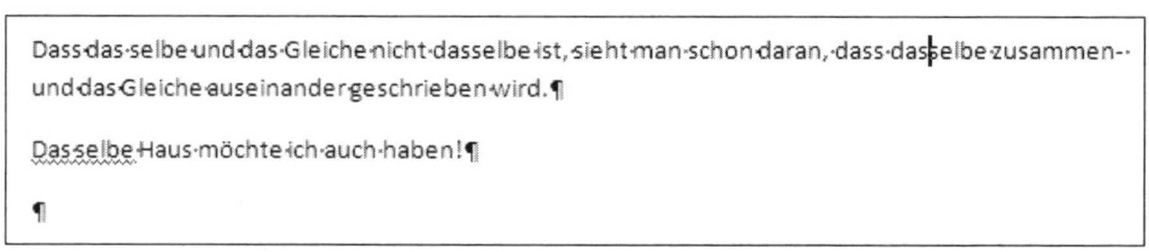

Abbildung 2.93: Grammatik und die Tücken

EXKURS

Dasselbe und das Gleiche

Grammatikalisch korrekt müsste der obige Satz übrigens »Das gleiche Haus möchte ich auch haben« lauten, da es dasselbe nur ein einziges Mal gibt. Als Merkhilfe, wann man dasselbe und wann man das Gleiche verwendet: Es kann sich etwas gleichen, aber nicht »selben«. Dies nur als Anmerkung am Rande ...

Da die Prüfung von Rechtschreibung und Grammatik im Grunde recht ähnlich ist, können beide in einem Aufwasch ausgeführt werden. Und auch die Vorgehensweise ist nahezu identisch: Sie klicken mit der rechten Maustaste auf einen mit einer grünen Wellenlinie unterlegten Begriff und erhalten im zugehörigen Kontextmenü die Möglichkeit, den Begriff zu ignorieren oder mit einem Korrekturvorschlag ausbessern zu lassen.

Rufen Sie die nachträgliche Überprüfung des Dokuments mit [F7] bzw. dem Schalter RECHTSCHREIBUNG UND GRAMMATIK in der Symbolleiste auf, werden sowohl die Grammatik als auch die Rechtschreibung geprüft, sofern unter WORD-OPTIONEN/DOKUMENTPRÜFUNG der Schalter GRAMMATIK ZUSAMMEN MIT DER RECHTSCHREIBUNG ÜBERPRÜFEN markiert ist.

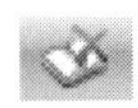

Auch ein Klick auf das Symbol RECHTSCHREIBFEHLER in der Statuszeile lässt Sie durch alle gefundenen Rechtschreib- und Grammatikfehler im Text wandern.

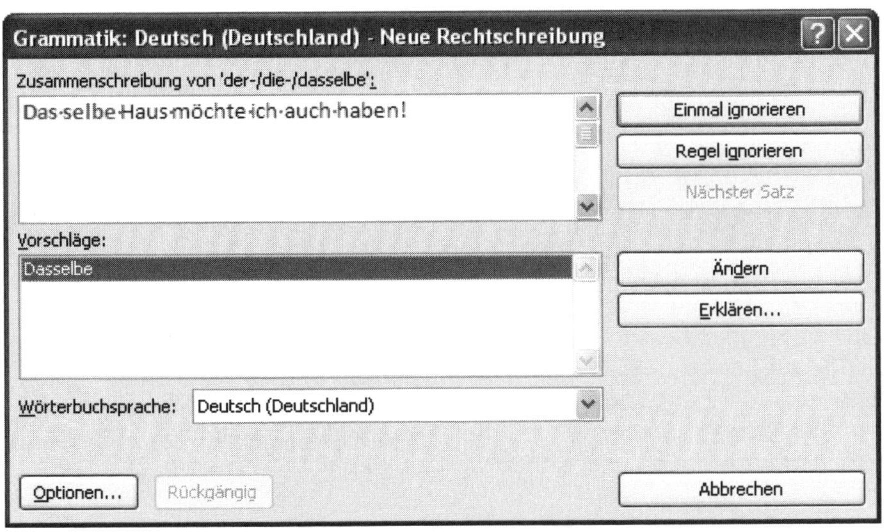

Abbildung 2.94: Das Dialogfeld GRAMMATIK ...

Rufen Sie über das Kontextmenü den Eintrag GRAMMATIK auf, erscheint der Dialog aus Abbildung 2.94, in dem lediglich die im Text enthaltenen Grammatikfehler berichtigt werden können. Rechtschreibfehler fallen unter den Tisch. Sein Aufbau und die Funktionsweise entsprechen dem Dialogfeld Rechtschreibprüfung, weshalb wir uns weitere Erklärungen dazu an dieser Stelle ersparen und stattdessen auf den Abschnitt zur Rechtschreibprüfung verweisen.

Interessant ist der Button ERKLÄREN..., mit dessen Hilfe Sie sich von Word eine genaue Erläuterung zu dem gemachten Fehler anzeigen lassen können.

Abbildung 2.95: ... und die Erklärung der Grammatik in Word

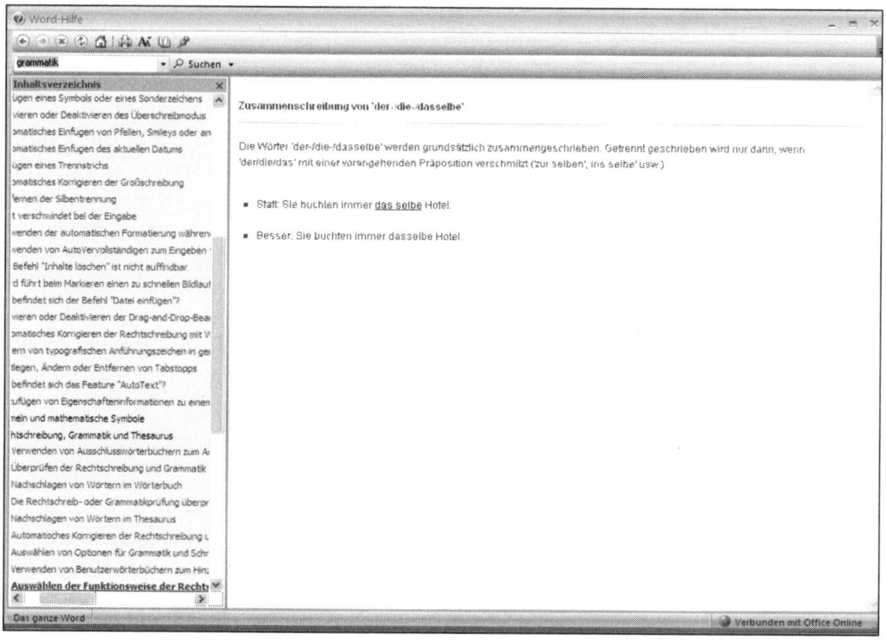

2.21.1 Optionen zur Grammatikprüfung

Klicken Sie im Dialogfeld Grammatik auf den Button OPTIONEN..., wird der Dialog zur Einstellung der Dokumentprüfung angezeigt. Klicken Sie dort auf den Schalter EINSTELLUNGEN, der sich hinter EINSTELLUNGEN GRAMMATIK befindet, öffnet sich ein weiteres Dialogfeld, in dem zusätzliche Grammatik- und Schreibstiloptionen getroffen werden können.

- GETRENNT- UND ZUSAMMENSCHREIBUNG
  Eine falsche Getrenntschreibung (»das selbe« statt »dasselbe«), mit Schwerpunkt auf Ausdrücken, deren Schreibung sich durch die Rechtschreibreform geändert hat, wird geprüft. Falsche Zusammenschreibung wird ebenfalls angezeigt, wenn diese mit einem anderen deutschen Wort zusammenfällt (z.B. »zurecht« anstelle von »zu Recht«).

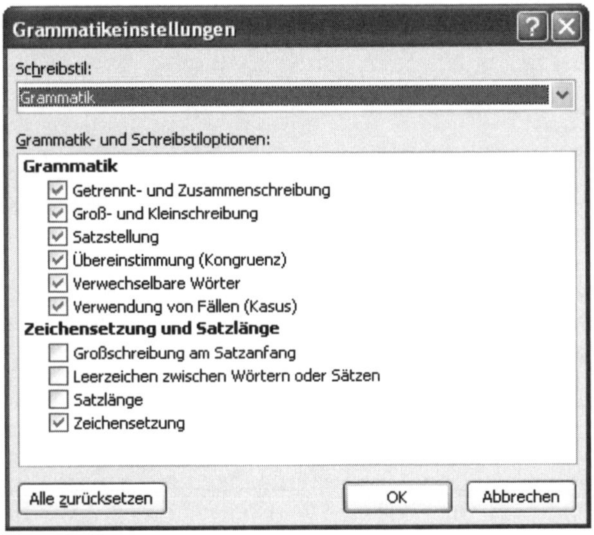

Abbildung 2.96: Grammatikeinstellungen

2

- Groß- und Kleinschreibung
  Falsche Kleinschreibungen, vor allem von Wörtern anderer Wortarten wie Eigenschaftswörter, wenn sie als Hauptwörter gebraucht werden, werden markiert (»nichts neues« anstatt »nichts Neues«). Falsche Großschreibung wird ebenfalls angezeigt, z.B. in festen Wendungen (»vor Kurzem« statt »vor kurzem«).
- Satzstellung
  Nebensätze, in denen das Verb nicht in letzter Stelle steht, sondern in Hauptsatzstellung (»weil ich hatte Hunger« statt »weil ich Hunger hatte«).
- Übereinstimmung (Kongruenz)
  Fehlende Übereinstimmung (Inkongruenz) in Zahl, Geschlecht, und/oder Fall (Kasus) innerhalb von Hauptwortgruppen.
- Verwechselbare Wörter
  Leicht zu verwechselnde und ähnlich klingende Wörter, z.B. »das« und »dass« oder »seid« sowie »seit«.
- Verwendung von Fällen (Kasus)
  Falscher Fall (Kasus) einer Hauptwortgruppe innerhalb des Satzzusammenhangs oder in Zusammenhang mit einer bestimmten Präposition (»seine Meinung nach« anstatt »seiner Meinung nach«).
- Großschreibung am Satzanfang
  Eine fehlerhafte Kleinschreibung am Satzanfang wird angestrichen.
- Leerzeichen zwischen Wörtern oder Sätzen
  Sind mehr als ein Leerzeichen zwischen zwei Wörtern oder zwei Sätzen enthalten, wird dies ebenfalls markiert.

- SATZLÄNGE
  Sätze, die mehr als 60 Wörter enthalten, werden unterringelt, da sie schwer verständlich sind. Prinzipiell gilt: je kürzer, desto besser, da leichter verständlich!
- ZEICHENSETZUNG
  Zu viele aufeinanderfolgende Satzzeichen, z.B. ein Komma gefolgt von einem Punkt. Weiterhin werden überflüssige oder fehlende Leerzeichen angezeigt (z.B. vor bzw. nach bestimmten Satzzeichen oder Klammern).

Haben Sie Änderungen bei den Optionen vorgenommen, lassen sich die ursprünglichen Einstellungen wiederherstellen, indem Sie auf den Button ALLE ZURÜCKSETZEN klicken.

2.21.2 Lesbarkeitsstatistik

Haben Sie den Schalter LESBARKEITSSTATISTIK ANZEIGEN, der sich unter den Optionen zur DOKUMENTPRÜFUNG in der Gruppe *Beim Korrigieren der Rechtschreibung und Grammatik in Word* befindet, markiert, wird am Ende der Rechtschreib- und Grammatikprüfung eine Lesbarkeitsstatistik angezeigt. Darin wird die Zahl der im Text enthaltenen Zeichen, Wörter, Sätze und Absätze aufgelistet.

STEPS

Aktivieren der Lesbarkeitsstatistik

1. Klicken Sie auf die Office-Schaltfläche, danach auf WORD-OPTIONEN.
2. Klicken Sie auf DOKUMENTPRÜFUNG.
3. Stellen Sie sicher, dass der Schalter GRAMMATIK ZUSAMMEN MIT RECHTSCHREIBUNG ÜBERPRÜFEN markiert ist.
4. Aktivieren Sie unter *Beim Korrigieren der Grammatik in Word* das Kontrollkästchen LESBARKEITSSTATISTIK ANZEIGEN.

Nachdem Sie diese Funktion eingeschaltet haben, öffnen Sie die Datei, die Sie überprüfen möchten, und starten Sie die Rechtschreibung- und Grammatikprüfung mit [F7] bzw. einem Klick auf den Schalter RECHTSCHREIBUNG UND GRAMMATIK. Sobald die Überprüfung der Rechtschreibung und Grammatik abgeschlossen ist, werden die Informationen zum Grad der Lesbarkeit des Dokuments angezeigt.

INFO

Wurden in einem Dokument mehrere Spracheinstellungen für die Grammatikprüfung aktiviert (zum Beispiel Deutsch, Englisch und Französisch), wird die Lesbarkeitsstatistik nur für den zuletzt geprüften Sprachteil (in diesem Fall also Französisch) angezeigt.

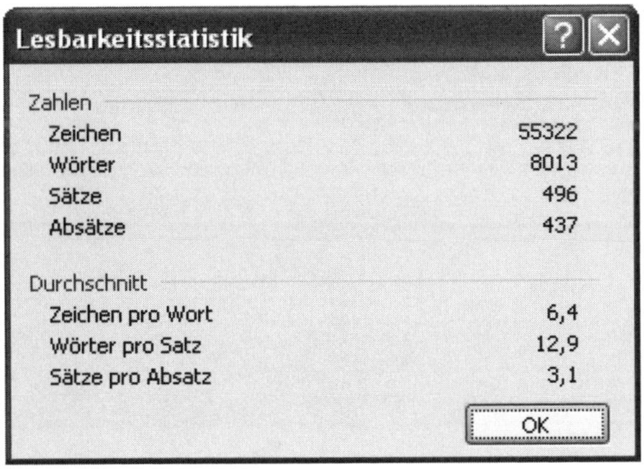

Abbildung 2.97:
Lesbarkeitsstatistik

2.22 Wörterbücher

Damit Word einen Text auf Rechtschreib- und Grammatikfehler prüfen kann, verwendet es Wörterbücher. Neben dem allen Programmen in Microsoft Office zur Verfügung stehenden Hauptwörterbuch können Sie auch eigene Wörterbücher – sogenannte Benutzerwörterbücher – anlegen.

Das Hauptwörterbuch selbst kann weder editiert noch um neue Einträge ergänzt werden.

INFO

Benutzerwörterbücher bieten sich an, wenn Sie bestimmte Fachbegriffe und Eigen- bzw. Firmennamen häufig in Ihren Dokumenten benötigen und diese nicht ständig als fehlerhaft markiert werden sollen. Für deutschsprachige Dokumente verwendet Word neben dem Hauptwörterbuch das Benutzerwörterbuch CUSTOM.DIC, das standardmäßig angelegt wird, allerdings noch keine Einträge enthält.

Das Dialogfeld BENUTZERWÖRTERBÜCHER *anzeigen*

STEPS

Um das Dialogfeld Benutzerwörterbücher auf dem Monitor anzuzeigen, gehen Sie wie folgt vor:

1. Klicken Sie auf die Office-Schaltfläche und wählen WORD-OPTIONEN.
2. Klicken Sie auf den Eintrag DOKUMENTPRÜFUNG.
3. In der Gruppe *Bei der Rechtschreibkorrektur in Microsoft Office* klicken Sie auf den Button BENUTZERWÖRTERBÜCHER...

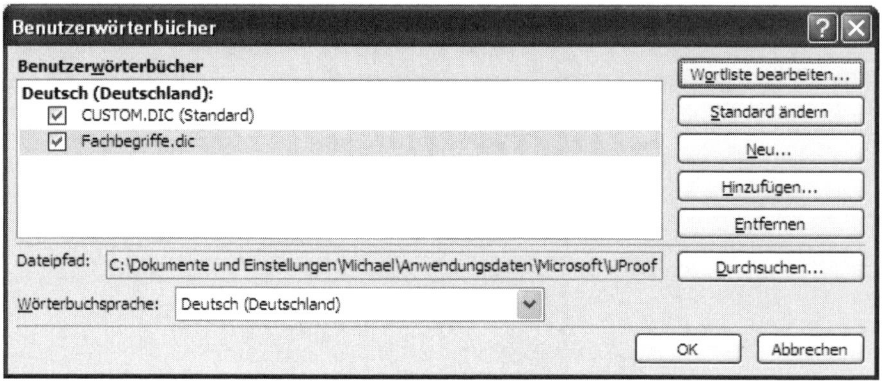

Abbildung 2.98: Benutzerwörterbücher

Dieses Dialogfeld ist die Schaltzentrale, mit deren Hilfe Sie Wörterbücher

- neu anlegen,
- editieren, also um neue Einträge erweitern bzw. vorhandene Einträge korrigieren und löschen,
- aktivieren, d.h. Word anweisen, dieses Wörterbuch bei der Prüfung zu verwenden,
- löschen.

2.22.1 Benutzerwörterbuch anlegen

STEPS

Möchten Sie ein neues Benutzerwörterbuch anlegen, gehen Sie wie folgt vor:

1. Öffnen Sie das Dialogfeld BENUTZERWÖRTERBÜCHER.
2. Selektieren Sie unter WÖRTERBUCHSPRACHE die gewünschte Sprache, bzw. belassen Sie den Eintrag auf ALLE SPRACHEN, falls das Benutzerwörterbuch unabhängig von der gewählten Sprache in allen Texten verwendet werden soll, wenn es aktiviert ist.
3. Klicken Sie auf NEU..., um ein neues Wörterbuch anzulegen.
4. Im Dialogfeld WÖRTERBUCH ERSTELLEN geben Sie dem Wörterbuch einen aussagekräftigen Namen, unter dem es gespeichert werden soll. Das voreingestellte Verzeichnis *UProof* sollten Sie nicht ändern.
5. Mit SPEICHERN schließen Sie den Dialog und weisen Word an, das neue Benutzerwörterbuch zu speichern und in die Liste der Benutzerwörterbücher aufzunehmen.
6. Vergewissern Sie sich, dass das Kontrollkästchen vor dem Wörterbuch mit einem Häkchen versehen (aktiviert) ist, damit es auch verwendet wird.

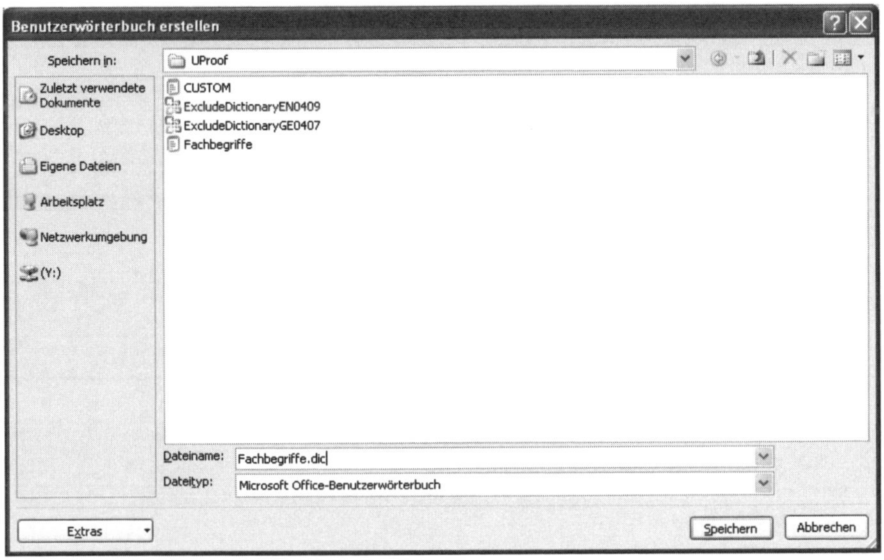

Abbildung 2.99: Ein Name für das neue Wörterbuch

2.22.2 Wörterbuch bearbeiten

Nach der Installation von Word ist das standardmäßig verfügbare Wörterbuch CUSTOM.DIC sowie jedes neu erstellte Benutzerwörterbuch noch leer, enthält also keinerlei Einträge.

Über das Kontextmenü zur Korrektur eines Rechtschreib- oder Grammatikfehlers (HINZUFÜGEN ZUM WÖRTERBUCH) können Sie ebenso wie über das Dialogfeld RECHTSCHREIBUNG UND GRAMMATIK (ZUM WÖRTERBUCH HINZUFÜGEN) dem Wörterbuch neue Einträge hinzufügen. Damit Word weiß, welchem der verfügbaren Benutzerwörterbuch es den Begriff hinzufügen soll, muss eines der Benutzerwörterbücher als Standard definiert sein. Dieses trägt als Zeichen seines Standes in der Auflistung der Benutzerwörterbücher hinter dem Namen das Attribut *(Standard)* in runden Klammern.

Möchten Sie die Begriffe einem anderen als dem gerade eingestellten Benutzerwörterbuch hinzufügen, ändern Sie das Standard-Benutzerwörterbuch wie folgt:

1. Öffnen Sie das Dialogfeld BENUTZERWÖRTERBÜCHER über jeweils einen Klick auf die Office-Schaltfläche, WORD-OPTIONEN, DOKUMENTPRÜFUNG und den Button BENUTZERWÖRTERBÜCHER, der sich in der Gruppe *Bei der Rechtschreibung in Microsoft Office-Programmen* befindet.
2. Selektieren Sie in der Liste unter BENUTZERWÖRTERBÜCHER das Wörterbuch, das als neuer Standard gesetzt werden soll.
3. Klicken Sie auf den Button STANDARD ÄNDERN.

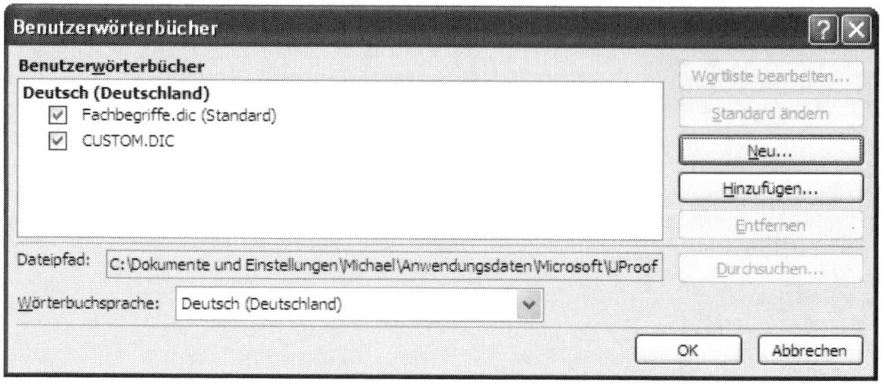

Abbildung 2.100: *Fachbegriffe.dic* wurde als neuer Standard gewählt.

Haben Sie einmal versehentlich einen falschen Begriff in ein Wörterbuch eingefügt, können Sie diesen über das Dialogfeld BENUTZERWÖRTERBÜCHER nachträglich problemlos korrigieren oder wieder aus dem Wörterbuch entfernen.

Dem Benutzerwörterbuch einen neuen Eintrag hinzufügen

STEPS

1. Öffnen Sie das Dialogfeld BENUTZERWÖRTERBÜCHER über jeweils einen Klick auf die Office-Schaltfläche, WORD-OPTIONEN, DOKUMENTPRÜFUNG und den Button BENUTZERWÖRTERBÜCHER, der sich in der Gruppe *Bei der Rechtschreibung in Microsoft Office-Programmen* befindet.
2. Selektieren Sie in der Liste unter BENUTZERWÖRTERBÜCHER das Wörterbuch, dem Sie einen neuen Eintrag hinzufügen möchten.
3. Klicken Sie auf den Button WORTLISTE BEARBEITEN...

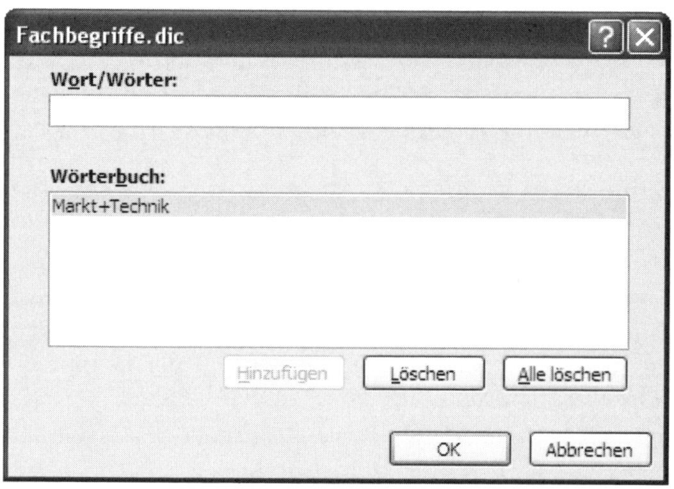

Abbildung 2.101: Benutzerwörterbuch bearbeiten

4. Unter Wort/Wörter tragen Sie den neuen Begriff ein, der dem Wörterbuch hinzugefügt werden soll.
5. Klicken Sie auf den Button HINZUFÜGEN, um den Eintrag in das Wörterbuch aufzunehmen.
6. Mit OK beenden Sie das Dialogfeld.

Einen Eintrag aus dem Benutzerwörterbuch löschen

STEPS

1. Öffnen Sie das Dialogfeld BENUTZERWÖRTERBÜCHER über jeweils einen Klick auf die Office-Schaltfläche, WORD-OPTIONEN, DOKUMENTPRÜFUNG und den Button BENUTZERWÖRTERBÜCHER, der sich in der Gruppe *Bei der Rechtschreibung in Microsoft Office-Programmen* befindet.
2. Selektieren Sie in der Liste unter BENUTZERWÖRTERBÜCHER das Wörterbuch, dem Sie einen neuen Eintrag hinzufügen möchten.
3. Klicken Sie auf den Button WORTLISTE BEARBEITEN...
4. Markieren Sie unter WÖRTERBUCH den Eintrag mit einem Mausklick, den Sie aus dem Wörterbuch entfernen möchten, und klicken Sie auf LÖSCHEN, um diesen zu entfernen.
5. Mit OK beenden Sie nach Abschluss der gewünschten Änderungen das Dialogfeld und kehren zum Dialog BENUTZERWÖRTERBÜCHER zurück.

INFO

Sie können auch alle Einträge des Wörterbuchs in einem Aufwasch löschen, indem Sie auf den Schalter ALLE LÖSCHEN *klicken.*

Einen Eintrag eines Benutzerwörterbuchs korrigieren

Haben Sie einem Wörterbuch einen fehlerhaften Eintrag hinzugefügt und möchten diesen korrigieren, löschen Sie den betreffenden Eintrag aus dem Wörterbuch und fügen ihn in Anschluss daran in der korrekten Schreibweise nochmals in das Wörterbuch ein.

2.22.3 Wörterbuch aktivieren

Damit Word ein Benutzerwörterbuch zur Grammatik- und Rechtschreibprüfung einsetzt, muss dieses aktiviert sein.

STEPS

Gehen Sie wie folgt vor, um ein Benutzerwörterbuch zu aktivieren:

1. Öffnen Sie das Dialogfeld BENUTZERWÖRTERBÜCHER über jeweils einen Klick auf die Office-Schaltfläche, WORD-OPTIONEN, DOKUMENTPRÜFUNG und den Button BENUTZERWÖRTERBÜCHER, der sich in der Gruppe *Bei der Rechtschreibung in Microsoft Office-Programmen* befindet.
2. Selektieren Sie in der Liste unter BENUTZERWÖRTERBÜCHER alle Wörterbücher, die für den Text eingesetzt werden sollen, mit einem Häkchen.
3. Bestätigen Sie den Dialog mit OK.

2.22.4 Wörterbuch einbinden

Um nicht bei jedem Versionswechsel von Word die bislang mühevoll zusammengestellten Wörterbücher neu anlegen zu müssen, können Sie auch Wörterbücher, die mit einer Vorgängerversion erstellt wurden, problemlos weiterverwenden. Sie müssen diese jedoch in die neue Version einbinden, damit sie verwendet werden können.

STEPS

Ein bestehendes Wörterbuch in Word 2007 einbinden

1. Öffnen Sie das Dialogfeld BENUTZERWÖRTERBÜCHER über jeweils einen Klick auf die Office-Schaltfläche, WORD-OPTIONEN, DOKUMENTPRÜFUNG und den Button BENUTZERWÖRTERBÜCHER, der sich in der Gruppe *Bei der Rechtschreibung in Microsoft Office-Programmen* befindet.
2. Klicken Sie auf die Schaltfläche HINZUFÜGEN...
3. Öffnen Sie das Verzeichnis, in dem sich das gewünschte Wörterbuch befindet, und markieren Sie es mit einem Mausklick. Alternativ dazu können Sie es auch in den Ordner *UProof* von Word 2007 kopieren und von dort aus einbinden.

Im Anschluss daran wird das gewünschte Wörterbuch in die Liste der verfügbaren Wörterbücher aufgenommen und gleichzeitig aktiviert.

Abbildung 2.102: Versteckte Dateien im Explorer sichtbar machen

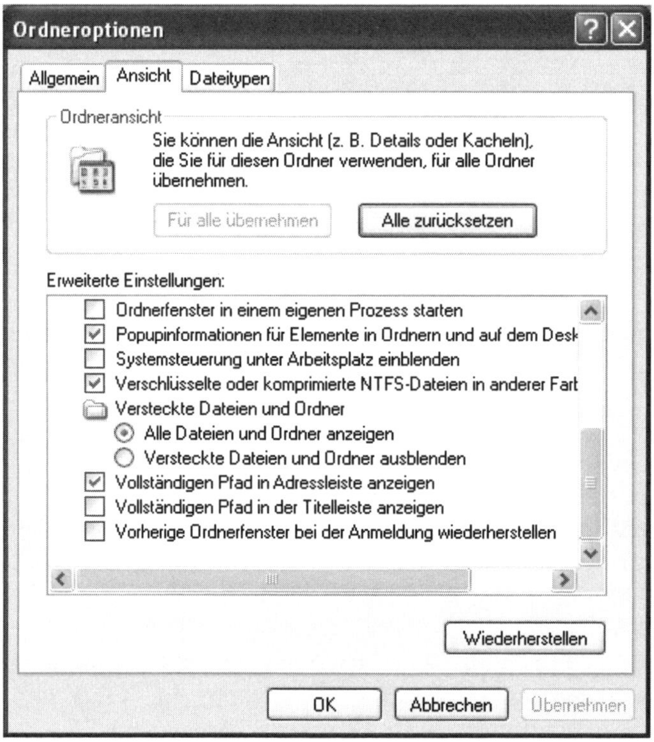

STEPS

Versteckte Dateien im Explorer sichtbar machen

Damit das Verzeichnis UProof *im Explorer angezeigt wird, muss in der Systemsteuerung von Windows die Anzeige versteckter Dateien aktiviert sein. Ist dies bei Ihnen nicht der Fall, stellen Sie dies wie folgt um:*

1. Klicken Sie im Windows-Startmenü auf Systemsteuerung.
2. Doppelklicken Sie unter *Wählen Sie eine Kategorie* auf LEISTUNG UND WARTUNG. Sofern Sie die klassische Ansicht in der Systemsteuerung verwenden, führen Sie einen Doppelklick auf den Eintrag ORDNEROPTIONEN aus.
3. Klicken Sie auf die Registerkarte ANSICHT.
4. Aktivieren Sie im Abschnitt ERWEITERTE EINSTELLUNGEN unter *Dateien und Ordner* das Optionsfeld ALLE DATEIEN UND ORDNER ANZEIGEN.

2.22.5 Ein Wörterbuch aus einer Textliste erstellen

Da es sich bei Benutzerwörterbuchdateien um reine Textdateien handelt, können Sie diese problemlos mit einem beliebigen Texteditor öffnen und bearbeiten.

Der Aufbau ist einfach: In der ersten Zeile wird die Sprache vermerkt, sofern das Wörterbuch für eine bestimmte Sprache erstellt wurde. Ist es für alle Sprachen universell einsetzbar, entfällt diese Zeile.

Danach werden alle Begriffe, die in das Wörterbuch aufgenommen wurden, untereinander aufgelistet. Nach jedem Begriff erfolgt eine Zeilenschaltung.

Ein Wörterbuch für die Sprache *Deutsch (Deutschland)*, das die beiden Einträge »Markt + Technik« sowie »Magussolutions« enthält, sieht damit wie folgt aus, wenn Sie es mit einem Texteditor öffnen:

Listing 2.1: Der Aufbau einer Wörterbuchdatei

CODE

```
#LID 1031
Markt+Technik
Magussolutions
```

STEPS

Mit diesem Wissen ausgestattet, kann problemlos eine Textdatei für ein Wörterbuch erstellt und diese danach in Word 2007 eingebunden werden. So ist es beispielsweise möglich, ein Wörterbuch aus einem anderen Programm zu übernehmen oder eine Liste mit einheitlichen Schreibweisen innerhalb einer Firma in ein Wörterbuch einzubinden, sodass die verbindlichen Schreibweisen gleich in Word geprüft werden können:

1. Erstellen Sie in Word oder einem anderen Editor eine neue Datei.
2. Kopieren Sie über die Zwischenablage die Wortliste in das Dokument, oder geben Sie die Wortliste direkt ein, sodass in jeder Zeile ein Begriff steht, der mit [↵] abgeschlossen wird.

3. Verwenden Sie Word zur Erstellung der Datei, speichern Sie das Dokument im *Nur-Text-Format* mit der Dateiendung *.DIC* ab. Dies ist wichtig, da keine sonstigen Formatierungsanweisungen in das Dokument eingebettet werden dürfen. Falls die Dateiendung nach dem Speichervorgang nicht .DIC lautet, können Sie diese noch im Explorer berichtigen.
4. Als Speicherort wählen Sie den für die Benutzerwörterbücher vorgesehenen Ordner von Word. Ansonsten können Sie das Wörterbuch natürlich auch nach dem Speichern mit dem Explorer in dieses Verzeichnis verschieben.
5. Fügen Sie die Datei als neues Wörterbuch hinzu.

2.22.6 Ein Wörterbuch für mehrere Anwender nutzbar machen

Arbeiten an einem PC mehrere Anwender mit jeweils eigenem Benutzerkonto, die alle auf ein bestimmtes Wörterbuch zugreifen können sollen, oder möchten Sie ein Wörterbuch über das Netzwerk mehreren Benutzern zur Verfügung stellen, können Sie dies mit ein bisschen »Zauberei« realisieren:

- Um ein Wörterbuch auf einem PC zusammen mit mehreren Anwendern verwenden zu können, speichern Sie dieses im Verzeichnis *Gemeinsame Dokumente*. Dateien, die in diesem Ordner abgelegt werden, können von allen Benutzern des Computers gemeinsam verwendet werden.
- Innerhalb eines Netzwerkes kann ein Wörterbuch von allen Anwendern eingesetzt werden, wenn es in einem freigegebenen Ordner gespeichert wird. Dies funktioniert zumindest so lange problemlos, bis nicht zwei oder mehr Benutzer gleichzeitig versuchen, das Wörterbuch zu editieren, indem sie Einträge hinzufügen oder bestehende Einträge löschen.

STEPS

Um ein Wörterbuch in einen anderen Ordner zu verschieben, gehen Sie wie folgt vor:

1. Öffnen Sie das Dialogfeld BENUTZERWÖRTERBÜCHER über jeweils einen Klick auf die Office-Schaltfläche, WORD-OPTIONEN, DOKUMENTPRÜFUNG und den Button BENUTZERWÖRTERBÜCHER, der sich in der Gruppe *Bei der Rechtschreibung in Microsoft Office-Programmen* befindet.
2. Wählen Sie das Wörterbuch aus, das Sie verschieben möchten, und klicken Sie auf den Button ENTFERNEN. Dadurch wird das Wörterbuch aus der Liste der Wörterbücher entfernt, nicht jedoch physikalisch von der Festplatte gelöscht. Es ist daher weiterhin verfügbar. Lediglich Word verwendet es nicht mehr.
3. Verschieben Sie unter Einsatz des Windows Explorers die Datei mit dem Wörterbuch in den gemeinsam zu nutzenden Ordner.

INFO

Der Speicherort der Wörterbuchdatei wird Ihnen im Dialogfeld BENUTZERWÖRTERBÜCHER *unter* DATEIPFAD *angezeigt. Der Dateiname entspricht dem in der Anzeige der Wörterbuchliste. Falls Sie dieses Verzeichnis im Explorer nicht finden können, ist unter Umständen die Anzeige versteckter Dateien deaktiviert (die Voreinstellung unter Windows). Auf Seite 187 erfahren Sie unter* »Versteckte Dateien im Explorer sichtbar machen«, *wie Sie die Darstellung aktivieren können.*

4. Nachdem Sie wieder zu Word gewechselt sind, klicken Sie auf den Button HINZUFÜGEN, navigieren mithilfe des Dateiauswahl-Dialogfeldes in das Verzeichnis, in das Sie die Datei verschoben haben, und wählen dort die Wörterbuchdatei erneut aus.

2.22.7 Wörterbücher und ihre Kapazitätsgrenzen

Ein Benutzerwörterbuch besteht in Word aus einer Textliste, die eine maximale Dateigröße von 64 Kbyte nicht überschreiten darf. Sobald ein Wörterbuch anwächst und diese Größe zu überschreiten droht, greift Word zu einem drastischen Gegenmittel: Es entfernt ungefragt und kommentarlos bestehende Einträge aus dem Wörterbuch, sodass Sie weiterhin dem Wörterbuch neue Begriffe hinzufügen können. Selbstverständlich werden Sie nicht darüber informiert, sodass Sie sich in Sicherheit wiegen ...

Diesem Problem können Sie aus dem Weg gehen, indem Sie die Dateigrößen ihrer Wörterbücher stets im Auge behalten und diese auch regelmäßig sichern.

Ein Wörterbuch, das aus den Fugen zu geraten droht, können Sie dann problemlos in mehrere Wörterbücher aufsplitten. Alternativ dazu können Sie auch einfach ein neues Benutzerwörterbuch anlegen und dieses als *Standard* definieren, sodass neu aufgenommene Begriffe in dieses Wörterbuch aufgenommen werden.

2.22.8 Ein Ausschlusswörterbuch erstellen

Mitunter werden Begriffe als korrekt erkannt und daher nicht markiert, obwohl diese im Kontext falsch oder unerwünscht sind. Erwischen Sie beispielsweise häufig eine falsche, nämlich die neben der eigentlich gewünschten liegende Taste, kann leicht aus dem »Himmel« eine »Hummel« werden. Beide Begriffe sind sinnvoll und im Hauptwörterbuch von Word vermerkt, weshalb Sie hier keinen Fehlerhinweis erhalten werden.

Erschwerend kommt hinzu, dass ein Hauptwörterbuch nicht geändert werden kann. Sonst wäre es einfach: Die beiden Begriffe aus dem Wörterbuch entfernen, damit sie von Word nicht mehr als korrekt erkannt werden, und schon erscheint bei jedem Auftreten die rote Wellenlinie unter dem Wort.

Doch auch hierfür gibt es in Word eine Lösung: das *Ausschlusswörterbuch*. In diesem werden alle Begriffe vermerkt, die stets markiert werden sollen, wenn Word auf einen solchen im Text trifft. Sie können darin Tippfehler, die Ihnen häufig unterlaufen, oder auch Begriffe, die unter keinen Umständen in Ihren Dokumenten erscheinen dürfen, unterbringen.

Dies hat zur Folge, dass jedes Auftreten dieses Begriffs im Text von Word mit einer roten Wellenlinie quittiert wird. Und das unabhängig davon, ob die Schreibweise stimmt oder nicht. Außerdem wird Ihnen dieser Begriff von Word nie als Korrekturvorschlag unterbreitet.

TIPP

Haben Sie einem Ausschlusswörterbuch einen Begriff hinzugefügt, kann dieser nicht mehr während einer Rechtschreibprüfung in ein Benutzerwörterbuch aufgenommen werden, um ihn damit als korrekt auszuweisen. Stattdessen müssen Sie das Ausschlusswörterbuch bearbeiten und den Begriff daraus entfernen, damit keine Markierung mehr im Text erscheint.

STEPS

Um einem Ausschlusswörterbuch einen neuen Begriff hinzuzufügen oder darin enthaltene Begriffe zu bearbeiten, gehen Sie wie folgt vor:

1. Führen Sie in einem Dokument, das in der Sprache verfasst wurde, für die Sie das Ausschlusswörterbuch bearbeiten möchten, eine Rechtschreibprüfung durch. Möchten Sie beispielsweise das Ausschlusswörterbuch für Deutsch bearbeiten, muss die Datei Text enthalten, der als *Deutsch* markiert wurde.
2. Stellen Sie sicher, dass Ihr Explorer versteckte Dateien korrekt anzeigt. Wie dies geht, erfahren Sie auf Seite 187 unter »Versteckte Dateien im Explorer sichtbar machen«.
3. Wechseln Sie im Windows Explorer zu dem Speicherort, an dem sich die Benutzerwörterbücher befinden.
4. Suchen Sie das Ausschlusswörterbuch für die Sprache, deren Einstellungen Sie ändern möchten. Der Name der Datei, die Sie benötigen, lautet *ExcludeDictionaryXXXXXX.lex*, wobei XXXXXX durch den Sprachcode ersetzt wird. Der Name des Ausschlusswörterbuchs für Deutsch lautet beispielsweise *ExcludeDictionaryGE0407.lex*.
5. Öffnen Sie diese Datei mit einem Texteditor.
6. Fügen Sie der Datei alle Begriffe hinzu, die bei der Rechtschreibprüfung unbedingt als falsch geschrieben gekennzeichnet werden sollen. Geben Sie die Wörter in Kleinbuchstaben ein, und drücken Sie nach jedem eingegebenen Wort [↵]. Damit entspricht der Aufbau der Datei dem eines Benutzerwörterbuches.
7. Speichern Sie die Datei, und schließen Sie sie.
8. Starten Sie Word neu, damit das berichtigte Ausschlusswörterbuch korrekt eingelesen wird.

2.23 Thesaurus

Häufige Wortwiederholungen im Text sind unschön und sollten nach Möglichkeit vermieden werden, da sie die Lebendigkeit des Textes und damit den Lesefluss empfindlich stören. Doch nicht immer fällt einem spontan ein passendes Synonym ein. Oder eine Formulierung liegt einem im wahrsten Sinne des Wortes auf der Zunge, will aber um keinen Preis über die Finger den Weg zur Tastatur finden. Kein Grund zur Panik! Word hilft Ihnen mit dem Thesaurus nach Leibeskräften bei der Suche nach einer passenden Formulierung. Der Begriff »Thesaurus« stammt aus dem Griechischen und heißt wörtlich übersetzt »Schatz« oder »Schatzhaus«. Und so versteht sich der Thesaurus in Word als eine Sammlung von Begriffen, die in inhaltlicher Beziehung zueinander stehen: Synonyme, Wortfamilien und Oberbegriffe. Somit lassen sich Themen und Sachgebiete sprachlich erschließen.

Suchen Sie nach einem Synonym für ein Wort innerhalb des Dokuments, gehen Sie wie folgt vor:

1. Markieren Sie das Wort, für das Sie eine andere Formulierung suchen.
2. Klicken Sie mit der rechten Maustaste auf die Markierung, und wählen Sie aus dem Kontextmenü den Eintrag SYNONYME.

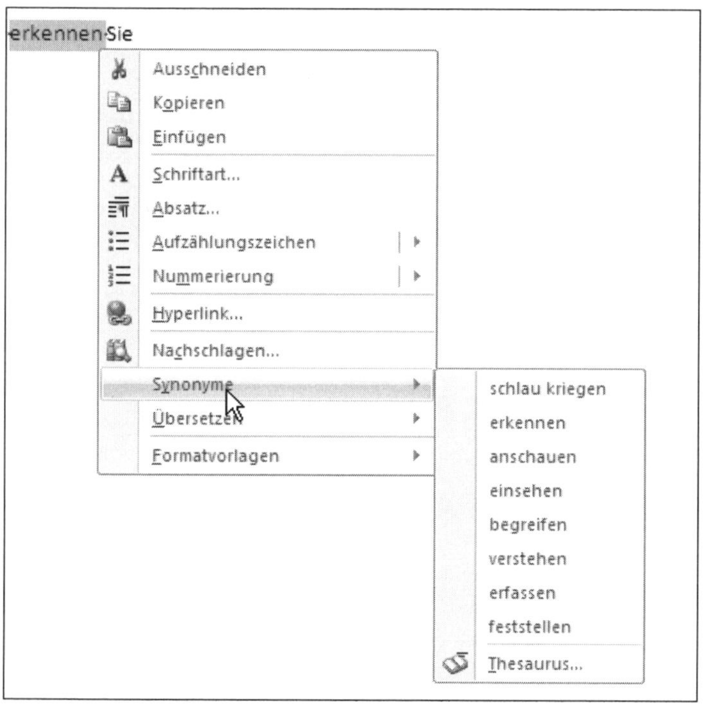

Abbildung 2.103: Word schlägt Synonyme zum markierten Begriff vor.

3. Klicken Sie auf einen der vorgeschlagenen Begriffe, um das markierte Wort durch diesen zu ersetzen.

INFO

In technischen Texten, einem Handbuch oder einer Bedienungsanleitung hingegen ist es sogar erwünscht, bestimmte Begriffe im Sinne einer leichteren Lesbarkeit immer wieder gleich zu verwenden.

Mehr Informationen erhalten Sie, wenn Sie nach der Markierung des Wortes die Tastenkombination [⇧] + [F7] betätigen, das betreffende Wort bei gedrückt gehaltener [Alt]-Taste anklicken oder auf der Registerkarte ÜBERPRÜFEN in der Gruppe *Dokumentprüfung* auf die Schaltfläche THESAURUS klicken. In allen Fällen öffnet sich am rechten Bildschirmrand der Aufgabenbereich RECHERCHIEREN.

Abbildung 2.104: Der Thesaurus im Aufgabenbereich RECHERCHIEREN

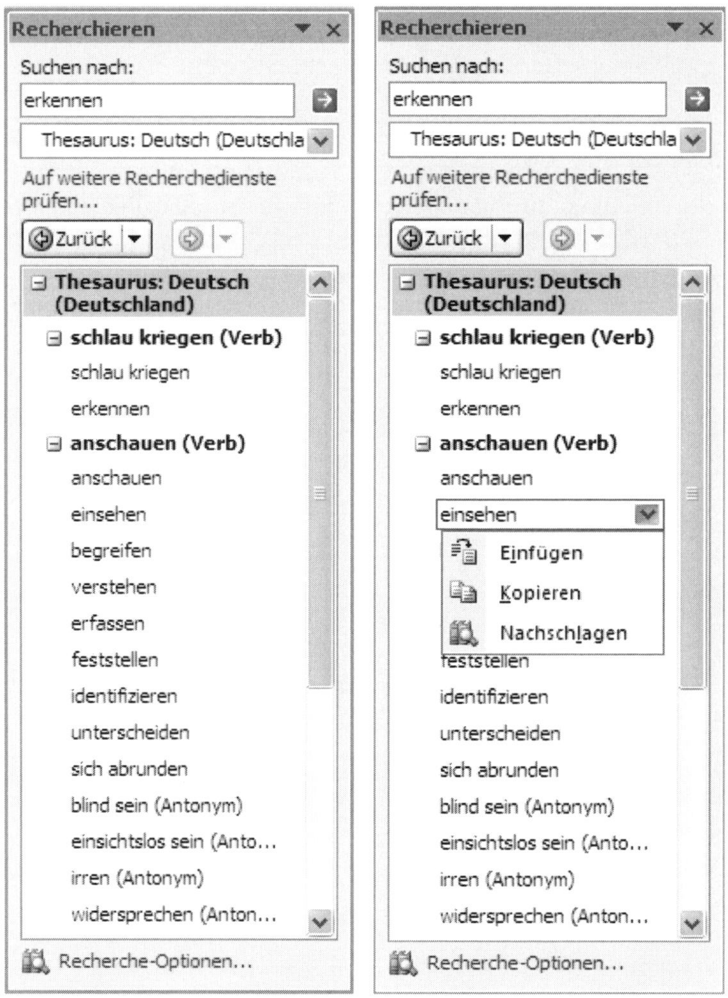

Hat ein Begriff mehrere Bedeutungen, werden alle bedeutungsgleichen Wörter unterhalb jeder Bedeutung aufgeführt. Sie können die zu diesem Wort gehörenden Synonyme ausblenden, indem Sie auf das vor dem Begriff stehende Minuszeichen (-) klicken, das sich darauf in ein Plus (+) verwandelt. Ein erneuter Klick blendet die Synonyme wieder ein. Steht hinter einem Eintrag *(Antonym)*, handelt es sich dabei um ein Gegenwort zu dem markierten Begriff.

STEPS

Um das markierte Wort durch einen Vorschlag aus der Liste zu ersetzen, gehen Sie wie folgt vor:

1. Zeigen Sie mit dem Mauszeiger auf das gewünschte Wort in der Liste der Vorschläge.
2. Das Wort unter dem Mauszeiger wird mit einem Rahmen versehen, an dessen rechten Rand sich eine Pfeilschaltfläche befindet.
3. Klicken Sie auf diese Schaltfläche, klappt ein Menü herunter, das Ihnen über den Eintrag EINFÜGEN die Ersetzung des markierten Begriffs im Text durch dieses Wort ermöglcht.

Möchten Sie in Richtung eines der vorgeschlagenen Synonyme in der Liste weitersuchen, klicken Sie mit der Maus darauf. Word trägt dann diesen Begriff in das Eingabefeld SUCHEN NACH ein und listet die zur Verfügung stehenden Synonyme dafür auf. Mit einem Klick auf die Schaltfläche ZURÜCK kehren Sie zu den Ergebnissen der vorangegangenen Suche zurück.

TIPP

Mit dem Thesaurus lassen sich nicht nur einzelne Wörter ersetzen, auch gängige Redewendungen beherrscht der digitale Wortschatz und hält entsprechende Umformulierungen dafür parat. Dazu markieren Sie einfach die gesamte Phrase und rufen danach den Thesaurus wie gewohnt auf.

2.23.1 Recherche-Optionen

Unterhalb des Suchbegriffs befindet sich im Aufgabenbereich RECHERCHIEREN ein Listenfeld, über das gesteuert werden kann, welche Nachschlagewerke in die Suche einbezogen werden sollen. Neben ALLE NACHSCHLAGEWERKE können Sie hier einen bestimmten Thesaurus gezielt auswählen.

Die Liste der aufgeführten Nachschlagewerke lässt sich erweitern (bzw. verringern), indem Sie auf den Eintrag RECHERCHE-OPTIONEN im unteren Bereich des Aufgabenbereichs klicken. Auf dem Bildschirm wird darauf das gleichnamige Dialogfeld angezeigt:

- Aktivieren Sie die gewünschten Nachschlagewerke, und beenden Sie den Dialog mit OK, um bei der Recherche auf die markierten Werke zugreifen zu können.
- Ist ein Nachschlagewerk in der Liste selektiert, können Sie über die Schaltfläche EIGENSCHAFTEN... zusätzliche Informationen zu dem Dienst abrufen.

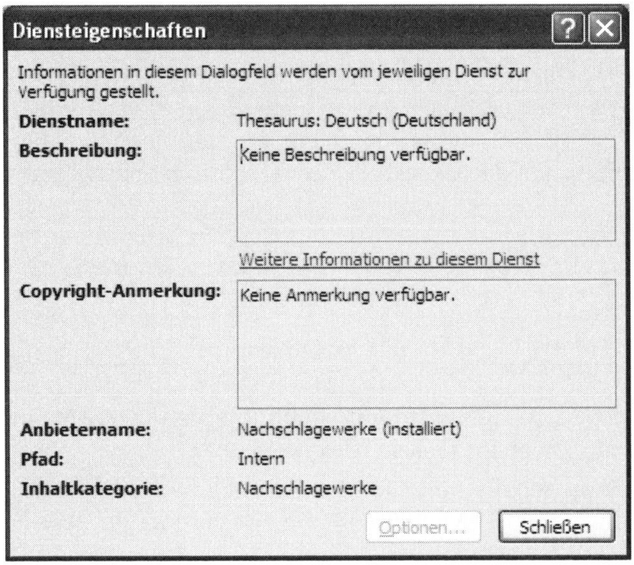

Abbildung 2.105: Eigenschaften eines Dienstes

- Mit DIENSTE HINZUFÜGEN... können Sie zusätzliche Dienste aufnehmen.
- Die Schaltfläche AKTUALISIEREN/ENTFERNEN ermöglicht das Aktualisieren bzw. Entfernen von Diensten.
- Mit JUGENDSCHUTZEINSTELLUNG... können Sie eine Filterung des Inhalts vornehmen, sodass anstößige Inhalte blockiert werden. Damit die vorgenommene Einstellung nicht unbefugt geändert werden kann, lässt sie sich mit einem Kennwort gegen unautorisierte Änderung schützen.

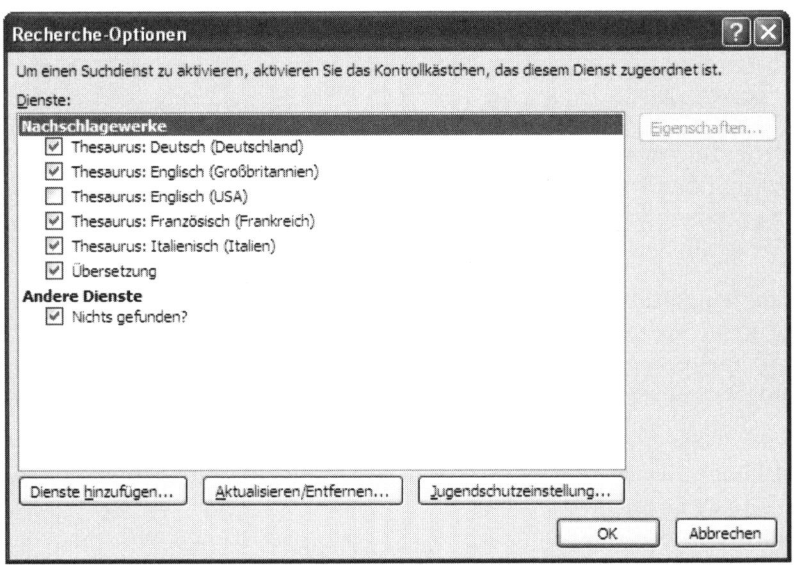

Abbildung 2.106: Optionen für die Recherche

2.23.2 Übersetzen

Die in Word enthaltenen Wörterbücher können auch eingesetzt werden, um einzelne Begriffe in eine andere Sprache zu übersetzen. Für eine sinnvolle Übersetzung eines längeren Textes reichen die Fähigkeiten leider nicht aus.

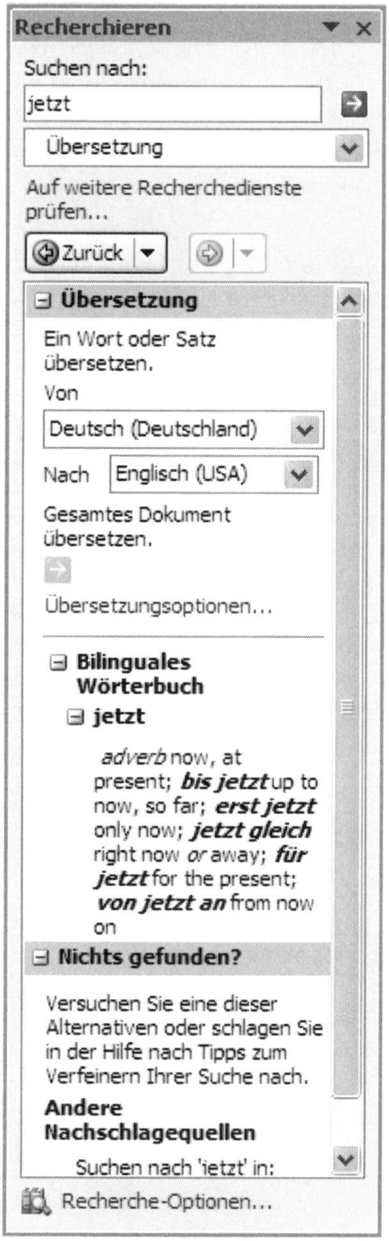
Recherchieren
Suchen nach:
jetzt
Übersetzung
Auf weitere Recherchedienste prüfen...
Zurück
Übersetzung
Ein Wort oder Satz übersetzen.
Von
Deutsch (Deutschland)
Nach
Englisch (USA)
Gesamtes Dokument übersetzen.
Übersetzungsoptionen...
Bilinguales Wörterbuch
jetzt
adverb now, at present; bis jetzt up to now, so far; erst jetzt only now; jetzt gleich right now or away; für jetzt for the present; von jetzt an from now on
Nichts gefunden?
Versuchen Sie eine dieser Alternativen oder schlagen Sie in der Hilfe nach Tipps zum Verfeinern Ihrer Suche nach.
Andere Nachschlagequellen
Suchen nach 'jetzt' in:
Recherche-Optionen...

Abbildung 2.107: Übersetzen mit Word

2

Um ein Wort zu übersetzen, platzieren Sie die Eingabemarke in das betreffende Wort, oder markieren Sie den Ausdruck, der übersetzt werden soll.

- Im Anschluss daran können Sie über das Kontextmenü der rechten Maustaste den Eintrag ÜBERSETZEN und danach nochmals ÜBERSETZEN... aufrufen, um den Aufgabenbereich RECHERCHIEREN mit der Funktion ÜBERSETZUNG einzublenden.
- Alternativ dazu können Sie mit [⇧] + [F7] den Aufgabenbereich RECHERCHIEREN einblenden und im Anschluss daran im Listenfeld unterhalb von SUCHEN NACH den Eintrag ÜBERSETZUNG auswählen.
- Wählen Sie die Registerseite ÜBERPRÜFEN, und klicken Sie danach auf den Button ÜBERSETZEN, der sich in der Gruppe *Dokumentprüfung* befindet, wird ebenfalls der Aufgabenbereich RECHERCHIEREN eingeblendet.

Unter ÜBERSETZUNG können Sie die Quell- sowie die Zielsprache einstellen und den Übersetzungsvorgang mit einem Klick auf den Schalter SUCHE STARTEN in Gang setzen. Unter BILINGUALES WÖRTERBUCH wird anschließend die Übersetzung angezeigt.

TIPP

Möchten Sie die Übersetzungskünste von Word verwenden, um einen fremdsprachigen Text besser zu verstehen, können Sie sich auch einzelne unbekannte Begriffe in Form einer QuickInfo *anzeigen lassen, die erscheint, sobald Sie mit dem Mauszeiger auf das betreffende Wort deuten. Damit dies funktioniert, markieren Sie zunächst ein beliebiges Wort innerhalb des Textes, drücken die rechte Maustaste und zeigen auf den Eintrag* ÜBERSETZEN. *Darauf erscheint ein weiteres Untermenü. In diesem wählen Sie die Sprache, in die Word übersetzen soll, bzw.* QUICKINFO FÜR DIE ÜBERSETZUNG DEAKTIVIEREN, *um die QuickInfos wieder auszuschalten. Wenn Sie nun mit dem Mauszeiger auf einen Begriff im Dokument zeigen, erscheint ein kleines Fenster mit der Übersetzung.*

Abbildung 2.108: Word zeigt die Übersetzung in einer QuickInfo an.

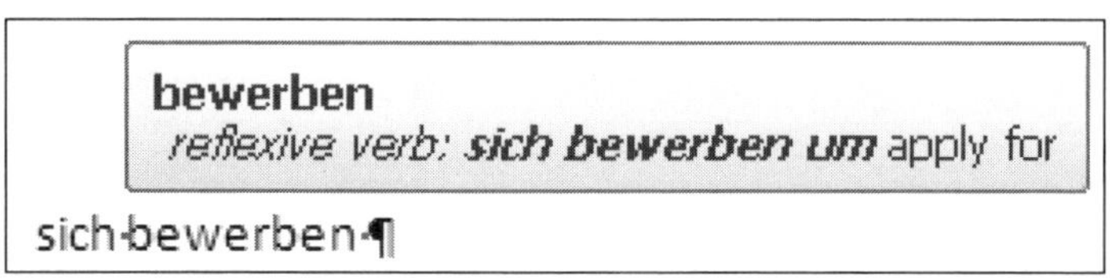

STEPS

Eine andere Variante, eine QuickInfo mit der Übersetzung einblenden zu lassen, funktioniert wie folgt:

1. Klicken Sie auf die Registerkarte ÜBERPRÜFEN.
2. In der Gruppe Dokumentprüfung befindet sich in der rechten oberen Ecke das Symbol QUICKINFO FÜR DIE ÜBERSETZUNG. Klicken Sie darauf.
3. Aus dem herunterklappenden Menü können Sie die gewünschte Sprache auswählen bzw. den Eintrag QUICKINFO FÜR DIE ÜBERSETZUNG DEAKTIVIEREN, falls Sie die Funktion beenden möchten.

2.24 AutoKorrektur

Word unterstützt Sie bei der Texteingabe so gut es kann. Und dazu gehört auch, unvermeidliche Tippfehler gleich eigenständig auszubessern. Geben Sie beispielsweise »tnu« ein, korrigiert Word diese Eingabe sofort in »tun«. Sie bekommen davon fast nichts mit, wenn Sie nicht genau aufpassen.

Erst wenn Sie nach einer von Word ausgeführten Korrektur die Eingabemarke bzw. die Mauszeiger in die Nähe einer durchgeführten Ausbesserung bringen, erscheint ein kleines blaues Rechteck unterhalb des berichtigten Begriffes. Zeigen Sie mit dem Mauszeiger auf dieses blaue Rechteck, wird es in eine Schaltfläche mit einem Blitz-Symbol umgewandelt. Ein Klick darauf öffnet ein Kontextmenü, über das die Korrektur wieder rückgängig gemacht werden kann:

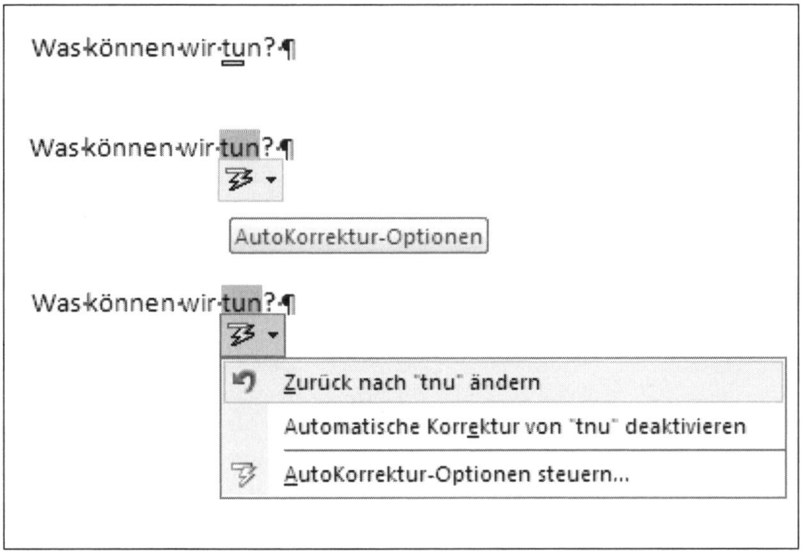

Abbildung 2.109: AutoKorrektur und Rücknahme

2.24.1 AutoKorrektur-Optionen

Dieses kleine Helferlein, das während der Texteingabe selbstständig wie von Geisterhand korrigiert, nennt sich in Word *AutoKorrektur*. Sein Verhalten kann über einen Klick auf die Office-Schaltfläche, WORD-OPTIONEN, DOKUMENTPRÜFUNG und einen abschließenden Mausklick auf den Button AUTOKORREKTUR-OPTIONEN individuell angepasst werden.

So ist es dort beispielsweise problemlos möglich, Buchstabendreher, die Ihnen häufig in Texten unterlaufen, in die Liste der zu korrigierenden Ausdrücke aufzunehmen und diese fortan von Word berichtigen zu lassen.

Abbildung 2.110: AutoKorrektur-Optionen

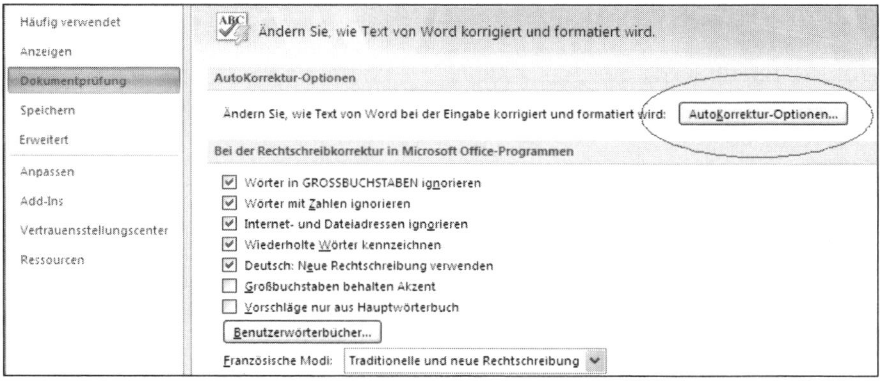

Aber auch Korrekturen, die Word wohlmeinend ausführt, Sie aber zur Weißglut bringen, da Sie das so nicht wollten, können problemlos abgeschaltet werden. Tippen Sie beispielsweise »(c)«, macht Ihnen Word daraus netterweise ein Copyright-Symbol: ©. In einer Aufzählung nicht unbedingt wünschenswert. Natürlich lässt sich die Korrektur nachträglich zurücknehmen. Angenehmer wäre es in jedem Fall, wenn die AutoKorrektur erst gar nicht ausgeführt würde.

Abbildung 2.111: Der Dialog zur AutoKorrektur

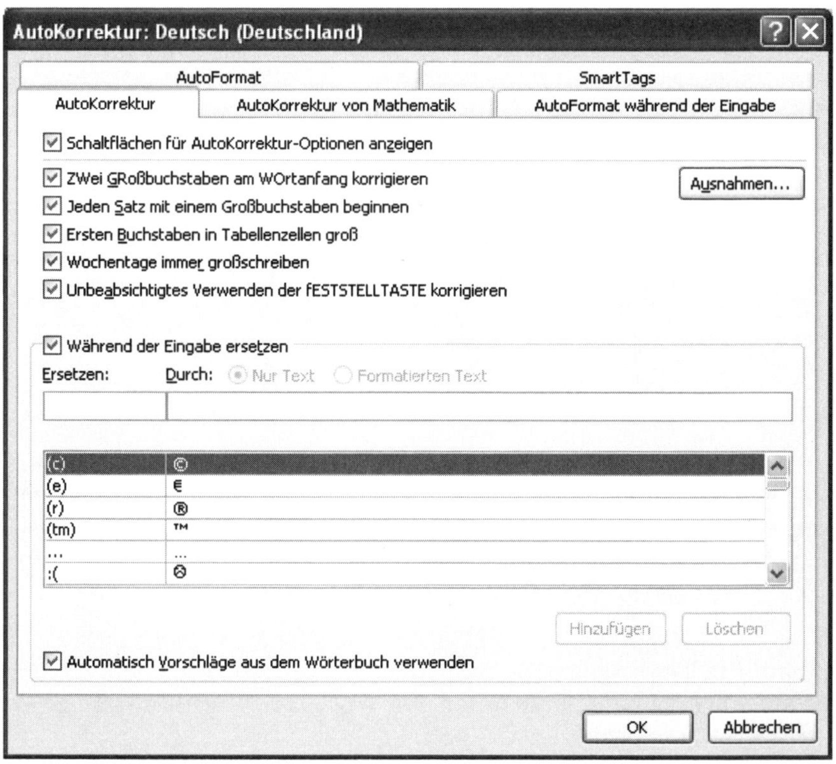

- Schaltflächen für AutoKorrektur-Optionen anzeigen
  Möchten Sie nicht, dass unterhalb eines durch die AutoKorrektur-Funktion berichtigten Begriffes das blaue Rechteck bzw. die Schaltfläche (Smarttag) angezeigt wird, können Sie dieses Verhalten unterbinden, indem Sie das Häkchen vor Schaltflächen für AutoKorrektur-Optionen anzeigen entfernen.
- ZWei GRoßbuchstaben am WOrtanfang korrigieren
  Ist diese Option markiert, berichtigt Word automatisch alle Wörter, die zwei Großbuchstaben am Wortanfang besitzen, da Sie in der Regel die Umschalttaste [⇧] zu spät losgelassen haben.
- Jeden Satz mit einem Großbuchstaben beginnen
  Mit dieser Option sorgt Word dafür, dass jeder Satz mit einem Großbuchstaben beginnt. Einen Satzanfang erkennt es dabei an einem vorausgehenden Punkt. Das ist jedoch ein zweischneidiges Schwert. Verwenden Sie im Text Abkürzungen wie »usw.«, findet Word ebenfalls einen Punkt und könnte nun glauben, der Satz wäre zu Ende. Die Folge wäre ein Großbuchstabe an einer Stelle, an der er weder gewünscht noch korrekt ist. Aus diesem Grund können Sie über den Schalter Ausnahmen... Abkürzungen festlegen, die diese AutoKorrektur nicht aktivieren sollen.

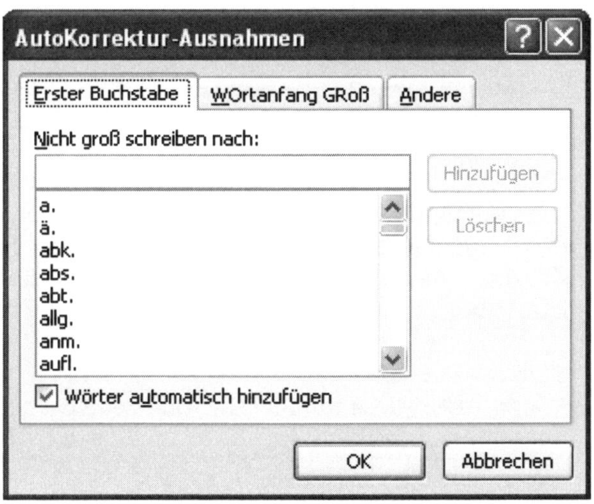

Abbildung 2.112: Ausnahmen für die AutoKorrektur

- Erster Buchstabe
  Unter dieser Registerkarte sind alle Ausnahmen (Abkürzungen) aufgeführt, nach denen die AutoKorrektur Jeden Satz mit einem Großbuchstaben beginnen nicht aktiv werden soll. Sie können Sie Liste erweitern, indem Sie in die Eingabezeile unter Nicht groß schreiben nach eine weitere Ausnahme eingeben und auf die Schaltfläche Hinzufügen klicken. Auf der anderen Seite kann eine in die Liste eingetragene Ausnahme wieder entfernt werden, indem sie markiert und mit einem Klick auf Löschen entfernt wird.

- WORTANFANG GROß
  Unter dieser Registerkarte können Sie alle Ausnahmen eintragen, bei denen zwei Großbuchstaben am Wortanfang nicht berichtigt werden sollen.

- ANDERE
  Diese Seite des Dialogfelds ermöglicht Ihnen, alle Begriffe einzugeben, die nicht von der AutoKorrektur behandelt werden sollen.

- WÖRTER AUTOMATISCH HINZUFÜGEN
  Ist diese Option markiert, können Sie, während Sie den Text erfassen, neue Ausnahmen hinzufügen. Sobald Word einen Begriff ausbessert, nehmen Sie die Änderung mit [Strg] + [Z] bzw. über die Funktion RÜCKGÄNGIG zurück. Alternativ dazu können Sie auch das ausgebesserte Wort komplett markieren und dieses über die Tastatur nochmals neu eingeben.

  Um eine Abkürzung aufzunehmen, nach der kein Großbuchstabe folgen soll, geben Sie die Abkürzung ein und warten, bis Word das darauffolgende Wort großschreibt. Mit [Strg] + [Z] machen Sie im Anschluss daran die Korrektur der Großschreibung rückgängig. Daraufhin ist die Abkürzung in die Liste der Ausnahmen aufgenommen.

  Möchten Sie ein Wort mit zwei Großbuchstaben am Anfang von der AutoKorrektur ausnehmen, nehmen Sie die von Word durchgeführte Änderung mit [Strg] + [Z] ebenfalls zurück. Damit wird diese Ausnahme unter WORTANFANG GROß aufgenommen.

HALT

Damit dieses Verfahren auch korrekt funktioniert, dürfen Sie zur Wiederherstellung des Begriffs keinesfalls die Schaltfläche RÜCKGÄNGIG *unter den* AUTOKORREKTUR-OPTIONEN *verwenden, da in diesem Fall keine Ausnahme angelegt wird. Dies bedeutet aber auch, dass Sie für eine einmalige Ausnahme, ohne gleich eine neue Regel anlegen zu wollen, die AutoKorrektur über die Schaltfläche* AUTOKORREKTUR-OPTIONEN *rückgängig machen sollten.*

- ERSTEN BUCHSTABEN IN TABELLENZELLEN GROß
  Sorgt dafür, dass in einer Tabellenzelle der erste Buchstabe stets großgeschrieben wird.
- WOCHENTAGE IMMER GROßSCHREIBEN
  Wochentage im Text beginnen immer mit einem Großbuchstaben.
- UNBEABSICHTIGTES VERWENDEN DER FESTSTELLTASTE KORRIGIEREN
  Haben Sie versehentlich die Feststelltaste [⇩] gedrückt, wird dies mit dieser Option automatisch berichtigt und die Taste auch gleich ausgeschaltet.

2.24.2 Während der Eingabe ersetzen

Ist der Schalter WÄHREND DER EINGABE ERSETZEN aktiviert, bessert Word die in der Ersetzungsliste stehenden Begriffe während der Texteingabe automatisch aus. Die Ersetzungsliste selbst ist zweispaltig aufgebaut:

- Links steht der Ausdruck, der ersetzt werden soll, wenn er im Text gefunden wird.
- Rechts daneben wird der Text definiert, durch den der Ausdruck ersetzt werden soll.

TIPP

Damit Word einen AutoKorrektur-Eintrag auch als solchen erkennt, muss dieser von Leer- oder Satzzeichen umschlossen sein. Innerhalb eines Wortes wird keine Korrektur ausgeführt, auch wenn die Zeichenkette darin enthalten ist und Sie diese gerne ersetzt haben möchten. In diesem Fall bleibt Ihnen lediglich die Möglichkeit, einen Eintrag anzulegen, der das gesamte Wort komplett ersetzt. Haben Sie z.B. einen AutoKorrektur-Eintrag [e] angelegt, der in è umgewandelt wird, wird ein Cr[e]me nicht angetastet. Um hier das gewünschte Resultat zu erhalten, benötigen Sie einen eigenen AutoKorrektur-Eintrag wie beispielsweise: [Creme].

2.24.3 AutoKorrektur während der Eingabe erweitern

STEPS

Haben Sie sich im Text vertippt und möchten Sie den Fehler beseitigen, können Sie zusammen mit der Korrektur gleich einen neuen AutoKorrektur-Eintrag erstellen. Damit wird der Tippfehler künftig sofort automatisch ausgebessert, wenn er Ihnen wiederum unterlaufen sollte:

1. Klicken Sie mit der rechten Maustaste auf das als fehlerhaft gekennzeichnete Wort.
2. Im Kontextmenü zeigen Sie auf den Eintrag AUTOKORREKTUR.
3. Sofern ein passender Korrekturvorschlag im Untermenü eingeblendet wird, wählen Sie diesen aus. Das fehlerhafte Wort wird nun durch die korrekte Schreibweise ersetzt und gleichzeitig ein neuer AutoKorrektur-Eintrag für diesen Fehler erstellt.
4. Falls Sie keinen passenden Korrekturvorschlag über das Kontextmenü erhalten, wählen Sie AUTOKORREKTUR-OPTIONEN. Das Dialogfeld AUTOKORREKTUR wird geöffnet.
   - Für den Fall, dass der Begriff markiert war, wird dieser automatisch in das Eingabefeld ERSETZEN eingetragen, und Word erwartet die Eingabe des korrekten Begriffs in der Eingabezeile unter DURCH.
   - Ansonsten müssen Sie zunächst den fehlerhaften Begriff eingeben. Mit [Tab] springen Sie zur Eingabezeile für den Ersetzungstext und übernehmen diesen mit einem Mausklick auf HINZUFÜGEN in die Liste der automatischen Korrekturen.

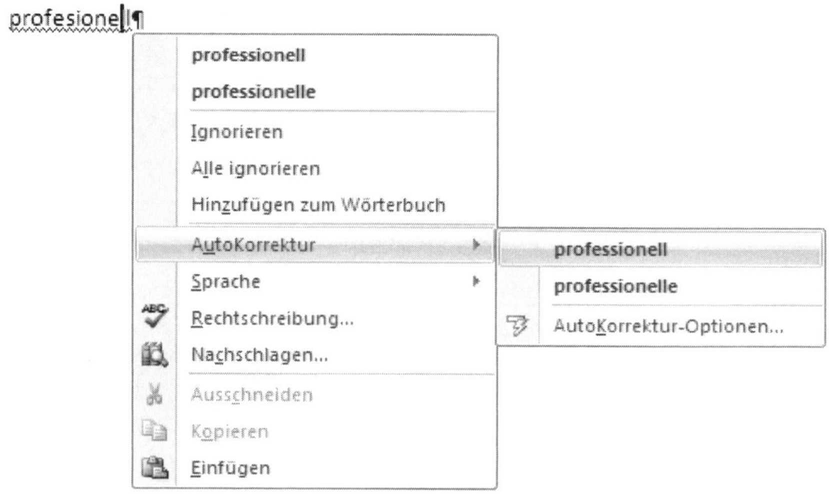

Abbildung 2.113: Neue Einträge für die AutoKorrektur vornehmen

STEPS

Haben Sie den Fehler im Text bereits manuell ausgebessert, können Sie einen AutoKorrektur-Eintrag auch noch nachträglich erstellen:

1. Markieren Sie den Begriff, den Sie gerade korrigiert haben.
2. Klicken Sie auf die Office-Schaltfläche, und wählen Sie WORD-OPTIONEN.
3. Klicken Sie auf DOKUMENTPRÜFUNG.
4. Öffnen Sie das Dialogfeld AUTOKORREKTUR-OPTIONEN durch einen Klick auf die gleichnamige Schaltfläche.
5. Unter DURCH ist der markierte Begriff eingetragen. Der Cursor blinkt im Feld ERSETZEN und wartet auf die Eingabe des fehlerhaften Wortes.
6. Mit HINZUFÜGEN nehmen Sie den Eintrag auf.

2.24.4 AutoKorrektur mit Formatierung

AutoKorrektur kann auf Wunsch nicht nur einfachen Text ersetzen, sondern auch zusammen mit der Korrektur Formatierungen einfügen.

STEPS

Soll in Ihren Texten beispielsweise ein Produkt- oder Firmenname immer in einer bestimmten Schriftart erscheinen, können Sie dies über einen Auto-Korrektur-Eintrag mit Formatierung problemlos automatisieren:

1. Formatieren Sie den gewünschten Begriff im Text nach Ihren Vorstellungen, und stellen Sie sicher, dass Word diesen nicht als Fehler markiert. Ist dies der Fall, nehmen Sie den Begriff in das Wörterbuch auf, damit Word sich nicht weiter an ihm stört.
2. Markieren Sie den Begriff.
3. Klicken Sie auf die Office-Schaltfläche, und wählen Sie WORD-OPTIONEN.

4. Klicken Sie auf DOKUMENTPRÜFUNG.
5. Öffnen Sie das Dialogfeld AUTOKORREKTUR-OPTIONEN durch einen Klick auf die gleichnamige Schaltfläche.
6. Unter DURCH ist der markierte Begriff eingetragen. Der Cursor blinkt im Feld ERSETZEN und wartet auf die Eingabe.
7. Vergewissern Sie sich, dass die Option FORMATIERTEN TEXT markiert ist.
8. Klicken Sie auf HINZUFÜGEN, um den Eintrag in die Korrekturliste zu übernehmen.
9. Beenden Sie das Dialogfeld AUTOKORREKTUR-OPTIONEN mit OK.

2.24.5 AutoKorrektur als Arbeitsersparnis

Mithilfe der AutoKorrektur-Funktion werden in Ihren Texten schon während der Eingabe zahlreiche Fehler ausgebessert. Doch die AutoKorrektur kann noch viel mehr: Geben Sie beispielsweise »sgdh« ein, ändert Ihnen Word dies in »Sehr geehrte Damen und Herren«.

Da es Word herzlich egal ist, was es womit ersetzen soll, können Sie die Ersetzungsliste problemlos so erweitern, dass häufig gebrauchte Begriffe oder Redewendungen über ein Kürzel in den Text eingefügt werden können. So könnte ein einfaches »mfg« zu »Mit freundlichen Grüßen« expandiert werden.

Ein paar Dinge sollten Sie dabei allerdings beachten:

- Für unformatierte AutoKorrektur-Einträge gilt ein Limit von maximal 255 Zeichen. Formatierte Einträge unterliegen keiner Größenbeschränkung.
- Eine von Ihnen verwendete Abkürzung darf selbstverständlich keinem echten Wort einer Sprache entsprechen. Am sichersten ist es, Sie lassen die Abkürzung mit einem selten verwendeten Buchstaben wie »y« beginnen, hängen einen Unterstrich an und danach die Anfangsbuchstaben des zu ersetzenden Textes. Für »Mit freundlichen Grüßen« lautete das Kürzel demnach »y_mfg«. Dieses Verfahren hat gleich noch einen Vorteil: die Einträge werden am Ende der Ersetzungsliste einsortiert und sind damit leicht zu finden.

2.25 AutoText

Dieser Abschnitt ist unglaublich kurz, da die in den Vorgängerversionen enthaltene Funktion AUTOTEXT in Word 2007 nicht mehr verfügbar ist. Wir werden daher nicht weiter darauf eingehen, sondern wollten dies lediglich erwähnen. Wirklich vermissen werden Sie diese Funktion ohnehin nicht, das sie mit AutoKorrektur problemlos und in den meisten Fällen sogar komfortabler ersetzt werden kann.

2.26 Reaktionsgeschwindigkeit der Tastatur anpassen

TIPP

Über die Systemsteuerung von Windows können Sie die Geschwindigkeit einstellen, mit der die Tastatur auf Tastenanschläge reagieren soll. Rufen Sie dazu über START/EINSTELLUNGEN/SYSTEMSTEUERUNG *die Systemsteuerung auf und führen einen Doppelklick auf den Eintrag* TASTATUR *aus. Auf dem Monitor erscheint das folgende Dialogfeld:*

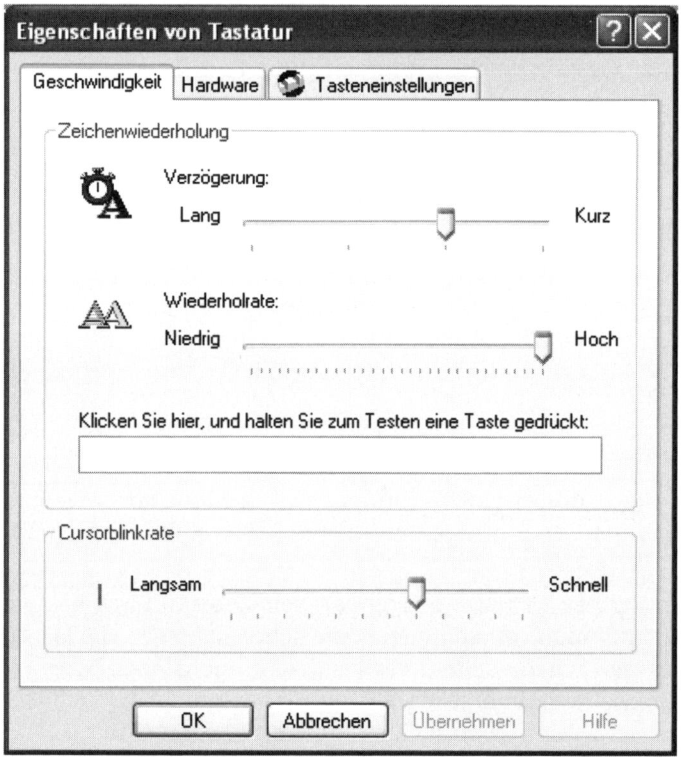

Abbildung 2.114: Einstellung der Tastaturoptionen

VERZÖGERUNG *definiert den Zeitraum, der vergehen soll, ehe eine gedrückte Taste erneut als Tastendruck erkannt wird, wenn Sie die Taste gedrückt halten. Sie können diese Zeitspanne anpassen, indem Sie den Schieberegler mit der Maus nach links oder nach rechts ziehen.*

WIEDERHOLRATE *bestimmt die Geschwindigkeit, mit der eine gedrückt gehaltene Taste wiederholt wird.*

Innerhalb der Eingabezeile können Sie die vorgeommenen Einstellungen kontrollieren und bei Zufriedenheit den Dialog mit OK beenden. Die Einstellungen werden sofort übernommen. Sie müssen dazu weder den Computer noch Word neu starten.

3 Formatierungen

Im letzten Kapitel haben wir uns mit den verschiedenen Aspekten der Texterfassung beschäftigt. Dieses sowie die beiden folgenden Kapitel befassen sich mit der optischen Gestaltung des Dokuments: der Formatierung.

Eine Textverarbeitung wie Word bietet gegenüber einer Schreibmaschine den unschätzbaren Vorteil, dass die Erfassung des Textes und dessen optische Gestaltung (Layout) unabhängig voneinander vorgenommen werden können. Man kann sich damit erst einmal um den Inhalt kümmern und diesen dann wunschgemäß optisch aufbereiten. Man kann aber auch vor Beginn das gewünschte Layout festlegen und dann den Text eingeben, der sofort in die gewählte Darstellung gebracht wird. Wie es Ihnen gefällt!

Formatierungen können auf Zeichenebene oder Absatzebene erfolgen: So lassen sich beispielsweise bestimmte Wörter (die ja nur eine Zusammensetzung einzelner Zeichen darstellen) im Text fett hervorheben oder unterstreichen, damit deren Bedeutung im Kontext betont wird. Im Gegensatz zu Zeichenformatierungen wirken sich Absatzformatierungen nicht auf einzelne (markierte) Buchstaben (Zeichen) oder Wörter, sondern auf den gesamten Absatz aus. Ein Absatz wird von Word als der zwischen zwei Absatzmarken stehende Text betrachtet. Typische Absatzformatierungen bestimmen den Abstand vor und nach einem Absatz, die Ausrichtung (linksbündig, zentriert, rechtsbündig oder Blocksatz), aber auch die für diesen Absatz zu verwendende Schrift und deren Größe.

3.1 Harte und weiche Formatierungen

Als ob das nicht schon kompliziert genug wäre, muss auch noch zwischen »weichen« und »harten« Formatierungen unterschieden werden. Weisen Sie einzelnen Absätzen oder Wörtern bestimmte Formatierungen zu, spricht man von einer »harten Formatierung«, da sie keiner festgelegten Regel gehorchen. Eine nachträgliche Änderung einer solchen Formatierung im Text ist äußerst mühsam. Stellen Sie sich vor, Sie haben alle wichtigen Begriffe in einem langen Dokument fett hervorgehoben. Nun stellen Sie fest, dass dies doch keine so gute Idee war, und Sie möchten stattdessen eine Kursivstellung verwenden. Dann heißt es, den gesamten Text durchzugehen und nachträglich alle Formatierungen manuell zu ändern.

Im Gegensatz zu harten Formatierungen spricht man von weichen Formatierungen, wenn man eine »Regel« erstellt und diese dann einem Zeichen (Zeichenformat) oder Absatz (Absatzformat) zuweist. Eine solche Regel, im Fachjargon auch *Formatvorlage* genannt, kann dann nachträglich problemlos geändert werden, wobei sich die Änderungen sofort auf alle Textstellen auswirken, auf die diese Formatvorlage angewendet wurde. Möchten Sie beispielsweise alle fetten Begriffe im Dokument in Kursivschrift setzen, würde es reichen, die Formatvorlage entsprechend zu ändern. Voraussetzung dafür ist allerdings, dass die Formatierungen nicht hart vorgenommen wurden. Denn dann heißt es, in viel Fleißarbeit alle Formatierungen Schritt für Schritt zu ändern. Möchten Sie die Abstände zwischen einzelnen Absätzen im Dokument vergrößern oder verkleinern, genügen wenige Mausklicks. Sofern Sie mit einer Formatvorlage arbeiten.

Die Moral von der Geschichte ist leicht erklärt: Vermeiden Sie harte Formatierungen! Sie sind zwar auf den ersten Blick schnell erledigt, machen im Nachhinein aber oft Ärger und kosten unterm Bruchstrich mehr Zeit. Außerdem ermöglichen Formatvorlagen ein einheitliches Design aller Dokumente. So kann es gar nicht passieren, dass zwischen einzelnen Absätzen unterschiedliche Abstände oder verschiedene Schriftarten vorhanden sind.

In Briefen oder kurzen Dokumenten, die Sie nur ein einziges Mal verwenden, können sie zwar eingesetzt werden. Auf lange Sicht gesehen ist es aber allemal besser, eine Formatvorlage zu erstellen bzw. eine bestehende entsprechend anzupassen, wenn Sie öfter Briefe schreiben, die allesamt einer gewissen Optik gleichen sollen. Für eine Einladung zur Hochzeit hingegen, die Sie (hoffentlich) nur einmal erstellen, können durchaus auch harte Formatierungen verwendet werden. Hier wäre das Erstellen einer Format- oder gar Dokumentvorlage eindeutig zu viel des Guten.

INFO

Neben Formatvorlagen für Zeichen und Absätze kennt Word noch die sogenannten Dokumentvorlagen. Darin können dann unter anderem zusätzliche Einstellungen wie Seitenränder definiert werden.

3.2 Typografie-Grundwissen

Die vielfältigen Möglichkeiten, die Word für die Gestaltung eines Textes bietet, wollen auch bewusst eingesetzt werden. Neben der eigentlichen Programmbedienung gilt es, sich dabei ein gewisses Grundwissen in der Typografie anzueignen. Und genau damit wollen wir das Kapitel über die Formatierung von Texten beginnen.

3.2.1 Schriftarten

Eine Schriftart (engl.: *typeface*) ist – typografisch betrachtet – die in sich konsistente grafische Ausgestaltung eines Zeichensatzes. Unter Windows werden verschiedene Schriftarten wie »Arial« oder »Times New Roman«

mitgeliefert, weitere Schriftarten (fonts) wie etwa Schreibschriften können teilweise kostenlos aus dem Internet heruntergeladen, teilweise von kommerziellen Herstellern erworben und problemlos nachinstalliert werden.

Eine Schriftfamilie bezeichnet alle Schnitte einer Schriftart. Ein Schnitt wiederum ist eine spezielle Variante der Schrift wie »fett«, »kursiv« oder »schmal« (condensed). Fehlt in einer bestimmten Schriftart ein Schnitt wie »kursiv«, kann die Schrägstellung bei Bedarf elektronisch nachgebildet werden, erreicht dann aber nicht die gleiche Qualität wie der kursive Schnitt und führt in der Regel zu einem leicht verzerrten Schriftbild.

Fettschrift
Kursiv
Schmal

3.2.2 Schriftarttypen

Prinzipiell lassen sich zwei grundlegende Techniken zur Darstellung einer Schrift unterscheiden:

- Bei Rasterschriften – auch als Bitmap-Schriften bezeichnet – wird jeder Bildpunkt (Pixel) eines Zeichens einzeln festgelegt. Wird eine solche Schrift vergrößert oder verkleinert, kommt es dabei unweigerlich zu Qualitätseinbußen: Die Schriften werden »pixelig«.
- Bei Vektorschriften (Outline-Schrift) hingegen werden nicht die einzelnen Pixel des Zeichens selbst, sondern lediglich ihr Umriss mit komplexen Vektoren (Geraden, Bögen und Bézierkurven) beschrieben. Dies hat den Vorteil, dass sie ebenso wie Vektorgrafiken unabhängig von der Auflösung des Ausgabegeräts beliebig skaliert werden können, ohne dass dabei Qualitätsverluste auftreten. Bei der Ausgabe werden die Schriften dann in Abhängigkeit der Auflösung des Ausgabegeräts in Pixel umgerechnet.

Unter Windows existieren drei Erscheinungsformen von Outline-Fonts:

- ***PostScript-Fonts (Type-1-Schriften)***
  PostScript Type 1 wurde von Adobe Mitte der 80er-Jahre entwickelt und war lange Zeit der dominierende Fontstandard im professionellen Grafikdesign sowie der Druckvorstufe. *Type-1*-Schriften enthalten die Umrisse der einzelnen Zeichen als Bézierkurven dritter Ordnung und sind damit im Vergleich zu TrueType diesen optisch überlegen. Die fehlende Unicode-Unterstützung (ein *Type-1*-Font kann nur 256 Zeichen enthalten), die im Vergleich zu TrueType-Schriften schlechtere Bildschirmoptimierung bei kleinen Schriften (Hinting) sowie die fehlende Plattformunabhängigkeit führen immer mehr zur Ablösung von *Type-1*-Schriften durch die Weiterentwicklung *OpenType*.

  Ein PostScript-Font besteht aus zwei Dateien: Die PFM-Datei enthält Informationen für die Unterschneidung der einzelnen Buchstabenpaare, die PFB-Datei Informationen über die Schrift selbst. Die beiden eventuell zusätzlich vorhandenen Dateien .INF und .AFM werden unter Windows nicht benötigt.

Seit Windows 2000 können sowohl PostScript-Type-1- als auch OpenType-Schriften ohne den Adobe-Type-Manager (ATM) eingesetzt werden.

- ***TrueType-Schriften***
  TrueType wurde im Jahre 1991 von der Firma Apple für Mac OS vorgestellt und später von Microsoft für das Betriebssystem Windows lizenziert. Unter Unix-kompatiblen Betriebssystemen ist TrueType mit FreeType verfügbar.
  Im Gegensatz zu Adobe *Type-1*-Schriften werden die Umrisse in *TrueType* durch Bézierkurven zweiter Ordnung beschrieben. Damit ist es beispielsweise nicht möglich, einwandfreie Kreise zu beschreiben. Die Dateierweiterung für *TrueType* unter Windows lautet *.ttf*.
- ***OpenType-Schriften***
  OpenType wurde gemeinsam von Microsoft und Adobe entwickelt und überwindet wesentliche Einschränkungen von *Type 1* und *TrueType*. Jeder OpenType-Font besteht aus einer einzigen Datei, die plattformübergreifend eingesetzt werden kann. Unicode wird voll unterstützt, wodurch mehr als 256 Zeichen in einem Zeichensatz verfügbar sind. Eine digitale Signatur ermöglicht es einem Schriftenhersteller, die Authentizität und Integrität der Schrift nachweisbar zu machen. Darüber hinaus wird durch spezielle Techniken die Größe der Zeichensatzdatei verringert und durch zusätzliche typografischen Fähigkeiten (OpenType Features) die Qualität der Schriftdarstellung erhöht. Die Schrift selbst kann in OpenType entweder als *TrueType* (Dateiendung *.ttf*) oder *PostScript* (OTF-Datei) eingebettet sein.

Im Zuge der Umstellung der Fontformate TrueType *und* PostScript *in* OpenType *haben die wichtigsten Schriftenhersteller bisher separat geführte, aber zusammengehörige Fonts (z.B. eine Version mit Kapitälchen) in den zugehörigen OpenType-Font integriert.*

Um die Unterschiede im Zeichenumfang der verschiedenen OpenType-Fonts zu kennzeichnen, wurden Mindest-Zeichensatzumfänge definiert, die mit Kürzeln im Namen des Fonts ausgedrückt werden. So gibt es einen Standard-Zeichensatz-Umfang (OpenType Std), eine für die typografische Anwendung gedachte Version (OpenType Pro) und einen für die internationale Kommunikation konzipierten Zeichensatz (OpenType Com).

3.2.3 Schriften hinzufügen und entfernen

Sie können neue Schriftarten von einem professionellen Schriftenanbieter erwerben oder auch kostenlose Schriften aus dem Internet herunterladen. In beiden Fällen müssen diese dann unter Windows installiert werden, ehe sie in Word eingesetzt werden können.

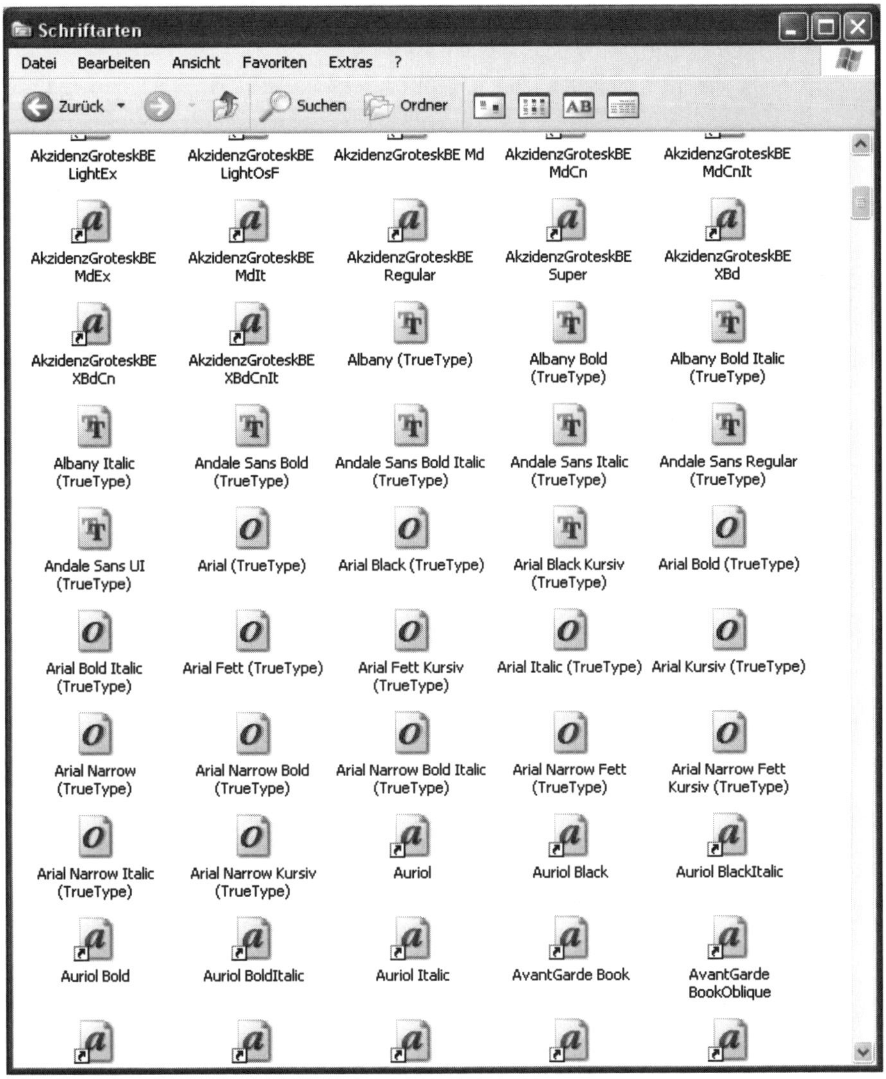

Abbildung 3.1: Installierte Schriftarten unter Windows XP

So fügen Sie eine neue Schriftart hinzu:

STEPS

1. Klicken Sie auf die Schaltfläche START, danach auf SYSTEMSTEUERUNG.
2. Wird die Systemsteuerung in der Kategorieansicht angezeigt, klicken Sie auf KLASSISCHE ANSICHT.
3. Doppelklicken Sie auf SCHRIFTARTEN.
4. Klicken Sie im Menü DATEI auf NEUE SCHRIFTART INSTALLIEREN.
5. Klicken Sie unter LAUFWERKE auf das Laufwerk, in dem sich die zu installierenden Schriften befinden.

6. Doppelklicken Sie im Feld ORDNER auf das Verzeichnis, in dem die hinzuzufügenden Schriftarten enthalten sind.
7. Klicken Sie unter LISTE DER SCHRIFTARTEN auf die hinzuzufügende Schriftart, und bestätigen Sie die Auswahl mit OK.
8. Um alle aufgelisteten Schriftarten hinzuzufügen, klicken Sie auf ALLE MARKIEREN und dann auf OK.

Abbildung 3.2: Schriftarten hinzufügen

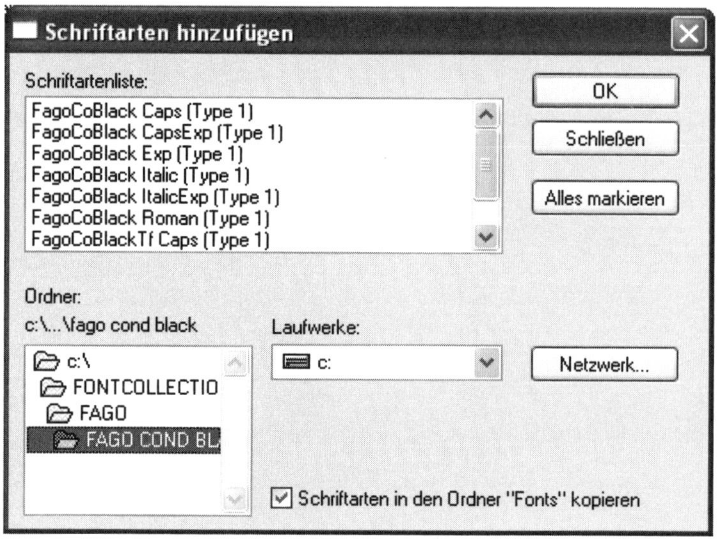

STEPS

Entfernen nicht verwendeter Schriftarten:

1. Klicken Sie auf die Schaltfläche START, danach auf SYSTEMSTEUERUNG.
2. Wird die Systemsteuerung in der Kategorieansicht angezeigt, klicken Sie auf KLASSISCHE ANSICHT.
3. Doppelklicken Sie auf SCHRIFTARTEN.
4. Löschen Sie die Schriftarten, die nicht benötigt werden, indem Sie diese im Fenster markieren und dann im Menü DATEI den Eintrag LÖSCHEN aufrufen. Mehrere Schriftarten können Sie gleichzeitig markieren, indem Sie die Taste ⇧ drücken und während der weiteren Auswahl gedrückt halten.

3.2.4 Schriftschnitte

Ein Schriftschnitt (Schriftstil) ist die Variation einer Schriftart, bei der wahlweise die

- Schriftstärke (mager, normal, fett)
- Laufweite (schmal, normal, breit)
- Lage (normal, kursiv)

verändert wird. Diese Merkmale können bei Bedarf miteinander kombiniert werden, sodass beispielsweise eine magere Schrift entsteht, die außerdem noch schmal und kursiv ist.

Bisweilen werden bei verschiedenen Schriftstilen die Bezeichnungen der Schnitte durch Zahlencodes ersetzt oder ergänzt, wie etwa bei den beiden Schriften *Frutiger* und *Univers*. Die Zehnerstelle beschreibt die Schriftstärke (Fette), die Einerstelle ist für die Kennzeichnung der Schriftbreite (Dickte) verantwortlich. Je höher die Ziffer, desto fetter bzw. schmaler oder weiter die Schrift, wobei eine »5« für eine »normale« Schrift steht.

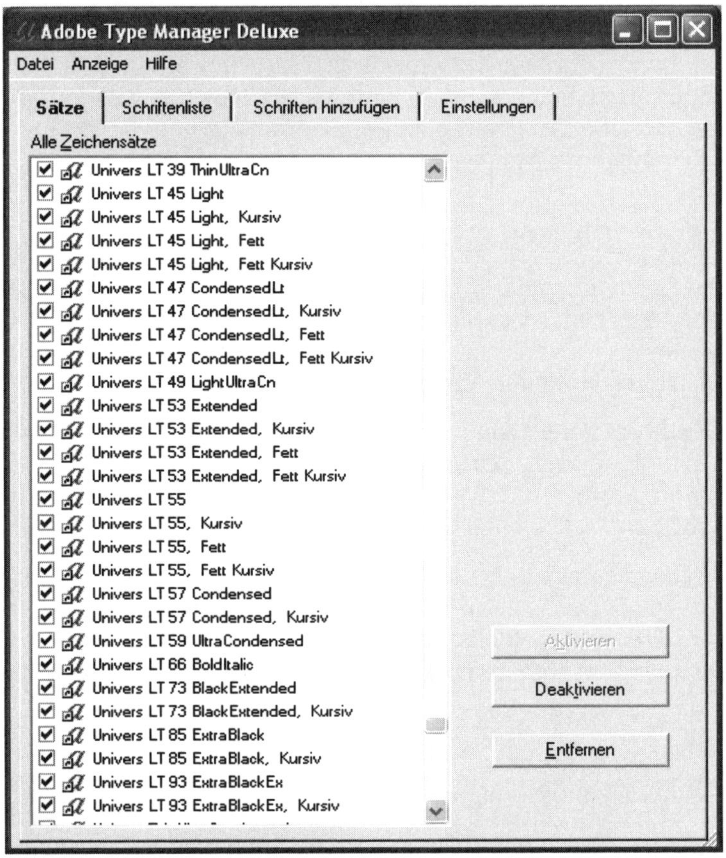

Abbildung 3.3: Schriftschnitte der Schriftart Univers im Adobe Type Manager

Tabelle 3.1: Variation der Schriftstärke

Code	Deutsche Bezeichnung	Englische Bezeichnung
1	Ultraleicht	Ultra Light (Ultra Thin)
2	Extraleicht (Fein)	Extra Light (Thin)
3	Leicht	Light (Light Plain)
4	Halbleicht (Mager)	Semi Light (Semi Light Plain)

Tabelle 3.1: Variation der Schriftstärke (Forts.)

Code	Deutsche Bezeichnung	Englische Bezeichnung
5	Normal (Medium)	Regular (Book, Medium, Plain, Roman)
6	Halbfett	Semi Bold
7	Fett	Bold (Demi, Heavy)
8	Extrafett	Extra Bold (Black)
9	Ultrafett	Ultra Bold (Ultra, Extra Black)

In der obigen Tabelle sind die neun üblichen Schriftstärkenklassen mit ihren deutschen und englischen Bezeichnungen aufgeführt, wobei jedem Hersteller die Benennung der einzelnen Klassen vollkommen freisteht. Um die dadurch entstehende Bezeichnungsvielfalt nicht allzu verwirrend werden zu lassen, haben wir häufig vorkommende alternative Bezeichnungen zusätzlich in Klammern angegeben.

3.2.5 Dickte

Die *Dickte* ist in der Typografie die Breite eines Zeichens. Der Dicktenwert eines Zeichens wird ermittelt, indem man ein Quadrat (Geviert) in eine bestimmte Anzahl von Einheiten unterteilt und dann die von diesem Zeichen eingenommene Einheitenzahl ermittelt.

Schriftarten, bei denen jedes Zeichen den gleichen Dicktenwert besitzt, heißen *dicktengleiche Schriften* oder auch *Monospace-Schriften*. Bei ihnen ist der Abstand zwischen zwei Zeichen wie bei einer Schreibmaschine stets gleich. Beispiele für dicktengleiche Schriften sind *Courier* oder *Letter Gothic*.

Im Gegensatz dazu besitzen die einzelnen Buchstaben in *Proportionalschriften*, wie beispielsweise *Times* oder *Arial*, unterschiedliche Dicktenwerte. So nimmt etwa der Buchstabe »w« mehr Raum ein als ein »i«. Fast alle unter Windows verfügbaren Schriften sind Proportionalschriften.

Die Laufweite einer Schrift bestimmt sich aus der Breite der einzelnen Buchstaben sowie dem Abstand dieser zueinander. Gerade in textlastigen Büchern, Zeitungen und Magazinen spielt die Laufweite eine große Rolle, da sie letzten Endes bestimmt, wie viel Text auf einem bestimmten Raum untergebracht werden kann. Alleine durch die Wahl einer ökonomischen Schrift lassen sich so viele Seiten einsparen. Während speziell entworfene Schmalschnitte (»Condensed«) bei Bedarf wertvollen Platz einsparen können, werden breite Schriftschnitte für grafische Zwecke in Überschriften, Plakaten oder Logos eingesetzt.

Code	Deutsche Bezeichnung	Englische Bezeichnung
1 bzw. 9	Ultraschmal	Ultra Condensed
2 bzw. 8	Extraschmal	Extra Condensed
3 bzw. 7	Schmal	Condensed (Narrow, Compressed)
4 bzw. 6	Halbschmal	Semi Condensed
5	Normal	Regular
6 bzw. 4	Halbbreit	Semi Expanded
7 bzw. 3	Breit	Expanded (Extended)
8 bzw. 2	Extrabreit	Extra Expanded
9 bzw. 1	Ultrabreit	Ultra Expanded

Tabelle 3.1:
Dicktenwerte

Jede Schrift, die etwas auf sich hält, ist zumindest in vier Variationen verfügbar, wobei die Laufweite unverändert bleibt:

- Normal
- *Kursiv*
- **Fett**
- ***Fettkursiv***

Weitere Schriftschnitte wie Umrisse oder Schattierungen, Sonderzeichensätze für nichtlateinische Alphabete (z.B. Griechisch, Kyrillisch, Hebräisch), Zierbuchstaben, Bruchziffern, Kapitälchen oder Ligaturen können je nach Schriftart aber ebenfalls verfügbar sein.

Verwandte Schriftschnitte werden als Schriftfamilie bezeichnet.

INFO

3.2.6 Schriftauszeichnungen

Kursiv, Italic und Oblique

Kursive (das sind leicht nach rechts geneigte) *Schriftauszeichnungen* können im Bereich des Desktop Publishing (DTP) entweder durch die künstliche Neigung einer Schrift (Kursivierung) oder aber durch echte kursive Schriftschnitte erzeugt werden.

In echten kursiven Schnitten unterscheiden sich in der Regel die Kleinbuchstaben a, f und g von denen des geraden Schnitts. Als Zeichen ihres Standes tragen echte kursive Schriftschnitte den Zusatz *Italic* bzw. *Oblique*, wobei sich bei *Oblique* die beiden Buchstaben a und g nicht von ihren gerade stehenden Schwestern unterscheiden.

Das Attribut *slanted* bzw. *sloped roman* wird für einen »unechten« kursiven Schriftschnitt verwendet, der lediglich einer schräg gestellten Schrift entspricht.

Majuskeln und Versalien

Majuskeln (Singular: Majuskel), *Versalbuchstaben* oder kurz Versalien stehen in der Typografie als Fachbegriff für Großbuchstaben und gleichzeitig als Auszeichnungsart. Einen Zeichensatz, der nur *Majuskeln* enthält, bezeichnet man als eine Versalschrift oder Majuskelschrift. In ihr werden alle Buchstaben in Form von Großbuchstaben gleicher Höhe dargestellt. Damit eine Versalschrift gut lesbar ist, sollte sie gesperrt und etwa um zehn Prozent kleiner als der restliche Text sein. Somit lässt sich auf der Textseite ein gleichmäßiger Grauwert erreichen. Eine Schreibschrift, die lediglich auf Großbuchstaben zurückgreift, heißt Blockschrift.

Steht ein Großbuchstabe inmitten eines Wortes, nennt man diesen einen *Binnenmajuskel*. Das Gegenteil eines Majuskels bezeichnet man als *Minuskel*.

Kapitälchen

Auch KAPITÄLCHEN bestehen aus Großbuchstaben, im Gegensatz zu Versalien werden die »echten« Großbuchstaben jedoch etwas größer dargestellt.

Minuskeln

Minuskeln oder Gemeinen ist die typografische Bezeichnung für Kleinbuchstaben. Sie passen in ein Vierlinienschema. In diesem können die Minuskeln auch eine Oberlänge (z.B. b, d, f, h, k, l) oder eine Unterlänge haben (z.B. g, j, p, q, y).

3.2.7 Serifen und serifenlose Schriften

Unter *Serifen* versteht man kleine Verbreiterungen an den Endstrichen eines Buchstabens, die man bei verschiedenen Schriften wie etwa der *Times* findet.

Sie helfen dem Leser, eine horizontale Linie zu bilden, an der sich sein Auge leicht orientieren kann. Aus diesem Grund werden Serifenschriften für (gedruckten) Fließtext bei Büchern und Artikeln in Zeitungen bevorzugt eingesetzt (Brotschrift). Kommt es hingegen vor allem darauf an, Worte auf größere Distanz zu entziffern, wie dies bei Plakaten oder Postern der Fall ist, werden Schriften ohne Serifen (Groteske) verwendet. Während Fließtext der geeignete Einsatzbereich für eine Serifenschrift ist, wird bei Überschriften in Büchern – wie etwa diesem hier – als Kontrast gerne eine serifenlose Schrift verwendet.

INFO

Die Serifen entstanden ursprünglich ungewollt, als man die Buchstaben noch in Stein meißelte, hatten aber den angenehmen Nebeneffekt, dass sich eine unmerkliche Linie bildete, die dem Auge als Lesehilfe diente. Später, als Schriften nicht mehr gemeißelt werden mussten, entstanden neue Schriftarten, die keine Serifen mehr besaßen. Diese wurden zunächst als »grotesk« empfunden, und so spricht man noch heute von Grotesken, *wenn man eine serifenlose Schrift meint. Im Gegensatz dazu versteht man unter* Antiqua *Schriften mit Serifen.*

Sehen Sie sich beispielsweise den Buchstaben *p* in Abbildung 3.4 an. Bei der serifenlosen Schrift endet dieser mit einer geraden Linie ohne ein Füßchen, während der gleiche Buchstabe in der Serifenschrift *Times* an der unteren Kante einen Endstrich besitzt.

serifenlos (Helvetica) : a b c d e f g h i j k l m n o p q

Serifen (Times): a b c d e f g h i k k l m n o p q

Abbildung 3.4: Serifen und serifenlos

3.2.8 Schriftgröße

Die Maßeinheit für die *Schriftgröße* (Schriftgrad) lautet *Punkt*, wobei die Größe eines Punktes in Abhängigkeit des typografischen Systems variiert. Entspricht er im Bleisatz der Größe von 0,375 Millimeter, schrumpft er im DTP-Satz auf $0{,}352\overline{7}$ Millimeter bzw. einen 1/72 Inch zusammen. Ein Inch wiederum sind 25,4 Millimeter. Die Schriftgröße dieses Buches beträgt 10 Punkt (abgekürzt: pt), die Schrift einer Schreibmaschine entspricht einer Schriftgröße von 12 pt.

Auch die Schriftgröße beeinflusst neben der Wahl der passenden Schriftart die Lesbarkeit des Textes: eine zu klein gewählte Größe strengt das Auge an und ermüdet so den Leser schneller, eine zu große Schrift wirkt nicht nur aufdringlich, sondern nimmt auch mehr Raum in Anspruch und führt damit zu einer Erhöhung der Seitenzahl.

3.2.9 Von Schriften und ihren Clones

Erfolgreiche Schriftarten werden häufig von Schrift-Designern kopiert und dann unter einem anderen Namen in den Handel gebracht. Dies kann gut (dann sind beide Schriften in der Optik praktisch nicht zu unterscheiden) oder schlecht gemacht werden, wie dies beispielsweise bei der *Arial* der Fall ist.

Als die beiden Schriftgestalter Robin Nicholas und Patricia Saunders Ende der 80er-Jahre für Monotype mit der *Arial* eine kostengünstige Alternative zur erfolgreichen Schriftart *Helvetica* von Monotyp schufen, erstellten sie keine direkte Kopie der Schrift, sondern formten stattdessen die *Grotesque 215* so um, dass sie den Metriken der Helvetica entspricht.

Richtig erfolgreich und international extrem verbreitet wurde Arial durch Microsoft Windows, da sie dort seit Windows 3.1 mit ausgeliefert wurde, obgleich die Fachwelt der *Arial* schon immer kritisch gegenüberstand. Gegen die antiquiert anmutende *Times New Roman* setzte sich die serifenlose Optik der *Arial* aber schnell durch. Wohl auch deshalb, da sie auf dem Monitor in einer Korrespondenzgröße eindeutig besser lesbar ist.

Mit zunehmender Verbreitung der *Arial* wurde die *Helvetica* immer seltener eingesetzt. Stattdessen wählten viele Typografen fortan die *Frutiger*, die sich als echte Alternative zur Helvetica anbot, um sich von der Masse der Publikationen abzuheben.

INFO

Beim Ausdruck auf einem beliebigen PostScript-Drucker, auf dem die Originalschriftart Helvetica *standardmäßig verfügbar ist, wird* Arial *von Windows übrigens automatisch durch die* Helvetica *ersetzt.*

Fünfzehn Jahre später könnte sich mit Erscheinen von Windows Vista und Microsoft Office 2007 die Geschichte wiederholen: Die neue Vista-Schrift ist *Segoe*, der man in Fachkreisen unverhohlen vorwirft, nichts anderes als ein Plagiat der *Frutiger* zu sein. Falls Sie bisher in Ihrer Korrespondenz die *Frutiger* verwenden, sollten Sie vielleicht baldmöglichst nach einer neuen Schrift Ausschau halten. Es ist nämlich zu vermuten, dass schon bald die *Segoe* eine ähnliche Verbreitung wie die *Arial* einnimmt.

Neben *Arial* und *Helvetica*, *Frutiger* und *Segoe* gibt es weitere Clones erfolgreicher Schriftarten. Und vielleicht haben Sie bereits die eine oder andere Schrift zu Hause, ohne es zu wissen. In der folgenden Tabelle haben wir für Sie deshalb einige beliebte Schriftarten und ihre optischen Brüder und Schwestern zusammengestellt.

Tabelle 3.2: Unterschiedliche Namen, geklonte Optik

Originalschrift	entspricht optisch der Schrift
Palatino	Zapf Calligraphic 801
Sabon	Classical Garamond
Syntax	Humanist 531
Frutiger	Humanist 777
Helvetica, Neue Helvetica	Swiss 721
Gill Sans	Humanist 521
Neuzeit Grotesk	Geometric 706

Originalschrift	entspricht optisch der Schrift
Times Roman	Dutch 801
Rockwell	Geometric Slabserif 712
Memphis	Geometric Slabserif 703
Akzidenz Grotesk	Gothic 725
Optima	Zapf Humanist 601
Univers	Zurich
ITC Zapf Chancery	Zurich Calligraphic
Bassoon	Balloon
ITC Bauhaus	Bahamas
ITC Bookman	Brooklyn
Brush Script	Banff
Auriol	Freeform 721
Cable	Geometric 231
Metro	Geometric 415
Hammersmith	Humanist 521
ITC Souvenier	Southern

Tabelle 3.2: Unterschiedliche Namen, geklonte Optik (Forts.)

3.2.10 Kerning und Ligaturen

Kerning bzw. *Unterschneidung* (Laufweitenausgleich) bezeichnet die Feinjustierung des horizontalen Abstandes (Weißraum) zwischen einzelnen Buchstaben in einem Wort, um ein möglichst ausgeglichenes Schriftbild zu erzielen. Dabei wird der Anfang des folgenden Buchstabens so weit nach links gezogen, dass er bereits beginnt, noch ehe der vorangegangene Buchstabe endet. Ohne ein solches Kerning entstünde ein ziemlich unschöner Raum zwischen den beiden Buchstaben. Typische Beispiele für Unterschneidungspaare sind:

- Av, AV, Aw, AW,
- LT, LV, Ly,
- Ta, To, Ty, Te, T.,
- Va, Vo, V.,
- Ya, Yo, Y.,
- ff, fl, fi.

Besonders häufig vorkommende Unterschneidungspaare wie *ff*, *fl* oder *ft*, bei denen zwei Oberlängen aufeinanderfolgen, wurden im Bleisatz mittels

Ligaturen zu einer optischen und formalen Einheit zusammengefasst. Dies hatte im Bleisatz rein technische Gründe, im modernen DTP-Satz, der eine fast beliebige Positionierung der einzelnen Zeichen erlaubt, verfügen vor allem hochwertige Zeichensätze aber noch immer über Ligaturen, da sie eine schönere Optik erlauben.

INFO

In Word werden diese Ligaturen als Sonderzeichen in den Text eingefügt und sorgen für Unverständnis und Verwirrung bei der Rechtschreibprüfung.

Die Anwendung von Ligaturen ist nicht verbindlich geregelt, sondern sollte dem Grundsatz folgen: Wenn die einzelnen Buchstaben getrennt gesprochen werden, sollte auf eine Ligatur verzichtet werden. Im Normalfall werden Sie zwar keinerlei Ligaturen verwenden, dennoch sollten Sie wissen, dass es diese Geschöpfe gibt, wenn Sie beispielsweise eine einzelne Seite besonders sorgsam und ansprechend gestalten möchten.

3.3 Absatz und seine Formate

Alle bislang vorgestellten Formatierungen bezogen sich auf Zeichen. Im Folgenden werden wir noch einen kurzen Blick auf die Möglichkeiten der Absatzformatierung und ihrer Fallen werfen, ehe wir in die Praxis der Formatierung in Word einsteigen. Sie werden sehen, mit dem erworbenen Know-how wird dies ein Kinderspiel!

Ein Absatz ist ein Textabschnitt, der aus einem oder mehreren Sätzen besteht, die einem bestimmten Gedanken folgen. Sein Ende wird mit der Eingabetaste [↵] eingefügt und mit einer Absatzmarke gekennzeichnet.

INFO

Damit die Absatzmarke auf dem Bildschirm angezeigt wird, muss unter WORD-OPTIONEN/ANSICHT *der entsprechende Schalter markiert sein.*

Sehen wir uns die verschiedenen Möglichkeiten, einen Absatz zu formatieren, einmal der Reihe nach an.

3.3.1 Einzug

Als *Einzug* wird ganz allgemein ein Leerraum am Beginn (linker Einzug) oder am Ende einer Zeile (rechter Einzug) bezeichnet. Ist nur die erste linke Zeile eingerückt, während die folgenden Zeilen des Absatzes die volle Spaltenbreite verwenden, spricht man von einem *Erstzeileneinzug*. Auf diese Weise werden häufig neue Absätze in Fließtexten gekennzeichnet. Das Auge kann so einen neuen Absatz leichter erkennen, ohne dass der Lesefluss gestört wird. Daher sollte auch die letzte Zeile eines Absatzes (Ausgang) unbedingt weiter laufen als der Einzug des nächsten Absatzes, aber deutlich kürzer als die Breite des Absatzes (Satzspiegelbreite) sein.

Beim hängenden Einzug wird die erste Zeile eines Absatzes auf volle Spaltenbreite gesetzt, während alle Folgezeilen links etwas eingerückt werden – die erste Zeile »hängt« somit nach links aus dem Spaltenrand heraus.

3.3.2 Durchschuss

Der *Durchschuss* beschreibt den Abstand zwischen der Unterlänge der oberen Zeile bis zur Linie der Oberlänge der Folgezeile und sollte nicht mit dem *Zeilenabstand* verwechselt werden, der von Grundlinie zu Grundlinie gemessen wird.

3.3.3 Absatzabstand

Der Abstand vor und nach einem Absatz sollte nicht durch das Einfügen von Leerzeilen in das Dokument erzielt werden, sondern über die Definition von Abständen vor und nach dem Absatz. Dies ermöglicht eine viel flexiblere Gestaltung der Absatzabstände, die in Punkt (pt) angegeben wird. Üblich sind eine Zeile bzw. eine halbe Zeile.

3.3.4 Ausrichtung

Jeder Absatz besitzt eine Ausrichtung. Dabei kann zwischen folgenden Möglichkeiten gewählt werden:

- linksbündig (Flattersatz)
- rechtsbündig
- zentriert
- Blocksatz

Beim Blocksatz werden die Wortzwischenräume so erweitert (Austreiben), dass (bis auf die letzte Zeile) alle Zeilen die gleiche Breite besitzen. Der Absatz ist damit auf der linken sowie der rechten Seite bündig.

Wird auch die letzte Zeile auf die Breite des Absatzes gebracht, spricht man von einem *erzwungenen Blocksatz*.

Es ist zu beachten, dass zwischen den einzelnen Wörtern möglichst keine zu großen Zwischenräume (Lücken) entstehen, die den Lesefluss hemmen und zudem äußerst unschön aussehen.

Die (automatische) Silbentrennung ermöglicht es, Worte auf zwei Zeilen aufzuteilen, die zusammengeschrieben nicht mehr in eine Zeile passen würden. Damit wird auf der einen Seite die Zeichenzahl in einer Zeile erhöht, und gleichzeitig werden die für den bündigen Ausgleich benötigten Zwischenräume verkleinert. Zu viele Trennungen am Zeilenende sollten aber ebenfalls vermieden werden. Als Faustregel können zwei unmittelbar untereinander folgende Silbentrennungen als problemlos angesehen werden, drei sind tolerierbar, vier oder mehr Trennungen untereinander sollten aber in jedem Fall vermieden werden.

Je nach eingesetztem Programm kann die Qualität des Blocksatzes erheblich variieren, und obgleich Word sich in dieser Disziplin redlich bemüht: An die Fähigkeiten moderner DTP-Systeme reicht es nicht heran. Dies stellt man spätestens dann fest, wenn man zwei gleiche, aber mit verschiedenen Programmen erstellte Seiten miteinander vergleicht.

Beim Flattersatz sind die Abstände zwischen den einzelnen Wörtern immer gleich groß, es erfolgt damit keine bündige Ausrichtung am rechten Rand. Erreicht ein Wort den rechten Absatzrand, wird es in die nächste Zeile gezogen, wobei auch hier mithilfe der Silbentrennung ein zu unruhiges Schriftbild verhindert werden kann.

Die Frage, ob Flattersatz oder Blocksatz besser lesbar ist, lässt sich nicht eindeutig beantworten. Ein im Blocksatz verfasster Text wirkt auf das Auge des Lesers zunächst harmonisch und optisch schöner. Nachteilig ist jedoch, dass die Bündigkeit der Zeilen eine erhöhte Konzentration erfordert und ein versehentliches Verrutschen in der Zeile häufiger passiert als beim Flattersatz. Dieser wiederum ermöglicht durch die unterschiedlichen Zeilenlängen bei stets gleichen Wortabständen größere Augensprünge (Saccaden), die zum schnellen Erfassen und Begreifen eines längeren Textes notwendig sind.

3.3.5 Hurenkinder und Schusterjungen

Als *Hurenkind* bezeichnet man die letzte Zeile eines Absatzes, die als erste Zeile auf eine neuen Seite oder Spalte rutscht. Da Hurenkinder die Konturen des Satzspiegels extrem beeinträchtigen, gelten sie als verpönt und sollten unter allen Umständen vermieden werden.

Endet eine Seite oder Spalte mit der ersten Zeile eines neuen Absatzes, nennt man diese Zeile *Schusterjunge* (Waisenkind). Ebenso wie Hurenkinder sollten auch Schusterjungen tunlichst vermieden werden.

3.4 Die Schriftart formatieren

Um einem Text eine bestimmte Schriftart oder einen anderen Schriftschnitt zuzuweisen, müssen Sie die gewünschte Textstelle im Dokument zunächst markieren. Befindet sich die Einfügemarke gerade innerhalb des Wortes, das Sie umformatieren möchten, reicht auch dies aus. Sie müssen es nicht extra markieren.

Folglich muss der gesamte Absatz markiert werden, wenn Sie seine Schriftart ändern möchten. Glücklicherweise besitzen aber nachträglich erzeugte Absätze dann das gleiche Format wie der soeben formatierte Absatz.

Möchten Sie also die Schriftart für ein Dokument ändern, markieren Sie den ersten Absatz (der übrigens noch keinen Text enthalten muss) und weisen die gewünschte Formatierung zu. Sobald Sie dann mit [↵] eine Absatzschaltung vornehmen, erhält der neue Absatz diese Formatierung ebenfalls automatisch zugewiesen. Sie müssen sich darum nicht mehr kümmern, allerdings wird diese Schriftart dann nur für das aktuelle Dokument verwendet. Wie Sie die Standard-Schriftart dauerhaft für alle Dokumente ändern können, zeigen wir Ihnen gleich anschließend.

Ist die Textstelle markiert, haben Sie verschiedene Möglichkeiten, die Formatierung zuzuweisen:

- Auf der Seite ALLGEMEIN finden Sie alle Funktionen zur Einstellung der Schriftart in der gleichnamigen Gruppe.

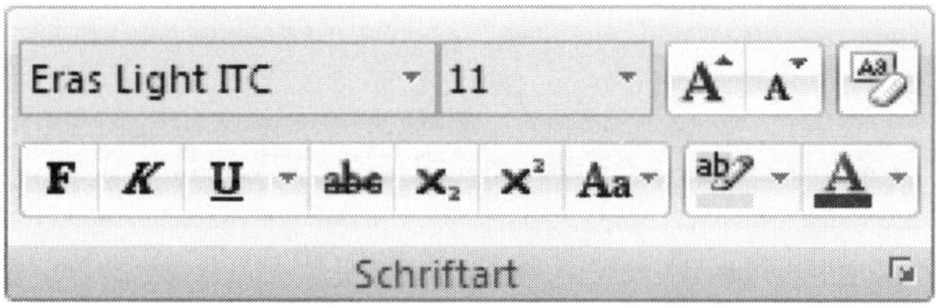

Abbildung 3.5: Die Gruppe SCHRIFTART

- In der rechten unteren Ecke befindet sich wieder eine Schaltfläche, über die ein Dialogfeld mit allen Formatierungsoptionen für die SCHRIFTART geöffnet werden kann. Dieses Dialogfeld können Sie auch unmittelbar über die Tastenkombination [Strg] + [D] öffnen. Obgleich es die umfassendsten Einstellmöglichkeiten bietet, müssen Sie bei Verwendung dieses Dialogfeldes auf eine Vorschau im Dokumentfenster verzichten.
- Wie immer können Sie auch das Objektmenü über einen Klick auf die rechte Maustaste bemühen, um die Minisymbolleiste zusammen mit einem Kontextmenü einzublenden.

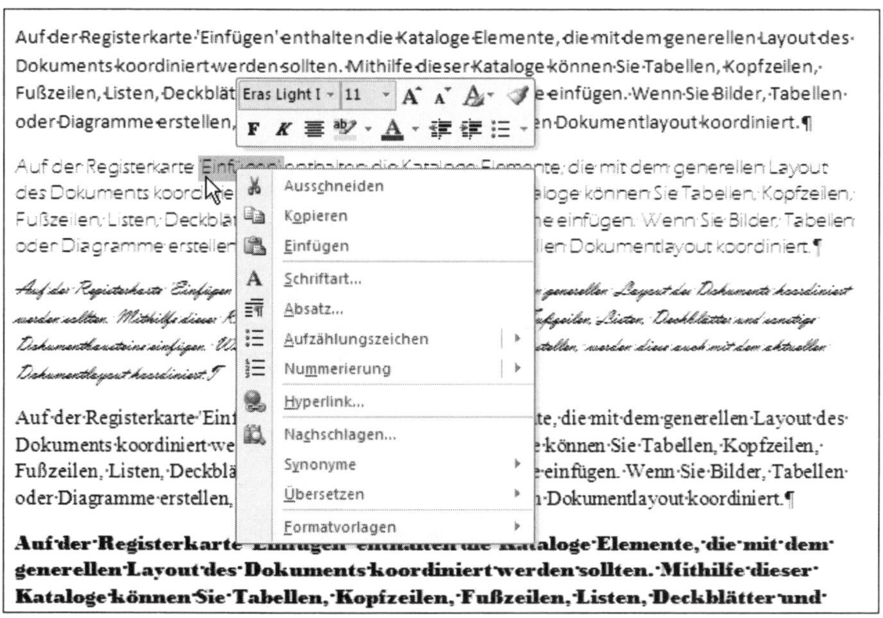

Abbildung 3.6: Popup-Menü mit Mini-Symbolleiste

- Haben Sie eine Markierung mit der Maus vorgenommen, wird von Word eine Mini-Symbolleiste eingeblendet. Diese erscheint zunächst fast transparent, sobald Sie aber mit dem Mauszeiger in Richtung der Symbolleiste fahren, wird sie vollständig sichtbar.

REF

Die verschiedenen Markierungstechniken haben wir bereits in Kapitel 2 besprochen.

3.4.1 Schriftart und Schriftgröße zuweisen

STEPS

So weisen Sie eine Schriftart zu:

1. Markieren Sie den gewünschten Bereich, dem Sie eine andere Schriftart zuweisen möchten, und wählen Sie im Anschluss daran aus der Auswahlliste der verfügbaren Schriftarten, die sich in der linken oberen Ecke der Gruppe bzw. der Mini-Toolbar befindet, eine Schriftart aus. Die zuletzt zugewiesenen Schriftarten werden unter ZULETZT VERWENDETE SCHRIFTARTEN aufgelistet, um Ihnen einen schnellen Zugriff darauf zu ermöglichen, während Sie unter ALLE SCHRIFTARTEN wirklich alle Schriften finden, die momentan auf Ihrem System verfügbar sind. TrueType-Schriften werden mit einem vorangestellten doppelten »T« gekennzeichnet, während PostScript-Fonts (Type 1) an einem Druckersymbol als solche zu erkennen sind.

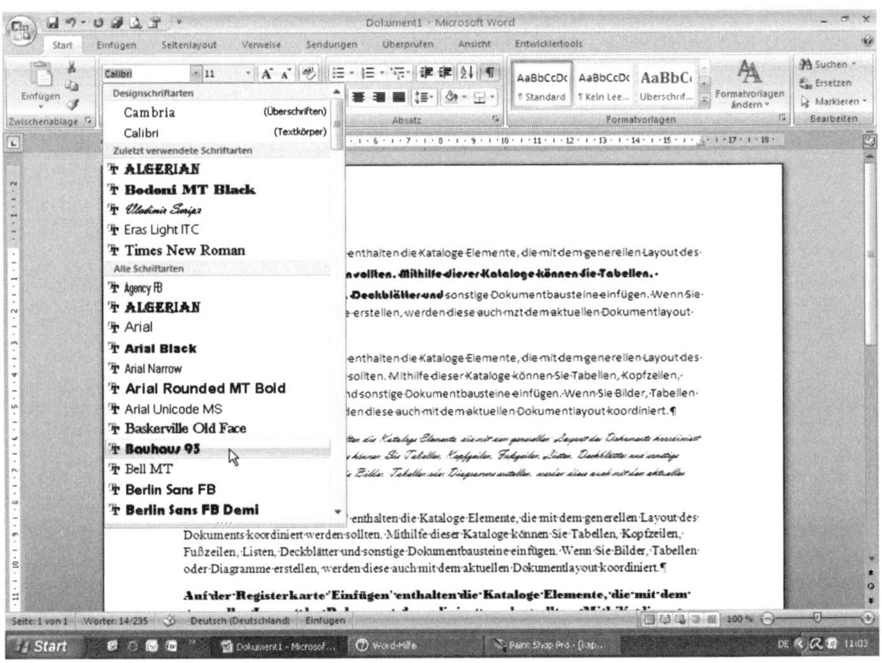

Abbildung 3.7: Die gewählte Schriftart in einer Live-Preview

Haben Sie viele Schriftarten installiert, können Sie schnell zu einer Schriftart springen, indem Sie den oder die Anfangsbuchstaben des Namens mithilfe der Tastatur eingeben. Dies schränkt die in der Liste sichtbare Auswahl ein.

TIPP

2. Während Sie den Mauszeiger auf einen Eintrag in der Auswahlliste zeigen lassen, wird der markierte Bereich im Dokumentfenster in einer Voransicht bereits mit dieser Schriftart dargestellt.
3. Sind Sie mit der Auswahl zufrieden, klicken Sie auf den Eintrag in der Auswahlliste. Darauf wird die Schriftart der Markierung zugewiesen, und die Auswahlliste für die Schriftart verschwindet wieder.

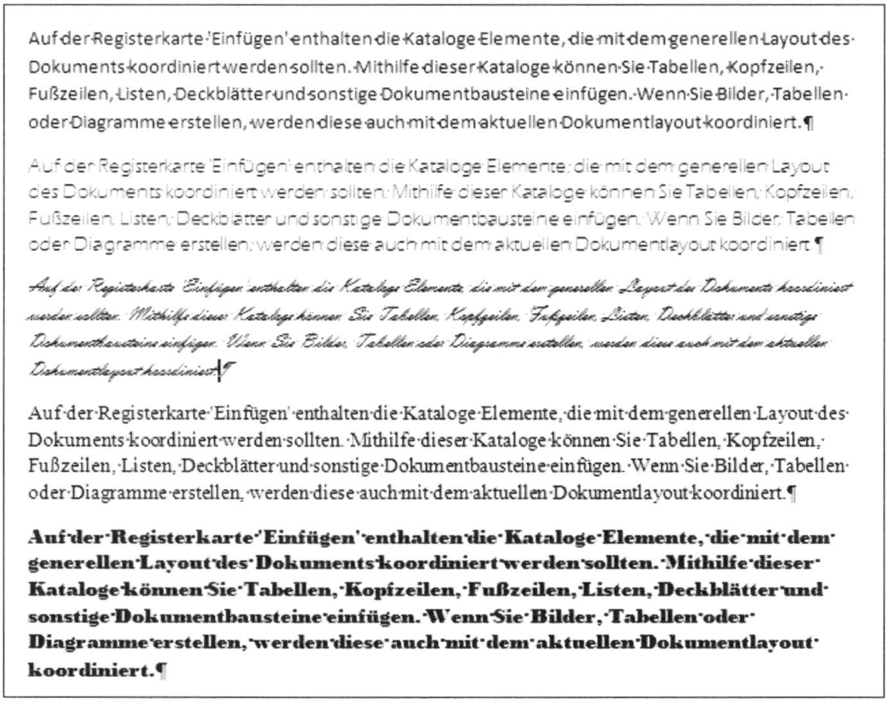
Auf·der·Registerkarte·'Einfügen'·enthalten·die·Kataloge·Elemente,·die·mit·dem·generellen·Layout·des·Dokuments·koordiniert·werden·sollten.·Mithilfe·dieser·Kataloge·können·Sie·Tabellen,·Kopfzeilen,·Fußzeilen,·Listen,·Deckblätter·und·sonstige·Dokumentbausteine·einfügen.·Wenn·Sie·Bilder,·Tabellen·oder·Diagramme·erstellen,·werden·diese·auch·mit·dem·aktuellen·Dokumentlayout·koordiniert.¶

Auf der Registerkarte 'Einfügen' enthalten die Kataloge Elemente, die mit dem generellen Layout des Dokuments koordiniert werden sollten. Mithilfe dieser Kataloge können Sie Tabellen, Kopfzeilen, Fußzeilen, Listen, Deckblätter und sonstige Dokumentbausteine einfügen. Wenn Sie Bilder, Tabellen oder Diagramme erstellen, werden diese auch mit dem aktuellen Dokumentlayout koordiniert.¶

Auf der Registerkarte 'Einfügen' enthalten die Kataloge Elemente, die mit dem generellen Layout des Dokuments koordiniert werden sollten. Mithilfe dieser Kataloge können Sie Tabellen, Kopfzeilen, Fußzeilen, Listen, Deckblätter und sonstige Dokumentbausteine einfügen. Wenn Sie Bilder, Tabellen oder Diagramme erstellen, werden diese auch mit dem aktuellen Dokumentlayout koordiniert.¶

Auf·der·Registerkarte·'Einfügen'·enthalten·die·Kataloge·Elemente,·die·mit·dem·generellen·Layout·des·Dokuments·koordiniert·werden·sollten.·Mithilfe·dieser·Kataloge·können·Sie·Tabellen,·Kopfzeilen,·Fußzeilen,·Listen,·Deckblätter·und·sonstige·Dokumentbausteine·einfügen.·Wenn·Sie·Bilder,·Tabellen·oder·Diagramme·erstellen,·werden·diese·auch·mit·dem·aktuellen·Dokumentlayout·koordiniert.¶

Auf·der·Registerkarte·'Einfügen'·enthalten·die·Kataloge·Elemente,·die·mit·dem·generellen·Layout·des·Dokuments·koordiniert·werden·sollten.·Mithilfe·dieser·Kataloge·können·Sie·Tabellen,·Kopfzeilen,·Fußzeilen,·Listen,·Deckblätter·und·sonstige·Dokumentbausteine·einfügen.·Wenn·Sie·Bilder,·Tabellen·oder·Diagramme·erstellen,·werden·diese·auch·mit·dem·aktuellen·Dokumentlayout·koordiniert.¶

Abbildung 3.8: Der gleiche Text wirkt durch die Wahl verschiedener Schriftarten unterschiedlich.

Die Schriftgröße weisen Sie wie folgt zu:

STEPS

1. Markieren Sie den Bereich, dessen Schriftgröße Sie ändern möchten.
2. Klicken Sie in das Eingabefeld rechts neben der Schriftart, und tragen Sie dort die gewünschte Schriftgröße in Punkt ein, wobei auch halbe Punkte angegeben werden können: 9,5 pt. Alternativ dazu können Sie auch die Auswahlliste herunterklappen lassen und eine Schriftgröße auswählen. Allerdings werden Sie dann feststellen, dass nicht alle möglichen Schriftgrößen in der Liste verfügbar sind. So fehlt etwa die Größe 30 pt. Davor bietet Ihnen Word dann aber wieder eine Live-Preview im Dokument. Auch über das Dialogfeld SCHRIFTART, das Sie mit [Strg] + [D] aufrufen, kann die Größe der Schrift geändert werden.

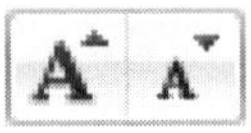

3. Möchten Sie die Schriftgröße um einen Punkt verkleinern oder vergrößern, stellt Ihnen Word hierfür zwei eigene Symbole zur Verfügung. Ein Klick auf das »A« mit dem Pfeil nach oben vergrößert den markierten Bereich um 1 Punkt. Die Schaltfläche rechts daneben, deren Pfeil nach unten zeigt, ist für die Verkleinerung der Schriftgröße verantwortlich.

Abbildung 3.9: Unterschiedliche Schriftgrößen

Schriftgröße 8 Punkt.
Schriftgröße 10 Punkt.
Schriftgröße 12 Punkt.
Schriftgröße 14 Punkt.
Schriftgröße 16 Punkt.
Schriftgröße 18 Punkt.
Schriftgröße 20 Punkt.
Schriftgröße 24 Punkt.
Schriftgröße 28 Punkt.
Schriftgröße 32 Punkt.
Schriftgröße 36 Punkt.

TIPP

Gestatten Sie uns an dieser Stelle einen gut gemeinten Rat: Verwenden Sie auch in einem längeren Dokument niemals mehr als maximal drei Schriftarten! Eine gut lesbare Serifenschrift für den Fließtext oder auch – falls Sie einen optisch moderneren Eindruck wünschen – eine serifenlose Schrift. Für Überschriften, Bildunterschriften und Tabellen können und sollten Sie als Kontrast eine serifenlose Schrift verwenden. Ebenso für den Kolumnentitel und die Seitenzahl. In einem Brief sollte eine Schrift für den Briefkopf und eine für den eigentlichen Inhalt vollkommen ausreichen, wobei auch hier die Verwendung von nur einer Schriftart einen wertigeren Eindruck schaffen kann.

Für welche Schriftgröße Sie sich entscheiden, hängt von vielen Faktoren ab. So kann die gleiche Schriftgröße bei verschiedenen Schriftarten unterschiedlich gut lesbar sein.

Ganz pauschal gesagt, liegen Sie nicht verkehrt, wenn Sie sich bei einem gedruckten Fließtext für eine Größe zwischen 10 und 12 Punkt entscheiden. Manche Schriftarten sind noch mit 9 Punkt problemlos lesbar und können das Mittel der Wahl sein, wenn Sie viel Text auf einem bestimmten Raum unterbringen müssen, also einen bestimmten Umfang nicht überschreiten dürfen. Bedenken Sie aber bitte, dass eine kleine Schriftgröße zwar den Umfang verringern kann, die Lesbarkeit aber erschwert. Überschriften, die ins Auge fallen sollen, werden entsprechend groß gewählt. Je höher die Ebene, desto größer die Schrift. 20 Punkt für eine Ebene erster Ordnung ist hier nicht vermessen. Ein Fax darf ruhig eine Schriftgröße von 12 bis 14 Punkt aufweisen, da ja durch die Übertragung Qualitätseinbußen zu erwarten sind und die Schrift auch beim Empfänger noch lesbar sein sollte. Eine Präsentation für einen Vortrag sollte keine Schriftgrößen unter 14 Punkt aufweisen, 16 Punkt erhöhen die Lesbarkeit für Teilnehmer, die weiter hinten sitzen oder nicht ganz so gut sehen.

Für Fußnoten in einer wissenschaftlichen Arbeit, Einträge in einem Stichwortverzeichnis und Ähnliches dürfen Sie gerne eine kleine Schriftgröße von 7 Punkt verwenden. Kleiner aber nicht.

TIPP

Mit der Tastenkombination [Strg] + [⇧] + [P] *können Sie das Dialogfeld* SCHRIFTART *aufrufen, wobei die Einfügemarke sofort im Eingabefeld für die* Schriftgröße *angezeigt wird und Ihnen somit die unmittelbare Einstellung der Schriftgröße gestattet.*

3.4.2 Standardschrift ändern

STEPS

Möchten Sie die voreingestellte Schriftart und/oder die Schriftgröße für alle neuen Dokumente ändern, die Sie erstellen, gehen Sie wie folgt vor:

1. Öffnen Sie das Dialogfeld SCHRIFTART, indem Sie wahlweise die Tastenkombination [Strg] + [D] betätigen, auf das Startprogramm für Dialogfelder rechts unten in der Gruppe SCHRIFTART der Multifunktionsleiste klicken oder den Befehl SCHRIFTART... aus dem Kontextmenü aufrufen.
2. Im Listenfeld unter SCHRIFTART wählen Sie die gewünschte Schriftart aus. Da hierbei keine Vorschau im Dokumentfenster erfolgt, verfügt das Dialogfeld im unteren Bereich über eine eigene Vorschau, in der Sie die Änderung im Vorfeld betrachten können.
3. Bei Bedarf können Sie unter GRÖSSE die aktuelle Schriftgröße ändern.
4. Klicken Sie auf den Button STANDARD..., der sich in der linken unteren Ecke des Dialogfeldes befindet.
5. Bestätigen Sie die Rückfrage von Word 2007, dass die Änderung der Schrift für alle künftigen Dokumente gelten soll, die auf der Vorlage »Normal« basieren, mit einem Klick auf die Schaltfläche JA. Diese Vorlage »Normal« wird von Word automatisch für alle neuen Dokumente verwendet.

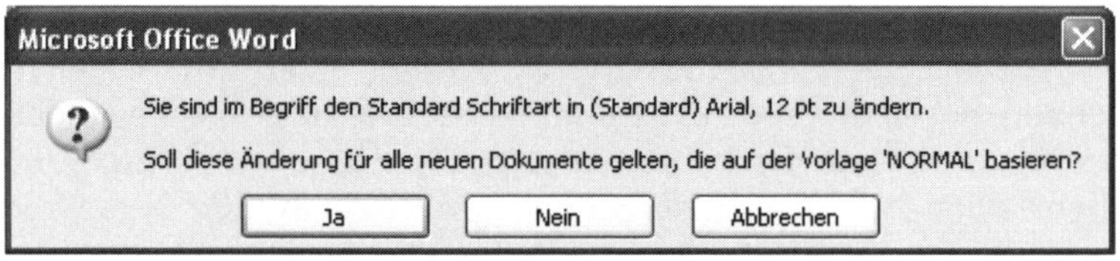

Abbildung 3.10: Änderung der Schriftart für alle neuen Dokumente

3.4.3 Fehlende Schriftarten ersetzen

Öffnen Sie ein Dokument, das Sie nicht erstellt haben, kann es vorkommen, dass eine im Text verwendete Schriftart auf Ihrem Computer nicht verfügbar ist. Wurde die fehlende Schriftart (funktioniert leider nur mit TrueType) vom Autor in weiser Voraussicht in das Dokument eingebettet, haben Sie Glück und können den Text ohne Einschränkungen editieren und auch ausdrucken.

Ist eine Schrift nicht verfügbar, können Sie das Dokument ebenfalls bearbeiten, müssen aber damit leben, dass Umbrüche im Vergleich zum ursprünglichen Layout anders ausgeführt werden. Solange Sie das Dokument jedoch nicht ausdrucken, erfahren Sie durch die fehlende Schrift keine Einschränkungen.

Ärgerlich wird es erst, wenn Sie das Dokument auf einem Drucker ordentlich ausgeben oder dauerhaft verwenden möchten. In diesem Fall bleibt Ihnen nichts anderes übrig, als die fehlende Schriftart zu ersetzen.

Word stellt die dafür nötige Funktionalität unter WORD-OPTIONEN/ERWEITERT/DOKUMENTINHALT ANZEIGEN/SCHRIFTARTEN ERSETZEN... bereit.

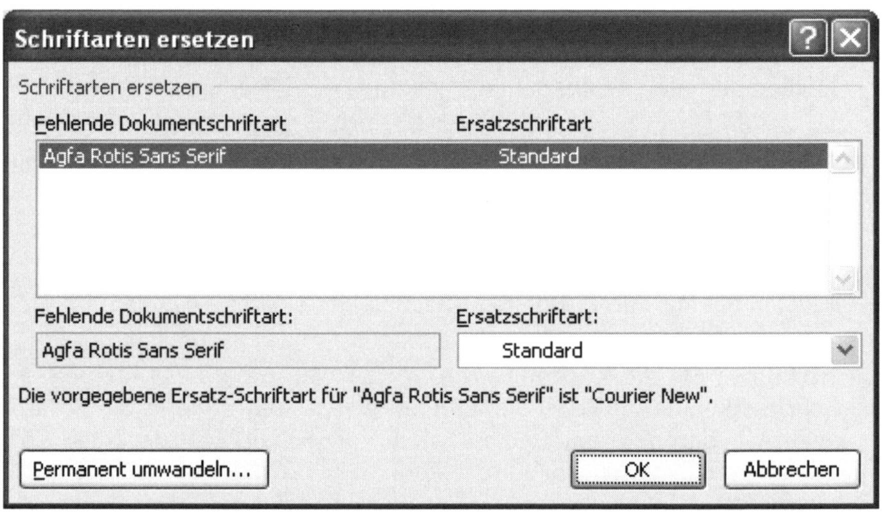

Abbildung 3.11: Eine fehlende Schriftart ersetzen

Ein Klick auf die Schaltfläche OK genügt, um die fehlende Schriftart im Dokument durch die Standard-Schriftart zu ersetzen. Werden Sie damit nicht glücklich, können Sie unter ERSATZSCHRIFTART eine andere Schriftart für die Ersetzung wählen. Dies ist etwa dann sinnvoll, wenn die fehlende Schriftart im Dokument verwendet wurde, um bestimmte Stellen im Text optisch hervorzuheben. Würde sie nun einfach durch die Standard-Schriftart ersetzt, ginge die Hervorhebung verloren.

Die Schaltfläche PERMANENT UMWANDELN... zeichnet dafür verantwortlich, dass die Schriftart dauerhaft im Dokument ersetzt wird. Möchten Sie den Text nur editieren und im Anschluss daran an den Verfasser zurückschicken, sollten Sie keine permanente Umwandlung durchführen. Hier genügt die »normale« Ersetzung der Schriftart auf Ihrem System. Öffnet der Verfasser die editierte Datei wieder, wird bei ihm die ursprüngliche Schriftart erneut verwendet.

REF

Wie eine TrueType-Schrift in ein Dokument eingebettet wird, erfahren Sie in Abschnitt 2.3.4, »Speicheroptionen«.

3.4.4 Schriftschnitte »Kursiv« und »Fett« zuweisen

Unter Word stehen Ihnen die Schriftschnitte *Normal*, *Kursiv*, *Fett* sowie als Kombination aus den beiden letzteren *Fett Kursiv* zur Verfügung.

Schriftschnitt zuweisen

STEPS

1. Markieren Sie den Textbereich, dem Sie einen bestimmten Schriftschnitt zuweisen möchten.
2. Für die Zuweisung des Schriftschnitts stehen Ihnen drei prinzipielle Wege offen:
   - Klicken Sie in der Gruppe SCHRIFTART bzw. der Minisymbolleiste auf das Symbol KURSIV, um einen kursiven Schnitt zu erhalten. Ein Klick auf den Schalter für FETTSCHRIFT bewirkt eine Fettung des markierten Bereichs. Möchten Sie einen Schnitt wie *Fett* oder *Kursiv* entfernen, klicken Sie einfach erneut auf das betreffende Symbol, das als Ein- bzw. Ausschalter fungiert. Um die Auszeichnung *Fett Kursiv* zu erhalten, müssen Sie beide Schalter anklicken.

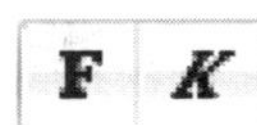

   - Möchten Sie den Schnitt über das Dialogfeld SCHRIFTART zuweisen, öffnen Sie dieses zunächst mit der Tastenkombination [Strg] + [D] bzw. einem Klick auf das Schnellstartfeld in der Gruppe SCHRIFTART der Multifunktionsleiste. Unter SCHRIFTSCHNITT können Sie dann den gewünschten Schnitt selektieren bzw. eine Zuweisung rückgängig machen, indem Sie als Schnitt den Eintrag NORMAL selektieren.
   - Am schnellsten geht die Zuweisung aber nach wie vor über die Tastatur: Mit [Strg] + [⇧] + [K] erhalten Sie einen kursiven Schnitt, für eine Fettung ist [Strg] + [⇧] + [F] verantwortlich. Ebenso wie ein Klick auf die Schaltflächen in der Symbolleiste führt eine erneute Tastenkombination zu einer Entfernung eines bereits zugewiesenen Schnittes.

[Strg]+[⇧]+[K]
[Strg]+[⇧]+[F]

3.4.5 Unterstreichungen

Strg+⇧+U
Strg+⇧+W

Über die Multifunktionsleiste bzw. das Dialogfeld SCHRIFTART können Sie verschiedene Arten von Unterstreichungen vornehmen und auch die Farbe bestimmen, mit der die Unterstreichung durchgeführt werden soll. Die Farbe der Schrift bleibt davon unberührt.

Abbildung 3.12: Unterstreichungen in Hülle und Fülle!

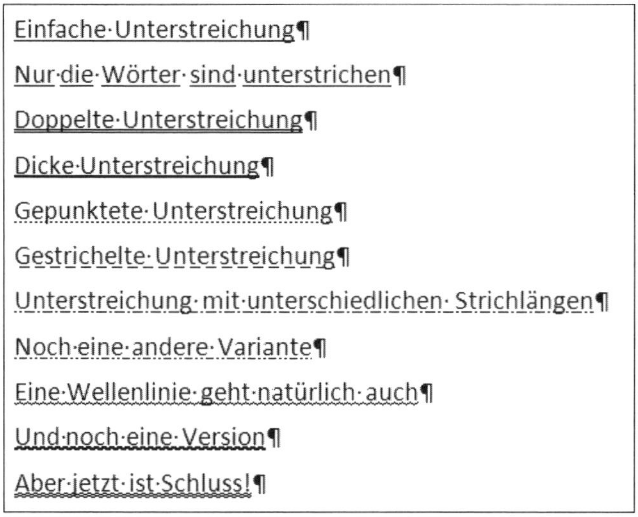
Einfache·Unterstreichung¶
Nur·die·Wörter·sind·unterstrichen¶
Doppelte·Unterstreichung¶
Dicke·Unterstreichung¶
Gepunktete·Unterstreichung¶
Gestrichelte·Unterstreichung¶
Unterstreichung·mit·unterschiedlichen·Strichlängen¶
Noch·eine·andere·Variante¶
Eine·Wellenlinie·geht·natürlich·auch¶
Und·noch·eine·Version¶
Aber·jetzt·ist·Schluss!¶

STEPS

Einen Text unterstreichen

1. Markieren Sie den Bereich im Dokument, den Sie unterstreichen möchten.
2. Klicken Sie in der Gruppe SCHRIFTART der Multifunktionsleiste auf das Symbol *Unterstreichen*. Damit wird der Text in der zuletzt gewählten Variante unterstrichen. Unterscheidet sich diese von einer eventuell bereits vorhandenen Unterstreichung, wird sie durch die neue Version ersetzt, andernfalls entfernt.

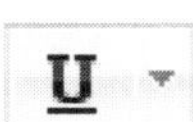

3. Möchten Sie die Art der Unterstreichung ändern, klicken Sie auf den rechts neben dem Symbol stehenden Pfeil. Darauf öffnet sich eine Auswahlliste, in der verschiedene verfügbare Unterstreichungen aufgelistet werden. Sobald Sie auf einen Eintrag zeigen, wird die Unterstreichung im Text als Vorschau eingeblendet.
4. Um aus allen Unterstreichungsmöglichkeiten wählen zu können, müssen Sie jedoch das Dialogfeld SCHRIFTART aufrufen, das Sie mit einem Klick auf den Eintrag WEITERE UNTERSTREICHUNGEN öffnen können.
5. Eine Unterstreichung im Text können Sie problemlos entfernen, indem Sie den Text markieren und nochmals auf das Symbol für das Unterstreichen klicken. Sofern sich die gewählte Art der Unterstreichung von der der vorhandenen Unterstreichung unterscheidet, wird die Unterstreichung zunächst geändert. Ein erneuter Klick sorgt dann aber

wirklich dafür, dass sie endgültig verschwindet. Im Dialogfeld SCHRIFTART selektieren Sie für die Unterstreichung *(ohne)*, um einen unterstrichenen Text nicht mehr zu unterstreichen.

HALT

Obgleich Word unzählige Möglichkeiten bietet, bestimmte Wörter hervorzuheben, sollten Sie auf keinen Fall mehr als zwei Auszeichnungen gleichzeitig verwenden. Fett *und* Kursiv *gleichzeitig geht noch in Ordnung, in Verbindung mit einer* Unterstreichung *ist es aber bereits des Guten zu viel! Wenn Sie dann noch die Schriftfarbe und den Hintergrund ändern, spricht das für sich, nicht jedoch für Sie als Verfasser. Weniger ist auch in diesem Fall mehr! Dies gilt auch für die folgenden Formatierungen ...*

Unterstreichen von Leerzeichen

Obgleich Leerzeichen problemlos durch Drücken von [⇧] + [-] unterstrichen werden können, hat dies seine Tücken: Die Funktion *AutoFormat* betrachtet drei in einer Zeile stehende Unterstriche als Aufforderung, daraus eine Linie zu basteln, die über die Breite des Absatzes läuft – ob Sie das nun gewünscht und geplant haben oder nicht. Auch die optische Darstellung von Unterstrichen als Beschriftungsfelder in einem Formular ist nicht der Weisheit letzter Schluss: Verwenden Sie nämlich einen proportionalen Zeichensatz, können Sie die Beschriftungsfelder nicht sauber untereinander ausrichten.

STEPS

Das Mittel der Wahl ist hier das Einfügen von Tabstoppzeichen:

1. Fügen Sie eine Tabulatormarke (Ausrichtung: *links*) an der Position ein, an der die gewünschte Unterstreichung beginnen soll.
2. Eine weitere Marke (Ausrichtung: *rechts*) fügen Sie an der Position ein, die das Ende des Striches bilden soll.

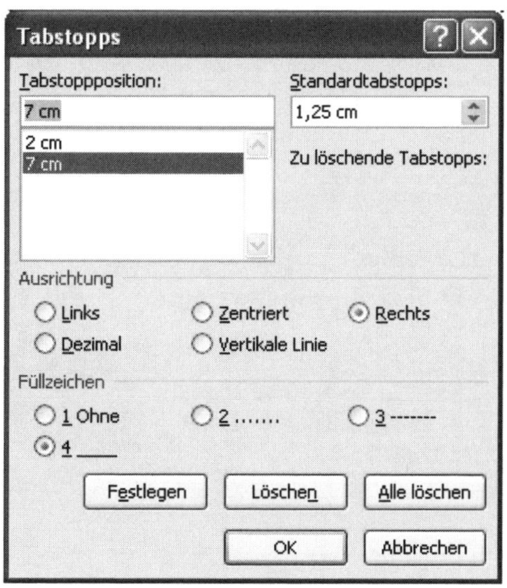

Abbildung 3.13: Unterstrichene Leerzeichen mithilfe von Tabulatoren

3. Diesen (Ende-)Tabstopp definieren Sie dann mit einer Unterstreichung, indem Sie als Füllzeichen das Feld »4 ____« selektieren.
4. Fügen Sie nun mithilfe der Taste [Tab] zwei Tabulatorsprünge ein: einen, um an den Beginn der zu unterstreichenden Linie zu gelangen, und einen, um die Linie dann einzufügen.

Abbildung 3.14: So wirkt die Unterstreichung sauber!

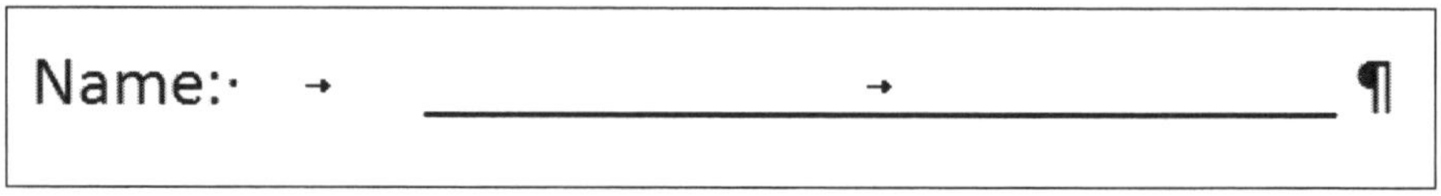

REF

Detaillierte Informationen zum Setzen und Löschen von Tabulatoren erhalten Sie in Kapitel 2.

TIPP

Wenn Sie eine Unterstreichung in einem Onlineformular erstellen möchten, fügen Sie Tabellenzellen ein, deren untere Rahmenlinie aktiviert ist.

3.4.6 Farben

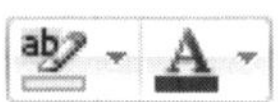

Sie können einem Text auch eine andere Schriftfarbe und/oder einen farbigen Hintergrund zuweisen, der den Eindruck entstehen lässt, als wäre der Text mit einem Textmarker angestrichen worden. Die dazu nötigen Funktionen finden Sie ebenfalls in der Gruppe SCHRIFTART der Multifunktionsleiste sowie in der Mini-Toolbar.

Die aktuell gewählte Farbe für die Schriftart sowie für die Hervorhebung wird im Symbol angezeigt.

STEPS

Farbe für Zuweisung ändern

1. Möchten Sie eine andere Farbe einstellen, klicken Sie einfach auf den Pfeil am rechten Symbolrand. Achten Sie aber bitte darauf, dass zu diesem Zeitpunkt kein Text im Dokument markiert ist.

Abbildung 3.15: Farben für die Schrift sowie den Hintergrund

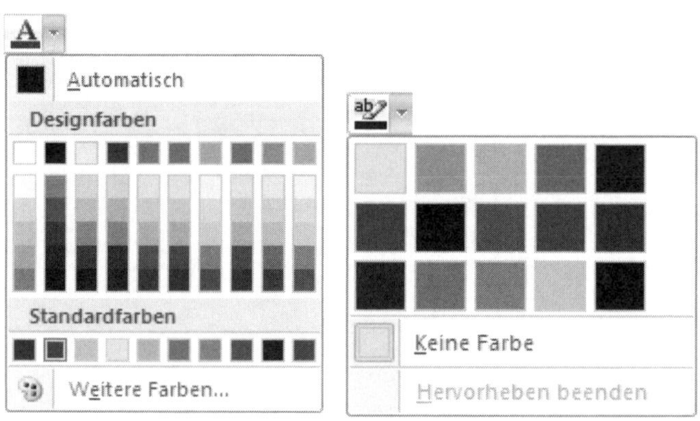

2. Wählen Sie aus dem herunterklappenden Menü die gewünschte Farbe aus, wobei die Auswahl für Textfarben erheblich größer ist als für Hervorhebungen. Den Begriff »Farbe« wollen wir in diesem Zusammenhang großzügig betrachten, und auch Graustufen als Farben ansehen. Schließlich können Sie auch mit Grautönen einfärben und hervorheben.
3. Sollte die von Ihnen gewünschte Farbe nicht angeboten werden, können Sie die Palette erweitern, indem Sie auf WEITERE FARBEN... klicken.
4. Darauf öffnet sich das Dialogfeld FARBEN, in dem Sie auf der Seite STANDARD aus einem reichhaltigen Farbangebot die gwünschte Farbe selektieren können.
5. Falls Ihre Wunschfarbe noch immer nicht dabei sein sollte, lässt sie sich auf der Registerseite BENUTZERDEFINIERT auch über die direkte Eingabe von Farbwerten einstellen. Zur Auswahl stehen dabei die beiden Farbmodelle RGB sowie HSL. Bei RGB können Sie für die Farben *Rot*, *Grün* und *Blau* Werte zwischen 0 und 255 festlegen. HSL arbeitet im Gegensatz dazu mit Werten für den *Farbton*, die *Sättigung* sowie die *Intensität*. Sind Sie mit der Festlegung der verschiedenen Werte überfordert, können Sie auch mit der Maus in den »Farbkasten« klicken. Es erscheint ein Fadenkreuz an der Klickposition, das Sie nun verschieben können: In horizontaler Richtung wird die Farbe, in vertikaler Richtung deren Intensität bestimmt. Die Helligkeit kann über den Schieberegler am rechten Rand eingestellt werden.

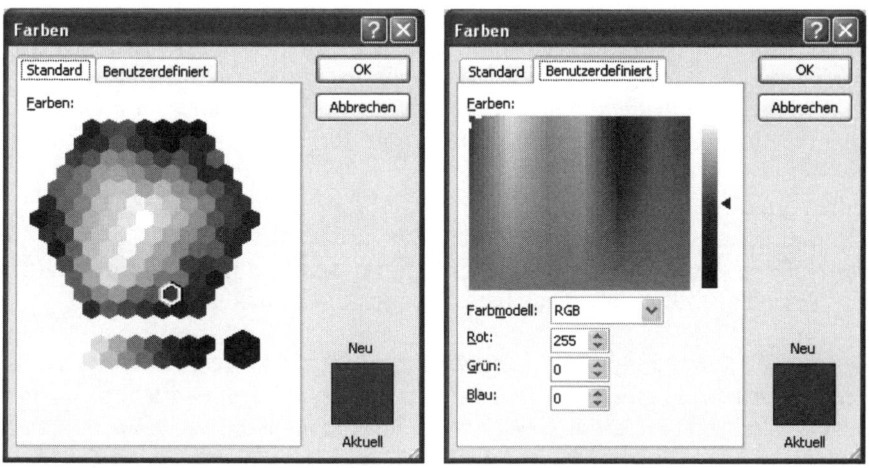

Abbildung 3.16: Farben über Farben

6. Möchten Sie eine Hervorhebung entfernen, wählen Sie den Eintrag *Keine Farbe* bzw. *Automatisch*, um die Textfarbe an die des übrigen Absatzes anzugleichen.
7. Die eingestellte Farbe wird nun innerhalb des Symbols in einem kleinen Rechteck angezeigt.

TIPP

Eine zu dunkle Farbe für eine Hervorhebung kann die Lesbarkeit der Schrift stark reduzieren. Aus diesem Grunde empfiehlt es sich, vor allem helle Pastelltöne für den Texthintergrund zu benutzen. In Verbindung mit dunklen Unterlegungen sollten Sie helle Schriftfarben (Weiß) wählen. Damit wird die Schrift dann »negativ« dargestellt, was einen sehr schönen Effekt ergibt.

STEPS

Text mit einer Hintergrundfarbe hervorheben

1. Wählen Sie die gewünschte Farbe für die Hervorhebung aus.
2. Klicken Sie in den linken Bereich der Schaltfläche TEXTHERVORHEBUNGSFARBE (nicht auf den Pfeil, mit dem die Farbe eingestellt werden kann).
3. Sobald Sie mit dem Mauszeiger in das Dokumentfenster fahren, ändert der Zeiger sein Aussehen in einen Marker.
4. Klicken Sie an den Anfang des zu markierenden Bereichs, halten Sie die Maustaste gedrückt, und fahren Sie über den Textabschnitt, der hervorgehoben werden soll. Sobald Sie die Maustaste loslassen, wird die Markierung durch die Hervorhebung in der gewählten Farbe ersetzt.
5. Um weitere Passagen hervorzuheben, klicken Sie erneut in den Text und markieren den nächsten Bereich.
6. Die Funktion wird wieder ausgeschaltet, indem Sie erneut auf das Symbol TEXTHERVORHEBUNGSFARBE klicken.

REF

Haben Sie einen Text farbig gestaltet und möchten diesen auf einem Schwarz-Weiß-Drucker ausgeben, werden die Farbtöne in Graustufen umgewandelt. Falls Sie einen Ausdruck in Schwarz-Weiß wünschen, können Sie Word problemlos überzeugen, dies zu tun. Wie, das erfahren Sie in Abschnitt 2.16.6.

Selbstverständlich können Sie eine Hintergrundfarbe ebenso wie die Farbe für die Schriftart zuweisen, indem Sie zunächst die Farbe auswählen, danach den gewünschten Textbereich markieren und nun auf die Schaltfläche TEXTHERVORHEBUNGSFARBE bzw. SCHRIFTFARBE klicken.

TIPP

Farbige Hinterlegungen bzw. Hervorhebungen können bei Bedarf sowohl auf dem Bildschirm als auch im Ausdruck ausgeblendet werden, damit diese nicht stören. Klicken Sie dazu auf die Office-Schaltfläche, wählen Sie WORD-OPTIONEN, *und klicken Sie anschließend auf* ANZEIGEN. *Unter dem Eintrag* OPTIONEN FÜR DIE SEITENANZEIGE *finden Sie den Eintrag* TEXTMARKERZEICHEN ANZEIGEN. *Entfernen Sie das Häkchen, um die Darstellung auszuschalten. Möchten Sie nach dem Ausdruck die Darstellung wieder aktivieren, gehen Sie den umgekehrten Weg und markieren die Option erneut.*

3.4.7 Effekte

Neben den bisher vorgestellten Möglichkeiten, die Schriftart, Schriftgröße, den Schnitt sowie die Farbe zu beeinflussen, bietet das Dialogfeld SCHRIFTART noch weitere Effekte, die teilweise weder über die Multifunktionsleiste noch über die Mini-Toolbar erzielt werden können.

Zum Aufrufen des Dialogfeldes SCHRIFTART drücken Sie die Tastenkombination [Strg] + [D], oder klicken Sie auf das Schnellstartfeld in der rechten unteren Ecke der Gruppe SCHRIFTART.

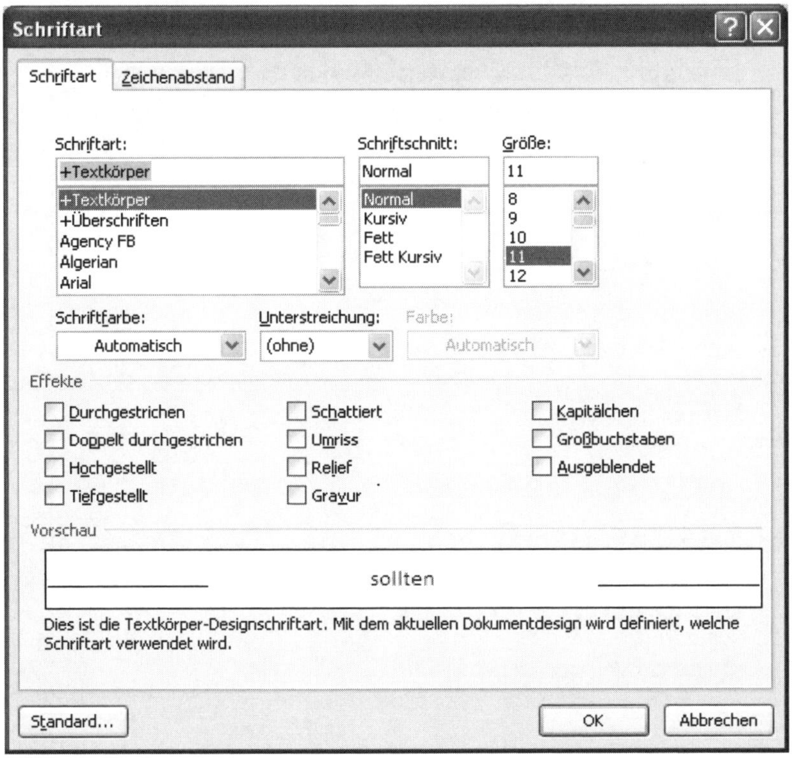

Abbildung 3.17: Das Dialogfeld SCHRIFTART

Neben der Wahl der *Schriftart*, des *Schriftschnittes* sowie der *Schriftgröße* können Sie im oberen Bereich des Dialogfeldes noch die *Schriftfarbe*, die *Art der Unterstreichung* sowie die *Farbe*, in der die *Unterstreichung* ausgeführt werden soll, wählen.

Haben Sie einen Bereich im Text markiert, wird Ihnen dieser unter VORSCHAU in der gewählten Formatierung angezeigt. Ansonsten findet sich im Vorschaufeld der Begriff, auf dem die Einfügemarke im Text steht.

Der mittlere Bereich des Dialogfeldes ist für die Einstellung verschiedener Texteffekte reserviert. Viele können miteinander kombiniert werden, aber beileibe nicht alle: So kann beispielsweise ein Text nicht gleichzeitig hoch- und tiefgestellt werden. Hier gilt dann das Prinzip, dass eine inkompatible Einstellung automatisch von Word zurückgesetzt wird, sobald Sie eine neue Option markieren. Haben Sie also HOCHGESTELLT angeklickt und markieren nun den Eintrag TIEFGESTELLT, entfernt Word das Häkchen vor HOCHGESTELLT.

Abbildung 3.18: Verschiedene Texteffekte

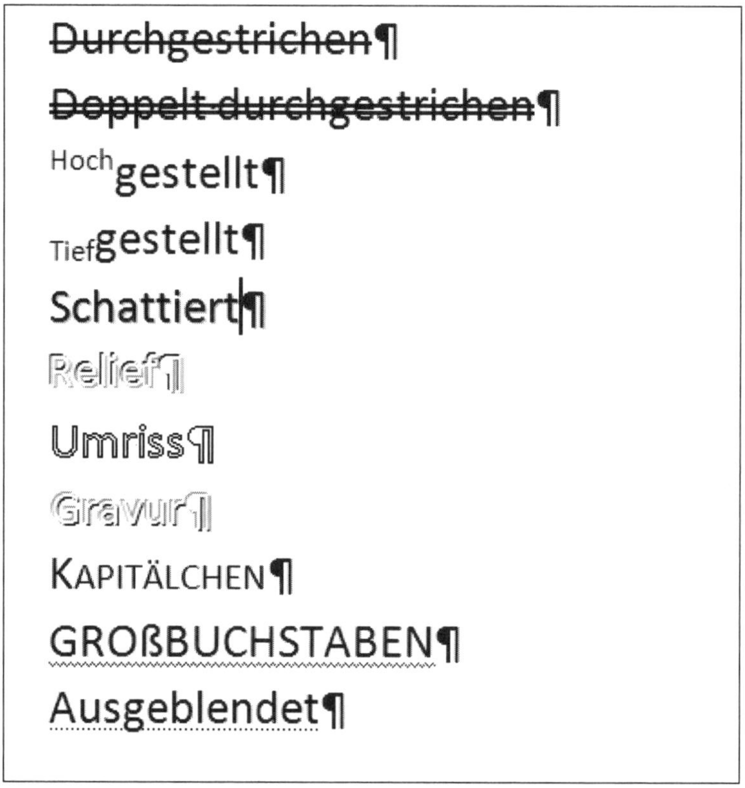

»Durchgestrichen« und »Doppelt durchgestrichen«

Dieser Effekt kann eingesetzt werden, wenn Sie Korrekturen im Text simulieren möchten. Für wirkliche Korrekturen empfiehlt sich dagegen der *Änderungsmodus* von Word, den Sie auf der Registerkarte ÜBERPRÜFEN in der Gruppe ÄNDERUNGEN finden. In diesem Modus protokolliert Ihnen Word alle am Text vorgenommenen Änderungen (Ergänzungen, Streichungen und Korrekturen) und zeigt diese bei Bedarf auf dem Bildschirm an. *Durchgestrichen* kann auch über die Multifunktionsleiste sowie die Minisymbolleiste werden. Für eine doppelte Durchstreichung müssen Sie jedoch den Weg über das Dialogfeld SCHRIFTART gehen.

»Hochgestellt« und »Tiefgestellt«

Für Endnoten, Fußnoten oder Exponenten in mathematischen Ausdrücken (10 hoch 2: 10^2) können Sie die *Hochstellung* verwenden. Mit Strg + + oder über den gleichnamigen Schalter in der Multifunktionsleiste bzw. die Mini-Toolbar lässt sich ebenfalls der markierte Breich hochstellen. Ein erneuter Aufruf der Funktion macht eine Hochstellung ungeschehen. Sofern ein kleinerer Schriftgrad möglich ist, wird die Schriftgröße beim Hochstellen des Textes automatisch von Word verringert. Strg + +

Die Tiefstellung wiederum ist der Kandidat, wenn Sie z.B. eine chemische Formel im Text darstellen möchten: CO_2. Auch diese Funktion steht Ihnen in der Mini-Toolbar bzw. der Multifunktionsleiste zur Verfügung und kümmert sich um die automatische Verringerung der Schriftgröße innerhalb des tiefergestellten Textes. Strg + #

3

Hoch- und Tiefstellung ohne Verringerung der Schriftgröße

STEPS

Möchten Sie verhindern, dass die Schriftgröße der Hoch- bzw. Tiefstellung von Word automatisch verringert wird, nehmen Sie die Hoch- bzw. Tiefstellung einfach wie folgt vor:

1. Markieren Sie im Dokument den Text, der hoch- oder tiefgestellt werden soll.
2. Rufen Sie das Dialogfeld SCHRIFTART mit Strg + D auf.
3. Klicken Sie auf die Registerseite ZEICHENABSTAND.
4. Wählen Sie unter POSITION *Höherstellen* bzw. *Tieferstellen* aus.

Schattiert

Diese Option unterlegt die Schrift mit einem Schatten, zählt zur Gruppe der grafischen Effekte und ist vor allem für Überschriften auf Plakaten oder Präsentationen geeignet. Der Schatten wirkt erst ab einer Schriftgröße von etwa 26 Punkt.

»Relief«, »Umriss« und »Gravur«

Möchten Sie die Schrift als *Relief*, *Umriss* oder *Gravur* darstellen, markieren Sie das gleichnamige Kontrollkästchen. Die Wirkung des jeweiligen Effekts können Sie der Abbildung 3.18 entnehmen. Sie eignen sich wohl in erster Linie für Überschriften (Plakate und Prospekte). Bei *Relief* befinden sich die dunklen Seiten rechts und unten. Dies führt zu einem Eindruck, als würde die Schrift etwas hervortreten. Im Gegensatz dazu wirkt bei *Gravur* die Schrift wie eingemeißelt.

Kapitälchen

Bei KAPITÄLCHEN werden alle Zeichen durch Großbuchstaben dargestellt, allerdings sind die wirklichen Großbuchstaben etwas größer als die übrigen Zeichen. Strg+⇧+Q

Sofern eine Schrift über einen Schnitt mit echten Kapitälchen verfügt, sollten Sie diesen verwenden, da die Optik hier einfach schöner ist.

Kapitälchen eignen sich für die Auszeichnung einzelner Begriffe im Fließtext, längere Passagen sollten nicht mit Kapitälchen formatiert werden, da sie den Text schwerer lesbar machen.

Großbuchstaben

Diese Option kann eingesetzt werden, wenn Sie einen Begriff in Großbuchstaben (Versalien) darstellen möchten, ohne dass Sie ihn jedoch mit Großbuchstaben schreiben.

Wozu soll das gut sein, werden Sie sich nun sicher fragen. Ganz einfach: Durch den Einsatz einer Formatanweisung kann die Schreibweise später leicht geändert werden, wenn Sie es sich doch noch anders überlegen sollten. Arbeiten Sie hingegen mit [⇧], um Großbuchstaben zu erhalten, stehen im Text echte Großbuchstaben, die nicht so ohne Weiteres wieder in die übliche Schreibweise umgewandelt werden können.

Ausgeblendet

Üblicherweise werden in Word Indexeinträge automatisch als *Ausgeblendet* formatiert, Sie können mit diesem Format jedoch auch bestimmte Passagen explizit kennzeichnen. Ein derart gekennzeichneter Text kann zwar auf dem Monitor dargestellt und betrachtet werden, in einem Ausdruck wird er aber unterdrückt. Damit ein als *ausgeblendet* formatierter Text auf dem Bildschirm angezeigt wird, muss unter WORD-OPTIONEN/ANZEIGEN die Option AUSGEBLENDETEN TEXT bzw. ALLE FORMATIERUNGSZEICHEN ANZEIGEN markiert sein.

HALT

Enthalten Dateien ausgeblendeten Text und geben Sie diese weiter, sollten Sie den Empfänger informieren, dass ausgeblendeter Text im Dokument enthalten ist. Andernfalls kann es nur allzu leicht passieren, dass der Text bei einer Überarbeitung gelöscht wird.

3.4.8 Textanimationen in Word 2007 – wo sind sie denn geblieben?

Word 2007 unterstützt – bedingt durch das neue Dateiformat – keine Animationseffekte für Text mehr. Ein Textanimationseffekt in einem Dokument, das in einer Vorgängerversion von Word erstellt wurde, verhält sich jedoch in Word 2007 genauso wie in den Vorgängerversionen.

Sie können aber eine Textanimation aus einer früheren Version von Word kopieren, einfügen und dann mit neuem Text überschreiben.

Animieren von Text

1. Öffnen Sie ein Dokument, das Texteffekte enthält und mit einer älteren Version von Word erzeugt wurde.
2. Markieren Sie den Text mit dem gewünschten Animationseffekt, und kopieren Sie ihn mit [Strg] + [C] in die Zwischenablage.
3. Öffnen Sie ein neues Dokument, oder klicken Sie im aktuellen Dokument auf die Stelle, an welcher der gewünschte Textanimationseffekt eingefügt werden soll.
4. Drücken Sie [Strg] + [V], um den Text an der Stelle einzufügen, an welcher der Animationseffekt fortgesetzt werden soll.

Entfernen einer Textanimation

Textanimationseffekte sind nichts anderes als Formatvorlagen. Daher können Sie die Formatierung löschen oder eine andere Formatvorlage festlegen, um Texteffekte zu entfernen:

1. Markieren Sie den Text, aus dem Sie die Animation entfernen möchten.
2. Drücken Sie [Strg] + [Leertaste], um die Standardformatvorlage wieder auf den Text anzuwenden und damit die Animation zu entfernen.

3.4.9 Formatierungen wieder entfernen

Alle vorgenommenen Formatierungen (z.B. fett, kursiv, Farbe, hochgestellt, usw.) können Sie nachträglich problemlos wieder aus dem Text löschen und den Text somit wieder auf die Standardformatierung zurücksetzen.

1. Markieren Sie den Text, dessen Formatierung Sie löschen möchten.
2. Klicken Sie auf der Registerkarte START in der Gruppe SCHRIFTART auf das Symbol FORMATIERUNG LÖSCHEN.

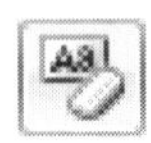

3. Mit der Tastatur können Sie die Standardformatierung wieder zuweisen, indem Sie [Strg] + [Leertaste] drücken.

3.4.10 Format übertragen

Mithilfe der Funktion FORMAT ÜBERTRAGEN, dessen Symbol Sie in der rechten oberen Ecke der Minisymbolleiste, bzw. in der Gruppe ZWISCHENABLAGE der Registerseite START finden, können Formatierungen auf andere Bereiche übertragen werden. Mit der Tastatur erreichen Sie diese Funktion über [Strg] + [⇧] + [C].

Soll lediglich eine Textformatierung kopiert werden, markieren Sie einen Abschnitt in einem Absatz. Wenn Sie hingegen die Text- und Absatzformatierung zusammen übertragen möchten, markieren Sie den gesamten Absatz einschließlich der Absatzmarke.

STEPS

Um ein bestehendes Format zu übertragen, gehen Sie wie folgt vor:

1. Markieren Sie den Text, der die Formatierung enthält, die Sie übertragen möchten.
2. Klicken Sie auf der Registerkarte START in der Gruppe ZWISCHENABLAGE auf das Symbol FORMAT ÜBERTRAGEN. Der Mauszeiger nimmt die Form eines Pinsels an.

TIPP

Führen Sie einen Doppelklick auf die Schaltfläche FORMAT ÜBERTRAGEN *aus, wenn Sie das Format auf mehrere Textstellen in Ihrem Dokument übertragen möchten.*

3. Markieren Sie den zu formatierenden Text, um das Format auf diesen zu übertragen.
4. Drücken Sie [Esc], um den Formatierungsvorgang zu beenden, oder klicken Sie erneut auf das Symbol FORMAT ÜBERTRAGEN.

HALT

Die Schriftart und der Schriftgrad von WordArt-Text kann mit der Funktion FORMAT ÜBERTRAGEN *nicht kopiert werden.*

TIPP

Wiederholen von Formatierungen mit der Funktionstaste [F4]

Müssen Sie in einem Text mehrere Stellen hintereinander mit einem bestimmten Format wie »fett kursiv« auszeichnen, kann dies schnell in Arbeit ausarten, da für jede neue Textstelle die Formate erneut zugewiesen werden müssen. Kommt die Anwendung einer Formatvorlage nicht in Frage und möchten Sie auch nicht mit FORMAT ÜBERTRAGEN *arbeiten, können Sie sich der Funktionstaste* [F4] *bedienen. Mit ihrer Hilfe wird der zuletzt ausgeführte Befehl in Word wiederholt. Bei einer Formatierung von »fett« und »kursiv« über die Symbole in der Multifunktionsleiste bzw. die Mini-Toolbar werden Sie jedoch enttäuscht feststellen müssen, dass nur die zuletzt zugewiesene Formatierung wiederholt wird. Abhilfe schafft jedoch die Formatzuweisung über das Dialogfeld* SCHRIFTART. *Alle darin vorgenommenen Einstellungen gelten dann als ein »Schritt«, der mit* [F4] *problemlos wiederholt wird.*

3.4.11 Tastenkombination für die Zeichenformatierung

In der folgenden Tabelle finden Sie alle Tastenkombinationen, über die eine Zeichenformatierung in Word vorgenommen werden kann, übersichtlich zusammengefasst:

Tastenkombination	Funktion
Strg+⇧+F	Text fett darstellen
Strg+⇧+K	Text kursiv darstellen
Strg+⇧+U	Text unterstreichen
Strg+⇧+W	Bei Text nur die Wörter unterstreichen
Strg+⇧+D	Doppelt unterstreichen
Strg+⇧++	Text hochstellen
Strg+#	Text tiefstellen
Strg+⇧+G	Großbuchstaben
Strg+⇧+Q	Kapitälchen
Strg+D	Schriftart ändern
Strg+⇧+>	Schrift vergrößern
Strg+⇧+< :	Schrift verkleinern
Strg+Leertaste	Format aufheben
Strg+ 8	Schrift 1 pt kleiner
Strg +9	Schrift 1 pt größer

Tabelle 3.3: Tastenkombination zur Formatierung von Zeichen

3.4.12 Zeichenabstand

Strg+D

Nicht nur die Schriftart und die Schriftgröße lässt sich in Word problemlos verändern, sondern auch der Abstand zwischen den Zeichen. Die vier dafür zur Verfügung stehenden Einstellungen finden Sie übersichtlich zusammengefasst im Dialogfeld SCHRIFTART, diesmal aber auf der Registerseite ZEICHENABSTAND:

- Skalieren
- Laufweite
- Position
- Unterschneidung (Kerning)

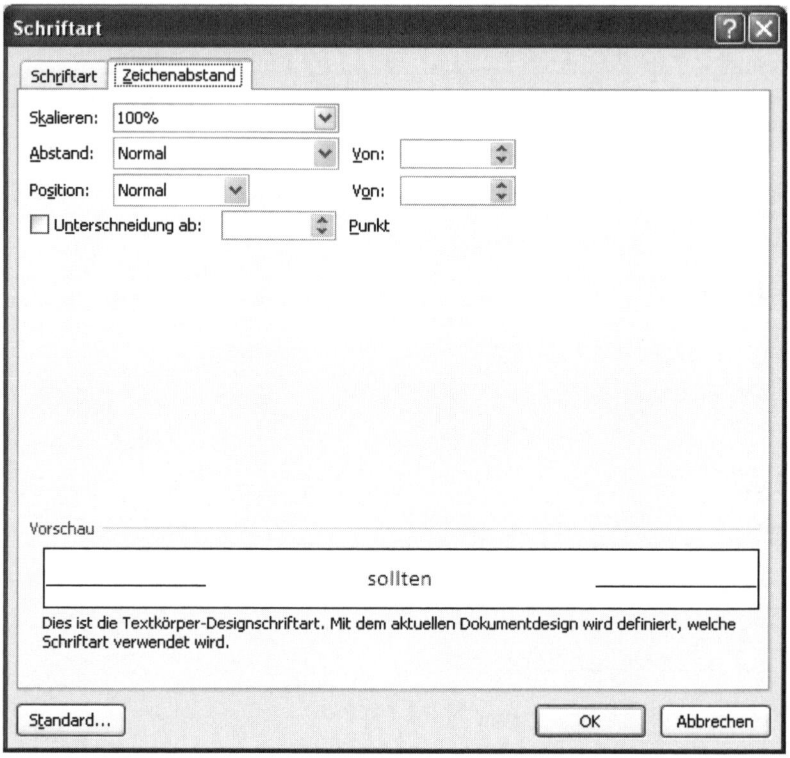

Abbildung 3.19: Zeichenabstand

Skalieren

Über *Skalieren* können Sie die Schrift prozentual stauchen oder erweitern. 100 Prozent entspricht der regulären Größe, jeder Wert darunter verkleinert die Zeichenbreite, jeder darüber erhöht sie. Die Schriftgröße wird dadurch jedoch nicht verändert.

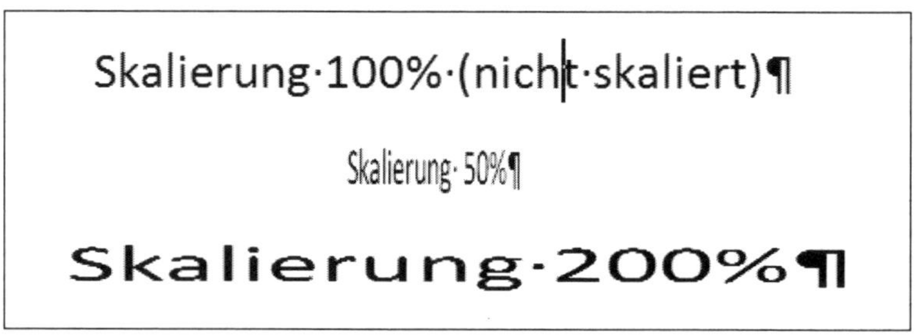

Abbildung 3.20: Verschiedene Skalierungen

Die mögliche Bandbreite für die Skalierung reicht von 1% bis 600%, auch wenn in der Auswahlliste ein Maximalwert von 200% vorgegeben wird.

Laufweite

Über das Feld *Laufweite* stellen Sie den Abstand zwischen den einzelnen Zeichen der Schrift ein. Im Gegensatz zur Skalierung verändern Sie dabei jedoch nicht die Breite der Zeichen, sondern den dazwischen liegenden Raum (Abstand).

Über *Abstand* legen Sie fest, ob der Abstand größer (erweitert) oder kleiner (schmal) wird, im Eingabefeld dahinter kann definiert werden, um wie viel Punkt Sie den Zeichenabstand vergrößern bzw. verringern möchten.

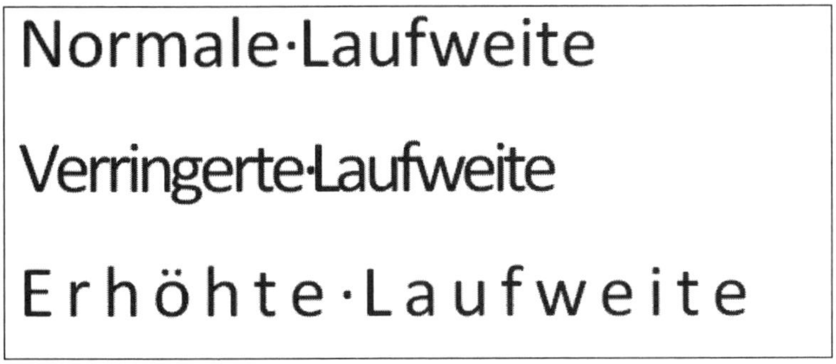

Abbildung 3.21: Variierte Laufweiten

Bei einer Vergrößerung des Abstandes spricht man vom *Sperren* einer Schrift. Sie kann dazu dienen, bestimmte Begriffe für den Leser hervorzuheben, da der geänderte Buchstabenabstand seine Aufmerksamkeit erweckt.

Aber auch unterschiedlich langer Text kann durch die Vergrößerung des Zeichenabstandes auf eine einheitliche Länge gebracht werden. Allerdings sollte Ihnen dabei bewusst sein, dass die Lesbarkeit des Textes auf diese Weise nicht unbedingt erhöht wird. Aus diesem Grund empfiehlt sich eine Vergrößerung der Laufweite vor allem bei Passagen, die in KAPITÄLCHEN oder VERSALIEN (Großbuchstaben) verfasst sind, bzw. im Spaltensatz (Fließtext), um ein ausgeglichenes Schriftbild zu erhalten. Allerdings dürfen dann die Abstände nur minimal variiert werden. So können Lücken im Text, die trotz aktivierter Silbentrennung nicht eleminiert werden können, als Ultima Ratio durch eine Variation der Laufweite in vielen Fällen doch noch beseitigt werden. Dies klappt manchmal mit einer Vergrößerung, manchmal auch mit einer Verkleinerung des Zeichenabstandes.

Wird die Laufweite zu stark verringert, können sich Buchstaben berühren oder im schlimmsten Fall gar ineinander fließen.

Position

Über *Position* stellen Sie ein, ob der Text höher oder tiefer gestellt wird. Auch hier können Sie genau festlegen, um wie viele Punkte die Schrift in die gewünschte Richtung verschoben wird. Denkbar sind hier Wellenlinien und andere interessante Effekte, die sich jedoch auch mit WordArt realisieren lassen, und das sogar um Vieles einfacher und eindrucksvoller.

Unterschneidung (Kerning)

Bestimmte Buchstabenpaare wirken optisch unschön, wenn sie zu weit auseinanderstehen. Wird der Abstand zwischen diesen etwas verringert, wirkt der Text sofort viel ausgeglichener und wird sogleich leichter lesbar. Gerade bei großen Buchstaben, wie sie in Überschriften eingesetzt werden, fällt dies häufig auf, weshalb hier über die Funktion *Unterschneidung* korrigierend eingegriffen werden kann.

Im Dialogfeld SCHRIFTART können Sie einstellen, ab welcher Schriftgröße die Unterschneidung angewandt werden soll. Sofern im Dokument ein Bereich markiert ist, wird die Unterschneidung nur auf die Markierung angewendet, ansonsten auf das gesamte Dokument.

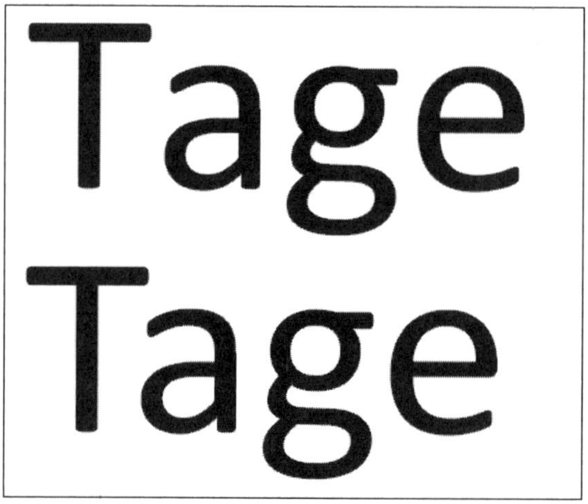

Abbildung 3.22: Ohne und mit Unterschneidung

In Abbildung 3.22 wurde das Wort »Tage« oben ohne Kerning und unten mit aktivierter Unterschneidung formatiert. Wie Sie sehr schön sehen können, ist bei der unteren Variante der Buchstabe »a« viel näher an das »T« gerückt. Das Wort wirkt damit im Vergleich zur oberen Variante harmonischer und optisch viel ausgeglichener.

3.5 Groß- und Kleinschreibung

Mit einer Textverarbeitung wie Word können Sie Groß- und Kleinbuchstaben direkt über die Tastatur eingeben, aber Großbuchstaben auch über ein Zeichenformat zuweisen.

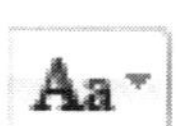

Haben Sie versehentlich die Feststelltaste gedrückt, sodass statt Kleinbuchstaben Großbuchstaben erscheinen und umgekehrt, kann die AutoKorrektur dies automatisch berichtigen. Fehler und Änderungen in der Schreibweise lassen sich aber noch über die Funktion GROSS-/KLEINSCHREIBUNG berichtigen, die Sie in der Gruppe Schriftart auf der Registerseite START finden.

Folgende praktische Korrekturmöglichkeiten der Schreibweise stehen Ihnen zur Verfügung, wenn Sie auf das Symbol klicken:

- Ersten Buchstaben im Satz großschreiben.
- kleinbuchstaben
- GROSSBUCHSTABEN
- Ersten Buchstaben Im Wort Großschreiben
- gROSS-/kLEINSCHREIBUNG umkehren

Haben Sie einen Bereich markiert, wird die Korrekur auf diesen angewendet, ansonsten berichtigt Word nur das Wort, in dem sich die Einfügemarke momentan befindet.

3.6 Die Absatzformatierung

Als einen Absatz betrachtet Word den Textabschnitt, der mit einer Absatzschaltung durch Betätigen von [↵] beendet wird. Inhaltlich umfasst ein Absatz einen Aspekt oder Gedankenfluss und bewirkt somit eine inhaltliche Strukturierung des Dokuments.

Möchten Sie keinen neuen Absatz, sondern nur eine neue Zeile innerhalb des Absatzes beginnen, erreichen Sie dies über einen bedingten Zeilenumbruch durch Drücken der Tastenkombination [⇧] + [↵].

INFO

Zu den Formaten eines Absatzes zählen:

- die Ausrichtung,
- der Zeilenabstand (Durchschuss),
- die Abstände vor und danach,
- die Einzüge links und rechts,
- Tabstopps,
- Rahmen und Schattierungen
- sowie die Schriftart des Absatzes.

Letzteres mag ein wenig überraschen. Aber die Absatzschrift wird zugewiesen, indem Sie den Absatz inklusive der Absatzmarke markieren und danach eine Schriftformatierung vornehmen. Fügen Sie nach diesem Absatz einen neuen Absatz ein, übernimmt dieser dann alle Formate des vorausgehenden Absatzes und damit auch die Schriftart.

Anders herum wird durch das Löschen einer Absatzmarke der Text des folgenden Absatzes an das Ende des bisherigen Absatzes angehängt, und beide Absätze verschmelzen zu einem. Das ist so weit nicht sehr überraschend. Interessant ist jedoch, dass alle Formate des Absatzes, dessen Absatzmarke entfernt wurde, für den neuen Absatz übernommen werden. Der untere

Absatz verliert damit seine Absatzformate und erhält dafür alle Formate des obigen Absatzes zugewiesen. Haben Sie versehentlich im Eifer des Gefechts eine Absatzmarke gelöscht und ist Ihnen dadurch ein Absatzformat verloren gegangen, können Sie mit [Strg] + [Z] die Panne wieder rückgängig machen.

Die wichtigsten Funktionen zur Formatierung eines Absatzes finden Sie auf der Registerseite START der Multifunktionsleiste in der Gruppe ABSATZ zusammengefasst.

Abbildung 3.23: Funktionen zur Absatzformatierung

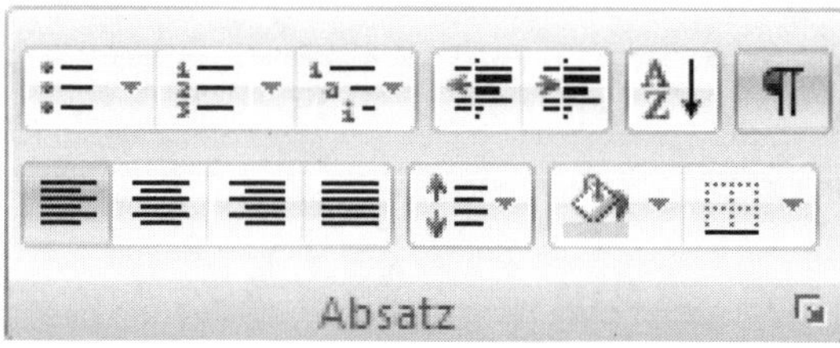

In der rechten unteren Ecke der Gruppe befindet sich wieder ein Schnellstartsymbol, über das Sie das Dialogfeld ABSATZ aufrufen können.

Abbildung 3.24: Das Dialogfeld ABSATZ

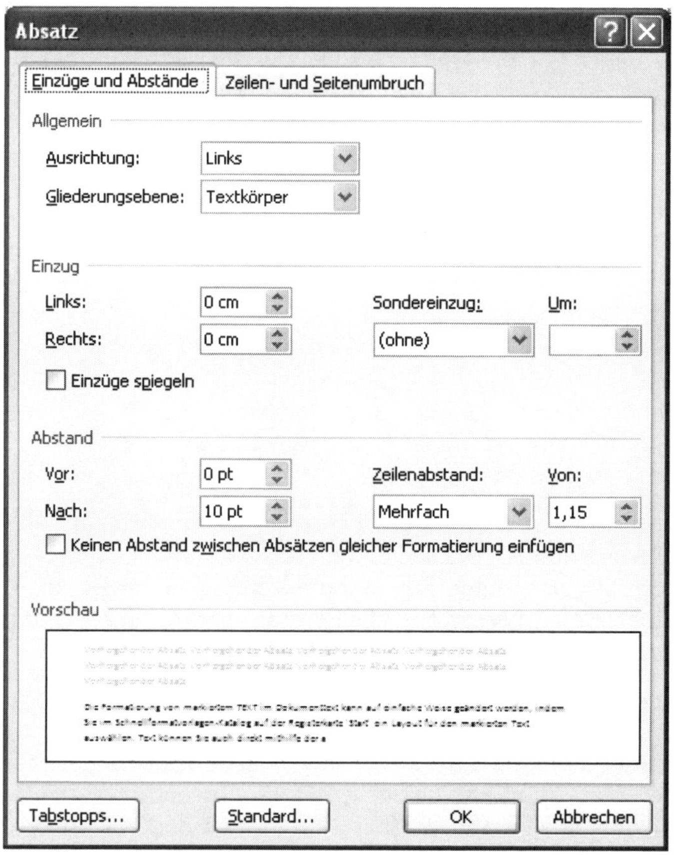

Alle vorgenommenen Einstellungen beziehen sich jeweils auf den Absatz, in dem sich die Einfügemarke gerade befindet. Möchten Sie mehreren Absätzen eine Formatierung zuweisen, müssen Sie diese markieren, ehe Sie die Funktion bzw. das Dialogfeld aufrufen.

INFO

Die Formatierung der Schriftart sowie das Setzen von Tabulatoren haben wir bereits in Kapitel 2 bzw. im letzten Unterkapitel ausführlich besprochen, sodass wir an dieser Stelle nicht noch einmal darauf eingehen werden. Beschäftigen wir uns stattdessen mit den neuen Absatzformaten.

Alle Absatzformatierungen können mit [Strg] + [Q] *nachträglich wieder entfernt werden, sodass der Absatz in seiner Formatierung wieder der in der Dokumentvorlage definierten Erscheinung entspricht.*

TIPP

3.6.1 Ausrichtung

Ein Absatz lässt sich *linksbündig*, *rechtsbündig*, *zentriert* oder im *Blocksatz* ausrichten, wobei die Voreinstellung in Word *linksbündig* ist.

Absatzausrichtung über die Multifunktionsleiste festlegen

STEPS

1. Setzen Sie die Einfügemarke in den Absatz, dessen Ausrichtung Sie ändern möchten, oder markieren Sie die Absätze, falls Sie mehr als einen Absatz anders ausrichten möchten.
2. Klicken Sie unter der Registerseite START auf das entsprechende Ausrichtungssymbol, das sich in der Gruppe ABSATZ am Anfang der zweiten Zeile befindet.

Absatzausrichtung über das Dialogfeld Absatz festlegen

STEPS

1. Öffnen Sie das Dialogfeld ABSATZ, indem Sie aus dem Kontextmenü den Eintrag ABSATZ... aufrufen. Alternativ dazu können Sie auch auf das Schnellstartsymbol für das Dialogfeld in der Gruppe ABSATZ klicken. Nur macht das eigentlich keinen Sinn, da Sie ja dann genauso gut gleich auf das gewünschte Ausrichtungssymbol klicken können, anstatt erst umständlich wieder mit der Maus auf das Dialogfeld zu zeigen.
2. Wählen Sie aus dem Listenfeld hinter AUSRICHTUNG die gewünschte Absatzausrichtung aus.
3. Unter GLIEDERUNGSEBENE können Sie, falls es sich bei dem Absatz um eine Überschrift handelt, auch gleich die Ebene (1-9) auswählen.

Beginnt ein Absatz mit führenden Leerzeichen, können Sie diese schnell loswerden, indem Sie die Absatzausrichtung zunächst auf ZENTRIERT *umstellen und im Anschluss daran gleich wieder die ursprüngliche Absatzausrichtung zuweisen.*

TIPP

3.6.2 Absatzabstände

Damit Absätze ihrer Aufgabe, der inhaltlichen Strukturierung des Textes, nachkommen können, müssen sie sich optisch in irgendeiner Form voneinander abheben. Dies kann entweder durch den Einzug der ersten Zeile geschehen, aber auch durch eine räumliche Verschiebung um einen bestimmten Abstand nach unten. In beiden Fällen erhöhen sich die Lesbarkeit sowie die Übersichtlichkeit des Textes.

Für jeden Absatz kann daher ein Abstand vor und nach dem Absatz definiert werden. Sind beide Abstände unterschiedlich, summieren sich diese in Word 2007 nicht mehr auf, wie dies noch in früheren Versionen der Fall war und bisweilen fälschlich behauptet wird. Stattdessen wird der größere der beiden Abstände eingesetzt. Und genau dies ist die korrekte Vorgehensweise!

Angenommen Sie definieren in einem Absatz einen Endabstand von 6 pt, danach folgt eine Überschrift, deren Anfangsabstand 18 pt beträgt. Damit ergibt sich ein Abstand zwischen der Überschrift und dem vorangehenden Absatz von 18 Punkt. Ein Punkt entspricht dabei exakt 0,3527 mm.

INFO

Beginnt ein Absatz auf einer neuen Seite und ist sein Anfangsabstand auf einen Wert größer als 0 Punkt eingestellt, rutscht Word diesen Absatz ebenfalls nach unten. Das ist unschön, und stört gerade bei längeren Texten, da die Überschrift nicht bündig mit der oberen Kante des Textes auf der gegenüberliegenden Seite ist. In Kapitel 5 erfahren Sie, wie Sie dieses Verhalten abstellen können.

TIPP

Richtige Abstände

Gerade Überschriften sollten sich durch reichlich Leerraum vom eigentlichen Fließtext absetzen. Als Faustregel können Sie sich merken: Zwei Zeilenabstände vor und ein Zeilenabstand nach der Überschrift sind sinnvoll und nicht verkehrt. Sofern Sie keine Einzüge für die Absatztrennung verwenden, können Sie die Absatzabstände zwischen 3 pt und 12 pt wählen. Die tatsächlich gewählte Größe des Absatzendeabstandes hängt selbstverständlich von der vorgegebenen Schriftgröße ab. Je kleiner die Schrift, desto weniger Abstand werden Sie benötigen. Sie werden staunen, wie sich die Optik eines Textes ändert, wenn Sie nur die Absatzabstände vergrößern oder verkleinern.

Zum Einstellen der Absatzabstände rufen Sie das Dialogfeld ABSATZ auf. Sie erreichen es wahlweise über das Kontextmenü ABSATZ... oder das Schnellstartsymbol für das Dialogfeld in der rechten unteren Ecke der Gruppe ABSATZ in der Multifunktionsleiste. Sofern sie nicht bereits angezeigt wird, aktivieren Sie die Registerseite EINZÜGE UND ABSTÄNDE.

Unter ABSTAND können Sie dort die Abstände VOR und NACH dem Absatz festlegen. Voreingestellt sind jeweils 0 pt. Damit entspricht der Absatzabstand dem Zeilenabstand. Über die Pfeilsymbole am rechten Rand der Eingabefelder kann der Abstand jeweils um 6 pt vergrößert bzw. verkleinert werden. Sie sind jedoch nicht an diese Werte gebunden und können einen beliebigen Abstand auch direkt in das Feld eintragen. Möchten Sie, dass Word keine Abstände zwischen Absätze einfügt, die das gleiche Format besitzen, markieren Sie das Optionsfeld KEINEN ABSTAND ZWISCHEN ABSÄTZEN GLEICHER FORMATIERUNG einfügen. Im Fenster unter VORSCHAU wird sie die Auswirkung der Einstellung unmittelbar angezeigt.

3.6.3 Einzüge

Die Breite eines Absatzes wird durch die Seitenränder links und rechts definiert. Mithilfe von Einzügen können Sie die Absatzbreite ändern, indem der Absatz links oder rechts eingerückt wird und so einen zusätzlichen Abstand erhält.

Wird lediglich die erste Zeile eines Absatzes ein wenig nach rechts eingerückt, spricht man von einem *Erstzeileneinzug*. Auf diese Weise werden gerne in Büchern oder wissenschaftlichen Arbeiten Absatzanfänge gekennzeichnet, statt sie mit einem Endabstand zu versehen.

Das Gegenstück dazu bildet der hängende Einzug. Bei ihm steht die erste Zeile bündig am linken Seitenrand, während alle Folgezeilen des Absatzes ein wenig nach rechts eingerückt werden. Die erste Zeile erweckt damit den Eindruck, als würde sie aus dem Text nach links heraushängen.

Einzüge über das Dialogfeld »Absatz« festlegen

Um die Einzüge über das Dialogfeld ABSATZ *festzulegen, gehen Sie wie folgt vor:*

STEPS

1. Öffnen Sie das Dialogfeld ABSATZ, indem Sie aus dem Kontextmenü den gleichnamigen Befehl wählen.
2. Unter EINZUG LINKS bzw. RECHTS können Sie die Werte für die gewünschten Einzüge in Zentimeter eintragen. Ein Klick auf die Pfeile am Ende der Eingabezeile erhöht bzw. verringert den Wert um jeweils 1 Millimeter.

Zitate oder Einschübe können mithilfe von Einzügen links und rechts hervorragend vom restlichen Textfluss abgehoben werden. Sehr schön wirken solche Absätze, wenn sie zusätzlich noch kursiv gesetzt werden.

TIPP

3. Unter SONDEREINZUG stehen Ihnen die Wahlmöglichkeiten *(ohne)*, *Erste Zeile* und *Hängend* zur Verfügung. Wählen Sie *(ohne)*, wenn Sie weder einen Erstzeileneinzug noch einen hängenden Einzug wünschen. Bei *Erste Zeile* sowie *Hängend* lässt sich der Einzug dann im Eingabefeld hinter *Um:* festlegen.

Abbildung 3.25: Erstzeileneinzug, hängender Einzug sowie Einzug links und rechts

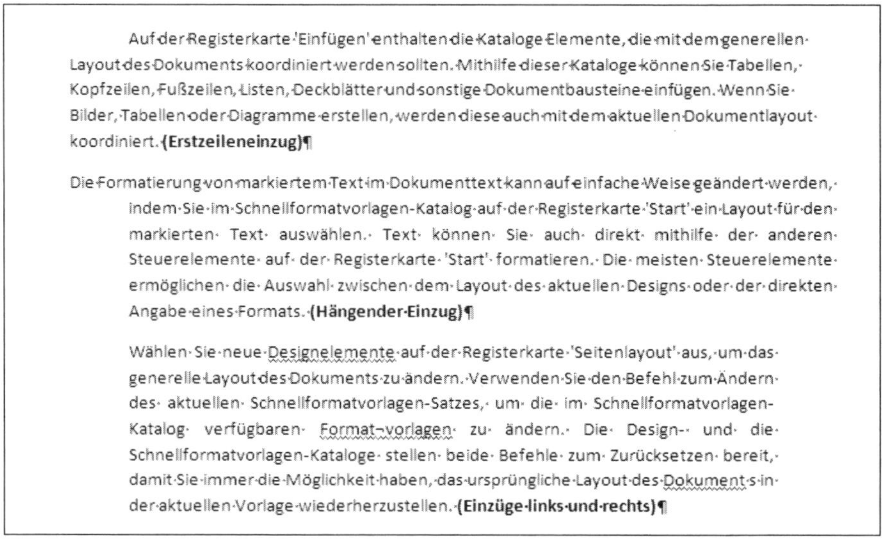

Auf der Registerkarte 'Einfügen' enthalten die Kataloge Elemente, die mit dem generellen Layout des Dokuments koordiniert werden sollten. Mithilfe dieser Kataloge können Sie Tabellen, Kopfzeilen, Fußzeilen, Listen, Deckblätter und sonstige Dokumentbausteine einfügen. Wenn Sie Bilder, Tabellen oder Diagramme erstellen, werden diese auch mit dem aktuellen Dokumentlayout koordiniert. **(Erstzeileneinzug)¶**

Die Formatierung von markiertem Text im Dokumenttext kann auf einfache Weise geändert werden, indem Sie im Schnellformatvorlagen-Katalog auf der Registerkarte 'Start' ein Layout für den markierten Text auswählen. Text können Sie auch direkt mithilfe der anderen Steuerelemente auf der Registerkarte 'Start' formatieren. Die meisten Steuerelemente ermöglichen die Auswahl zwischen dem Layout des aktuellen Designs oder der direkten Angabe eines Formats. **(Hängender Einzug)¶**

Wählen Sie neue Designelemente auf der Registerkarte 'Seitenlayout' aus, um das generelle Layout des Dokuments zu ändern. Verwenden Sie den Befehl zum Ändern des aktuellen Schnellformatvorlagen-Satzes, um die im Schnellformatvorlagen-Katalog verfügbaren Format-vorlagen zu ändern. Die Design- und die Schnellformatvorlagen-Kataloge stellen beide Befehle zum Zurücksetzen bereit, damit Sie immer die Möglichkeit haben, das ursprüngliche Layout des Dokument s in der aktuellen Vorlage wiederherzustellen. **(Einzüge links und rechts)¶**

4. Sind alle Einstellungen getroffen, beenden Sie das Dialogfeld mit OK, um die Parameter für den oder die markierten Absätze zu übernehmen.

Einzüge über das Lineal bestimmen

Alternativ zum Weg über das Dialogfeld ABSATZ können Sie Einzüge auch über das Lineal am oberen Bildschirmrand festlegen. Dieses verfügt über drei Marker, die mit der Maus angeklickt und bei weiterhin gedrückt gehaltener Maustaste an die gewünschte Position gezogen werden können. Lassen Sie die Maustaste los, wird der Absatz entsprechend eingerückt:

- Der Marker oben in der ersten Zeile, dessen Spitze nach unten zeigt, ist für die Definition des Erstzeileneinzugs verantwortlich.
- Der Marker links in der unteren Zeile stellt den Einzug des linken Seitenrandes ein. Seine Spitze weist nach oben.
- Der Marker mit der Spitze nach oben am rechten Seitenrand, der sich ebenfalls im unteren Bereich des Lineals befindet, ist für den Einzug des rechten Randes verantwortlich.

Abbildung 3.26: Einzüge über das Lineal

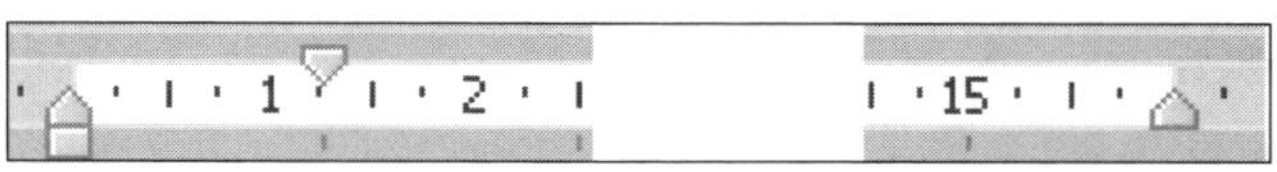

INFO

Damit das Lineal auf dem Bildschirm sichtbar ist, muss es eingeblendet werden. Den dafür verantwortlichen Schalter HORIZONTALE BILDLAUFLEISTE ANZEIGEN *finden Sie unter* WORD/OPTIONEN *auf der Seite* ERWEITERT *in der Gruppe* ANZEIGEN.

Solange die Maustaste gedrückt ist, wird eine gepunktete Linie im Dokumentfenster eingeblendet, über die sich die Position des Einzugs im Text kontrollieren lässt.

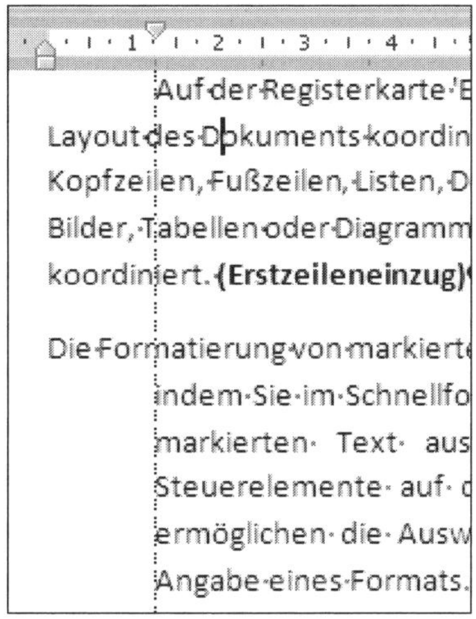

Abbildung 3.27: Die gepunktete Linie erleichtert die Positionierung.

Um präziser arbeiten zu können, lässt sich die Skala im Lineal auch auf die Anzeige der Maße umstellen. Sie müssen dazu lediglich die [Alt]*-Taste drücken, wenn Sie einen Marker anklicken.*

TIPP

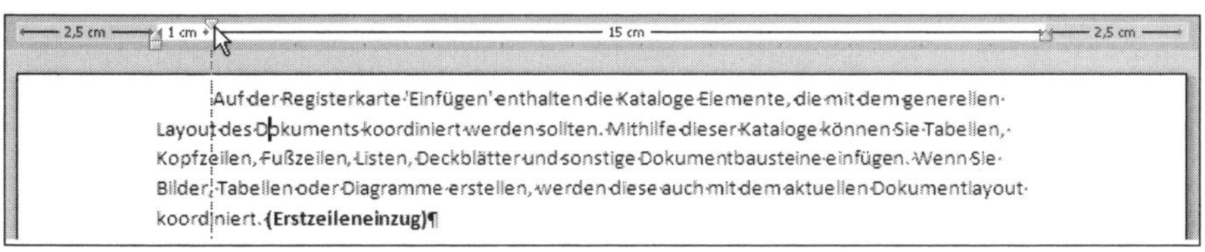

Abbildung 3.28: Maße im Lineal bei gedrückter [Alt]-Taste

Haben Sie als Absatzausrichtung zentriert *gewählt, richtet sich die Zentrierung nach der tatsächlichen Absatzbreite, nicht nach den eingestellten Seitenrändern. Daher erscheint bei ungleichen Einzügen links und rechts eine zentriert formatierte Überschrift nicht mittig.*

HALT

Einzüge über die Symbole der Multifunktionsleiste

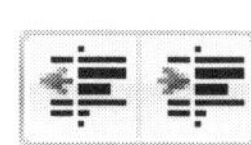

Auch über die beiden Symbole EINZUG VERKLEINERN und EINZUG VERGRÖßERN kann der linke Absatzeinzug geändert werden. Die Einrückung bzw. Ausrückung erfolgt dabei um einen Standard-Tabstopp, der 1,25 cm beträgt.

Um bei einem Klick auf das Symbol einen anderen Einzug zu erhalten, müssen Sie zunächst einen entsprechenden Tabstopp festlegen.

TIPP

3.6.4 Tastenkürzel für die Ausrichtung von Absätzen

Tastenkombination	Zweck
Strg+E	Umschalten eines Absatzes zwischen zentriert und linksbündig.
Strg+B	Umschalten eines Absatzes zwischen Blocksatz und linksbündig.
Strg+R	Umschalten eines Absatzes zwischen rechtsbündig und linksbündig.
Strg+L	Linksbündiges Ausrichten eines Absatzes.
Strg+M	Einziehen eines Absatzes von links. Dabei kann der Einzug des Absatzes auch mehrmals vergrößert werden, indem diese Tastenkombination öfter betätigt wird. Dies gilt im Übrigen auch für alle anderen Einzüge.
Strg+⇧+M	Entfernen eines linken Absatzeinzugs.
Strg+T	Erstellen eines hängenden Einzugs.
Strg+⇧+T	Verkleinern eines hängenden Einzugs.
Strg+Q	Entfernen der Absatzformatierung.

3.6.5 Zeilenabstand

Neben dem Absatzabstand und den Einzügen auf der linken und rechten Seite ist der *Zeilenabstand* der dritte wichtige Paramteter, der die Optik sowie die Lesbarkeit eines Dokuments wesentlich beeinflusst. Er bestimmt, wieviel Raum zwischen den einzelnen Zeilen des Absatzes eingefügt wird, damit das Auge des Lesers ohne Probleme in der richtigen Zeile nach rechts wandert und dann auch die nächste Zeile trifft.

TIPP

Faustregel: Je länger eine Zeile ist, desto größer sollte der Zeilenabstand eingestellt werden.

Die Festlegung des Zeilenabstandes kann wahlweise

- im Dialogfeld ABSATZ,
- über das Symbol ZEILENABSTAND, das sich in der Gruppe ABSATZ der Registerseite START befindet,
- sowie über verschiedene Tastenkombinationen

erfolgen.

Zeilenabstand über das Dialogfeld »Absatz«

Öffnen Sie das Dialogfeld ABSATZ auf der Registerseite EINZÜGE UND ABSTÄNDE. In der Gruppe ABSTAND finden Sie im rechten Bereich die beiden Schalter ZEILENABSTAND sowie VON. Unter ZEILENABSTAND wird der Zeilenabstand festgelegt, VON gestattet bei bestimmten Einstellungen die Eingabe eines zusätzlichen Wertes.

Unter ZEILENABSTAND können folgende Einstellungen getroffen werden:

- EINFACH
  Es wird ein einfacher Zeilenabstand (von Grundlinie zu Grundlinie) verwendet, bei dem zwischen den einzelnen Zeilen etwas Freiraum bleibt (Standardeinstellung).
- 1,5 ZEILEN
  Der Zeilenabstand (von Grundlinie zu Grundlinie) wird auf das Eineinhalbfache des normalen Zeilenabstandes vergrößert. Diese Einstellung wird vor allem bei wissenschaftlichen Arbeiten (Facharbeit, Hausarbeit oder Diplomarbeit) verwendet und ermöglicht durch den vergrößerten Abstand kurze handschriftliche Notizen im Absatz unterzubringen.
- DOPPELT
  Der Zeilenabstand (von Grundlinie zu Grundlinie) wird im Vergleich zum normalen Zeilenabstand verdoppelt.
- MINDESTENS
  Diese Option gestattet die Festlegung eines Mindest-Zeilenabstandes, der dann im Eingabefeld bei VON in Punkten definiert wird. Eine Vergrößerung der Schrift erhöht diesen Wert automatisch, wohingegen bei einer Verkleinerung der Schrift der Mindestabstand nicht unterschritten wird.

INFO

Haben Sie die vertikale Ausrichtung eines Absatzes auf zentriert *eingestellt, wird er unter Einhaltung des Mindest-Zeilenabstandes gleichmäßig zwischen dem oberen und unteren Seitenrand verteilt, ausreichend Raum natürlich vorausgesetzt.*

- GENAU
  Diese Option sorgt dafür, dass der unter VON eingestellte Wert unabhängig von einer Veränderung der Schriftgröße genau eingehalten wird.

HALT

Mit GENAU *können Sie zwar den Zeilenabstand exakt festlegen, da dieser dann aber nicht vergrößert wird, entstehen merkwürdige Effekte, wenn Sie beispielsweise ein Bild in diesen Absatz einfügen.*

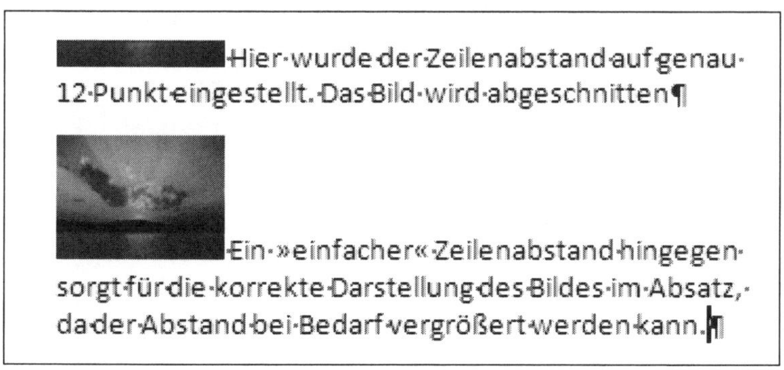

Abbildung 3.29: Das Bild wird abgeschnitten, da der Zeilenabstand nicht vergrößert wird.

- MEHRFACH
  Mit dieser Einstellung können Sie unter VON einen Faktor bestimmen, mit dem der Zeilenabstand festgelegt wird. Auf diese Weise können 2,5- oder dreifache Zeilenabstände realisiert werden.

Zeilenabstand über die Multifunktionsleiste bestimmen

Falls Sie den Zeilenabstand nicht über das Dialogfeld ABSATZ einstellen möchten, können Sie alternativ auch die Schaltfläche ZEILENABSTAND einsetzen, die Sie ebenfalls in der Gruppe ABSATZ unter der Registerseite START finden. Klicken Sie auf das Symbol, klappt eine Auswahlliste herunter, aus der Sie einen passenden Zeilenabstand selektieren können. Der aktuell gewählte Abstand ist mit einem Häkchen markiert.

Abbildung 3.30: Zeilenabstand über die Multifunktionsleiste festlegen

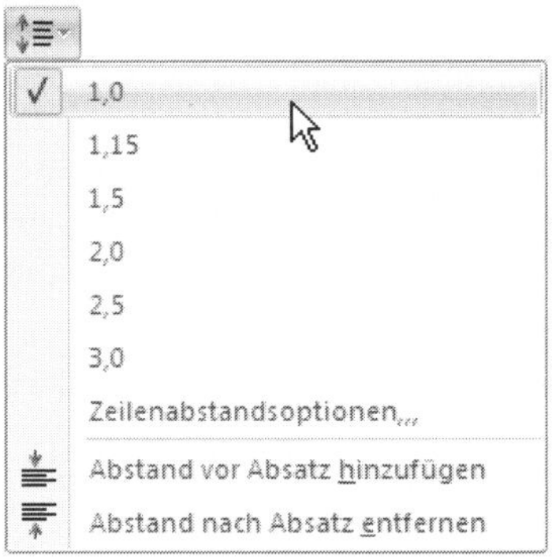

Klicken Sie auf den gewünschten Zeilenabstand, um diesen dem Absatz zuzuweisen. Finden Sie keine passende Einstellung, kann mit ZEILENABSTANDSOPTIONEN... das Dialogfeld ABSATZ auf den Bildschirm gezaubert werden.

ABSTAND VOR ABSATZ HINZUFÜGEN ermöglicht das einmalige Vergrößern des Abstandes vor dem aktuellen Absatz, sofern dieser bislang keinen solchen Abstand definiert. Ansonsten lautet die Funktion ABSTAND VOR ABSATZ ENTFERNEN und setzt bei einem Aufruf den Abstand auf 0 Punkt. Mit anderen Worten: Er wird entfernt. Für den am Absatzende eingefügten Abstand ist ebenfalls eine Funktion verfügbar.

Festlegen des Zeilenabstands mit der Tastatur

Tastenkombination	Zweck
Strg + 1	Einfacher Zeilenabstand.
Strg + 2	Doppelter Zeilenabstand.
Strg + 5	1,5-facher Zeilenabstand.
Strg + 0 (Null)	Hinzufügen oder Entfernen eines Zeilenabstands vor einem Absatz.

3.6.6 Absatzkontrolle

Word umbricht für Sie das Dokument automatisch, sodass Sie sich nicht darum kümmern müssen. Auch Hurenkinder und Schusterjungen werden Sie in mit Word erstellten Texten nicht finden. Es sei denn, Sie weisen Word explizit an, dass es keine Absatzkontrolle vornehmen soll.

Auf der Seite ZEILEN- UND SEITENUMBRUCH des Dialogfeldes ABSATZ stellt Word Ihnen verschiedene Optionen zur Verfügung, die auf den Umbruch Einfluss nehmen:

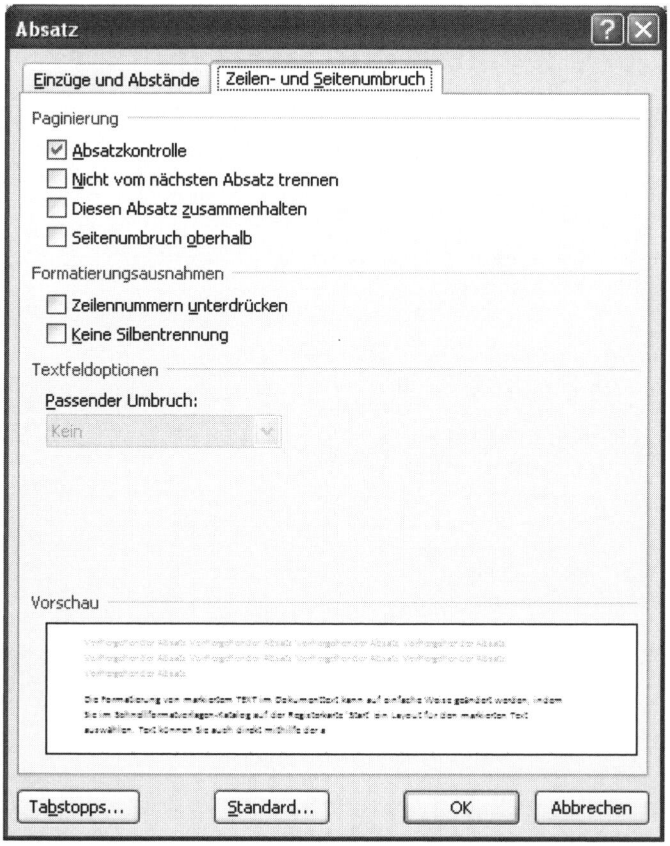

Abbildung 3.31: Einstellungen zur Absatzkontrolle

- ABSATZKONTROLLE bewirkt, dass weder die erste noch die letzte Zeile eines Absatzes alleine auf einer Seite steht. Diese Option ist per Voreinstellung aktiviert.
- NICHT VOM NÄCHSTEN ABSATZ TRENNEN gewährleistet, dass zwischen dem aktuellen Absatz und dem darauffolgenden kein Seitenumbruch erfolgt. Passen beide Absätze nicht mehr auf eine Seite, wird der Umbruch so ausgeführt, dass beide Absätze auf der nächsten Seite ausgegeben werden.

- DIESEN ABSATZ ZUSAMMENHALTEN bewirkt, dass der gesamte Absatz auf einer Seite ausgegeben wird, also kein Seitenumbruch innerhalb des Absatzes vorgenommen wird.
- SEITENUMBRUCH OBERHALB fügt vor diesem Absatz einen Seitenumbruch ein und sorgt somit dafür, dass der Absatz am Beginn einer Seite steht.
- ZEILENNUMMERN UNTERDRÜCKEN ermöglicht eine Unterdrückung der Anzeige der Zeilennummern, falls Ihr Text solche aufweist.
- KEINE SILBENTRENNUNG schaltet die automatische Silbentrennung für den aktuell markierten Absatz aus.

3.7 Rahmen und Schattierungen

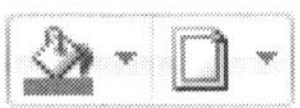

Die Gruppe ABSATZ in der Multifunktionsleiste enthält zwei weitere, hochinteressante Funktionen, mit denen einzelne Absätze mit einem Rahmen (oder Außenlinien) sowie einem farbigen Hintergrund vom restlichen Text hervorgehoben werden können.

3.7.1 Rahmen

STEPS

Absatz mit einem Rahmen versehen

1. Markieren Sie die Absätze, die von einem Rahmen umgeben werden sollen, oder setzen Sie die Einfügemarke in einen Absatz, falls nur dieser Absatz gerahmt werden soll.

Abbildung 3.32: Die Auswahlliste für Rahmen

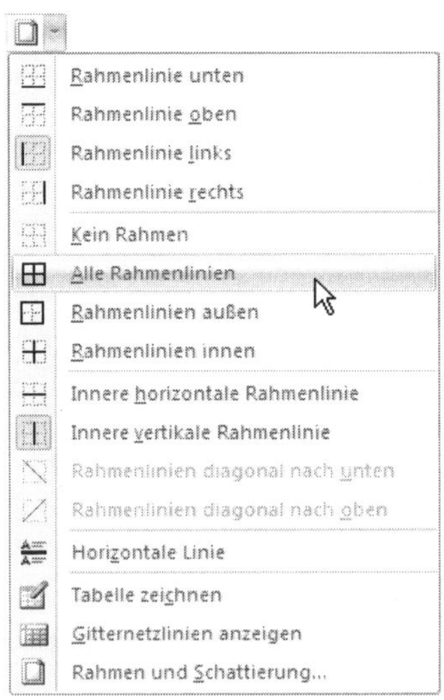

2. Wählen Sie die Registerseite START und klicken dort auf das Pfeilsymbol des Schalters RAHMEN UND SCHATTIERUNG. Darauf klappt eine Auswahl-

liste herunter, aus der Sie aus verschiedenen Rahmeneinstellungen wählen können. Mit RAHMENLINIEN AUßEN können Sie dem Absatz einen Rahmen zuweisen. KEIN RAHMEN entfernt diesen wieder.

3. Die Rahmeneinstellungen können präzisiert werden, indem Sie den Menüpunkt RAHMEN UND SCHATTIERUNG... aufrufen. Dadurch wird das gleichnamige Dialogfeld auf dem Monitor angezeigt, das zusätzliche Einstellungen wie etwa den Abstand des Absatztextes zum Rahmen, die Linienart und -dicke sowie die Farbe gestattet.

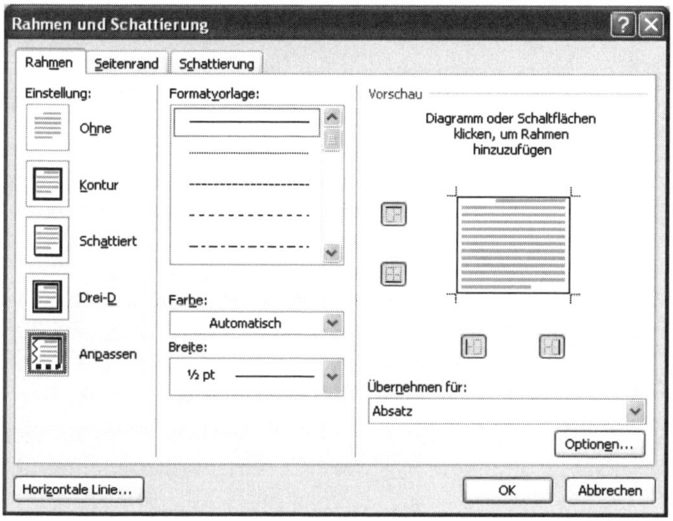

Abbildung 3.33: Das Dialogfeld RAHMEN UND SCHATTIERUNG

4. Wählen Sie im Dialogfeld auf der Seite RAHMEN unter EINSTELLUNG die Art des Rahmens aus, indem Sie auf den gewünschten Eintrag klicken.
5. In der Mitte der Dialogseite können Sie die LINIENART, die FARBE sowie die Dicke der Linie einstellen.
6. In der rechten Dialoghälfte finden Sie die Vorschau des Rahmens. Sie können darin einzelne Linien setzen und löschen, indem Sie wahlweise auf den zugehörigen Schalter oder einfach in das Vorschaufenster in den Rand klicken. Sofern dort bereits eine Linie vorhanden ist, wird diese entfernt, ansonsten wird eine Linie gezogen.
7. Unter ÜBERNEHMEN FÜR legen Sie den Gültigkeitsbereich fest, auf den der Rahmen angewendet wird. Befindet sich die Einfügemarke in einem Absatz, ohne dass ein Bereich markiert wäre, ist hier nur *Absatz* verfügbar. Haben Sie dagegen einen Text markiert, steht die Auswahl auf *Text,* und der Rahmen wird um den Bereich der Markierung gezogen. Eine Änderung auf *Absatz* ignoriert die Markierung und wendet den Rahmen auf den Absatz an.
8. Die Schaltfläche OPTIONEN öffnet ein weiteres Dialogfeld, über das sich der Abstand zwischen Rahmen und Text definieren lässt.

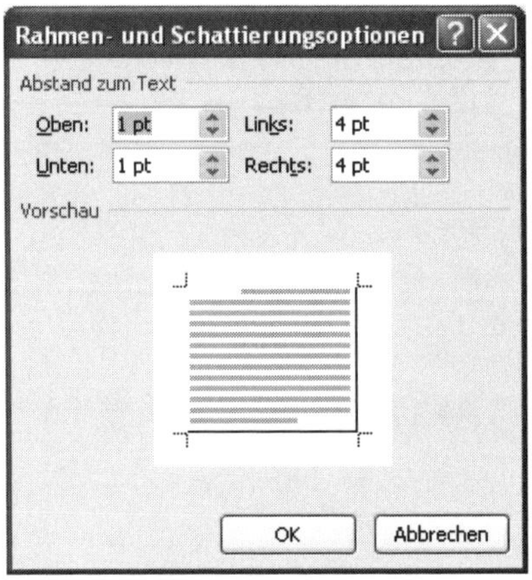

Abbildung 3.34: Den Abstand des Rahmens zum Text festlegen

3.7.2 Exkurs: Rahmen für den Seitenrand

Nicht nur Absätze können mit einem Rahmen umgeben werden, auch der Seitenrand kann kreativ eingerahmt werden. Dies ist nützlich, wenn Sie beispielsweise eine Urkunde oder eine Einladung erstellen möchten.

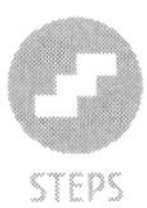

Um einen Rahmen für den Seitenrand zu erstellen, gehen Sie wie folgt vor:

1. Wählen Sie die Registerseite START und klicken dort auf das Pfeilsymbol des Schalters RAHMEN UND SCHATTIERUNG.
2. Wählen Sie auf der Auswahlliste den Eintrag RAHMEN UND SCHATTIERUNG...
3. Öffnen Sie die Registerseite SEITENRAND.

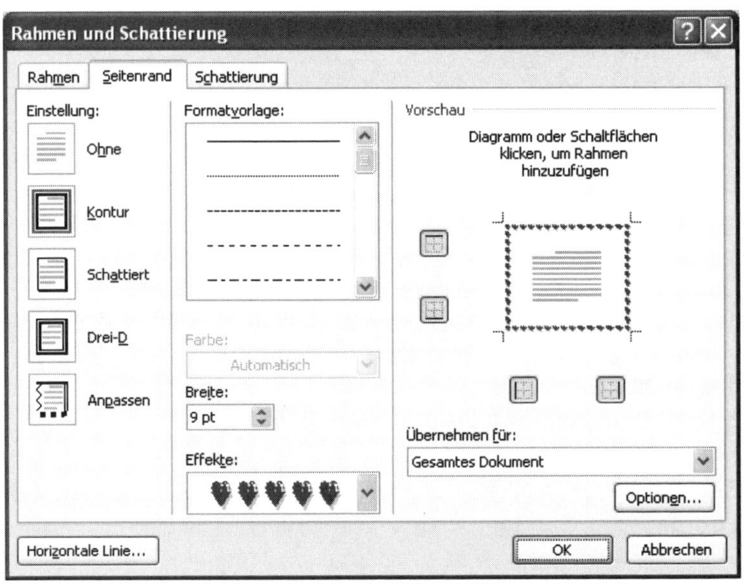

Abbildung 3.35: Ein Rahmen für den Seitenrand

4. Unter EINSTELLUNG finden Sie verschiedene Rahmentypen, aus denen Sie einen auswählen können. Mit OHNE wird ein Rahmen wieder entfernt.
5. Die Breite des Rahmens kann unter BREITE eingestellt werden.
6. FORMATVORLAGE gestattet wieder die Wahl der Linienart, unter EFFEKTE können Sie verschiedene Effekte wie beispielsweise Herzchen oder andere Dekore wählen.
7. Im Listenfeld unter ÜBERNEHMEN FÜR können Sie vorgeben, ob dieser Rahmen nur für die aktuelle Seite, für die erste Seite oder alle Seiten des Dokuments übernommen werden soll.
8. Ein Klick auf OK übernimmt den Rahmen.

3.7.3 Schattierung

Ein Absatz kann auch mit einer Hintergrundfarbe bzw. einem grauen Raster unterlegt werden:

STEPS

1. Setzen Sie die Einfügemarke in den Absatz, der unterlegt werden soll, oder markieren Sie mehrere Absätze.
2. Klicken Sie auf die Registerseite START.
3. In der Gruppe ABSATZ führen Sie einen Klick auf das Pfeilsymbol des Schalters SCHATTIERUNG aus. Darauf klappt eine Auswahlliste herunter, aus der Sie eine Farbe/Graustufe auswählen können. Sofern die gewünschte Farbe nicht verfügbar ist, können Sie über WEITERE FARBEN ein Dialogfeld öffnen, das eine exakte Bestimmung von Farben ermöglicht.

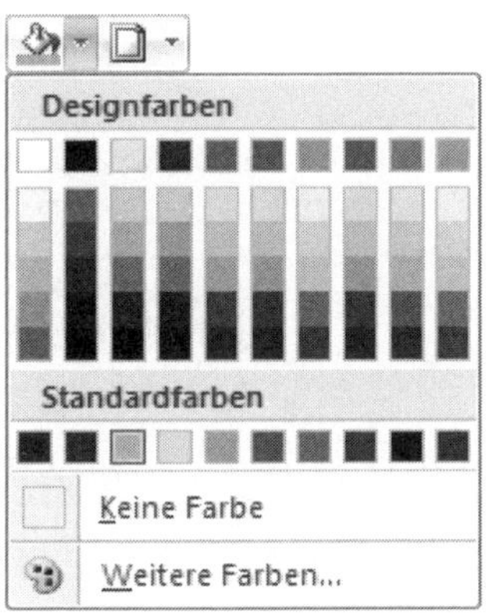

Abbildung 3.36: Farbauswahl für die Schattierung

4. Klicken Sie nun in den linken Bereich des Symbols auf den Farbeimer, um eine Hintergrundfarbe zuzuweisen.

Abstand zwischen Schattierung und Text vergrößern

Wenn Sie den Absatz nun genauer betrachten, werden Sie feststellen, dass der Text fast bis an den Rand der Schattierung heranreicht. Um diesen zu vergrößern, können Sie wie folgt vorgehen:

1. Vergewissern Sie sich, dass sich die Einfügemarke im richtigen Absatz befindet.
2. Klicken Sie auf den Pfeil des Symbols RAHMEN UND SCHATTIERUNG, und wählen Sie im Anschluss den gleichnamigen Befehl aus der herunterklappenden Auswahlliste.
3. Im sich nun öffnenden Dialogfeld RAHMEN UND SCHATTIERUNG klicken Sie auf der Registerseite RAHMEN auf *Kontur*. Damit fügen Sie einen Rahmen ein. Dies ist notwendig, da sich der Abstand nur zwischen Text und Rahmen, nicht aber zwischen Schattierung und Text einstellen lässt.
4. Falls Sie keinen Rahmen möchten, lassen Sie diesen verschwinden, indem Sie die Rahmenfarbe auf WEISS setzen.
5. Klicken Sie auf die Schaltfläche OPTIONEN, um die Abstände zum Text festzulegen.

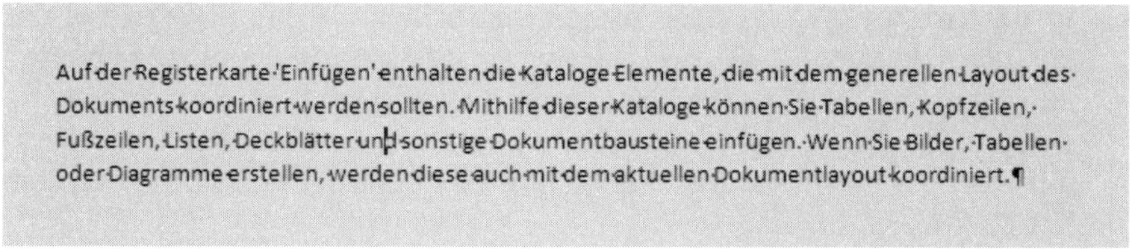
Auf der Registerkarte 'Einfügen' enthalten die Kataloge Elemente, die mit dem generellen Layout des Dokuments koordiniert werden sollten. Mithilfe dieser Kataloge können Sie Tabellen, Kopfzeilen, Fußzeilen, Listen, Deckblätter und sonstige Dokumentbausteine einfügen. Wenn Sie Bilder, Tabellen oder Diagramme erstellen, werden diese auch mit dem aktuellen Dokumentlayout koordiniert.¶

Abbildung 3.37: Der Abstand zum Text wurde ohne Rahmen vergrößert.

Wenn Sie einen Absatz mit einer Schattierung unterlegen, achten Sie bitte darauf, dass diese nicht zu dunkel ist, damit der Text dennoch lesbar bleibt. Alternativ dazu können Sie dem Text eine helle Schriftfarbe zuweisen. Wie dunkel die Schattierung sein darf, hängt stark vom verwendeten Drucker ab. Je höher dessen Auflösung, desto heller werden Graustufen dargestellt. Die Tabellen in diesem Buch besitzen übrigens einen Grauwert von 10%, die Kopfzeile von 40%.

Alle Funktionen zur Schattierung stehen auch im Dialogfeld RAHMEN UND SCHATTIERUNG zur Verfügung. Dort können Sie sogar zusätzlich noch zur *Füllfarbe* ein *Füllmuster* bestimmen.

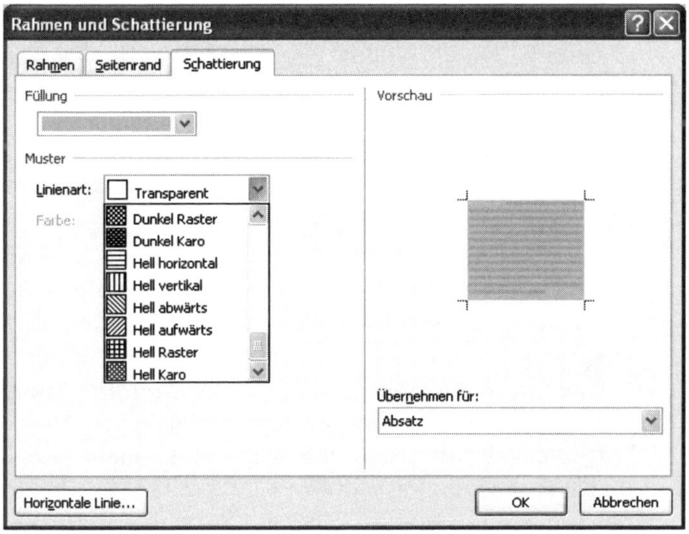

Abbildung 3.38: Sogar ein Muster kann für die Schattierung definiert werden.

3.8 Initiale

Eine *Initiale* oder ein Initial ist ein schmückender Anfangsbuchstabe, der im Werksatz als erster Buchstabe von Kapiteln oder Abschnitten verwendet wird und sich in seiner Größe deutlich vom restlichen Fließtext abhebt. Sein Name stammt aus dem lateinischen Wort *initium*, was so viel wie »Beginn« oder »Anfang« heißt.

Früher wurden Initiale reich verziert und ausgeschmückt, heute werden als Initiale meist Versalien aus größeren Schriftgraden verwendet, die ein- oder mehrzeilig angeordnet sein können. Sie sollten stilistisch zur Grundschrift passen.

Mit Word können Sie Initiale kinderleicht erzeugen:

STEPS

1. Setzen Sie die Einfügemarke in den Absatz, der mit einem Initial geschmückt werden soll.
2. Klicken Sie auf die Registerseite EINFÜGEN.

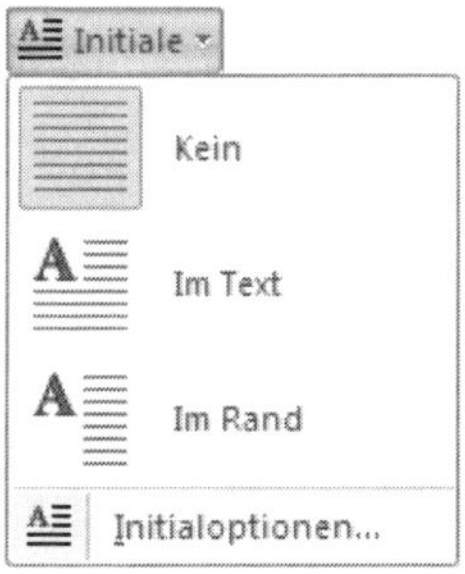

Abbildung 3.39: Ein Initial einfügen

3. In der Gruppe TEXT klicken Sie auf die Schaltfläche INITIALE.
4. Im Aufklappmenü können Sie daraufhin aus den folgenden Optionen wählen:
   - KEIN
     Wählen Sie diesen Eintrag, um ein bereits in das Dokument eingefügtes Initial in normalen Fließtext zurückzuverwandeln.
   - IM TEXT
     Aus dem ersten Buchstaben des Absatzes wird ein Initial erzeugt, das am linken Seitenrand ausgerichtet ist. Der Fließtext des Absatzes wird eingerückt und das Initial rechts umflossen.
   - IM RAND
     Auch diese Funktion konvertiert den ersten Buchstaben des Absatzes in ein Initial, allerdings wird es nicht im Absatz verankert, sondern außerhalb des Seitenrandes. Dies hat zur Folge, dass es nicht von Text umflossen wird.
5. Um das Dialogfeld INITIAL aufzurufen, klicken Sie auf den Eintrag INITIALOPTIONEN...

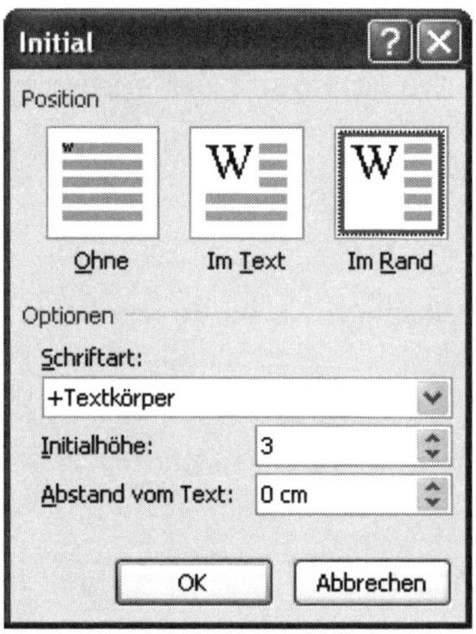

Abbildung 3.40: Das Dialogfeld INITIAL

Hier können Sie die POSITION des Initials sowie eine andere SCHRIFTART festlegen. Falls Sie die Schrift ändern, sollten Sie aber darauf achten, dass diese zum Fließtext des Absatzes passt.

In der Eingabezeile INITIALHÖHE können Sie bestimmen, über wie viele Zeilen sich das Initial erstrecken soll. Diese Einstellung sollte allerdings nur als Richtwert betrachtet werden, da Schriftgröße und Zeilenabstand die Höhe unmittelbar beeinflussen.

Mit ABSTAND VOM TEXT können Sie einen seitlichen Abstand zwischen dem Initial und dem Fließtext festlegen.

TIPP

Ein Initial wird in einem Positionsrahmen verankert, der sichtbar wird, sobald Sie mit dem Mauszeiger auf das Initial klicken. Ein weiterer Klick auf den Rahmen lässt acht Ziehpunkte erscheinen, mit deren Hilfe der Rahmen vergrößert werden kann. Ziehen Sie den rechten unteren Punkt nach rechts unten, um das Initial zu vergrößern.

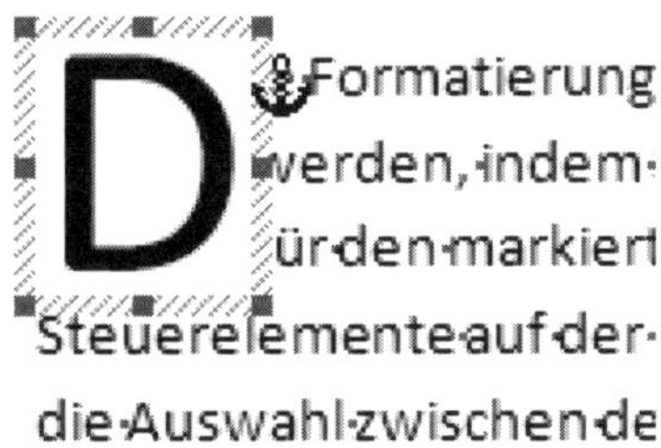

Abbildung 3.41: Ein Initial in einem Positionsrahmen

TIPP

Sie können auch ein ganzes Wort im Abschnitt markieren, das dann als Initial verwendet werden, sobald Sie auf die Schaltfläche INITIALE *klicken.*

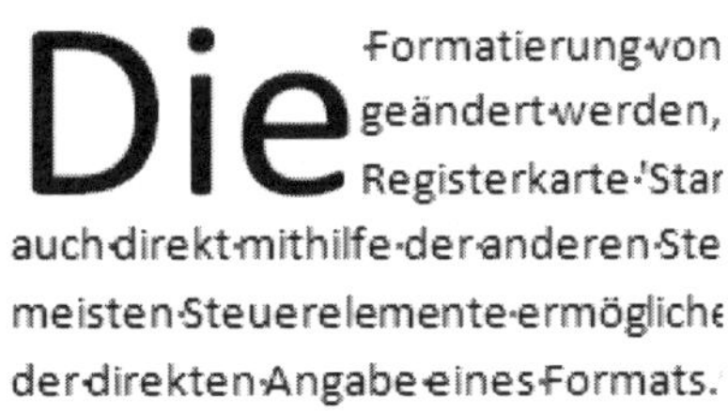

Abbildung 3.42: Auch Wörter können Initiale bilden.

4 Seitenlayout

Nachdem Sie im letzten Kapitel erfahren haben, wie Zeichen und Absätze in Word formatiert werden können, wollen wir uns in diesem Kapitel mit dem Seitenlayout im Allgemeinen sowie im Speziellen beschäftigen, ehe sich dann im nächsten Kapitel alles um Formatvorlagen dreht.

4.1 Absätze, Seiten und Abschnitte

Ein Dokument besteht aus einem oder mehreren Absätzen. Handelt es sich dabei um einen längeren Text, der nicht mehr auf einem Blatt Papier untergebracht werden kann, beginnt Word, sobald die Seite gefüllt ist, eine neue Seite. Dies geschieht analog zum Zeilenumbruch am Ende einer Zeile.

Bisweilen werden Sie sich mit dem Seitenumbruch, den Word für Sie automatisch vornimmt, aber nicht zufriedengeben. Sei es, dass Sie einen Absatz komplett auf der nächsten Seite stehen haben möchten, sei es, dass Sie nach einem kurzen Anschreiben den eigentlichen Text auf einer neuen Seite beginnen lassen möchten. Aus diesem Grund bietet Word Ihnen die Möglichkeit, manuell in den Seitenumbruch einzugreifen. Schließlich kann es Ihre Wünsche ja nicht ahnen.

Der Gestaltung und dem Aufbau einer Seite (Layout) kommen ebenso wie der Absatzformatierung und der Wahl der Schriftart/Schriftgröße eine entscheidende Bedeutung zu, beeinflusst sie doch die Optik des Dokuments ganz wesentlich. Sie legen dabei nicht nur die Größe der Seite fest, sondern auch die linken und rechten sowie unteren und oberen Ränder, das Format (Hochformat bzw. Querformat) und vieles andere mehr.

Um das derart gewählte Layout auch innerhalb eines Dokuments beliebig verändern zu können, lassen sich in Word *Abschnitte* einfügen. Mithilfe von Abschnittsumbrüchen werden Änderungen am Layout oder an der Formatierung eines Dokumentabschnitts vorgenommen, wobei die folgenden Formatelemente für einzelne Abschnitte geändert werden können:

- Seitenränder
- Papierformat und -ausrichtung
- Papierzufuhr für einen Drucker
- Seitenränder

- Vertikale Ausrichtung von Text auf einer Seite
- Kopf- und Fußzeilen
- Spalten
- Seitennummerierung
- Nummerieren von Zeilen
- Fuß- und Endnoten

Abschnittswechsel sind damit in Word die Wunderwaffe, um ein Layout innerhalb eines Dokuments ändern zu können: So ist es beispielsweise denkbar, in eine einspaltig formatierte Seite in der Mitte einen mehrspaltigen Bereich einzufügen und vieles mehr.

Alle Funktionen, die das Seitenlayout beeinflussen, finden Sie in der Multifunktionsleiste unter der Registerseite SEITENLAYOUT übersichtlich zusammengefasst. Sehen wir uns zunächst an, wie eine Seite in Word eingerichtet wird.

Abbildung 4.1: Funktionen zum Einrichten einer Seite

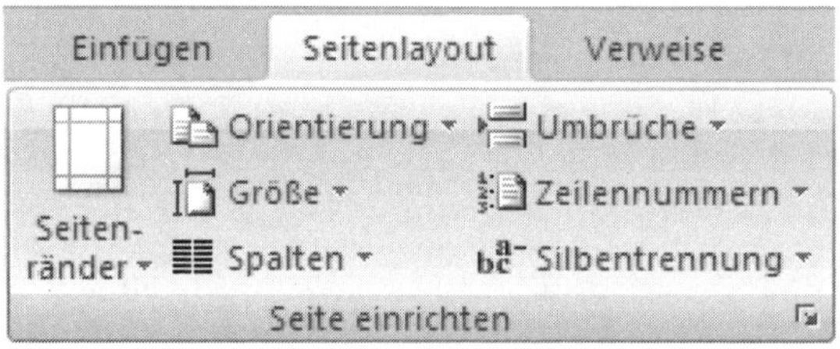

4.2 Seite einrichten

Die drei Schaltflächen *Seitenränder*, *Orientierung* und *Größe* vereinen so ziemlich alle Funktionen in sich, mit denen eine Seite eingerichtet werden kann.

Neben der Papiergröße sind dies der linke, rechte, obere und untere Seitenrand, die den Satzspiegel bestimmen, also den bedruckbaren Bereich auf der Seite.

Mit ORIENTIERUNG lässt sich festlegen, ob das Papier im *Hochformat* (Porträt) oder im *Querformat* bedruckt werden soll. Während ein Brief üblicherweise im Hochformat geschrieben wird, ist das Querformat für Tabellen und Übersichten mit vielen Spalten die erste Wahl.

Sie können in Word zunächst einmal den Text verfassen, ehe Sie sich dann um die optische Ausgestaltung kümmern. Müssen Sie das Dokument beispielsweise auf einer Seite unterbringen, kann eine Vergrößerung des Satzspiegels (also eine Veränderung der Seitenränder) Sie ebenso zum Ziel führen wie eine Verringerung der Schriftgröße oder des Zeilenabstandes. Doch egal, welche Änderungen Sie vornehmen: Alle wirken sich auf die Optik der gedruckten Seite aus.

4.2.1 Papierformat

Der erste Schritt beim Einrichten eines neuen Layouts ist stets die Bestimmung des verwendeten Papierformats, da alle anderen Parameter wie Orientierung und Seitenränder auf diesem aufbauen.

Sofern Sie keine andere Einstellung vorgenommen haben, geht Word von einem Papierformat von DIN A4 aus. Das entspricht einem Blatt Papier, wie es üblicherweise für Briefe und Rechnungen eingesetzt wird. Weicht das Format des von Ihnen verwendeten Papiers von dieser Voreinstellung ab, können Sie es über den Schalter GRÖẞE berichtigen.

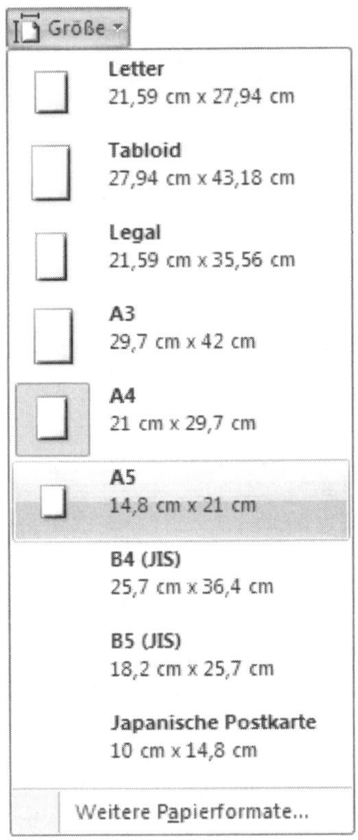

Abbildung 4.2: Papierformat einstellen

Zum Einstellen des Papierformates gehen Sie wie folgt vor:

1. Wählen Sie die Registerseite SEITENLAYOUT in der Multifunktionsleiste.
2. Klicken Sie in der Gruppe SEITE EINRICHTEN auf den Schalter GRÖẞE.
3. Wählen Sie aus der herunterklappenden Auswahlliste das passende Format aus, oder klicken Sie auf den Eintrag WEITERE PAPIERFORMATE..., um das Dialogfeld SEITE EINRICHTEN zu öffnen. Da lediglich die Formate A3, A4 und A5 den in Europa gebräuchlichen Normen entsprechen, werden Sie dies auch häufig machen müssen.

4. Darauf öffnet sich das Dialogfeld SEITE EINRICHTEN mit der aktiven Registerseite FORMAT.

Abbildung 4.3: Das Seitenformat im Dialogfeld SEITE EINRICHTEN

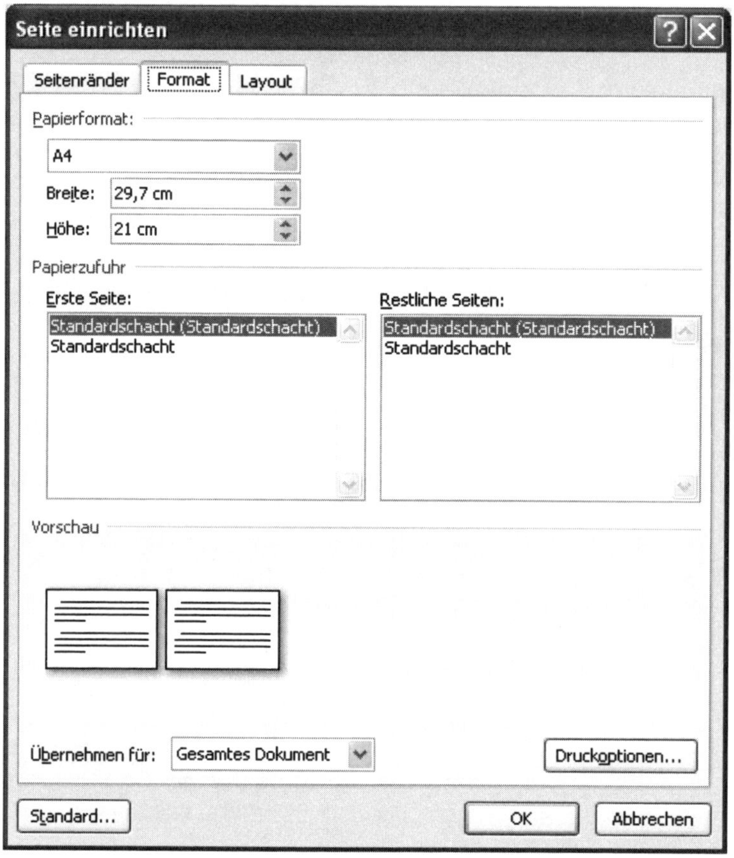

5. Unter PAPIERFORMAT können Sie die BREITE sowie die Höhe des verwendeten Papiers explizit eingeben. Im Auswahlfeld erscheint bei einer Änderung des Formates automatisch BENUTZERDEFINIERTES FORMAT. Sie müssen es also nicht explizit einstellen.
6. Neben der Einstellung des Papierformats ermöglicht die Registerseite FORMAT noch die Definition der Papierzufuhr. Unterschieden wird dabei zwischen der Zufuhr für die erste Seite des Dokuments sowie für die restlichen Seiten. Möchten Sie beispielsweise einen Geschäftsbrief verfassen, können Sie für die erste Seite einen bedruckten Briefbogen mit Logo und Firmenkopf verwenden, für eventuelle Folgeseiten hingegen »leere« Seiten. Die bedruckten Briefbögen werden dann in einen anderen Druckerschacht gelegt und Word angewiesen, dass es sich für den Druck der ersten Seite aus diesem Schacht bedienen soll.

Die unter PAPIERZUFUHR *angebotenen Einträge richten sich nach den im Druckertreiber bzw. installierten Drucker vorhandenen Zufuhrmöglichkeiten. Besitzt der Drucker nur einen Schacht, können Sie auch nur diesen einsetzen. Ein kleiner Trost bleibt: Praktisch alle Laserdrucker verfügen neben einem Papierfach auch über eine Zufuhrmöglichkeit für Einzelblätter. Damit können Sie die bedruckten Firmenbögen über die Einzelblattzufuhr in den Drucker schleusen, während das Standardpapier für die Folgeseiten über den Standardschacht eingezogen wird.*

7. Unter ÜBERNEHMEN FÜR können Sie bestimmen, ob das Papierformat für das gesamte Dokument verwendet werden soll oder ob Sie es nur innerhalb des Dokuments ab der aktuellen Position ändern möchten. In diesem Fall wird von Word ein Abschnittswechsel oberhalb der aktuellen Einfügemarkenposition in das Dokument eingebracht. Für den Fall, dass sich die Einfügemarke bereits in einem Bereich des Dokuments befindet, der durch einen Abschnittswechsel getrennt wurde, können Sie über die Auswahl von AKTUELLEN ABSCHNITT das Seitenformat dem aktuellen Abschnitt zuweisen.

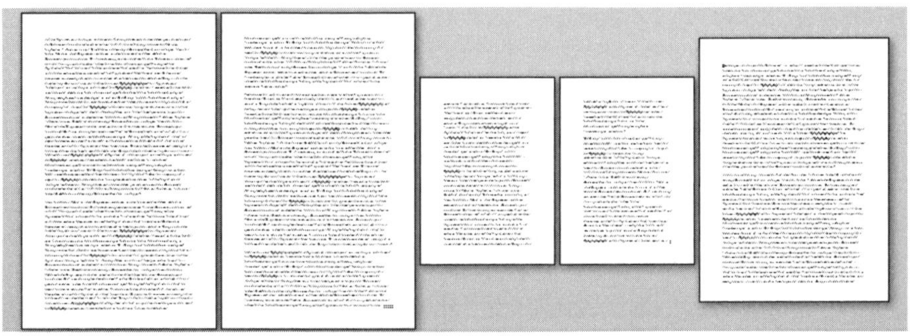

Abbildung 4.4: Ein Dokument mit unterschiedlichen Seitengrößen in der Voransicht

4.2.2 Seitenränder

Nachdem die Papiergröße korrekt eingestellt ist, müssen die Seitenränder definiert werden. Sie bestimmen den Bereich des Blattes, innerhalb dessen Text ausgegeben wird.

Zum Einstellen der Seitenränder gehen Sie wie folgt vor:

1. Klicken Sie auf die Registerseite SEITENLAYOUT der Multifunktionsleiste.
2. In der Gruppe SEITE EINRICHTEN klicken Sie auf die Schaltfläche SEITENRÄNDER.
3. Es klappt eine Auswahlliste nach unten auf, aus der Sie verschiedene Voreinstellungen wählen können. Alternativ dazu bietet der Eintrag BENUTZERDEFINIERTE SEITENRÄNDER die Möglichkeit, die gewünschten Werte direkt über die Tastatur einzutragen.

Abbildung 4.5: Seitenränder einrichten

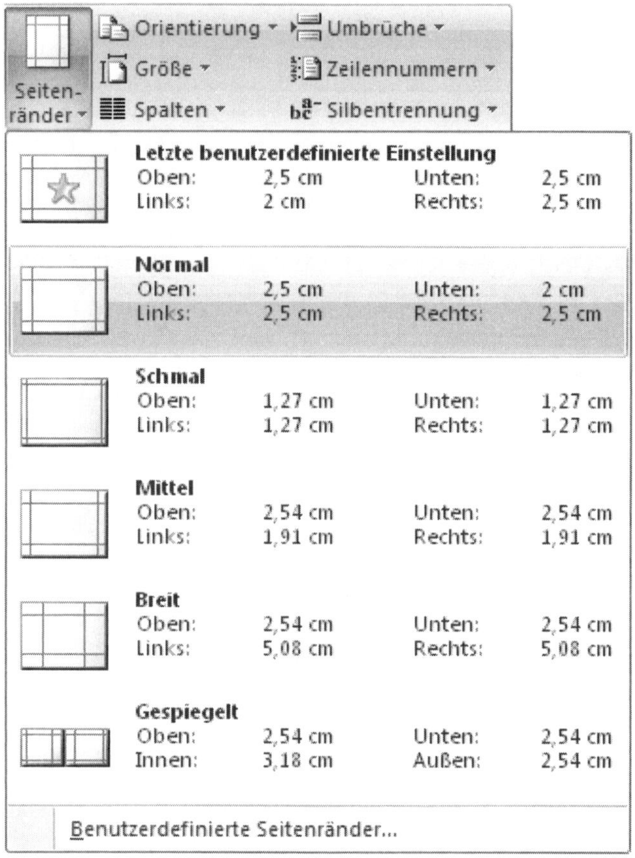

Im Dialogfeld SEITE EINRICHTEN können Sie die voreingestellten Werte von jeweils 2,5 cm für den linken, rechten und oberen Rand sowie 2 cm für den unteren Rand nach Ihren Bedürfnissen abändern. Die vorgenommenen Einträge werden als Zentimeter interpretiert, falls Sie eine andere Maßeinheit wünschen, müssen Sie diese explizit angeben:

- *in* für Zoll (Inch)
- *pt* für Punkt
- *pi* für Pical
- *mm* für Millimeter

TIPP

Sie können die Voreinstellung für die Maßeinheit unter WORD-OPTIONEN/ERWEITERT *in der Gruppe* ANZEIGEN *ändern, indem Sie unter* MAẞE IN FOLGENDEN EINHEITEN ANZEIGEN *die gewünschte Einheit einstellen.*

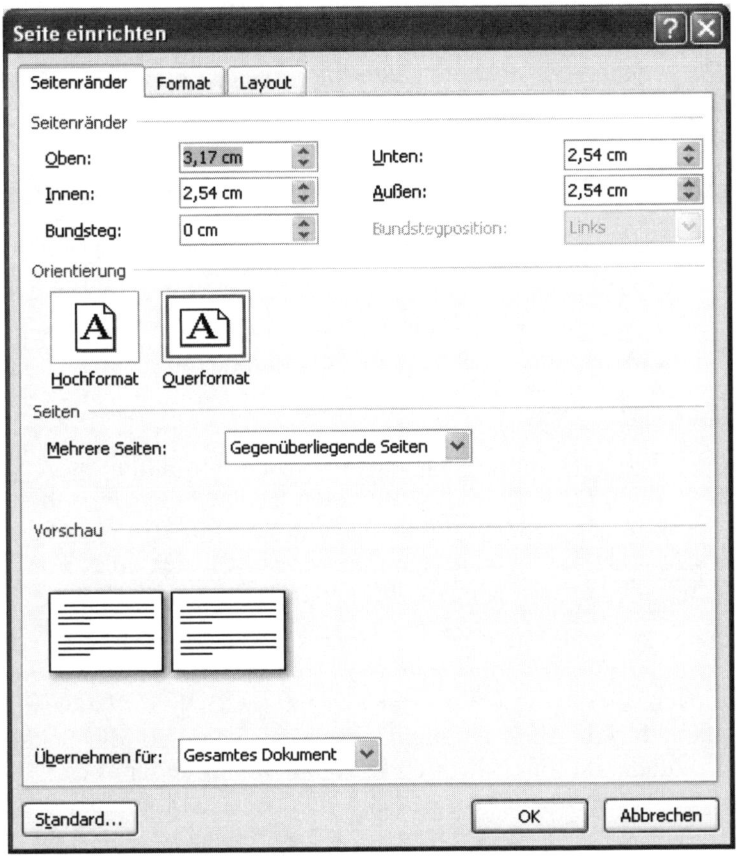

Abbildung 4.6: Seitenränder direkt eintragen

Der bedruckbare Bereich auf der Seite (Satzspiegel) ergibt sich aus der Papiergröße abzüglich des linken sowie rechten Randes. Für ein A4-Blatt, dessen Breite 21 Zentimeter beträgt, bleiben bei voreingestellten linken und rechten Seitenrändern von jeweils 2,5 cm genau 16 Zentimeter für die Spaltenbreite. Analog dazu ergibt sich die Höhe des bedruckbaren Bereichs aus der Höhe der Seite abzüglich des oberen und unteren Randes.

INFO

Anmerkung am Rande: Die Einzüge eines Absatzes, die Sie im letzten Kapitel kennengelernt haben, werden von Word zusätzlich zu den Seitenrändern hinzugefügt. Dies bedeutet wiederum, dass ein negativer Absatzeinzug den Satzspiegel vergrößert, da damit der Absatz in den Bereich außerhalb des eingestellten Seitenrandes verschoben wird.

Mit einem Klick auf die Schaltfläche STANDARD... können Sie die aktuellen Einstellungen für alle künftigen Dokumente übernehmen, die auf der Formatvorlage NORMAL.DOTX beruhen.

STEPS

Seitenränder mit dem Lineal einstellen

Neben dem Weg über die Multifunktionsleiste sowie über das Dialogfeld SEITE EINRICHTEN *können Seitenränder auch unmittelbar mithilfe der Maus über das Lineal eingestellt werden.*

1. Setzen Sie den Mauszeiger in das Lineal, direkt auf die Kante zwischen dem grauen Randbereich und dem weißen Seitenbereich. Dies funktioniert für den linken, rechten, oberen und unteren Rand.
2. Der Mauszeiger ändert sein Aussehen in einen Doppelpfeil.
3. Drücken Sie die linke Maustaste, und halten Sie diese fest, während die Maus an die gewünschte Position ziehen.

Bundsteg

Unter BUNDSTEG können Sie einen zusätzlichen Raum angeben, der für das Binden und Lochen von Dokumenten frei bleiben soll. Haben Sie bei MEHRERE SEITEN in der Mitte des Dialogfeldes die Einstellung auf *Standard* belassen, können Sie neben der Breite des Bundsteges unter BUNDSTEGPOSITION noch seine Position wählen: *links* oder *oben*.

Interessant wird ein Bundsteg aber erst bei den Einstellungen GEGENÜBERLIEGENDE SEITEN oder BUCH. In diesem Fall wird seine Position von Word automatisch gespiegelt, sodass der Satzspiegel auch bei beidseitig bedruckten Seiten deckungsgleich aufeinanderliegt, wenn Sie die Seiten durch eine Lichtquelle hindurch betrachten. Man spricht daher auch von *gespiegelten Rändern*. Die linken und rechten Seitenränder werden dann folgerichtig mit INNEN und AUßEN eingestellt, da sich ihre Position durch die Spiegelung ja ändert.

4.2.3 Word und der nicht bedruckbare Bereich

Ab und an kann es passieren, dass Sie beim Ausdruck eines Dokuments eine der folgenden Meldungen erhalten:

Die Maße für einen oder mehrere Seitenränder sind außerhalb des bedruckbaren Seitenbereichs gesetzt. Wählen Sie die Schaltfläche »Korrigieren«, um die Maße zu ändern.

Die Seitenränder liegen im Abschnitt x außerhalb des bedruckbaren Bereiches. Soll der Vorgang fortgesetzt werden?

Bestätigen Sie das Meldungsfenster mit *Ignorieren* bzw. *JA*, kann es vorkommen, dass die Ränder des Dokuments teilweise abgeschnitten sind, oft wird aber problemlos gedruckt. Woran liegt es?

Es gibt kaum einen Drucker, der ein Blatt Papier wirklich komplett bis an die Außenkanten bedrucken kann. So muss beispielsweise ein Blatt Papier in einem Laserdrucker durch die Trommel und bei einem Tintenstrahldrucker am Druckkopf vorbei transportiert werden. Würde der Bereich, an dem das Papier mithilfe von Walzen transportiert wird, bedruckt, führte dies unweigerlich zu einem Verschmieren der noch nicht getrockneten Tinte.

Word erkundigt sich daher beim Druckertreiber nach den Randbreiten, die der Drucker nicht bedrucken kann. Er kennt den Drucker und seine Technik schließlich bestens. Vorausgesetzt, der Hersteller des Druckertreibers hat sich die Mühe gemacht und den Treiber perfekt auf die Hardware, sprich den Drucker, abgestimmt.

Bedruckbare Seitenränder von Word eintragen lassen

STEPS

Um die Warnung künftig zu vermeiden und die optimalen Seitenränder für Ihren Drucker einstellen zu lassen, gehen Sie wie folgt vor:

1. Klicken Sie auf die Office-Schaltfläche, und wählen Sie im Menü den Eintrag DRUCKEN/DRUCKEN.
2. Stellen Sie im Dialogfeld DRUCKEN sicher, dass der richtige Druckertreiber eingestellt ist.
3. Klicken Sie auf das Register SEITENLAYOUT in der Multifunktionsleiste.
4. Unter SEITE EINRICHTEN klicken Sie auf das Symbol SEITENRÄNDER, und wählen Sie danach das Menü BENUTZERDEFINIERTE SEITENRÄNDER.
5. Tragen Sie nun für den linken, rechten, oberen und unteren Rand jeweils den unsinnigen Wert »0« ein.
6. Sobald Sie versuchen, das Dialogfeld zu beenden, beschwert sich Word über die unsinnig gesetzten Seitenränder:

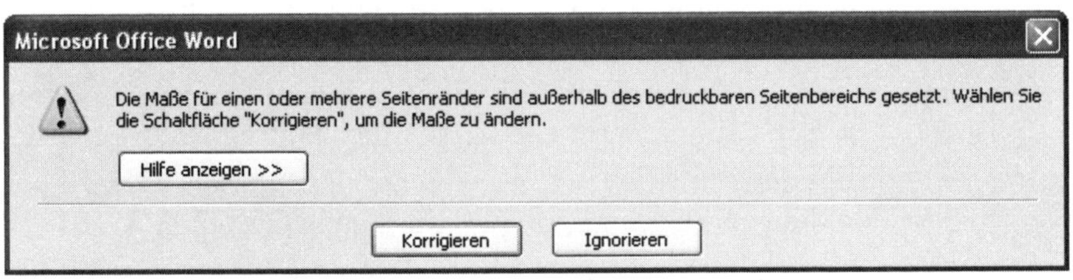

Abbildung 4.7: Das konnte ja nicht gutgehen!

7. Klicken Sie auf KORRIGIEREN. Damit besorgt sich Word die Vorgaben für die nicht bedruckbaren Seitenränder aus dem Druckertreiber und übernimmt diese als Vorgaben für das aktuelle Dokument. Diese stellen damit die kleinstmöglichen Werte für die Seitenränder dar.
8. Klicken Sie im Dialogfeld SEITE EINRICHTEN auf die Schaltfläche STANDARD..., um diese Werte für alle künftigen Dokumente automatisch zu übernehmen. Bedenken Sie dabei aber bitte, dass verschiedene Drucker unterschiedliche Randeinstellungen haben, sodass Sie die obigen Schritte bei Bedarf für alle Drucker wiederholen müssen, die auf Ihrem System installiert sind.

HALT

Beim Druck im Querformat müssen Sie umdenken: Dort ist der linke oder rechte Rand kritisch, je nachdem, in welche Richtung der Druckertreiber das Schriftbild um 90° dreht.

4.2.4 Orientierung

Die Orientierung und damit die Einstellung, ob die Seite im *Hochformat* oder im *Querformat* bedruckt werden soll, können Sie entweder im Dialogfeld SEITE EINRICHTEN auf der Registerseite SEITENRÄNDER oder über die Multifunktionsleiste einstellen.

Abbildung 4.8: Die Seitenorientierung

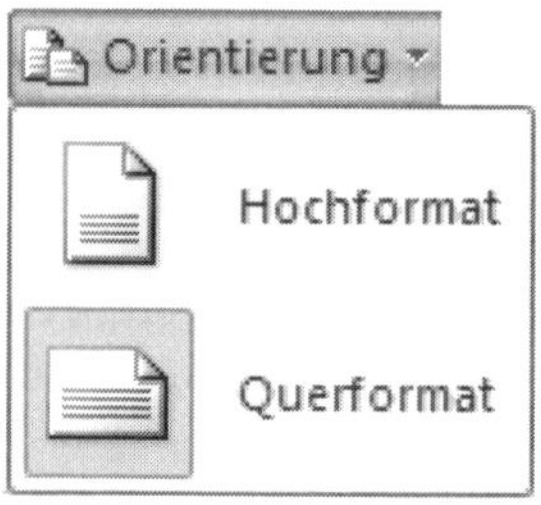

TIPP

Hochformat und Querformat in einem Dokument kombinieren

Wenn Sie einen Text verfassen, der umfangreiche Tabellen mit vielen Spalten enthält, kann es notwendig werden, ein paar »gedrehte Seiten« im Querformat einzufügen:

1. Platzieren Sie die Einfügemarke an die Stelle im Dokument, an der die Seite im Querformat beginnen soll.
2. Klicken Sie auf die Registerseite SEITENLAYOUT, und wählen Sie unter UMBRÜCHE in der Gruppe SEITE EINRICHTEN den Eintrag NÄCHSTE SEITE UNTER ABSCHNITTSUMBRÜCHE.
3. Wiederholen Sie Schritt 2 am Ende der künftigen Querseite.
4. Setzen Sie die Einfügemarke nun in den durch die beiden Abschnittswechselmarken definierten Bereich und öffnen das Dialogfeld SEITE EINRICHTEN.
5. Unter dem Register SEITENRÄNDER ändern Sie die Orientierung auf *Querformat,* und vergewissern Sie sich, dass unter ÜBERNEHMEN FÜR als Eintrag *Aktuellen Abschnitt* eingestellt ist.

4.2.5 Layout

Die dritte und letzte Registerseite LAYOUT des Dialogfeldes SEITE EINRICHTEN ermöglicht die Einstellung weiterer Parameter wie *Zeilennummern, Rahmen,* Erscheinung von *Kopf- und Fußzeilen* sowie deren Abstand zum Seitenrand sowie der vertikalen Seitenausrichtung:

- ***Abschnittsbeginn***
  Arbeiten Sie mit mehreren Abschnitten, kann hier die Art des Abschnittswechsels für den Abschnitt bestimmt bzw. geändert werden, in dem sich die Einfügemarke momentan befindet. Zur Verfügung stehen dabei:
  - Fortlaufend
  - Neue Spalte
  - Neue Seite
  - Gerade Seite
  - Ungerade Seite

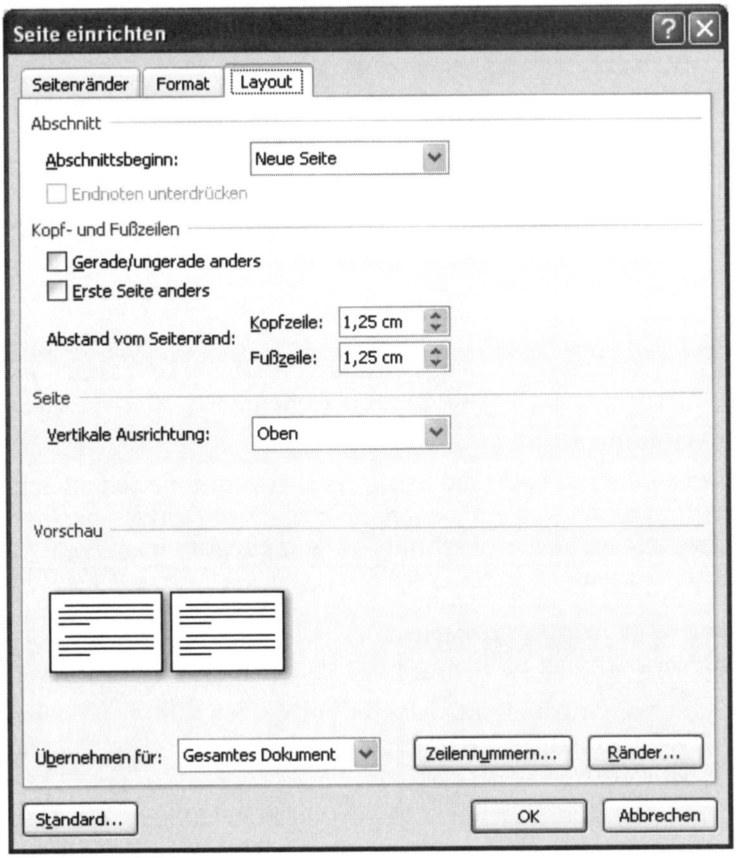

Abbildung 4.9:
Layout einrichten

4

- ENDNOTEN UNTERDRÜCKEN
  Verhindert ein Drucken von Endnoten im aktuellen Abschnitt. Stattdessen werden die Endnoten im nächsten Abschnitt gedruckt. Sie können mit dieser Option folglich erreichen, dass alle Endnoten am Ende des gesamten Textes gedruckt werden und nicht am Ende der jeweiligen Abschnitte.

- Kopf- und Fußzeilen: Gerade/ungerade anders
  Ermöglicht die Erstellung von Kopf- und Fußzeilen, die sich auf geraden und ungeraden Seiten unterscheiden. Somit kann dann bei einem doppelseitigen Layout die Seitenzahl immer außen stehen.
- Kopf- und Fußzeilen: Erste Seite anders
  Die erste Seite eines Dokuments oder Abschnitts bekommt eine andere Kopf- und Fußzeile als die übrigen Seiten des Dokuments. Diese Option bietet sich vor allem für Kapitelanfänge an, die beispielsweise über keinen Kolumnentitel verfügen sollen wie die übrigen Seiten.
- Kopf- und Fußzeilen: Abstand vom Seitenrand
  Hier können Sie den Abstand zwischen dem Papierrand und der Kopf- und Fußzeile angeben.
- Seite: vertikale Ausrichtung
  Definiert die senkrechte Verteilung des Textes zwischen dem oberen und unteren Rand einer Seite, wobei Word einen Text immer oben ausrichtet, sofern Sie nichts anderes angeben. Mit Blocksatz wird die erste Zeile oben, die letzte Zeile unten ausgerichtet, wobei die Abstände zwischen den Absätzen vergrößert werden. Zentriert richtet den Text an der Seitenmitte aus, Unten sorgt dafür, dass die letzte Zeile am unteren Seitenrand positioniert wird.

INFO

Unvollständige Seiten werden in Word stets am oberen Rand ausgerichtet.

Zeilennummer

Klicken Sie im Dialogfeld Seite einrichten auf die Schaltfläche Zeilennummern..., öffnet sich ein weiterer Dialog. Darin können Sie Ihrem Dokument bzw. dem aktuellen Abschnitt Zeilennummern hinzufügen bzw. diese wieder entfernen.

Abbildung 4.10: Zeilennummern

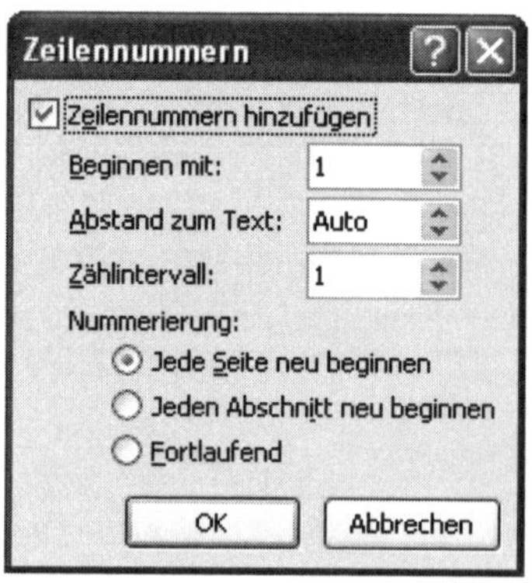

- BEGINNEN MIT
  Tragen Sie hier ein, mit welcher Zahl die Nummerierung beginnen soll.
- ABSTAND ZUM TEXT
  Hier können Sie festlegen, welchen Abstand die Zeilennummern zum Text besitzen sollen.
- ZÄHLINTERVALL
  Das Zählintervall bestimmt, welche Zahlen angezeigt werden sollen. So bewirkt ein Zählintervall von 5, dass nur in jeder fünften Zeile eine Zeilennummer angezeigt wird: also bei 5, 10, 15, 20, 25 usw.
- NUMMERIERUNG
  Diese Optionsschaltgruppe bestimmt, wie die Nummerierung der Zeilennummern erfolgen soll. Sie können die Nummerierung auf jeder Seite oder in jedem Abschnitt neu beginnen lassen bzw. auch das gesamte Dokument komplett fortlaufend nummerieren lassen.

Zeilennummern können auch über die gleichnamige Schaltfläche in der Gruppe SEITE EINRICHTEN *auf der Registerkarte* SEITENLAYOUT *in das Dokument eingefügt werden.*

INFO

Ränder

Klicken Sie auf die Schaltfläche RÄNDER..., um für das Dokument einen Seitenrahmen festzulegen.

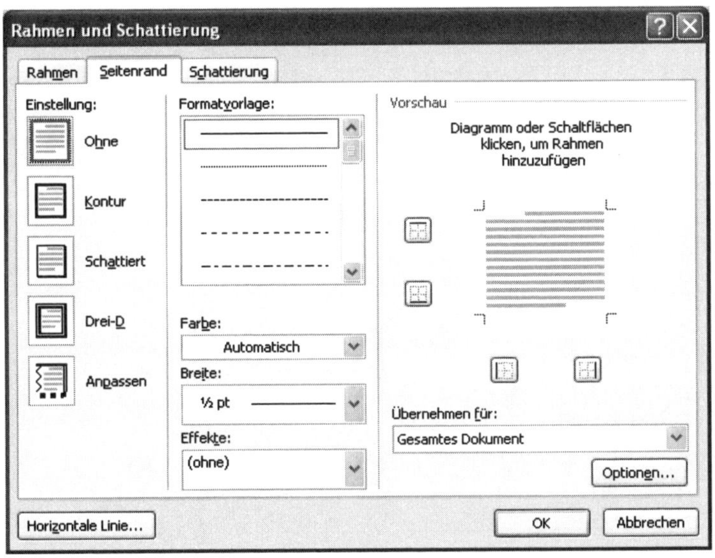

Abbildung 4.11: Rahmeneinstellungen für den Seitenrand

4.3 Designs

Ein Design ist eine schnelle und einfache Möglichkeit, einem Dokument ein professionelles und modernes Aussehen zu verleihen. Es besteht aus einem Satz verschiedener Formatierungsoptionen, wie Schriftfarben, Schriftarten und vieles mehr.

Jedes Dokument, das Sie in Word 2007 erstellen, verfügt über ein Design – selbst neue, noch leere Dokumente. Das Standarddesign ist das Office-Design mit einem weißen Hintergrund und dunklen, sanften Farben. Wenn Sie ein anderes Design zuweisen, wird das Office-Design durch das neue Erscheinungsbild ersetzt, z.B. durch den dunklen Hintergrund und die hellen Farben des Metro-Designs.

Um das allgemeine Erscheinungsbild Ihres Office Word 2007-Dokuments zu ändern, müssen Sie sowohl das Design als auch die festgelegte Formatvorlage ändern. Sie können dies dann als Standard für alle neuen Dokumente festlegen.

In Word 2007 ist das Erscheinungsbild eines Formatvorlagensatzes so eng an die Schriftarten und Farben gebunden, die im Design verwendet werden, dass Sie die Designschriftarten und Designfarben sowohl auf der Registerkarte START in der Gruppe FORMATVORLAGEN ÄNDERN als auch auf der Registerkarte SEITENLAYOUT in der Gruppe DESIGNS ändern können. Bei Letzterem kann auch das gesamte Design geändert werden.

Abbildung 4.12: Formatvorlagensatz zuweisen

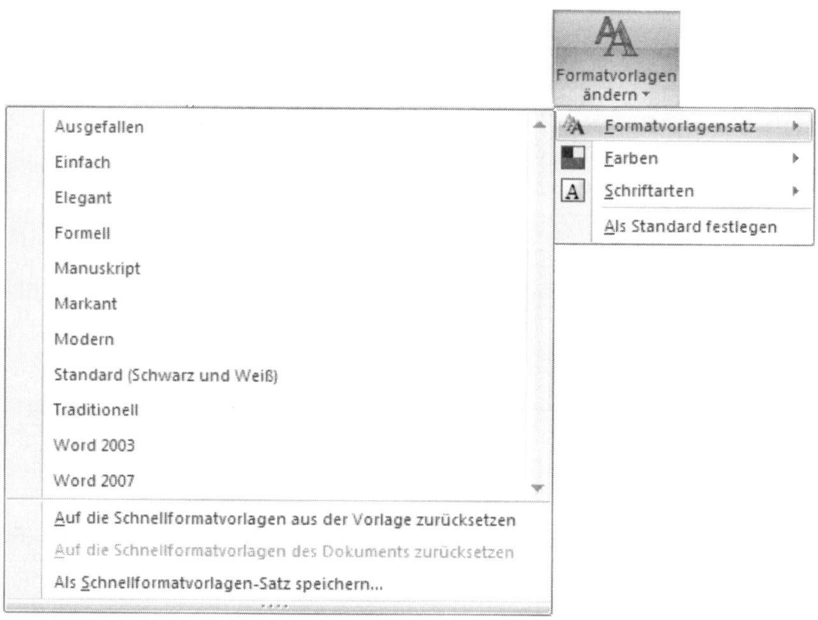

Das Standarddesign eines Dokuments ändern

STEPS

1. Klicken Sie auf die Office-Schaltfläche, danach auf NEU.
2. Klicken Sie unter VORLAGEN auf LEER UND ZULETZT VERWENDET, und doppelklicken Sie dann unter LEER UND ZULETZT VERWENDET auf LEERES DOKUMENT, oder drücken Sie die Tastenkombination [Strg] + [N], um ein leeres Dokument zu öffnen.
3. Klicken Sie auf der Registerkarte START in der Gruppe FORMATVORLAGEN auf FORMATVORLAGEN ÄNDERN, zeigen Sie auf Formatvorlagensatz, und klicken Sie dann auf den Schnellformatvorlagen-Satz, den Sie verwenden möchten.
4. Der Katalog der Schnellformatvorlagen ändert sich, um den neuen Schnellformatvorlagen-Satz wiederzugeben.
5. Klicken Sie erneut auf FORMATVORLAGEN ÄNDERN, zeigen Sie auf FARBEN, und wählen Sie dann die gewünschten Farben aus der Auswahlliste aus.

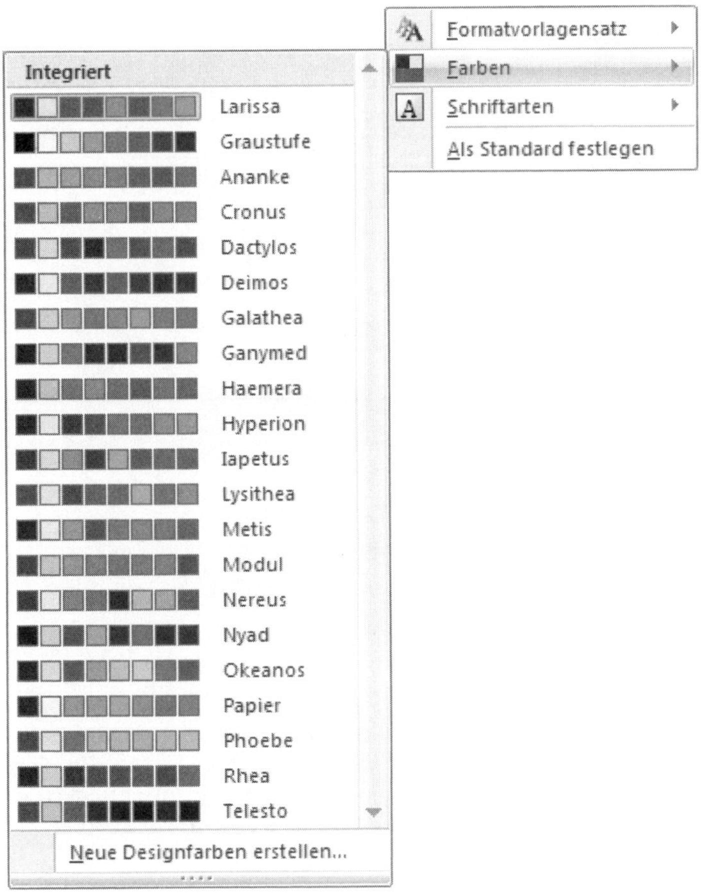

Abbildung 4.13: Die Farben für den Formatvorlagensatz anpassen

6. Um auch die Schriftarten zu ändern, klicken Sie erneut auf FORMATVORLAGEN ÄNDERN, zeigen Sie auf SCHRIFTARTEN, und wählen Sie dann die gewünschten Schriftarten für den Vorlagensatz aus.
7. Klicken Sie nochmals auf FORMATVORLAGEN ÄNDERN und danach auf ALS STANDARD FESTLEGEN.
8. Auf der Registerkarte SEITENLAYOUT werden die Schaltflächen in der Gruppe DESIGNS aktualisiert und enthalten nun die vorgenommenen Änderungen.

Abbildung 4.14: Designs auf der Registerkarte Seitenlayout

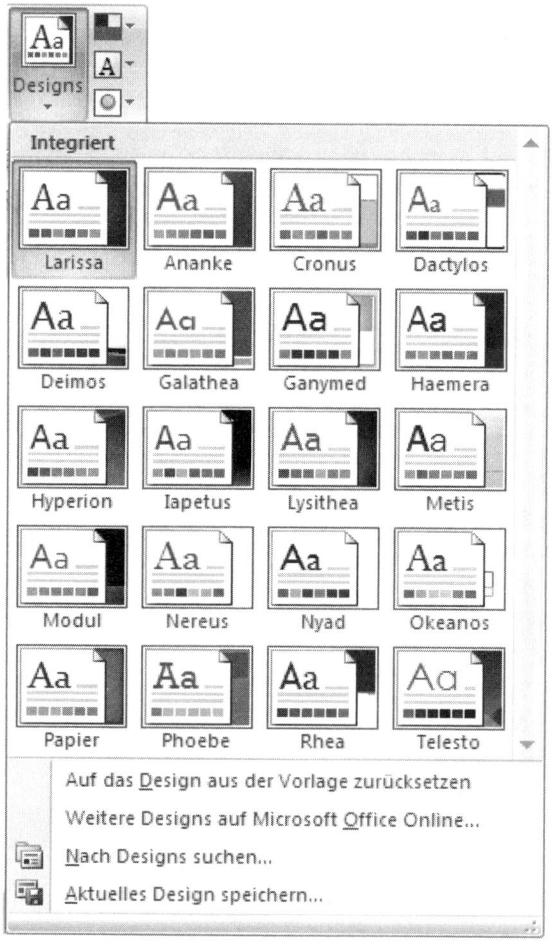

INFO

Damit benutzerdefinierte Designs verfügbar sind, müssen Sie mindestens ein solches Design erstellen. Dies geschieht, indem Sie ein Design festlegen und dieses dann unter DESIGN/AKTUELLES DESIGN SPEICHERN... *(Registerkarte* SEITENLAYOUT, *Gruppe* DESIGNS*) speichern.*

4.4 Seitenhintergrund

Die Formatierungsmöglichkeiten für den Seitenhintergrund finden Sie ebenfalls auf der Registerseite SEITENLAYOUT. Sie können in der Gruppe SEITENHINTERGRUND die folgenden Einstellungen treffen:

- Seitenfarbe
- Wasserzeichen
- Seitenränder

INFO

Die Funktion SEITENRÄNDER *beeinflusst nicht den Satzspiegel, also die Position der Ränder gemessen vom Seitenrand, die im Dialogfeld* SEITE EINRICHTEN *eingestellt werden kann. Vielmehr können Sie hiermit einen Rahmen um die Seite ziehen. Vielleicht etwas verwirrend ...*

4.4.1 Seitenfarbe

Unter SEITENFARBE können Sie die Hintergrundfarbe der Seite einstellen und verschiedene Fülleffekte auswählen.

STEPS

Seitenfarbe wählen

1. Klicken Sie auf die Registerseite SEITENLAYOUT und danach auf die Schaltfläche SEITENFARBE, die Sie in der Gruppe SEITENHINTERGRUND finden.
2. Wählen Sie aus der herunterklappenden Liste eine passende Farbe aus, oder wählen Sie *Keine Farbe*, damit der Seitenhintergrund keine Farbe erhält. Unter DESIGNFARBEN werden in Abhängigkeit des gewählten Designs passende Farbtöne angeboten, unter STANDARDFARBEN können Sie eine Farbe wählen, die keinen Bezug zum Design aufweist.

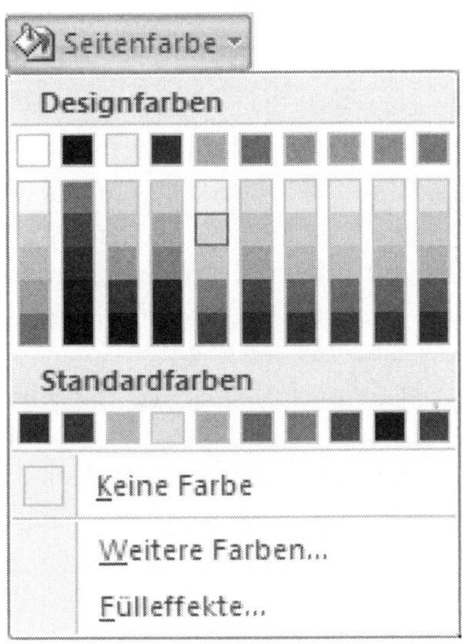

Abbildung 4.15: Verfügbare Seitenfarben für den Hintergrund

3. Sollte die gewünschte Farbe nicht unmittelbar verfügbar sein, können Sie über WEITERE FARBEN das Dialogfeld FARBEN aufrufen und daraus eine passende Farbe zusammenstellen.

Fülleffekt wählen

1. Klicken Sie auf die Registerseite SEITENLAYOUT und danach auf die Schaltfläche SEITENFARBE, die Sie in der Gruppe SEITENHINTERGRUND finden.
2. Selektieren Sie den Eintrag FÜLLEFFEKTE... aus der herunterklappenden Auswahlliste.

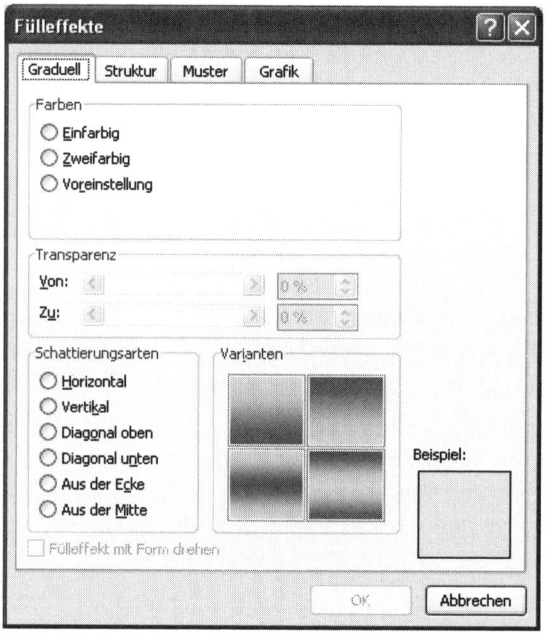

Abbildung 4.16: Fülleffekte für Farbverläufe

3. Wählen Sie den gewünschten Fülleffekt aus dem Dialogfeld aus.
4. Die Seite GRADUELL bietet Ihnen verschiedene Einstellungsmöglichkeiten, mit denen Sie einen Farbverlauf erzeugen können.
5. Auf der Seite STRUKTUR können Sie dem Seitenhintergrund mithilfe verschiedener Strukturmuster wie *Papyrus, Papiertüte, brauner Marmor* und viel mehr eine Struktur zuweisen oder eine eigene Grafik für die Struktur verwenden.
6. Die Seite MUSTER ist für die Gestaltung des Seitenhintergrunds über ein Muster zuständig. Neben dem Muster können Sie dabei die Vorder- und Hintergrundfarbe des Füllmusters bestimmen.
7. Über die Seite GRAFIK bietet sich Ihnen die Möglichkeit, ein Bild als Hintergrundgrafik einzubinden.

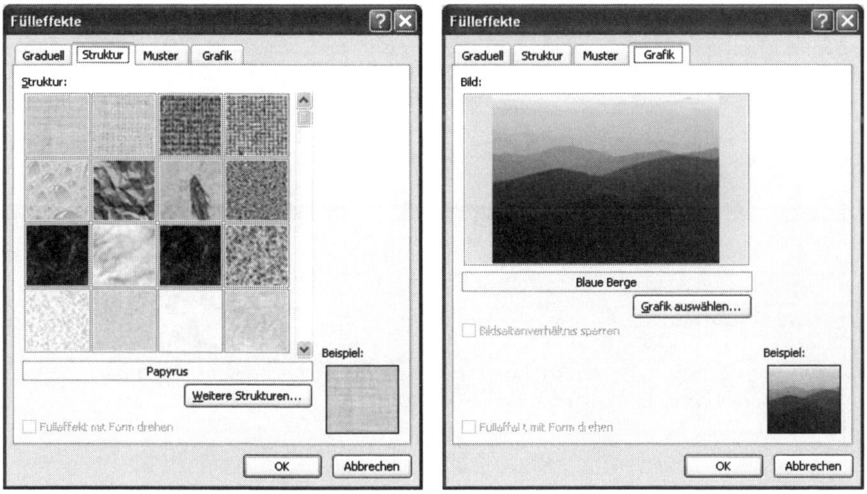

Abbildung 4.17: Strukturen und Bilder als Seitenhintergrund

4.4.2 Wasserzeichen

Unter (unechten) *Wasserzeichen* versteht man schwächere Hintergrundbilder auf Papier, die einen durchscheinenden Effekt aufweisen. Im Gegensatz zu echten Wasserzeichen, die ein Bestandteil des Papiers sind, werden die unechten Wasserzeichen beim Druck aufgebracht.

Sie werden häufig für zusätzliche Informationen wie *vertraulich* oder *wichtig* eingesetzt, können aber auch ein Sicherheitsmerkmal wie bei Banknoten oder Briefmarken darstellen, das eine Fälschung erschwert. Eine dritte Bedeutung kommt dem Begriff in Zusammenhang mit Markierungen in digitalen Medien zu.

Dann handelt es sich um in Mediendaten eingebrachte Informationen, die nicht mehr von den ursprünglichen Daten getrennt werden können. Mit ihrer Hilfe kann beispielsweise der Urheber eines Bildes eindeutig nachvollzogen werden.

Um ein Wasserzeichen auf eine Seite in einem Dokument einzufügen, gehen Sie wie folgt vor:

STEPS

1. Klicken Sie auf die Registerseite SEITENLAYOUT und danach auf die Schaltfläche WASSERZEICHEN, die Sie in der Gruppe SEITENHINTERGRUND finden.
2. Sie können nun aus der Auswahlliste ein Wasserzeichen auswählen oder mit einem Klick auf den Eintrag BENUTZERDEFINIERTES WASSERZEICHEN... ein eigenes Wasserzeichen erzeugen. Dabei haben Sie die Wahl zwischen *Bildwasserzeichen* sowie *Textwasserzeichen*. Wie der Name bereits verrät, wird bei einem Bildwasserzeichen eine Grafik in den Seitenhintergrund montiert, bei einem Textwasserzeichen können Sie einen bestimmten Text als Wasserzeichen einfügen.

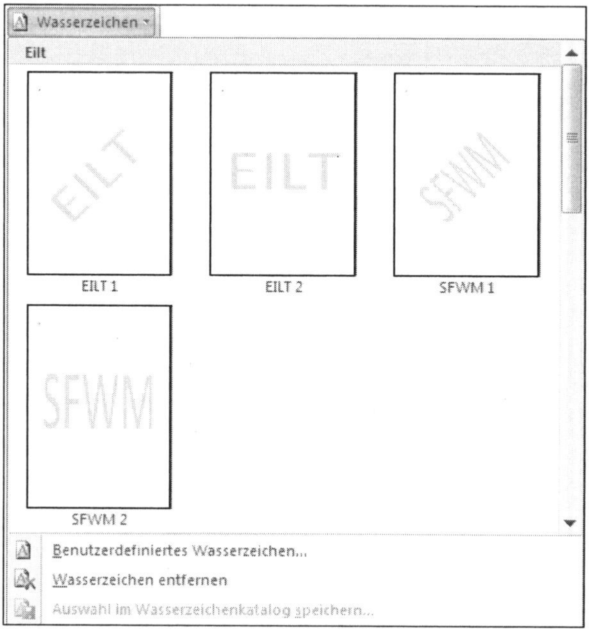

Abbildung 4.18: Wasserzeichen einfügen

4.4.3 Benutzerdefiniertes Wasserzeichen

Haben Sie auf den Eintrag BENUTZERDEFINIERTES WASSERZEICHEN geklickt, erscheint ein Dialog auf dem Bildschirm, über den Sie das Wasserzeichen erzeugen können:

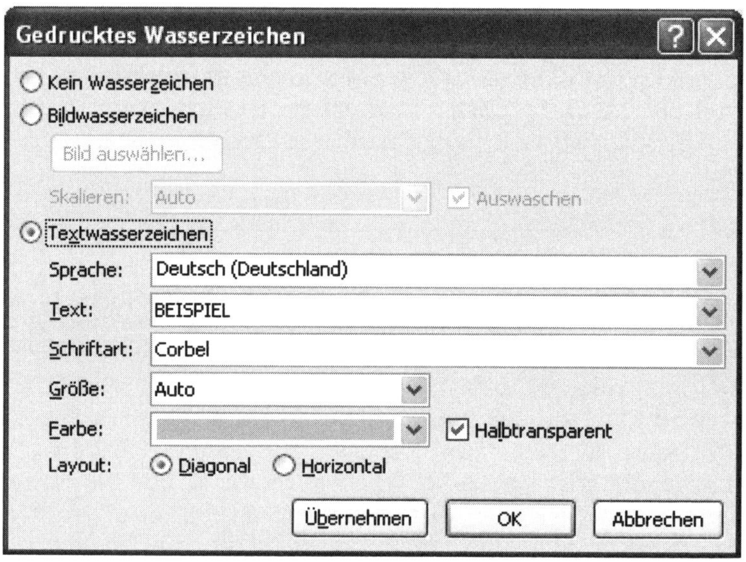

Abbildung 4.19: Benutzerdefinierte Wasserzeichen

- Mit KEIN WASSERZEICHEN entfernen Sie ein eventuell vorhandenes Wasserzeichen aus dem Seitenhintergrund.

Alternativ dazu können Sie auch die Schaltfläche WASSERZEICHEN ENTFERNEN *aus dem Auswahlmenü der Schaltfläche* WASSERZEICHEN *in der Multifunktionsleiste verwenden.*

INFO

- BILDWASSERZEICHEN ermöglicht Ihnen das Einfügen eines Bildes als Wasserzeichen. Die Grafik wird mit einem Klick auf die Schaltfläche BILD AUSWÄHLEN selektiert, die aber nur dann verfügbar ist, wenn diese Option aktiv ist.
- TEXTWASSERZEICHEN erzeugt ein Wasserzeichen aus einem frei definierbaren Text, wobei neben dem Text auch die Schriftart, deren Größe sowie die Farbe frei gewählt werden können. DIAGONAL scheibt den Wasserzeichentext von links unten nach rechts oben quer über die Seite, HORIZONTAL lässt ihn wie gewohnt von links nach rechts im Hintergrund der Seite erscheinen.

4.4.4 Seitenränder

Um einen Rahmen für den Seitenrand zu erstellen, gehen Sie wie folgt vor:

STEPS

1. Wählen Sie die Registerseite START und klicken dort auf das Pfeilsymbol des Schalters RAHMEN UND SCHATTIERUNG.
2. Wählen Sie auf der Auswahlliste den Eintrag RAHMEN UND SCHATTIERUNG...
3. Öffnen Sie die Registerseite SEITENRAND.
4. Unter EINSTELLUNG finden Sie verschiedene Rahmentypen, aus denen Sie einen auswählen können. Mit OHNE wird ein Rahmen wieder entfernt.
5. Die Breite des Rahmens kann unter BREITE eingestellt werden.
6. FORMATVORLAGE gestattet wieder die Wahl der Linienart, unter EFFEKTE können Sie verschiedene Effekte wie beispielsweise Herzchen oder andere Dekore wählen.
7. Im Listenfeld unter ÜBERNEHMEN FÜR können Sie vorgeben, ob dieser Rahmen nur für die aktuelle Seite, für die erste Seite oder alle Seiten des Dokuments übernommen werden soll.
8. Ein Klick auf OK übernimmt den Rahmen.

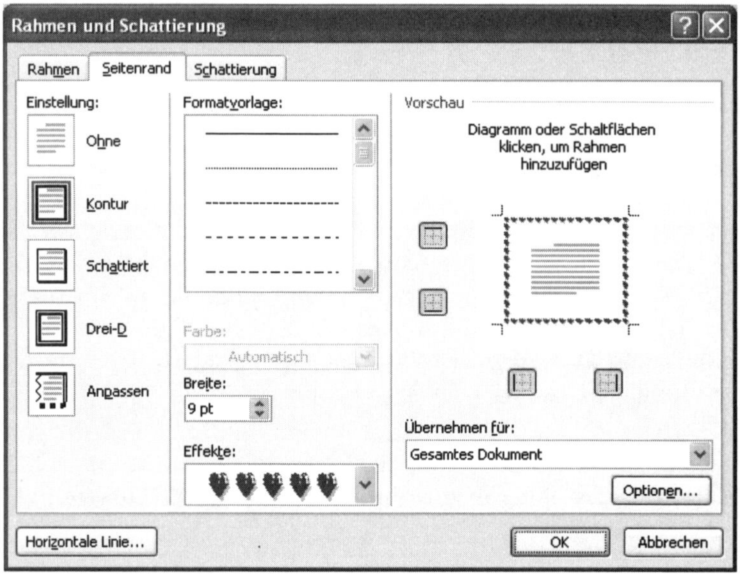

Abbildung 4.20: Ein Rahmen für den Seitenrand

4.5 Kopf- und Fußzeilen

Kopf- und Fußzeilen sind Bereiche auf einer Seite, deren Inhalt sich ständig wiederholt und die Text wie Seitenzahlen, das Datum oder eine Grafik (z.B. ein Firmenlogo) enthalten können.

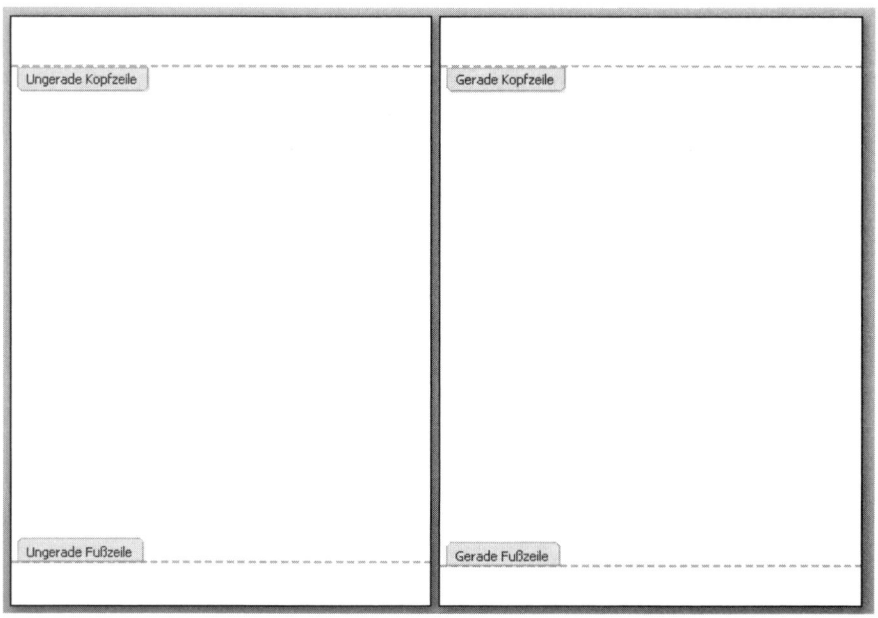

Abbildung 4.21: Kopf- und Fußzeilen in einem Dokument

Statt für jede Seite einen Kopf- und Fußzeilenbereich zu definieren, legen Sie ein Layout für die Kopfzeile und eines für die Fußzeile an, den Rest erledigt Word für Sie. Obwohl, so ganz stimmt das nicht unbedingt: Sie können für gerade und ungerade Seiten gespiegelte Kopf- und Fußzeilen anlegen, der ersten Seite ein komplett anderes Layout spendieren und über Abschnitte Kopf- und Fußzeilen realisieren, die innerhalb eines Dokuments voneinander abweichen.

4.5.1 Einfügen und Ändern von Kopf- oder Fußzeilen

Word macht es Ihnen wieder einmal extrem einfach: Sie können vordefinierte Kopf- und Fußzeilen in das Dokument einfügen und das darin enthaltene Design nachträglich verändern. Sie können aber auch eigene Kopf- und Fußzeilen erstellen, z.B. mit einem Firmenlogo und individuellem Aussehen, und diese dann im Katalog speichern.

INFO

Für die Arbeit mit Kopf- und Fußzeilen empfiehlt es sich, die Ansicht SEITENLAYOUT *zu aktivieren. Diese können Sie auf der Registerseite* ANSICHT *in der Gruppe* DOKUMENTANSICHTEN *aktivieren.*

STEPS

Eine Kopf- und Fußzeile für das gesamte Dokument erstellen

1. Klicken Sie auf der Registerkarte EINFÜGEN in der Gruppe KOPF- UND FUßZEILE auf die Schaltfläche KOPFZEILE oder FUßZEILE.
2. Selektieren Sie in der herunterklappenden Auswahlliste das gewünschte Design für die Kopf- bzw. Fußzeile. Dieses wird dadurch in das Dokument eingefügt.
3. Sie können den Text in der Kopf- oder Fußzeile bei Bedarf individuell formatieren, indem Sie den Text einfach markieren und die Formatierungsoptionen auf der Minisymbolleiste verwenden.
4. Möchten Sie eine Grafik einfügen, klicken Sie in der Gruppe EINFÜGEN auf den Button GRAFIK oder CLIPART und fügen die Grafik/ClipArt wie gewohnt ein.
5. Soll die neu erstellte Kopf- oder Fußzeile im Katalog für Kopf- und Fußzeilenoptionen gespeichert werden, markieren Sie den Text oder die Grafiken in der Kopf- bzw. Fußzeile, und klicken Sie dann auf AUSWAHL IM KOPFZEILENKATALOG SPEICHERN oder AUSWAHL IM FUßZEILENKATALOG speichern.

TIPP

Auf der Registerseite EINFÜGEN *finden Sie in der Gruppe* KOPF- UND FUßZEILE *den Schalter* SEITENZAHL. *Die ersten drei Einträge dieses Menüs enthalten vorgefertigte Designs für Kopf- und Fußzeilen, in denen bereits Seitenzahlen enthalten sind.* SEITENANFANG *stellt die Seitenzahlen in einer Kopfzeile bereit,* SEITENENDE *in der Fußzeile,* SEITENRÄNDER *ermöglicht die Darstellung einer Seitenzahl am linken bzw. rechten Blattrand.*

STEPS

Ändern von Kopf- oder Fußzeilen

1. Klicken Sie auf der Registerkarte EINFÜGEN in der Gruppe KOPF- UND FUSSZEILE auf KOPFZEILE oder FUSSZEILE.
2. Klicken Sie im Katalog auf ein Design für die Kopf- oder Fußzeile.

Das Design für die Kopf- oder Fußzeile wird für das gesamte Dokument geändert.

STEPS

Entfernen der Kopf- und Fußzeile von der ersten Seite

1. Aktivieren Sie auf der Registerkarte ENTWURF unter KOPF- UND FUSSZEILENTOOLS das Kontrollkästchen ERSTE SEITE ANDERS.
2. Vergewissern Sie sich, dass in den Kopf- und Fußzeilen der ersten Seite keine Einträge enthalten sind. Ansonsten löschen Sie diese, sodass sowohl Kopf- als auch Fußzeile leer sind.

TIPP

Sie können in die Kopfzeile für die erste Seite beispielsweise Ihr Firmenlogo einfügen. In die Kopfzeile der Folgeseiten tragen Sie dann die Seitennummer des Dokuments ein, sodass bei einem mehrseitigen Dokument die einzelnen Seiten zugeordnet werden können.

STEPS

Anpassen der Kopf- und Fußzeilen für gerade und ungerade Seiten

Sollen die Kopf- und Fußzeilen auf geraden und ungeraden Seiten abweichen, gehen Sie wie folgt vor:

1. Aktivieren Sie auf der Registerkarte ENTWURF unter KOPF- UND FUSSZEILENTOOLS das Kontrollkästchen GERADE/UNGERADE ANDERS.
2. Nun können Sie die Kopf- oder Fußzeile für gerade Seiten auf einer Seite mit einer geraden Seitenzahl und die Kopf- oder Fußzeile für ungerade Seiten auf einer Seite mit einer ungeraden Seitenzahl unabhängig voneinander gestalten.

STEPS

Den Inhalt einer Kopf- oder Fußzeile ändern

1. Klicken Sie auf der Registerkarte EINFÜGEN in der Gruppe KOPF- UND FUSSZEILE auf KOPFZEILE oder FUSSZEILE.
2. Wählen Sie den Eintrag KOPFZEILE BEARBEITEN oder FUSSZEILE BEARBEITEN.
3. Nehmen Sie die gewünschten Änderungen an der Kopf- oder Fußzeile vor, indem Sie den Text überarbeiten. Sie können auch die Funktionen der Minisymbolleiste verwenden, um den Text zu formatieren. So kann beispielsweise die Schriftart oder die Schriftfarbe und der Schriftschnitt geändert werden.

TIPP

Alternativ zu diesem Prozedere können Sie auch mit der Maus auf die Kopf- oder Fußzeile einen Doppelklick ausführen, die Sie bearbeiten möchten. Word wechselt darauf in den Bearbeitungsmodus für Kopf- und Fußzeilen.

STEPS

Entfernen von Kopf- oder Fußzeilen aus einen Dokument

1. Klicken Sie auf eine beliebige Stelle im Dokument.
2. Klicken Sie auf der Registerkarte Einfügen in der Gruppe Kopf- und Fußzeile auf Kopfzeile oder Fußzeile.
3. Klicken Sie auf Kopfzeile entfernen oder Fußzeile entfernen, um die Kopf- bzw. Fußzeilen aus dem gesamten Dokument zu entfernen.

STEPS

Zwischen Kopf- und Fußzeile wechseln

1. Klicken Sie in der Gruppe Navigation auf Zu Fußzeile wechseln, wenn Sie sich in der Kopfzeile befinden.
2. Klicken Sie auf Zu Kopfzeile wechseln, wenn Sie sich in einer Fußzeile befinden und die Kopfzeile bearbeiten möchten.

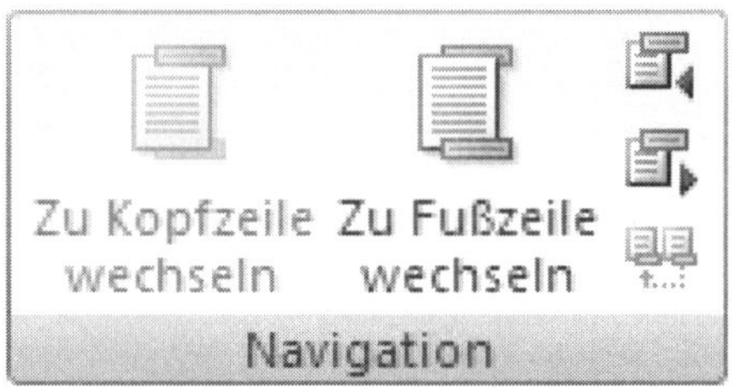

Abbildung 4.22: Navigation innerhalb von Kopf- und Fußzeilen

4.5.2 Position der Kopf- und Fußzeile

In der Registerseite Entwurf kann innerhalb der Gruppe Position der Abstand zwischen Blattoberkante und der Kopfzeile sowie der Blattunterkante und der Fußzeile eingestellt werden.

INFO

Diese Einstellungen können Sie auch innerhalb des Dialogfeldes Seite einrichten *unter der Registerseite* Layout *treffen.*

4.5.3 Kopf- und Fußzeilen mit Leben füllen

Sofern Sie eine der vorgefertigten Kopf- und Fußzeilen verwenden, sind darin bereits verschiedene Inhalte, wie Seitenzahlen und die Möglichkeit, an vorgegebenen Positionen Text einzusetzen, vordefiniert.

Doch nicht immer wird Word mit den angebotenen Designs Ihre Vorstellungen treffen. Dann heißt es: Selbst ist der Mann oder die Frau, und die Kopf- und Fußzeilen werden den eigenen Wünschen gemäß individuell gestaltet.

Falls Sie eine lebende Kopf- oder Fußzeile wünschen, deren Inhalt sich von Seite zu Seite unterscheidet, können Sie ein *Feld* einfügen. Ein Feld ist in Wort ein Platzhalter für veränderliche Daten, der erst beim Ausdruck mit einem bestimmten Inhalt gefüllt wird: Das kann die aktuelle Seitenzahl, das Datum, die Uhrzeit, die Kapitelnummer oder eine Überschrift sein.

Nehmen wir das Layout dieses Buches: In der Kopfzeile steht auf allen linken Seiten ganz links die Kapitelnummer und auf Höhe des Fließtextes der Kapitelname. Die rechten Seiten enthalten jeweils die Überschriften der zweiten Ebene. Die Seitenzahlen schließlich sind in den Fußzeilen untergebracht.

Ein Feld wird in Word über das Untermenü FELD... der Schaltfläche SCHNELLBAUSTEINE eingefügt, die sich in der Gruppe TEXT der Registerseite EINFÜGEN befindet.

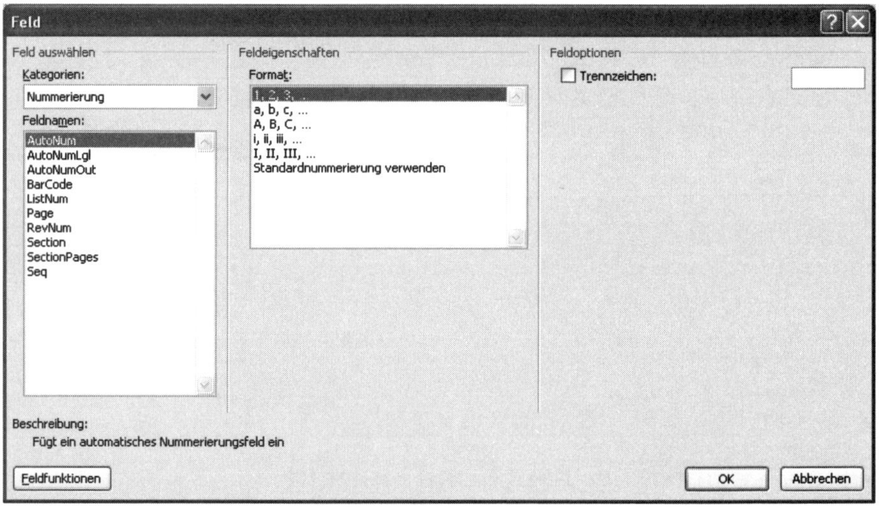

Abbildung 4.23: Ein Feld einfügen

Unter KATEGORIEN können Sie die unter FELDNAMEN aufgeführten Einträge nach einzelnen Bereichen filtern. Wählen Sie hier (ALLE), um keine Filterung vorzunehmen und alle verfügbaren Felder in der Liste dargestellt zu bekommen. Ansonsten sind folgende Filtereinstellungen möglich:

- Benutzerinformationen
- Datum und Uhrzeit
- Dokumentautomation
- Dokumentinformationen
- Formeln und Ausdrücke
- Index und Verzeichnisse
- Nummerierung
- Seriendruck
- Verknüpfung und Verweise

Möchten Sie beispielsweise das Datum in der Fußzeile ausgeben, an dem die Datei erstellt wurde, stellen Sie unter Kategorien DATUM UND UHRZEIT ein, selektieren dann das Feld *CreateDate* und wählen schließlich noch unter FORMAT aus, wie die Darstellung erfolgen soll.

Klicken Sie auf die Schaltfläche FELDOPTIONEN in der linken unteren Dialogecke, ändert sich die Darstellung der Feldfunktion im Dialogfeld. Das Feld wird nun auch im Dialog so angezeigt, wie es später in das Dokument eingefügt wird. Über die neu eingeblendete Schaltfläche OPTIONEN können dann die Optionen komfortabel über ein Dialogfeld eingestellt werden, anstatt sie in der Eingabezeile selbst einzugeben.

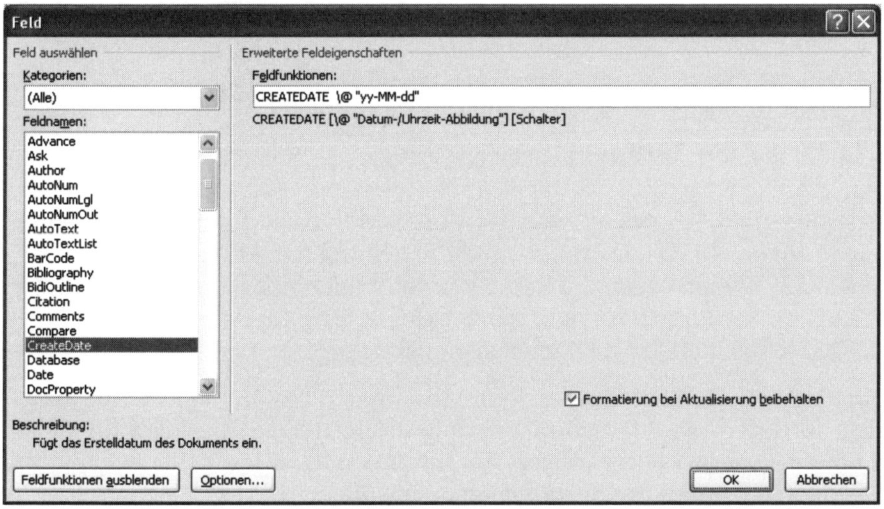

Abbildung 4.24: Felder über die erweiterten Feldeigenschaften formatieren

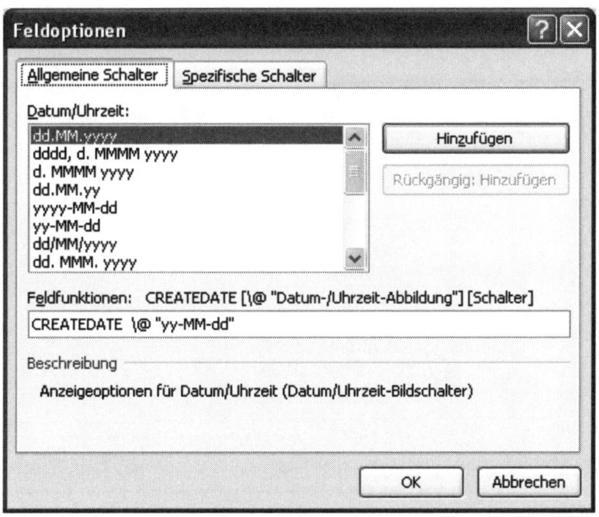

Abbildung 4.25: Optionen für die Formatierung der Feldinhalte

STEPS

Seitenzahl direkt einfügen

Möchten Sie lediglich die aktuelle Seitenzahl einfügen, stellt Word eine komfortablere und schnellere Variante bereit:

1. Stellen Sie sicher, dass Sie sich in der Kopf- und Fußzeile befinden, in die Sie die Seitenzahl einfügen möchten.
2. Klicken Sie auf die Schaltfläche SEITENZAHL in der Gruppe KOPF- UND FUSSZEILE.
3. Aus dem Aufklappmenü wählen Sie den Eintrag SEITENZAHLEN.
4. Eine weitere Auswahlliste klappt nun rechts nebenan auf, aus der Sie aus einer Reihe vorgefertigter Formate das gewünschte auswählen können.
5. Mit der Tastenkombination [Alt] + [⇧] + [P] können Sie ebenfalls ein Feld für die aktuelle Seitenzahl direkt einfügen.

Mithilfe des Menüs SEITENZAHLEN FORMATIEREN..., das Sie ebenfalls über die Schaltfläche SEITENZAHLEN der Gruppe KOPF- UND FUSSZEILE erreichen, kann das Dialogfeld SEITENZAHLENFORMAT auf dem Bildschirm angezeigt werden. Hier können Sie das Format für die Darstellung der Seitenzahlen festlegen sowie auf Wunsch auch die Kapitelnummer mit einbeziehen. Dazu müssen Sie neben der Formatvorlage, die der Überschrift zugewiesen wurde, auch das zu verwendende Trennzeichen eingeben.

Sofern das Dokument aus mehreren Abschnitten besteht, können Sie außerdem festlegen, wie die Nummerierung erfolgen soll. Zur Auswahl stehen das Fortsetzen vom vorherigen Abschnitt sowie die explizite Angabe, mit welcher Seitennummer begonnen werden soll.

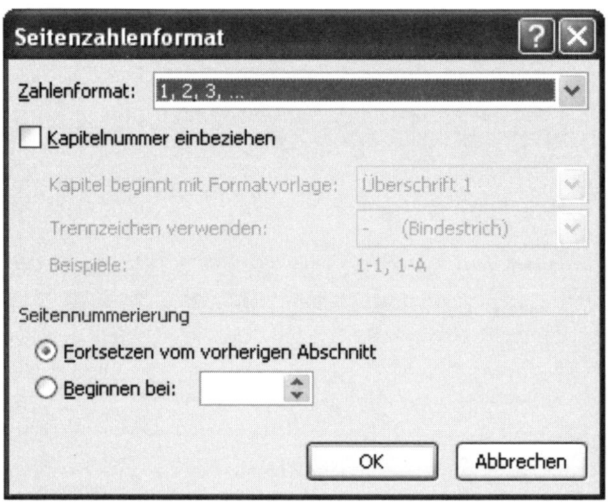

Abbildung 4.26: Das Zahlenformat festlegen

Arbeiten Sie beispielsweise an einem Buch, dessen Kapitel aus einzelnen Dateien bestehen, können Sie für jedes Folgekapitel hier die Nummer der ersten Seite eintragen.

TIPP

Mit der Tastenkombination [Alt] + [F9] *können Sie die Darstellung der Feldfunktionen umschalten: Einmal wird der gültige Wert dargestellt, einmal die Feldfunktion an sich. Mit* [F9] *kann ein Feldergebnis gezwungenermaßen aktualisiert werden.*

4.5.4 Kopf- und Fußzeilen mit mehreren Abschnitten

Möchten Sie innerhalb eines Dokuments unterschiedliche Kopf- und Fußzeilen einfügen, weil beispielsweise das Inhaltsverzeichnis mit römischen Ziffern nummeriert wird, das eigentliche Dokument aber mit arabischen Ziffern formatierte Seitenzahlen besitzen soll, müssen Sie Abschnitte einfügen. Für jeden Abschnitt können dann unterschiedliche Kopf- und Fußzeilen verwendet werden. Auf der anderen Seite ist es aber auch möglich, einem Dokument, das sich aus mehreren Abschnitten zusammensetzt, dieselbe Kopf- und Fußzeile zu spendieren.

STEPS

Prüfen, ob ein Dokument Abschnitte enthält

1. Klicken Sie in der Statusleiste auf die Ansicht ENTWURF, um die Ansicht auf diesen Modus umzuschalten.
2. Klicken Sie auf der Registerkarte START in der Gruppe BEARBEITEN auf die Schaltfläche SUCHEN, und wählen Sie die Seite GEHE ZU. Mit der Tastatur rufen Sie das Dialogfeld über [Strg] + [G] auf.
3. Klicken Sie auf ABSCHNITT und dann auf WEITER, um alle Abschnittsumbrüche im Dokument zu finden.

STEPS

Einen neuen Abschnittsumbruch einfügen

Möchten Sie einen neuen Abschnittsumbruch erstellen, gehen Sie wie folgt vor:

1. Klicken Sie in die Stelle im Dokument, an der Sie den Umbruch einfügen möchten.
2. Klicken Sie auf der Registerkarte SEITENLAYOUT in der Gruppe SEITE EINRICHTEN auf UMBRÜCHE.
3. Wählen Sie als Umbruch NÄCHSTE SEITE, damit der Abschnitt auf der nächsten Seite beginnt. Möchten Sie festlegen, dass der Abschnitt unbedingt auf einer geraden oder ungeraden Seite beginnen soll, müssen Sie eine andere Umbruchart wählen.

Abweichende Kopf- oder Fußzeile für einen bestimmten Abschnitt

1. Klicken Sie in den Abschnitt, für den Sie eine andere Kopf- oder Fußzeile erstellen möchten.
2. Klicken Sie auf der Registerkarte EINFÜGEN in der Gruppe KOPF- UND FUSSZEILE auf KOPFZEILE oder FUSSZEILE, und wählen Sie den Eintrag KOPFZEILE BEARBEITEN oder FUSSZEILE BEARBEITEN.
3. Klicken Sie auf der Registerkarte KOPF- UND FUSSZEILE in der Gruppe NAVIGATION auf MIT VORHERIGER VERKNÜPFEN, um die Kopf- und Fußzeile des neuen Abschnitts von der des vorherigen Abschnitts zu trennen. Die bislang orange unterlegte Schaltfläche sollte nun ohne eine Hervorhebung angezeigt werden und Word in der oberen rechten Ecke der Kopf- bzw. Fußzeile nicht mehr den Hinweis WIE VORHERIGE anzeigen.
4. Ändern Sie nun die bestehende Kopf- bzw. Fußzeile, oder erstellen Sie für diesen Abschnitt eine neue.

Eine Kopf- und Fußzeile für alle Abschnitte eines Dokuments

1. Doppelklicken Sie auf die Kopf- oder Fußzeile, die mit der Kopf- oder Fußzeile im vorherigen Abschnitt übereinstimmen soll.
2. Klicken Sie auf der Registerkarte KOPF- UND FUSSZEILE in der Gruppe NAVIGATION auf VORHERIGER ABSCHNITT oder NÄCHSTER ABSCHNITT, um zu der Kopf- oder Fußzeile zu wechseln, die geändert werden soll.
3. Klicken Sie auf MIT VORHERIGER VERKNÜPFEN, um die Kopf- und Fußzeilen des aktuellen Abschnitts wieder mit denen des vorherigen Abschnitts zu verbinden.
4. Word möchte nun wissen, ob Sie die Kopf- und Fußzeile löschen und mit der Kopf- und Fußzeile im vorherigen Abschnitt verbinden möchten.
5. Klicken Sie auf JA.

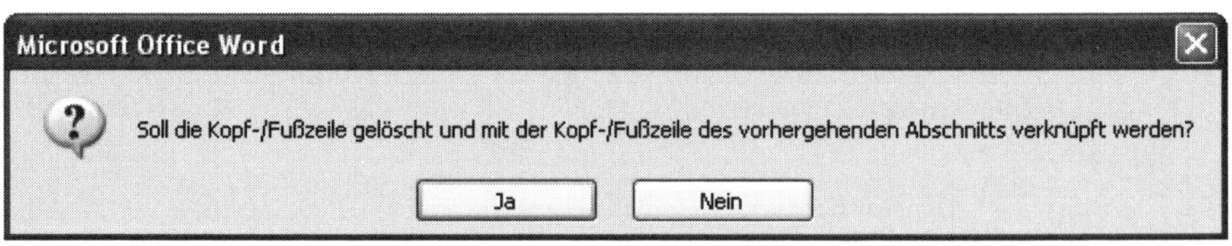

Abbildung 4.27: Abschnitte verknüpfen

4.5.5 Kapitelname in der Kopfzeile

Sehen wir uns im Folgenden einmal an, wie ein Kapitelname in einer Kopfzeile angezeigt werden kann:

1. Sofern das Dokument bereits über eine Kopfzeile verfügt, führen Sie einen Doppelklick in die Kopfzeile aus, um in den Bearbeitungsmodus

für die Kopfzeile zu wechseln. Ansonsten klicken Sie auf der Registerkarte EINFÜGEN in der Gruppe KOPF- UND FUSSZEILE auf KOPFZEILE, und wählen Sie den Eintrag KOPFZEILE BEARBEITEN.

2. In der Gruppe EINFÜGEN klicken Sie auf SCHNELLBAUSTEINE und wählen im Anschluss den Eintrag FELD...
3. Das Dialogfenster FELD wird angezeigt.
4. Stellen Sie als Kategorie VERKNÜPFUNGEN UND VERWEISE ein.
5. Aus der Liste unter FELDNAMEN wählen Sie den Eintrag STYLEREF.
6. Scrollen Sie die Liste unter FORMATVORLAGENNAME nach unten, und selektieren Sie den Eintrag ÜBERSCHRIFT 1.
7. Beenden Sie das Dialogfeld mit einem Klick auf OK.

HALT

Damit dies auch wirklich funktioniert, muss im Dokument unbedingt ein Absatz mit der Formatvorlage Überschrift 1 *enthalten sein. Ansonsten beschwert sich Word mit der Fehlermeldung* Fehler! Kein Text mit angegebener Formatvorlage im Dokument.

4.5.6 Verschwundene Kopf- und Fußzeilen

STEPS

Sind die Kopf- und Fußzeilen in Ihrem Dokument aus unerfindlichen Gründen plötzlich verschwunden, kann dies daran liegen, dass ein mehrseitiges Dokument in der Ansicht SEITENLAYOUT *mit oder ohne Kopf- und Fußzeilen angezeigt werden kann. Das Umschalten zwischen den beiden Ansichten erfolgt mit einem Mausklick in die »Grenze« zwischen zwei Seiten:*

1. Scrollen Sie auf der ersten Seite so lange nach unten, bis Seite zwei ebenfalls angezeigt wird. Besteht Ihr Dokument aus nur einer Seite, gehen Sie an das Ende des Dokuments.
2. Der Mauscursor wird an der Seitengrenze zu einem Doppelpfeil mit der QuickInfo DOPPELKLICKEN ZUM AUSBLENDEN VON LEERZEICHEN bzw. DOPPELKLICKEN ZUM EINBLENDEN VON LEERZEICHEN.
3. In dieser Situation drücken Sie die linke Maustaste und schalten damit die Anzeige der Kopf- und Fußzeilen ein bzw. aus.

4.6 Seitenumbruch

Besonders bei längeren Dokumenten müssen Sie vor Fertigstellung noch einen *Seitenumbruch* ausführen. Dies ist nötig, da Word zwar automatisch die Seiten füllt, aber leider keinerlei Textverständnis besitzt. So kann es vorkommen, dass ein Hinweis von Word auf zwei Seiten verteilt wird, den Sie ganz gerne auf einer Seite gesehen hätten. Abhilfe schafft hier ein manueller Seitenumbruch, bei dem Sie Word mitteilen, an welchen Textstellen Sie gerne einen Seitenwechsel hätten.

HALT

An dieser Stelle sei eine Warnung angebracht: Nichts ist ärgerlicher als der von Word automatisch durchgeführte Seitenumbruch, vor allem dann, wenn ein neuer Umbruch den bisherigen Umbruch verändert. Und dies kann schneller geschehen, als Sie glauben. So reicht schon die Umstellung des gewählten Druckertreibers oder die Änderung der Auflösung des Ausdrucks, um Word einen neuen Umbruch durchführen zu lassen. Besonders längere Dokumente, die Sie nach einiger Zeit wieder benötigen, sehen dann plötzlich ziemlich merkwürdig aus ... Notieren Sie sich am besten die gewählten Einstellungen des Druckertreibers, wenn Sie ein längeres Dokument wie eine Diplomarbeit verfassen. Dann sind Sie auf der sicheren Seite, wenn Sie zu einem späteren Zeitpunkt den Text erneut ausdrucken müssen. Hoffentlich haben Sie dann keinen neuen Drucker ...

4.6.1 Manuellen Seitenumbruch einfügen

STEPS

Um einen manuellen Seitenumbruch in das Dokument einzufügen, gehen Sie wie folgt vor:

1. Klicken Sie in die Stelle des Dokuments, an der die neue Seite beginnen soll.
2. Wählen Sie auf der Registerkarte EINFÜGEN in der Gruppe SEITEN die Schaltfläche SEITENUMBRUCH, um einen Seitenumbruch an der aktuellen Position der Einfügemarke in das Dokument einzufügen.

4.6.2 Seitenumbruch vor einem Absatz einfügen

STEPS

Zum Einfügen eines Seitenumbruchs vor einem Absatz verfahren Sie wie folgt:

1. Klicken Sie in den Absatz, der nach dem Seitenumbruch folgen soll.
2. Klicken Sie auf der Registerkarte SEITENLAYOUT auf das Schnellstart-Symbol für das Dialogfeld ABSATZ.
3. Stellen Sie sicher, dass die Registerkarte ZEILEN- UND SEITENUMBRUCH aktiviert ist.
4. Markieren Sie das Kontrollkästchen SEITENUMBRUCH OBERHALB.

4.6.3 Verhindern, dass ein Absatz umbrochen wird

STEPS

Damit ein Absatz nicht auf zwei Seiten umbrochen wird, gehen Sie folgendermaßen vor:

1. Klicken Sie in den Absatz, der nicht umbrochen werden soll.
2. Klicken Sie auf der Registerkarte SEITENLAYOUT auf das Schnellstart-Symbol für das Dialogfeld ABSATZ.

3. Stellen Sie sicher, dass die Registerkarte ZEILEN- UND SEITENUMBRUCH aktiviert ist.
4. Markieren Sie das Kontrollkästchen DIESEN ABSATZ ZUSAMMENHALTEN.

4.6.4 Seitenumbrüche in Tabellen verhindern

Sie können verhindern, dass eine Tabelle oder eine bestimmte Tabellenzeile von Word auf zwei Seiten umbrochen wird. Passt eine Tabelle nicht auf eine Seite, muss sie einen Seitenumbruch enthalten.

Dazu gehen Sie folgendermaßen vor:

STEPS

1. Klicken Sie auf die Tabellenzeile, die keinen Seitenumbruch enthalten soll.
2. Markieren Sie die gesamte Tabelle, wenn Sie erzwingen möchten, dass die Tabelle auf einer Seite angezeigt wird.
3. Klicken Sie auf der Registerkarte TABELLENTOOLS auf LAYOUT.
4. Klicken Sie in der Gruppe TABELLE auf EIGENSCHAFTEN.
5. Klicken Sie auf die Registerkarte ZEILE, und deaktivieren Sie das Kontrollkästchen ZEILENWECHSEL AUF SEITEN ZULASSEN.

4.6.5 Hinzufügen einer leeren Seite

Hinzufügen einer Seite

STEPS

1. Klicken Sie an die Stelle im Dokument, an der unmittelbar zuvor eine neue Seite eingefügt werden soll.
2. Klicken Sie auf der Registerkarte EINFÜGEN in der Gruppe SEITEN auf LEERE SEITE.

4.6.6 Seite löschen

Löschen einer leeren Seite

STEPS

1. Stellen Sie sicher, dass Sie sich in der Entwurfsansicht befinden. Klicken Sie dazu in der Statuszeile auf das Symbol ENTWURF.
2. Blenden Sie über einen Klick auf die Schaltfläche ALLE ANZEIGEN, die sich in der Gruppe ABSATZ der Registerseite START befindet, alle nicht druckbaren Zeichen wie Absatzmarken ein, sofern diese bislang nicht dargestellt werden.
3. Möchten Sie eine leere Seite löschen, markieren Sie den Seitenumbruch am Ende der Seite und drücken dann [Entf].

Löschen einer einzelnen Seite mit Informationen

Sie können auch eine einzelne Seite markieren und löschen, die Informationen enthält. Dabei ist es vollkommen egal, an welcher Stelle im Dokument sich die Seite befindet.

1. Setzen Sie den Cursor an eine beliebige Stelle auf der zu löschenden Seite.
2. Klicken Sie auf der Registerkarte START in der Gruppe SUCHEN auf den Pfeil rechts neben SUCHEN und danach auf GEHE ZU.
3. Geben Sie *Seitenzahl* ein, und klicken Sie dann auf GEHE ZU. Damit wird der Seiteninhalt markiert.
4. Klicken Sie auf SCHLIEßEN, um den Dialog zu beenden.
5. Drücken Sie `Entf`, um den markierten Bereich zu löschen.

Löschen einer leeren Seite am Ende eines Dokuments

Möchten Sie eine leere Seite am Ende eines Dokuments löschen, gehen Sie wie folgt vor:

1. Stellen Sie sicher, dass Sie sich in der Entwurfsansicht befinden. Klicken Sie dazu in der Statuszeile auf das Symbol ENTWURF.
2. Blenden Sie über einen Klick auf die Schaltfläche ALLE ANZEIGEN, die sich in der Gruppe ABSATZ der Registerseite START befindet, alle nicht druckbaren Zeichen wie Absatzmarken ein, sofern diese bislang nicht dargestellt werden.
3. Möchten Sie eine leere Seite am Ende des Dokuments löschen, markieren Sie den Seitenumbruch oder die Absatzmarke am Ende des Dokuments, und drücken Sie dann `Entf`.

4.7 Abschnittswechsel

Abschnittsumbrüche lassen sich dazu verwenden, das Layout oder die Formatierung einer Seite oder mehrerer Seiten im Dokument zu ändern. So können Sie unterschiedliche Kopf- und Fußzeilen innerhalb des Dokuments einsetzen, die Nummerierung einzelner Kapitel jeweils bei 1 beginnen lassen oder innerhalb eines einseitigen Layouts einen Bereich definieren, der mehrere Spalten besitzen soll.

Ein Abschnittsumbruch steuert die Abschnittsformatierung des vorhergehenden Textes. Sobald Sie einen Abschnittsumbruch löschen, werden damit auch die Abschnittsformatierungen des vor dem Umbruch stehenden Texts gelöscht. Der Text wird mit dem folgenden Abschnitt zusammengefasst und erhält alle seine Formatierungen.

Sind die Kapitel eines Dokuments durch Abschnittsumbrüche voneinander getrennt und Sie löschen den Abschnittsumbruch am Anfang von Kapitel 2, befinden sich Kapitel 1 und Kapitel 2 im selben Abschnitt und verwenden die Formatierung, die zuvor nur auf Kapitel 2 angewendet worden war.

Der Abschnittsumbruch, durch den die Formatierung im letzten Teil des Dokuments gesteuert wird, wird nicht angezeigt. Klicken Sie deshalb auf den letzten Absatz des Dokuments, um die entsprechende Dokumentformatierung zu ändern.

Abschnittswechsel einfügen

1. Klicken Sie an die Stelle im Dokument, an der unmittelbar zuvor ein Abschnittswechsel eingefügt werden soll.
2. Klicken Sie auf der Registerkarte SEITENLAYOUT in der Gruppe SEITE EINRICHTEN auf das Symbol UMBRÜCHE.

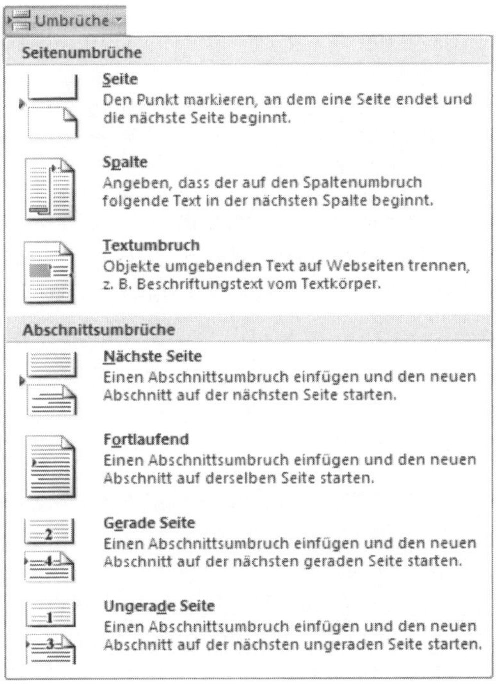

Abbildung 4.28: Abschnittsumbrüche

3. Wählen Sie unter ABSCHNITTSWECHSEL den Wechseltyp aus, den Sie einfügen möchten:
   - NÄCHSTE SEITE:
     Mit der Funktion NÄCHSTE SEITE wird ein Abschnittsumbruch eingefügt, wobei der neue Abschnitt auf der nächsten Seite begonnen wird. Diese Art von Abschnittsumbruch ist hilfreich, um neue Kapitel in einem Dokument zu beginnen.

- Fortlaufend:
  Mit Fortlaufend wird ein Abschnittsumbruch erzeugt, der auf derselben Seite beginnt. Dies ist sinnvoll, um Änderungen an der Formatierung vorzunehmen, z.B. um auf einer Seite eine andere Spaltenzahl einzufügen.

- Gerade Seite/Ungerade Seite:
  Mit dem Befehl Gerade Seite bzw. Ungerade Seite wird ein Abschnittsumbruch eingefügt, wobei der neue Abschnitt auf der nächsten geraden bzw. ungeraden Seite beginnt. Soll ein Kapitel im Dokument immer mit einer ungeraden bzw. einer geraden Seite beginnen, können Sie einen solchen Abschnittsumbruch verwenden.

Abschnittswechsel löschen

1. Stellen Sie sicher, dass Sie sich in der Entwurfsansicht befinden. Klicken Sie dazu in der Statuszeile auf das Symbol Entwurf. Nur hier wird ein Abschnittsumbruch mit einer doppelt gepunkteten Linie dargestellt.
2. Blenden Sie über einen Klick auf die Schaltfläche Alle anzeigen, die sich in der Gruppe Absatz der Registerseite Start befindet, alle nicht druckbaren Zeichen wie Absatzmarken ein, sofern diese bislang nicht dargestellt werden.
3. Markieren Sie den zu löschenden Abschnittswechsel.
4. Drücken Sie die Taste [Entf].

Stellen Sie sicher, dass Sie sich in der Entwurfsansicht befinden, damit der Abschnittsumbruch durch die doppelt gepunktete Linie sichtbar gemacht wird.

4.8 Silbentrennung

Word kümmert sich für Sie um den Zeilenumbruch. So weit, so gut! Allerdings können beispielsweise gerade beim Blocksatz unschöne Lücken zwischen den einzelnen Wörtern in einer Zeile entstehen, da durch diese Leerräume der bündige rechte Rand hergestellt wird. Ist dann ein Wort auch noch zu lang und würde es komplett in die nächste Zeile umbrochen, ist das Dilemma perfekt. Abhilfe schafft hier das Trennen von Wörtern, sodass möglichst viel Text in eine Zeile gepackt werden kann und so die Lücken minimiert werden können.

Trennstriche für die Silbentrennung können entweder von Word automatisch erzeugt oder von Ihnen manuell eingegeben werden. Sehen wir uns beide Varianten an.

4.8.1 Bedingter und geschützter Trennstrich

Um Word mitteilen zu können, an welcher Position es ein Wort trennen darf, können Sie einen bedingten Trennstrich einfügen. Im Gegensatz zu einem Bindestrich, der als druckbares Zeichen immer ausgegeben wird, wird ein bedingter Trennstrich nur dann ausgegeben, wenn er benötigt wird. Dies ist dann der Fall, wenn Word das Wort an dieser Position trennen muss. Das Einfügen eines Gedankenstriches hätte unweigerlich zur Folge, dass er immer ausgegeben wird, auch wenn das Wort gar nicht an einem Zeilenende steht und getrennt werden muss.

Einen solchen bedingten Trennstrich fügen Sie in Word mit der Tastenkombination [Strg] + [-] ein.

Bedingte Trennstriche werden im Dokument angezeigt, sofern Sie unter START *in der Gruppe* ABSATZ *die Option* ALLE ANZEIGEN *aktiviert haben.*

Trifft es sich zufällig, dass das erste Wort einer Wortkopplung (z.B. Hans-Dieter) am Ende einer Zeile steht, nimmt Word den Bindestrich dankbar zur Kenntnis und benutzt ihn als Trennzeichen. Auch nicht schlecht!

Bisweilen möchten Sie aber nicht, dass Hans-Dieter – aus welchen Gründen auch immer – zwischen dem Hans und dem Dieter getrennt wird. In diesem Fall hilft der geschützte Trennstrich aus der Klemme: Er sorgt dafür, dass ein Wort nicht am Bindestrich getrennt werden darf. In Word fügen Sie einen solchen geschützten Trennstrich über die Tastenkombination [Strg] + [⇧] + [-] ein. Hans-Dieter aus dem obigen Beispiel würde dann komplett in der nächsten Zeile landen. Der Preis dafür: unschöne Lücken im Text.

4.8.2 Automatische Silbentrennung

Um die automatische Silbentrennung von Word zu aktivieren, gehen Sie wie folgt vor:

1. Klicken Sie auf die Registerkarte SEITENLAYOUT.
2. In der Gruppe SEITE EINRICHTEN führen Sie einen Mausklick auf das Symbol SILBENTRENNUNG aus.
3. Klicken Sie in der Auswahlliste auf den Eintrag AUTOMATISCH.
4. Word führt darauf eine Silbentrennung im Dokument durch, wobei die Trennung automatisch ohne irgendwelche Rückfragen vorgenommen wird.

4.8.3 Manuelle Silbentrennung

STEPS

Die manuelle Silbentrennung ermöglicht eine Kontrolle darüber, an welcher Stelle ein Wort getrennt wird:

1. Klicken Sie auf die Registerkarte SEITENLAYOUT.
2. In der Gruppe SEITE EINRICHTEN führen Sie einen Mausklick auf das Symbol SILBENTRENNUNG aus.
3. Klicken Sie in der Auswahlliste auf den Eintrag MANUELL.
4. Word führt nun eine Silbentrennung durch, wobei die Trennung eines jeden Wortes von Ihnen bestätigt werden muss.

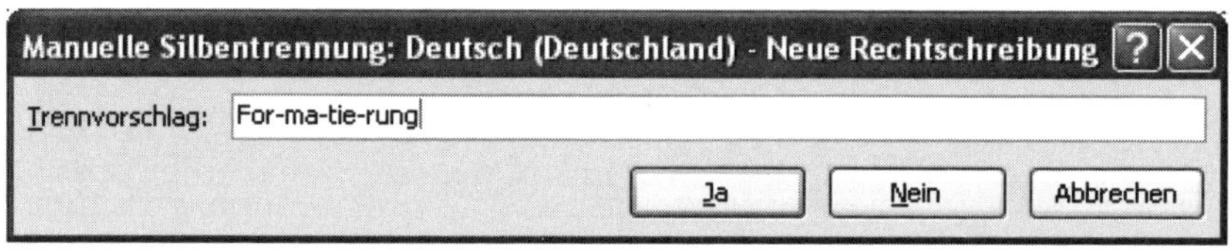

Abbildung 4.29: Trennvorschlag bei der manuellen Silbentrennung

- Bestätigen Sie die vorgeschlagene Trennung mit JA, um sie zu übernehmen und die nächste Trennung anzuzeigen.
- Mit NEIN können Sie verhindern, dass dieses Wort getrennt wird.
- Klicken Sie in der Eingabezeile TRENNVORSCHLAG mit der Maus auf ein anderes Trennzeichen, und bestätigen Sie mit JA.
- Wird das Wort an einer falschen Stelle getrennt, können Sie auch in die gewünschte Trennposition klicken und mit JA diese Trennung so in das Dokument einfügen.
- ABBRECHEN beendet die manuelle Silbentrennung vorzeitig.

4.8.4 Silbentrennungsoptionen

Mithilfe der Schaltfläche SILBENTRENNUNG gelangen Sie auf den Menüeintrag SILBENTRENNUNGSOPTIONEN, der das folgende Dialogfeld auf dem Bildschirm anzeigt:

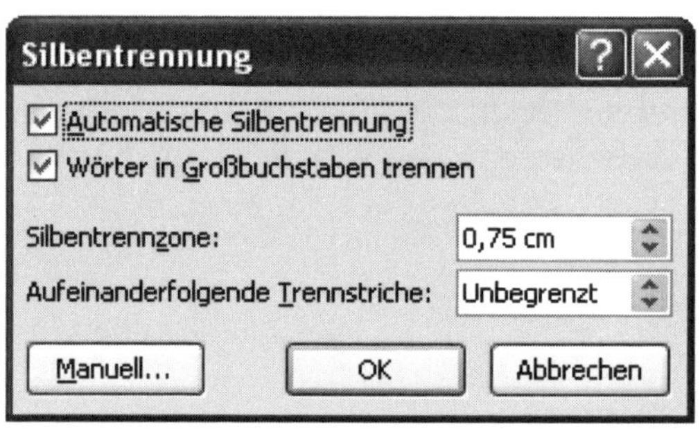

Abbildung 4.30: Optionen für die Silbentrennung

- Mit AUTOMATISCHE SILBENTRENNUNG kann die automatische Silbentrennung aktiviert und wieder ausgeschaltet werden.
- WÖRTER IN GROẞBUCHSTABEN TRENNEN sorgt dafür, dass auch Begriffe in Versalien getrennt werden.
- Die SILBENTRENNZONE gibt an, wie weit Word vom rechten Zeilenrand entfernt nach einer Trennmöglichkeit sucht (zum Beispiel 0,75 Zentimeter). Ist innerhalb dieses Bereichs keine Trennstelle verfügbar, setzt es das ganze Wort in die nächste Zeile. Die Größe der Silbentrennzone ist abhängig von der gesamten Breite des Textes.

TIPP

Bei Texten mit einem breiten Satzspiegel wie zum Beispiel einspaltigen Briefen ist eine große Trennzone sinnvoll (zwischen ein und zwei Zentimetern), bei mehrspaltigen Texten sind Werte besser, die unter einem Zentimeter liegen.

- AUFEINANDERFOLGENDE TRENNSTRICHE bestimmt, wie viele Trennungen in einem Absatz untereinander maximal vorgenommen werden dürfen. Der hier voreingestellte Wert *Unbegrenzt* sollte durch 2, maximal 3 ersetzt werden. Mehr als drei Trennungen untereinander gelten als äußerst unschön und sollten daher vermieden werden.
- MANUELL... startet die manuelle Silbentrennung.

4.8.5 Automatische Silbentrennung ausschalten

Klicken Sie auf der Registerkarte SEITENLAYOUT in der Gruppe SEITE EINRICHTEN auf SILBENTRENNUNG und anschließend auf KEINE.

4.8.6 Manuelle Silbentrennung entfernen

STEPS

Um alle manuelle Silbentrennungen aus einem Dokument zu entfernen, gehen Sie wie folgt vor:

1. Klicken Sie auf der Registerkarte START in der Gruppe BEARBEITEN auf ERSETZEN.
2. Wird die Schaltfläche SONSTIGES nicht angezeigt, klicken Sie auf den Button ERWEITERN.
3. Klicken Sie zunächst auf SONDERFORMAT, danach auf eine der folgenden Optionen:
   - Klicken Sie auf BEDINGTER TRENNSTRICH, um manuelle Trennstriche zu entfernen.
   - Klicken Sie auf GESCHÜTZTER TRENNSTRICH, um geschützte Trennstriche zu entfernen.
4. Lassen Sie das Feld ERSETZEN DURCH frei.
5. Klicken Sie auf ALLE ERSETZEN, um alle Trennstriche im Dokument ohne weitere Rückfrage zu löschen, bzw. auf WEITERSUCHEN, um das nächste Vorkommen zu suchen und bei Bedarf zu löschen.

TIPP

Um einzelne Wörter von der Silbentrennung auszunehmen, markieren Sie das betreffende Wort, führen einen Mausklick auf die Schaltfläche SPRACHE *in der Statuszeile aus und markieren im Anschluss daran die Option* RECHTSCHREIBUNG UND GRAMMATIK NICHT ÜBERPRÜFEN *im Dialogfeld* SPRACHE. *Nun können per bedingtem Trennstrich eigene Silbentrennungen vorgenommen werden.*

4.9 Spaltensatz

Ein Text muss nicht immer einspaltig vom linken bis zum rechten Rand gesetzt werden wie bei einem Brief. Auch mehrere Spalten sind möglich und in Word wirklich ganz einfach zu realisieren.

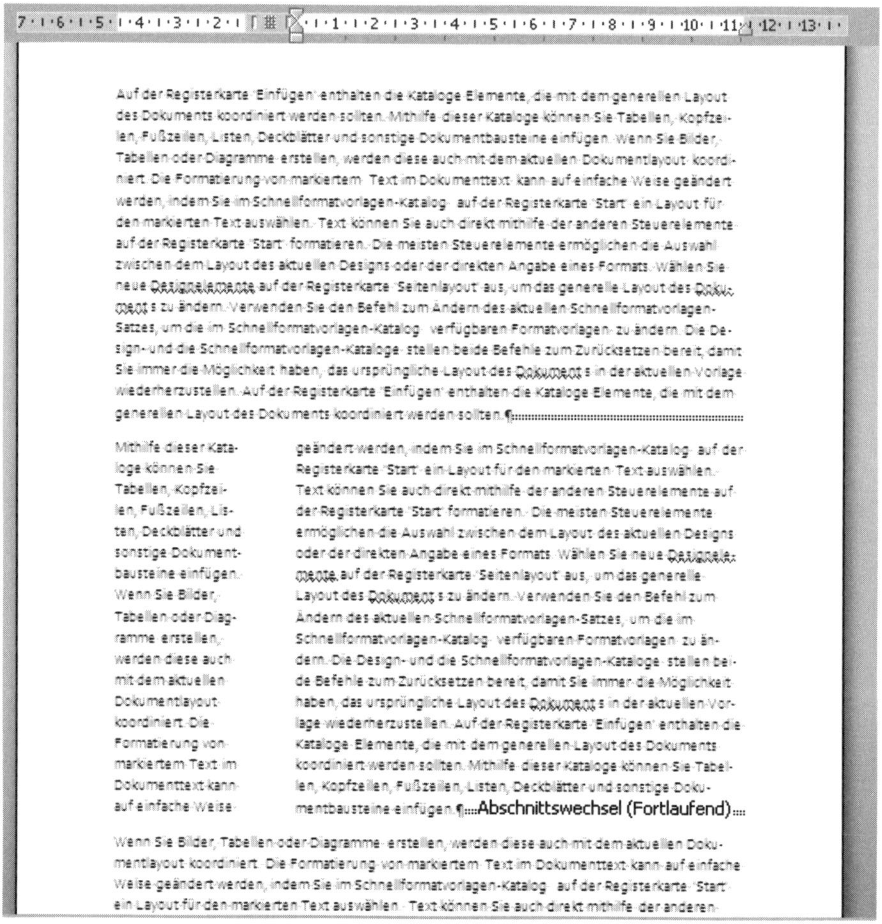

Auf der Registerkarte 'Einfügen' enthalten die Kataloge Elemente, die mit dem generellen Layout des Dokuments koordiniert werden sollten. Mithilfe dieser Kataloge können Sie Tabellen, Kopfzeilen, Fußzeilen, Listen, Deckblätter und sonstige Dokumentbausteine einfügen. Wenn Sie Bilder, Tabellen oder Diagramme erstellen, werden diese auch mit dem aktuellen Dokumentlayout koordiniert. Die Formatierung von markiertem Text im Dokumenttext kann auf einfache Weise geändert werden, indem Sie im Schnellformatvorlagen-Katalog auf der Registerkarte 'Start' ein Layout für den markierten Text auswählen. Text können Sie auch direkt mithilfe der anderen Steuerelemente auf der Registerkarte 'Start' formatieren. Die meisten Steuerelemente ermöglichen die Auswahl zwischen dem Layout des aktuellen Designs oder der direkten Angabe eines Formats. Wählen Sie neue Designelemente auf der Registerkarte 'Seitenlayout' aus, um das generelle Layout des Dokuments zu ändern. Verwenden Sie den Befehl zum Ändern des aktuellen Schnellformatvorlagen-Satzes, um die im Schnellformatvorlagen-Katalog verfügbaren Formatvorlagen zu ändern. Die Design- und die Schnellformatvorlagen-Kataloge stellen beide Befehle zum Zurücksetzen bereit, damit Sie immer die Möglichkeit haben, das ursprüngliche Layout des Dokuments in der aktuellen Vorlage wiederherzustellen. Auf der Registerkarte 'Einfügen' enthalten die Kataloge Elemente, die mit dem generellen Layout des Dokuments koordiniert werden sollten.¶

Mithilfe dieser Kataloge können Sie Tabellen, Kopfzeilen, Fußzeilen, Listen, Deckblätter und sonstige Dokumentbausteine einfügen. Wenn Sie Bilder, Tabellen oder Diagramme erstellen, werden diese auch mit dem aktuellen Dokumentlayout koordiniert. Die Formatierung von markiertem Text im Dokumenttext kann auf einfache Weise geändert werden, indem Sie im Schnellformatvorlagen-Katalog auf der Registerkarte 'Start' ein Layout für den markierten Text auswählen. Text können Sie auch direkt mithilfe der anderen Steuerelemente auf der Registerkarte 'Start' formatieren. Die meisten Steuerelemente ermöglichen die Auswahl zwischen dem Layout des aktuellen Designs oder der direkten Angabe eines Formats. Wählen Sie neue Designelemente auf der Registerkarte 'Seitenlayout' aus, um das generelle Layout des Dokuments zu ändern. Verwenden Sie den Befehl zum Ändern des aktuellen Schnellformatvorlagen-Satzes, um die im Schnellformatvorlagen-Katalog verfügbaren Formatvorlagen zu ändern. Die Design- und die Schnellformatvorlagen-Kataloge stellen beide Befehle zum Zurücksetzen bereit, damit Sie immer die Möglichkeit haben, das ursprüngliche Layout des Dokuments in der aktuellen Vorlage wiederherzustellen. Auf der Registerkarte 'Einfügen' enthalten die Kataloge Elemente, die mit dem generellen Layout des Dokuments koordiniert werden sollten. Mithilfe dieser Kataloge können Sie Tabellen, Kopfzeilen, Fußzeilen, Listen, Deckblätter und sonstige Dokumentbausteine einfügen.¶Abschnittswechsel (Fortlaufend)

Wenn Sie Bilder, Tabellen oder Diagramme erstellen, werden diese auch mit dem aktuellen Dokumentlayout koordiniert. Die Formatierung von markiertem Text im Dokumenttext kann auf einfache Weise geändert werden, indem Sie im Schnellformatvorlagen-Katalog auf der Registerkarte 'Start' ein Layout für den markierten Text auswählen. Text können Sie auch direkt mithilfe der anderen

Abbildung 4.31: Ein Dokument mit einem zweispaltigen Bereich

Der Einsatz von Spalten ist sinnvoll, um überlange Textzeilen zu vermeiden. Stellen Sie sich ein Dokument vor, das auf einer DIN-A4-Seite im Querformat aufbaut. Eine Textzeile hätte hier eine unglaubliche Breite. Um dies zu vermeiden, kann man den Text auf mehrere Spalten verteilen. Damit reduziert sich die Breite der einzelnen Zeilen, und das gesamte Dokument kann leichter gelesen werden.

Auch wenn Sie viel Text auf einer Seite unterbringen müssen, kann Spaltensatz das Mittel der Wahl sein. Durch das dann mögliche Verkleinern der Schriftgröße und die Wahl einer passenden Schriftart bei gleichzeitiger Reduzierung der Zeilenbreite bleibt der Text dennoch gut lesbar.

Entscheiden Sie sich für den Spaltensatz, sollte die Spaltenbreite idealerweise nicht unter 25 Zeichen je Zeile liegen und der Text stets linksbündig ausgerichtet sein. Blocksatz empfiehlt sich ebenfalls für den Spaltensatz, muss dann aber unbedingt sorgsam nachbearbeitet werden, damit die Lücken im Text möglichst gering gehalten werden können. Ansonsten sieht die Geschichte nicht nur unschön aus, sondern macht das Lesen auch extrem unkomfortabel.

TIPP

Die richtige Spaltenzahl wählen

Die Anzahl der Spalten, die man für die Texteinteilung wählt, ist in erster Linie vom Seitenformat *und der gewählten* Schriftgröße *abhängig. Das K.o.-Kriterium für die Entscheidung lautet: Lesbarkeit! Je mehr Spalten Sie einsetzen, desto leichter werden Sie sich bei der Anordnung von Bildern und Text tun, wobei drei Spalten in der Regel bei Prospekten und Broschüren, vier Spalten bei größeren Formaten wie im Zeitungslayout zum Einsatz kommen. Auf der anderen Seite können zu viele Spalten leicht verwirren. Besonders bei längeren Texten ist eine Zeichenanzahl von 45-65 je Spaltenzeile empfehlenswert.*

Unter VORLAGEN stehen Ihnen beim Erstellen eines neuen Dokuments zahlreiche vorgefertigte Layouts zur Verfügung, die im Spaltensatz aufgebaut sind, wie etwa BROSCHÜRE. Sie können aber auch in einem eigenen Layout Spalten einfügen.

4.9.1 Spalten einrichten

STEPS

Zum schnellen Einrichten von Spalten innerhalb Ihres Dokuments gehen Sie wie folgt vor:

1. Klicken Sie in der Statusleiste auf die Ansicht SEITENLAYOUT, um die Ansicht auf diesen Modus umzuschalten.
2. Klicken Sie mit der Maus in das Dokument, oder markieren Sie den Abschnitt, der in Spalten gesetzt werden soll.
3. Wählen Sie die Registerkarte SEITENLAYOUT.
4. Klicken Sie in der Gruppe SEITE EINRICHTEN auf die Schaltfläche SPALTEN.

5. Wählen Sie aus der herunterklappenden Auswahlliste die Anzahl der Spalten aus. Alle Spalten erhalten die gleiche Breite, der Spaltenabstand wird auf 1.25 Zentimeter gesetzt.

Abbildung 4.32: Die Anzahl der Spalten auswählen

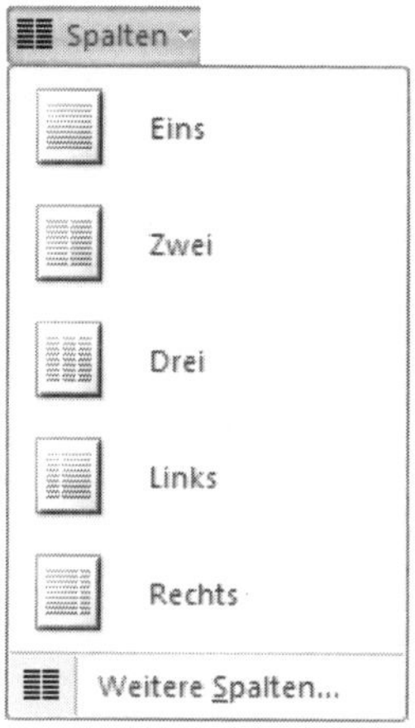

6. Word weist darauf dem markierten Abschnitt bzw. dem gesamten Dokument die gewünschte Spaltenzahl zu und fügt bei Bedarf auch gleich einen Abschnittswechsel mit ein.

4.9.2 Optionen

Möchten Sie sich nicht mit den von Word vorgenommenen Voreinstellungen für das Spaltenlayout begnügen, können Sie über WEITERE SPALTEN... ein Dialogfeld öffnen, mit dem sich die einzelnen Parameter genau kontrollieren lassen:

- Aktivieren Sie unter VOREINSTELLUNGEN das gewünschte Spaltenlayout. Sie können dabei zwischen einem Layout mit einer Spalte, zwei Spalten, drei Spalten sowie zwei Spalten wählen, deren Breite unterschiedlich ist: einmal links die schmalere Spalte und rechts die breitere und das andere Mal genau umgekehrt.
- Die Anzahl der Spalten kann über das Eingabefeld unter SPALTENANZAHL beliebig eingestellt werden, sofern Sie mit den unter VOREINSTELLUNGEN angebotenen Layouts nicht zufrieden sind.
- Das Optionsfeld ZWISCHENLINIE erzeugt zwischen den Spalten eine durchgezogene vertikale Linie.
- Die gewünschte SPALTENBREITE sowie der SPALTENABSTAND kann unter BREITE und ABSTAND festgelegt werden.
- Sofern der Schalter GLEICHE SPALTENBREITE gesetzt ist, werden die Einstellungen automatisch für alle Spalten übernommen. Möchten Sie unterschiedliche Spaltenbreiten verwenden, entfernen Sie das Häkchen.

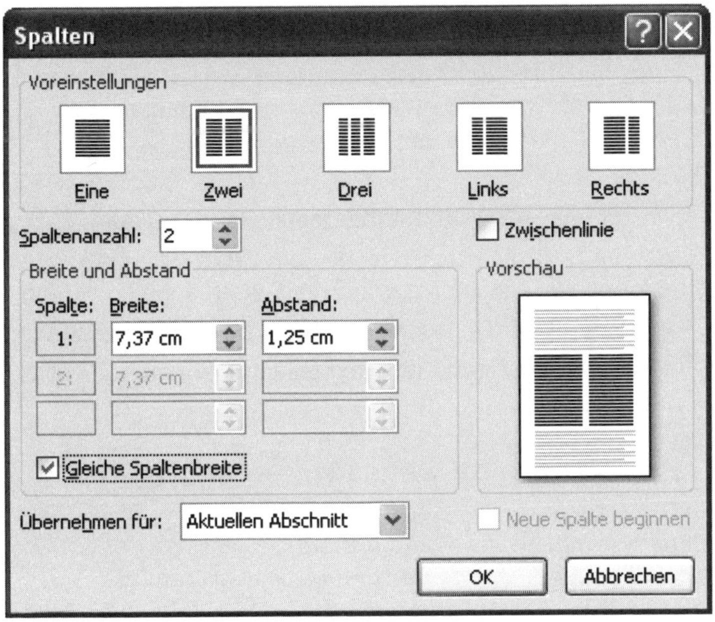

Abbildung 4.33: Einrichten der Spalten per Dialog

TIPP

Der optimale Spaltenabstand

Damit die einzelnen Textspalten auf der einen Seite gut voneinander getrennt sind, auf der anderen Seite aber auch nicht zu weit optisch auseinanderfallen, empfiehlt Cyrus Khazaeli die folgende Methode, bei der die verwendete Schrift für die Ermittlung des optimalen Abstandes herangezogen wird: Die Buchstabenkombination »mi« (Richtwert: 4 mm) ist ein guter Anhaltspunkt für den Spaltenabstand, falls die Spalten nicht durch Trennlinien voneinander abgesetzt sind, ansonsten benutzt man »mii« (Richtwert: 6 mm). Dieses Verfahren berücksichtigt allerdings nicht den Zeilenabstand, wobei ein größerer Zeilenabstand einen vergrößerten Spaltenabstand erfordert.

- Unter ÜBERNEHMEN FÜR legen Sie wie üblich wieder den Bereich fest, auf den das Spaltenlayout angewendet werden soll.

4.9.3 Spaltenumbruch

Der Text innerhalb der Spalten wird von Word wieder automatisch umbrochen. Möchten Sie einen Umbruch an einer bestimmten Stelle ausführen, setzen Sie die Einfügemarke an die gewünschte Position und drücken die Tastenkombination [Strg] + [⇧] + [↵]. Über die Multifunktionsleiste erreichen Sie diese Funktion über UMBRÜCHE/SPALTE innerhalb der Gruppe SEITE EINRICHTEN auf der Registerseite SEITENLAYOUT.

STEPS

Spalten ausgleichen

Möchten Sie, dass Word den Text in den einzelnen Spalten möglichst gleichmäßig verteilt, sodass beispielsweise nicht die erste Spalte komplett gefüllt ist, während in der zweiten Spalte nur wenige Zeilen stehen, gehen Sie wie folgt vor:

1. Positionieren Sie die Einfügemarke am Textende der letzten Spalte.
2. Öffnen Sie die Registerseite SEITENLAYOUT, und klicken Sie in der Gruppe SEITE EINRICHTEN auf die Schaltfläche UMBRÜCHE.
3. Klicken Sie unter ABSCHNITTSUMBRÜCHE auf den Eintrag FORTLAUFEND.
4. Word versucht nun, den Text gleichmäßig auf die vorhandenen Spalten aufzuteilen.

4.9.4 Spalten über das Lineal bearbeiten

STEPS

Ähnlich wie auch die Breite des Satzspiegels kann auch die Breite der einzelnen Spalten über das Lineal angepasst werden:

1. Setzen Sie die Einfügemarke in eine Spalte.
2. Im Lineal werden die Spaltenbreiten durch weiße Bereiche gekennzeichnet, der dunkel hinterlegte Bereich dazwischen markiert den Abstand zwischen den Spalten.
3. Setzen Sie den Mauszeiger im Lineal in den grauen Bereich, erscheint das Hinweisfenster SPALTEN VERSCHIEBEN. Drücken Sie die linke Maustaste, und halten Sie diese gedrückt, ändert sich die Spaltenbreite, der Spaltenabstand hingegen bleibt unangetastet.
4. Bewegen Sie den Mauszeiger in den grauen Bereich unmittelbar links von einer Spalte. Im Hinweisfenster erscheint LINKER RAND. Wenn Sie nun bei gedrückter Maustaste nach links oder rechts fahren, ändern sich die Spaltenbreite der rechts vom Mauszeiger liegenden Spalte sowie der Spaltenabstand.
5. Befindet sich der Mauszeiger im Bereich rechts neben einer Spalte, erscheint im Tooltipp RECHTER SEITENRAND. Damit kann dann die Breite der links vom Mauszeiger stehenden Spalte geändert werden. Auch der Spaltenabstand wird angepasst.

4.10 Deckblatt einfügen

In Word 2007 steht Ihnen ein Katalog mit zahlreichen vordefinierten Deckblättern zur Verfügung. Wählen Sie einfach ein Deckblatt aus, und ersetzen Sie den darin enthaltenen Beispieltext durch einen eigenen Text.

Ein Deckblatt wird stets am Anfang des Dokuments eingefügt, unabhängig davon, an welcher Stelle der Cursor im Dokument steht.

INFO

Um ein Deckblatt in das aktuelle Dokument einzufügen, gehen Sie wie folgt vor:

STEPS

1. Klicken Sie auf der Registerkarte EINFÜGEN in der Gruppe SEITEN auf DECKBLATT.
2. Klicken Sie im Optionskatalog auf ein Deckblattlayout.
3. Nachdem Sie ein Deckblatt eingefügt haben, können Sie den Beispieltext durch Ihren eigenen Text ersetzen.
4. Wurde in das Dokument bereits zuvor ein Deckblatt eingefügt, ersetzt das neu eingefügte das bisherige Deckblatt.

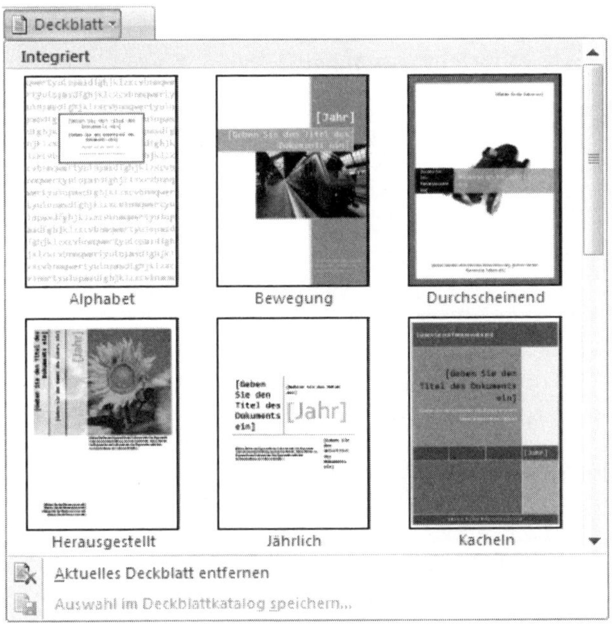

Abbildung 4.34:
Deckblatt einfügen

Wurde das Deckblatt in einer früheren Version von Word erstellt, kann es nicht durch einen Entwurf aus dem Word-Katalog der Version 2007 ersetzt werden.

INFO

Um ein Deckblatt aus einem Dokument zu löschen, klicken Sie auf die Registerkarte EINFÜGEN, danach auf DECKBLATT in der Gruppe SEITEN und klicken im Anschluss daran auf AKTUELLES DECKBLATT ENTFERNEN, um das Deckblatt zu löschen.

4.11 Falzmarke

Falzmarke ist ein Fachbegriff aus der industriellen Druckweiterverarbeitung. Anhand der Falzmarken erkennt der Buchbinder, wie ein Druckbogen gefalzt werden muss.

Früher hatten gedruckte Briefkopf-Bogen am linken Blattrand eine Falzmarke. War der Brief fertig geschrieben, wurde der untere Teil so heraufgefaltet, dass die Blattunterkante auf diese Marke kam, danach wurde noch einmal an dieser Stelle gefaltet, und schon war das ganze Schreiben so zusammengelegt, dass es genau in einen Briefumschlag passte. Wie schön wäre es doch, wenn auch wir eine solche Falzmarke zusammen mit einem Dokument ausdrucken könnten. Machen wir uns an die Arbeit!

Da in Europa so ziemlich alles genormt ist, was man nur normen kann, gibt es selbstverständlich auch einen »Normbriefbogen«, der beschreibt, an welchen Positionen bei einem DIN-A4-Blatt die folgenden Positionen zu finden sind:

- Normbriefbogen nach DIN 676, Form A
  - 27 mm (Raum für den Briefkopf)
  - \+ 5 mm (Postanschrift des Absenders, 6-8 Punkt)
  - \+ 40 mm (Anschriftenfeld)
  - \+ 15 mm (Zeile für Ihr Zeichen, unser Zeichen, Datum ... = Bezugszeichenzeile)
  - 1. Falzmarke bei 87 mm
  - 2. Falzmarke bei 192 mm
- Normbriefbogen nach DIN 676, Form B
  - 45 mm (Raum für Briefkopf, Firmenlogo ...)
  - \+ 5 mm (Postanschrift des Absenders, 6-8 Punkt)
  - \+ 40 mm (Anschriftenfeld)
  - \+ 15 mm (Zeile für Ihr Zeichen, unser Zeichen, Datum ... = Bezugszeichenzeile)
  - 1. Falzmarke bei 105 mm
  - 2. Falzmarke bei 210 mm

STEPS

Mit diesem Wissen über die Positionen ausgestattet, schreiben wir uns in Word jetzt ein kleines Makro, das eine solche Falzmarke bei 105 mm in einem Dokument zeichnet:

1. Klicken Sie auf die Office-Schaltfläche, und wählen Sie den Befehl WORD-OPTIONEN.
2. Auf der Seite HÄUFIG VERWENDET markieren Sie den Eintrag ENTWICKLERREGISTERKARTE IN DER MULTIFUNKTIONSLEISTE ANZEIGEN. Danach beenden Sie das Dialogfeld mit OK.

3. Wechseln Sie zur Registerkarte ENTWICKLERTOOLS.
4. Klicken Sie auf den Button MAKROS in der Gruppe CODE. Das Dialogfenster MAKROS wird angezeigt.

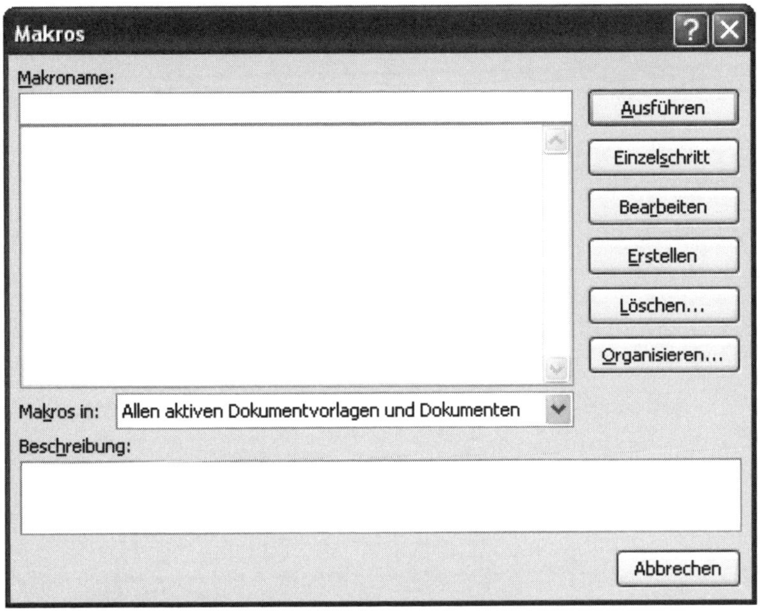

Abbildung 4.35: Der Dialogfenster MAKROS

5. Tragen Sie in die Eingabezeile unter Makroname `Falz` ein.
6. Klicken Sie auf ERSTELLEN, um von Word einen Funktionsrumpf für das Makro im Editor erstellen zu lassen:

```
Sub Falz()
'
' Falz Makro
'
'
End Sub
```

7. Ergänzen Sie den von Word erstellten Funktionsrumpf, sodass er dem Listing 4.1 entspricht.
8. Beenden Sie den VBA-Editor mit [Alt] + [Q] oder einem Mausklick auf das Word-Symbol, das sich ganz links in der Symbolleiste befindet.
9. Klicken Sie nochmals auf den Schalter MAKROS in der Multifunktionsleiste, und wählen Sie – falls noch nicht geschehen – das soeben erstellte Makro aus der Liste der verfügbaren Makros.
10. Im Anschluss daran starten Sie es mit einem Mausklick auf den Schalter AUSFÜHREN. Word fügt nun zwei Falzmarken am linken Blattrand ein.

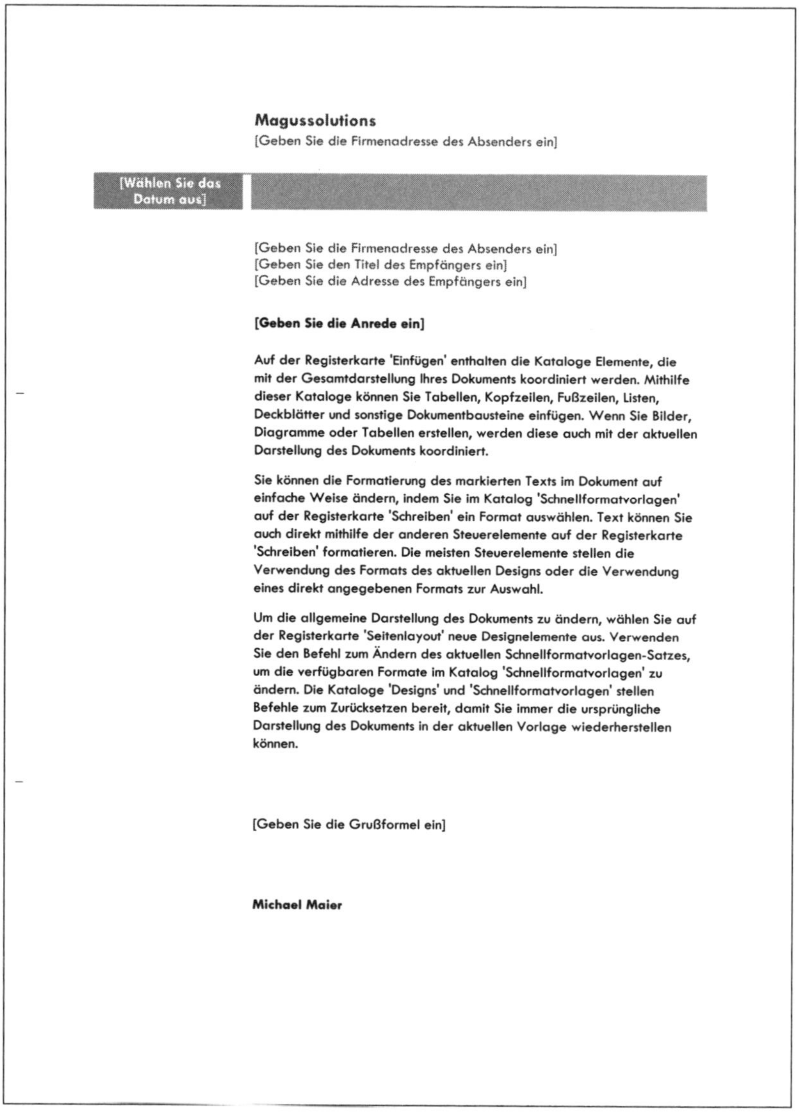

Magussolutions
[Geben Sie die Firmenadresse des Absenders ein]

[Wählen Sie das Datum aus]

[Geben Sie die Firmenadresse des Absenders ein]
[Geben Sie den Titel des Empfängers ein]
[Geben Sie die Adresse des Empfängers ein]

[Geben Sie die Anrede ein]

Auf der Registerkarte 'Einfügen' enthalten die Kataloge Elemente, die mit der Gesamtdarstellung Ihres Dokuments koordiniert werden. Mithilfe dieser Kataloge können Sie Tabellen, Kopfzeilen, Fußzeilen, Listen, Deckblätter und sonstige Dokumentbausteine einfügen. Wenn Sie Bilder, Diagramme oder Tabellen erstellen, werden diese auch mit der aktuellen Darstellung des Dokuments koordiniert.

Sie können die Formatierung des markierten Texts im Dokument auf einfache Weise ändern, indem Sie im Katalog 'Schnellformatvorlagen' auf der Registerkarte 'Schreiben' ein Format auswählen. Text können Sie auch direkt mithilfe der anderen Steuerelemente auf der Registerkarte 'Schreiben' formatieren. Die meisten Steuerelemente stellen die Verwendung des Formats des aktuellen Designs oder die Verwendung eines direkt angegebenen Formats zur Auswahl.

Um die allgemeine Darstellung des Dokuments zu ändern, wählen Sie auf der Registerkarte 'Seitenlayout' neue Designelemente aus. Verwenden Sie den Befehl zum Ändern des aktuellen Schnellformatvorlagen-Satzes, um die verfügbaren Formate im Katalog 'Schnellformatvorlagen' zu ändern. Die Kataloge 'Designs' und 'Schnellformatvorlagen' stellen Befehle zum Zurücksetzen bereit, damit Sie immer die ursprüngliche Darstellung des Dokuments in der aktuellen Vorlage wiederherstellen können.

[Geben Sie die Grußformel ein]

Michael Maier

Abbildung 4.36: Das Dokument mit den beiden Falzmarken

Listing 4.1: Das Makro zur Erstellung der Markierungen für den Falz

```
Sub Falz()
'
' Falz Makro
'
'

Dim Kopfzeile As HeaderFooter, Falzmarke As Shape
  OldView = ActiveWindow.View
  Set Kopfzeile = ActiveDocument.Sections(1).Headers(1)
  On Error Resume Next
```

```
  Set Falzmarke1 = Kopfzeile.Shapes("Falz1")
  Set Falzmarke1 = Kopfzeile.Shapes.AddLine(CentimetersToPoints(0.3), _
                              CentimetersToPoints(10.5), _
                              CentimetersToPoints(0.5), _
                              CentimetersToPoints(10.5))

  Falzmarke1.RelativeVerticalPosition = wdRelativeVerticalPositionPage
  Falzmarke1.RelativeHorizontalPosition = wdRelativeHorizontalPositionPage
  Falzmarke1.Line.Weight = 0.3
  Falzmarke1.LockAnchor = True

  Set Falzmarke2 = Kopfzeile.Shapes("Falz2")
  Set Falzmarke2 = Kopfzeile.Shapes.AddLine(CentimetersToPoints(0.3), _
                              CentimetersToPoints(21.0), _
                              CentimetersToPoints(0.5), _
                              CentimetersToPoints(21.0))

  Falzmarke2.RelativeVerticalPosition = wdRelativeVerticalPositionPage
  Falzmarke2.RelativeHorizontalPosition = wdRelativeHorizontalPositionPage
  Falzmarke2.Line.Weight = 0.3
  Falzmarke2.LockAnchor = True

  ActiveWindow.View = OldView
End Sub
```

4.12 Textfelder

Textfelder sind »Kästen«, die in einem Dokument völlig frei platziert und bei Bedarf sogar verkettet werden können: In diesem Fall fließt ein Text, der nicht mehr in einem Textfeld untergebracht werden kann, einfach in das nächste Textfeld.

Der normale Text des Dokuments kann um die Textfelder herumfließen, sodass sich mit ihrer Hilfe komplexe Layouts erzielen lassen, wie sie früher nur mit einem echten DTP-System erstellt werden konnten.

4.12.1 Textfeld erstellen

Textfelder können in Word auf unterschiedliche Arten erstellt werden. Klicken Sie auf die Schaltfläche TEXTFELD in der Gruppe TEXT der Registerseite EINFÜGEN. Es klappt eine Auswahlliste herunter, die folgende Möglichkeiten bietet:

- Unter INTEGRIERT können Sie aus einer Reihe vorgefertigter Vorlagen wählen.
- Klicken Sie auf TEXTFELD ERSTELLEN, falls Sie ein individuelles Textfeld erstellen möchten. Der Mauszeiger verwandelt sein Aussehen in ein Pluszeichen (+), und Sie können nun ein Textfeld aufziehen, indem Sie die Maustaste drücken und die Maus nach rechts unten ziehen. Ein Mausklick alleine erzeugt ein Textfeld in der Standardgröße.

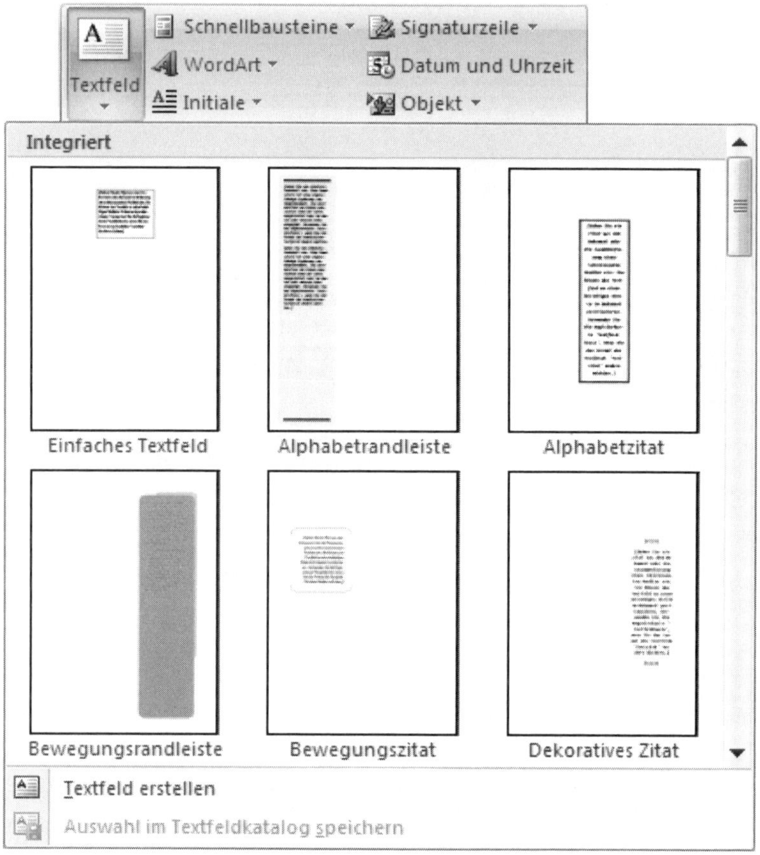

Abbildung 4.37: Erstellen eines Textfeldes

- Haben Sie einen Textabschnitt im Dokument markiert und wählen Sie im Anschluss daran den Befehl TEXTFELD ERSTELLEN, fügt Word ein neues Textfeld in das Dokument ein und übernimmt gleichzeitig den markierten Text als Inhalt.

TIPP

Klicken Sie in ein Textfeld, kann sein Inhalt bearbeitet werden. Klicken Sie dagegen den Rand an, bearbeiten Sie das Textfeld. Dies können Sie sich zunutze machen, wenn Sie beispielsweise die Formatierung auf Fett *umstellen möchten. Ist der Rand des Textfeldes markiert, werden der gesamte Text im Textfeld sowie damit verknüpfte Textfelder* **fett** *dargestellt.*

4.12.2 Textfelder verknüpfen

STEPS

Um zwei Textfelder miteinander zu verknüpfen, sodass ein Text, der nicht mehr im ersten Textfeld untergebracht werden kann, in das zweite Textfeld fließt, gehen Sie wie folgt vor:

1. Fügen Sie zwei Textfelder in das Dokument ein.
2. Klicken Sie in das erste Textfeld und öffnen Sie die Registerseite FORMAT der TEXTFELDTOOLS.
3. In der Gruppe TEXT finden Sie die Schaltfläche VERKNÜPFUNG ERSTELLEN. Klicken Sie darauf, wird der Mauszeiger in Form einer Tasse dargestellt, sobald Sie ihn in das Dokumentfenster bewegen.
4. Klicken Sie nun auf das zweite Textfeld.
5. Wenn Sie nun im ersten Textfeld einen Text eingeben, der länger ist, als im Textfeld dargestellt werden kann, fließt er automatisch in das zweite Textfeld.
6. Eine derartige Verknüpfung können Sie wieder aufheben, indem Sie in das erste Textfeld klicken und die Funktion VERKNÜPFUNG AUFHEBEN selektieren.

INFO

Mit dieser Technik können Sie auch weitere Textfelder erstellen und dann miteinander verknüpfen.

Textfelder können wie Grafiken innerhalb des Dokuments frei positioniert werden. Sie können die Textausrichtung ändern und somit den Text in verschiedene Richtungen drehen, Schatteneffekte hinzufügen, die Form des Textfeldes ändern und vieles mehr.

Ist ein Textfeld markiert, kann es mithilfe der Maus frei im Dokument bewegt werden. Über die Anfasspunkte im Rahmen werden alle im Dokument markierten Textfelder in der Größe verändert.

REF

Text innerhalb des Textfeldes kann wie normaler Fließtext formatiert werden. Näheres dazu erfahren Sie in Kapitel 3.

4.12.3 Das Dialogfeld »Textfeld formatieren«

Über das Dialogfeld TEXTFELD FORMATIEREN können Sie verschiedene Einstellungen treffen, die das Verhalten des Textfeldes beeinflussen. Um es zu öffnen, klicken Sie wahlweise das Textfeld an, das Sie formatieren möchten, und wählen aus dem Kontextmenü der rechten Maustaste die Funktion TEXTFELD FORMATIEREN. Alternativ dazu können Sie auch auf das Symbol in der rechten unteren Ecke der Gruppe SCHRIFTGRAD klicken. In diesem Fall wird das Dialogfeld mit der Seite GRÖßE geöffnet.

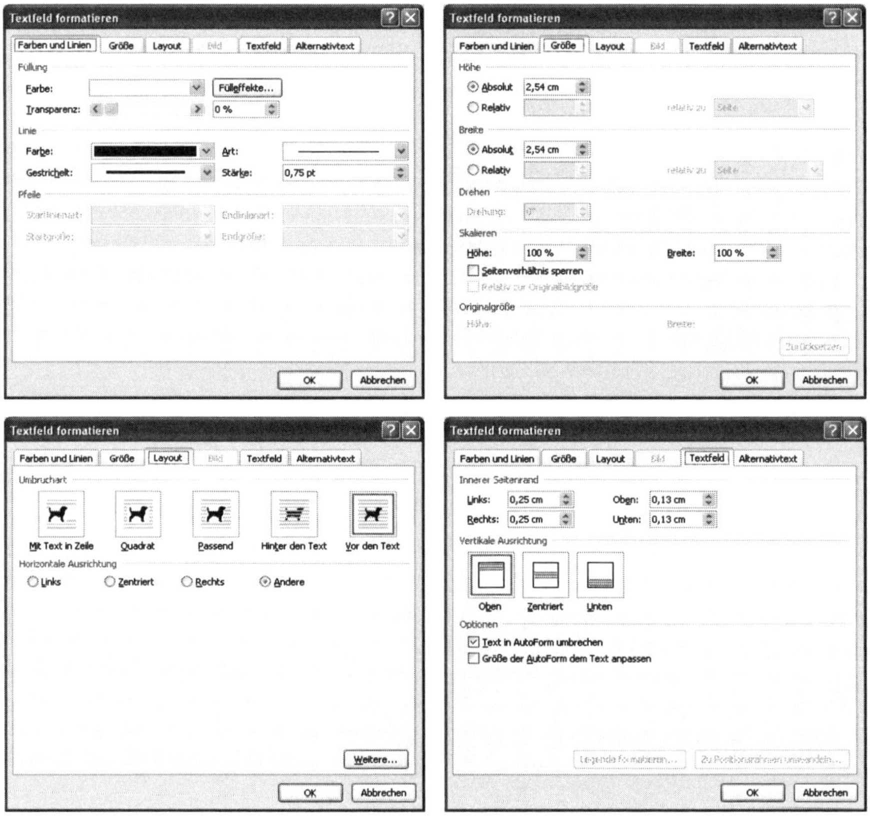

Abbildung 4.38: Optionen für das Formatieren eines Textfeldes

TIPP

Textfelder können auch für die Beschriftung von Bildern verwendet werden. Erstellen Sie dazu ein Textfeld unter, über oder neben einem Bild, und gruppieren Sie dieses zusammen mit dem Bild. Dies geschieht, indem Sie sowohl die Grafik als auch das Textfeld bei gedrückt gehaltener Taste [⇧] *anklicken und im Anschluss daran im Kontextmenü* GRUPPIEREN *wählen. Damit sind beide Objekte miteinander »verschmolzen« und können nun auch zusammen verschoben werden.*

REF

Die Formatierung von Textfeldern funktioniert analog zu der einer Grafik, weshalb wir hier nicht weiter darauf eingehen werden, sondern Sie stattdessen auf Kapitel 7 verweisen.

5 Format- und Dokumentvorlagen

5.1 Vorlagen

Eine Formatvorlage enthält einen Satz von Formatierungsanweisungen, die unter einem Namen (dem Namen der Formatvorlage) zusammengefasst werden, damit man sie immer wieder verwenden kann.

Im Gegensatz zu einer harten Formatierung, wie Sie sie in Kapitel 3 dieses Buches kennengelernt haben, gewährleistet eine Formatvorlage eine einheitliche Optik. Nehmen wir einmal an, Sie erstellen eine Formatvorlage *Dateinamen* und weisen dieses Format in einem Text konsequent allen darin vorkommenden Dateinamen zu. Nehmen wir weiter an, dass Sie alle Dateinamen in einer anderen Schriftart und in Kapitälchen auszeichnen möchten. Würden Sie harte Formatierungen verwenden, müssten Sie jedes Mal sowohl die Schriftart ändern als auch über das Dialogfeld ABSATZ Kapitälchen erzeugen. Die Gefahr, dabei einen Fehler zu machen und so ein inkonsistentes Layout zu erhalten, sollte nicht unterschätzt werden. Und recht mühsam ist diese Vorgehensweise außerdem!

Weisen Sie dem Dateinamen hingegen die entsprechende Formatvorlage zu, geht das in einem Schritt. Gleichgültig, welche Einstellungen Sie vorgenommen haben, alle Formatierungen werden sofort wirksam. Und da Sie ja keine direkten Formatierungen, sondern stattdessen eine Formatierungsregel verwendet haben, können Sie diese Regel jederzeit ändern. Word wird dann alle Textstellen, denen diese Formatierung zugewiesen wurde, mit der geänderten Regel darstellen.

Viele Formatvorlagen besitzen neben der Formatierung noch eine weitere Aufgabe: Sie kennzeichnen bestimmte Textpassagen wie Überschriften und ermöglichen Word damit, aus einem Dokument automatisch ein Inhaltsverzeichnis zu erstellen. Ohne diese Kennzeichnung wäre Word hoffnungslos verloren, schließlich kann es ja nicht wissen, welcher Absatz welche Bedeutung hat.

Im Gegensatz zu Formatvorlagen sind Dokumentvorlagen *Musterdateien* (Layouts) für Dokumente. Dies beginnt bei einer leeren Seite, wenn Sie ein neues, leeres Dokument in Word erstellen, und endet bei komplexen Vorlagen für Briefe, Faxe, Rechnungen, in denen Bestandteile wie ein Briefkopf oder Grafiken enthalten sind. Auch Formatvorlagen können und sollten innerhalb einer Dokumentvorlage untergebracht werden.

INFO

Falls Ihnen die Begriffe Dokumentvorlage *und* Formatvorlage *verwechselbar erscheinen. Die englischen Originalbezeichnungen dafür lauten:*

- Template *(Dokumentvorlage)*
- Style *(Formatvorlage)*

und sind damit viel griffiger.

Um Dokumentvorlagen von »gewöhnlichen« Dokumentdateien unterscheiden zu können, tragen sie die schmucke Endung *.DOTX* bzw. *.DOTM*. Das vierstellige Suffix, das die bislang übliche Dateiendung *.DOT* in Word 2007 abgelöst hat, ermöglicht eine Unterscheidung zwischen Dokumentvorlagen, in denen Makros enthalten sein können (.DOTM), sowie solchen, in denen Makros strikt verboten sind (.DOTX). Microsoft hat sich zu dieser Maßnahme entschlossen, um Makroviren Einhalt zu gebieten.

5.2 Die Mutter aller Dokumente

Jedes Mal, wenn Sie ein leeres Dokument erstellen, wird ihm automatisch eine Dokumentvorlage zugewiesen, ohne dass Sie es merken: *Normal.dotx*.

Der Speicherort dieser Formatvorlage liegt unter Windows XP in:

`LW:\\Dokumente und Einstellungen\%user%\Anwendungsdaten\Microsoft\Templates`

Unter Windows Vista finden Sie die Datei hier:

`LW:\Users\%User%\AppData\Roaming\Microsoft\Templates`

TIPP

NORMAL.DOT *aus einer Vorgängerversion in Word 2007 weiterverwenden*

Um eine bestehende Dokumentvorlage NORMAL.DOT *komplett aus einer Vorgängerversion in Word 2007 weiterverwenden zu können, öffnen Sie diese mit Word 2007, und speichern Sie diese als Vorlage* NORMAL.DOTM im obigen Verzeichnis *ab.*

STEPS

Falls Sie lediglich einzelne Formatvorlagen oder Makros aus der NORMAL.DOT *von Word 2003 (oder älter) in Word 2007 weiterverwenden möchten, müssen Sie wie folgt vorgehen:*

1. Öffnen Sie die Registerkarte START.
2. Klicken Sie mit der Maus auf das Schnellstartsymbol für Dialogfelder in der rechten unteren Ecke der Gruppe FORMATVORLAGEN. Auf dem Bildschirm erscheint nun das Fenster FORMATVORLAGEN.

3. Klicken Sie darin auf die dritte Schaltfläche in der untersten Zeile des Fensters: FORMATVORLAGEN VERWALTEN.
4. Führen Sie im gleichnamigen Dialogfenster einen Klick auf die Schaltfläche IMPORTIEREN/EXPORTIEREN... aus.
5. Schließen Sie nun die auf der linken Fensterseite angezeigte Datei, und öffnen Sie dafür die NORMAL.DOT der Vorgängerversion.
6. Nun können die Makros (VBA) und Formatvorlagen aus der Dokumentvorlage der Vorgängerversion in die Dokumentvorlage NORMAL.DOTM von Word 2007 gezielt übernommen werden.

5.3 Formatierungen mit Word

Nachdem wir geklärt haben, was Formatvorlagen und Dokumentvorlagen sind, und damit nun wirklich alle Formatierungsmöglichkeiten auf dem Tisch liegen, sollten wir vielleicht kurz einmal zusammenfassen, welche Formatierungsmöglichkeiten Word für ein Dokument bereithält:

- DIREKTE FORMATIERUNG

  Bei einer Direktformatierung wird einem Wort oder einem Absatz eine bestimmte Formatierung (Kursivschrift, Absatzausrichtung, Zeilenabstand usw.) zugewiesen, ohne dass dafür eine Vorlage verwendet wird. Diese Art der Formatierung sollten Sie wirklich nur ausnahmsweise in einem Dokument verwenden, und wenn, dann möglichst nur, um Formatvorlagen zu ergänzen. Die Direktformatierung haben wir in Kapitel 3 dieses Buches besprochen.

- SEITENLAYOUT

  Das Seitenlayout bestimmt die Optik einer Seite: Dazu zählen die Größe des Blattes, seine Orientierung (Hoch- oder Querformat), die Seitenränder, die Kopf- und Fußzeilen und vieles andere. In Kapitel 4 sind wir auf diese Formatierungsmöglichkeiten genau eingegangen.

- ABSCHNITTSFORMATIERUNGEN

  Abschnittsformatierungen bestimmen das Layout eines bestimmten Bereichs innerhalb des Dokuments. So kann sich beispielsweise das Seitenlayout ebenso von Abschnitt zu Abschnitt ändern wie die Anzahl der Spalten.

- DESIGNS

  In einem Design fasst Word unterschiedliche Elemente wie Seitenhintergrund, Aufzählungssymbole und Formatvorlagen zusammen, um einem Dokument damit eine einheitliche Optik zu verleihen. Formatvorlagen innerhalb eines Designs überschreiben die der Dokumentvorlage.

- FORMATVORLAGEN

  Formatvorlagen sind Formatierungsanweisungen für einen *Absatz*, eine *Tabelle*, eine *Liste* oder *Zeichen*, wobei die beiden Formate *Absatz* und *Zeichen* auch in einer Formatvorlage kombiniert werden können. Sie bieten gegenüber der diekten Formatierung den Vorzug, dass Änderungen zentral vorgenommen und global für das gesamte Dokument (sowie für alle Dokumente, die diese Formatvorlage benutzen) geändert werden können.

- SCHNELLFORMATVORLAGEN

  Schnellformatvorlagen bezeichnen zueinander passende Sätze von Formatvorlagen.

- DOKUMENTVORLAGEN

  Eine Dokumentvorlage schließlich ist eine Musterdatei für ein Dokument, das sein Layout in ein Dokument kopiert, sobald es über diese Dokumentvorlage erstellt wird.

5.4 Formatvorlage zuweisen

5.4.1 Schnellformatvorlagensatz wählen

Word 2007 stellt verschiedene Formatvorlagensätze wie *Einfach*, *Modern* oder *Elegant* bereit, die aufeinander abgestimmte Formatvorlagen für den Fließtext, Überschriften und andere Formate enthalten.

Abbildung 5.1: Schnellformatvorlagensätze

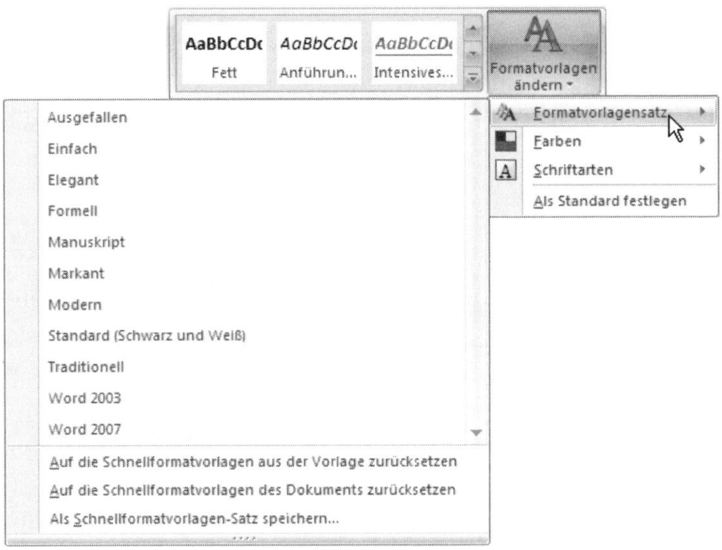

Um einen Vorlagensatz zu wählen, gehen Sie wie folgt vor:

1. Klicken Sie auf der Seite START in der Gruppe FORMATVORLAGEN auf die Schaltfläche FORMATVORLAGE ÄNDERN.
2. Zeigen Sie auf den Eintrag FORMATVORLAGENSATZ und wählen danach aus der Auswahlliste den gewünschten Satz aus.
3. Der Katalog der Schnellformatvorlagen in der Multifunktionsleiste wird darauf aktualisiert und enthält nun den Vorlagensatz, den Sie aktiviert haben.

STEPS

5.4.2 Schnellformatvorlage zuweisen

Um eine Schnellformatvorlage zuzuweisen, gehen Sie wie folgt vor:

STEPS

1. Markieren Sie den Text, dem Sie eine Formatvorlage zuweisen möchten, oder setzen Sie die Einfügemarke in den Absatz, falls Sie die Formatierung dieses Absatzes ändern möchten.
2. Klicken Sie auf die Registerkarte START.
3. Zeigen Sie in der Gruppe FORMATVORLAGEN auf die gewünschte Formatvorlage, wird der markierte Bereich bzw. der Absatz im Dokumentenfenster in einer Vorschau mit der gewählten Markierung angezeigt.

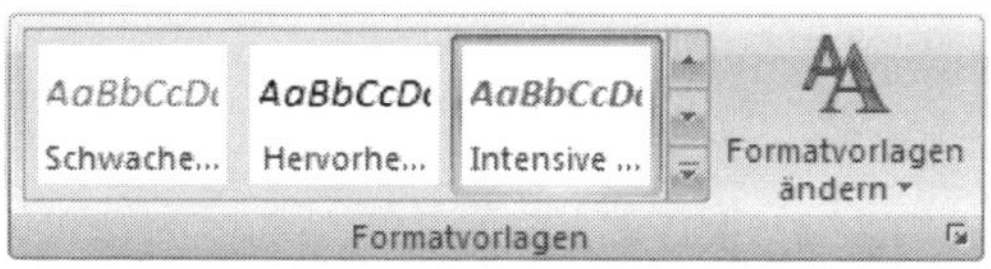

Abbildung 5.2: Formatvorlagen

4. Sie können die Anzeige der Schnellformatvorlagen in der Multifunktionsleiste wie folgt beeinflussen: Die beiden Pfeile nach oben und unten am rechten Rand der Auswahlliste für die Formatvorlage ermöglichen ein Scrollen durch die Liste, die sich aber auch durch einen Klick auf den dritten Pfeil (Weitere) expandieren lässt:

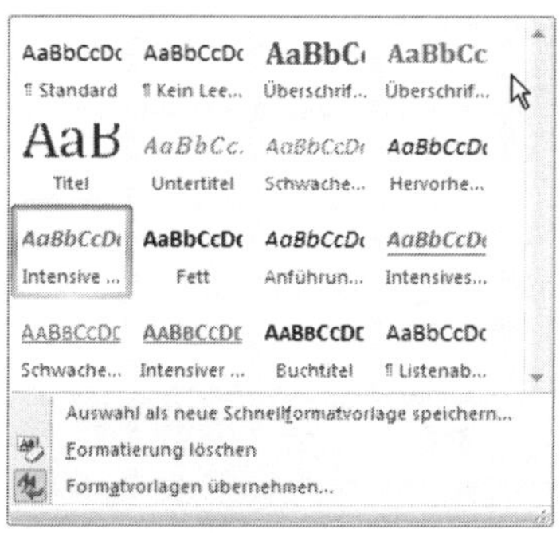

Abbildung 5.3: Expandierte Anzeige der Formatvorlagen

5. Klicken Sie auf die Formatvorlage, um sie zuzuweisen.

5.4.3 Das Fenster »Formatvorlagen«

Neben dem Weg über die Schnellformatvorlagen in der Multifunktionsleiste können Sie auch das Fenster FORMATVORLAGEN für das Zuweisen von Vorlagen verwenden. Es wird geöffnet, indem Sie mit der Maus auf das Schnellstartsymbol in der rechten unteren Ecke der Gruppe FORMATVORLAGEN klicken.

Abbildung 5.4: Formatvorlagen-Katalog

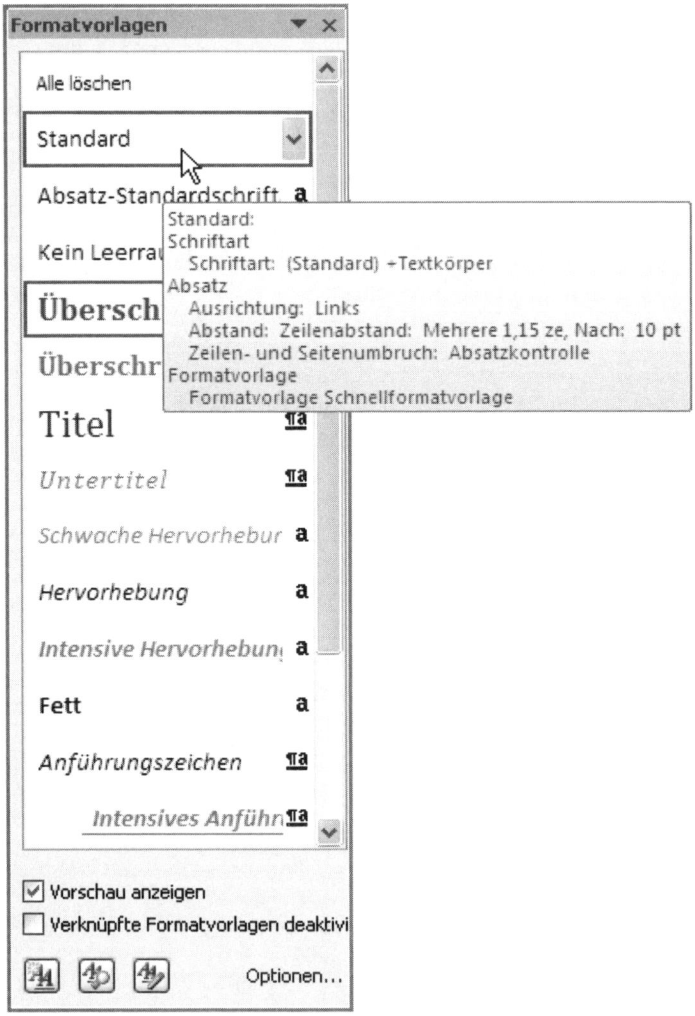

TIPP

Das Fenster FORMATVORLAGEN *lässt sich sowohl an der linken als auch an der rechten Seite des Dokumentenfensters »andocken«. Dazu klicken Sie in seine Titelzeile und ziehen das Fenster der Maus an den linken oder rechten Rand. Kurz bevor Sie die Fensterkante mit dem Mauszeiger erreichen, wird das Fenster an der Kante angedockt und ist so jederzeit erreichbar.*

Innerhalb des Fensters werden die Formatvorlagen aufgelistet. Sie können wählen, ob eine Vorschau der Formatierung in der Liste angezeigt wird (Voreinstellung) oder ob Ihnen eine reine Auflistung der Formate ausreicht. In diesem Fall können dann mehr Einträge in der Liste aufgeführt werden, wie die folgende Abbildung verdeutlicht:

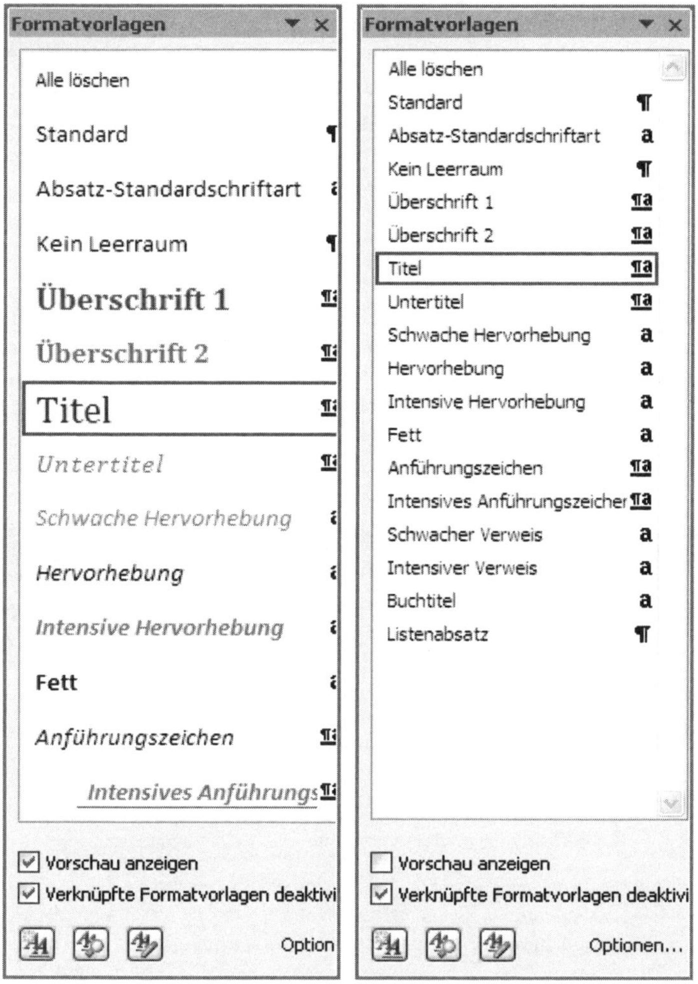

Abbildung 5.5: Formatvorlagen mit und ohne Vorschau

Zum Umschalten zwischen den beiden Ansichten klicken Sie auf den Eintrag VORSCHAU ANZEIGEN im unteren Bereich des Fensters.

In der Auswahlliste wird an der rechten Fensterseite für jede Formatvorlage angezeigt, ob es sich dabei um eine Formatvorlage für einen Absatz oder ein Zeichen handelt. Absatzformate erkennen Sie am Absatzmarkensymbol, Zeichenformate tragen als Zeichen ihres Standes ein »a«. Und Formatvorlagen für Absätze und Zeichen, wie in der obigen Abbildung das Format »Überschrift 1«, werden mit beiden Symbolen ausgezeichnet.

Um eine Formatvorlage über das Fenster FORMATVORLAGEN *zuzuweisen, gehen Sie wie folgt vor:*

1. Markieren Sie den Text, dem Sie eine Formatvorlage zuweisen möchten, oder setzen Sie die Einfügemarke in den Absatz, falls Sie die Formatierung dieses Absatzes ändern möchten.
2. Sobald Sie mit dem Mauszeiger auf eine Vorlage zeigen, erscheint die zugrunde liegende Formatierungsregel in einem Hinweisfenster. Eine Live-Vorschau im Dokumentenfenster, wie dies bei einem Überfahren der Schnellformatvorlagen geschieht, ist hier jedoch nicht möglich.
3. Klicken Sie in der Auswahlliste des Fensters FORMATVORLAGEN auf die gewünschte Vorlage, um diese zuzuweisen.

5.4.4 Anzeigefilter für Formatvorlagen

In Abhängigkeit der unter OPTIONEN... gewählten Einstellungen werden in der Auswahlliste nicht alle Formatvorlagen angezeigt. Voreingestellt für die Anzeige ist EMPFOHLEN. Sie können jedoch problemlos auch ALLE FORMATVORLAGEN oder nur die wirklich verwendeten in der Liste anzeigen lassen. Über die Auswahlliste SORTIERUNG FÜR DIE LISTE AUSWÄHLEN können Sie noch die Reihenfolge der Auflistung beeinflussen.

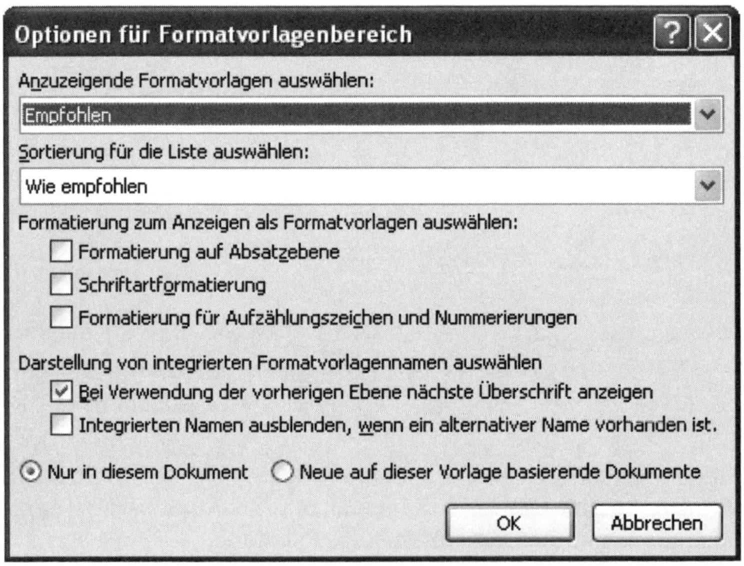

Abbildung 5.6: Optionen für die Anzeige der Formatvorlagen

Die Einstellung, welche Formatvorlagen empfohlen werden und welche nicht, nehmen Sie über das Dialogfeld FORMATVORLAGEN VERWALTEN *(Registerseite* EMPFEHLEN*) vor, das Sie über die dritte Schaltfläche im unteren Bereich des Fensters* FORMATVORLAGEN *öffnen können.*

5.4.5 Formatvorlage übernehmen

Noch eine Möglichkeit, Formatvorlagen zuzuweisen: Mit [Strg] + [⇧] + [S] können Sie das Fenster FORMATVORLAGE ÜBERNEHMEN öffnen. Alternativ dazu lässt es sich auch auf dem Bildschirm darstellen, indem Sie in der Gruppe FORMATVORLAGEN auf die Schaltfläche WEITERE klicken und danach aus dem aufklappenden Fenster den Eintrag FORMATVORLAGE ÜBERNEHMEN... auswählen.

Für die effektive Arbeit mit diesem Fenster sollten Sie sich aber in jedem Fall die Tastenkombination merken!

TIPP

Unter FORMATVORLAGENNAME finden Sie eine Auswahlliste, in der wirklich alle verfügbaren Formatvorlagen aufgeführt werden. Ist das Fenster aktiv, können Sie hier den Namen der gewünschten Formatvorlage eingeben, und Word vervollständigt Ihre Eingabe automatisch, sofern Sie den Schalter AUTOVERVOLLSTÄNDIGEN gesetzt lassen. Voreingestellt ist bereits die Formatvorlage des Absatzes, in dem sich der Cursor momentan befindet.

5

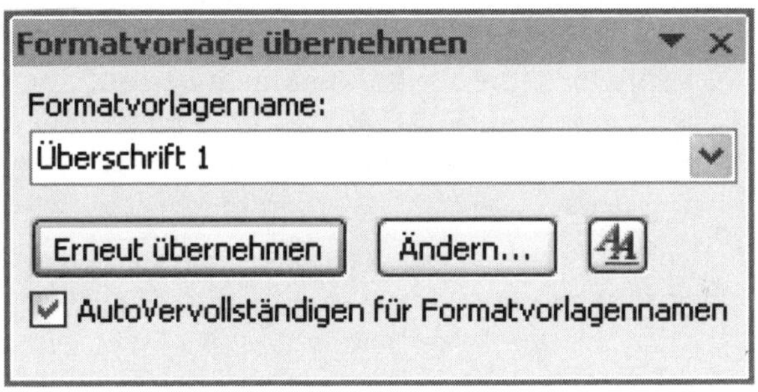

Abbildung 5.7: Formatvorlage übernehmen

Möchten Sie über dieses Fenster eine Formatvorlage zuweisen, gehen Sie wie folgt vor:

STEPS

1. Setzen Sie die Einfügemarke in den Absatz, dem Sie eine Formatvorlage zuweisen möchten, oder markieren Sie einen Textabschnitt.
2. Öffnen Sie mit [Strg] + [⇧] + [S] das Fenster FORMATVORLAGE ÜBERNEHMEN.
3. Tippen Sie die ersten Buchstaben der Formatvorlage, bis Word die gewünschte Vorlage in der Auswahlliste anzeigt. Alternativ dazu können Sie auch die Liste über einen Klick auf das Pfeilsymbol am rechten Rand herunterklappen und einen Eintrag daraus selektieren.
4. Drücken Sie [↵], um die Formatvorlage zuzuweisen, oder klicken Sie auf die Schaltfläche ERNEUT ÜBERNEHMEN.Word weist damit die Formatvorlage zu.

INFO

Ein Zuweisen von Formatvorlagen über dieses Fenster ist für geübte Anwender schon wesentlich komformabler und schneller als die bisher besprochenen Möglichkeiten. Wenn Sie Word optimal nutzen möchten, gehören Formatvorlagen zum täglichen Brot. Und damit auch das Zuweisen von solchen. Noch effektiver kann eine Zuweisung allerdings über vordefinierte Tastenkombinationen vorgenommen werden. Doch dazu später mehr ...

5.5 Formatvorlagen ändern

Ändern Sie eine Formatvorlage, wirkt sich die vorgenommene Änderung sofort auf alle Stellen im Dokument aus, denen die Formatvorlage zugewiesen wurde.

Folgende Varianten stehen Ihnen dabei zur Verfügung:

- Um eine Schnellformatvorlage zu ändern, klicken Sie mit der rechten Maustaste in der Multifunktionsleiste auf die betreffende Formatvorlage und wählen aus dem Kontextmenü den Eintrag ÄNDERN.
- Möchten Sie die Änderung über das Fenster FORMATVORLAGE vornehmen, zeigen Sie ebenfalls auf die zu ändernde Vorlage und klicken wahlweise mit der linken Maustaste auf den Pfeil am rechten Rand des erscheinenden Rahmens, oder drücken Sie die rechte Maustaste. Dies führt zu einer Anzeige des Kontextmenüs, aus dem wiederum der Eintrag ÄNDERN gewählt werden muss.
- Auch über das Fenster FORMATVORLAGE ÜBERNEHMEN kann die Vorlage editiert werden. Dazu wird sie zunächst in der Liste ausgewählt. Ein Klick auf die Schaltfläche ÄNDERN bzw. ein zweimaliges Betätigen der Tabulator-Taste [⇆], gefolgt von [↵], öffnet ebenfalls das Dialogfeld FORMATVORLAGE ÄNDERN.
- Sie können auch einen mit einer Vorlage formatierten Absatz oder ein Wort, dem ein Zeichenformat zugewiesen wurde, direkt im Text umformatieren und die Änderungen dann in die Formatvorlage übernehmen. Dazu weisen Sie zunächst die gewünschte Vorlage zu, ändern die Formatierung im Dokument und drücken nach Abschluss die rechte Maustaste. Aus dem Objektmenü wählen Sie dann den Eintrag FORMATVORLAGEN und *XX* AKTUALISIEREN, UM DER AUSWAHL ANZUPASSEN. *XX* steht dabei für den Namen der Vorlage. Auch wenn wir es hier erwähnt haben: Dieses Vorgehen sollten Sie sich besser nicht angewöhnen, da Sie hierbei wenig bis gar keine Kontrolle über das Geschehen haben. So können Sie weder angeben, ob die Änderung nur im Dokument oder doch auch in der Formatvorlage wirksam werden soll, noch kontrollieren, ob die automatische Aktualisierung für die Vorlage gesetzt ist oder nicht. Das Ergebnis dürfte sein, dass die Anpassung in der Formatvorlage des aktuellen Dokuments gespeichert wird und künftige Dokumente von der Änderung nichts mitbekommen.

Arbeiten Sie mit einem Dokument und nicht mit einer Dokumentvorlage, dürfen Sie nicht vergessen, den Schalter NEUE AUF DIESER VORLAGE BASIERENDE DOKUMENTE *im Dialogfeld* FORMATVORLAGE ÄNDERN *zu markieren. Andernfalls wirkt sich die Änderung nur auf das aktuell geöffnete Dokument und nicht auf die Dokumentvorlage aus. Näheres dazu erfahren Sie auf den folgenden Seiten.*

Haben Sie unseren gut gemeinten Rat befolgt und sich für eine der ersten drei Möglichkeiten zur Änderung einer Formatvorlage entschieden, erscheint das folgende Dialogfeld auf dem Bildschirm:

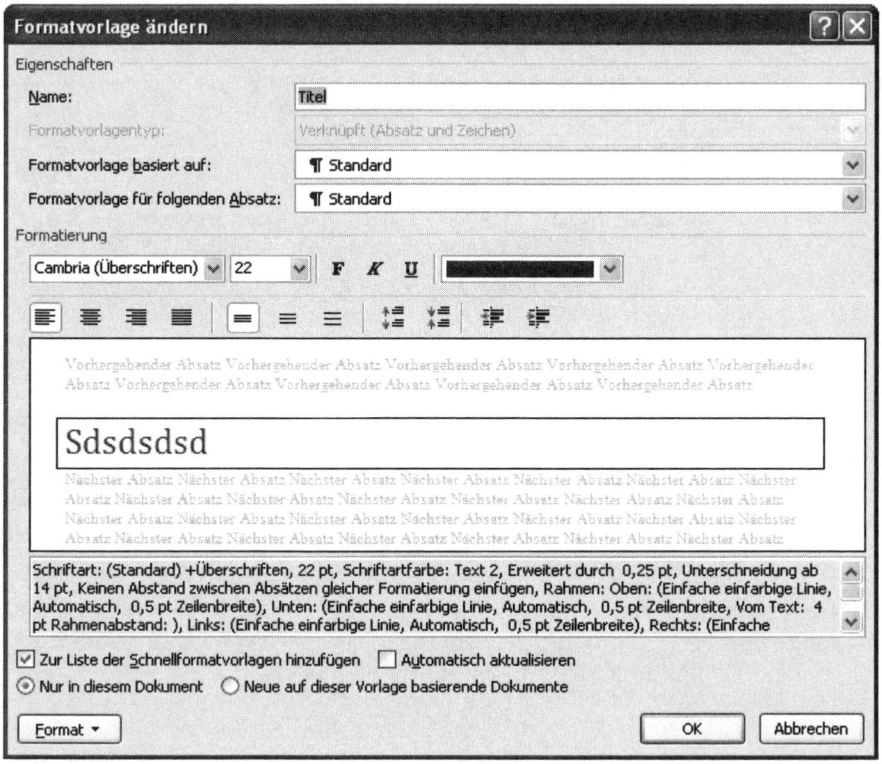

Abbildung 5.8: Formatvorlage ändern

Unter FORMATIERUNG finden Sie verschiedene, häufig benötigte Einstellmöglichkeiten, sodass Sie direkt darauf zugreifen und die Einstellungen ändern können:

- Schriftart
- Schriftgröße
- Kursiv, Fett und Unterstreichen
- Schriftfarbe
- Absatzausrichtung (von linksbündig bis Blocksatz)

- Zeilenabstand
- Absatzabstand vergrößern und verkleinern
- Einzüge vergrößern und verkleinern

Zusätzliche Einstellungen können Sie treffen, indem Sie auf die Schaltfläche FORMAT klicken, die sich in der linken unteren Ecke des Dialogfeldes befindet. Dadurch klappt ein Auswahlmenü auf, das folgende Funktionen anbietet:

- Schriftart
- Absatz
- Tabstopp
- Rahmen
- Sprache
- Positionsrahmen
- Nummerierung
- Tastenkombination

Klicken Sie beispielsweise auf SCHRIFTART, öffnet sich das Dialogfeld SCHRIFTART, das Sie bereits aus Kapitel 3 kennen. Mit ABSATZ erhalten Sie das Dialogfeld ABSATZ, auf das wir ebenfalls in Kapitel 3 bereits ausführlich eingegangen sind. Möchten Sie für diese Vorlage Tabulatoren definieren, klicken Sie auf TABSTOPP und laden – raten Sie mal – im Dialogfeld TABSTOPPS, das Sie aus Kapitel 2 bereits kennen.

Mit OK wird das Dialogfeld beendet, und die vorgenommenen Änderungen werden der Formatvorlage zugewiesen, wobei sich im unteren Bereich des Dialoges ein paar Schalter befinden, deren Bedeutung Sie unbedingt kennen sollten:

- NUR IN DIESEM DOKUMENT

  Die getroffenen Einstellungen und Änderungen werden zwar übernommen, aber im Dokument gespeichert. Damit wirkt sich die Änderung nicht auf Dokumente aus, die Sie künftig erstellen.

- NEUE AUF DIESER VORLAGE BASIERENDE DOKUMENTE

  Ist diese Option markiert, speichert Word die Änderungen an der Formatvorlage nicht im aktuellen Dokument, sondern in der Vorlage, auf der das Dokument basiert. Sofern Sie keine andere Vorlage zugewiesen haben, ist dies die Standarddokumentvorlage NORMAL.DOTX. Erstellen Sie ein neues Dokument, ist die geänderte Vorlage auch dort verfügbar.

TIPP

Ist im Dokumentenfenster kein Dokument, sondern eine Dokumentvorlage geöffnet, müssen Sie sich nicht um diesen Schalter kümmern. In diesem Fall ist es vollkommen egal, wie er gesetzt ist, da sie ja direkt mit der Vorlage arbeiten.

- AUTOMATISCH AKTUALISIEREN

  Ist diese Option markiert, wird eine Änderung an der Formatierung im Dokument von Word automatisch in die Formatvorlage übernommen. Ob dies sinnvoll ist, müssen Sie für sich selbst entscheiden. Wir würden Ihnen allerdings empfehlen, die Finger von diesem Schalter zu lassen und alle Änderungen an der Vorlage selbst vorzunehmen. Haben Sie beispielsweise diese Option für die Vorlage STANDARD gesetzt und Sie nehmen direkte Formatierungen im Dokument vor, kann es Ihnen schneller passieren, dass diese Formatierung in mehr Absätzen erscheint, als Ihnen lieb ist.

5.6 Eine neue Formatvorlage erstellen

Um eine neue Formatvorlage zu erstellen, gehen Sie wie folgt vor:

STEPS

1. Öffnen Sie das Fenster FORMATVORLAGEN, und klicken Sie auf die Schaltfläche NEUE FORMATVORLAGE. Fahren Sie im Anschluss daran mit Punkt 5 fort.
2. Falls Sie eine neue Formatvorlage über das Fenster FORMATVORLAGE ÜBERNEHMEN erstellen möchten, öffnen Sie dieses mit [Strg] + [⇧] + [S].
3. Tragen Sie einen Namen für die neue Formatvorlage in das Feld FORMATVORLAGENNAME ein. Sofern dieser bislang nicht verfügbar ist, ändert sich die Beschriftung der Schaltfläche ERNEUT ÜBERNEHMEN in NEU.
4. Drücken Sie auf die Taste [↵], um die neue Formatvorlage anzulegen, und öffnen Sie im Anschluss daran das Fenster FORMATVORLAGE ÄNDERN, indem Sie den Namen wiederum in die Eingabezeile eingeben und danach auf ÄNDERN... klicken.
5. Unter NAME tragen Sie einen sinnvollen Namen für die Formatvorlage ein.
6. Formatvorlagentyp bietet Ihnen die Möglichkeit, den gewünschten Typ für die Formatvorlage einzustellen. Zur Auswahl stehen *Absatz*, *Zeichen*, *Verknüpft (Absatz und Zeichen)*, *Tabelle* und *Liste*. Haben Sie die Formatvorlage über das Fenster FORMATVORLAGE ÜBERNEHMEN erstellt, müssen Sie auf einige Typen verzichten.
7. Unter FORMATVORLAGE BASIERT AUF bestimmen Sie, von welcher Vorlage die Formate vererbt werden sollen. Dies ermöglicht Ihnen, bestimmte Formate einer bestehenden Vorlage zu überschreiben. Nehmen wir an, Sie möchten eine Formatvorlage für eine Überschrift in einem Exkurs anlegen. Falls Sie sich dafür entscheiden, diese *Exkursüberschrift* auf einer der bereits vorhandenen Vorlagen *Überschrift* basieren zu lassen, können Sie zwar problemlos einzelne Parameter wie beispielsweise die Schriftgröße und die Abstände ändern, sobald Sie aber die Grundschrift in der Vorlage *Überschrift* ändern, wird diese in allen davon abgeleiteten

Formaten ebenfalls automatisch geändert. Entscheiden Sie sich hingegeben für den Eintrag *(Keine Formatvorlage)*, müssen Sie die Schriftart in allen Formatvorlagen einzeln berichtigen.

8. Unter FORMATVORLAGE FÜR DEN NÄCHSTEN ABSATZ können Sie festlegen, welche Vorlage der nächste Absatz erhalten soll, sobald Sie [↵] drücken, um den aktuellen Absatz zu beenden. Mit der richtigen Formatvorlage können Sie sich das manuelle Zuweisen einer anderen Vorlage sparen. Ein Beispiel: Nach einer Überschrift ist es extrem unwahrscheinlich, dass eine weitere Überschrift folgt. Viel eher wird ein Standardabsatz folgen. Stellen Sie bei einer Vorlage *Überschrift* daher folglich *Standard* für die Vorlage des nächsten Absatzes ein. Und noch ein Beispiel: Sie möchten eine Vorlage für ein Listing erstellen. Das Listing selbst besteht aus einzelnen Zeilen, die ohne Absatzabstände aneinandergereiht werden. Vor der ersten Listingzeile sollen 12 pt Abstand und nach der letzten Listingzeile ebenfalls 12 pt Abstand zum Text sein. Wie realisiert man das am günstigsten? Sobald man den gewünschten Absatzabstand von 12 pt eingibt, wird dieser auch innerhalb der einzelnen Listingzeilen enthalten sein. Die Lösung führt über das Anlegen von drei Formatvorlagen: Nennen wir sie *Listing erste*, *Listing* und *Listing letzte*. *Listing erste* basiert auf keiner Formatvorlage, erhält eine nichtproportionale Schrift sowie einen Anfangsabsatzabstand von 12 pt. Das nächste Format *Listing* lassen wir auf der Vorlage Listing basieren. Damit erbt dieses schon mal die Schriftart, den Abstand vor einem Absatz verringern wir hier auf 0. Die dritte Vorlage im Bunde *Listing letzte* lassen wir auf der Vorlage Listing basieren, spendieren ihr aber einen Absatzendeabstand von 12 pt. Und um uns das Leben zu vereinfachen, geben wir für die Vorlage *Listing erste* als Folgevorlage *Listing* an. Sobald wir die erste Listingzeile geschrieben haben, wird als zweite Listingzeile ein Absatz mit *Listing* eingefügt. Das Folgeformat von *Listing* ist wiederum *Listing*.

9. Nehmen Sie nun die Einstellungen vor, welche die Vorlage erhalten soll. Wie schon bei FORMATVORLAGEN ÄNDERN können Sie dies für häufig benötigte Einstellungen direkt im Dialogfeld erledigen, oder Sie öffnen einen weiteren Dialog über einen Klick auf FORMAT.

10. Vergewissern Sie sich, dass NEUE AUF DIESER VORLAGE BASIERENDE DOKUMENTE markiert ist, damit die Vorlage auch wirklich in die Dokumentvorlage übernommen wird, die diesem Dokument zugewiesen wurde.

11. Der Schalter ZUR LISTE DER SCHNELLFORMATVORLAGEN HINZUFÜGEN bewirkt, dass die neue Vorlage auch unter den Schnellformatvorlagen verfügbar ist.

12. Klicken Sie auf OK, um die Formatvorlage zu erzeugen.

Formatvorlagen strategisch klug benennen

TIPP

Versuchen Sie, thematisch gleiche Formate wie »Zeichen fett« oder »Zeichen kursiv« mit dem gleichen Anfangswort beginnen zu lassen, damit die Vorlagen in der Liste möglichst untereinander stehen. Würden Sie hier stattdessen »fettes Zeichen« und »kursives Zeichen« als Namen wählen, kann es passieren, dass die einzelnen Formate in der Liste auseinanderrutschen und so schwerer zu finden sind. Auch die direkte Eingabe des Vorlagennamens über das Fenster FORMATVORLAGE ÜBERNEHMEN *wird so erleichtert.*

Abstände vor einem Absatz am Seiten-/Spaltenbeginn unterdrücken

TIPP

Definieren Sie einen Abstand vor einem Absatz, wird dieser von Word konsequent angewendet. Steht eine Überschrift, die in der Regel einen größeren Absatzabstand aufweisen sollte als normaler Fließtext, direkt am Seitenbeginn, rutscht Word auch diese gnadenlos um den vordefinierten Absatzabstand nach unten, was natürlich extrem unschön ist. Sie können Word jedoch überzeugen, die Abstände vor einem Absatz zu ignorieren, wenn dieser am Anfang einer Seite oder Spalte steht:

1. Klicken Sie auf die Office-Schaltfläche, und wählen Sie WORD-OPTIONEN.
2. Klicken Sie auf den Eintrag ERWEITERT, und scrollen Sie den Fensterinhalt ganz nach unten, bis Sie die Gruppe KOMPATIBILITÄTSOPTIONEN FÜR sehen.
3. Klicken Sie auf LAYOUTOPTIONEN, um die zugehörige Liste zu expandieren.
4. Markieren Sie darin den Schalter 'ABSTAND VOR' NACH SEITEN- ODER SPALTENUMBRUCH UNTERDRÜCKEN.
5. Word wird darauf alle Absätze, die bedingt durch den Seitenumbruch ganz am Anfang einer Seite stehen, ohne einen Anfangsabstand ausgeben. Dies gilt sowohl für von Word vorgenommene als auch für erzwungene Seitenumbrüche bzw. Spaltenumbrüche. Einzig und allein bei Seitenumbrüchen, die durch die Absatzformatierung SEITENUMBRUCH OBERHALB erzeugt wurden, funktioniert die Unterdrückung nicht!

5.7 Formatvorlagen verwalten

Word bietet Ihnen verschiedene Möglichkeiten, die Anzeige der Formatvorlagen im Formatvorlagenbereich einzuschränken:

- EMPFOHLEN

  Jede Vorlage kann mit dem Attribut *Empfohlen* versehen werden. Setzen Sie den Filter für die Anzeige auf Empfohlen, werden nur die Vorlagen im Listenfeld aufgeführt, deren Attribut gesetzt ist.

- VERWENDET

  Microsoft definiert diese Einstellung wie folgt: *Eine Formatvorlage gilt als »verwendet«, wenn es sich bei der angegebenen Formatvorlage um eine integrierte handelt, die modifiziert oder im Dokument zugewiesen wurde, oder wenn dies eine neue Formatvorlage ist, die im Dokument erstellt wurde.*

- IM AKTUELLEN DOKUMENT

  Im Auswahlfenster werden nur die Formate aufgeführt, die im aktuellen Dokument an irgendeiner Stelle zugewiesen wurden.

- ALLE FORMATVORLAGEN

  Im Formatvorlagenbereich werden alle Vorlagen angezeigt.

Damit Word weiß, welche Formate als empfohlen gelten sollen und welche nicht, können Sie jedem einzelnen Format das entsprechende Attribut zuweisen. Dazu öffnen Sie das Dialogfeld FORMATVORLAGEN BEARBEITEN mit einem Klick auf die Schaltfläche FORMATVORLAGEN VERWALTEN im Fenster Formatvorlagen.

Abbildung 5.9: Formatvorlage bearbeiten

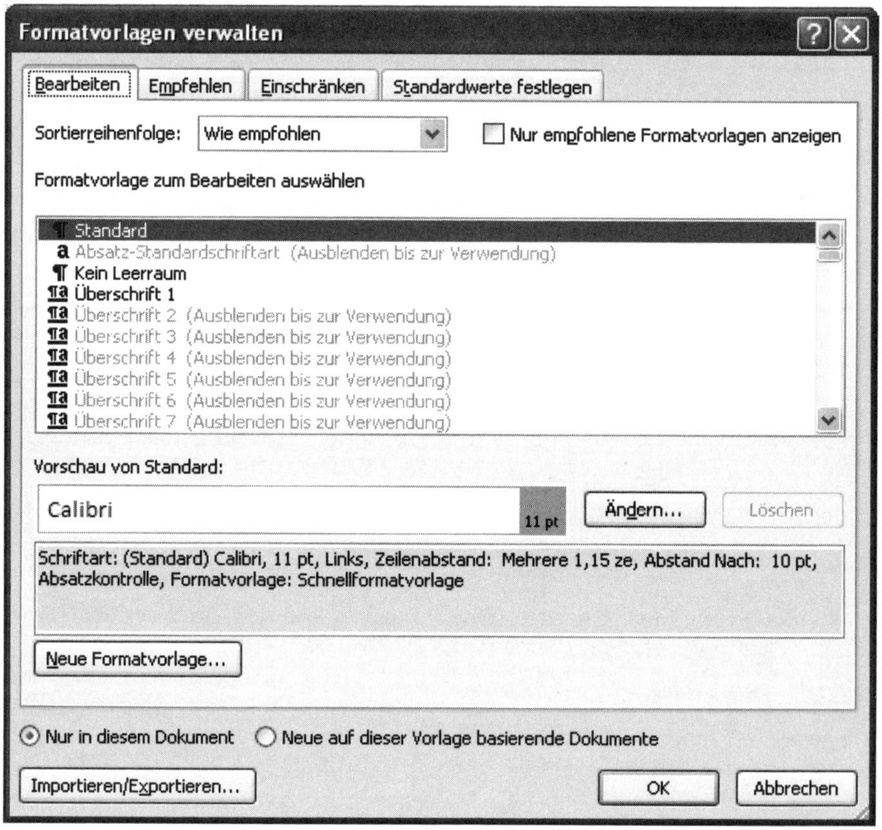

Auf der Registerseite BEARBEITEN des Dialogs können Sie sowohl eine neue Formatvorlage erstellen als auch eine bestehende Vorlage ändern.

Sofern die Vorlage von Ihnen erstellt wurde, kann sie hier auch mit einem Klick auf den Button LÖSCHEN wieder gelöscht werden.

Wechseln Sie zur Registerkarte EMPFEHLEN, um zu den Einstellungsmöglichkeiten für das Empfehlen von Formatvorlagen zu gelangen:

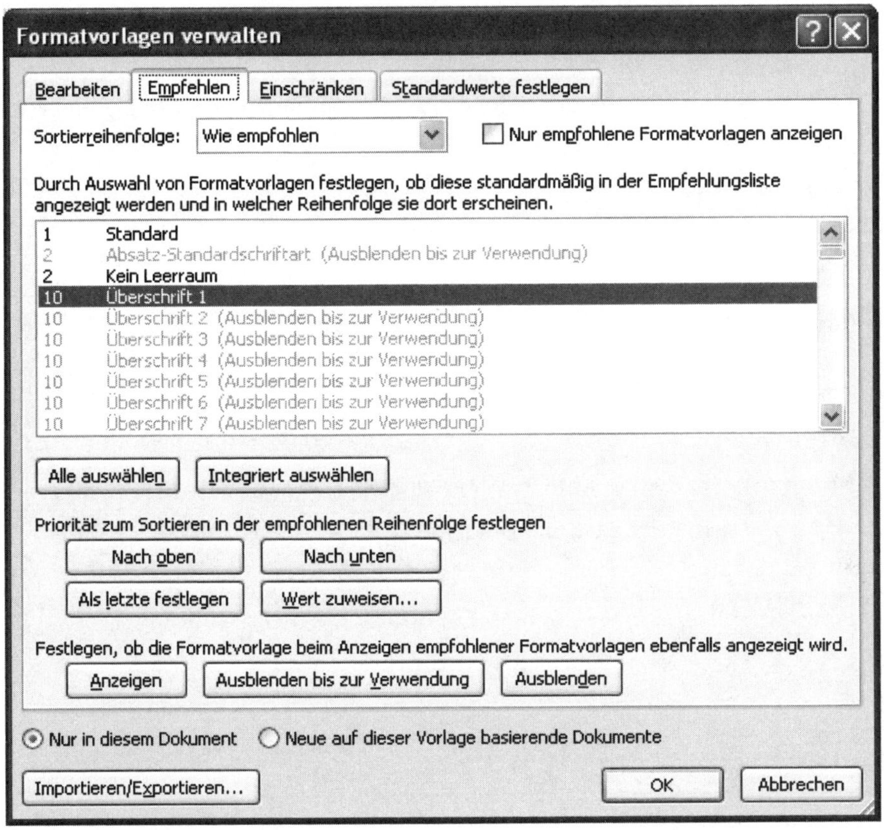

Abbildung 5.10: Für die Anzeige empfohlene Vorlagen

In der Auswahlliste finden Sie alle verfügbaren Formatvorlagen, sofern der Schalter NUR EMPFOHLENE FORMATVORLAGEN ANZEIGEN nicht gesetzt ist.

- ALLE AUSWÄHLEN

  Ein Klick auf diese Schaltfläche markiert alle Einträge in der Auflistung.

- INTEGRIERT AUSWÄHLEN

  Klicken Sie auf diese Schaltfläche, um die Formatvorlagen auszuwählen, die nicht von Ihnen angelegt wurden.

- Nach oben, Nach unten, Als letzte festlegen, Wert zuweisen

  Mit diesen Schaltflächen können Sie jeder Vorlage eine Priorität zuweisen, indem Sie sie in der Liste nach oben oder unten verschieben oder eine Priorität über die direkte Eingabe eines Wertes festlegen.

- Anzeigen

  Klicken Sie auf diese Schaltfläche, um die in der Auswahlliste markierten Vorlagen anzuzeigen, wenn der Filter für die Anzeige auf Empfohlen gesetzt ist.

- Ausblenden bis zur Verwendung

  Ein Klick auf diese Schaltfläche blendet die Formate aus, bis sie verwendet werden.

- Ausblenden

  Ein Klick auf diesen Schalter bewirkt, dass die markierten Formate nicht als empfohlen eingestuft und damit nicht angezeigt werden.

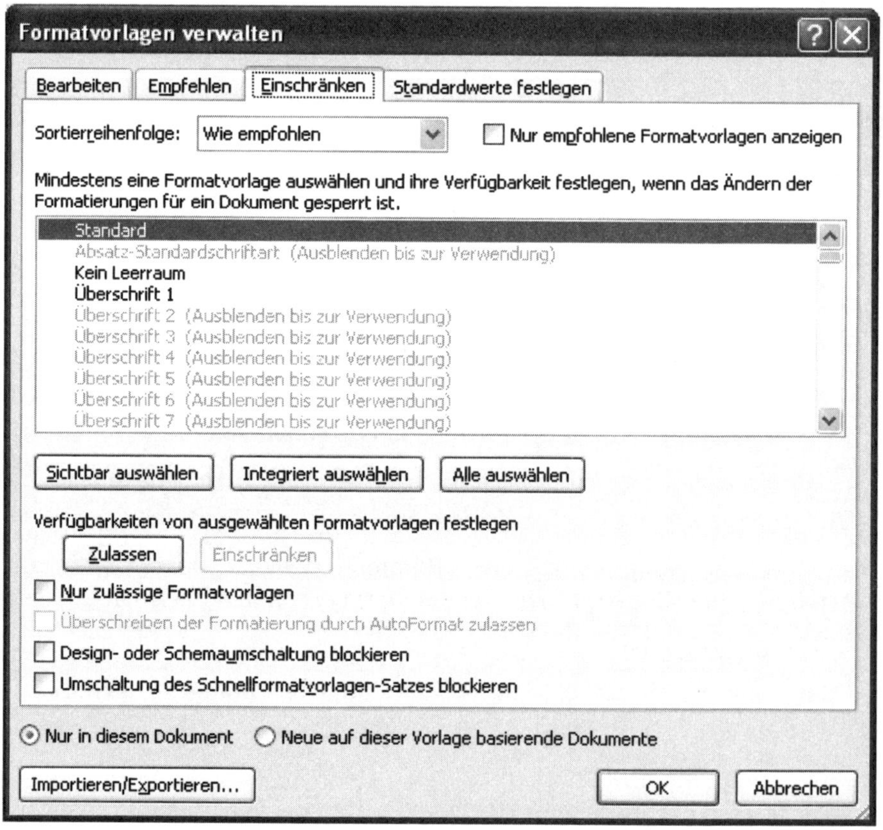

Abbildung 5.11: Einschränkungen

5.8 Vorlagen organisieren

Über das Dialogfeld ORGANISIEREN können Sie Formatvorlagen und Makros zwischen verschiedenen Dokumentvorlagen kopieren. Ferner lassen sich Formate umbenennen und löschen.

Einige integrierte Formatvorlagen können nicht gelöscht werden! Dazu zählen etwa die Vorlagen Standard *und* Überschrift.

INFO

Sie öffnen das Dialogfeld ORGANISIEREN, indem Sie innerhalb des Dialogs FORMATVORLAGEN VERWALTEN auf die Schaltfläche IMPORTIEREN/EXPORTIEREN klicken.

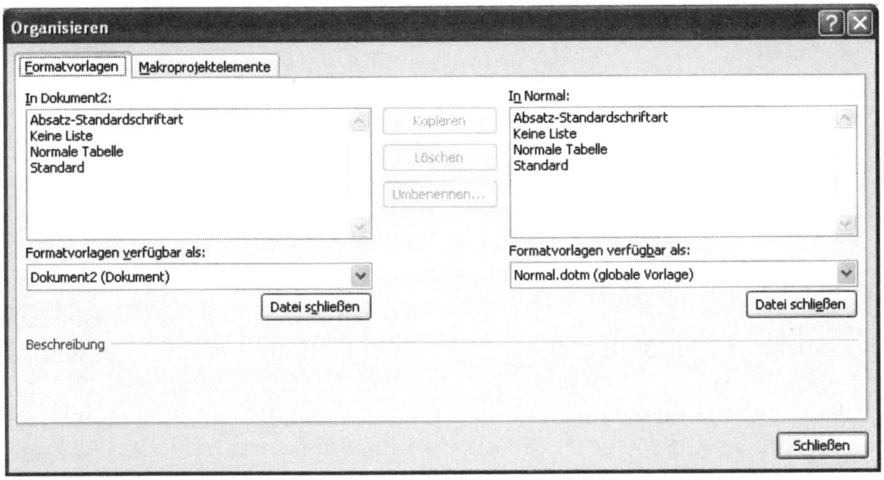

Abbildung 5.12: Formate organisieren

Innerhalb des Dialogs werden zwei Formatvorlagen gegenübergestellt, von denen dann einzelne Formate in die jeweils andere Vorlage kopiert werden können. Möchten Sie die Vorlagen aus einem anderen Dokument oder einer anderen Dokumentvorlage verwenden, klicken Sie auf den Schalter DATEI SCHLIEßEN. Ein erneuter Klick auf diesen Schalter, der dann jedoch die Bezeichnung DATEI ÖFFNEN trägt, zeigt das Auswahlfenster zum Öffnen einer Datei an. Laden Sie nun ein Dokument oder eine Dokumentvorlage (einstellbar unter DATEITYP), werden die darin enthaltenen Formatvorlagen im Fenster angezeigt. Ein Klick auf die gewünschte Vorlage in der Auswahlliste, danach ein Klick auf den Schalter KOPIEREN, und schon ist die Vorlage kopiert.

Sie können innerhalb der Listenfelder auch mehrere Einträge gleichzeitig markieren, indem Sie die Taste [⇧] *gedrückt halten und so mehrere Formate in einem Schwung kopieren.*

TIPP

5.9 Formatvorlage löschen

Führen Sie eine der beiden Aktionen aus, um eine benutzerdefinierte Formatvorlage zu löschen:

- Um eine benutzerdefinierte Formatvorlage zu löschen, zeigen Sie mit der Maus im Aufgabenbereich FORMATVORLAGE auf die zu löschende Vorlage. Klicken Sie dann auf den Pfeil, der am rechten Rand des Vorlagennamens erscheint, und wählen Sie aus dem Menü den Befehl LÖSCHEN. Kann eine Vorlage nicht gelöscht werden, ist der Menüeintrag ausgegraut.

Abbildung 5.13: Formatvorlage löschen

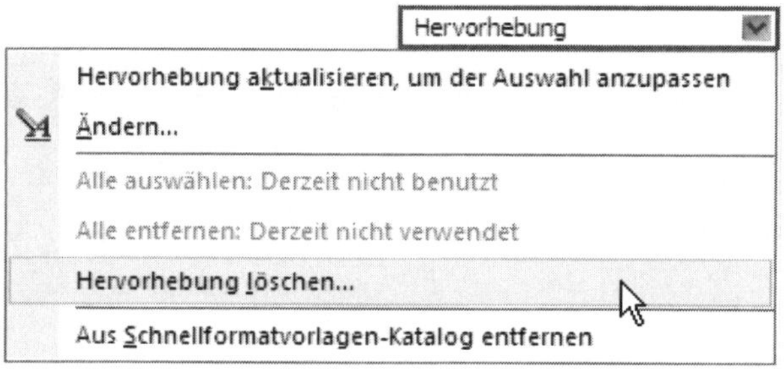

- Öffnen Sie das Dialogfeld ORGANISIEREN, markieren Sie darin die gewünschte Vorlage, und löschen Sie diese mit einem Klick auf den gleichnamigen Button. Sie können auch mehrere Vorlagen auf einmal löschen, indem Sie mehrere Einträge in der Liste gleichzeitig markieren. Möchten Sie Elemente aus einer anderen Vorlage löschen, so schließen Sie zunächst die geöffnete Vorlage, öffnen die gewünschte Vorlage und löschen danach die betreffenden Einträge.

INFO

Löschen Sie eine benutzerdefinierte Absatzformatvorlage, weist Word 2007 allen mit dieser Vorlage formatierten Absätzen im Dokument die Formatvorlage STANDARD *zu.*

5.10 Formatvorlagenspalte aktivieren

STEPS

Arbeiten Sie in Word in der Entwurfsansicht oder Gliederungsansicht, können Sie sich am linken Bildschirmrand eine Formatvorlagenspalte anzeigen lassen, um die zugewiesenen Absatzformatierungen sofort zu ersehen:

1. Klicken Sie auf die Office-Schaltfläche, und wählen Sie WORD-OPTIONEN.
2. Unter ERWEITERT finden Sie in der Gruppe ANZEIGEN den Eintrag BREITE DES FORMATVORLAGENBEREICHS IN ENTWURFS- UND GLIEDERUNGSANSICHTEN.

3. Tragen Sie hier die Breite der Spalte ein.

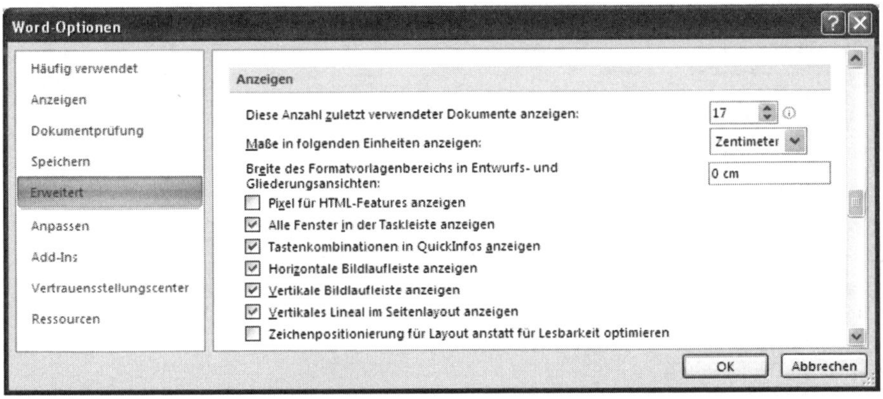

Abbildung 5.14: Breite der Spalte in den Word-Optionen

4. Beenden Sie das Dialogfeld mit OK, und wechseln Sie über die Statuszeile von Word in die Entwurfs- oder Gliederungsansicht:

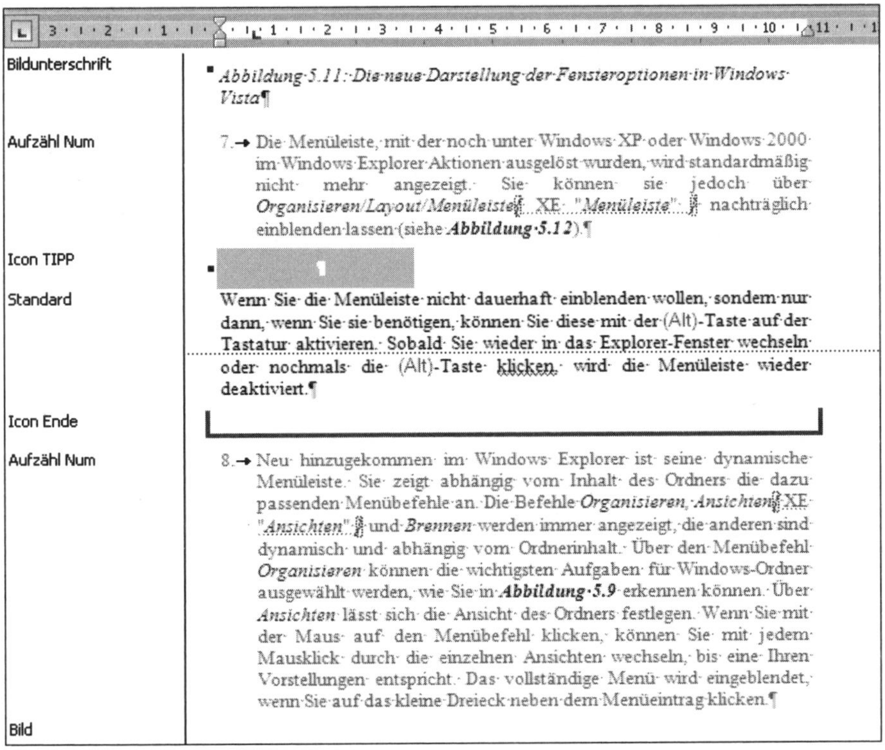

Abbildung 5.15: Formatvorlagen in einer Spalte anzeigen

5.11 Formate anzeigen und vergleichen

Mitunter kommt es vor, dass Sie feststellen möchten, welche Formatierungen ein bestimmter Absatz oder Textbereich enthält oder inwiefern sich bestimmte Formate im Text voneinander unterscheiden. Word bietet hierfür ein komfortables Fenster: FORMATE ANZEIGEN.

Öffnen Sie den Arbeitsbereich FORMATIERUNG ANZEIGEN, indem Sie die Tastenkombination [⇧] + [F1] gleichzeitig drücken. Dieser kann ebenso wie auch schon der Arbeitsbereich FORMATVORLAGEN an der rechten oder der linken Ecke angedockt werden und zeigt alle Formate des aktuell markierten Textes an.

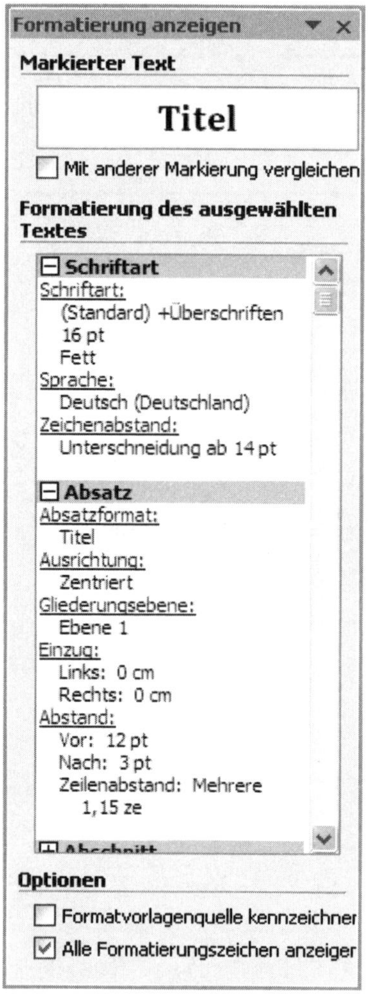

Abbildung 5.16: Formatierungen anzeigen

Möchten Sie zwei verschiedene Markierungen miteinander vergleichen, markieren Sie das Kontrollkästchen unterhalb der Vorschau für den markierten Text.

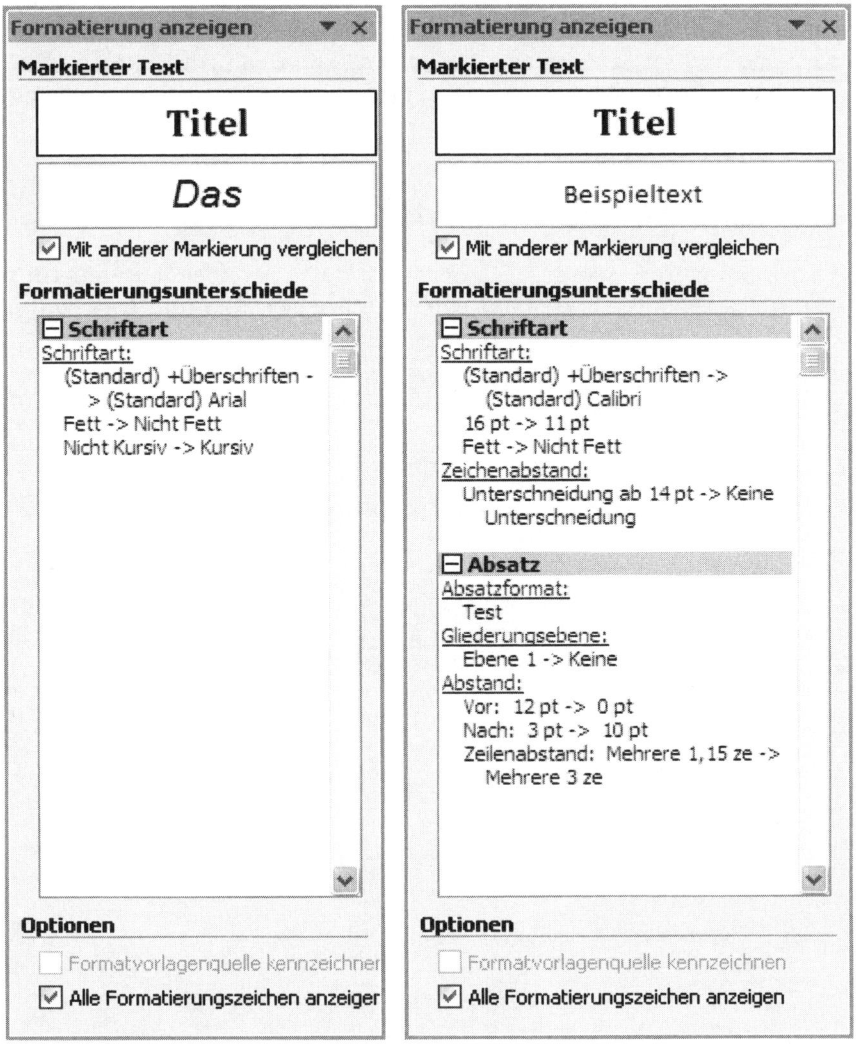

Abbildung 5.17: Formatierungen vergleichen

5.12 Formate löschen

Mit der Tastenkombination [Strg] + [Leertaste] können Sie die Schrifteinstellung einer Markierung wieder auf die Grundschrift der Formatvorlage zurücksetzen. [Strg] + [Q] setzt dagegen die Absatzeinstellungen für den markierten Bereich wieder auf die Standardwerte zurück, wie sie in der Vorlage definiert wurden.

Alternativ dazu können Sie über den ersten Eintrag ALLE LÖSCHEN in der Formatliste des Aufgabenbereichs FORMATVORLAGE alle Formatierungen des markierten Bereichs entfernen.

Auch der Eintrag ABSATZ-STANDARDSCHRIFT dient der Rücknahme von Formatierungen, indem die aktuell zugewiesene Vorlage ganz einfach noch einmal auf den Absatz angewendet wird. Aus diesem Grund kann diese Formatvorlage, die genau genommen überhaupt keine ist, auch nicht geändert werden.

5.13 Der Formatinspektor

Der Formatinspektor ermöglict herauszufinden, welche Formatierungen eines Absatzes bzw. Textes auf einer Vorlage beruhen und welche durch Überschreiben der Definition zustande gekommen sind.

In der oberen Hälfte des Formatinspektors finden Sie die Parameter für die Absatzformatierung, die ihnen

- den Namen der verwendeten Formatvorlage
- sowie die zusätzlichen Formatierungsmerkmale

anzeigen.

Klicken Sie auf die Schaltfläche neben den zusätzlichen Formatierungsmerkmalen, um diese zu löschen. Ein Klick auf den Schalter darüber bewirkt, dass dem Absatz die Standard-Formatvorlage zugewiesen wird.

Abbildung 5.18: Formatinspektor

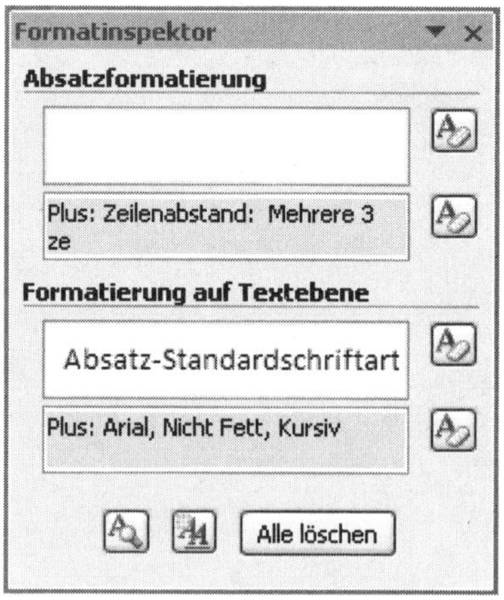

Analog dazu arbeitet die Anzeige der Formatierung auf Textebene. Allerdings setzt die Schaltfläche ZEICHENFORMATVORLAGE LÖSCHEN die Schrift des markierten Bereichs auf die Absatz-Standardschrift zurück, während mit dem darunter liegenden Schalter alle zusätzlichen Zeichenformatierungen zurückgenommen werden können.

5.14 Formatvorlagen effizient nutzen

5.14.1 Formate mit Tastenkombinationen zuweisen

Im Dialogfenster FORMATVORLAGE ÄNDERN können Sie für jede Formatvorlage eine Tastenkombination definieren, über die dann die Formatvorlage schnell im Dokument zugewiesen werden kann.

Verwenden Sie für häufig benötigte Formate Tastenkombinationen, die Sie sich leicht merken können. Für das Beispiel mit den drei Listingformaten könnten Sie *LO* für *Listing oben*, *LI* für *Listing* sowie *LU* für *Listing unten* zusammen mit der [Strg]- oder [Alt]-Taste verwenden.

Um einer Formatvorlage eine Tastenkombination zuzuweisen, gehen Sie wie folgt vor:

STEPS

1. Öffnen Sie das Dialogfenster FORMATVORLAGE ÄNDERN.
2. Klicken Sie in der linken unteren Ecke auf die Schaltfläche FORMAT, und wählen Sie daraus den Menüpunkt TASTENKOMBINATION...

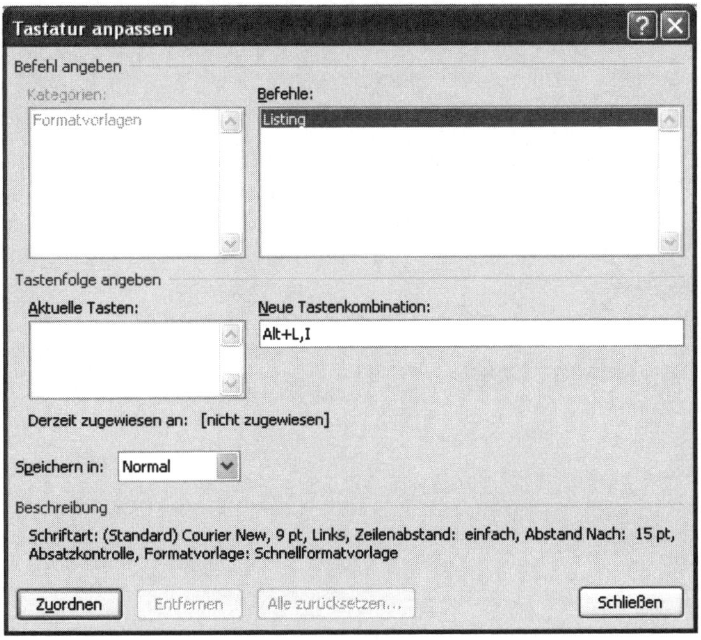

Abbildung 5.19: Eine Tastenkombination zuweisen

3. Drücken Sie nun die gewünschte Tastenkombination, die Sie dieser Vorlage zuweisen möchten. Sofern die Tastenkombination bereits für andere Zwecke vergeben ist, zeigt Word Ihnen das im Dialogfeld an. Im obigen Beispiel haben wir Glück, und die Tastenkombination ist noch frei.

4. Vergewissern Sie sich, dass die Tastenkombination nicht versehentlich in den Vorlagen des Dokuments, sondern wirklich in der Vorlage gespeichert wird, die dem Dokument zugeordnet ist.
5. Klicken Sie auf ZUORDNEN, um die Tastenkombination zuzuordnen.
6. Schließen Sie den Dialog mit einem Klick auf SCHLIEßEN.
7. Setzen Sie die Einfügemarke nun in einen Absatz, und drücken Sie die soeben zugeordnete Tastenkombination. Der Absatz sollte nun die Formatvorlage *Listing* aufweisen.

5.14.2 Inkonsistente Formatierungen anzeigen

STEPS

Word kann Texte, die ähnliche Formatierungen enthalten, wie sie in einer Formatvorlage definiert sind, für Sie finden und mit einer blauen Wellenlinie unterringeln:

1. Klicken Sie auf die Office-Schaltfläche.
2. Wählen Sie WORD-OPTIONEN.
3. Wechseln Sie zur Seite ERWEITERT.
4. Markieren Sie in der Gruppe BEARBEITUNGSOPTIONEN die beiden Kontrollkästchen FORMATIERUNGEN MITVERFOLGEN sowie INKONSISTENZEN BEI FORMATIERUNGEN MARKIEREN.
5. Schließen Sie das Dialogfenster.
6. Wird eine inkonsistente Formatierung im Dokument entdeckt, unterringelt sie Word mit einer blauen Linie. Sie können dann mit der rechten Maustaste auf die markierte Stelle klicken und wählen, ob Sie diese Stelle durch die verfügbare Formatvorlage ersetzen möchten oder nicht.

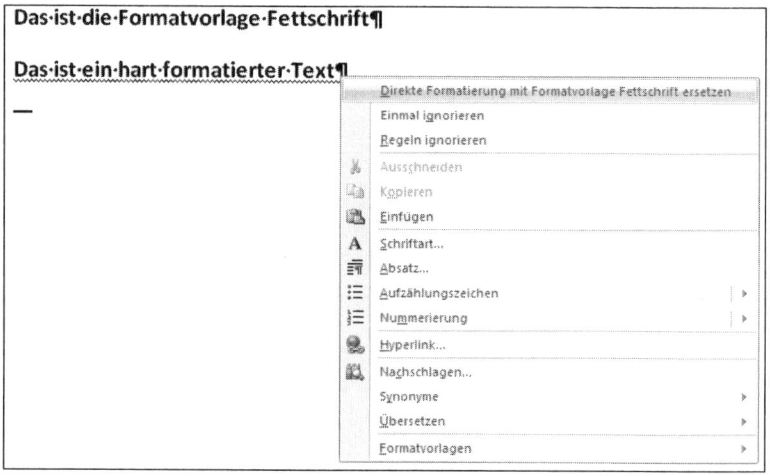

Abbildung 5.20: Inkonsistente Formatierungen

5.14.3 Überschriftenebenen per Skript verändern

Arbeiten Sie mit längeren Dokumenten oder müssen Sie zwei Dateien zu einer zusammenführen, kann es immer wieder vorkommen, dass die Ebenen der Überschriften erniedrigt bzw. erhöht werden müssen. Die beiden folgenden Makros erledigen das ganz schnell für Sie:

Listing 5.1: Wertigkeit aller Überschriften tiefer setzen

CODE

```
Sub U_Wertigkeit_tiefer()
'
' U_Wertigkeit_tiefer Makro
'
With ActiveDocument.Content.Find
    .ClearFormatting
    .Style = "Überschrift 5"
    .Replacement.ClearFormatting
    .Replacement.Style = "Überschrift 6"
    .Execute FindText:="", ReplaceWith:="", _
        Replace:=wdReplaceAll, Format:=True
End With
With ActiveDocument.Content.Find
    .ClearFormatting
    .Style = "Überschrift 4"
    .Replacement.ClearFormatting
    .Replacement.Style = "Überschrift 5"
    .Execute FindText:="", ReplaceWith:="", _
        Replace:=wdReplaceAll, Format:=True
End With
With ActiveDocument.Content.Find
    .ClearFormatting
    .Style = "Überschrift 3"
    .Replacement.ClearFormatting
    .Replacement.Style = "Überschrift 4"
    .Execute FindText:="", ReplaceWith:="", _
        Replace:=wdReplaceAll, Format:=True
End With
With ActiveDocument.Content.Find
    .ClearFormatting
    .Style = "Überschrift 2"
    .Replacement.ClearFormatting
    .Replacement.Style = "Überschrift 3"
    .Execute FindText:="", ReplaceWith:="", _
        Replace:=wdReplaceAll, Format:=True
End With
With ActiveDocument.Content.Find
    .ClearFormatting
    .Style = "Überschrift 1"
    .Replacement.ClearFormatting
    .Replacement.Style = "Überschrift 2"
    .Execute FindText:="", ReplaceWith:="", _
        Replace:=wdReplaceAll, Format:=True
End With
End Sub
```

CODE

Listing 5.2: Wertigkeit aller Überschriften höher setzen

```
Sub U_Wertigkeit_hoeher()
'
' U_Wertigkeit_hoeher Makro
'
With ActiveDocument.Content.Find
    .ClearFormatting
    .Style = "Überschrift 2"
    .Replacement.ClearFormatting
    .Replacement.Style = "Überschrift 1"
    .Execute FindText:="", ReplaceWith:="", _
        Replace:=wdReplaceAll, Format:=True
End With
With ActiveDocument.Content.Find
    .ClearFormatting
    .Style = "Überschrift 3"
    .Replacement.ClearFormatting
    .Replacement.Style = "Überschrift 2"
    .Execute FindText:="", ReplaceWith:="", _
        Replace:=wdReplaceAll, Format:=True
End With
With ActiveDocument.Content.Find
    .ClearFormatting
    .Style = "Überschrift 4"
    .Replacement.ClearFormatting
    .Replacement.Style = "Überschrift 3"
    .Execute FindText:="", ReplaceWith:="", _
        Replace:=wdReplaceAll, Format:=True
End With
With ActiveDocument.Content.Find
    .ClearFormatting
    .Style = "Überschrift 5"
    .Replacement.ClearFormatting
    .Replacement.Style = "Überschrift 4"
    .Execute FindText:="", ReplaceWith:="", _
        Replace:=wdReplaceAll, Format:=True
End With
With ActiveDocument.Content.Find
    .ClearFormatting
    .Style = "Überschrift 6"
    .Replacement.ClearFormatting
    .Replacement.Style = "Überschrift 5"
    .Execute FindText:="", ReplaceWith:="", _
        Replace:=wdReplaceAll, Format:=True
End With
End Sub
```

5.14.4 Formate per Skript ersetzen

Müssen Sie viele Formate in einem Text ersetzen, kann dies über das Dialogfenster SUCHEN UND ERSETZEN extrem mühsam sein. Auch hier kann ein Makro schnell Abhilfe schaffen.

Für jede zu ersetzende Vorlage fügen Sie einen Abschnitt

```
With ActiveDocument.Content.Find
  ...
  ...
End With
```

in das Listing 5.3 ein. Unter `.Style` tragen Sie dann jeweils die Vorlage ein, die im Dokument ersetzt werden soll, unter `.Replacement.Style` den Namen des Formats, mit dem Sie die Vorlage gerne ersetzt haben möchten.

Listing 5.3: Formate ersetzen

CODE

```
Public Sub ChangeFormate()
'
' Ersetzt Formatvorlagen
'
With ActiveDocument.Content.Find
    .ClearFormatting
    ' das Format, das ersetzt werden soll
    .Style = "Marginal Bild"
    .Replacement.ClearFormatting
    ' das Format, mit dem Sie das obige ersetzen möchten
    .Replacement.Style = "Marginal Icon"
    .Execute FindText:="", ReplaceWith:="", _
        Replace:=wdReplaceAll, Format:=True
End With
With ActiveDocument.Content.Find
    .ClearFormatting
    .Style = "Marginal"
    .Replacement.ClearFormatting
    .Replacement.Style = "Marginal Text"
    .Execute FindText:="", ReplaceWith:="", _
        Replace:=wdReplaceAll, Format:=True
End With

...
...

End Sub
```

5.14.5 Manuelle Zeilenschaltungen entfernen

Müssen Sie in einem Dokument manuelle Zeilenschaltungen, die über die Tastenkombination [⇧] + [↵] zustande gekommen sind, in bestimmten Formatvorlagen entfernen (beispielsweise in einem Listing, dessen einzelne Zeilen so umbrochen sind), können Sie dies ebenfalls mit einem Makro erledigen.

Die im folgenden Listing fett markierten Zeilen müssen dabei von Ihnen wiederum an Ihre Bedürfnisse angepasst werden:

CODE

Listing 5.4: Manuelle Zeilenschaltungen entfernen

```
Public Sub ChangeManCR()
' Für jeden Absatz, in dem die Umbrüche ersetzt werden sollen,
' müssen Sie einen solchen Block einfügen:
With ActiveDocument.Content.Find
    .ClearFormatting
    ' der zu ersetzende »Text« (manuelle Zeilenschaltung)
    .Text = "^l"
    ' das Format, in dem ersetzt werden soll
    .Style = "Listing"
    .Replacement.ClearFormatting
    ' der Text, mit dem ersetzt wird (Absatzende)
    .Replacement.Text = "^p"
    .Execute Replace:=wdReplaceAll, Forward:=True
End With

End Sub
```

5.15 Normal.dotx wiederherstellen

Wir wissen nicht warum und wieso, denn es scheint ein unerklärliches Phänomen zu sein, dass bei manchen Anwendern plötzlich beim Erstellen eines neuen, leeren Dokuments das Dokument nicht leer ist, sondern bereits Text enthält. Die Ursache, wie dies ungewollt passieren kann, scheint schleierhaft, nicht dagegen die Erklärung für den Text im neuen Dokument.

Immer wenn Sie in Word ein neues, leeres Dokument erzeugen, wird dieses von der Standard-Dokumentvorlage *Normal.dotx* abgeleitet. Ist es Ihnen nun irgendwie gelungen, einen Text in die zugrunde liegende Dokumentvorlage hineinzuzaubern, wird dieser dann auch im erzeugten Dokument erscheinen, und daher ist es nicht leer.

STEPS

Möchten Sie die Normal.dotx *wiederherstellen, weil Sie zur Gruppe der Anwender gehören, die plötzlich Text in einem leeren Dokument stehen haben, oder Sie haben Änderungen an der Vorlage vorgenommen, die Sie gerne ungeschehen machen möchten, oder Word verabschiedet sich aus unerklärlichen Gründen, dann können Sie wie folgt vorgehen:*

1. Schließen Sie Word.
2. Öffnen Sie unter Windows den Explorer, und klicken Sie mit der rechten Maustaste auf die Dokumentvorlage *Normal.dotx*. Aus dem Kontextmenü wählen Sie LÖSCHEN.

INFO

Der Speicherort dieser Formatvorlage liegt unter Windows XP in:

`LW:\\Dokumente und Einstellungen\%user%\Anwendungsdaten\Microsoft\Templates`

Unter Windows Vista finden Sie die Datei hier:

`LW:\Users\%User%\AppData\Roaming\Microsoft\Templates`

3. Starten Sie Word neu, wird eine neue Dokumentvorlage *Normal.dotx* erstellt. Dies ist übrigens immer der Fall, wenn Word beim Programmstart die Dokumentvorlage *Normal.dotx* nicht finden kann.

TIPP

Sie können die Dokumentvorlage Normal.dotx, *anstatt sie zu löschen, auch einfach umbenennen. Auch in diesem Fall wird Word die Vorlage nicht finden und ein neues Exemplar erstellen. Ihre bisherige Dokumentvorlage ist dann aber nicht gelöscht und Sie können vielleicht die eine oder andere Formatvorlage oder so manches darin enthaltene Makro retten, indem Sie diese aus der alten Vorlage in die neu erstellte übernehmen.*

TIPP

Möchten Sie die Dokumentvorlage Normal.dotx *in Word öffnen, um sie zu bearbeiten – dazu sollten Sie natürlich wissen, was Sie tun! –, dürfen Sie dies niemals im Explorer mit einem Doppelklick auf die Vorlage machen! Wählen Sie stattdessen den Befehl* ÖFFNEN *aus dem Objektmenü. Nur so ist gewährleistet, dass Sie wirklich die Vorlage öffnen.*

6 Tabellen

Im Gegensatz zu den Anfängen wird es einem in Word 2007 schon sehr leicht gemacht, Tabellen zu erstellen und einzufügen. Der Gestaltungsmöglichkeit sind hier kaum Grenzen gesetzt, und man hat die Möglichkeit, eine Vielzahl von Daten strukturiert in ein Dokument einzubinden.

6.1 Tabelle erstellen

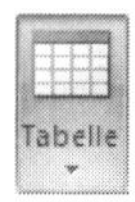

Word 2007 bietet Ihnen über die Registerkarte EINFÜGEN vier verschiedene Möglichkeiten, eine Tabelle einzufügen:

- mittels des Tabellenrasters bis zu einer sofort auswählbaren Tabellengröße von 10x8 Zellen,
- über den Menüpunkt TABELLE EINFÜGEN,
- Tabelle zeichnen oder
- Schnelltabellen

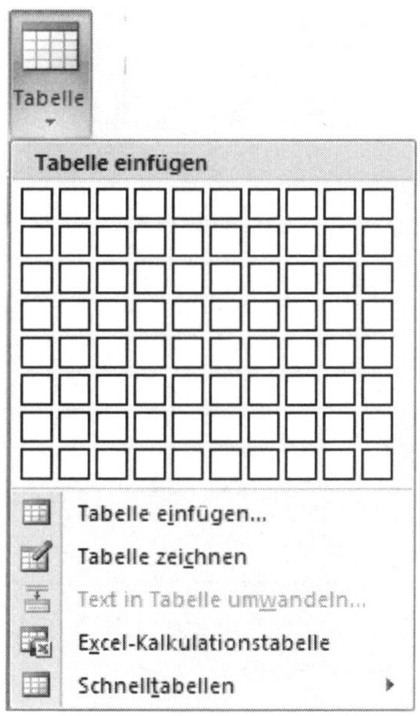

Abbildung 6.1:
Dialogfeld TABELLE

Es ist völlig egal, welche Variante Sie wählen, um eine Tabelle in Ihr Dokument einzubinden, es ist immer der gleiche Aufbau. Sie besteht aus Gitternetzlinien, die sich in ihren Ausmaßen nicht zwingend gleichen müssen wie ein Ei dem anderen (siehe Abschnitt 6.1.3), wobei eine umrandete Fläche als Zelle, die horizontal verlaufenden Zellen als Zeilen und die vertikalen als Spalten bezeichnet werden.

Abbildung 6.2: Aufbau einer Tabelle

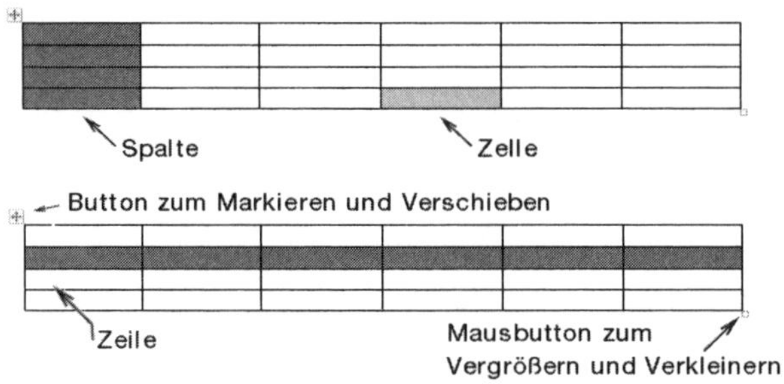

6.1.1 Tabellenraster

Diese Funktion dient zum schnellen Einfügen von kleineren Tabellen. Sie brauchen einfach nur den Mauszeiger auf die von Ihnen gewünschte Größe zu führen, dabei färben sich die einzelnen Felder orange ein, und es wird Ihnen angezeigt, wie viele Spalten und Zeilen Sie definiert haben. Dann genügt ein einziger Klick mit der linken Maustaste, und die Tabelle wird in Ihr Dokument eingefügt.

Abbildung 6.3: Eine kleine Tabelle schnell einfügen

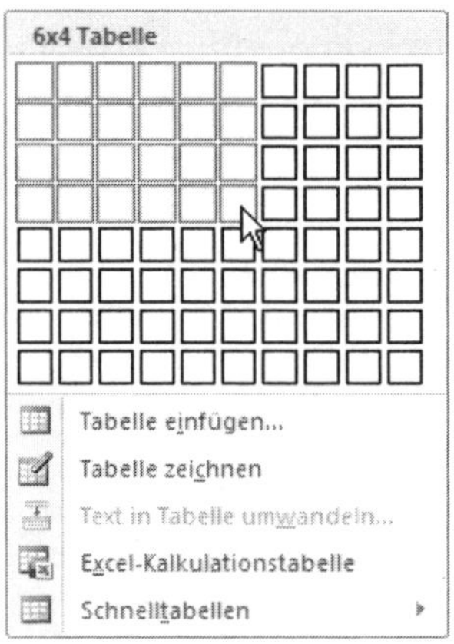

HALT

Es ist wichtig, vor dem Einfügen der Tabelle darauf zu achten, dass der Cursor an der von Ihnen gewünschten Stelle steht, denn genau dort wird Ihre Tabelle dann eingefügt.

6.1.2 Menüpunkt »Tabelle einfügen«

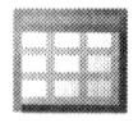

Wenn Sie die Tabelle genauer definieren wollen oder die angebotenen Zellen im Tabellenraster nicht ausreichend sind, dann klicken Sie in der Registerkarte EINFÜGEN/TABELLE auf das Untermenü TABELLE EINFÜGEN.

Im Dialogfeld TABELLE EINFÜGEN können Sie gleich als Erstes die genaue Größe für Ihre gewünschte Tabelle bestimmen. Sie können nicht nur die benötigte Anzahl der Spalten und Zeilen eingeben, sondern auch gleich die für Sie optimale Breite bestimmen.

Tabellengröße

Word schlägt Ihnen nach dem Öffnen des Dialogs TABELLE EINFÜGEN eine Tabelle mit fünf Spalten und drei Zeilen vor. Hier geben Sie dann die von Ihnen gewünschte Größe ein, wobei die Spaltenanzahl natürlich abhängig von der Breite des Satzspiegels ist, und bestimmen ob Sie im Hoch- oder Querformat schreiben. Bei der Zeilenanzahl besteht keine Beschränkung.

Wenn Sie im Nachhinein feststellen, dass Sie noch Spalten oder Zeilen benötigen, können Sie diese problemlos ergänzen. Genaueres hierzu finden Sie dann in Abschnitt 6.4.2.

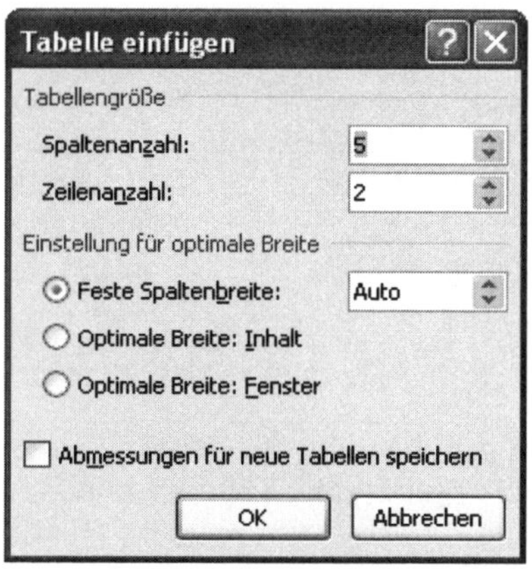

Abbildung 6.4: Dialogfeld TABELLE EINFÜGEN

Einstellung für optimale Breite

Standardmäßig erscheint hier die Option FESTE SPALTENBREITE mit der ausgewählten Breite AUTO. Diese Einstellung bewirkt, dass sich die Tabelle vom linken bis zum rechten Seitenrand erstreckt und die einzelnen Spalten in der gleichen Breite erscheinen.

Es ist aber selbstverständlich auch möglich, die genaue Größe der Spalten einzugeben; entweder mithilfe der Pfeiltasten rechts neben dem Eingabefeld oder durch die direkte Eingabe der Zahlen über die Tastatur, was die bedeutend schnellere Variante ist. Jede Spalte erscheint dann in der von Ihnen eingegebenen Größe, falls diese Abmessungen möglich sind. Wenn

Sie beispielsweise bei drei Spalten eine Spaltenbreite von 6 cm eingegeben haben und der Satzspiegel (die Breite vom linken bis zum rechten Dokumentrand) 15 cm beträgt, dann würde Word 2007 die Spaltenbreite auf 5 cm, also den jeweils größtmöglichen Wert, angleichen.

Die Eingabe von verschiedenen Breiten der einzelnen Spalten ist über dieses Dialogfeld nicht möglich.

Wenn Sie jedoch die Einstellung OPTIMALE BREITE: INHALT anklicken, können Sie damit erreichen, dass die Tabelle in einer minimalen Größe erscheint. Die Zellenbreite passt sich hierbei genau auf die eingegebene Textmenge an.

Abbildung 6.5: Eingegebene Textmenge bestimmt die Spaltenbreite.

Hier wird die Spaltenbreite...	...genau auf die Textlänge angepasst.				

Die letzte Einstellung ist dann OPTIMALE BREITE: FENSTER. Dieses Feature hilft Ihnen dabei, dass die Tabelle, selbst wenn die Fenstergröße verkleinert wird, immer zur Gänze sichtbar bleibt. Es funktioniert aber nur dann, wenn Sie sich im Ansichtsmodus WEBLAYOUT befinden, bei jeder anderen Ansicht wird die Tabelle auch weiterhin abgeschnitten.

TIPP

Wenn Sie mehrere gleich aussehende Tabellen erstellen möchten, klicken Sie auf ABMESSUNGEN FÜR NEUE TABELLEN SPEICHERN. *Es werden dann alle Einstellungen für Spalten-, Zeilenanzahl und die optimale Breite übernommen und damit jede weitere eingefügte Tabelle mit den gleichen Eigenschaften formatiert.*

6.1.3 Tabelle zeichnen

Hierbei handelt es sich um eine sehr nützliche Variante, wenn Sie eine eher »komplizierte« Tabelle mit beispielsweise Zellen von unterschiedlicher Höhe oder eine unterschiedliche Anzahl von Spalten pro Zeile benötigen. Der Gestaltungsmöglichkeit sind hier »fast« keine Grenzen gesetzt.

Wählen Sie also in der Registerkarte EINFÜGEN/TABELLE das Untermenü TABELLE ZEICHNEN. Gleich nach dieser Auswahl verwandelt sich Ihr Mauszeiger in einen Stift, das Menü TABELLENTOOLS öffnet sich, und Sie können mit der Gestaltung der Tabelle loslegen.

Um eine Tabelle zu zeichnen, gehen Sie wie folgt vor:

1. Beginnen Sie am besten mit der Bestimmung des Rahmens, also der Gesamtgröße der Tabelle. Dazu halten Sie die linke Maustaste gedrückt und ziehen das Rechteck so groß, bis es die gewünschten Ausmaße erreicht hat. Durch das Loslassen der Maustaste werden dann die Außenlinien Ihrer Tabelle gezeichnet.

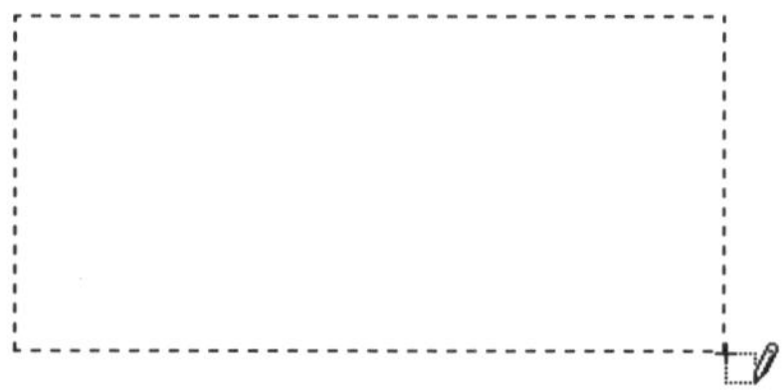

Abbildung 6.6: Ziehen der Außenlinien

2. Danach zeichnen Sie wieder durch Gedrückthalten der linken Maustaste die Spalten- und Zeilenlinien ein und erstellen so Ihre individuelle Tabelle.

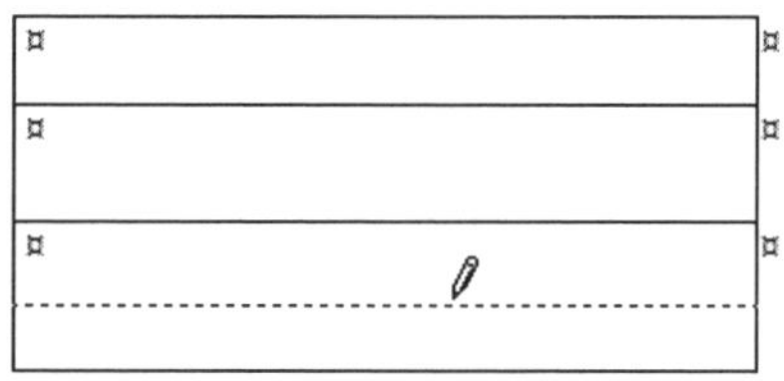

Abbildung 6.7: Ziehen der einzelnen Linien

Es ist mit Word 2007 jetzt auch möglich, mit dem gleichen System wie die horizontalen und vertikalen Linien auch diagonale Linien zu ziehen.

Eine fertig gezeichnete Tabelle könnte dann folgendermaßen aussehen:

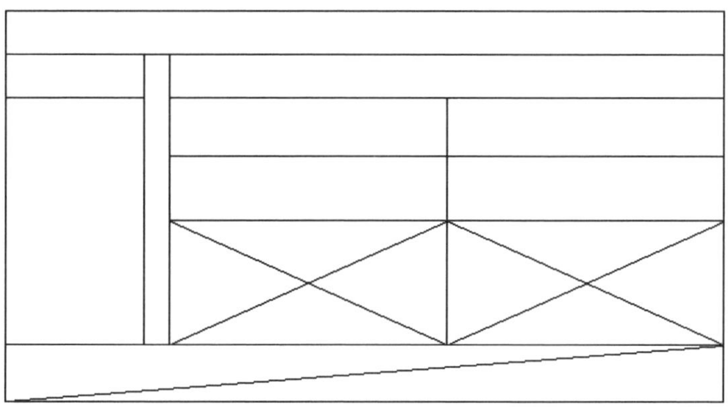

Abbildung 6.8: Gezeichnete Tabelle

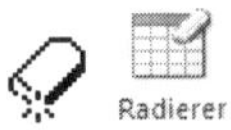

Wenn Sie beim Zeichnen der Tabelle feststellen, dass Sie Linien wieder löschen wollen, dann klicken Sie im Menü Tabellentools/Entwurf auf das Icon Radierer. Aus Ihrem Stift wird ein Radiergummi, und Sie brauchen nur noch auf die zu löschende Linie zu klicken, damit sie verschwindet.

Es ist aber auch möglich, mehrere Spalten oder Zellen auf einmal zu löschen. Dazu ziehen Sie einfach mit gedrückter linker Maustaste einen Rahmen um den Bereich, den sie löschen wollen. Die markierten Zellen bzw. Linien werden fett und rot hervorgehoben, wodurch Sie ganz genau erkennen können, was Sie gerade markiert haben. Danach lassen Sie die Maustaste einfach los, und der markierte Bereich wird gelöscht.

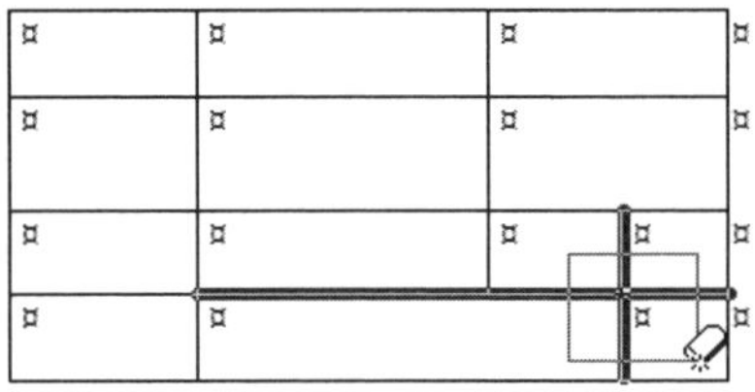

Abbildung 6.9: Löschen mit dem Radiergummi

Beim Löschen von Außenlinien entfernt Word 2007 zwar die gezeichnete Linie, die Gitternetzlinie ist in gestrichelter Form jedoch noch zu sehen. Dies braucht Sie aber nicht weiter zu beeindrucken, denn im Falle eines Ausdrucks wäre sie natürlich gelöscht.

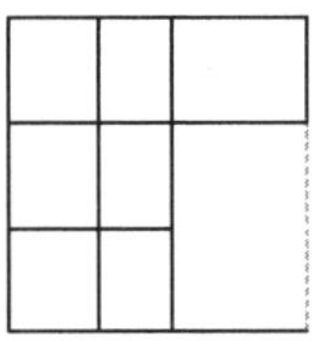

Abbildung 6.10: Gitternetzlinie nach dem Löschen der Außenlinie

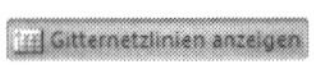

Sollte Ihnen diese Linie dennoch ein Dorn im Auge sein und Sie so sehr stören, dass Sie sie gleich weghaben möchten, brauchen Sie nur unter Tabellentools/Layout auf den Button Gitternetzlinien anzeigen zu klicken. Damit ist es möglich, die Gitternetzlinien aus-, aber auch wieder einzublenden.

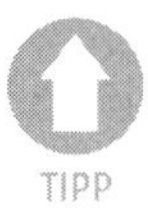

Für das schnelle Wechseln zwischen dem Radiergummi und dem Stift, wenn Sie beispielsweise während des Zeichnens eine Linie entfernen wollen, halten Sie einfach die [⇧]*-Taste gedrückt, und der Radiergummi erscheint so lange, bis Sie die Maustaste wieder loslassen.*

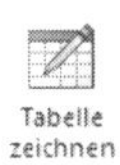

Wenn Sie nach dem Radieren wieder weiterzeichnen möchten, brauchen Sie nur auf das Icon Tabelle zeichnen zu klicken, das sich direkt links neben dem Radiergummi befindet.

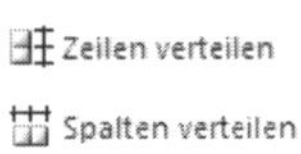

Haben Sie die Tabelle nun nach Ihren Wünschen fertig gestellt, wird es Ihnen vermutlich nicht ganz gelungen sein, einzelne Spalten und Zeilen gleichmäßig aufzuteilen. Keine Sorge, da sind Sie bei weitem kein Einzelfall. Deshalb stellt Ihnen Word 2007 die Funktionen SPALTEN VERTEILEN und ZEILEN VERTEILEN hilfreich zur Seite. Markieren Sie also die Spalten oder Zeilen, die gleichmäßig aufgeteilt werden sollen, und klicken Sie dann auf den entsprechenden Button, den Sie unter TABELLENTOOLS/LAYOUT im Menü ZELLENGRÖßE finden können.

6.1.4 Schnelltabellen

Schnelltabellen sind nichts anderes als fertige Tabellenvorlagen, die bereits Beispieldaten enthalten, damit Sie auf den ersten Blick erkennen können, wie die Tabelle nach dem Hinzufügen Ihrer Daten aussehen kann. Das ist beim Auswählen der Tabelle zwar sehr praktisch und auch anschauungsreich, nach dem Einfügen aber eher hinderlich, da man diese Beispieldaten im Normalfall eher nicht gebrauchen kann. Also heißt es hier dann erst einmal Text löschen. Wenn das aber geschafft ist, hat man eine hübsche Tabellenvorlage, und man kann sofort mit dem Eintragen der eigenen Daten loslegen.

Und so wird es gemacht:

STEPS

1. Klicken Sie mit dem Cursor auf die Stelle im Dokument, an der die Tabelle eingefügt werden soll.
2. Danach klicken Sie auf der Registerkarte EINFÜGEN auf TABELLEN, und wählen Sie den Eintrag SCHNELLTABELLEN aus.
3. Es erscheint ein Menü mit einer Reihe von Dokumentvorlagen, aus dem Sie dann eine auswählen können, indem Sie mit der Maus auf die gewünschte Vorlage klicken.
4. Danach wird die Tabelle eingefügt, und Sie müssen nur noch die Beispieldaten durch Ihre eigenen ersetzen.

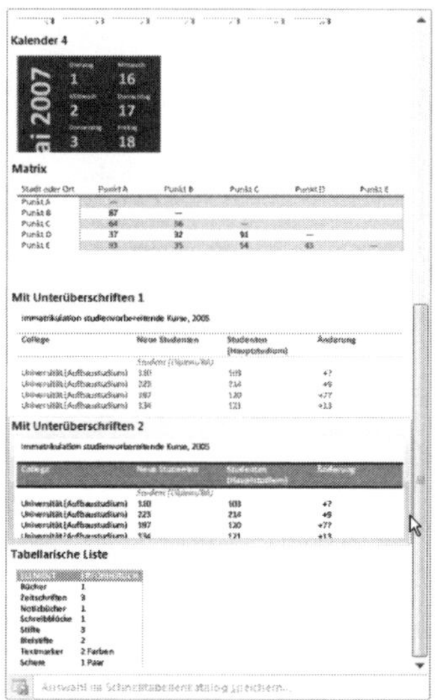

Abbildung 6.11: Auswahl der Tabellenvorlagen

6.2 Tabelle ausfüllen

Prinzipiell besteht hier kein Unterschied zur Texteingabe auf einer normalen Dokumentseite. Sie müssen lediglich darauf achten, dass Sie vor dem Schreiben den Cursor mittels Mausklick in der gewünschten Zelle platzieren. Wenn Sie an der Grundeinstellung nichts verändert haben, wird Ihr Text dann vom linken bis zum rechten Zellenrand eingefügt. Für den Fall, dass die Zellenbreite nicht ausreichend ist, wird der Text völlig selbstständig in die nächste Zeile der Zelle umbrochen.

6.2.1 Texteingabe

Wie oben bereits erwähnt, sollten eigentlich bei der Eingabe des Textes in eine Tabelle keine größeren Schwierigkeiten entstehen. Egal ob Sie Ihren Text normal eingeben, etwas kopieren, ausschneiden, einfügen oder verschieben, es ist exakt der gleiche Ablauf wie beim Arbeiten im normalen Word-Dokument. Es ist auch völlig egal, wie groß Sie den Text wählen, die Zellenhöhe passt sich der Schriftgröße immer an, die Zellenbreite verändert sich jedoch nicht.

Es muss aber nicht immer Text sein, denn Ihrer Tabelle ist es völlig gleichgültig, was Sie einfügen. Sie können beispielsweise auch Grafiken oder eine weitere Tabelle einfügen, Ihrer Fantasie sind dabei keinerlei Grenzen gesetzt. Hier kann es aber trotz fester Spaltenbreite passieren, dass sich diese vergrößert, wenn z.B. eine eingefügte Grafik breiter als die Zellenbreite ist.

Bei der Zeilenschaltung innerhalb einer Zelle sind eigentlich nur zwei Dinge zu beachten:

- Zum Erstellen eines Absatzes in einer Zelle drücken Sie [↵],
- für eine normale Zeilenschaltung jedoch [⇧] + [↵].

6.2.2 Text löschen

Auch dabei können Sie wie gewohnt vorgehen, indem Sie einfach den Teil des Textes, der gelöscht werden soll, markieren. Danach stehen Ihnen drei Varianten zum Entfernen zur Verfügung:

- Klicken Sie auf die Taste [Entf].

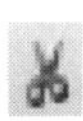

- Klicken Sie in der Registerkarte Start auf das Scherensymbol für Ausschneiden.
- Drücken Sie die rechte Maustaste, wird das Kontextmenü geöffnet, und Sie müssen nur noch auf den Eintrag Ausschneiden klicken.

Wenn Sie allerdings die Markierung über den unteren Rand der Tabelle hinausziehen, verschwindet nicht nur der Inhalt, sondern auch der markierte Teil der Tabelle.

HALT

6.2.3 Bewegen in einer Tabelle

Wenn Ihre Tabelle übersichtlich und nicht besonders groß ist, ist es sicherlich das Einfachste, wenn Sie einfach mit der Maus an die gewünschte Stelle klicken. Es gibt aber auch noch eine Reihe anderer Möglichkeiten, sich innerhalb einer Tabelle zu bewegen:

Tabelle 6.1: Bewegen innerhalb einer Tabelle

Tastenkombination	Zweck
[⇆]	zur nächsten Zelle in einer Zeile
[⇧]+[⇆]	zur vorherigen Zelle in einer Zeile
[Alt]+[Pos1]	zum Anfang der ersten Zelle in einer Zeile
[Alt]+[Ende]	zum Ende der letzten Zelle in einer Zeile
[Alt]+[Bild↑]	zur ersten Zelle in einer Spalte
[Alt]+[Bild↓]	zur letzten Zelle in einer Spalte
[↑]	zur vorherigen Zeile
[↓]	zur nächsten Zeile
[Alt]+[⇧]+[↑]	eine Zeile nach oben, Text wird mit der Zeile darüber getauscht.
[Alt]+[⇧]+[↓]	eine Zeile nach unten, Text wird mit der Zeile darunter getauscht.

Wenn Sie einen Tabulator in Ihre Tabelle einfügen möchten, drücken Sie die Tastenkombination [Strg]+[⇆].

TIPP

6.3 Tabelle umwandeln

6.3.1 Text in Tabelle

Es kommt doch immer wieder einmal vor, dass einem beispielsweise Adresslisten, Datenbankauszüge, Mitgliederlisten oder dergleichen vorliegen, die man in eine Tabelle umwandeln möchte. Gut, werden sich die Chefsekretärinnen unter uns denken, das tippen wir einfach »ratzfatz« ab oder kopieren es in das Dokument. Im Prinzip haben Sie da vollkommen recht, aber wenn die Liste einige hundert Zeilen hat, würde das unter Umständen einen gröberen Zeitaufwand mit rauchenden Fingern bedeuten. Aber Word sei Dank ist das nicht nötig.

Der umzuwandelnde Text muss allerdings als Zellen- bzw. Zeilentrennung Absätze, Tabstopps, Semikolons oder andere Zeichen beinhalten. Damit stehen Sie möglicherweise erneut vor einem kleinen Problem, wenn nämlich anstatt all' dieser tollen Zeichen lediglich ein Leerschritt zwischen den Wörtern steht. Aber auch das kann behoben werden. Sie können nämlich mit der Funktion SUCHEN UND ERSETZEN die Leerzeichen beispielsweise durch Tabstopps ersetzen.

Gehen Sie dazu wie folgt vor:

1. Rufen Sie die Funktion SUCHEN UND ERSETZEN auf. Drücken Sie dazu entweder die Tastenkombination [Strg] + [H], oder öffnen Sie die Registerkarte START, und klicken Sie ganz rechts auf den Button ERSETZEN.
2. Der Dialog SUCHEN UND ERSETZEN wird geöffnet.

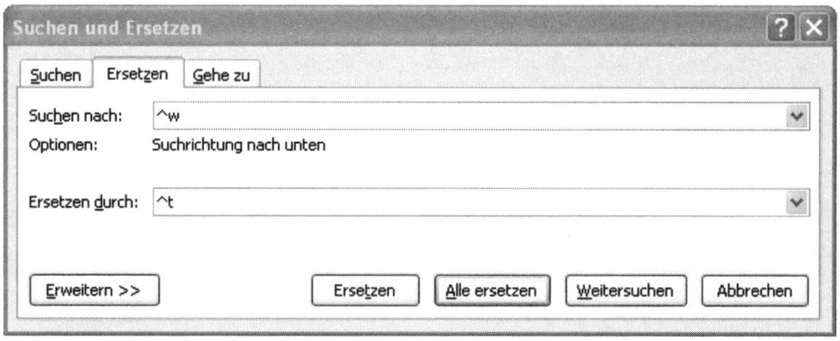

Abbildung 6.12: Suchen und Ersetzen

3. Geben Sie im Feld SUCHEN `^w` für den Leerschritt ein und darunter im Feld ERSETZEN `^t` für einen Tabulator.
4. Klicken Sie dann auf den Button ALLE ERSETZEN.
5. Es öffnet sich ein Fenster mit der Mitteilung, wie viele Ersetzungen vorgenommen wurden, das Sie dann nur noch mit OK bestätigen müssen.

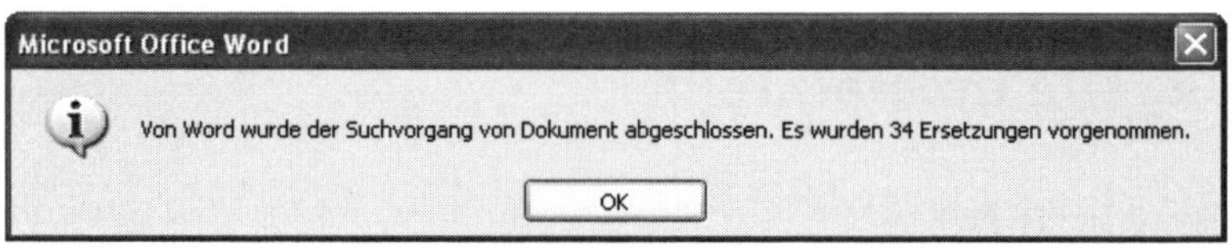

Abbildung 6.13: Anzahl der Ersetzungen

Das funktioniert aber nur dann, wenn wirklich nur ein Wort pro Zelle stehen soll. Ist das nicht der Fall, müssten Sie die Tabelle einzeln durcharbeiten. Dafür stehen Ihnen die Funktionen WEITERSUCHEN *und* ERSETZEN *im gleichen Dialog zur Verfügung.*

Klicken Sie zuerst auf die Schaltfläche WEITERSUCHEN, *und der Cursor wird den nächsten Leerschritt markieren. Wenn er bleiben soll, klicken Sie einfach erneut auf* WEITERSUCHEN, *wenn er ersetzt werden soll, auf* ERSETZEN.

Geschafft! Jetzt haben wir einen Text, der in eine Tabelle konvertiert werden kann. Und so wird es gemacht:

STEPS

1. Markieren Sie den Text, und rufen Sie unter EINFÜGEN/TABELLEN die Funktion TEXT IN TABELLE UMWANDELN auf.
2. Es öffnet sich das Funktionsfenster, in das Sie dann die Anzahl der Spalten, die Einstellung für die Spaltenbreite und zuletzt noch, durch welches Zeichen der Text getrennt werden soll, eingeben müssen.

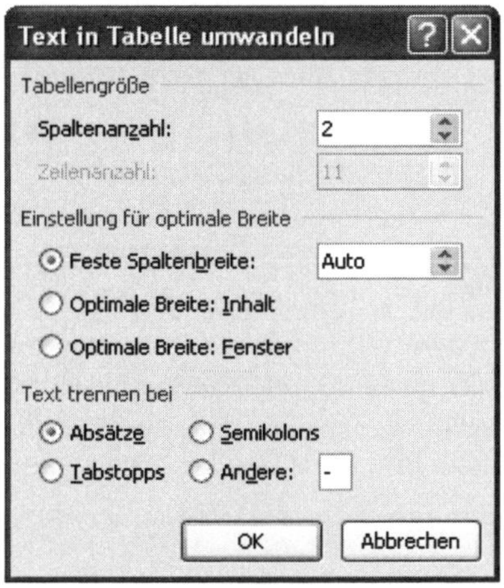

Abbildung 6.14: Text in Tabelle umwandeln

3. Um Ihr Werk zu vollenden, klicken Sie nur noch auf OK.

6.3.2 Tabelle in Text

Das Ganze funktioniert aber selbstverständlich auch umgekehrt. Wenn Sie eine Tabelle, oder einfach nur Teile daraus, in Text umwandeln möchten, steht Ihnen hierfür die Funktion IN TEXT KONVERTIEREN zur Verfügung.

Und so geht es:

STEPS

1. Markieren Sie den Text, den Sie umwandeln möchten.
2. Klicken Sie danach unter TABELLENTOOLS auf der Registerkarte LAYOUT in der Gruppe DATEN auf die Funktion IN TEXT KONVERTIEREN.
3. Es öffnet sich das Fenster zur Bestimmung des Trennzeichens (siehe Abbildung 6.15).
4. Klicken Sie auf das gewünschte Zeichen, oder geben Sie unter ANDERE ein beliebiges ein.
5. Bestätigen Sie abschließend mit OK.

Abbildung 6.15: Tabelle in Text umwandeln

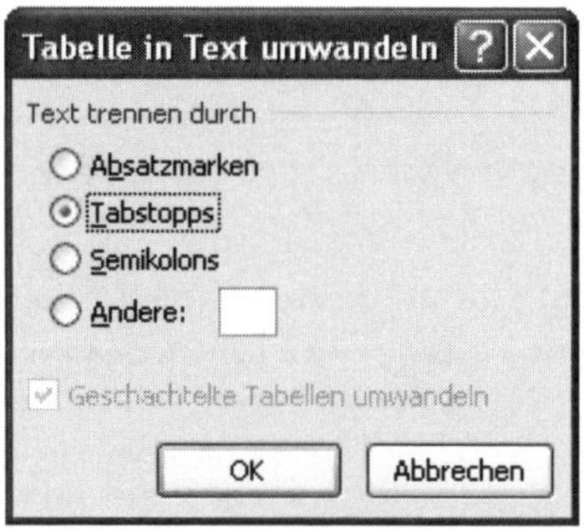

6.4 Tabelle formatieren

Nachdem Sie Ihre Tabelle erstellt haben, bietet Ihnen Word 2007 eine Reihe von Möglichkeiten, wie Sie diese Tabelle formatieren können. Wenn es schnell gehen muss, können Sie beispielsweise aus einer Reihe von Formatvorlagen wählen. Wenn Sie etwas mehr Zeit zur Verfügung haben, können Sie auch neue erstellen. Das Tolle bei den Formatvorlagen ist, dass Sie sogar noch vor dem Zuweisen der Vorlage eine Vorschau sehen, wie die Tabelle aussehen wird. Sie können Zellen teilen oder zusammenfügen, ganze Zeilen und Spalten einfügen und auch das komplette Aussehen der Tabelle z.B. durch Hinzufügen von Rahmen oder Farben verändern. Dabei sind Ihrer Fantasie keine Grenzen gesetzt. Aber jetzt erst mal schön der Reihe nach.

6.4.1 Tabelle markieren

Bevor wir jedoch damit beginnen können, uns um die Neugestaltung der Tabelle zu kümmern, sollten wir noch ganz kurz auf das Markieren von Zellen, Zeilen und Spalten eingehen, denn dies ist für das weitere Arbeiten unumgänglich.

Markieren mit der Maus

Wenn Sie eine einzelne Zelle markieren wollen, dann gehen Sie mit dem Mauszeiger links neben die Zellenendmarke. Wenn sich dieser dann in einen schwarzen kleinen Pfeil »verwandelt«, genügt ein einziger Mausklick, und die Zelle ist markiert.

Beim Markieren einer Spalte ist der Ablauf ähnlich. Bringen Sie den Mauszeiger über die Spalte, die Sie markieren möchten. Der Pfeil färbt sich wieder schwarz, und Sie müssen auch hier nur noch einmal klicken, um die Spalte zu markieren.

Auch keine Veränderung zu früher stellt das Markieren einer Zeile dar. Gehen Sie mit dem Mauszeiger links neben die Tabelle, bis ein weißer Pfeil schräg nach rechts zeigt. Klicken Sie wiederum einmal mit der Maus, und die Zeile ist markiert.

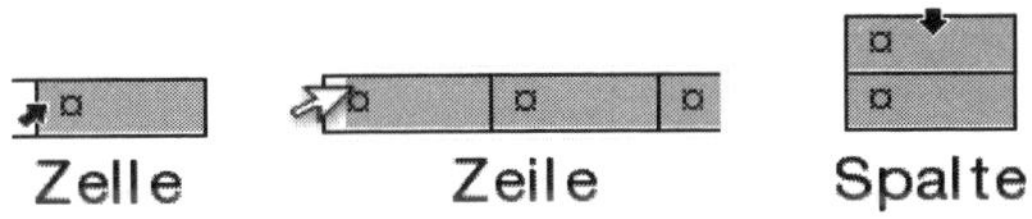

Abbildung 6.16: So wird markiert.

Wenn Sie die gesamte Tabelle markieren möchten, brauchen Sie nur einmal auf den Vierfachpfeil an der linken oberen Ecke der Tabelle zu klicken. Für mehrere Zellen, Zeilen oder Spalten halten Sie einfach die linke Maustaste gedrückt und bewegen sich über die Teile, die markiert werden sollen.

Markieren über Menü

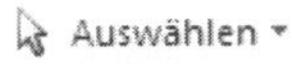

Sie können auch einzelne Zellen, Zeilen, Spalten oder die ganze Tabelle mithilfe der Funktion AUSWÄHLEN markieren. Gehen Sie dazu unter TABELLENTOOLS auf die Registerkarte LAYOUT, und klicken Sie anschließend auf den Button AUSWÄHLEN, den Sie ganz links im Auswahlmenü finden. Es öffnet sich ein Menü, in dem Sie den entsprechenden Befehl anklicken können.

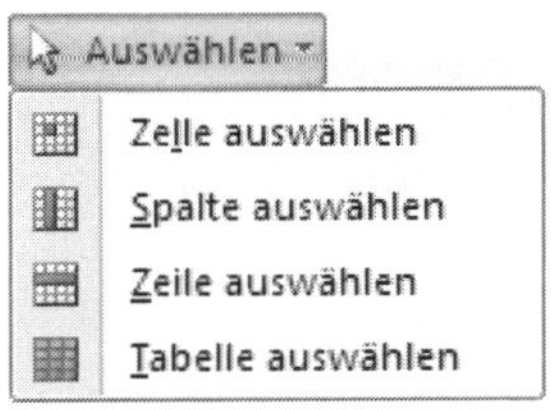

Abbildung 6.17: Auswahlmenü zum Markieren in einer Tabelle

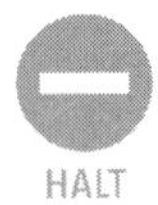

Hier ist es allerdings wichtig, darauf zu achten, dass Sie vor der Auswahl zum Markieren den Cursor an die richtige Position in Ihrer Tabelle gestellt haben.

Markieren mit der Tastatur

»Last, but not least« haben Sie noch die Möglichkeit, Tastenkombinationen zum Markieren in Tabellen zu nutzen. Die folgende Tabelle zeigt Sie Ihnen:

Tabelle 6.2: Markieren mithilfe von Tastenkombinationen

Tastenkombination	Zweck
[↹]	Markiert den Inhalt der folgenden Zelle.
[⇧]+[←], [→], [↓] oder [↑]	Markiert den Zelleninhalt bzw. folgende Zellen in die jeweilige Richtung.
[Alt]+[⇧]+[Pos1]	Markiert eine Zeile von der momentanen Position bis zum Zeilenanfang.
[Alt]+[⇧]+[Ende]	Markiert eine Zeile von der momentanen Position bis zum Zeilenende.
[Alt]+[⇧]+[Bild↑]	Markiert eine Spalte von der momentanen Position bis zum Spaltenanfang.
[Alt]+[⇧]+[Bild↓]	Markiert eine Spalte von der momentanen Position bis zum Spaltenende.

6.4.2 Einfügen und Löschen von Zellen, Spalten und Zeilen

Wer kennt das nicht! Man erstellt eine Tabelle, beginnt vielleicht auch schon mit dem Eintragen der Daten und stellt dann fest, dass beispielsweise noch eine Zeile fehlt oder vielleicht noch eine Spalte vonnöten wäre. Das ist jedoch kein Beinbruch, denn man kann bereits fertige Tabellen ganz einfach und problemlos »nachrüsten«. Auch zu groß geratene Exemplare können schnell in die richtige Form gebracht werden.

Zellen einfügen

Wenn Sie eine einzelne Zelle einfügen wollen, gehen Sie unter TABELLENTOOLS auf die Registerkarte LAYOUT, und klicken Sie auf den kleinen blauen Pfeil, der sich rechts neben ZEILEN UND SPALTEN befindet.

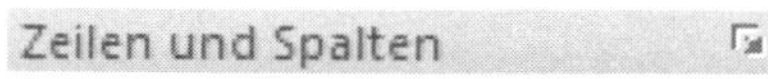

Es öffnet sich ein Dialogfeld, in dem Sie auswählen können, ob die verbliebenen Zellen nach rechts oder nach unten verschoben werden sollen. Beim Verschieben nach unten fügt Word einfach unten eine neue Zeile ein, beim Verschieben nach rechts ragt dann auf der rechten Seite eine einzelne Zelle aus der Tabelle. Na ja, über Schönheit lässt sich bekanntlich streiten, und Fans von »ausgefransten« Tabellen werden damit ihre helle Freude haben.

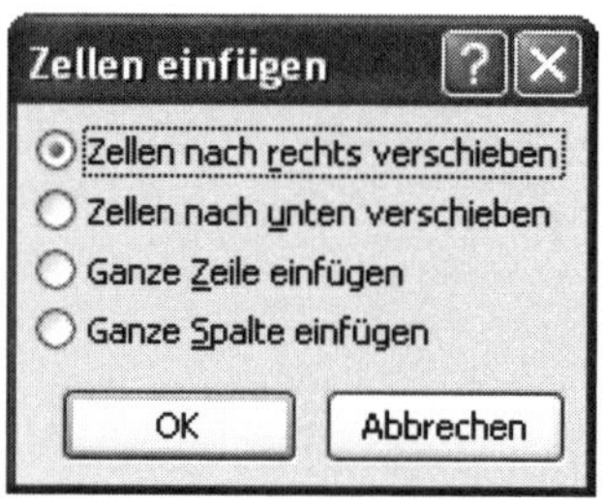

Abbildung 6.18: Dialogfeld zum Einfügen einer Zelle

Das Ganze macht meiner Meinung nach aber nur Sinn, wenn Sie noch nichts geschrieben haben. In fertig ausgefüllten Tabellen sollten Sie mit dem Einfügen einzelner Zellen eher vorsichtig umgehen, denn sonst könnte Ihnen der gesamte Inhalt durcheinandergeraten, wie Sie in Abbildung 6.19 unschwer sehen können.

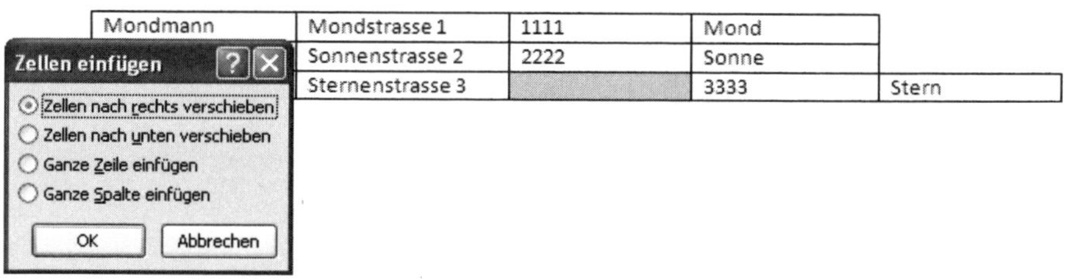

Abbildung 6.19: Einfügen einer einzelnen Zelle

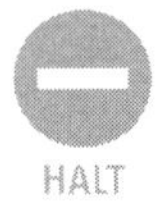

Achten Sie vor dem Einfügen immer darauf, dass der Cursor an der Stelle der Tabelle blinkt, an der Sie die Zelle einfügen möchten.

Spalten und Zeilen einfügen

Bestimmen Sie als Erstes, an welcher Stelle eingefügt werden soll, indem Sie mit der Maus einfach in die gewünschte Zelle klicken. Es ist nicht notwendig, dass eine ganze Spalte oder Zeile markiert wird, es reicht, wenn die Einfügemarke an der gewünschten Stelle in der Tabelle blinkt.

Anschließend klicken Sie unter TABELLENTOOLS auf die Registerkarte LAYOUT. Dort finden Sie dann in der Auswahl die Funktionen zum Einfügen von Spalten und Zeilen.

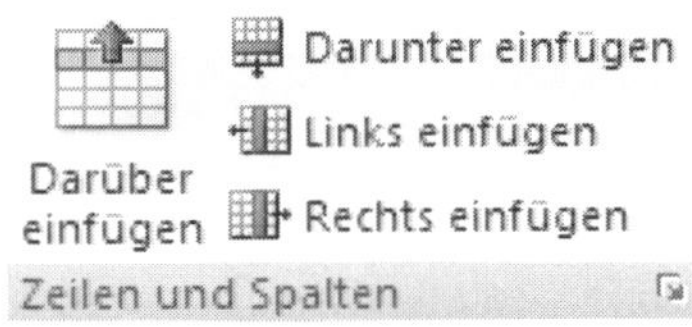

Abbildung 6.20: Zeilen und Spalten einfügen

Zuletzt müssen Sie nur noch auswählen, wo und wie die Tabelle erweitert werden soll.

Wenn Sie mehrere Spalten oder Zeilen markieren, wird Ihnen genau diese Zeilen- oder Spaltenanzahl eingefügt.

Löschen von Zellen, Spalten und Zeilen

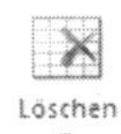

Das Löschen diverser Tabellenteile ist im Prinzip genauso einfach wie das Einfügen. Es stehen Ihnen sogar drei Varianten dafür zur Verfügung:

- Die Tastenkombination [Strg] + [X],
- das Kontextmenü, das nach dem Markieren der zu löschenden Zellen durch einen Klick auf die rechte Maustaste geöffnet wird, oder

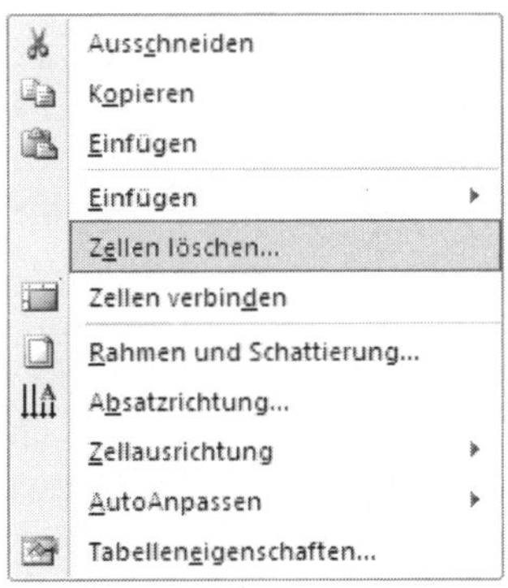

Abbildung 6.21: Kontextmenü

- das Menü LÖSCHEN, das Sie unter TABELLENTOOLS/LAYOUT/LÖSCHEN aufrufen können.

Abbildung 6.22:
Menü LÖSCHEN

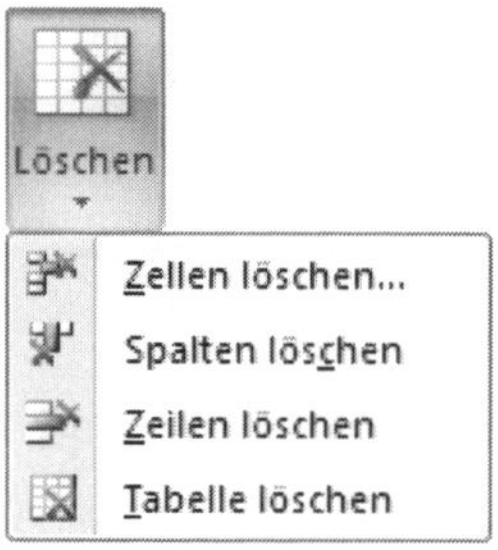

Wenn Sie mit der Tastenkombination [Strg] + [X] oder dem Kontextmenü löschen möchten, müssen Sie zuerst die Zellen, die gelöscht werden sollen, markieren. Bei der Verwendung des Menüs LÖSCHEN reicht es aus, wenn Sie einfach in eine Zelle hineinklicken.

HALT

Beim Löschen einzelner Zellen kann die gleiche Problematik entstehen wie beim Hinzufügen. Je nachdem, wo die Zelle entnommen wird, klafft dann ein Loch in Ihrer Tabelle, und eventuell schon enthaltene Daten werden verschoben.

INFO

Die Taste [Entf] eignet sich nicht zum Löschen von Tabellen. Sie entfernt lediglich den Inhalt, die Tabelle bleibt aber bestehen.

6.4.3 Vergrößern und verkleinern von Zellen, Zeilen und Spalten

Bestehende Tabellen können ganz leicht in ihrer Dimension verändert werden. Egal ob Zeilen, Spalten oder nur eine einzelne Zelle, es kann praktisch alles im Nachhinein verändert werden.

Hierzu haben Sie drei Möglichkeiten:

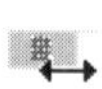
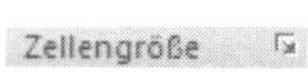

- Mit der Maus in der Tabelle selbst,
- über das Lineal, oder
- über das Menü ZELLENGRÖSSE.

Wenn Sie sich also dazu entschlossen haben, direkt in der Tabelle die Zellen zu verschieben, dann gehen Sie mit der Maus direkt zwischen zwei Spalten oder Zeilen. Es erscheint ein Doppelpfeil nach links und rechts, wenn Sie zwischen zwei Spalten stehen, oder nach oben und unten, wenn Sie den Mauszeiger zwischen zwei Zeilen gebracht haben. Wie auch immer, ob Spalte oder Zeile, das Prozedere ist das gleiche. Sie halten also nach dem Erscheinen des Doppelpfeiles die linke Maustaste gedrückt und ziehen die Spalte oder Zeile in die gewünschte Richtung. Bei der Veränderung der Spaltenbreite werden die benachbarten Zellen dabei verkleinert oder vergrößert, je nachdem, wohin Sie den Pfeil gezogen haben. Bei der Zeilenhöhe entsteht dieses Problem nicht, da die Tabelle sich einfach der Größe anpasst.

Ort	Punkt A	Punkt B
Punkt 1	–	
Punkt 2	11	–
Punkt 3	22	55

Abbildung 6.23: Verbreitern einer Spalte

TIPP

- *Bei gedrückter [Strg]-Taste passen sich alle weiteren Spalten rechts davon gleichmäßig der restlichen Größe an. Die Tabellengröße verändert sich dabei nicht.*
- *Bei gedrückter [⇧]-Taste bleibt die Spaltenbreite rechts neben der veränderten Spalte gleich. Die Tabellengröße wird dabei angepasst.*
- *Bei gedrückter [Alt]-Taste können Sie im Lineal die Größe in Zentimetern ablesen.*

Sie können aber auch einzelne Zellen verbreitern. Markieren Sie dazu mit einem Doppelklick die Zelle, und ziehen Sie dann, wie schon oben bei den Spalten und Zeilen beschrieben, nach Erscheinen des Doppelpfeils in die gewünschte Richtung. Die einzelne Zellenhöhe kann so nicht verändert werden.

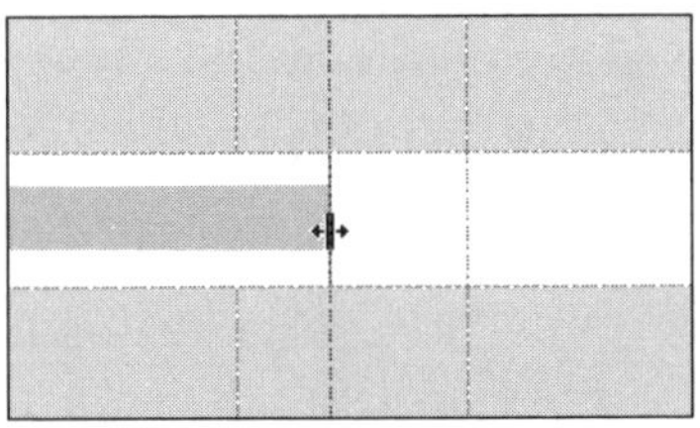

Abbildung 6.24: Verschieben einer einzelnen Zelle

Eine weitere Möglichkeit ist die Verwendung des Lineals. Der einzige Unterschied zur vorherigen Variante besteht darin, dass Sie die blauen Regler im Lineal zum Verschieben der Spalten verwenden.

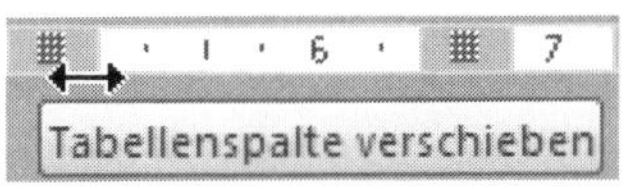

Abbildung 6.25: Schieberegler im Lineal

INFO

Sollte das Lineal nicht zu sehen sein, klicken Sie einfach oberhalb der vertikalen Bildlaufleiste auf den Lineal-Button.

Und dann wäre da noch das Menü ZELLENGRÖßE, das Sie unter TABELLENTOOLS/LAYOUT gar nicht verfehlen können. Hier haben Sie die Möglichkeit, die Maße wirklich ganz genau zu bestimmen. Man braucht nur in die entsprechende Zeile oder Spalte zu klicken und dann im Eingabefenster die gewünschte Größe einzugeben.

Abbildung 6.26:
Menü ZELLENGRÖßE

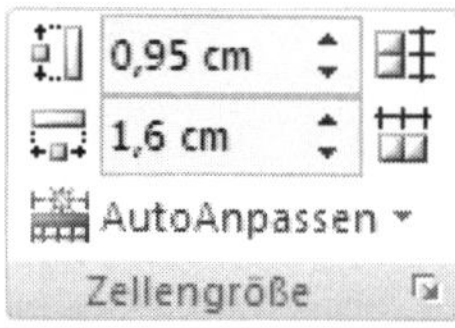

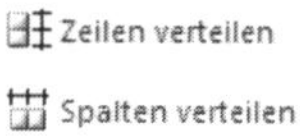

Das ist aber nicht das Einzige, was Word hier zu bieten hat. Da wären dann noch die beiden Funktionen ZEILEN VERTEILEN und SPALTEN VERTEILEN, die Sie gleich neben den Eingabefenstern für die Zeilen- und Spaltengröße finden. Diese beiden Befehle sind sehr praktisch, wenn Sie die Zeilen und Spalten gleichmäßig über die Tabellenbreite aufteilen möchten, was bedeutet, dass nach dem Ausführen alle Spalten gleich breit bzw. alle Zeilen gleich hoch sind. Wenn Sie allerdings eine Tabelle erstellt haben, in der Sie in einer Spalte sehr viel Text und in der anderen eher wenig haben, sollten Sie lieber die Finger von dieser Funktion lassen, denn Word nimmt hier nicht die geringste Rücksicht auf schon eingegebenen Text. Das könnte unter Umständen zu einer schlimmen Ausartung der Tabelle führen – aber gleichmäßig wird sie in jedem Fall.

Eine weitere und wie ich finde sehr praktische Formatierungsmöglichkeit wäre dann noch AUTOANPASSEN. Ein Mausklick genügt, und es öffnet sich eine Auswahl von drei weiteren Funktionen:

- INHALT AUTOMATISCH ANPASSEN

  Die Tabellenbreite wird auf den Inhalt der Tabelle angepasst.

- FENSTER AUTOMATISCH ANPASSEN

  Die Tabellenbreite wird auf die gesamte Dokumentbreite gezogen.

- FESTE SPALTENBREITE

  Bei dieser Funktion verändert sich die Tabelle nicht, sondern behält die momentanen Spaltenbreiten. Es ist also völlig egal, welche Textmengen Sie danach in die einzelnen Zellen eingeben, die Spaltenbreite bleibt bestehen.

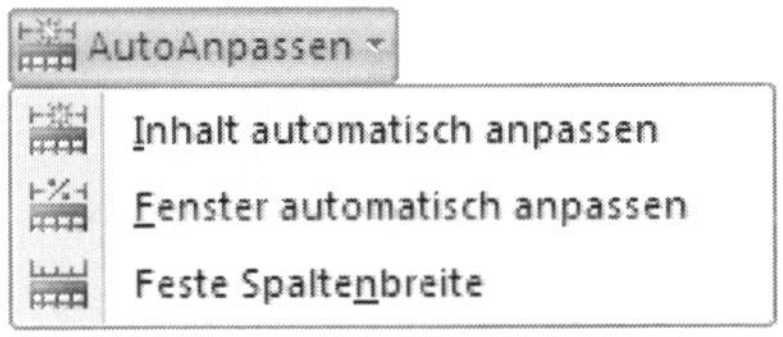

Abbildung 6.27:
Menü AUTOANPASSEN

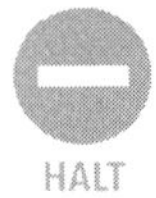

Die Auswahl lässt sich nur öffnen, wenn sich der Cursor innerhalb der Tabelle befindet.

6.4.4 Verbinden und Teilen von Zellen und Tabellen

Eine weitere praktische Fähigkeit von Word 2007 ist die Möglichkeit, Zellen und Tabellen zu teilen oder zu verbinden. Gerade wenn man Datenblätter oder Formulare erstellen möchte, sind den Gestaltungsmöglichkeiten hier kaum Grenzen gesetzt.

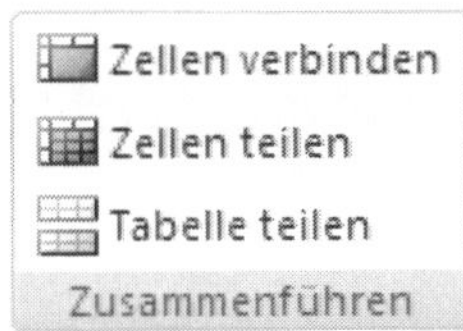

Abbildung 6.28:
Menü ZUSAMMENFÜHREN

Alles, was man dafür braucht, ist das Menü ZUSAMMENFÜHREN, das Sie unter TABELLENTOOLS/LAYOUT finden können.

Zellen verbinden

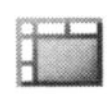

Die erste Funktion im Menü ist also ZELLEN VERBINDEN. Dabei ist es vollkommen egal, ob Sie waagrecht oder senkrecht mehrere Spalten oder Zeilen verbinden wollen, die Vorgehensweise bleibt immer die gleiche.

Als Erstes markieren Sie die Zellen, die verbunden werden sollen. Auf den Inhalt brauchen Sie jedoch keine Rücksicht zu nehmen, und es ist auch völlig egal, ob es sich um eine Grafik oder einen Text handelt, denn nach dem Zusammenführen werden die früheren Zellen durch Absatzmarken getrennt. Dann müssen Sie nur noch auf den Button ZELLEN VERBINDEN klicken, und der Fall ist erledigt.

Zellen teilen

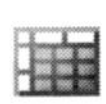

Anders herum geht es natürlich auch. Wenn Sie nur eine Zelle teilen wollen, reicht es, den Cursor in die gewünschte Zelle zu bringen. Beim Teilen von mehreren Zellen muss selbstverständlich markiert werden.

Folgende Schritte sind dafür notwendig:

1. Markieren Sie die Zellen, die geteilt werden sollen.
2. Klicken Sie auf ZELLEN TEILEN, und es öffnet sich folgendes Fenster:

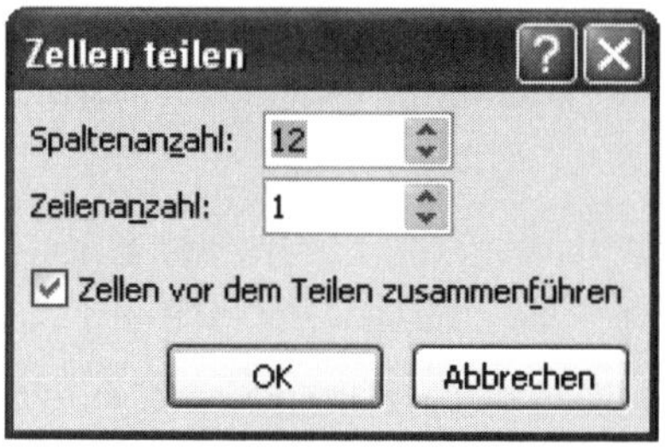

Abbildung 6.29: Dialog ZELLEN TEILEN

3. Unter SPALTENZAHL geben Sie ein, in wie viele Spalten die neue Zelle geteilt werden soll, unter ZEILENZAHL die Anzahl der Zeilen. Dabei spielt natürlich die Größe der markierten Zelle eine Rolle: Je größer sie ist, desto mehr Spalten bzw. Zeilen sind möglich.
4. Die Funktion ZEILEN VOR DEM TEILEN ZUSAMMENFÜHREN ist nur dann auswählbar, wenn Sie mehrere Zellen markiert haben. Das heißt, Sie entscheiden, ob Sie jede einzelne Zelle oder alle markierten zusammen in die angegebenen Spalten und Zeilen aufteilen möchten.
   Beispiel: Sie markieren zwei Zellen nebeneinander und wählen Spaltenanzahl 4 und Zeilenanzahl 1. Ist die Funktion markiert, werden daraus insgesamt vier Zellen nebeneinander, löscht man den Haken, werden es acht Zellen.
5. Klicken Sie auf OK.

Enthält die markierte Zelle bereits Text, kann sie selbstverständlich trotzdem geteilt werden. Sie müssen dann nur beachten, dass Word den Text nach jeder Absatzmarke in eine neue Zelle legt.

Tabelle teilen oder verbinden

Sehr einfach und schnell gestaltet sich auch das Teilen einer Tabelle. Dafür müssen Sie lediglich in die Zeile, die den Anfang bzw. die erste Zeile Ihrer zweiten Tabelle bilden soll, klicken und danach auf den Button TABELLE TEILEN, den Sie ebenfalls im Menü ZUSAMMENFÜHREN finden.

Man möchte es kaum glauben, aber wenn Sie die Tabellen wieder verbinden möchten, ist das noch einfacher als das Trennen. Löschen Sie dazu einfach die Absatzmarke zwischen den Tabellen, und beide verschmelzen zu einer.

6.4.5 Der neue Look – individuelle Gestaltung einer Tabelle

Es muss nicht sein, dass sich alle Tabellen wie ein Ei dem anderen gleichen. Um sie übersichtlicher zu gestalten, ist es manchmal unumgänglich, mit anderen Rahmen oder Farben zu arbeiten. Sicherlich werden Sie sich jetzt denken, dass ein Klick auf eine Formatvorlage genügt, um die Tabelle schön bunt und anders aussehen zu lassen – da muss ich Ihnen auch unbestritten Recht geben. Aber einen wirklich persönlichen und individuellen Schliff bekommt sie erst, wenn Sie selbst Hand anlegen.

Rahmen und Linien

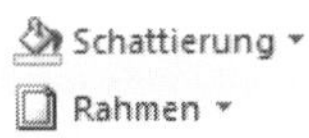

Jede erstellte Tabelle ist von Anfang an mit schwarzen, dünnen Rahmen und Linien ausgestattet. Diese sind jedoch nicht zu verwechseln mit den Gitternetzlinien, die dann erscheinen, wenn man die Rahmen löscht. Diese sind blau und gestrichelt und nur am Bildschirm sichtbar, im Falle eines Ausdrucks wären sie verschwunden.

Das Hinzufügen und auch Löschen von einzelnen Linien oder auch den gesamten Rahmenlinien lässt sich ganz einfach und schnell mit dem Menü RAHMEN ausführen, das Sie unter TABELLENTOOLS/ENTWURF finden.

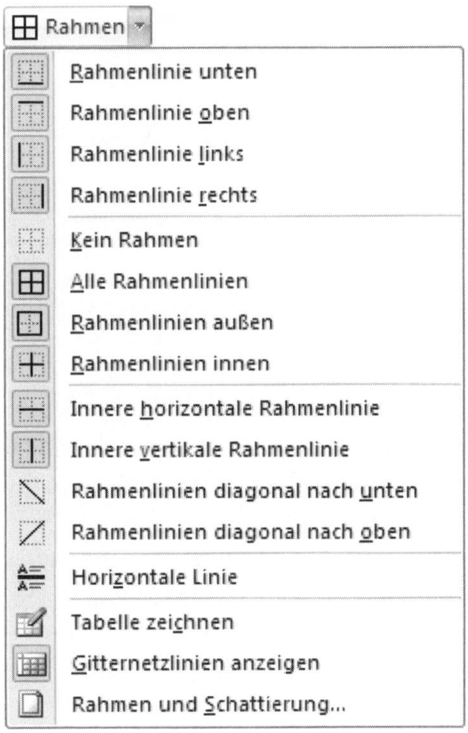

Abbildung 6.30: Hinzufügen oder Löschen von Rahmenlinien

Hierzu markieren Sie einfach die Zellen bzw. Tabellenteile, in denen Rahmenlinien gelöscht oder hinzugefügt werden sollen. Word erkennt bereits vorhandene Linien, die dann in der Auswahl gelb hinterlegt sind. Durch das Klicken auf den entsprechenden Button wird die Linie dann entweder gelöscht oder gezeichnet.

Auch die Linienstärke, Linienart und Farbe kann geändert werden. Rufen Sie dazu das Dialogfeld RAHMEN UND SCHATTIERUNGEN auf. Dafür gibt es zwei Möglichkeiten:

- Entweder über das Kontextmenü (Abbildung links), durch Drücken der linken Maustaste in der Tabelle oder
- wie schon zuvor über das Menü RAHMEN (Abbildung rechts).

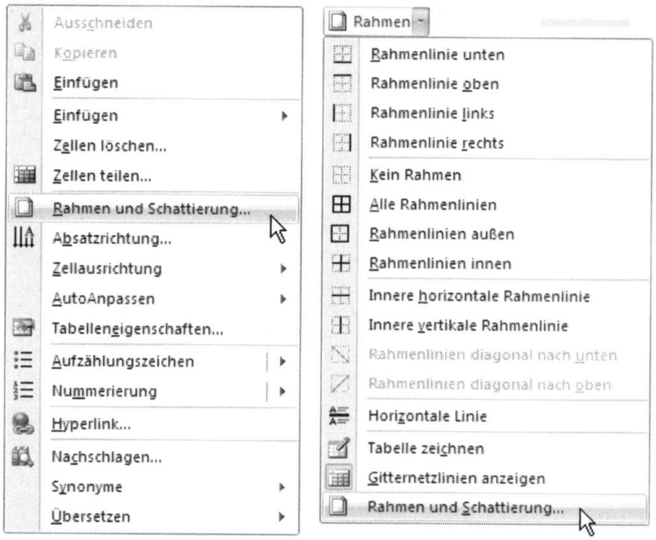

Abbildung 6.31: Auswahl des Menüs RAHMEN UND SCHATTIERUNGEN

STEPS

Als Erstes wollen wir uns um die Gestaltung der Linien und Rahmen Ihrer Tabelle kümmern. Das Dialogfeld wird gleich mit der Registerkarte RAHMEN *geöffnet, die Sie auch für das weitere Vorgehen benötigen.*

1. Markieren Sie den Bereich der Tabelle, den Sie bearbeiten möchten.
2. Bestimmen Sie unter EINSTELLUNG, was Sie mit Rahmen oder Linien versehen möchten.
3. Wählen Sie anschließend Linienart, Farbe und Breite aus.
4. In der VORSCHAU sehen Sie dann schematisch dargestellt, wie Ihre Tabelle aussehen wird. Sie können auch hier noch Veränderungen vornehmen: entweder durch Klicken direkt in die Tabelle oder auf die Buttons außerhalb.
5. Als Letztes markieren Sie in der Auswahl ÜBERNEHMEN FÜR noch den Eintrag TABELLE und klicken anschließend auf OK.

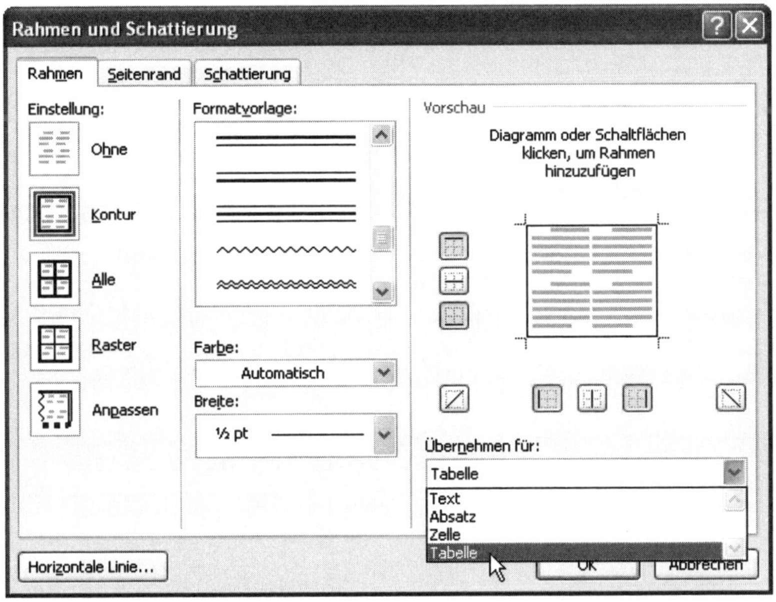

Abbildung 6.32: Rahmen und Linien verändern

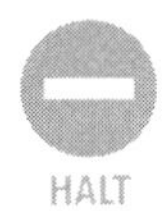

Wenn Sie die Linienbreite erhöhen, vergrößert das automatisch Ihre Tabelle. Es kann also passieren, dass sie über den Seitenrand hinausragt. Wie Sie dieses Übel wieder beseitigen können, sehen Sie in diesem Kapitel unter 6.4.3.

Farben

Wie vorhin schon erwähnt, haben Sie auch die Möglichkeit, Ihre Tabelle farblich umzugestalten. Um beispielsweise bei Formularen besonders wichtige Abschnitte hervorzuheben, könnte man diese Zellen mit einem knalligen Rot befüllen. Aber wie auch immer, lassen Sie Ihrer Fantasie freien Lauf, und kehren Sie den »Picasso« in sich hervor.

Als Erstes muss wieder der Bereich, den Sie einfärben möchten, markiert sein. Ist das geschehen, klicken Sie auf die Schaltfläche SCHATTIERUNG, und das Farbmenü wird geöffnet.

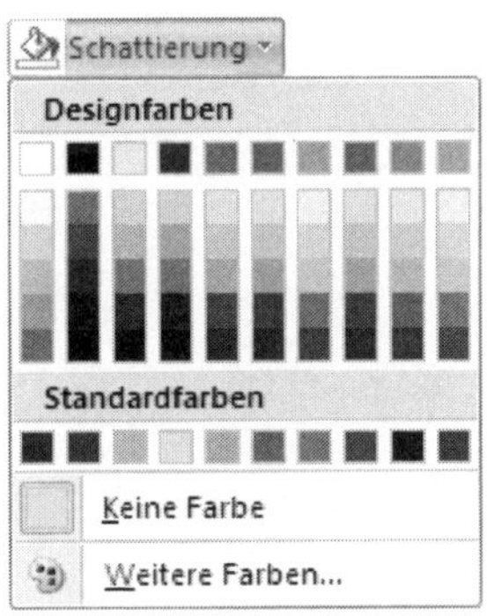

Abbildung 6.33: Menü SCHATTIERUNG

Sie können jetzt aus den vorgegebenen Farben eine auswählen, und mit einem Mausklick den von Ihnen markierten Teil in dieser Farbe erstrahlen lassen.

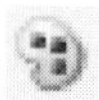

Wenn Ihnen jedoch keiner dieser Vorschläge gefallen sollte – was durchaus nachvollziehbar ist –, haben Sie schier unbegrenzte Möglichkeiten, die richtige Farbe zu finden. Klicken Sie dazu im bereits geöffneten Menü SCHATTIERUNG auf den Eintrag WEITERE FARBEN, um den Dialog FARBEN zu öffnen. Die Registerkarte STANDARD (Abbildung links) eröffnet Ihnen eine grobe Auswahlmöglichkeit, aber für ein wirkliches Feintuning sollten Sie die Funktion BENUTZERDEFINIERT (Abbildung rechts) öffnen. Hier können Sie mittels Fadenkreuz und Helligkeitsregler auswählen oder sogar den genauen Farbcode Ihrer Wunschfarbe eingeben.

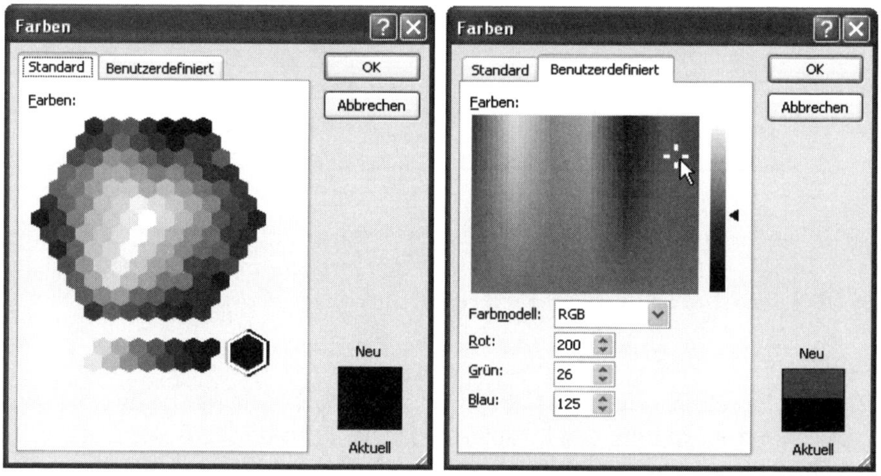

Abbildung 6.34: Die unbegrenzten Möglichkeiten der Farbauswahl

Ihre Tabelle kann nicht nur mit einfachen Farben hinterlegt werden, auch Muster und Füllmenge sind einstellbar. Gut, ich räume an dieser Stelle gerne ein, dass das in der Praxis vielleicht nicht unbedingt vonnöten ist, aber falls doch, wollte ich diese Möglichkeit dennoch kurz erwähnt haben.

Rufen Sie dazu erneut das Menü RAHMEN UND SCHATTIERUNGEN auf, und öffnen Sie die Registerkarte SCHATTIERUNG. Dort steht Ihnen dann eine Reihe von Mustern und Füllvarianten zur Auswahl.

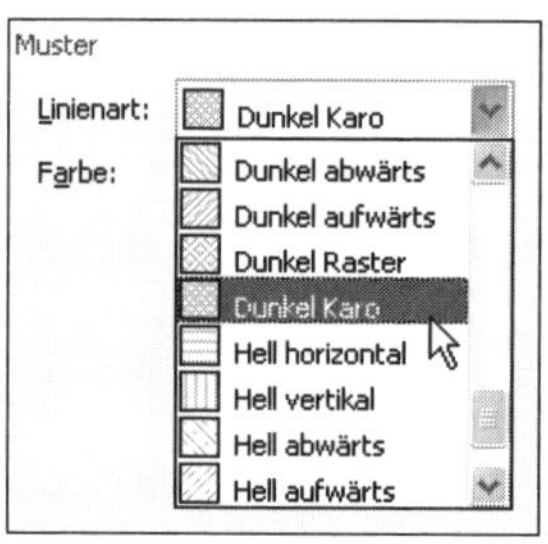

Abbildung 6.35: Musterauswahl zum Befüllen Ihrer Tabelle

Einfügen von Grafiken als Tabellenhintergrund

Die bestimmt individuellste Art, eine Tabelle zu gestalten, ist das Einfügen von Bildern im Hintergrund. Man hat hierbei die Möglichkeit, passend zum Thema der Tabelle den Hintergrund zu wählen.

Folgende Schritte sind dafür notwendig:

STEPS

1. Fügen Sie eine Tabelle in Ihr Dokument ein, und klicken Sie anschließend in die erste Zelle links oben.
2. Wechseln Sie zur Registerkarte EINFÜGEN, und klicken Sie auf GRAFIK, um den Dialog GRAFIK EINFÜGEN zu öffnen.

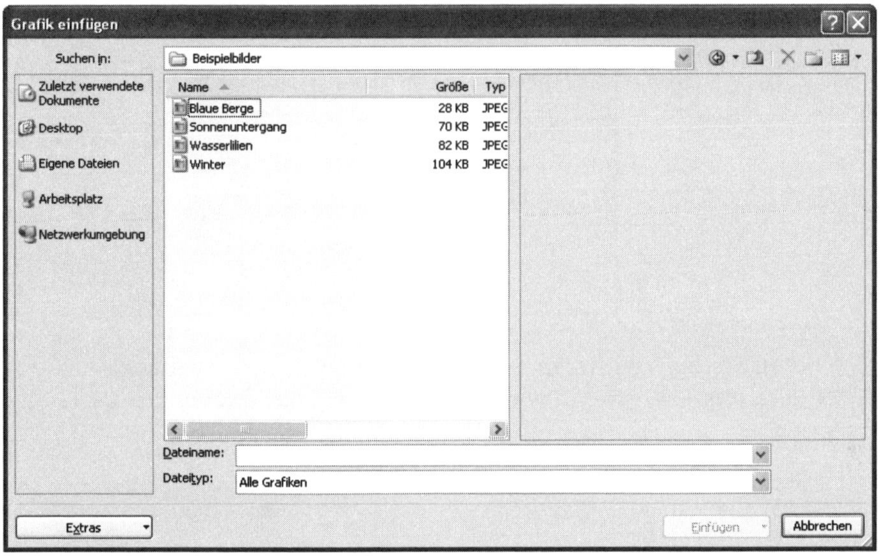

Abbildung 6.36: Dialogfenster GRAFIK EINFÜGEN

3. Nach dem Auswählen wird das Bild erst einmal in die markierte Zelle eingefügt und kann jetzt über die Anfasser an den Bildkanten auf die gewünschte Größe gezogen werden.
4. Solange die Grafik markiert bleibt, ist auch die Registerkarte BILDTOOLS auswählbar, und es steht Ihnen eine Reihe von Formatierungsmöglichkeiten zur Verfügung.

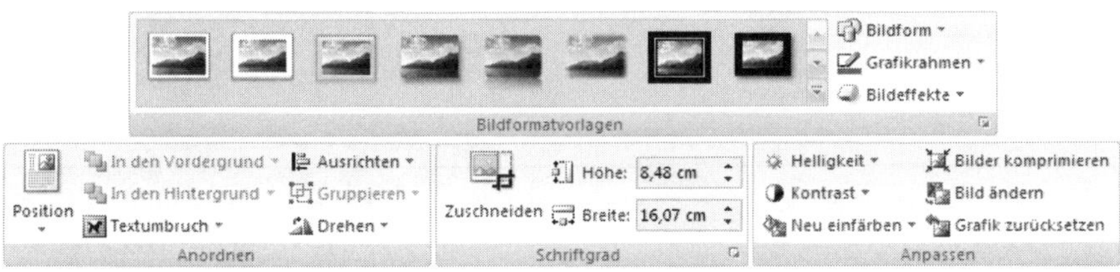

Abbildung 6.37: Funktionen zum Formatieren der eingefügten Grafik

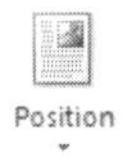

5. Danach klicken Sie unter BILDTOOLS/FORMAT auf POSITION, und das Auswahlfenster wird geöffnet.
6. Wählen Sie jetzt WEITERE LAYOUTOPTIONEN aus, um den Dialog ERWEITERTES LAYOUT zu öffnen.

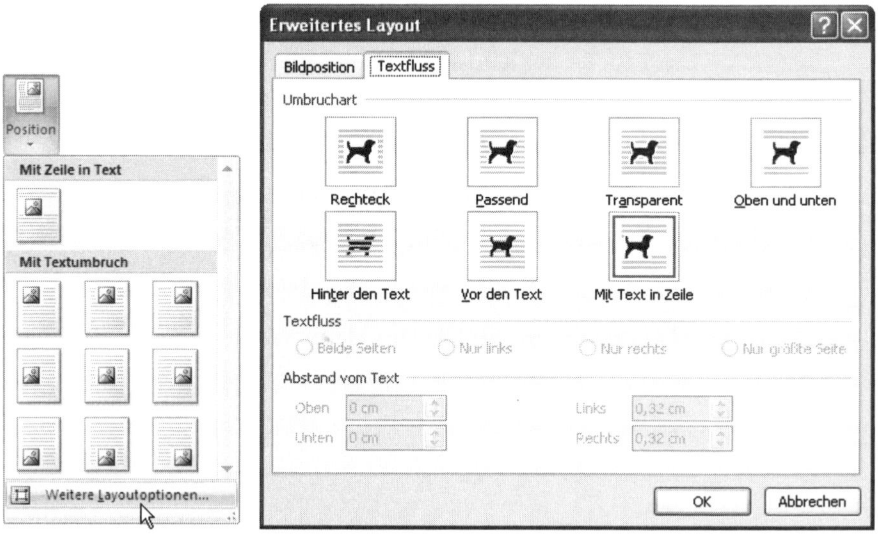

Abbildung 6.38: Öffnen des Dialogfensters ERWEITERTES LAYOUT

7. Öffnen Sie die Registerkarte TEXTFLUSS, und klicken Sie auf den Button HINTER DEN TEXT. Damit wird Ihre Abbildung hinter die gesamte Tabelle gelegt.

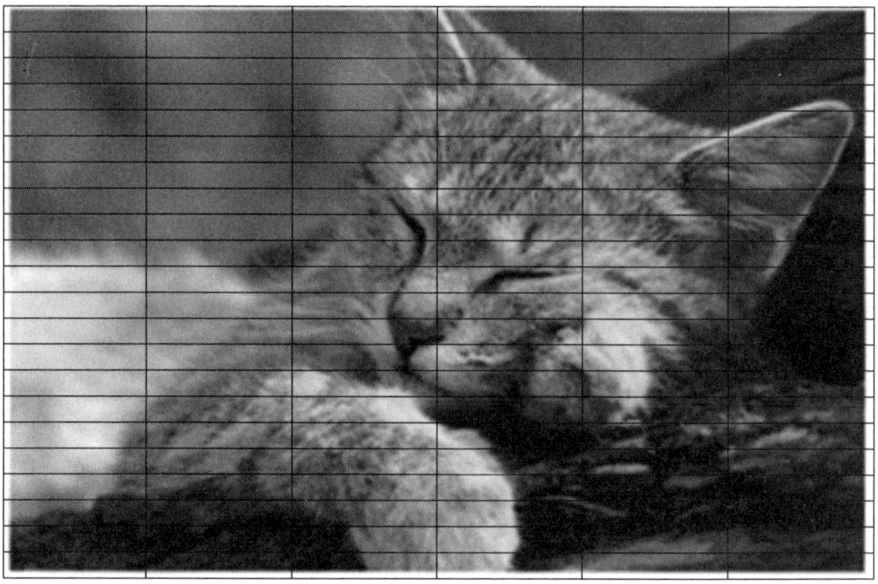

Abbildung 6.39: So könnte Ihre fertige Tabelle dann aussehen.

Einfügen von Abständen zwischen den Zellen

Eine weitere, vielleicht etwas außergewöhnliche Gestaltungsvariante ist das Einfügen von Abständen zwischen den einzelnen Zellen.

Eigenschaften

Um diesen Effekt zu erreichen, gehen Sie folgendermaßen vor:

STEPS

1. Wählen Sie unter TABELLENTOOLS/LAYOUT auf der Registerkarte TABELLE den Eintrag EIGENSCHAFTEN aus.
2. Nachdem sich der Dialog TABELLENEIGENSCHAFTEN geöffnet hat, wählen Sie die Registerkarte TABELLE und klicken auf OPTIONEN.

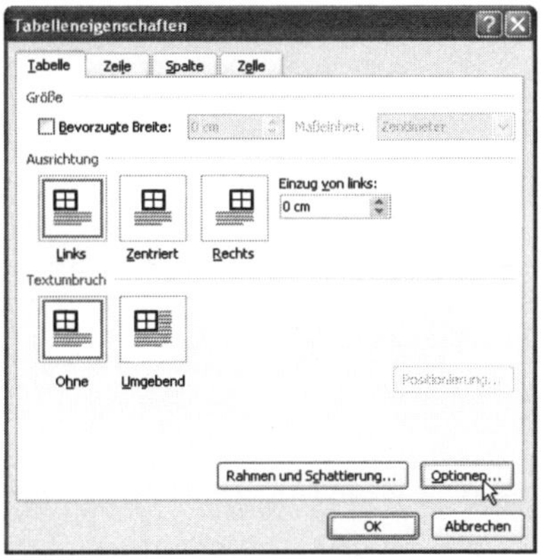

Abbildung 6.40: Dialogfeld TABELLENEIGENSCHAFTEN

3. Markieren Sie hier das Kästchen ABSTAND ZWISCHEN ZELLEN ZULASSEN, und geben Sie im Eingabefeld den Abstand zwischen den Zellen ein.

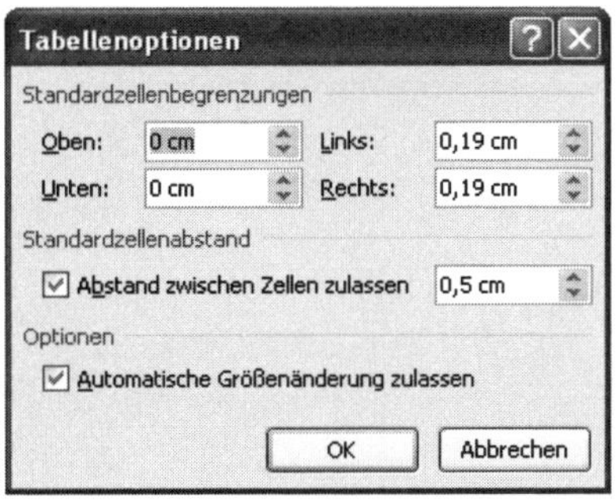

Abbildung 6.41: Dialog TABELLENOPTIONEN

4. Bestätigen Sie die Eingabe mit OK.

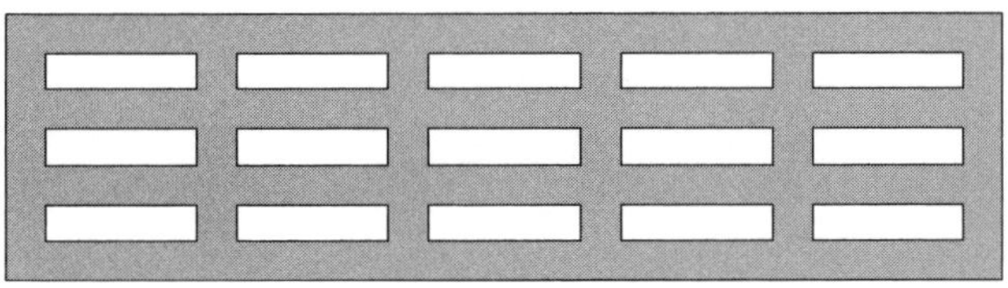

Abbildung 6.42: So könnte eine Tabelle mit Abständen zwischen den Zellen aussehen.

6

6.5 Tabelleninhalt formatieren und sortieren

Doch nicht nur die Tabelle selbst sollte formatiert werden, auch der Inhalt kann durch verschiedenste Veränderungen aufgepeppt und seiner »Außenhülle« angepasst werden. Es wäre doch mehr als schade, wenn Sie sich mit der Gestaltung der Tabelle die größte Mühe geben und dann den Zellentext einfach »nur« einfügen.

6.5.1 Text formatieren und ausrichten

Das Formatieren des Textes Ihrer Tabelle ist im Prinzip der gleiche Vorgang wie der in einem normalen Word-Dokument. Markieren Sie dazu die Textstellen, die verändert werden sollen, und rufen Sie in der Registerkarte START unter SCHRIFTART die Formatierungsmöglichkeiten für Ihren Text auf.

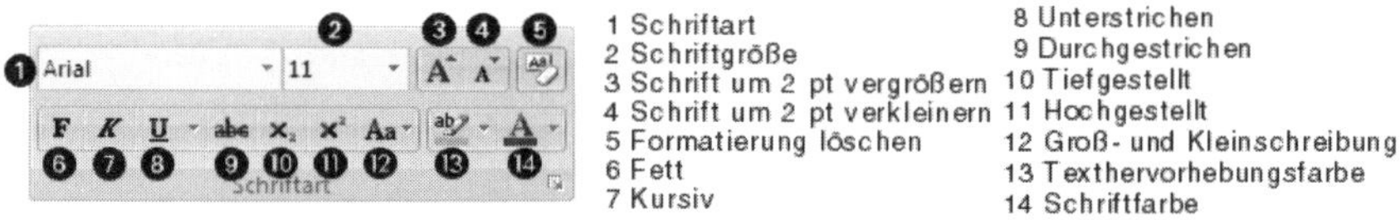

Abbildung 6.43: Formatierungsmöglichkeiten für Texte

Genaue und detaillierte Beschreibungen zum Formatieren des Textes finden Sie in Kapitel 3, »Formatierungen«.

Ein weiteres, nicht unwichtiges Detail zum Gestalten Ihrer Tabelle ist die Ausrichtung des Textes. Gehen Sie dazu unter TABELLENTOOLS/LAYOUT auf die Karte AUSRICHTUNG, wo sie zum einen aus drei verschiedenen Textrichtungen und zum anderen noch aus jeweils neun Ausrichtungsmöglichkeiten wählen können. Markieren Sie die Zellen, die ausgerichtet werden sollen, und wählen Sie dann die Richtung und Platzierung aus.

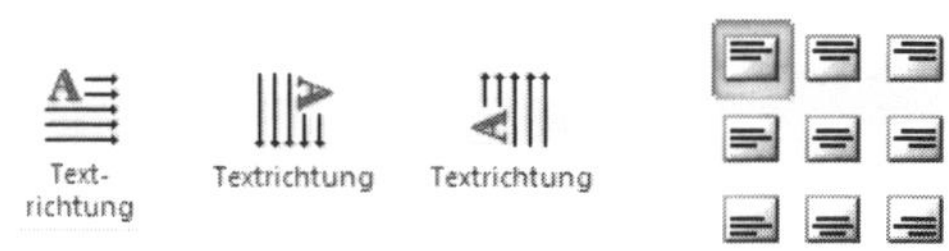

Abbildung 6.44: Möglichkeiten zum Ausrichten des Tabellentextes

Sie können den Tabellentext auch über die bereits bekannten Symbole LINKSBÜNDIG, RECHTSBÜNDIG, ZENTRIERT *und* BLOCKSATZ *formatieren, die Sie unter* START/ABSATZ *aufrufen oder über folgende Tastenkombinationen einfach und schnell aktivieren können:*

- Strg + L: *linksbündig*
- Strg + R: *rechtsbündig*
- Strg + E: *zentriert*
- Strg + B: *Blocksatz*

6.5.2 Kopieren, ausschneiden, einfügen

Oft stellt man im Nachhinein fest, und glauben Sie mir, ich spreche hier aus Erfahrung, dass einzelne Zeilen oder Spalten der Tabelle getauscht, das eine oder andere gelöscht bzw. hinzugefügt werden muss. In diesem Fall ist es unumgänglich, auf die Funktionen KOPIEREN, AUSSCHNEIDEN und EINFÜGEN zurückzugreifen.

Funktion	Befehl
Kopieren	– [Strg]+[C] oder – START/KOPIEREN
Ausschneiden	– [Strg]+[X] oder – START/AUSSCHNEIDEN
Einfügen	– [Strg]+[V] oder – START/EINFÜGEN

Tabelle 6.3: KOPIEREN, AUSSCHNEIDEN, EINFÜGEN

Wenn Sie beispielsweise eine ganze Zeile oder Spalte markieren, diese dann kopieren oder ausschneiden, müssen Sie nur noch in eine Zelle klicken, und nach dem Einfügen werden Zeilen oberhalb und Spalten links von der Auswahl eingefügt. Dabei ist es völlig gleichgültig, ob nur der Cursor in der Zeile oder Spalte steht oder sie markiert ist: Es wird nichts überschrieben.

Anders sieht das bei einzelnen Zellen aus. Wenn Sie diese wieder einfügen möchten, wird der »alte« Zelleninhalt ohne Rücksicht auf Verluste einfach überschrieben, egal ob er markiert ist oder nur der Cursor in der Zelle blinkt.

Selbstverständlich können aber auch einzelne Textpassagen kopiert oder ausgeschnitten werden. Hier haben Sie dann die Wahl, ob etwas überschrieben oder der ausgewählte Text einfach zu einem bestehenden hinzugefügt wird. Setzt man den Cursor in die Zelle, wird der Inhalt der Zwischenablage an der ausgewählten Stelle eingefügt. Markiert man einen Abschnitt, wird dieser durch den neuen ersetzt.

6.5.3 Abstand zwischen Zellenrand und Text bestimmen

Wenn Sie Ihre Tabelle mit den Standardeinstellungen erstellt haben, beträgt die Zellenbegrenzung nach oben und unten jeweils 0 cm und nach links und rechts jeweils 0,19 cm. Da das doch relativ wenig ist und der Text schon sehr am Zellenrand klebt, kann hier ganz einfach Abhilfe geschaffen werden. Dazu muss der Abstand zum Zellenrand vergrößert werden, wofür Ihnen drei verschiedene Möglichkeiten zur Verfügung stehen:

- Abstand über TABELLENOPTIONEN einstellen,
- über ABSÄTZE regeln oder
- im Dialogfenster ZELLENOPTIONEN einstellen.

STEPS

Um den Abstand zwischen Text und Zellenrand über die TABELLENOPTIONEN *einzustellen, gehen Sie wie folgt vor:*

1. Klicken Sie unter TABELLENTOOLS/LAYOUT in der Gruppe AUSRICHTUNG auf die Schaltfläche ZELLENBEGRENZUNGEN, um den Dialog TABELLENOPTIONEN zu öffnen.

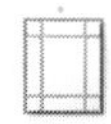

Abbildung 6.45: Dialog TABELLENOPTIONEN

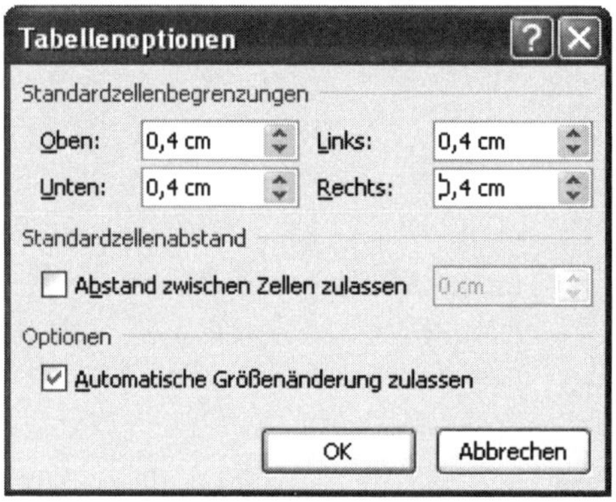

2. Geben Sie jetzt unter STANDARDZELLENBEGRENZUNGEN den gewünschten Wert ein. In unsererem Beispiel wären das für alle Seiten 0,4 cm.
3. Klicken Sie nun auf die Schaltfläche OK, um die Eingabe zu bestätigen.

Dabei ergibt sich die Problematik, dass die Tabelle links genau um den eingegebenen Wert über den Seitenrand hinausragt. Wenn sie sich über die gesamte Dokumentbreite erstreckt, sogar an beiden Seiten.

Um dieses Problem zu umgehen, sollten Sie auf die zweite Variante zurückgreifen und den Abstand über Absätze regeln.

STEPS

Dazu sind folgende Schritte notwendig:

1. Öffnen Sie, wie bereits oben beschrieben, den Dialog TABELLENOPTIONEN, und geben Sie an jeder Seite den Wert 0 cm ein.
2. Bestätigen Sie Ihre Eingabe mit OK.
3. Öffnen Sie das Register SEITENLAYOUT, wo Sie dann in der Gruppe ABSATZ die Einzüge links und rechts und den Abstand vor und nach dem Zelleninhalt bestimmen können.

Abbildung 6.46: Einzüge über Absätze

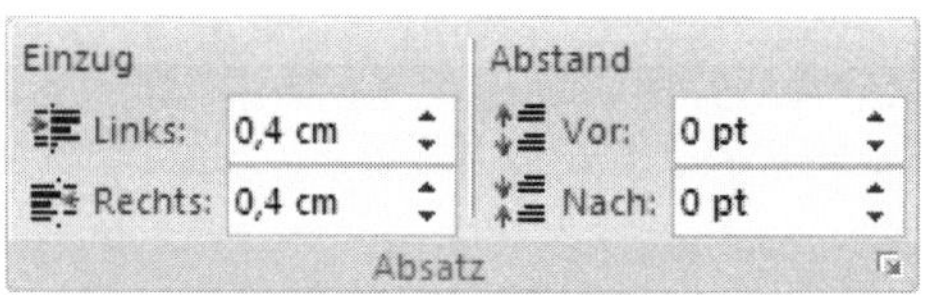

In der folgenden Abbildung ist der linke Seitenrand durch eine gestrichelte Linie dargestellt, damit Sie die Unterschiede zwischen den Formatierungsmöglichkeiten auf einen Blick erkennen können.

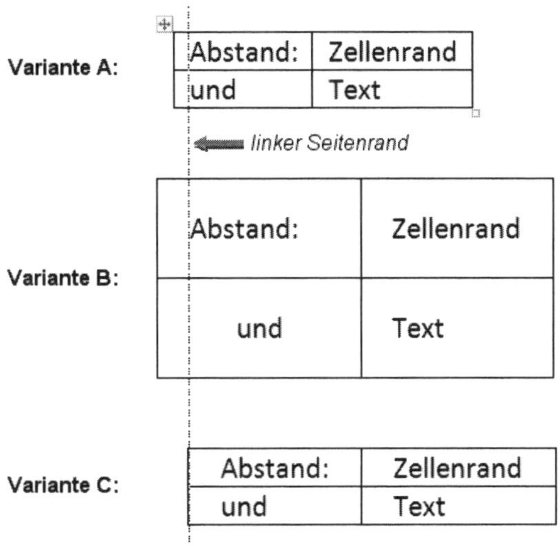

Abbildung 6.47: Die unterschiedlichen Varianten, den Abstand zu regeln.

- Variante A: Diese Tabelle wurde mit den Standardeinstellungen von Word erzeugt.
- Variante B: In dieser Tabelle wurden die Abstände von jeweils 0,4 cm in den STANDARDZELLENBEGRENZUNGEN des Dialogs TABELLENOPTIONEN eingegeben. Genau um diesen Wert ragt die Tabelle über den linken Seitenrand hinaus.
- Variante C: Hier wurde der Einzug über Absätze geregelt, wobei auch in dieser Tabelle der Wert 0,4 cm gewählt wurde.

Dann gibt es noch die Alternative, den Abstand zwischen Text und Tabellenrand über die ZELLENOPTIONEN zu bestimmen, wobei es hier möglich ist, für jede Zelle unterschiedliche Abstände auszuwählen.

Und so wird's gemacht:

STEPS

1. Klicken Sie in die Tabellenzelle, die verändert werden soll.
2. Gehen Sie anschließend unter TABELLENTOOLS/LAYOUT in die Gruppe TABELLE, und klicken Sie auf EIGENSCHAFTEN, um den Dialog TABELLENEIGENSCHAFTEN zu öffnen.
3. Wechseln Sie dort zur Registerkarte ZELLE, und klicken Sie auf die Schaltfläche OPTIONEN, um den Dialog ZELLENOPTIONEN zu öffnen.
4. Entfernen Sie das Häkchen im Kontrollkästchen WIE GESAMTE TABELLE, damit Sie die gewünschten Abstände in die Felder OBEN, UNTEN, LINKS und RECHTS eingeben können.

Abbildung 6.48:
ZELLENOPTIONEN

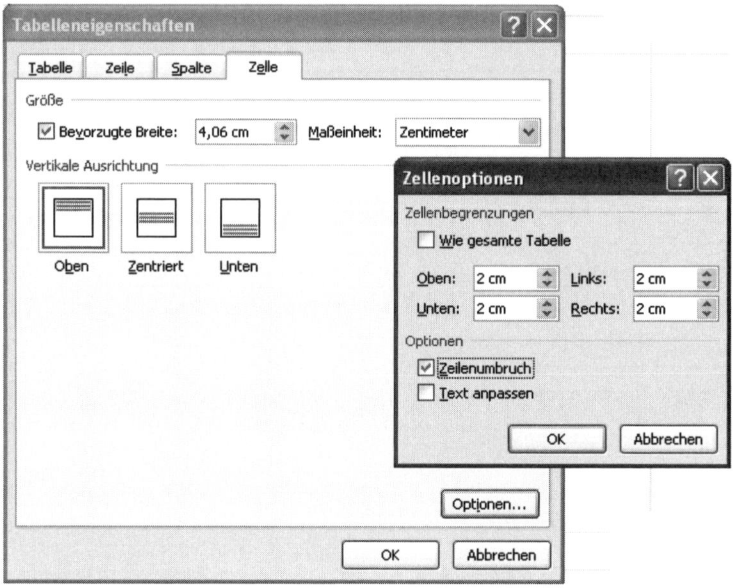

5. Wenn Sie die Option ZEILENUMBRUCH aktiviert haben, was empfehlenswert ist, lässt Word einen Umbruch innerhalb der Zelle zu.
6. Ein sicherlich außergewöhnliches Resultat erzielen Sie, wenn Sie das Häkchen bei TEXT ANPASSEN setzen. Word quetscht im wahrsten Sinne des Wortes den gesamten Text in eine Zeile, was unweigerlich zur Unlesbarkeit führt. Wenn Sie also etwas mehr als zwei bis drei Wörter in der Zelle stehen haben, würde ich dringend von dieser Funktion abraten.

HALT

Selbst wenn Sie nur für eine einzelne Zelle die Höhe verändert haben, wirkt sich das immer auf alle Zellen der Tabellenzeile aus, deren Höhe auch mitangepasst wird.

6.5.4 Überschriften

Überschriften sind ein wichtiger Bestandteil von Tabellen, welche die Übersicht wesentlich verbessern. Sie können sie durch Rahmen und Farben besonders formatieren und hervorheben, um auch als Überschrift erkannt zu werden.

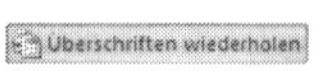

Wenn Sie mit sehr langen Tabellen arbeiten, die Überschriften enthalten, können Sie diese auf jeder Seite wiederholen, auf der die Tabelle fortgesetzt wird. Diese Funktion finden Sie unter TABELLENTOOLS/LAYOUT in der Gruppe DATEN. Sie brauchen dazu nur den Cursor in die Überschriftenzeile zu setzen und danach auf die Schaltfläche ÜBERSCHRIFTEN WIEDERHOLEN zu klicken.

6.5.5 Sortieren

Um sich in einer Tabelle besser zurechtzufinden, ist es oft besser, diese in irgendeiner Form zu ordnen. Ob nach Text (alphanumerisch) oder Zahlen (numerisch) bleibt Ihnen selbst überlassen, denn beim Sortieren ist alles möglich.

Sortieren

Folgende Schritte führen dabei zum Ziel:

STEPS

1. Klicken Sie in die Tabelle, die sortiert werden soll.
2. Klicken Sie anschließend unter Tabellentools/Layout in der Gruppe Daten auf die Schaltfläche Sortieren.

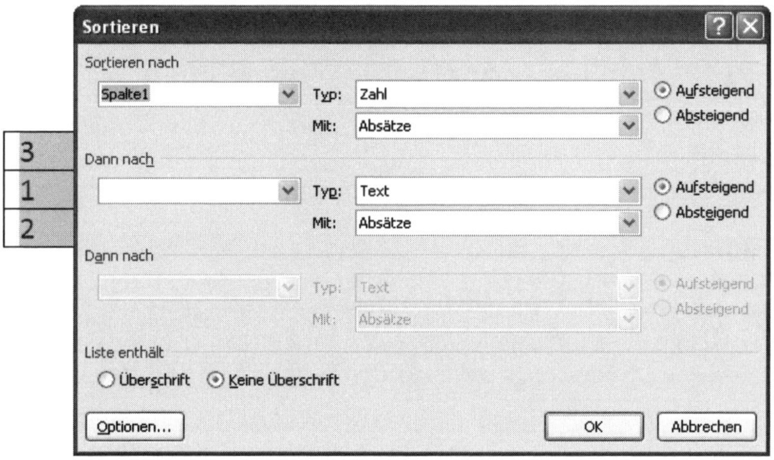

Abbildung 6.49: Tabelle sortieren

3. Nach dem Öffnen des Dialogfensters Sortieren wählen Sie erst einmal aus, welche Spalte die Grundlage Ihrer Reihung sein soll. Word schlägt immer `Spalte 1` vor und erkennt im Normalfall auch, ob es sich dabei um Text oder Zahlen handelt. Sollte das nicht der Fall sein, kann natürlich mithilfe der Auswahl manuell nachgeholfen werden.
4. Klicken Sie anschließend entweder auf Aufsteigend oder Absteigend, um die Sortierrichtung festzulegen.
5. Jetzt muss nur noch unter Liste enthält ausgewählt werden, ob die Tabelle eine Überschrift enthält oder nicht. Das ist sehr wichtig, da sonst unter Umständen die Überschrift mitsortiert werden würde.
6. Durch einen Mausklick auf die Schaltfläche OK wird Ihre Eingabe bestätigt und die Tabelle gereiht.

Wenn Sie jetzt aber beispielsweise eine Namensliste sortieren möchten, die mehrere gleiche Familiennamen enthält, haben Sie zusätzlich noch die Möglichkeit, einen zweiten Sortierschlüssel einzugeben.

7. Wählen Sie dazu unter DANN NACH die Spalte aus, nach der, bei Gleichheit der erst ausgewählten Spalte, sortiert werden soll. Auch ein dritter Sortierschlüssel wäre noch möglich.
8. Danach bestimmen Sie noch den TYP und ob Sie AUFSTEIGEND oder ABSTEIGEND sortieren wollen und bestätigen auch hier wieder mit OK.

6.6 Tabellen mit Formatvorlagen erstellen

Das Formatieren von Tabellen mithilfe von Formatvorlagen ist eine überaus praktische Methode, vor allem wenn es schnell gehen muss. Aber auch als Basis zur individuellen Gestaltung Ihrer Tabelle können diese Vorlagen durchaus herangezogen werden.

6.6.1 Tabellenformatvorlage auswählen

Um eine Formatvorlage für Ihre Tabelle auswählen zu können, muss die Grundtabelle bereits erstellt und im Dokument eingefügt sein, denn erst dann sind die TABELLENTOOLS auswählbar.

STEPS

Und so geht's:

1. Klicken Sie in Ihre Tabelle, um die TABELLENTOOLS zu aktivieren.
2. Gehen Sie dann unter TABELLENTOOLS/ENTWURF in die Gruppe TABELLENFORMATVORLAGEN, wo Sie aus den zahlreichen Vorlagen wählen können.

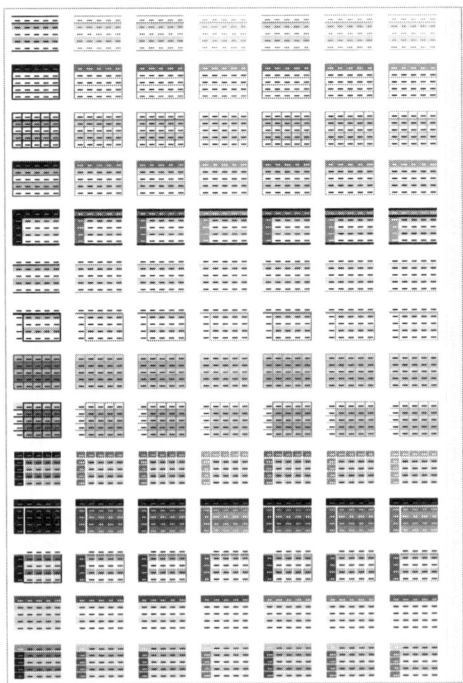

Abbildung 6.50: Die Auswahl der verschiedenen Formatvorlagen für Tabellen

3. Wenn Sie den Mauszeiger auf die verschiedenen Vorlagen ziehen, sehen Sie sofort, wie Ihre Tabelle mit der ausgewählten Vorlage aussehen würde, ohne dass diese erst zugewiesen werden muss.
4. Durch einen Mausklick auf die ausgewählte Tabellenformatvorlage, wird diese Ihrer Tabelle dann zugewiesen.

6.6.2 Tabellenformatvorlage ändern

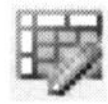

Nachdem Sie Ihrer Tabelle die gewünschte Formatvorlage zugewiesen haben, kann sie problemlos verändert werden. Öffnen Sie dazu unter TABELLENTOOLS/ENTWURF das Auswahlfenster für die Tabellenformatvorlagen, indem Sie den Button WEITERE betätigen. Danach klicken Sie unten im Fenster auf die Schaltfläche TABELLENFORMATVORLAGE ÄNDERN, um das Dialogfeld FORMATVORLAGE ÄNDERN zu öffnen.

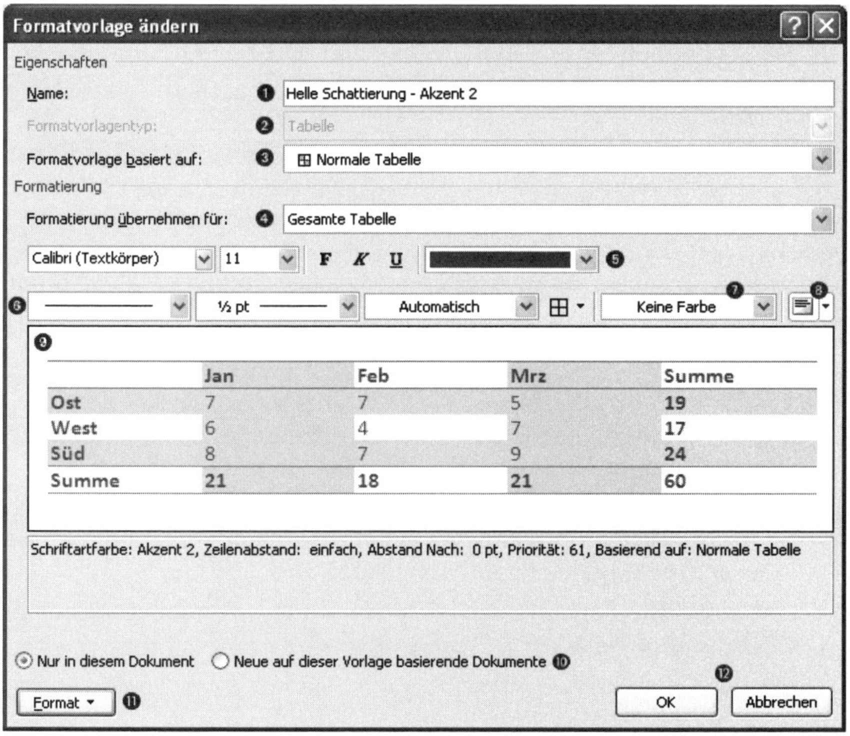

Abbildung 6.51: Ändern der Formatvorlage

So, jetzt kann im Prinzip die ganze Formatierung wieder verändert werden, dafür sehen wir uns die einzelnen Punkte der Reihe nach und im Detail an:

1. Hier steht der Name der ausgewählten Formatvorlage. Dieser kann entweder beibehalten oder durch einen neuen ersetzt werden.
2. Gleich darunter ist der FORMATVORLAGENTYP automatisch auf TABELLE eingestellt und kann auch nicht verändert werden.

3. Hier finden Sie eine Reihe von Tabellenmustern. Sie können jetzt entweder das bereits bestehende Muster beibehalten oder aus über 100 verschiedenen Vorlagen ein neues wählen.
4. Als Nächstes müssen Sie sich entscheiden, für welche Bereiche die von Ihnen vorgenommenen Änderungen gelten sollen. Voreingestellt ist hier immer der Befehl GESAMTE TABELLE, was aber problemlos geändert werden kann. Durch einen Klick auf das Häkchen öffnen Sie die Auswahl, wo Sie die verschiedenen Einzelteile Ihrer Tabelle präzise ansteuern können.

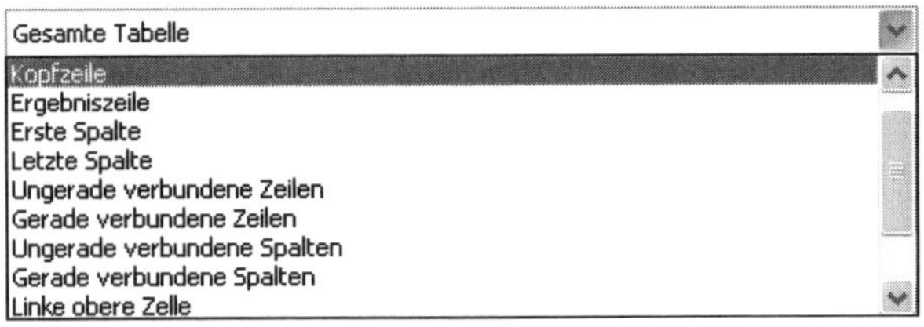

Abbildung 6.52: Auswahl der Anwendungsbereiche

5. Hiermit können Sie Schriftart, -größe und -farbe neu bestimmen. Ferner besteht noch die Möglichkeit, den Text fett, kursiv oder unterstrichen darzustellen.
6. Legen Sie über diese Schaltflächen fest, welche Linienart, -stärke, und -farbe Sie zuweisen möchten. Mit dem Button ALLE RAHMENLINIEN können Linien hinzugefügt oder wieder gelöscht werden.
7. Bestimmen Sie hier die Farbe, mit der die einzelnen Zellen gefüllt werden sollen.
8. Hier können Sie die Ausrichtung des Textes festlegen.
9. Das ist das Vorschaufenster, in dem Sie schon vor dem Zuweisen der geänderten Formatierungen Ihre Tabelle begutachten können. Dies ist eine überaus sinnvolle Funktion, denn eventuelle Irrtümer können hier vorzeitig erkannt und somit erst gar nicht ausgeführt werden.
10. Hier können Sie einstellen, ob die Änderung in der Formatvorlage nur für dieses oder aber für alle neu erstellten Dokumente, in denen dieses Tabellenformat benutzt wird, verwendet wird.
11. Über die Schaltfläche FORMAT können weitere Formatierungsmöglichkeiten für Ihre Tabelle aufgerufen werden.

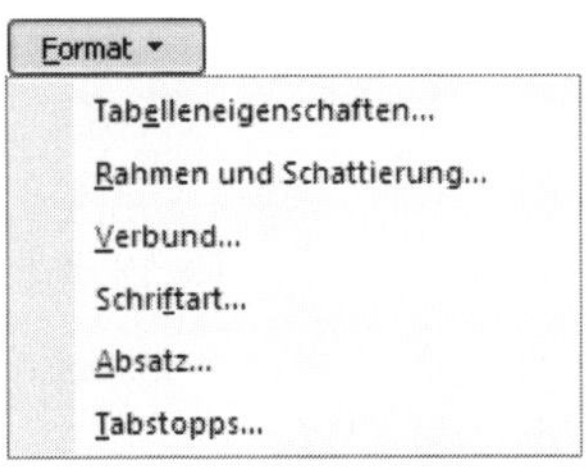

Abbildung 6.53: Geöffnete FORMAT-Auswahl

Um Ihre Einstellungen zu übernehmen, brauchen Sie jetzt nur noch auf die Schaltfläche OK zu klicken.

6.6.3 Neue Formatvorlage erstellen

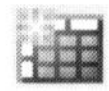

Gerade wenn Sie sehr häufig Tabellen einsetzen und keine passende Formatvorlage in der Auswahl zu finden ist, bietet es sich an, eine neue zu erstellen.

Dafür müssen Sie, wie vorhin, unter TABELLENTOOLS/ENTWURF die Auswahl TABELLENFORMATVORLAGEN öffnen, indem Sie den Button WEITERE betätigen und danach auf die Schaltfläche NEUE TABELLENFORMATVORLAGE klicken, um das Fenster NEUE FORMATVORLAGE VON FORMATIERUNG ERSTELLEN zu öffnen.

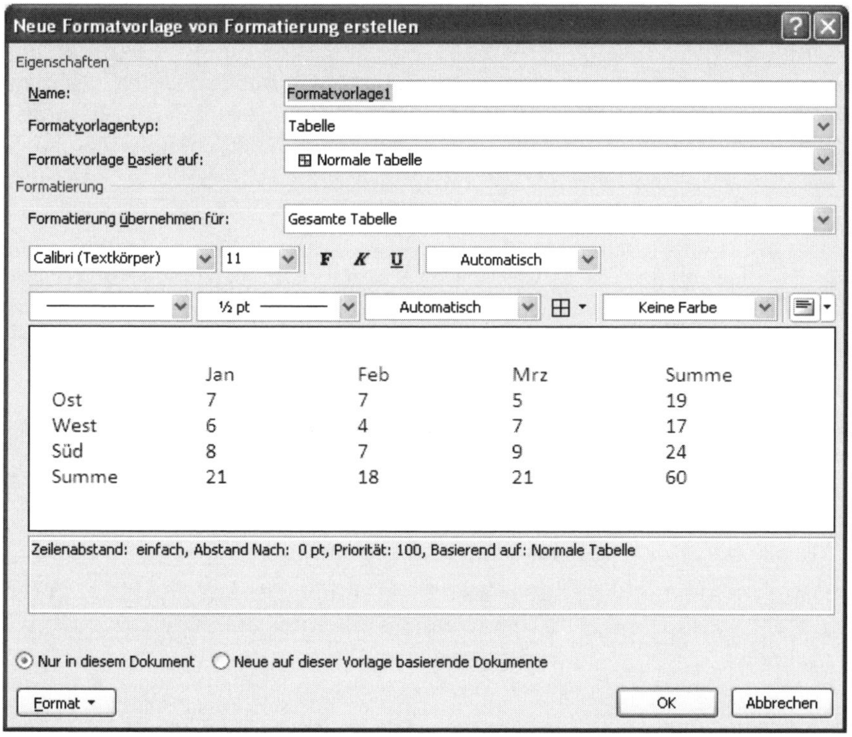

Abbildung 6.54: Erstellen einer neuen Formatvorlage für Ihre Tabelle

Wie Sie wahrscheinlich sofort erkannt haben, ist es, bis auf die Titelzeile, exakt das gleiche Fenster wie vorhin zum Ändern der Formatvorlage.

Es gibt nur zwei Unterschiede:

- Ganz oben unter NAME geben Sie jetzt den Wunschnamen Ihrer Vorlage ein, wenn Sie, wie auch ich, den atemberaubenden Vorschlag von Word `Formatvorlage1` nicht unbedingt prickelnd finden.
- Es werden keine Formatvorlagen überschrieben, selbst wenn Sie als Grundlage eine bestehende benutzen.

Gehen Sie also wie in Abschnitt 6.6.2, Tabellenformatvorlage ändern, vor, und bestätigen Sie Ihre Eingaben auch hier mit OK.

6.6.4 Formatvorlage löschen

Um eine bestehende Formatvorlage zu löschen, öffnen Sie die Auswahl, markieren die überflüssig gewordene Vorlage und klicken auf LÖSCHEN, den vorletzten Eintrag im selben Fenster.

6.7 Tabelle richtig platzieren

Das ist einfach, werden Sie sich jetzt sicherlich denken. Tabelle am Anfasser packen, an die gewünschte Stelle ziehen, fertig! Grundsätzlich ist das auch vollkommen richtig und anwendbar, es darf Ihnen dann allerdings nichts ausmachen, dass Ihre Tabelle vergisst, dass sie eine Tabelle ist. Ab diesem Zeitpunkt fühlt sie sich zu Höherem berufen: Sie beschließt, ab sofort als Grafik aufzutreten und sich folglich auch als solche zu »benehmen«.

6.7.1 Tabelle verschieben

Um Ihre Tabelle neu zu platzieren, gibt es glücklicherweise zwei Wege, die nach Rom führen. Lassen Sie uns mit der einfachen und schnellen Methode beginnen.

STEPS

Verschieben einer Tabelle mit der Maus:

1. Führen Sie den Mauszeiger in die Tabelle, damit der Anfasser links oben sichtbar wird.
2. Klicken Sie mit dem Mauszeiger auf den Anfasser, und halten Sie die linke Maustaste gedrückt.
3. Ziehen Sie nun die Tabelle an die von Ihnen gewünschte Stelle in Ihrem Dokument. Dabei wird deren Umriss mit einer gestrichelten Linie dargestellt.

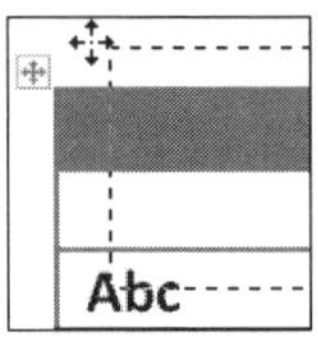

Abbildung 6.55: Verschieben der Tabelle mithilfe der Maus

4. Durch das Loslassen der Maustaste wird die Tabelle an der neuen Stelle verankert.

Wie schon erwähnt, ist es sicherlich die bequemste Art, die Tabelle zu verschieben. Lediglich die Folgeerscheinung, die sich daraus ergibt, ist ein wenig ärgerlich: Die Tabelle bleibt nämlich ab sofort an ihrer neuen Position sitzen, als wäre sie eine Grafik, und fließt nicht mehr mit dem Text mit.

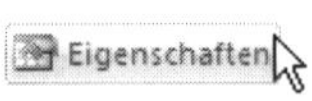

Um das zu verhindern, richten Sie Ihre Tabelle über die TABELLENEIGENSCHAFTEN aus (siehe Abschnitt 6.7.2 auf der nächsten Seite).

6.7.2 Tabelle ausrichten

Ausrichten der Tabelle über das Dialogfeld TABELLENEIGENSCHAFTEN*:*

1. Zum Öffnen des Dialoges TABELLENEIGENSCHAFTEN gehen Sie unter TABELLENTOOLS/LAYOUT in die Gruppe TABELLE, und klicken Sie auf die Schaltfläche EIGENSCHAFTEN.

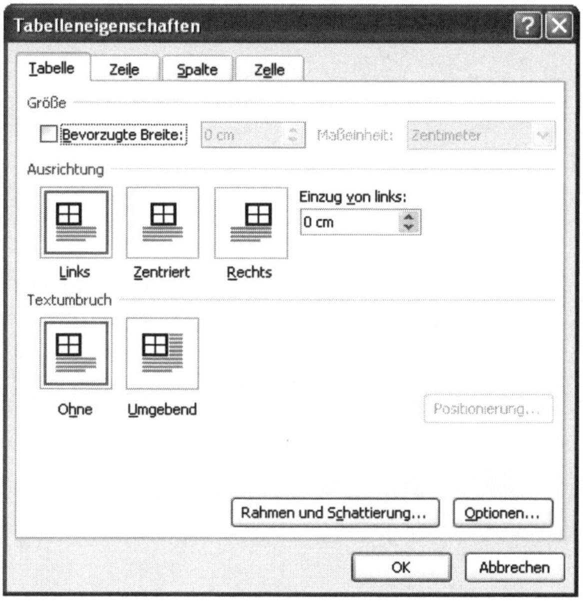

Abbildung 6.56: Tabelle mithilfe der Tabelleneigenschaften verschieben und ausrichten

2. Unter AUSRICHTUNG haben Sie nun die Wahl, ob Sie die Tabelle LINKS, ZENTRIERT oder RECHTS platzieren möchten.
3. Danach können Sie den TEXTUMBRUCH bestimmen. Wenn Sie sich für die Einstellung OHNE entscheiden, wird die Tabelle oberhalb des nachfolgenden Absatzes gesetzt, bei UMGEBEND hingegen umfließt der Text die Tabelle.
4. Wenn Sie die Einstellungskombination LINKS und OHNE gewählt haben, wird das Eingabefeld EINZUG VON LINKS aktiv. Hierbei wird Ihre Tabelle um den eingegebenen Wert nach rechts verschoben. Damit steht einer individuellen Ausrichtung nichts mehr im Wege.
5. Wenn Sie jedoch unter TEXTUMBRUCH die Einstellung UMGEBEND auswählen, wird die Schaltfläche POSITIONIERUNG aktiv. Ein Klick darauf öffnet das Dialogfeld TABELLENPOSITION, in dem Sie weitere Möglichkeiten zum Justieren Ihrer Tabelle vorfinden.
6. Am Ende bestätigen Sie Ihre Eingaben noch durch einen Klick auf die Schaltfläche OK.

6.7.3 Tabelle kopieren

Tabellen können aber auch sehr einfach und schnell kopiert werden. Halten Sie dazu die [Strg]-Taste gedrückt, und ziehen Sie die Tabelle, wie beim Verschieben, mithilfe des Anfassers an die neue Position, an der sie eingefügt werden soll. Durch das Lösen der linken Maustaste wird Ihre Tabellenkopie eingefügt. Interessanterweise erleidet die Tabelle dabei keinen Gedächtnisverlust und fließt weiterhin problemlos mit dem Text mit.

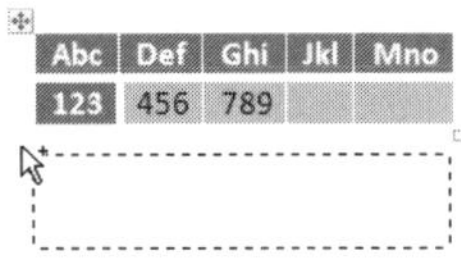

Abbildung 6.57: Kopieren einer Tabelle

6.7.4 Tabelle mit dem Seitenrand bündig ausrichten

Wenn Sie Ihre Tabelle mit den Standardeinstellungen erstellt haben, ragt diese um den Wert von 0,19 cm über den linken Seitenrand hinaus. Dies ist nicht weiter tragisch, wenn Ihr Dokument nur aus Tabellen besteht. Wenn Sie hingegen auch mit Fließtext arbeiten, sieht das dann nicht mehr ganz so schön aus, und der linke Seitenrand wirkt unruhig und ausgefranst. Das ist deshalb so, weil Word Fließtext und Tabellentext bündig ausrichtet.

STEPS

Tabelle und Seitenrand bündig ausrichten:

1. Öffnen Sie wie gewohnt das Dialogfeld TABELLENEIGENSCHAFTEN.
2. Im Register TABELLE geben Sie dann im Eingabefeld EINZUG VON LINKS den Wert 0,19 ein und bestätigen mit OK.

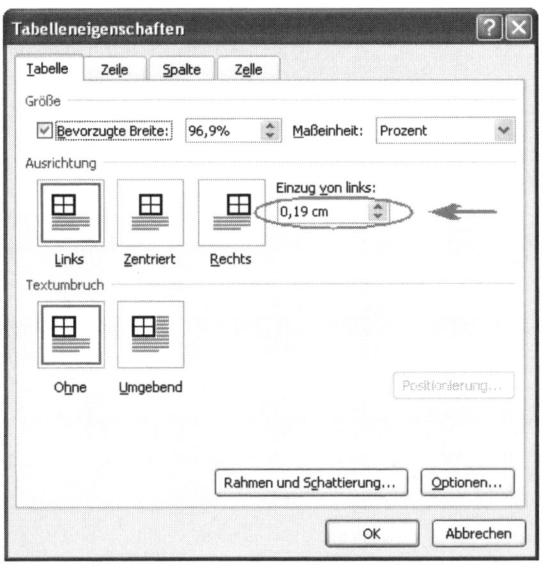

Abbildung 6.58: Tabelle bündig mit dem Seitenrand ausrichten

3. Wenn sich Ihre Tabelle über die gesamte Satzbreite erstreckt, ragt sie jetzt den eingegebenen Wert über den rechten Rand hinaus. In diesem Fall ziehen Sie einfach den rechten Tabellenrand mit der Maus bündig auf den rechten Seitenrand.

6.8 Geschachtelte Tabellen

Haben Sie schon einmal versucht, ein Word-Dokument in eine Webseite umzuwandeln? Wenn ja, wird es Ihnen wohl ähnlich ergangen sein wie mir: Ich musste feststellen, dass sämtliche Ausrichtungen und Positionierungen, die getroffen wurden, nicht mehr existent sind. Word ordnet dann die Einzelteile Ihres Dokuments nach Lust und Laune an, was in den meisten Fällen nicht allzu praktisch ist. Wenn Sie Ihre Bilder und Texte allerdings in Tabellen setzen, überzeugen Sie auch Word, Ihr Dokument genauso als Webseite darzustellen.

Besonders praktikabel sind hier geschachtelte Tabellen. Das hört sich jetzt vielleicht furchtbar kompliziert an, ist aber in Wahrheit nichts anderes als eine Tabelle in einer Tabelle. Sie müssen dazu nur in eine beliebige Zelle Ihrer Tabelle klicken und eine neue Tabelle einfügen.

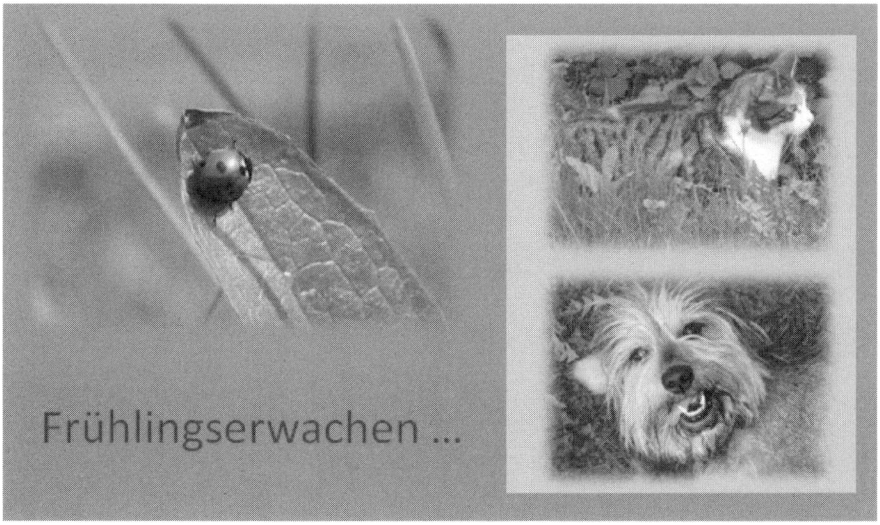

Abbildung 6.59: So könnte eine verschachtelte Tabelle aussehen.

Sie können auch schon bestehende Tabellen oder einfach nur Teile davon in eine andere Tabelle einfügen. Markieren Sie einfach den Teil, den sie einfügen wollen, und kopieren Sie ihn in die Zwischenablage. Öffnen Sie nun das Kontextmenü, indem Sie mit der rechten Maustaste in die Zelle klicken, wo die Tabelle eingefügt werden soll, und wählen Sie abschließend den Eintrag ALS GESCHACHTELTE TABELLE EINFÜGEN aus.

6.9 Tabellen automatisch beschriften und nummerieren

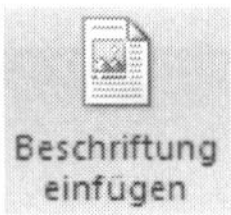

Um sehr lange Dokumente, die viele Tabellen enthalten, übersichtlich zu gestalten, ist es oftmals unumgänglich, diese zu beschriften und durchzunummerieren. Dies kann entweder schon vor der Erstellung des Dokuments eingestellt werden, aber auch nachträglich können Tabellen nummeriert und beschriftet werden.

STEPS

Beschriftung der Tabelle vor dem Erstellen des Dokuments festlegen:

1. Öffnen Sie die Registerkarte VERWEISE, und klicken Sie in der Gruppe BESCHRIFTUNGEN auf die Schaltfläche BESCHRIFTUNG EINFÜGEN, um den Dialog BESCHRIFTUNG zu öffnen.

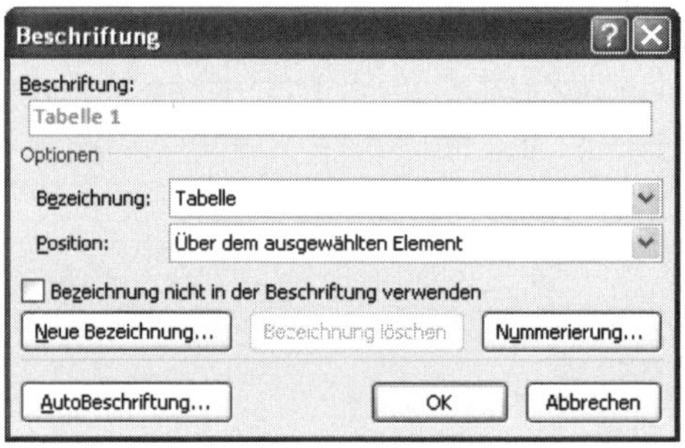

Abbildung 6.60: Dialogfeld BESCHRIFTUNG

2. Um auszuwählen, was in Ihrem Dokument künftig beschriftet und nummeriert werden soll, klicken Sie nun auf AUTOBESCHRIFTUNG. Das folgende Fenster wird geöffnet:

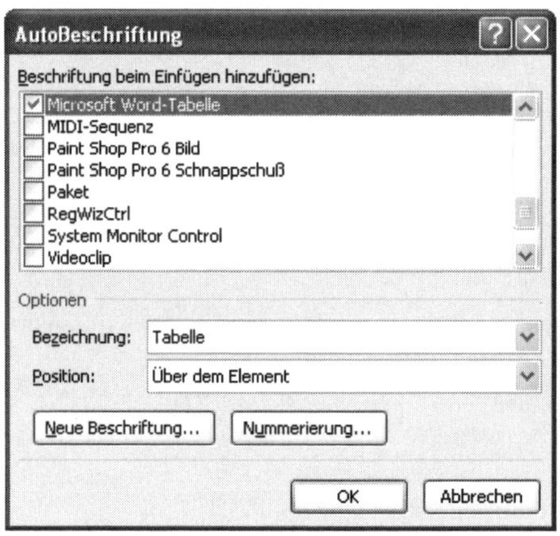

Abbildung 6.61: Hier wählen Sie aus, was künftig beschriftet werden soll.

3. Wie Sie sehen, kann praktisch fast alles beschriftet werden. Wir bleiben aber vorerst bei den Tabellen und setzen das Häkchen deshalb bei MICROSOFT WORD-TABELLE.

4. Gleich unter der Auswahl schlägt Ihnen Word als Bezeichnung `Tabelle` vor. Sehr treffend, aber natürlich nicht verpflichtend. Wenn Sie auf den kleinen Pfeil ganz rechts klicken, bekommen Sie eine Auswahl weiterer Begriffe, die Sie aber mit Sicherheit nicht vom Hocker schmeißen werden. Wenn Sie sich also für eine individuelle Bezeichnung entscheiden, klicken Sie einfach auf den Button NEUE BESCHRIFTUNG, geben Ihre Wunschbezeichnung ein und bestätigen mit OK.

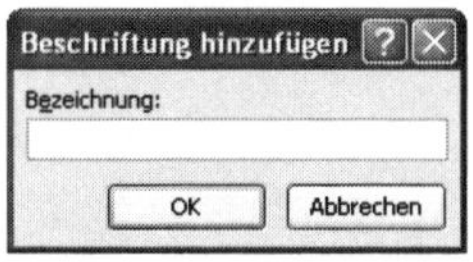

Abbildung 6.62: Neue Bezeichnung eingeben

5. Unter Position können Sie nun auswählen, ob Sie die Beschriftung unterhalb oder oberhalb der Tabelle einfügen möchten.
6. Abschließend können Sie nun noch bestimmen, wie nummeriert werden soll. Klicken Sie dazu auf den Button NUMMERIERUNG, um das Dialogfeld NUMMERIERUNG DER BESCHRIFTUNG zu öffnen.

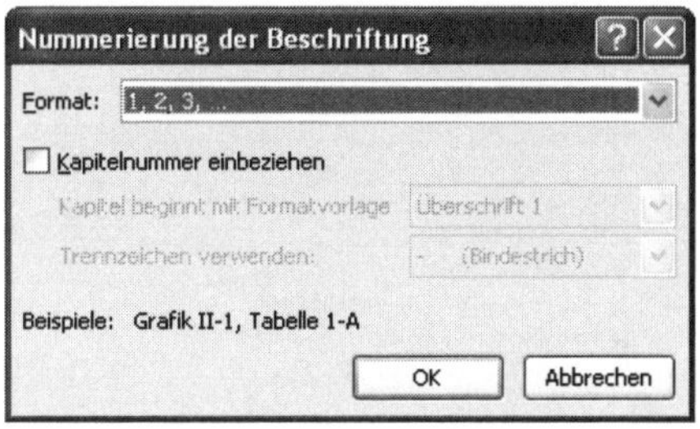

Abbildung 6.63: Nummerierungsvarianten

7. Hier können Sie dann zwischen nummerischen, alphanumerischen und römischen Beschriftungsvarianten auswählen. Danach bestätigen Sie Ihre Eingaben wiederum mit OK.
8. Nun befinden wir uns wieder im Dialogfeld AUTOBESCHRIFTUNG. Wenn Sie mit allen Einstellungen zufrieden sind, bestätigen Sie abermals mit OK, damit alle künftig eingefügten Tabellen in Ihrem Dokument auf diese Weise beschriftet werden.

Wenn Sie die automatische Beschriftung in Ihrem Dokument nicht mehr benötigen, muss diese deaktiviert werden. Öffnen Sie dazu, wie schon beschrieben, das Dialogfeld AUTOBESCHRIFTUNG, *entfernen das Häkchen bei* MICROSOFT WORD-TABELLE *und klicken abschließend auf* OK.

INFO

Genau die gleiche Vorgehensweise ist beim nachträglichen Beschriften von Tabellen anzuwenden. Sie müssen nur zwei Dinge beachten:

- Punkt 2 muss ausgelassen werden.
- Der Cursor muss in der betreffenden Tabelle blinken.

6.10 Rechnen in Word-Tabellen

Es muss nicht immer Excel sein – auch in Word-Tabellen kann gerechnet werden! Solange der Rechenvorgang nicht allzu komplex ist und Sie sich auf die Grundrechnungsarten beschränken, ist das Rechnen in Word eine äußerst praktikable und schnelle Lösung.

In Tabellen rechnen Sie jedoch nicht mit Zahlenwerten (möglich wäre dies zwar auch, aber eher wenig sinnvoll), sondern mit Zellbezügen, die jede einzelne Zelle genau beschreiben und in jeder Tabelle gleich aufgebaut sind.

Abbildung 6.64: Bezeichnung der Zellen

	A	B	C	D	E	F
1	A1	B1	C1	D1	E1	F1
2	A2	B2	C2	D2	E2	F2
3	A3	B3	C3	D3	E3	F3
4	A4	B4	C4	D4	E4	F4
5	A5	B5	C5	D5	E5	F5

Für einen ersten Überblick über Zeichen und Bezüge zum Erstellen einer Formel sehen Sie sich bitte folgende Tabelle an:

Tabelle 6.4: Bedeutung von Bezügen und Zeichen in einer Formel

Zeichen/Bezug	Bedeutung	Beispiel	Ergebnis
+	addieren	=A1+A2	Addiert die Zellen A1 und A2
-	subtrahieren	=F1-F3	Subtrahiert die Zelle F3 von Zelle F1
*	multiplizieren	=A2*D2	Multipliziert die Zellen A2 und D2
/	dividieren	=B1/D3	Dividiert die Zelle B1 durch D3
%	Prozentsatz	=F4*19%	Errechnet 19% des Wertes der Zelle F4
SUM	Summe bilden	=SUM(A:A)	Summe der Spalte A
ABOVE	oberhalb	=SUM(ABOVE)	Summe aller Zellen darüber in der Spalte
BELOW	unterhalb	=SUM(BELOW)	Summe aller Zellen darunter in der Spalte
RIGHT	rechts	=SUM(RIGHT)	Summe aller Zellen rechts in der Zeile
LEFT	links	=SUM(LEFT)	Summe aller Zellen links in der Zeile

Beim Festlegen der Zellbezüge gibt es einfache Regeln, die zu beachten sind:

- Wenn Sie eine komplette Spalte oder Zeile beschreiben wollen, muss ein Doppelpunkt notiert werden. So bezieht sich beispielsweise »3:3« auf die komplette Zeile 3 und »C:C« auf die Spalte C.

- Zum Beschreiben eines Bereiches notieren Sie die erste und die letzte Zelle, ebenfalls mit einem Doppelpunkt dazwischen. So werden also bei der Eingabe von »B1:D4« die Zeilen eins bis vier der Spalten B bis D beschrieben.
- Beim Beschreiben von mehreren einzelnen, nicht aufeinanderfolgenden Zellen kommt hingegen das Semikolon (;) zum Einsatz. Schreiben Sie beispielsweise »B1;D4«, haben Sie folglich nicht den Bereich, sondern einzig und allein diese beiden Zellen gemeint.

6.10.1 Summen bilden

Das Bilden von Summen ist wohl der wesentlichste, aber bestimmt auch einfachste Teil beim Rechnen in Word-Tabellen. In den früheren Versionen stand Ihnen noch die Funktion AUTOSUMME zur Verfügung, die aber in Word 2007 nicht mehr vorhanden ist. Das ist jedoch kein Grund zum Trübsal blasen, denn in vielen Fällen war diese ohnehin nicht wirklich zu gebrauchen.

Zum Addieren von Zellen sind folgende Schritte notwendig:

STEPS

1. Klicken Sie in die Zelle, in der das errechnete Ergebnis erscheinen soll.
2. Öffnen Sie unter TABELLENTOOLS/LAYOUT in der Gruppe DATEN mit einem Klick auf die Schaltfläche FORMEL das gleichnamige Dialogfeld.

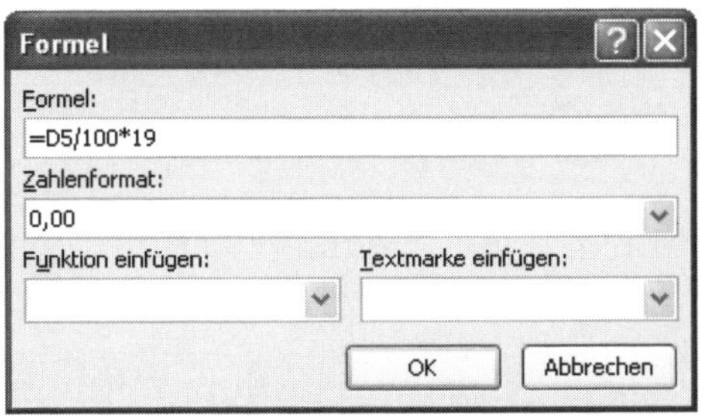

Abbildung 6.65: Dialogfeld Formel

3. Geben Sie nun die Formel in das dafür vorgesehene Feld ein. Da es unmöglich ist, alle erdenklichen Varianten von Formeln hier aufzuführen, habe ich Ihnen Beispiele für die verschiedenen Möglichkeiten zusammengestellt:
   - Wenn Sie eine ganze Spalte addieren möchten (z.B. Spalte B), geben Sie folgende Formel ein: =SUM(B:B)
   - Wenn Sie die ganze Spalte oberhalb Ihrer Zelle addieren möchten, geben Sie diese Formel ein: =SUM(ABOVE), für unterhalb: =SUM(BELOW), für rechts davon: =SUM(RIGHT) und für links davon: =SUM(LEFT)
   - Es können auch eine Zeile und eine Spalte addiert werden. Für unser Beispiel nehmen wir Spalte E und Zeile 2. Dann geben Sie Folgendes ein: =SUM(E:E;2:2)

- Auch einzelne und nicht zusammenhängende Zellen können selbstverständlich addiert werden, z.B. die Zellen A3, B1, C5 und D2. Dafür tippen Sie diese Formel ein : `=A3+B1+C5+D2` oder `=SUM(A3;B1;C5;D2)`

4. Nun müssen Sie sich für ein Zahlenformat entscheiden. Dazu stehen Ihnen folgende Möglichkeiten zur Verfügung:

Tabelle 6.5: Zahlenformate und ihre Bedeutung

Zahlenformat	Bedeutung
#.##0	Stellt das Ergebnis mit einem Tausender-Trennzeichen und gerundet ohne Kommastellen dar (z.B »3.416«). Wenn kein Ergebnis vorliegt bzw. nicht mindestens eine Stelle hat, wird eine Null angezeigt.
#.##0,00	Wie oben, jedoch mit zwei Kommastellen (z.B. »3.416,40«). Wenn das Ergebnis keine Kommastellen enthält, werden zwei Nullen angezeigt.
#.##0,00 €; (#.##0,00 €)	Wie oben, jedoch mit zusätzlichem Euro-Zeichen (z.B. »3.416,40 €«). Negative Ergebnisse werden hier in Klammern angezeigt.
0	Hier werden die Ergebnisse ohne Kommastellen und Tausender-Trennzeichen angezeigt (z.B. »3416«).
0%	Ergebnisse werden auch hier auf die Einer-Stelle gerundet, jedoch mit einem Prozentzeichen dargestellt (z.B. »34%«).
0,00	Ergebnisse werden hier mit zwei Kommastellen, jedoch ohne Tausender-Trennstrich angezeigt (z.B. »3416,40«).
0,00%	Zeigt das Ergebnis mit zwei Kommastellen und Prozentzeichen an (z.B. 34,16%).

5. Abschießend klicken Sie noch auf OK, um Ihre Eingaben zu bestätigen.

HALT

Beachten Sie also, dass Sie beim Beschreiben eines Bereiches den Doppelpunkt (:) und bei einzelnen Zellen das Semikolon (;) als Trennung verwenden.

Wenn Sie einen Wert in Ihrer Tabelle nachträglich geändert haben, berechnet Word nicht automatisch die neue Summe. Das Ergebnisfeld wird entweder durch Drücken der Taste F9 oder im Kontextmenü durch einen Klick auf den Eintrag FELDER AKTUALISIEREN neu berechnet.

Abbildung 6.66: Aktualisieren einer Zelle im Kontextmenü

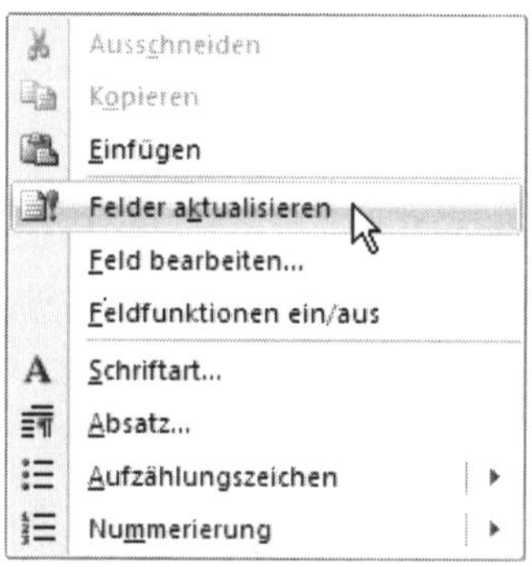

6.10.2 Erstellen einer Rechnung mit ausgewiesener Mehrwertsteuer

Das Schreiben von Rechnungen durch Einbinden einer Tabelle in Word ist äußerst praktisch und lohnenswert. Zum einen ist sie schnell erstellt, zum anderen kann sie als Vorlage für weitere Exemplare immer wieder herangezogen werden.

Erstellen einer Mehrwertsteuer-Rechnung:

STEPS

1. Erstellen Sie Ihr Dokument. und fügen Sie eine Tabelle nach Ihren Wünschen und Bedürfnissen ein. In Abbildung 6.67 können Sie ein Beispiel sehen, wie eine solche Tabelle aussehen könnte.
2. In unserem Beispiel wurden auch die Quersummen errechnet, indem die Zelle `Anzahl` mit der Zelle `Einzelpreis` multipliziert wurde. So wurde beispielsweise zum Errechnen des ersten Postens der Rechnung (in der Zelle D2) die Formel `=A2*C2\"0,00"` eingegeben, wobei `\"0,00"` nicht wirklich zur Formel gehört, sondern nur das ausgewählte Zahlenformat darstellt, das auch für alle anderen Zellen verwendet wurde.
3. Wenn Sie das für jeden Posten gemacht haben, muss eine Nettosumme gebildet werden. Gehen Sie dazu mit der Maus in die Zelle darunter, öffnen anschließend wieder wie gewohnt das Dialogfeld FORMEL und geben die folgende Formel ein: `=SUM(ABOVE)`
4. Gleich darunter kommen wir in unserem Beispiel zur Berechnung der Mehrwertsteuer. Dazu wählen Sie wieder erst die Zelle aus, und geben im Dialogfeld FORMEL `=D5/100*19` oder `=D5*19%` ein. Damit werden 19% Ihres Nettobetrages errechnet.
5. Jetzt müssen Sie nur noch eine Summe aus dem Nettobetrag und der Mehrwertsteuer bilden, indem Sie die Formel: `=SUM(D5:D6)` eingeben.
6. Ihre Eingaben bestätigen Sie wie gewohnt durch einen Klick auf die Schaltfläche OK.

Anzahl	Artikelnummer	Einzelpreis	Gesamt
2	LK 2545235	12,49 €	24,98 €
1	LK 9546246	3,20 €	3,20 €
4	LK 1756831	22,70 €	90,80 €
		Nettobetrag	118,98 €
		MwSt.	22,61 €
		Gesamtbetrag	141,59 €

Gesamt
{ =A2*C2 \# "0,00" }
{ =A3*C3 \# "0,00" }
{ =A4*C4 \# "0,00" }
{ =SUM(ABOVE) \# "0,00" }
{ =D5/100*19 \# "0,00"}
{ =SUM(D5:D6) \# "0,00" }

Abbildung 6.67: Links: Die fertig errechnete Tabelle. Rechts: Die eingegebenen Formeln für die Tabelle in Spalte D.

HALT

Bitte beachten Sie, dass sich obige Zellenbezeichnungen auf unser Beispiel in Abbildung 6.67 beziehen. Ich kann Ihnen hier leider keine Allgemeinformel anbieten, da es immer von der jeweilig verwendeten Tabelle und ihrer Größe abhängig ist.

6.11 Excel-Tabellen einbinden

Eine absolute Neuheit ist die Möglichkeit, Excel-Tabellen in Ihr Dokument einzubinden. Damit stehen Ihnen auch in Word selbst für komplizierte und aufwendige Rechnungsvarianten alle Türen offen.

Klicken Sie dafür im Register EINFÜGEN auf TABELLE, und wählen Sie den Eintrag EXCEL-KALKULATIONSTABELLE aus. Damit wird folgende Tabelle in Ihr Dokument eingefügt:

Abbildung 6.68: Eingefügte Excel-Tabelle

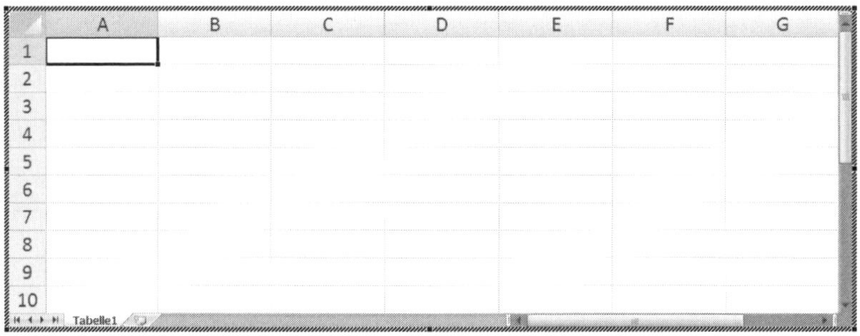

Sie haben nun die Möglichkeit, die Tabelle nach Ihren Wünschen zu gestalten und auch die jeweiligen Formeln in das Formelfeld einzugeben, das sich oberhalb des Lineals befindet.

Abbildung 6.69: Formeleingabe

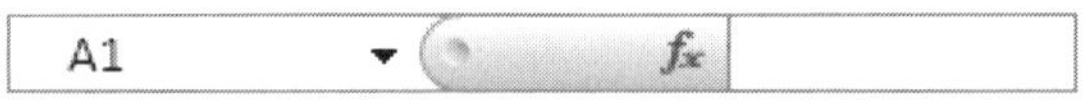

Wenn Sie sich jetzt denken, dass das nicht so besonders hübsch aussieht, so kann ich Ihre Meinung durchaus teilen. Aber das bleibt nicht so. Sobald Sie mit dem Bearbeiten der Tabelle fertig sind und Sie außerhalb der Tabelle weitermachen, verwandelt sie sich in eine ganz normale Gitternetztabelle. Ob das jetzt viel schöner ist, darüber lässt sich streiten, aber die Merkmale einer Excel-Tabelle sind in jedem Fall verschwunden.

Abbildung 6.70: So sieht Ihre Excel-Tabelle aus, wenn sie nicht bearbeitet wird.

REF

Da es den Rahmen dieses Buches bei Weitem sprengen würde, detailliert auf alle Funktionen von Excel einzugehen, empfehlen wir Ihnen das Excel 2007 Kompendium von Ignaz Schels, das ebenfalls im Verlag Markt + Technik erschienen ist.

7 Grafiken und Bilder

In diesem Kapitel wollen wir die »grafische Seite« von Word beleuchten. Natürlich ist Word nicht darauf ausgerichtet, hochtrabende Grafiken, Diagramme oder Ähnliches zu bearbeiten oder zu erstellen, und doch ist vieles möglich. Es kann sogar gezeichnet werden.

7.1 Grafiktypen

Grundsätzlich unterscheidet man zwischen zwei verschiedenen Typen:

- Rastergrafiken
- Vektorgrafiken

Eine Rastergrafik, oder auch Pixelgrafik genannt, besteht aus einer rasterförmigen Anordnung von sogenannten Pixeln (Bildpunkten), denen jeweils eine bestimmte Farbe zugeordnet ist. Ein wichtiges Merkmal einer Rastergrafik ist die Auflösung. Darunter versteht man die Angabe der Breite und Höhe einer Grafik mittels Anzahl der Pixel. Je höher die Auflösung, also die Anzahl der Pixel, desto besser die Qualität.

Digitalfotos sind ein schönes und anschauliches Beispiel für Rastergrafiken mit einer sehr hohen Auflösung. Diese Fotos bestehen heutzutage schon aus mehreren Millionen Pixeln, sodass unscharfe und pixelige Darstellungen, sofern man sie nicht arg vergrößert, längst der Vergangenheit angehören.

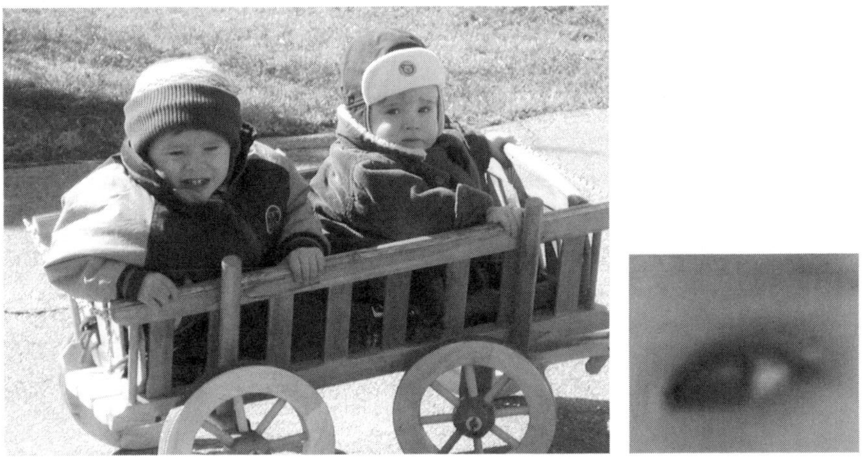

Abbildung 7.1: Links: normales Foto mit optimaler Auflösung Rechts: stark vergrößerter Ausschnitt des Bildes, wodurch die einzelnen Bildpunkte sichtbar werden und das Bild unscharf wirken lassen.

Ein Vorteil der Rastergrafiken liegt darin, dass sich Grafikformate mit Kompression die Tatsache zunutze machen, nebeneinanderliegende Bildpunkte (Pixel) mit gleichen Farbwerten zu einer Information zusammenzufassen. Daraus resultiert eine kleinere Datei mit annähernd gleicher Qualität.

Tabelle 7.1: Gängige Dateiformate von Rastergrafiken

Dateiendung	Name
*.bmp	Windows Bitmap
*.gif	Graphics Interchange Format
*.jpg	Joint Photographic Experts Group
*.pcd	Kodak Photo-CD
*.pct	Macintosh Pict
*.pcx	Paint
*.png	Portable Network-Grafik
*.psd	Photoshop Document
*.raw	RAW Graphics Format/ Rohdatenformat
*.tif	Tag Image File

Eine Vektorgrafik besteht aus grafischen Primitiven wie Linien, Kreisen und Polygonen, die bezüglich ihrer Richtung, Länge und Position mathematisch beschrieben sind. Im Gegensatz zu Rastergrafiken, die ja jeden Bildpunkt beschreiben, werden in Vektorgrafiken nur die einzelnen enthaltenen Elemente beschrieben.

Eine besondere Stärke der Vektorgrafiken liegt in der Darstellung von Diagrammen und technischen Zeichnungen. Sie können im Gegensatz zu Rastergrafiken ohne Qualitätsverlust mittels homogener Koordinaten stufenlos skaliert, gestaucht, vergrößert und verzerrt werden. Außerdem bleiben bei Vektorgrafiken die Eigenschaften einzelner Linien, Kurven oder Flächen erhalten und können so, auch nachträglich noch, verändert werden.

Für Fotos ist die Vektorbeschreibung allerdings eher ungeeignet, obwohl es mittlerweile Programme gibt, die Vektorzeichnungen zusammen mit Anti-Alias-Effekten, feinen Farbverläufen und Transparenzen speichern können und so fotorealistische Ergebnisse zulassen. Diese reichen jedoch nicht an die sehr fein abgestuften Farbunterschiede, Schattierungen und Abstufungen der Rastergrafiken heran, und auch die hohe Rechenleistung, welche die logische Beschreibung mit sich bringt, ist nicht unbedingt ein Vorteil.

Beim Einfügen einer Vektorgrafik in Word kann es vorkommen, dass verwendete Schriftarten oder auch Muster nicht verfügbar sind. In diesem Fall öffnen Sie die Grafik in einem passenden Grafikprogramm und nehmen dort die entsprechenden Änderungen vor.

Dateiendung	Name
*.ai	Adobe Illustrator
*.cdr	CorelDraw
*.dwg bzw. *.dwf	AutoCAD
*.emf	Windows Enhanced Metafile
*.eps	Encapsulated PostScript
*.ps	PostScript
*.wmf	Windows Metafile

Tabelle 7.2: Gängige Dateiformate von Vektorgrafiken

7.2 Grafik einfügen und verknüpfen

Grafiken werden aus vielen verschiedenen Quellen in ein Dokument eingefügt, kopiert oder verknüpft. Sie können beispielsweise von einer Website heruntergeladen oder aus einer Datei, in der Bilder gespeichert sind, eingefügt werden. Ob sie sich auf einer CD-ROM, einer DVD oder in einer Datei auf der Festplatte befinden, ist völlig egal, der Speicherort spielt keine Rolle.

7.2.1 Grafik aus bestimmter Datei einfügen

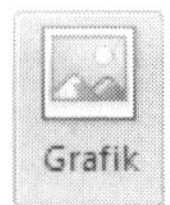

Sie können aus jeder beliebigen Datei eine gespeicherte Grafik in Ihr Word-Dokument einfügen. Das einzige Kriterium, das es zu beachten gilt, ist, dass Word das Grafikformat, in dem das Bild gespeichert ist, auch unterstützt. Andernfalls könnten Sie die Grafik nicht einfügen und würden eine Fehlermeldung erhalten. Wenn Sie also nicht gerade zu den »Exoten« unter den Grafikformaten greifen und bei den gängigen bleiben (siehe Tabelle 7.1 und 7.2), werden Sie hier aber wohl kaum auf ein Problem stoßen.

Einfügen einer Grafik aus einer Datei:

STEPS

1. Klicken Sie mit dem Mauszeiger an die Stelle in Ihrem Dokument, an der die Grafik eingefügt werden soll.
2. Öffnen Sie die Registerkarte EINFÜGEN, und klicken Sie anschließend in der Gruppe ILLUSTRATIONEN auf GRAFIK, um das Dialogfeld GRAFIK EINFÜGEN zu öffnen (siehe Abbildung 7.2).
3. Im Dialogfeld wird standardgemäß der Ordner EIGENE DATEIEN/EIGENE BILDER geöffnet. Wenn die gewünschte Grafik nicht in diesem Ordner zu finden ist, dann wählen Sie unter SUCHEN IN einen neuen Pfad aus, um zum richtigen Ordner zu gelangen.
4. Klicken Sie nun auf die gewünschte Grafik, um sie blau zu hinterlegen, und drücken Sie anschließend auf die Schaltfläche EINFÜGEN, um eine Kopie in Ihrem Dokument abzulegen.

Abbildung 7.2: Dialogfeld GRAFIK EINFÜGEN

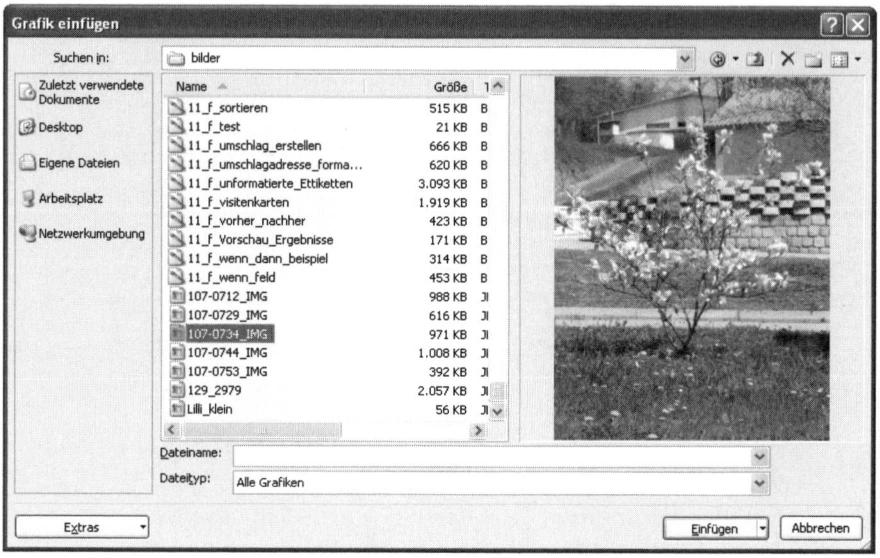

7.2.2 Grafik aus der Zwischenablage einfügen

[Strg] + [C]
[Strg] + [V]

Eine weitere sehr bequeme Möglichkeit, Ihr Word-Dokument mit einer Grafik zu versehen, ist das Einfügen mithilfe der Zwischenablage. Dabei können Sie entweder die gesamte Grafik oder auch nur einen Ausschnitt daraus auswählen und diese einfach und schnell in Ihr Dokument kopieren.

STEPS

Grafik mithilfe der Zwischenablage einfügen:

1. Öffnen Sie die ausgewählte Grafik im entsprechenden Bildbearbeitungs- oder auch Grafikprogramm.
2. Markieren Sie nun die gesamte Grafik oder eben nur einen bestimmten Ausschnitt daraus, und legen Sie ihn mit der Tastenkombination [Strg] + [C] in die Zwischenablage.
3. Wechseln Sie zurück zu Word, und bringen Sie den Cursor zur gewünschten Einfügeposition.
4. Drücken Sie die Tastenkombination [Strg] + [V], um die Grafik aus der Zwischenablage einzufügen.

INFO

Es ist völlig egal, für welche Variante zum Einfügen einer Grafik Sie sich entscheiden. Das Endresultat ist das gleiche. Das Bild wird automatisch in den Text eingefügt und bewegt sich entsprechend mit. Das bedeutet, wenn ein Text hinzugefügt wird, wandert Ihre Grafik automatisch nach unten. Wird etwas gelöscht, rutscht sie entsprechend nach oben.

7.2.3 Grafik mit dem Dokument verknüpfen

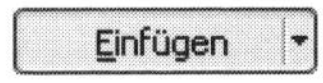

Viele eingefügte Grafiken führen dazu, dass Ihr Dokument unter Umständen eine enorme Dateigröße erreicht. Selbst wenn Ihr PC einen riesigen Arbeitsspeicher hat, wird es ab einer gewissen Datenmenge mühsam, mit und in diesem Dokument zu arbeiten.

In solchen Fällen ist es mit Sicherheit besser, die Grafik mit dem Dokument zu verknüpfen. Das hat nicht nur den Vorteil, dass die Dateigröße Ihrer Datei relativ klein bleibt. Auch wenn Sie nachträglich noch Änderungen in Ihren Grafiken bzw. Bildern vornehmen, werden diese dann, durch die Verknüpfung, automatisch von Word übernommen.

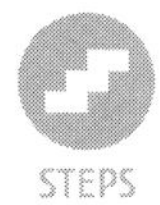

Grafiken mit Dokument verknüpfen:

1. Öffnen Sie wie gewohnt das Dialogfeld GRAFIK EINFÜGEN und wählen Sie die gewünschte Grafik aus.
2. Klicken Sie nun auf der Schaltfläche EINFÜGEN, auf den kleinen Pfeil an der rechten Seite, um das Listenfeld zu öffnen.
3. Wählen Sie den Eintrag MIT DATEI VERKNÜPFEN aus, um die Grafik mit Ihrem Dokument zu verbinden.

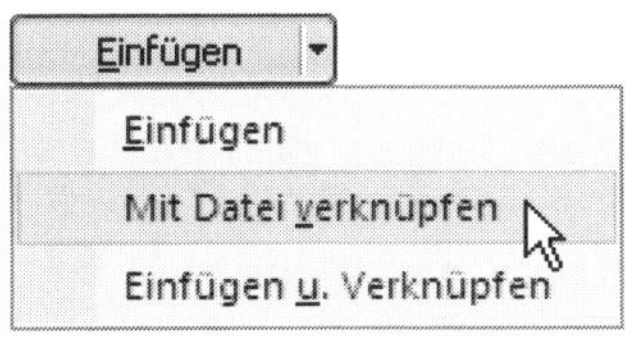

Abbildung 7.3: Grafik mit Datei verknüpfen

Wenn Sie Ihre Datei mit verknüpften Bildern erstellt haben, gilt es, folgende Punkte unbedingt zu beachten:

- Die Bilddatei darf nicht gelöscht werden. Word könnte in diesem Fall die Datei nicht mehr verknüpfen und anstelle der Grafik lediglich einen Platzhalter anzeigen.
- Ein Platzhalter wird ebenfalls angezeigt, wenn Sie Ihr verknüpftes Bild in einen anderen Ordner verschieben. Auch hier kann Word durch den geänderten Pfad keine Grafik anzeigen.
- Der Ordner, in dem sich die Bilddaten befinden, darf nicht umbenannt werden. Auch wenn er an derselben Stelle auf Ihrer Festplatte verbleibt, würde Word die Bilddaten durch den geänderten Namen nicht mehr finden.
- Wenn Sie die erstellte Datei verschicken oder einfach auf eine CD oder DVD brennen wollen, müssen Sie auch den Bildordner mit dazupacken. Andernfalls wäre eine Anzeige der Bilder im Dokument unmöglich.

7.2.4 Grafik einfügen und verknüpfen

Diese Variante verbindet die vorhergehenden Einfügeoptionen und fügt sowohl die Grafik selbst als auch eine Verknüpfung zum Original ein. Dies führt zwar wieder zu unserem alten Problem, dass zu viele Bilder die Datenmenge Ihres Dokuments eklatant vergrößern. Es macht aber trotz alledem Sinn, diese Option zu wählen. Die Kombination der folgenden beiden Vorteile finden Sie nur, wenn Sie sich für das EINFÜGEN UND VERKNÜPFEN entscheiden:

- Änderungen an der Bilddatei (Quelldatei) können automatisch aktualisiert werden.
- Wenn das Dokument auf einem anderen PC geöffnet wird, werden die Bilddaten auch dann angezeigt, wenn der Ordner mit den Bildern nicht vorhanden ist.

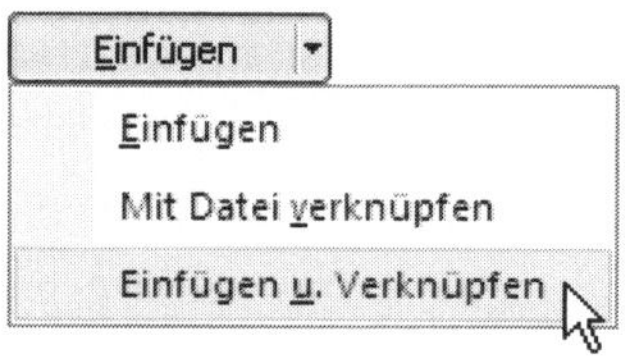

Abbildung 7.4: Grafik EINFÜGEN UND VERKNÜPFEN

7.3 Grafik bearbeiten

Nachdem Sie die Grafik eingefügt haben, können Sie damit beginnen, diese zu bearbeiten. Um sie sozusagen ins rechte Licht zu rücken, steht Ihnen eine Reihe von Funktionen und Formatierungsmöglichkeiten zur Verfügung.

7.3.1 Größe einer Grafik bestimmen

Die Größe der eingefügten Bilder oder Grafiken wird in den seltensten Fällen auf Anhieb Ihren Wunschmaßen entsprechen. Es stehen Ihnen daher zwei Wege zur Verfügung, um Ihre Grafik entweder zu vergrößern oder zu verkleinern:

STEPS

Vergrößern und Verkleinern mithilfe der Maus

1. Klicken Sie einmal auf das eingefügte Bild, um die Markierungspunkte und den Rahmen sichtbar zu machen.
2. Führen Sie nun die Maus auf einen der vier Markierungspunkte an den Ecken, bis sich Ihr Mauszeiger in einen Doppelpfeil verwandelt.
3. Halten Sie die linke Maustaste gedrückt, und ziehen Sie den Punkt diagonal zur Mitte, um die Grafik zu verkleinern, oder nach außen, um sie zu vergrößern.

4. Durch das Loslassen der linken Maustaste wird die Grafik auf die gewählte Größe skaliert.

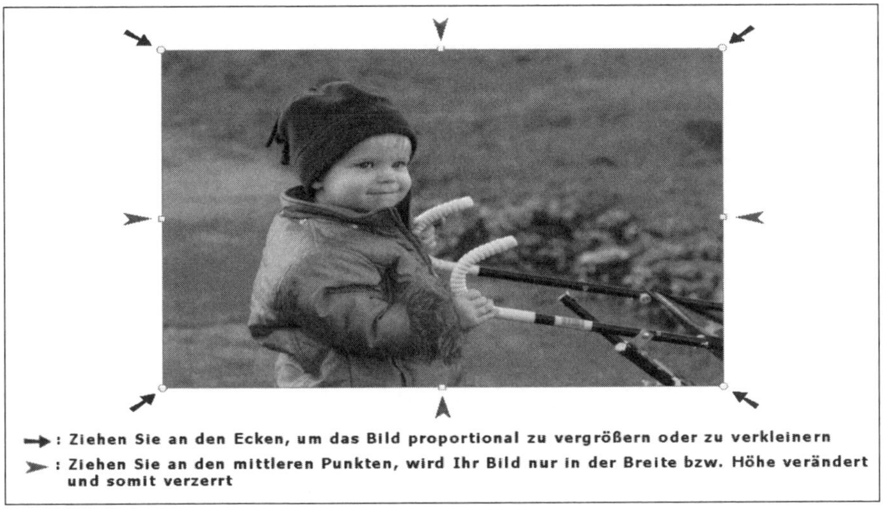
: Ziehen Sie an den Ecken, um das Bild proportional zu vergrößern oder zu verkleinern
: Ziehen Sie an den mittleren Punkten, wird Ihr Bild nur in der Breite bzw. Höhe verändert und somit verzerrt

Abbildung 7.5: Markierungspunkte zum Vergrößern und Verkleinern eines Bildes

Während Sie mit der Maus das Bild größer oder kleiner ziehen, wird die momentane Größe transparent über der Ausgangsgrafik dargestellt. Das ist eine wesentliche Verbesserung zur Vorgängerversion von Word, bei der lediglich eine gestrichelte Linie zu sehen war und man das Ergebnis erst nach dem Loslassen der Maustaste bewundern konnte.

INFO

Eingabe der exakten Größe:

STEPS

1. Klicken Sie erst auf die Grafik, um die BILDTOOLS zu aktivieren, und anschließend auf die Registerkarte FORMAT. Diese ist ebenfalls nur dann zu sehen, wenn eine Grafik ausgewählt ist.
2. Geben Sie nun in der Gruppe SCHRIFTART, die Sie ganz rechts auf der Registerkarte finden, einfach die genauen Maße ein. Es ist allerdings ausreichend, einen Wert einzugeben (entweder die Höhe oder die Breite), der andere Wert wird proportional angepasst.

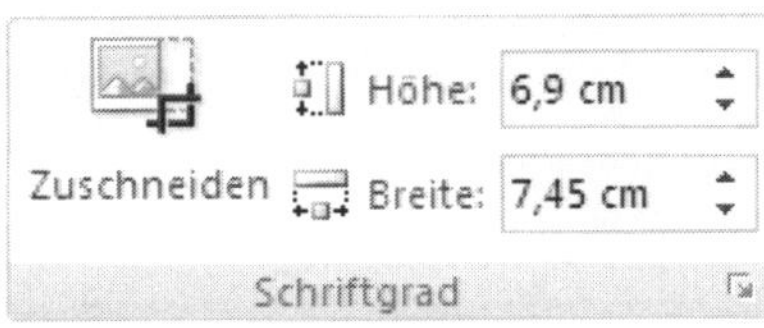

Abbildung 7.6: Eingabe der exakten Maße Ihrer Grafik

Sie haben allerdings auch die Möglichkeit, Ihre Eingabe im Dialogfeld GRÖSSE vorzunehmen. Wenn Sie jedoch Ihr Bild beispielsweise etwas zerren, und die Breite nicht proportional zur Höhe verändern wollen, ist diese Vorgehensweise unumgänglich.

Klicken Sie dazu in der Gruppe SCHRIFTGRAD auf den kleinen Pfeil ganz rechts, um das Dialogfeld GRÖSSE zu öffnen.

Abbildung 7.7: Dialogfeld GRÖSSE

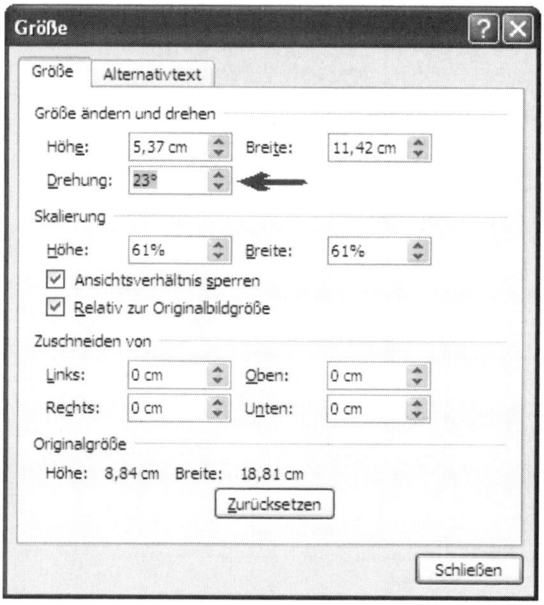

- Unter HÖHE und BREITE können Sie, wie auch auf der Registerkarte, die genauen Maße für Ihr Bild eingeben. Auch hier genügt es, entweder die Höhe oder die Breite einzugeben, denn der andere Wert ändert sich automatisch unter Beibehaltung der Seitenverhältnisse mit.

  Wenn Sie allerdings den Haken an der Funktion ANSICHTSVERHÄLTNIS SPERREN entfernen, können Sie individuell Höhe und Breite Ihrer Grafik bestimmen. Ihre Grafik wird dabei jedoch verzerrt.

- Sie können Ihre Grafik auch prozentual skalieren. Geben Sie dazu den gewünschten Wert unter SKALIERUNG ein. Wenn die Option RELATIV ZUR ORIGINALGRÖSSE aktiviert ist, sehen Sie die momentane Veränderung zu den Originalmaßen Ihres Bildes. Entfernen Sie den Haken an dieser Option, wird der Wert auf 100% gestellt.
- Ganz unten im Dialogfeld können Sie die Originalgröße Ihrer Grafik ablesen. Klicken Sie auf die Schaltfläche ZURÜCKSETZEN, wird Ihr Bild auf genau diese Maße skaliert und somit in den Urzustand zurückgesetzt.

7.3.2 Grafik zurechtschneiden

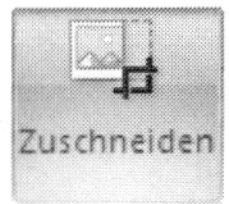

Eingefügte Grafiken können im Nachhinein ganz einfach zurechtgeschnitten werden, um den optimalen Bildausschnitt zu erhalten. Auch hierbei stehen Ihnen wieder die Variante mit der Maus oder das Eingeben von genauen Schnittmaßen zur Verfügung.

Zurechtschneiden mithilfe der Maus:

1. Markieren Sie die Grafik, die Sie zurechtschneiden möchten.
2. Klicken Sie auf die Schaltfläche ZUSCHNEIDEN unter BILDTOOLS/FORMAT in der Gruppe SCHRIFTGRAD.
3. Bewegen Sie nun den Mauszeiger auf einen der acht Markierungspunkte, bis er die Form eines Markierungspunktes angenommen hat.
4. Halten Sie die linke Maustaste gedrückt, und ziehen Sie den Markierungspunkt nach innen. Wenn der angezeigte Rahmen, der den neuen Bildausschnitt darstellt, den gewünschten Bildausschnitt umgrenzt, lösen Sie die Maustaste. Ihr Bild ist nun genau an den ausgewählten Kanten zurechtgeschnitten.

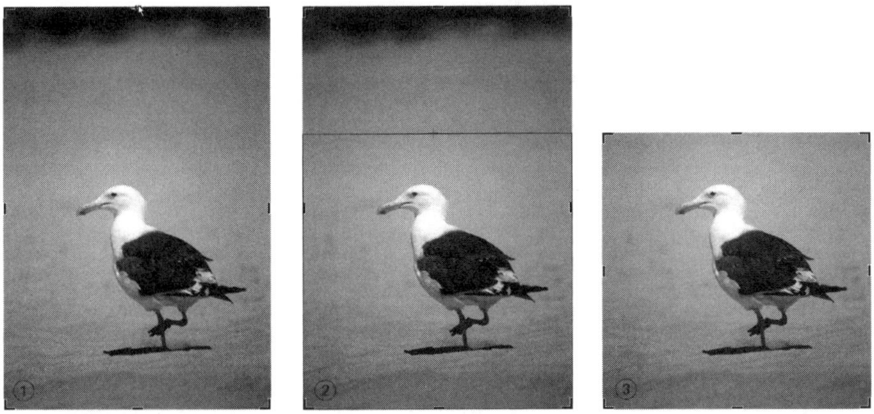

Abbildung 7.8: Das Bild zurechtschneiden

5. Sollten Sie eventuell zu viel abgeschnitten haben, ist das überhaupt kein Problem. Ziehen Sie am Markierungspunkt die Grafik wieder nach außen, erscheint der soeben abgeschnittene Teil erneut.

Solange die Funktion ZUSCHNEIDEN *aktiv ist, behält der Mauszeiger die Schneidewerkzeug-Form. Um im Dokument wieder normal weiterarbeiten zu können, klicken Sie erneut auf die Schaltfläche* ZUSCHNEIDEN. *Damit wird die Funktion deaktiviert. Der Mauszeiger erhält wieder seine normale Optik, und die Schaltfläche wechselt ihre Farbe von Orange zurück auf Blau (bzw. auf die eingestellte Grundfarbe).*

STEPS

Zurechtschneiden durch Eingabe der genauen Werte:

1. Markieren Sie, wie schon vorhin, die Grafik, die Sie zurechtschneiden möchten.
2. Klicken Sie anschließend im Balken Schriftgrad auf den kleinen Pfeil ganz links, um das Dialogfeld Größe wie gewohnt zu öffnen.

Abbildung 7.9: Zuschneiden eines Bildes mit genauen Werten

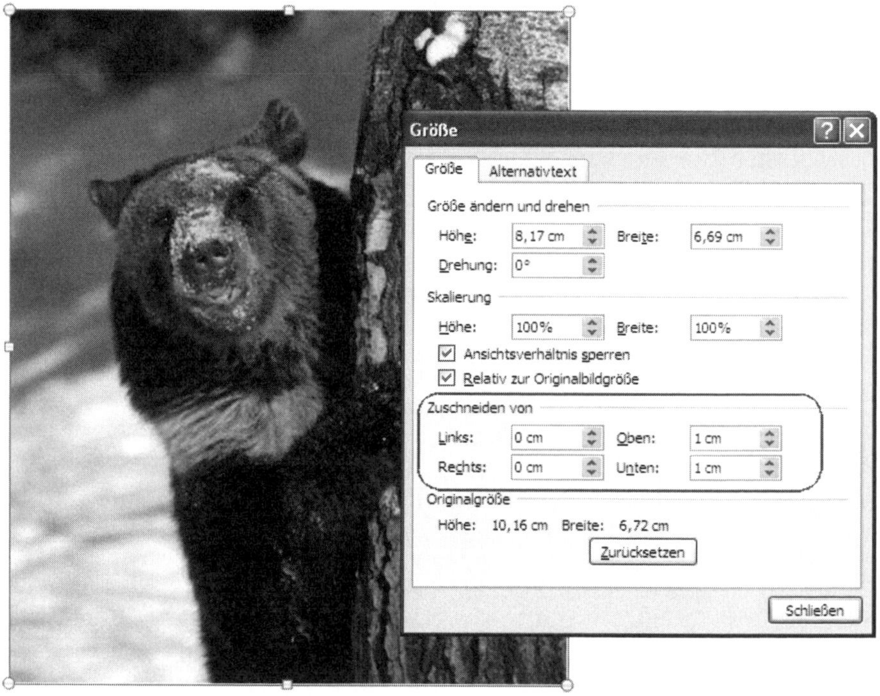

3. Geben Sie nun unter Zuschneiden von die gewünschten Werte in den Eingabefeldern Links, Rechts, Oben und Unten ein.
4. Wenn Sie mit dem Ergebnis zufrieden sind, klicken Sie auf die Schaltfläche Schließen.

Sie müssen die Eingaben nicht mehr bestätigen und sehen auch nach jeder einzelnen Eingabe sofort das Ergebnis. So ist es möglich, dass Sie bei einem etwas zu großzügig oder auch zu gering eingegebenen Wert unverzüglich korrigierend nacharbeiten können.

TIPP

Um die Dateigröße Ihres Dokuments möglichst gering zu halten, stellen Sie sicher, dass abgeschnittene Bildbereiche aus dem Dokument gelöscht werden. Klicken Sie dazu unter Bildtools/Format *in der Gruppe* Anpassen *auf die Schaltfläche* Grafik komprimieren. *Klicken Sie im Dialogfeld* Bild komprimieren *auf* Optionen, *und setzen Sie den Haken bei dem Eintrag* Zugeschnittene Bildbereiche löschen, *um die Funktion zu aktivieren. Trotz dieser Aktivierung haben Sie jedoch weiterhin Zugriff auf den abgeschnittenen Bildbereich.*

7.3.3 Ausrichten einer Grafik

Nachdem Sie die Grafik nun eingefügt und in die richtige Form gebracht haben, können Sie mit der Ausrichtung, also der richtigen Positionierung Ihres Bildes im Dokument beginnen. Dazu gibt es eine Reihe von Alternativen, auf die wir im Folgenden einzeln eingehen wollen.

Ausrichten einer Grafik mit Absatzfunktionen

Nachdem Sie ein Bild eingefügt haben, ist immer die Funktion MIT TEXT IN ZEILE voreingestellt. Wenn Sie daran nichts ändern möchten, können Sie mithilfe der Absatzfunktionen Ihre Grafik platzieren.

Senkrecht

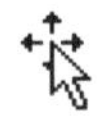

Die senkrechte Platzierung Ihrer Grafik im Text können Sie einfach mit der Maus vornehmen. Führen Sie dazu einfach den Mauszeiger in das Bild. Nachdem sich dieser in einen Vierfachpfeil verwandelt hat, halten Sie die linke Maustaste gedrückt und ziehen die Grafik an die gewünschte Stelle im Text. Wenn kein Text vorhanden ist, lässt sich Ihr Bild mit dieser Variante nicht senkrecht versetzen.

Waagerecht

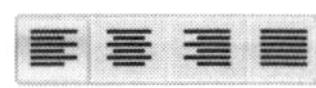

Für die waagerechte Ausrichtung klicken Sie auf der Registerkarte START in der Gruppe ABSATZ auf einen der Ausrichtebuttons. Je nachdem, ob Ihr Bild rechts, links oder mittig positioniert werden soll, steht Ihnen ein Button zur Verfügung.

Abstand

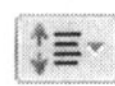

Um den Abstand zum Text vor und nach der Grafik festzulegen, klicken Sie auf den Button ZEILENABSTAND. Im geöffneten Listenfeld wählen Sie den Eintrag ZEILENABSTANDSOPTIONEN aus, um das Dialogfeld ABSATZ zu öffnen. Klicken Sie nun in den Absatz vor der Grafik, und geben Sie unter ABSTAND im Eingabefeld NACH den gewünschten Abstand ein. Um den Zwischenraum unter dem Bild anzupassen, gehen Sie ähnlich vor. Klicken Sie dazu in den Absatz unter der Grafik, und geben Sie hier im Eingabefeld VOR Ihre ausgewählten Werte ein. Abschließend klicken Sie auf OK, um Ihre Eingaben zu bestätigen.

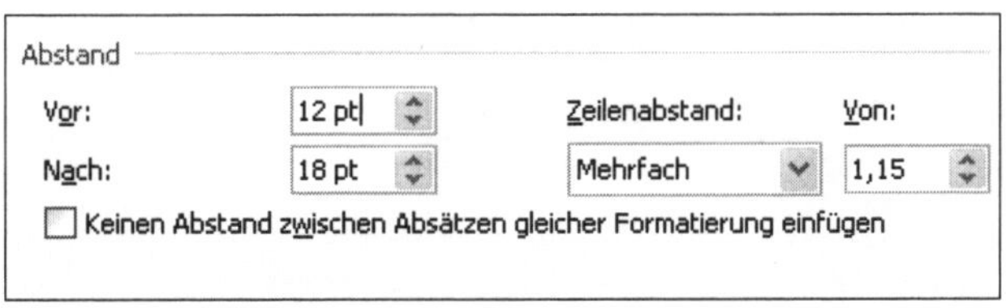

Abbildung 7.10: Bestimmen des Abstandes vor und nach Ihrer Grafik

Ausrichten einer Grafik mit der Maus

Diese Ausrichtungsvariante bietet Ihnen viel flexiblere Möglichkeiten an, Ihr Bild im Dokument zu platzieren. Ganz abgesehen von der einfachen Handhabung kommen Sie auch noch schneller ans Ziel, da die lästige Eingabe von diversen Werten wegfällt. Doch bevor wir damit beginnen können, muss Ihre Grafik »mobil« gemacht und aus dem Text herausgelöst werden.

STEPS

Und so wird es gemacht:

1. Markieren Sie die Grafik, und klicken Sie unter BILDTOOLS/FORMAT in der Gruppe ANORDNEN auf den Button POSITION.

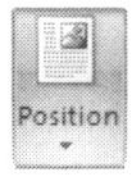

2. Im geöffneten Positionsmenü wählen Sie nun eine Position unter MIT TEXTUMBRUCH aus. Für welche Sie sich dabei entscheiden, ist für die weitere Vorgehensweise völlig gleichgültig.

Abbildung 7.11: Auswahl einer Position, um das Bild vom Text zu lösen

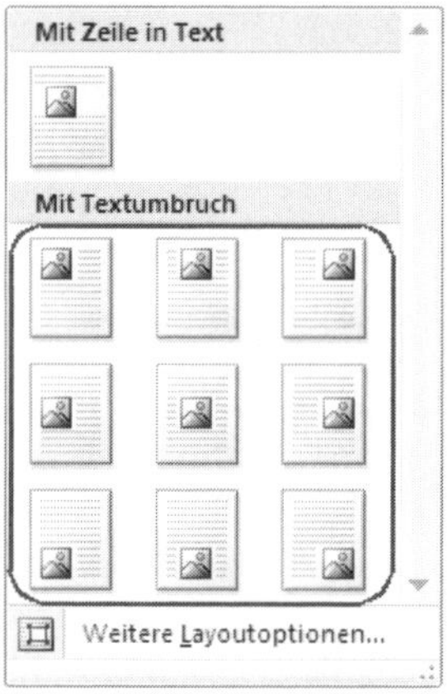

3. Wenn Sie jetzt den Mauszeiger auf die Grafik führen und nach dem Erscheinen des Vierfachpfeils die linke Maustaste gedrückt halten, können Sie Ihr Bild an jede beliebige Stelle im Dokument ziehen.

Abbildung 7.12: Bild im Dokument mit der Maus frei positionieren

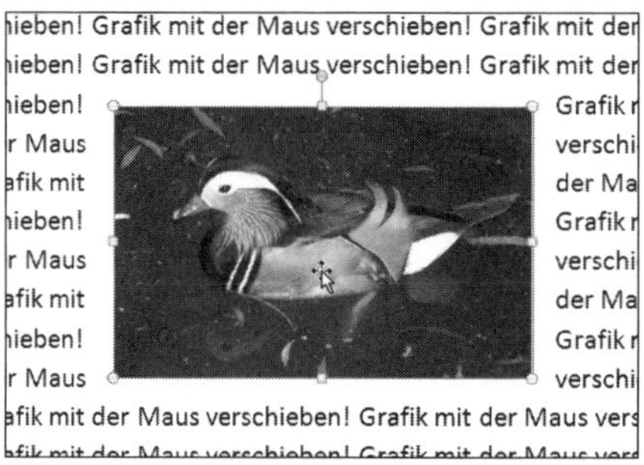

4. Durch Loslassen der linken Maustaste wird Ihr Bild dann im Dokument an der ausgewählten Stelle platziert. Dieser Vorgang kann, sooft Sie wollen, wiederholt werden.

Ausrichten einer Grafik durch Eingabe genauer Werte

Diese Variante lässt eine millimetergenaue Positionierung Ihrer Grafik im Dokument zu.

Gehen Sie dazu folgendermaßen vor:

STEPS

1. Klicken Sie auf die Grafik, die ausgerichtet werden soll.
2. Anschließen klicken Sie unter BILDTOOLS/FORMAT in der Gruppe ANORDNEN auf den Button POSITION, und das dazugehörige Menü wird geöffnet.
3. Wählen Sie hier dann den Eintrag WEITERE LAYOUTOPTIONEN, um das Dialogfeld ERWEITERTES LAYOUT zu öffnen.
4. Der Dialog wird mit der geöffneten Registerkarte TEXTFLUSS geöffnet. Hierbei ist unter UMBRUCHART die Funktion MIT TEXT IN ZEILE aktiviert. Da mit dieser Einstellung eine Positionierung der Grafik durch Eingabe von genauen Werten nicht möglich ist, muss sie geändert werden. Wählen Sie dazu eine andere Umbruchart aus (am besten gleich die erste: RECHTECK), um die Eingabefelder im Register BILDPOSITION zu aktivieren.

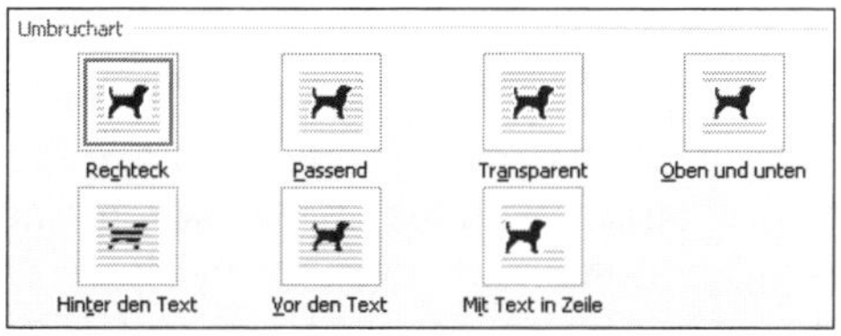

Abbildung 7.13: Umbruchart ändern

5. Wechseln Sie nun im Dialogfeld ERWEITERTES LAYOUT auf die Registerkarte BILDPOSITION. Geben Sie im Eingabefeld unter HORIZONTAL/ABSOLUTE POSITION den Einzug nach rechts und unter VERTIKAL/ABSOLUTE POSITION den Einzug nach unten ein.

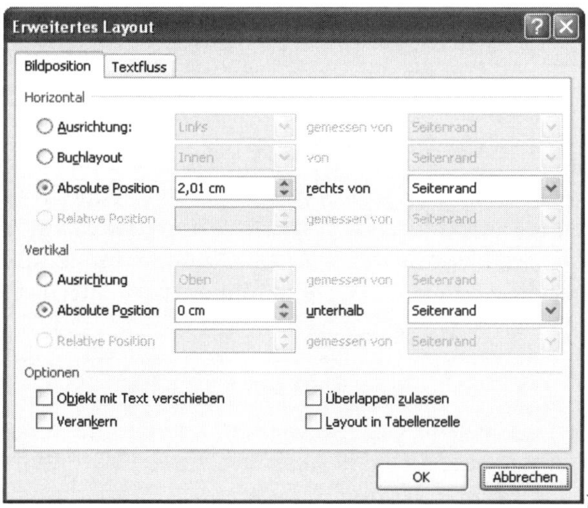

Abbildung 7.14: Einzüge festlegen

6. Klicken Sie abschließend auf die Schaltfläche OK, um Ihre Eingaben zu bestätigen und die Grafik neu auszurichten.

In unserem Beispiel wurde der Einzug jeweils vom Seitenrand gemessen. Durch einen Klick auf das Häkchen neben dem Listenfeld wird ein Auswahlmenü geöffnet, in dem Sie auch einen anderen Einzugspunkt auswählen können.

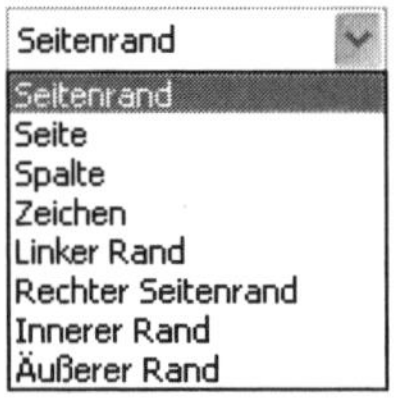

Abbildung 7.15: Auswählen eines anderen Einzugspunktes

Ausrichten einer Grafik mit dem Positionsmenü

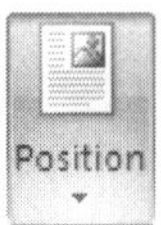

Ich möchte an dieser Stelle jedoch nicht unerwähnt lassen, dass Sie selbstverständlich auch mithilfe der Funktion POSITION, die wir ja schon bei den anderen Ausrichtungsvarianten in Verwendung hatten, Ihre Abbildung grob justieren können.

Die Vorgehensweise ist auch hier fast die gleiche wie die der vorherigen Möglichkeiten. Klicken Sie einfach auf die gewünschte Abbildung und anschließend auf den Button POSITION. Wählen Sie aus dem geöffneten Menü eine der neun Positionen aus, und Ihr Bild ist neu ausgerichtet.

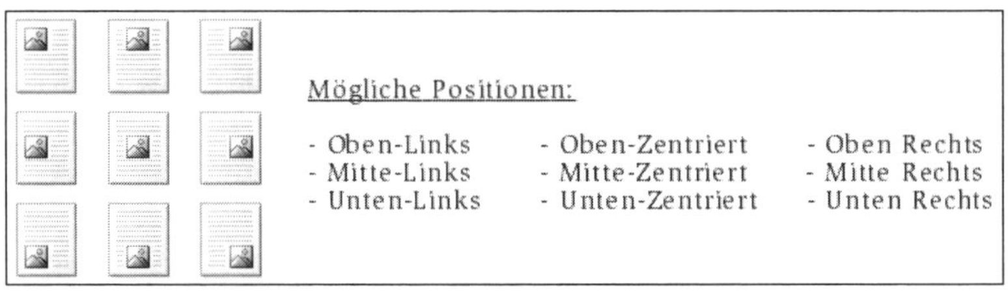

Abbildung 7.16: Die Ausrichtungsmöglichkeiten im Positionsmenü

7.3.4 Drehen einer Grafik

Bei der Erstellung von Prospekten, Flyern oder Ähnlichem, kann das Drehen von Bildern eine äußerst wichtige und praktische Funktion sein. Aber auch in einem ganz normalen Word-Dokument können Bilder nach Lust und Laune gedreht werden. Dazu stehen Ihnen zwei Alternativen zur Verfügung:

- Drehen mit der Maus
- Drehen durch Eingabe des Neigungswinkels

Egal für welche Variante Sie sich auch immer entscheiden, Sie werden staunen, wie sehr sich das Aussehen Ihres Dokuments durch schlichte Drehungen der Bilder verändern lässt.

Drehen mit der Maus

Die mit Sicherheit schnellere und einfachere, aber auch ungenauere Variante ist die Drehung mithilfe der Maus. Klicken Sie dazu ganz einfach auf die Grafik, um die Markierungspunkte zu aktivieren. An der oberen Kante befindet sich oberhalb des mittleren Markierungspunktes noch ein grüner Punkt. Führen Sie den Mauszeiger genau darauf, sodass dieser sich in einen kreisförmigen Pfeil verwandelt. Halten Sie nun die linke Maustaste gedrückt, und drehen Sie die Grafik bis zur gewünschten Position. Durch das Loslassen der Maustaste wird Ihr Bild im neuen Winkel positioniert.

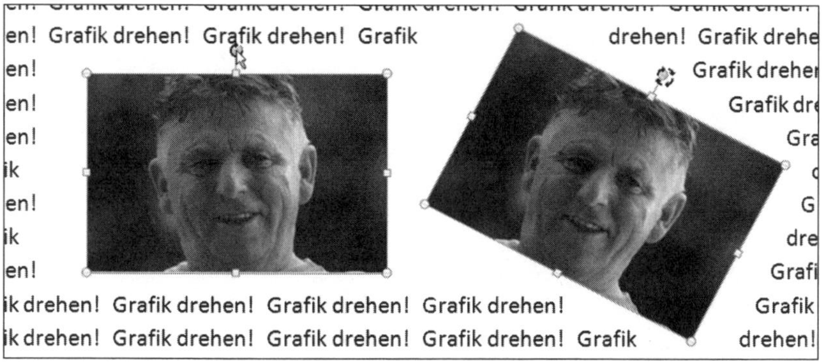

Abbildung 7.17: Drehen des Bildes mithilfe der Maus

Drehen durch Eingabe des Neigungswinkels

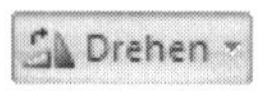

Wenn Sie mehrere Bilder im gleichen Winkel drehen möchten, würde ich Ihnen die Eingabe des genauen Winkels empfehlen. Selbst mit bestem Augenmaß ist es eine schier unlösbare Aufgabe, einzelne Bilder exakt im gleichen Winkel zu neigen.

Abbildung drehen durch Eingabe des genauen Winkels:

STEPS

1. Klicken Sie dazu unter BILDTOOLS/FORMAT in der Gruppe ANORDNEN auf die Schaltfläche DREHEN.
2. Im nun geöffneten Menü haben Sie die Möglichkeit, neben beidseitigen 90°- und 180°-Drehungen auch einen individuellen Winkel einzugeben. Klicken Sie dazu auf den Eintrag WEITERE DREHUNGSOPTIONEN, um das Dialogfeld GRÖẞE zu öffnen.

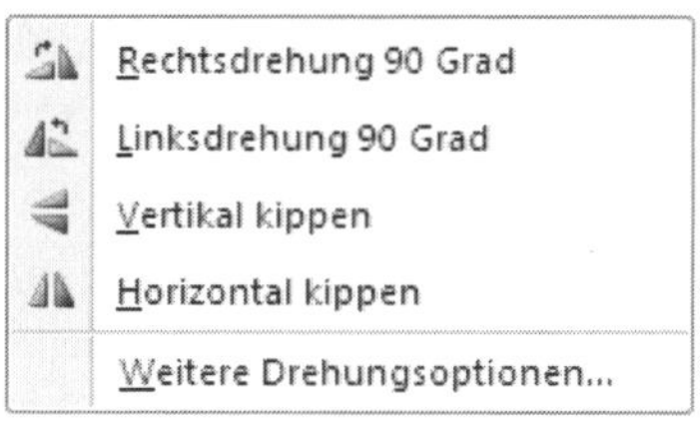

Abbildung 7.18: Menü DREHEN

3. Hier können Sie jetzt unter GRÖSSE ÄNDERN UND DREHEN im Eingabefeld DREHUNG den gewünschten Winkel eingeben.

Abbildung 7.19: Eingabe des exakten Winkels

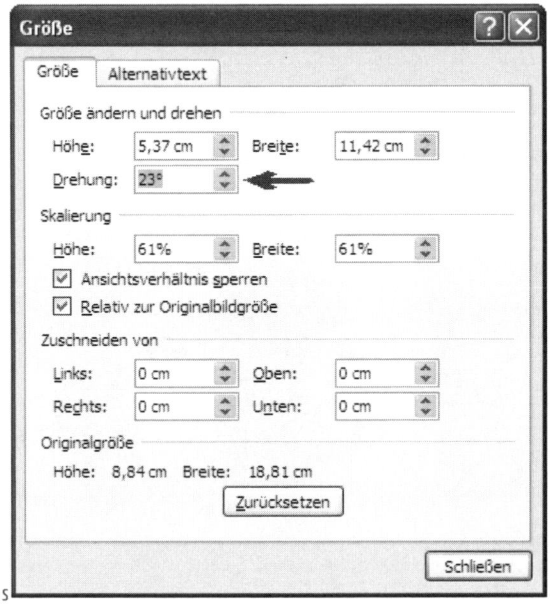

7.3.5 Textfluss

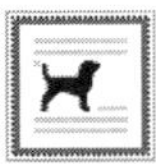

Die Standardeinstellung des Textflusses ist immer MIT TEXT IN ZEILE. Das bedeutet, dass Word Ihre Grafik nicht anders behandelt als den übrigen Text, was meist zu riesigen Lücken und unschönen Ergebnissen führt. Um hier Abhilfe zu schaffen, steht Ihnen eine Reihe von Möglichkeiten zur Verfügung, den Text um die Grafik fließen zu lassen.

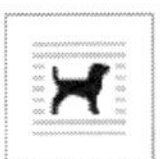

- RECHTECK bzw. QUADRAT

  Hierbei wird so umbrochen, dass um die Grafik ein imaginärer Rahmen entsteht, der den Text mit gleichmäßigem Abstand auf Distanz hält.

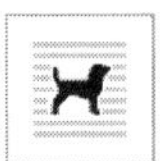

- PASSEND

  Wenn Sie diese Einstellung auswählen, umfließt der Text die Abbildung, abhängig von dessen Form. Der Rahmen ist zwar in der Standardeinstellung rechteckig, aber wenn Sie die Funktion RAHMENPUNKTE BEARBEITEN anwenden, können Sie den Text damit individuell um die Grafik führen.

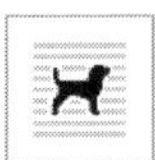

- TRANSPARENT

  Diese Funktion entspricht im Großen und Ganzen der vorherigen Einstellung PASSEND. Der einzige Unterschied liegt darin, dass bei offenen Grafiken (jene, die transparent gestaltet wurden) der Text hineinläuft bzw. durchscheint.

- OBEN UND UNTEN

  Wenn Sie sich für diese Option entscheiden, wird der Bereich links und rechts der Grafik freigehalten und der Text ober- und unterhalb platziert.
- HINTER DEN TEXT

  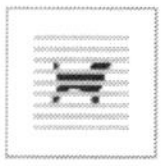

  Diese Einstellung ermöglicht Ihnen, Ihre Grafik hinter den Text zu legen. Diese Option eignet sich eher für farblich nicht so kräftig gestaltete Objekte, andernfalls würde dies schnell zur Unlesbarkeit des Textes führen.
- VOR DEN TEXT

  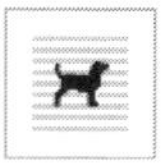

  Das ist die genau gegenteilige Einstellungsmöglichkeit zu vorhin. Dabei wird Ihre Abbildung vor den Text gelegt und selbiger dabei verdeckt.

Textfluss bestimmen

Auswahl und Einstellungen des Textflusses:

STEPS

1. Klicken Sie als Erstes wieder auf die Grafik, für welche die Einstellungen getroffen werden sollen.
2. Gehen Sie nun unter BILDTOOLS/FORMAT in die Gruppe ANORDNEN, und klicken Sie auf die Schaltfläche TEXTUMBRUCH, um die Auswahlliste herunterzuklappen.
3. Hier können Sie nun direkt aus der Auswahlliste eine Option wählen oder auf den untersten Eintrag WEITERE LAYOUTOPTIONEN klicken, um das Dialogfeld ERWEITERTES LAYOUT zu öffnen.

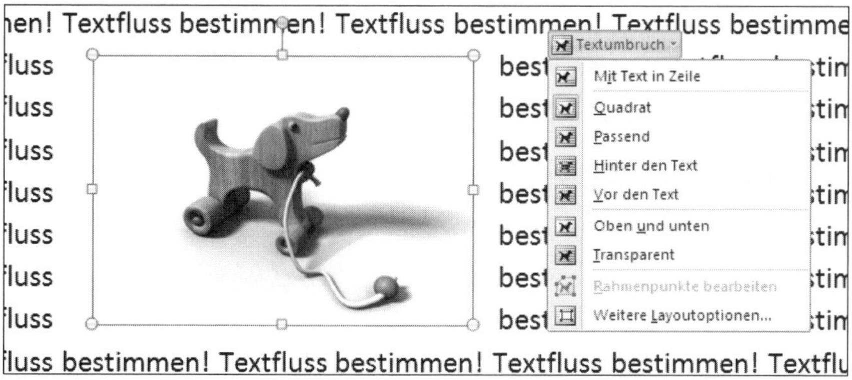

Abbildung 7.20: Auswahl direkt aus der Auswahlliste treffen

4. Im Dialog ERWEITERTES LAYOUT stehen Ihnen dann noch, abhängig davon für welche Umbruchart Sie sich entschieden haben, verschiedene Einstellungsmöglichkeiten zur Verfügung:
   - Die Funktion RECHTECK lässt die umfangreichsten Einstellungen zu. Hierbei können Sie noch den TEXTFLUSS (an welcher Seite der Text positioniert werden soll) als auch unter ABSTAND VON TEXT an allen Seiten (oben, unten, links und rechts) einen individuellen Abstand festlegen.

- Bei den Funktionen PASSEND und TRANSPARENT kann ebenfalls der Textfluss bestimmt werden, jedoch werden Sie unter ABSTAND VON TEXT nur noch unter LINKS oder RECHTS Einstellungsmöglichkeiten vorfinden.
- Die Funktion OBEN UND UNTEN lässt logischerweise nur noch die Einstellungsmöglichkeiten OBEN und UNTEN unter ABSTAND VON TEXT zu. Alles andere wäre auch wenig sinnvoll.
- Bei den drei übrigen Optionen HINTER DEN TEXT, VOR DEN TEXT und der Standardeinstellung MIT TEXT IN ZEILE haben Sie keinerlei Einstellungsmöglichkeiten. Diese Funktionen können somit auch bequem über die Auswahlliste ausgewählt werden.

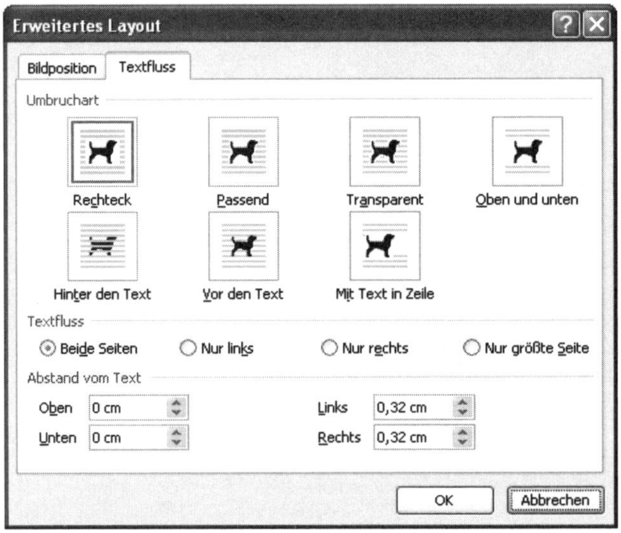

Abbildung 7.21: Das Dialogfeld ERWEITERTES LAYOUT

5. Um Ihre Eingaben abschließend noch zu bestätigen, klicken Sie auf den Button OK.

HALT

Falls Sie Ihre Grafik hinter den Text gelegt haben, müssen Sie beachten, dass diese, nachdem Sie die Markierung aufgehoben haben, so ohne Weiteres nicht mehr auswählbar ist. Sollte es jedoch notwendig sein, weil sie beispielsweise wieder gelöscht werden soll, öffnen Sie als Erstes die Registerkarte START. *Klicken Sie in der Gruppe* BEARBEITEN *auf den Eintrag* MARKIEREN, *und wählen Sie in der nun geöffneten Auswahlliste* OBJEKTE MARKIEREN *aus. Damit wird Ihre Grafik durch einen einfachen Klick wieder markierbar.*

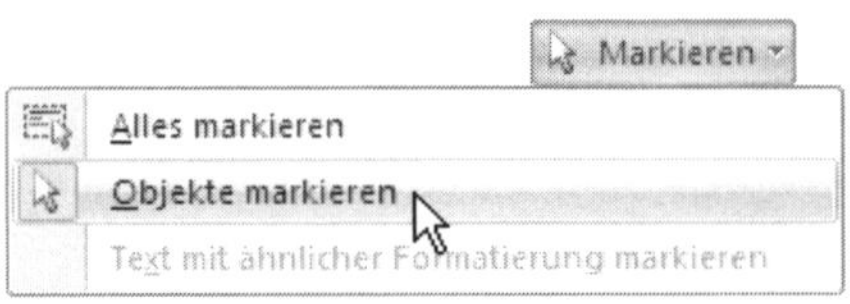

Abbildung 7.22: So werden Grafiken hinter Text wieder markierbar.

Rahmenpunkte bearbeiten und Textfluss anpassen

Um die Option PASSEND im vollen Umfang nutzen zu können, müssen Sie in den meisten Fällen erst die Rahmenpunkte Ihrer Grafik anpassen. Die dazu nötige Funktion RAHMENPUNKTE BEARBEITEN ist auch nur dann auswählbar, wenn Sie für Ihre Grafik die Umbruchoption PASSEND gewählt haben.

Gehen Sie dazu folgendermaßen vor:

STEPS

1. Markieren Sie wie gewohnt die zu bearbeitende Grafik, und klicken Sie in der Gruppe ANORDNEN auf den Button TEXTUMBRUCH, um die Auswahlliste zu öffnen.
2. Sollten Sie Ihrer Grafik die Option PASSEND noch nicht zugewiesen haben, holen Sie das jetzt in der Auswahlliste nach, da sonst die Funktion RAHMENPUNKTE BEARBEITEN nicht auswählbar ist.
3. Öffnen Sie erneut die Auswahlliste, und wählen Sie jetzt den Eintrag RAHMENPUNKTE BEARBEITEN aus.
4. Ihre Grafik erhält einen roten Rahmen mit schwarzen Eckpunkten. Sie können jetzt die Linie so nah wie möglich an die Grafik heranziehen.
5. Gehen Sie dazu auf die rote Linie, bis sich Ihr Mauszeiger in ein kleines Kreuzchen verwandelt. Halten Sie die linke Maustaste gedrückt, ziehen Sie die Linie auf die gewünschte Position, und lassen Sie die Maustaste wieder los. Dies können Sie an jeder beliebigen Stelle der Linie machen, auch wenn sich dort kein Positionspunkt befindet.
6. Nach jedem Einrücken der Linie sehen Sie sofort, wie weit der Text an Ihre Grafik heranragt. Ziehen Sie die Linien so lange zurecht, bis Sie mit dem Ergebnis zufrieden sind.

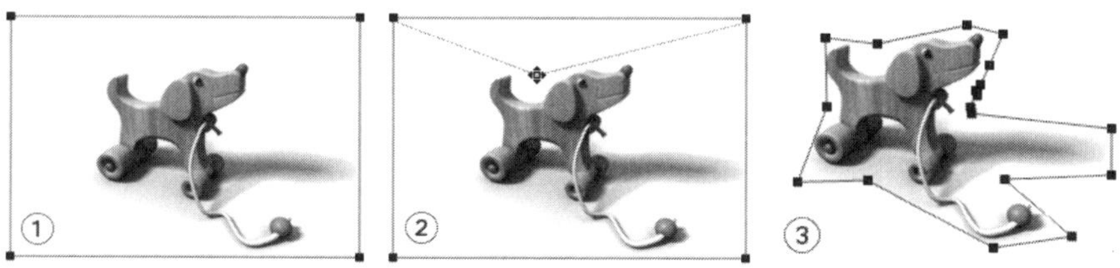

Abbildung 7.23: Setzen der Positionspunkte, um einen angepassten Textfluss zu erhalten

7. Klicken Sie dann einfach ausserhalb der Grafik in den Text, um die Rahmen wieder verschwinden zu lassen.

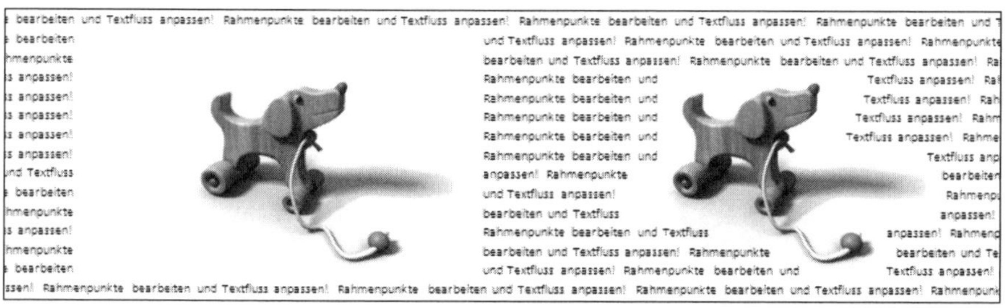

Abbildung 7.24: Links: vor der Bearbeitung Rechts: nach der Bearbeitung

7.3.6 Bildformatvorlagen

Eine weitere sehr praktische Gestaltungsvariante für Ihre Grafiken und Bilder ist die Auswahl der Bildformatvorlagen. Vor allem wenn es schnell gehen soll, sind sie unverzichtbar. Ein Klick genügt, und Ihre Grafik ist formatiert. Sie können sich aber auch für eine Vorlage entscheiden, sie zuweisen und dann nach Herzenslust weiterbearbeiten.

Um eine Formatvorlage zuzuweisen, müssen Sie nur auf die gewünschte Grafik klicken und anschließend unter BILDTOOLS die Registerkarte FORMAT öffnen. Hier finden Sie, ziemlich mittig platziert, die Auswahl der Vorlagen. Klicken Sie auf den kleinen Pfeil ganz rechts unten im Vorlagenfenster, um das gesamte Fenster aufzuklappen.

Abbildung 7.25: Auswahl der Bildformatvorlagen

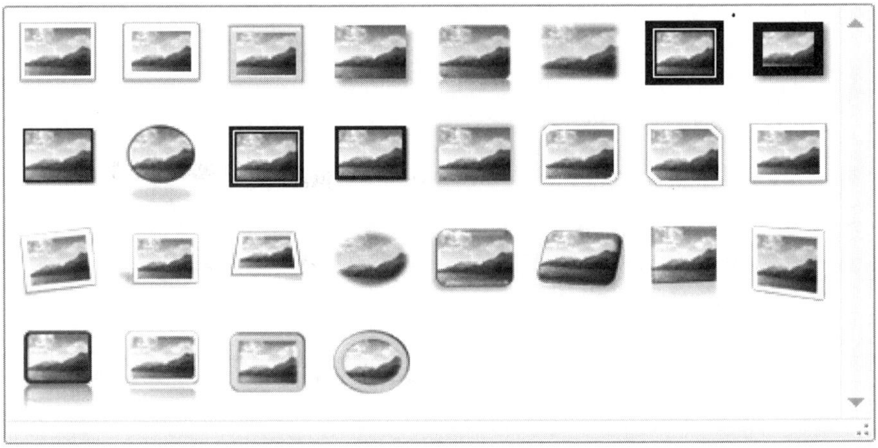

Wenn Sie nun die Maus über die einzelnen Vorlagen ziehen, sehen Sie bei jeder eine Vorschau, wie Ihr Bild mit dieser Vorlage aussehen würde. Wenn Sie sich für eine Variante entschieden haben, klicken Sie einmal mit der Maus auf die Vorlage, um sie zuzuweisen.

7.3.7 Weitere Formatierungsmöglichkeiten einer Grafik

Unter BILDTOOLS/FORMAT in der Gruppe BILDFORMATVORLAGEN finden Sie nicht nur die bereits vorhin beschriebenen Formatvorlagen, sondern auch noch drei weitere Funktionen, um Ihre Grafik individuell zu gestalten.

Bildform

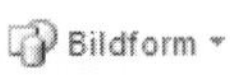

Die erste Funktion ist BILDFORM, die Ihnen die Möglichkeit bietet, wie der Name schon verrät, Ihre Grafik in eine bestimmte Form zu bringen. Zugegeben, nicht alle Formen sind hierbei zu empfehlen. Einige vernichten das Aussehen Ihres Bildes bis zur Unkenntlichkeit und sind somit wenig praktikabel, aber viele andere sind einen Versuch wert. Probieren Sie es einfach aus, welche Form am besten zu Ihrer Abbildung passt.

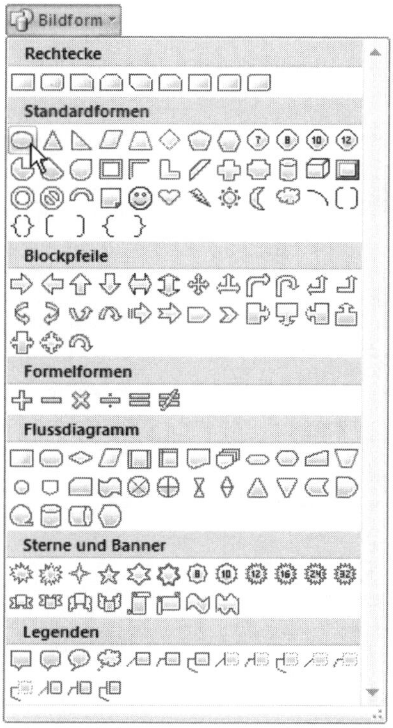

Abbildung 7.26: Auswahlliste der verfügbaren Bildformen

Markieren Sie dazu wie immer die gewünschte Grafik, und wählen Sie einfach eine Bildform aus. Sollte Sie das Resultat wenig begeistern, können Sie die letzte Aktion mit der Tastenkombination [Strg] + [Z] wieder rückgängig machen.

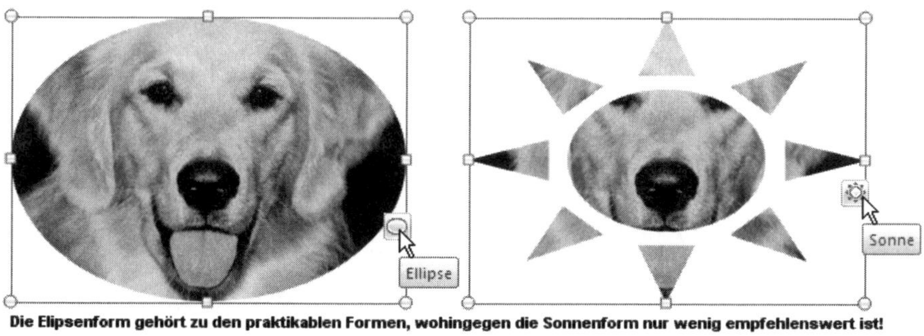

Abbildung 7.27: Das gleiche Bild in zwei völlig unterschiedlichen Formen

Grafikrahmen

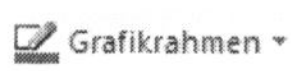

Die nächste Funktion, die wir genauer unter die Lupe nehmen möchten, ist Grafikrahmen. Damit ist es ein Leichtes, einen Rahmen um Ihre Grafik zu ziehen, wobei Sie bei der Gestaltung der Linienart, -farbe und -dicke Ihrer Fantasie freien Lauf lassen können.

STEPS

Einfügen eines Grafikrahmens:

1. Als Erstes markieren Sie die Grafik, die den Rahmen erhalten soll.
2. Klicken Sie dann unter BILDTOOLS/FORMAT in der Gruppe BILDFORMATVORLAGEN auf den Eintrag GRAFIKRAHMEN, um das Auswahlmenü zu öffnen.
3. Hier können Sie unter DESIGNFARBEN und STANDARDFARBEN eine bereits vorhandene Farbe auswählen oder unter WEITERE GLIEDERUNGSFARBEN eine neue bestimmen.
4. Bei einem Klick auf den Eintrag STÄRKE öffnet sich erneut ein Auswahlmenü, in dem Sie sich für eine Rahmenstärke entscheiden müssen.
5. Wenn Sie das darunter liegende Auswahlmenü STRICHE öffnen, können Sie sich für eine Linienart entscheiden.

Abbildung 7.28: Gestaltung des Bildrahmens

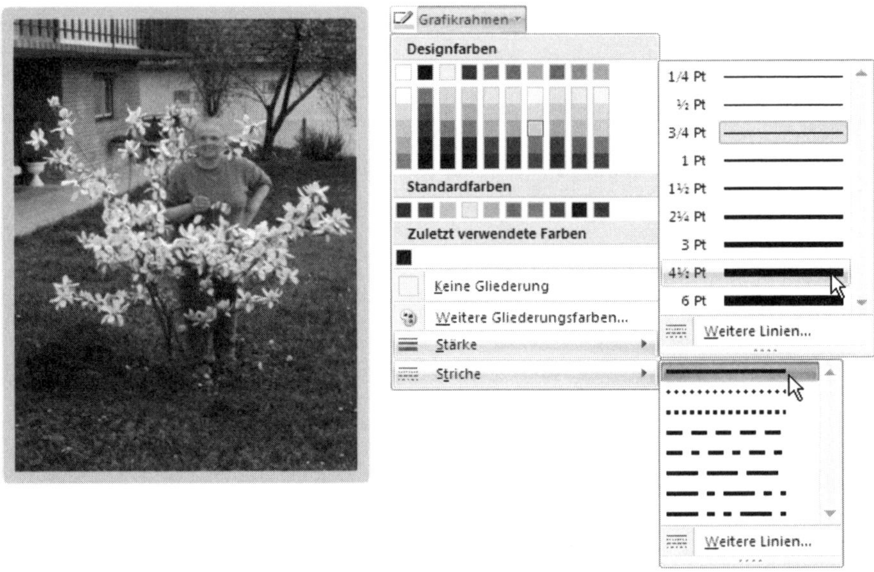

Bildeffekte

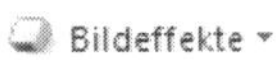

Die letzte Funktion, die Sie in der Gruppe BILDFORMATVORLAGEN finden, ist BILDEFFEKTE. Wählen Sie dazu wie gewohnt die Grafik aus, und öffnen Sie durch einen Klick auf die Schaltfläche BILDEFFEKTE das Auswahlmenü. Folgende Optionen stehen Ihnen hierbei zur Formatierung Ihrer Grafik zur Verfügung:

- SCHATTEN

  Im Untermenü SCHATTEN können Sie zwischen äußeren, innen liegenden und perspektivischen Schattenvarianten wählen. Wenn Sie einen Schatten zugewiesen haben und diesen wieder entfernen möchten, klicken Sie einfach auf den obersten Eintrag KEIN SCHATTEN.

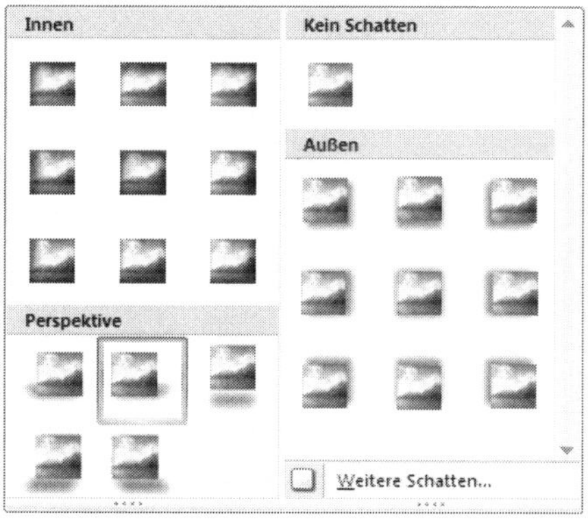

Abbildung 7.29: Auswahlmenü SCHATTEN

- SPIEGELUNG

  Hier können Sie zwischen verschiedenen Varianten wählen, um Ihre Grafik nach unten zu spiegeln. Die Auswahl reicht von ENGE SPIEGELUNG MIT BERÜHRUNG bis zu VOLLE SPIEGELUNG MIT ABSTAND.

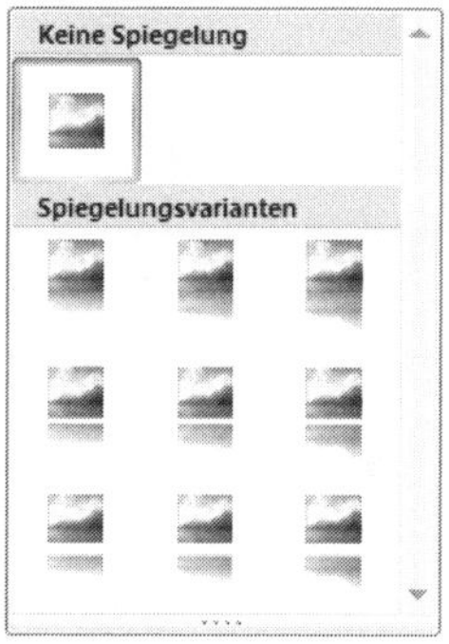

Abbildung 7.30: Auswahlmenü SPIEGELUNG

- LEUCHTEN

  Um Ihrer Grafik einen Leuchteffekt zu verleihen, müssen Sie auf diese Funktion zurückgreifen. Sie können zwischen verschiedensten Leuchtfarben und -stärken wählen.

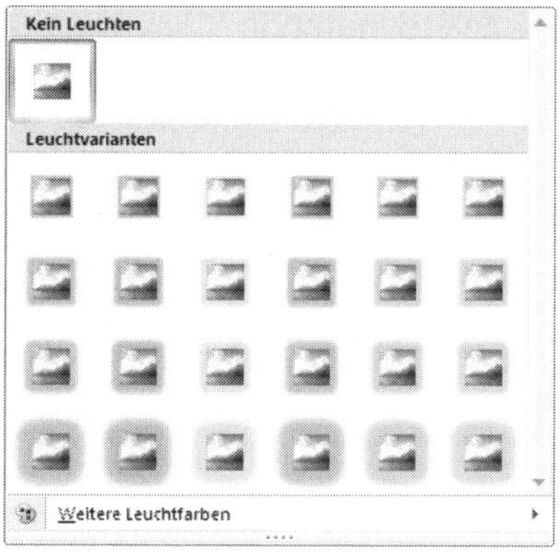

Abbildung 7.31: Auswahlmenü LEUCHTEN

- WEICHE KANTEN

  Diese Funktion dient zum Weichzeinchen der Grafikkanten. Je höher Sie die Punktzahl wählen, desto größer der weiche Rahmen.

Abbildung 7.32: Auswahlmenü WEICHE KANTEN

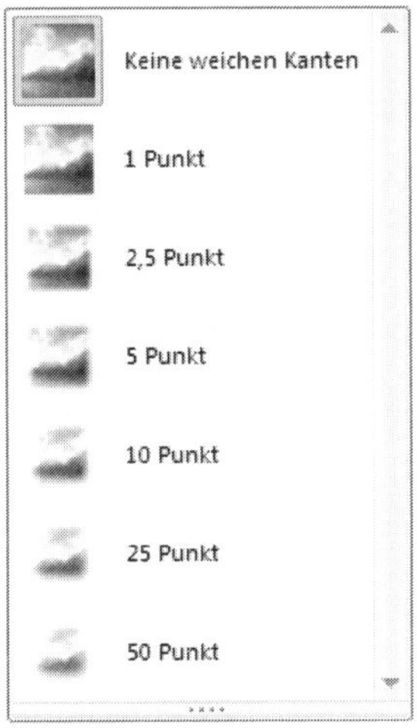

- ABSCHRÄGUNG

Diese Funktion ist nur für rechteckige Grafiken und Bilder geeignet. Sie verleiht ihr eine Art Button-Look, indem die Außenkanten abgeschrägt werden.

Abbildung 7.33: Auswahlmenü ABSCHRÄGUNG

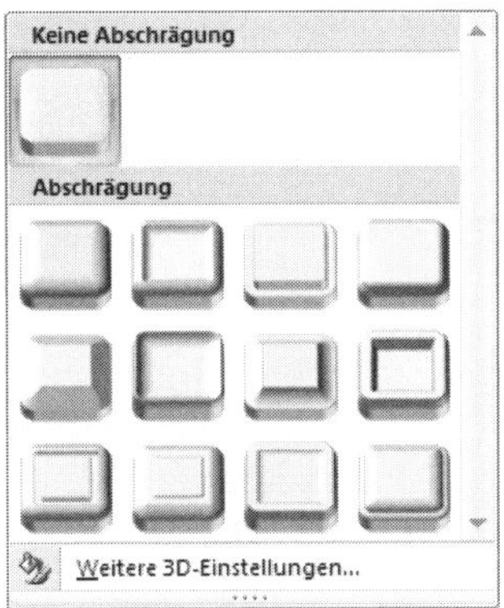

- 3D-DREHUNG

  Damit haben Sie die Möglichkeit, Ihre Grafik in alle nur erdenklichen Richtungen zu drehen. Einen besonderen 3D-Effekt können Sie dann erzielen, wenn Sie die Kanten Ihrer Abbildung vorher abgeschrägt haben.

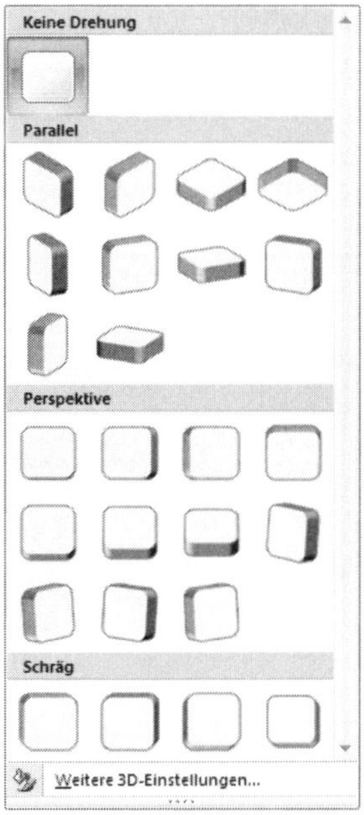

Abbildung 7.34: Auswahlmenü 3D-DREHUNG

Sie haben in jedem Menü die Möglichkeit, Ihre Einstellung, die Sie darin getroffen haben, wieder rückgängig zu machen. Sie brauchen jeweils nur auf den ersten Eintrag zu klicken, der mit KEIN oder KEINE beginnt, und Ihre Auswahl wird wieder rückgängig gemacht.

Ferner stehen Ihnen in den Menüs SCHATTEN, LEUCHTEN, ABSCHRÄGUNG und 3D-DREHUNG noch zusätzliche Einstellungsmöglichkeiten zur Verfügung, in denen Sie die vorhandenen Vorlagen noch weiter bearbeiten können. Klicken Sie dazu auf den letzten Eintrag im Menü (WEITERE SCHATTEN, WEITERE LEUCHTFARBEN oder WEITERE 3D-EINSTELLUNGEN).

7.3.8 Grafik anpassen

Diese Gruppe, die Sie auch unter BILDTOOLS/FORMAT finden können, bietet Ihnen weitere Optionen zur Nachbearbeitung Ihrer Grafiken an. Hier können Sie Ihre Bilder in Sepia, Graustufen oder Schwarz-Weiß-Bilder umwandeln. Des Weiteren können Sie Helligkeit und Kontrast neu bestimmen, und außerdem haben Sie die Möglichkeit, Ihre Bilder zu komprimieren, auszutauschen oder auf Ihre Grundeinstellung zurückzusetzen.

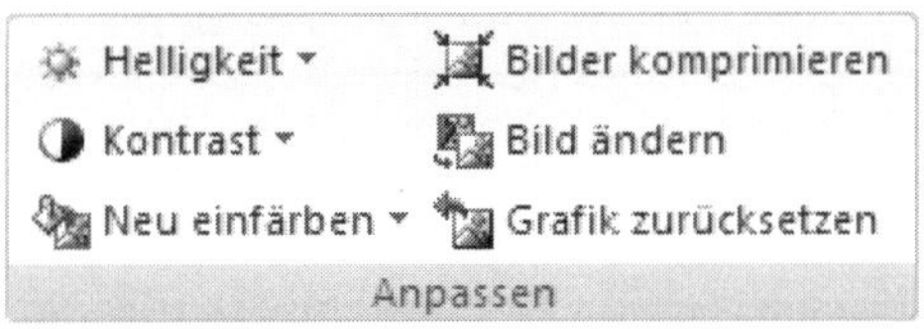

Abbildung 7.35: Gruppe ANPASSEN

Helligkeit

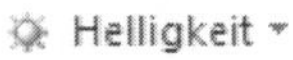

Mit dieser Funktion lässt sich sehr einfach die Helligkeit Ihrer Grafik verändern. Klicken Sie dazu auf den Eintrag HELLIGKEIT, um die Auswahlliste zu öffnen. Sie können nun aus der Liste eine Einstellung auswählen oder auf den Eintrag OPTIONEN FÜR BILDKORREKTUREN klicken, um einen eigenen Wert einzugeben. Positive Werte erhellen Ihr Bild, und negative Werte lassen es dunkler erscheinen.

Abbildung 7.36: Verschiedene Helligkeitsstufen

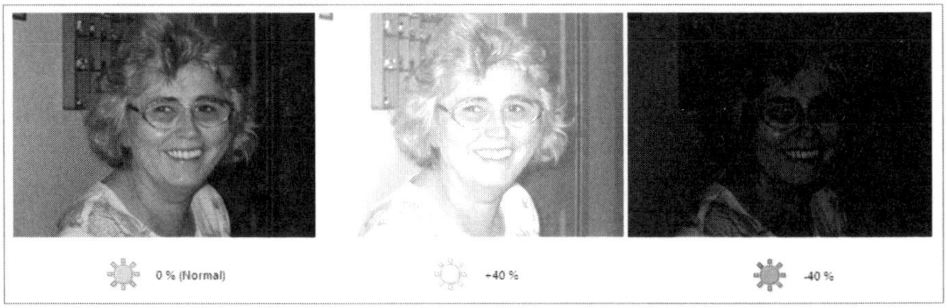

Kontrast

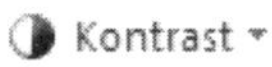

Um den Kontrast in Ihrer Grafik zu erhöhen oder zu verringern, klicken Sie auf gleichnamigen Eintrag zum Öffnen der Auswahlliste. Hier gilt das gleiche Prinzip wie schon vorhin bei der Funktion HELLIGKEIT. Positive Werte erhöhen den Kontrast, wohingegen ein negativer Wert den Kontrast verringert. Auch hier finden Sie unter OPTIONEN FÜR BILDKORREKTUREN die Möglichkeit vor, einen individuellen Wert zu definieren.

Abbildung 7.37: Links: Originalbild Oben: Kontrast wurde erhöht. Unten: Kontrast wurde verringert.

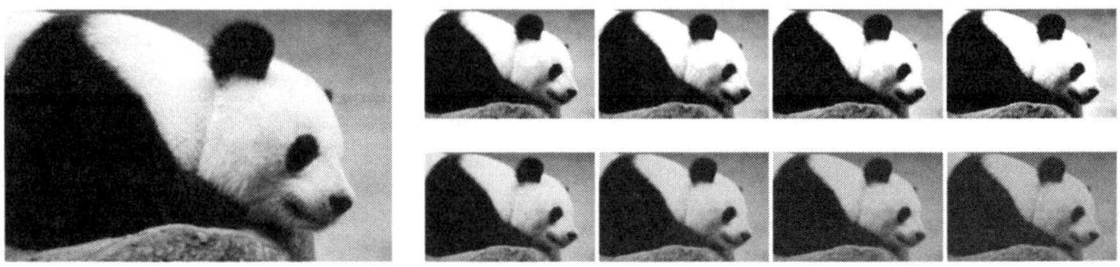

Neu einfärben

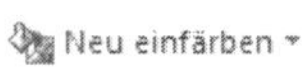

Diese Option gibt Ihnen die Gelegenheit, Ihr Bild mit einer Art Filter zu belegen. Es ist mit der früheren Graustufenfunktion zu vergleichen, die es natürlich immer noch gibt. Dazu nehmen Sie einfach die Farbe Schwarz und verringern bzw. erhöhen den Kontrast. Und genau dasselbe können Sie jetzt mit jeder beliebigen anderen Farbe machen, was unendlich viele Gestaltungsmöglichkeiten zulässt. In der Auswahl finden Sie auch hier einige Vorschläge, Sie können aber unter WEITERE FARBEN auch jede beliebige andere Farbe zuweisen.

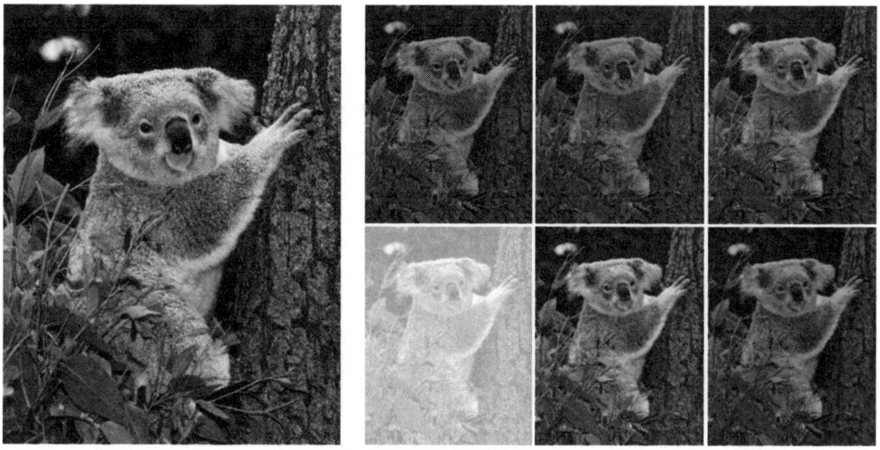

Abbildung 7.38:
Links: Originalbild
Oben: Farbfilter in Blau, Rot und Gelb
Unten: Graustufen

Bilder komprimieren

Da sehr viele eingefügte Bilder die Dateigröße enorm erhöhen, können sie mit dieser Funktion einfach und schnell komprimiert werden.

Bilder komprimieren

Und so geht es:

STEPS

1. Markieren Sie eine Grafik, und klicken Sie auf BILDER KOMPRIMIEREN.

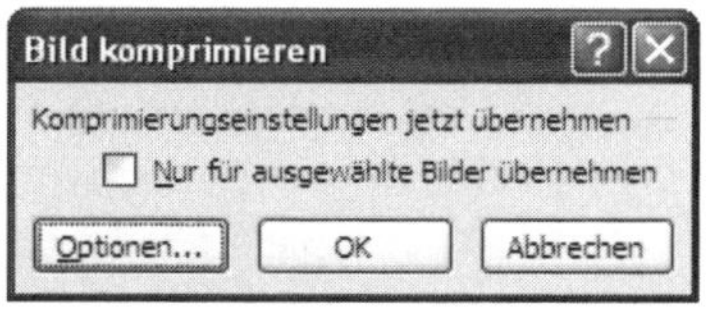

Abbildung 7.39:
Bild komprimieren

2. Im Dialogfeld BILD KOMPRIMIEREN klicken Sie auf den Button OPTIONEN, um das Fenster KOMPRIMIERUNGSEINSTELLUNGEN zu öffnen.

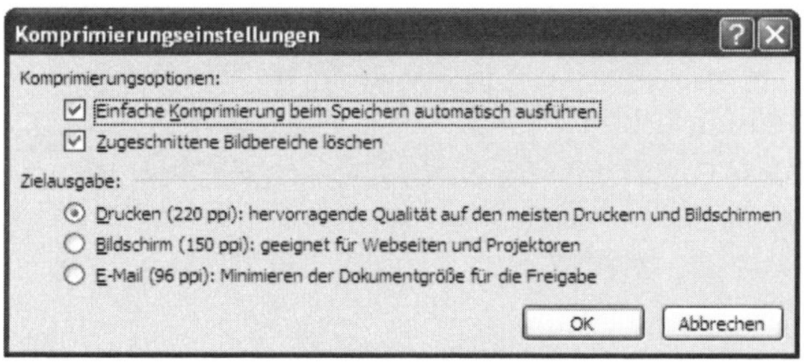

Abbildung 7.40:
Komprimierungseinstellungen treffen

3. Unter ZIELAUSGABE haben Sie nun die Wahl, auf wie viel ppi (pixel per Inch) Ihr Bild komprimiert werden soll. Je höher die ppi-Zahl, desto besser die Qualität Ihrer Bilder.

4. Mit einem Klick auf den OK-Button kehren Sie zum Dialog BILD KOMPRIMIEREN zurück, in dem Sie dann noch auswählen müssen, ob Sie die Komprimierung auf alle Bilder der Datei oder nur auf das markierte Exemplar anwenden möchten.
5. Abschließend klicken Sie noch auf OK.

Bild ändern

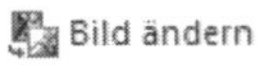

Stellen Sie sich vor, Ihr Dokument ist fertig, alle Bilder sind optimal formatiert, haben die richtige Größe, und jetzt stellen Sie fest, dass Sie ein Bild austauschen müssten. Kein Problem! Klicken Sie auf das zu tauschende Bild und anschließend auf BILD ÄNDERN. Wählen Sie nun das neue Bild, das eingefügt werden soll, aus, und klicken Sie auf OK. Alle Formatierungen bis hin zur Größe der alten Grafik werden von der neu eingefügten übernommen, sodass keinerlei Nachbesserungsarbeiten anfallen werden.

Grafik zurücksetzen

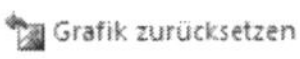

Diese Funktion ist so schnell beschrieben, wie sie ausgeführt werden kann. Wenn Sie Ihre Grafik wieder in den Originalzustand zurückversetzen wollen, dann klicken Sie einfach auf GRAFIK ZURÜCKSETZEN.

7.4 WordArt

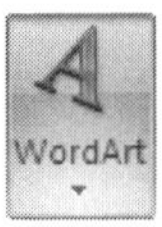

WORDART ist eine Auswahl an Textformatvorlagen, die Sie in Ihr Dokument einfügen können, um dekorative Effekte, wie beispielsweise einen schattierten, verschlungenen oder auch gespiegelten Text, zu erzielen.

Um ein solches WordArt in Ihren Text einzufügen, klicken Sie auf der Registerkarte EINFÜGEN in der Gruppe TEXT auf den Button WORDART. Dadurch wird eine Auswahl an WordArts geöffnet, worin Sie sich für eine Variante entscheiden können.

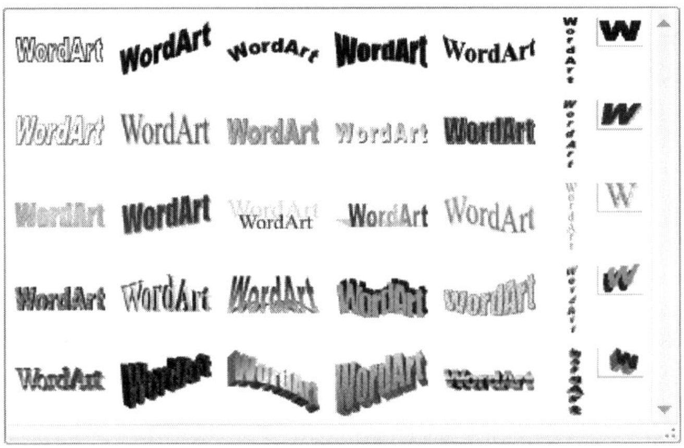

Abbildung 7.41: WordArt-Auswahl

Bestimmen Sie durch einen einfachen Mausklick Ihr ausgewähltes Objekt, wodurch sich das Dialogfeld WORDART-TEXT BEARBEITEN öffnet.

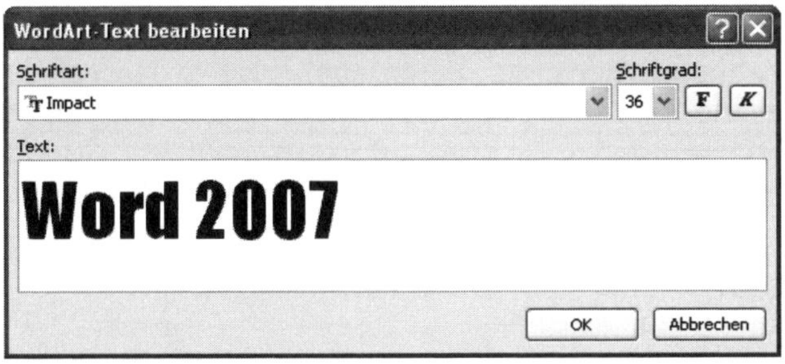

Abbildung 7.42: Eingabe des Textes

Neben der Eingabe des Textes können Sie zusätzlich noch eine andere SCHRIFTART und SCHRIFTGRÖßE bestimmen. Zusätzlich können Sie noch die Funktionen FETT und KURSIV auswählen. Abschließend klicken Sie auf OK, um die Eingabe zu bestätigen und das WordArt einzufügen.

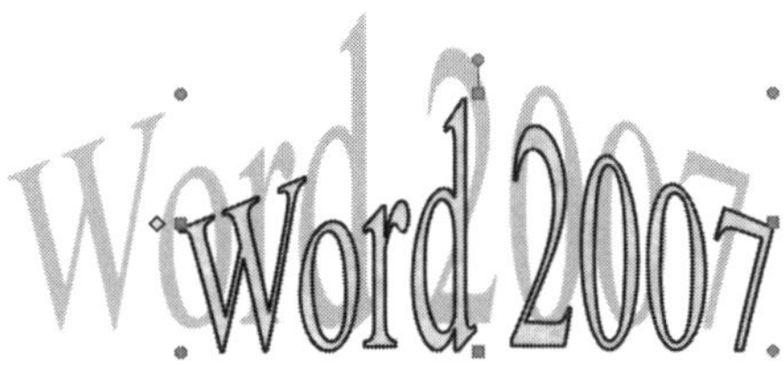

Abbildung 7.43: Eingefügtes WordArt

Das eingefügte WordArt ist gleichzusetzen mit einer eingefügten Grafik. Die Bestimmung der Größe, Drehung, Textfluss usw. ist identisch mit der Vorgehensweise bei Grafiken (vgl. Abschnitt 7.3, »Grafik bearbeiten«).

Es stehen Ihnen auch bei WordArts eine Reihe von Formatierungsmöglichkeiten zur Verfügung, die Sie unter WORDART-TOOLS auf der Registerkarte FORMAT finden. Hier können Sie neben nachträglichen Schrift- und Textänderungen auch noch Füll-, Schatten- und 3D-Effekte einfügen. Auch Textform und Kontur lässt sich nachträglich noch verändern. Die Registerkarte FORMAT ist aber nur dann sichtbar und somit auch auswählbar, wenn Sie ein WordArt markiert haben. Bei der Aufhebung der Markierung verschwindet auch die Registerkarte wieder.

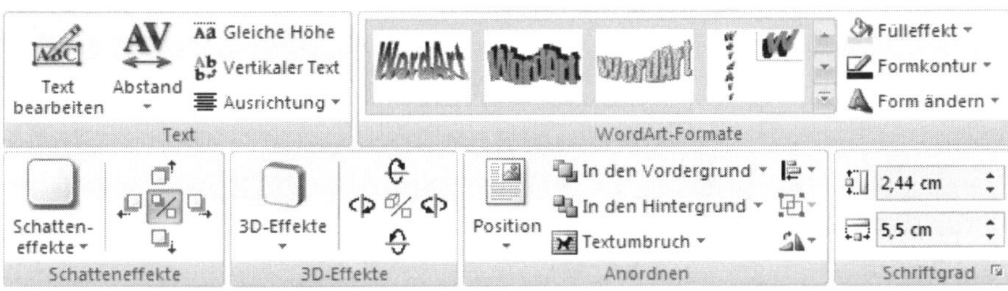

Abbildung 7.44: Formatierungsmöglichkeiten von WordArt

7.5 Diagramme und SmartArts erstellen und einbinden

Das Einfügen von Diagrammen und SmartArts ermöglicht es Ihnen, pure Zahlen, Daten und Fakten auch visuell darzustellen. Es steht Ihnen eine ganze Reihe von Formatvorlagen zur Verfügung. Sind die Daten einmal erfasst, können Sie diese auf unterschiedliche Arten darstellen und entscheiden, welche Formatvorlage für Sie am anschaulichsten wirkt.

7.5.1 Diagramm erstellen

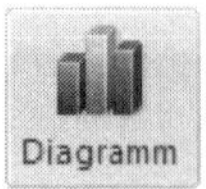

Ein Diagramm ist nichts anderes als eine grafische Darstellung von Daten, die in einem bestimmten Zusammenhang stehen. Diese Daten müssen erst in Form einer Tabelle festgehalten werden, damit ein Diagramm erstellt werden kann.

STEPS

Gehen Sie dazu folgendermaßen vor:

1. Klicken Sie an die Stelle in Ihrem Dokument, an der das Diagramm eingefügt werden soll.
2. Gehen Sie nun auf der Registerkarte EINFÜGEN in die Gruppe ILLUSTRATIONEN, und klicken Sie auf den Button DIAGRAMM. Das Dialogfeld DIAGRAMM EINFÜGEN wird geöffnet.

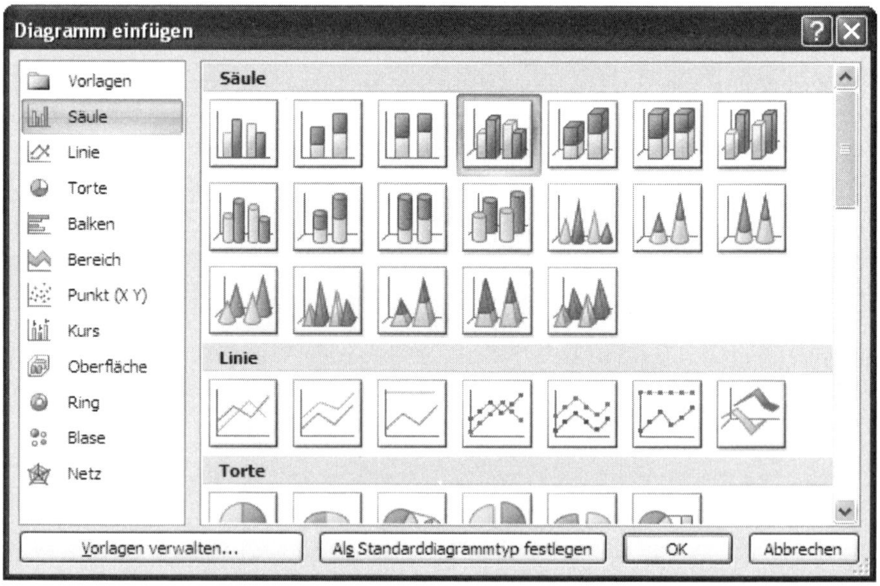

Abbildung 7.45: Wählen Sie eine Formatvorlage für Ihr Diagramm aus.

3. Bestimmen Sie als Erstes den Diagrammtyp (Säulen-, Torten-, Balkendiagramm u.v.m.) und anschließend eine Formatvorlage aus dieser Gruppe (siehe Abbildung 7.45). Klicken Sie auf den Button OK, um Ihre Auswahl

zu bestätigen. Diese Einstellungen sind nicht bindend und können im Nachhinein immer wieder geändert werden.

4. Ihr Programmfenster wird nun in zwei Hälften geteilt. In der linken Hälfte finden Sie ein Beispiel Ihres ausgewählten Diagrammtyps und in der rechten Hälfte eine Tabelle, die ebenfalls Beispieldaten enthält. Auf diesen Daten basiert auch das momentan eingeblendete Diagramm. Das hat den Sinn, dass Sie auf einen Blick erkennen können, wie die Daten der Tabelle mit den Spalten- und Zeilenüberschriften im Diagramm umgesetzt werden und ob dieser Typ mit Ihren Daten kompatibel ist und somit für Sie in Frage kommt.

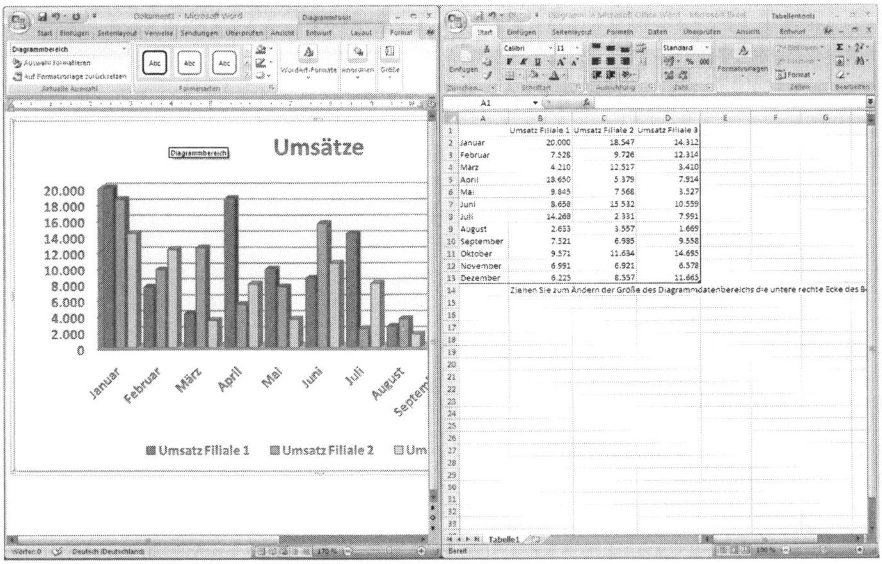

Abbildung 7.46: Zweigeteilter Bildschirm

5. Ist das der Fall, können Sie mit dem Eintragen Ihrer Daten beginnen. Ändern Sie nun sowohl die Spalten- als auch die Zeilenbeschriftung, und geben Sie Ihre eigenen Werte ein. Bleiben Sie dabei jedoch immer innerhalb des blauen Tabellenbereichs. Außerhalb eingegebene Daten werden im Diagramm nicht berücksichtigt.

	A	B	C	D
1		Umsatz Filiale 1	Umsatz Filiale 2	Umsatz Filiale 3
2	Januar	20.000	18.547	14.312
3	Februar	7.528	9.726	12.314
4	März	4.210	12.517	3.410
5	April	18.650	5.379	7.914
6	Mai	9.845	7.568	3.527
7	Juni	8.658	15.532	10.559
8	Juli	14.268	2.331	7.991
9	August	2.633	3.557	1.669
10	September	7.521	6.985	9.558
11	Oktober	9.571	11.634	14.695
12	November	6.991	6.921	6.578
13	Dezember	6.225	8.557	11.665

Abbildung 7.47: So könnte eine fertig bearbeitete Tabelle aussehen.

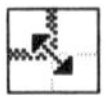

6. Sollte der vorgegebene Tabellenbereich (blauer Rahmen) zu klein sein, müssen Sie diesen mit der Maus ganz einfach größer ziehen. Führen Sie dazu den Mauszeiger an die rechte untere Ecke auf den Anfasser, halten Sie die linke Maustaste gedrückt, und ziehen Sie die Tabelle entweder nach unten oder nach rechts. Diagonales Ziehen ist in diesem speziellen Fall nicht möglich.
7. Ihr Diagramm wird bei jeder einzelnen Eingabe sofort aktualisiert. Somit ist es möglich, nach jeder Eingabe die Auswirkungen auf Ihr Diagramm zu beobachten. Wenn alle Daten eingegeben sind, schließen Sie das Programm, in dem Sie die Tabelle erstellt haben. Es muss nicht gespeichert werden, denn die Tabelle bleibt mit Ihrem Dokument verknüpft und kann jederzeit durch einen Klick auf die Schaltfläche DATEN BEARBEITEN wieder geöffnet werden.
8. Das Programmfenster nimmt nun wieder seine ursprüngliche Größe an, und Sie finden Ihr soeben erstelltes und eingefügtes Diagramm an der am Anfang ausgewählten Stelle im Dokument wieder.

Abbildung 7.48: Fertiges, noch unformatiertes Diagramm

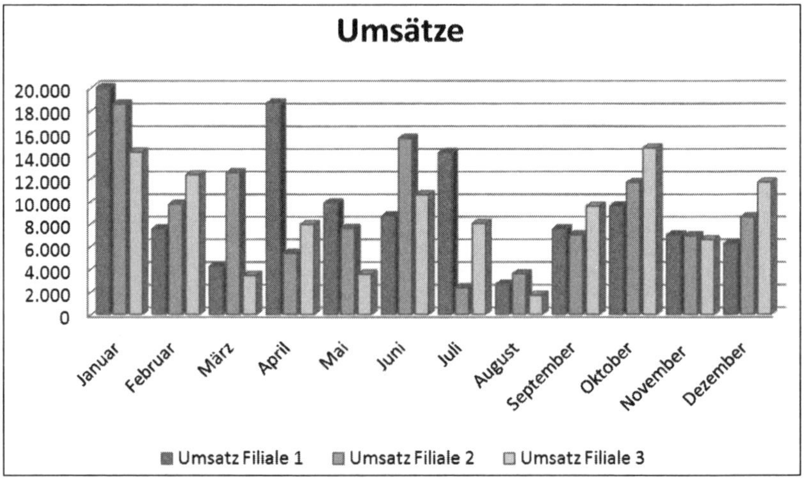

7.5.2 Diagramm bearbeiten

Bei der Bearbeitung von Diagrammen sind Ihnen beinahe keine Grenzen gesetzt. Neben der riesigen Auswahl an Diagrammtypen und deren Formatvorlagen können Sie auch alle einzelnen Bestandteile Ihres Diagramms neu formatieren und gestalten.

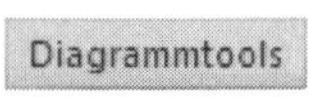

Dafür stehen Ihnen die DIAGRAMMTOOLS mit Ihren drei verschiedenen Registerkarten zur Verfügung:

- Entwurf
- Layout
- Format

Um diese Diagrammtools jedoch zum Vorschein zu bringen und somit auswählbar zu machen, müssen Sie erst das Diagramm, das verändert werden soll, durch einen Klick markieren.

Entwurf

Auf der Registerkarte ENTWURF haben Sie die Möglichkeit, grundlegende Dinge Ihres Diagramms zu ändern. So können Sie beispielsweise den Diagrammtyp, das Layout oder die Daten bearbeiten. Auch eine gänzlich neue Formatvorlage können Sie Ihrem Diagramm zuweisen.

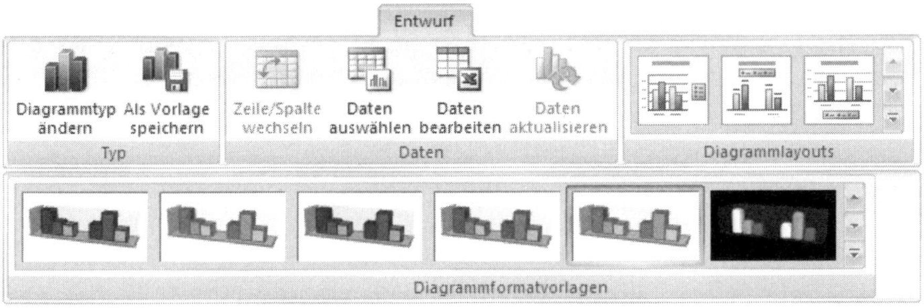

Abbildung 7.49: Registerkarte ENTWURF

Layout

Die Registerkarte LAYOUT beinhaltet sämtliche Funktionen, mit denen Sie Ihr Diagramm erweitern können. Egal ob Sie Grafiken, Formen oder Textfelder einfügen oder noch zusätzliche Beschriftungen anbringen möchten, in den Gruppen EINFÜGEN und BESCHRIFTUNGEN stehen Ihnen genau diese Optionen zur Verfügung. Weiters finden Sie auf dieser Registerkarte noch die Möglichkeit, die Diagrammachsen und den Hintergrund zu bearbeiten.

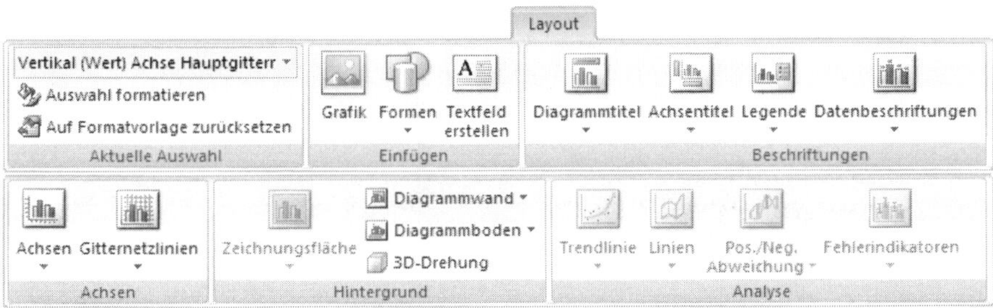

Abbildung 7.50: Registerkarte LAYOUT

Format

Um Ihrem Diagramm optisch den ultimativen Schliff zu verleihen, müssen Sie die Registerkarte FORMAT öffnen. Hier können Sie sämtliche Linien, Konturen, Schriften, Farben usw. neu zuweisen.

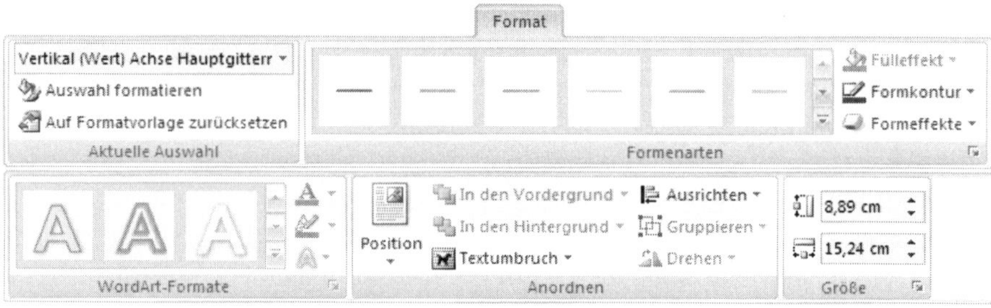

Abbildung 7.51: Registerkarte FORMAT

HALT

Doch Vorsicht, übertreiben Sie nicht und formatieren Ihr mühsam erstelltes Diagramm bis zur Unkenntlichkeit. Dass das möglich ist, kann ich Ihnen aus eigener Erfahrung versichern. Die Vielzahl von Optionen und Möglichkeiten, mit denen man ein Diagramm verschönern kann, lässt den einen oder anderen in einen eventuellen Formatierungsrausch verfallen.

Sollte es Ihnen dennoch passiert sein, ist das auch kein Beinbruch. Klicken Sie dazu auf der Registerkarte LAYOUT *oder* ENTWURF *in der Gruppe* AKTUELLE AUSWAHL *auf den Eintrag* AUF FORMATVORLAGE ZURÜCKSETZEN, *und Ihr Diagramm nimmt wieder die ursprüngliche Form an. Das einzige Problem bei der Sache ist, dass alle getroffenen Formatierungen zurückgesetzt werden und Sie wieder von vorne »verschönern« müssen.*

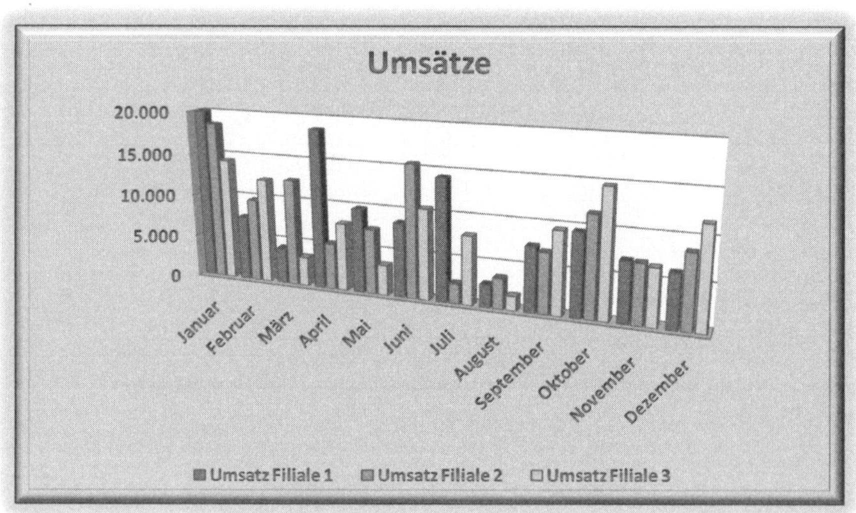

Abbildung 7.52: Fertiges und formatiertes Diagramm

7.5.3 SmartArt erstellen

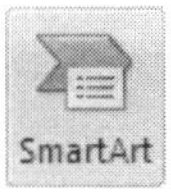

Ein SmartArt dient zur vereinfachten grafischen Darstellung verschiedenster Informationen. Der Sinn eines eingefügten SmartArts besteht darin, eventuell komplizierte und komplexe Beziehungen, Aufbaustrukturen etc. möglichst einfach und übersichtlich darzustellen.

Als Erstes sollten Sie sich überlegen, welche Informationen Sie übermitteln möchten und wie diese angezeigt werden sollen. Dann erst sollten Sie den SmartArt-Typ auswählen. Für jeden Typ steht Ihnen nun eine Reihe von Layouts zur Verfügung. Da Sie schnell und problemlos zwischen diesen Layouts wechseln können, probieren Sie einfach verschiedene Versionen aus, um herauszufinden, welche Vorlage am besten für Ihre Informationen geeignet ist.

Tabelle 7.3: SmartArt-Typen und ihre Funktionen

SmartArt-Typ	Funktion	Beispiel
Liste	Darstellung von nicht sequenziellen Informationen	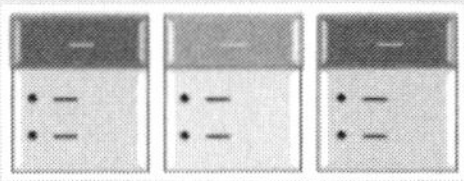
Prozess	Darstellung einzelner Schritte eines Prozesses oder auf einer Zeitachse	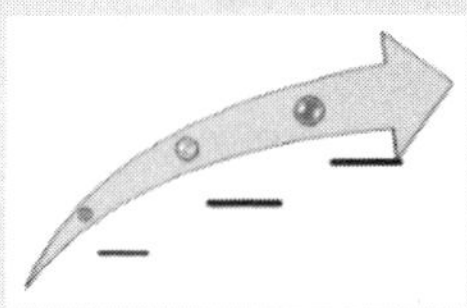
Zyklus	Darstellung eines kontinuierlichen und immer wiederkehrenden Prozesses	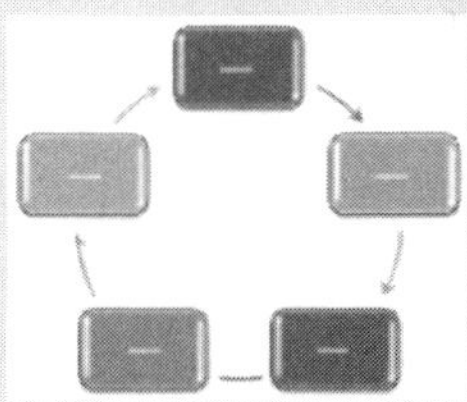
Hierarchie	Darstellung von Entscheidungsstrukturen und Erstellung von Organigrammen	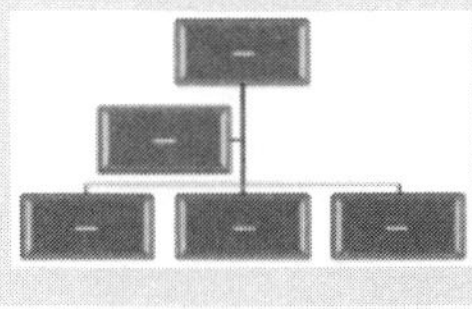
Beziehung	Darstellung diverser Verbindungen und Beziehungen zueinander	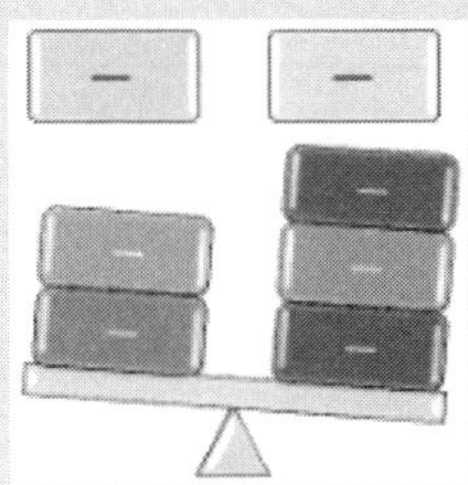

Tabelle 7.3: SmartArt-Typen und ihre Funktionen (Forts.)

SmartArt-Typ	Funktion	Beispiel
Matrix	Darstellung, in welchem Verhältnis sich einzelne Teile auf ein Ganzes beziehen	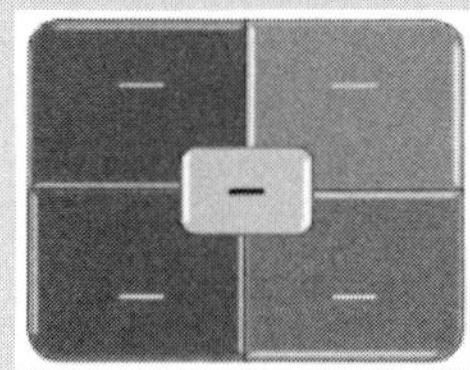
Pyramide	Darstellung von proportionalen oder auch hierarchischen Abläufen bzw. Beziehungen	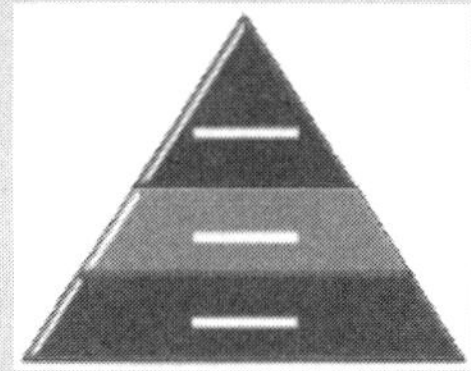

STEPS

Einfügen eines SmartArt:

1. Klicken Sie an die Stelle in Ihrem Dokument, an der das SmartArt eingefügt werden soll.
2. Gehen Sie nun auf der Registerkarte EINFÜGEN in die Gruppe ILLUSTRATIONEN, und klicken Sie auf den Button SMARTART. Das Dialogfeld SMARTART-GRAFIK AUSWÄHLEN wird geöffnet.

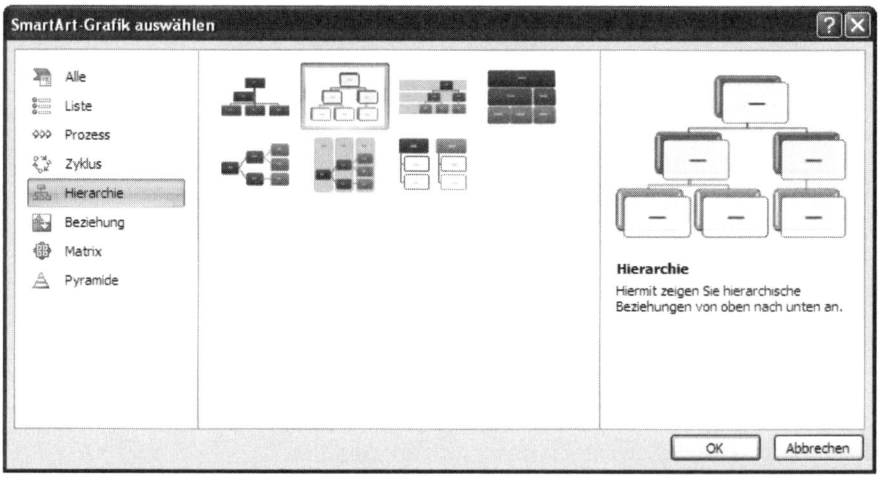

Abbildung 7.53: Wählen Sie erst den Typ und dann das Layout für Ihre SmartArt-Grafik aus.

3. Bestimmen Sie nun den SmartArt-Typ und anschließend das gewünschte Layout. Probieren Sie ruhig verschiedene Möglichkeiten aus, um die für Sie richtige und am besten geeignete Darstellungsvariante zu finden, und klicken Sie auf OK, um das ausgewählte SmartArt einzufügen.

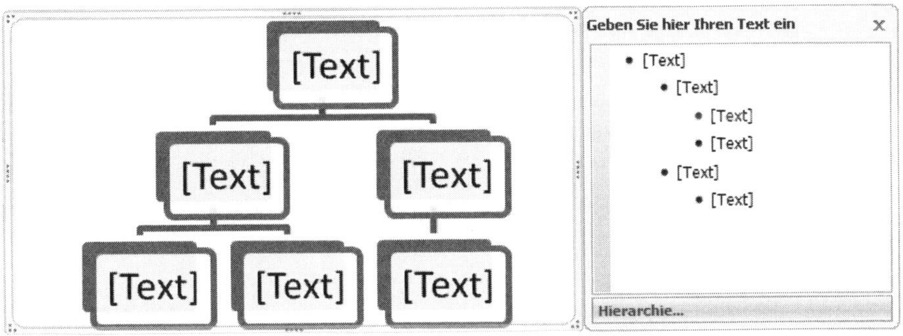

Abbildung 7.54: Ihr eingefügtes SmartArt steht zum Ausfüllen bereit.

4. Klicken Sie nun direkt in das Textfeld oder ins Textbereichsfenster rechts daneben, um mit der Beschriftung des SmartArts zu beginnen.
   - Wenn Sie einen Textkasten löschen möchten, markieren Sie ihn einfach, und klicken Sie auf `Entf`.
   - Um einen Textkasten hinzuzufügen, setzen Sie im Textbereichsfenster den Cursor auf die Ebene, in der Sie ein zusätzliches Fenster benötigen. Drücken Sie nun entweder die Taste `↵`, um den Textkasten rechts neben der Auswahl einzufügen, oder klicken Sie unter BILDTOOLS/ENTWURF in der Gruppe GRAFIK ERSTELLEN auf den Button FORM HINZUFÜGEN, und wählen Sie im geöffneten Listenfeld entweder FORM DANACH HINZUFÜGEN oder FORM DAVOR HINZUFÜGEN aus.
   - Um über oder unter der Auswahl einen Textkasten einzufügen, öffnen Sie ebenfalls das Listenfeld der Funktion FORM HINZUFÜGEN. Klicken Sie hier, je nach Bedarf, entweder auf den Eintrag FORM DARÜBER HINZUFÜGEN oder FORM DARUNTER HINZUFÜGEN.

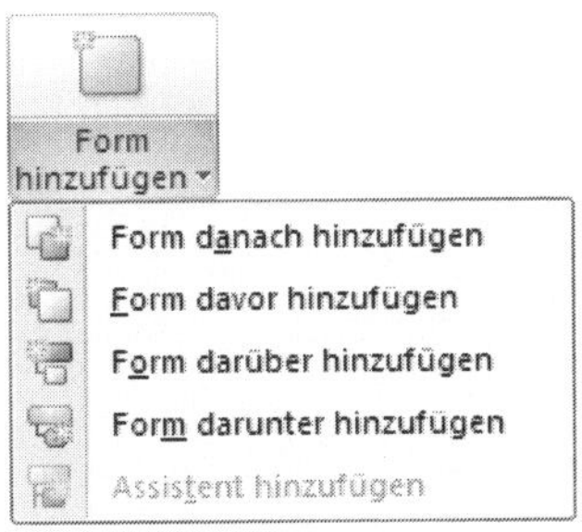

Abbildung 7.55: Geöffnetes Listenfeld der Funktion FORM HINZUFÜGEN

5. Nachdem Sie diverse Fenster ergänzt bzw. gelöscht und das gesamte SmartArt ausgefüllt haben, klicken Sie einfach außerhalb der Markierung ins Dokument, um alle Rahmen und Markierungen auszublenden. Für neuerliche Änderungen oder Ergänzungen klicken Sie lediglich erneut auf das Objekt, und alle Fenster und Registerkarten zum Bearbeiten werden wieder sichtbar.

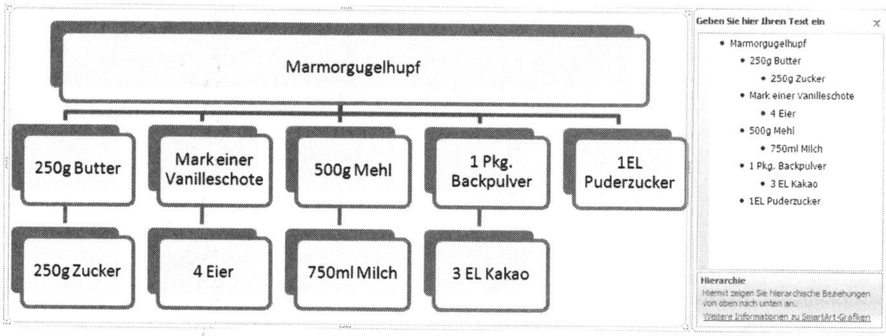

Abbildung 7.56: So könnte ein fertig ausgefülltes SmartArt aussehen.

7.5.4 SmartArt bearbeiten

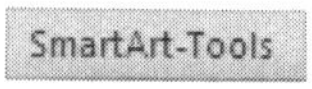

Genauso wie Diagramme können auch SmartArts im Nachhinein bearbeitet werden. Jeder Bestandteil kann verändert werden. Ob Linien, Text, Textkästen oder der Hintergrund, Sie können aus einem umfangreichen Formatierungskatalog, den sogenannten SMARTART-TOOLS, wählen.

Entwurf

Die Registerkarte ENTWURF bietet Ihnen grundlegende Funktionen an, um Ihr SmartArt zu bearbeiten. Sie können neben Layout- und Formatvorlagen auch aus einer Liste von Farbformatvorlagen wählen und Ihrem SmartArt so mit einem Klick ein neues Erscheinungsbild verleihen. Weiters finden Sie unter SMARTART-TOOLS/ENTWURF, wie vorhin schon erwähnt, noch die Möglichkeit, Textkästen hinzuzufügen bzw. wieder zu entfernen.

Abbildung 7.57: Registerkarte LAYOUT

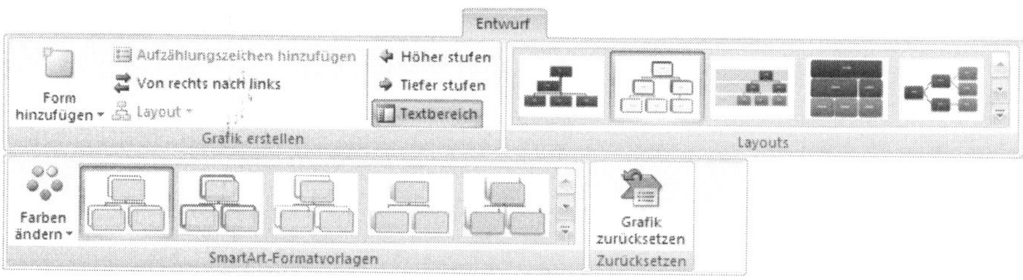

Format

Unter FORMAT finden Sie all jene Funktionen, die Sie zur individuellen Gestaltung brauchen werden. Hier können Sie die Textkästen, die Schrift und selbst die Linien einzeln bearbeiten. Desweiteren können Sie noch durch das Einfügen von Schatten, Spiegelungen oder 3D-Drehungen Ihrem SmartArt sozusagen einen persönlichen Stempel aufdrücken. Dafür stehen Ihnen die Gruppen FORMEN, FORMENARTEN, WORDART-FORMATE, ANORDNEN und GRÖßE zur Verfügung.

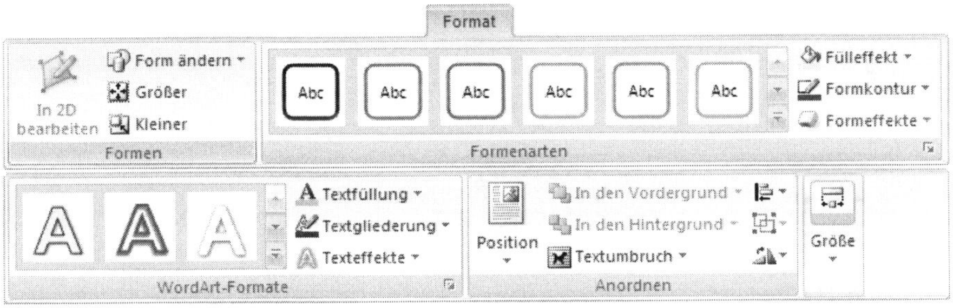

Abbildung 7.58: Registerkarte FORMAT

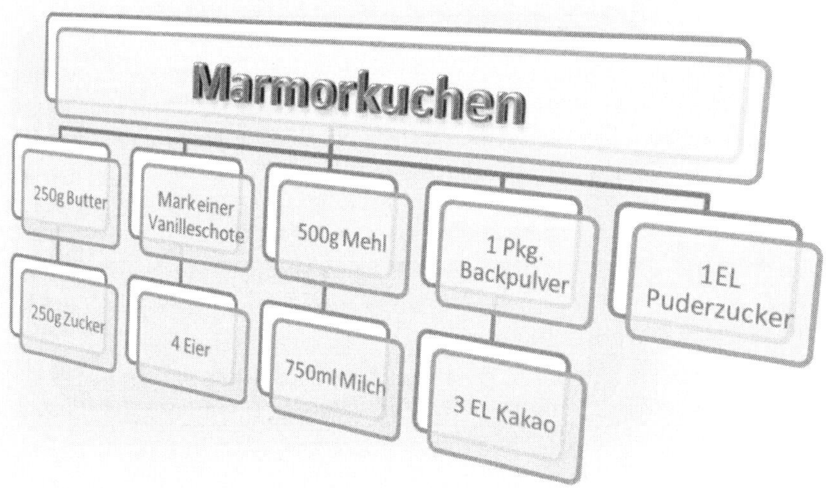

Abbildung 7.59: Ein Beispiel für ein formatiertes SmartArt

7.6 ClipArt

Ursprünglich verstand man, insbesondere im englischsprachigen Raum, unter ClipArt Illustrationen, die aus öffentlich zugänglichen Werken oder aus dafür vorgesehenen ClipArt-Büchern ausgeschnitten und in einer Art Collage in eigene Kreationen wieder eingeklebt wurden. Daher stammt auch die Wortbedeutung (clip: ausschneiden, art: die Kunst).

Heute wird der Begriff ClipArt fast ausschließlich als Sammelbezeichnung für elektronische Bilder (häufig im Comic- oder Cartoon-Stil) zum Einfügen auf diversen Dokumenten, Homepages, Flyern, Einladungen und Ähnlichem verwendet.

ClipArts sind meist als Vektorgrafik, nicht als Rastergrafik gespeichert und dadurch ohne Qualitätsverlust skalierbar.

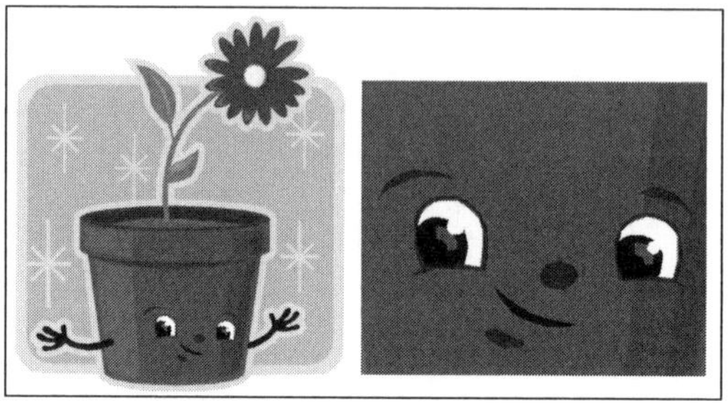

Abbildung 7.60: ClipArts, die als Vektorgrafik gespeichert sind, können ohne Qualitätsverlust vergrößert werden.

ClipArt einfügen

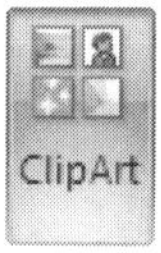

ClipArts können aus vielen verschiedenen Quellen in ein Dokument eingefügt oder kopiert werden. Sie können bei einem Anbieter von ClipArt-Objekten von einer Website heruntergeladen, kopiert oder einfach aus dem in Word 2007 sehr umfangreich ausgestatteten WordArt-Organizer eingefügt werden. In diesem Organizer ist wirklich für jeden etwas dabei. Hier finden Sie nicht nur die schon gewohnten im Comic- oder Cartoon-Stil ausgeführten ClipArts, auch eine sehr große Anzahl an hochauflösenden Bildern ist darin gespeichert. Überzeugen Sie sich selbst, und durchforsten Sie den ClipArt-Organizer. Sie werden feststellen, dass ein Herunterladen oder Kopieren diverser ClipArts von Websites »fast« nicht mehr notwendig sein wird.

STEPS

Einfügen von ClipArts aus dem Organizer:

1. Platzieren Sie den Cursor an der Stelle im Dokument, an der das ClipArt eingefügt werden soll.
2. Klicken Sie auf der Registerkarte EINFÜGEN in der Gruppe ILLUSTRATIONEN auf CLIPART.
3. Am rechten Bildschirmrand öffnet sich nun der Organizer. Geben Sie im Eingabefeld SUCHEN NACH ein Wort oder einen Ausdruck ein, der das gesuchte ClipArt-Objekt beschreibt.

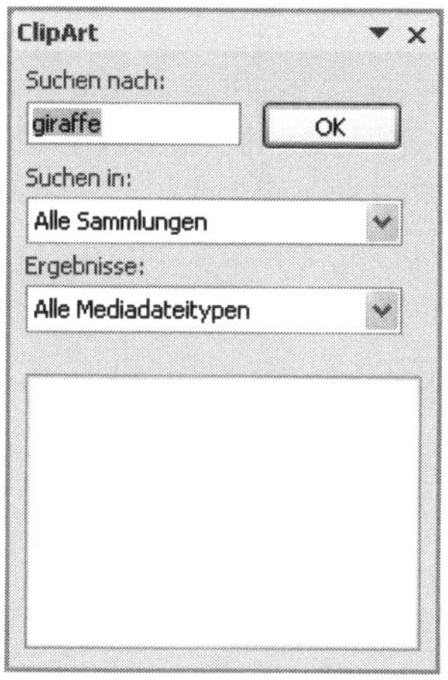

Abbildung 7.61: Eingabe des Suchbegriffes

4. Wenn Sie Ihre Suche nicht einschränken und ein möglichst umfangreiches Ergebnis erzielen möchten, dann wählen Sie unter SUCHEN IN den Eintrag ALLE SAMMLUNGEN und unter ERGEBNISSE den Eintrag ALLE MEDIENTYPEN aus.
5. Klicken Sie nun auf OK, um die Suche zu starten.
6. In wenigen Augenblicken wird Ihnen nun die Ergebnisliste Ihrer Suche angezeigt. Wählen Sie ein Objekt aus, und klicken Sie es einmal an, um es in Ihr Dokument einzufügen.

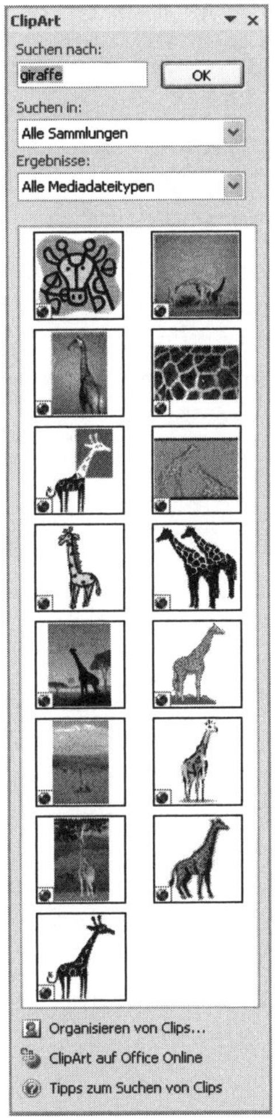

Abbildung 7.62: Ergebnis der ClipArt-Suche

Selbstverständlich können eingefügte ClipArts auch noch bearbeitet und formatiert werden. Da sich die Vorgehensweise jedoch nicht von der bei normalen Bildern und Grafiken unterscheidet, verweisen wir Sie auf den Abschnitt 7.3, »Grafik bearbeiten«, ab Seite 402.

REF

7

7.7 Zeichnen

Wer glaubt, dass mit Word lediglich Briefe, Dokumente oder kleine, einfache Tabellen erstellt werden können, der sollte dieses Kapitel mit besonderer Sorgfalt durchlesen. Gut, Word 2007 ist wie seine Vorgänger auch in erster Linie ein Textverarbeitungsprogramm. Dennoch finden Sie hier umfangreiche Grafik- und Zeichenfunktionen, die eine Vielzahl von Gestaltungsmöglichkeiten zulassen.

7.7.1 Zeichnungsbereich für Zeichnung erstellen

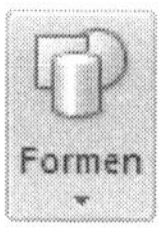

Sie haben zwar auch die Möglichkeit, Ihre Zeichnung direkt in Ihrem Dokument zu erstellen, was ich Ihnen jedoch nicht empfehlen würde. Nachträgliches Bearbeiten wird kompliziert und Verschieben gar unmöglich, da Ihnen Ihre Zeichnung, sofern sie nicht in einem Zug erstellt wurde, auseinanderfallen würde.

Es ist also besser, Sie erstellen eine Grafik und somit ein zusammenhängendes Bild, indem Sie Ihre Zeichnung in einen Zeichenbereich setzen.

STEPS

Und so wird es gemacht:

1. Setzen Sie wie immer, wenn Sie etwas einfügen möchten, den Cursor an die Stelle Ihres Dokumentes, an welcher der Zeichnungsbereich (leerer Rahmen) eingesetzt werden soll.
2. Wählen Sie nun auf der Registerkarte EINFÜGEN in der Gruppe ILLUSTRATIONEN die Funktion FORMEN aus, um das Auswahlmenü zu öffnen.

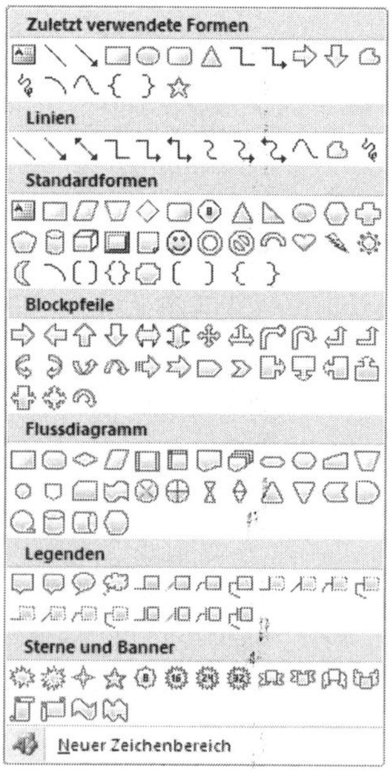

Abbildung 7.63: Auswahlmenü der Funktion FORMEN

3. Klicken Sie auf den letzten Eintrag ZEICHENBEREICH ERSTELLEN, und der Rahmen, in dem Sie Ihre Zeichnung bzw. Grafik erstellen können, wird eingefügt.

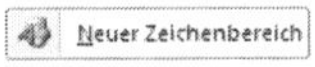

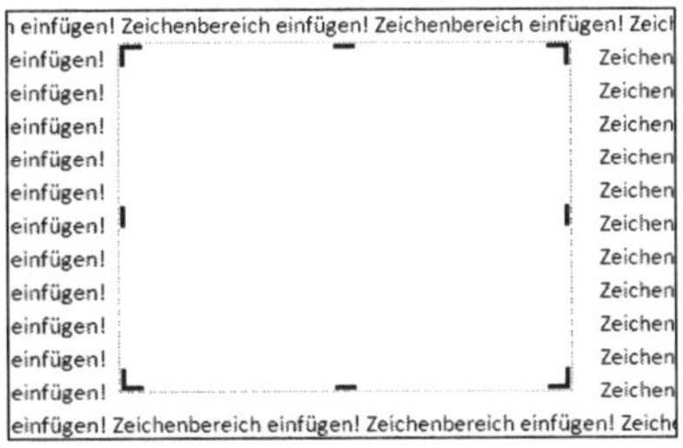

Abbildung 7.64: Eingefügter, leerer Zeichenbereich

4. Erstellen Sie nun Ihre Zeichnung (siehe nächster Abschnitt 7.7.2, Zeichnung erstellen) innerhalb des Rahmens. Diesen können Sie bequem auf die von Ihnen gewünschte Größe zurechtziehen. Führen Sie dazu den Mauszeiger auf einen der acht Ziehpunkte, bis dieser die gleiche Form des ausgewählten Punktes annimmt. Halten Sie dann die linke Maustaste gedrückt, und ziehen Sie den Rahmen zurecht.
5. Um den Zeichenbereich zu verlassen, klicken Sie einfach außerhalb des Rahmens in Ihr Dokument. Ihre Zeichnung verhält sich jetzt wie eine gewöhnlich eingefügte Grafik, und Sie können wieder ganz normal weiterarbeiten.

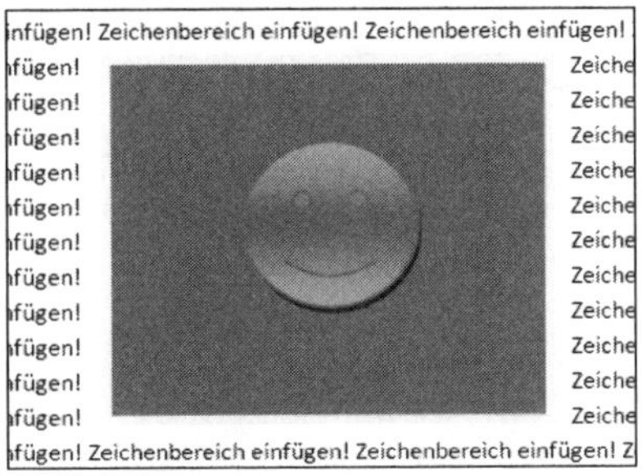

Abbildung 7.65: Erstellte Zeichnung

INFO

Nachdem Sie Ihre Zeichnung erstellt haben, können Sie diese, gleich wie jede andere Grafik auch, an jede beliebige Stelle in Ihrem Dokument ziehen. Sie müssen sie lediglich erst aus dem Text loslösen. Markieren Sie dazu den Zeichenbereich, und klicken Sie unter ZEICHENTOOLS/FORMAT *in der Gruppe* ANORDNEN *auf den Button* POSITION. *Im geöffneten Positionsmenü wählen Sie nun eine Position unter* MIT TEXTUMBRUCH *aus. Für welche Sie sich dabei entscheiden, ist für die weitere Vorgehensweise völlig gleichgültig. Führen Sie jetzt den Mauszeiger auf die Grafik, und nach dem Erscheinen des Vierfachpfeils können Sie Ihr Bild durch Gedrückthalten der linken Maustaste an jede beliebige Stelle im Dokument ziehen.*

REF

Informationen zum Thema Textfluss bestimmen finden Sie in diesem Kapitel ab Seite 412 im Abschnitt 7.3.5.

7.7.2 Zeichnung erstellen

Zeichentools

Um in Word eine ansprechende Zeichnung zu erstellen, benötigen Sie die Funktionen, die Sie unter ZEICHENTOOLS auf der Registerkarte FORMAT finden können. Diese BILDTOOLS sind dann auswählbar, sobald Sie einen Zeichenbereich eingefügt haben.

Abbildung 7.66: Registerkarte FORMAT

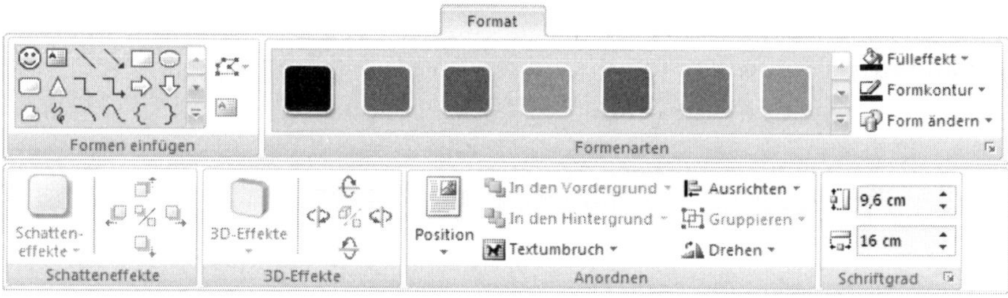

Vordefinierte Formen zeichnen

In der Gruppe FORMEN EINFÜGEN auf der Registerkarte FORMAT finden Sie eine große Auswahl an vordefinierten Formen, die Sie einfach und schnell in Ihren Zeichnungsbereich einfügen können.

STEPS

Gehen Sie dazu wie folgt vor:

1. Um die gesamte Objektauswahl zu öffnen, klicken Sie auf den kleinen Pfeil mit dem waagerechten Strich rechts unten im Auswahlfenster. 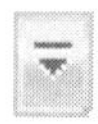

Abbildung 7.67: Auswahl der vordefinierten Formen

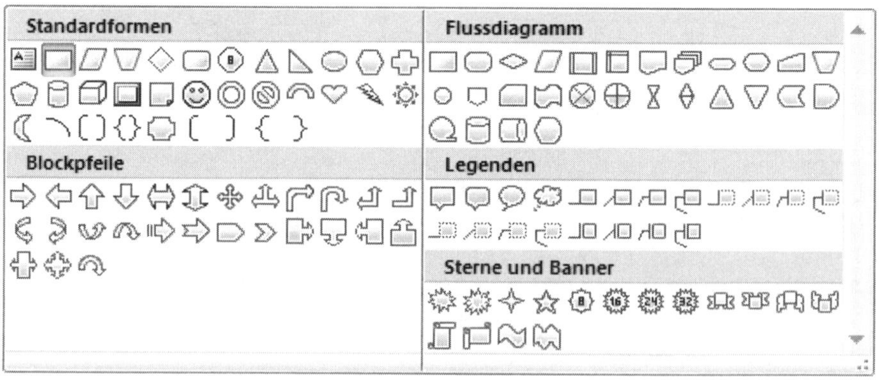

2. Wählen Sie durch einfaches Anklicken eine Form aus, wodurch sich Ihr Mauszeiger in ein kleines Kreuz verwandelt.

3. Gehen Sie nun mit der Maus in Ihren Zeichnungsbereich, klicken und halten Sie die linke Maustaste gedrückt, und ziehen Sie sie diagonal vom Anfangspunkt über den Zeichenbereich. Haben Sie die gewünschte Größe erreicht, lösen Sie die Maustaste, um Ihre Form zu platzieren.

Gleichmäßige Formen zeichnen

Wenn Sie gleichmäßige Formen einfügen möchten, also beispielsweise ein Quadrat oder einen Kreis, ist das mit freiem Auge fast nicht machbar. Es gibt jedoch einen kleinen Trick, wie Ihnen das ohne jede Mühe und Anstrengung gelingen wird.

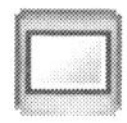

Nehmen wir an, Sie wollen ein Quadrat erstellen. Klicken Sie dazu in der Auswahl auf das Rechteck-Symbol, und halten Sie, während Sie zeichnen, die ⇧-Taste gedrückt. Das war's! Sie werden sehen, dass Sie nichts anderes als ein Quadrat erstellen können. Das funktioniert natürlich auch mit allen anderen Formen wie z.B. einem Kreis.

Nachbearbeitung eingefügter Formen

Nach dem Einfügen ist es möglich, sofort einige Änderungen vorzunehmen. Ihr Objekt ist markiert und deshalb mit einigen Bearbeitungspunkten versehen. Je nachdem, welchen Punkt Sie wohin ziehen, bringt das unterschiedliche Ergebnisse mit sich.

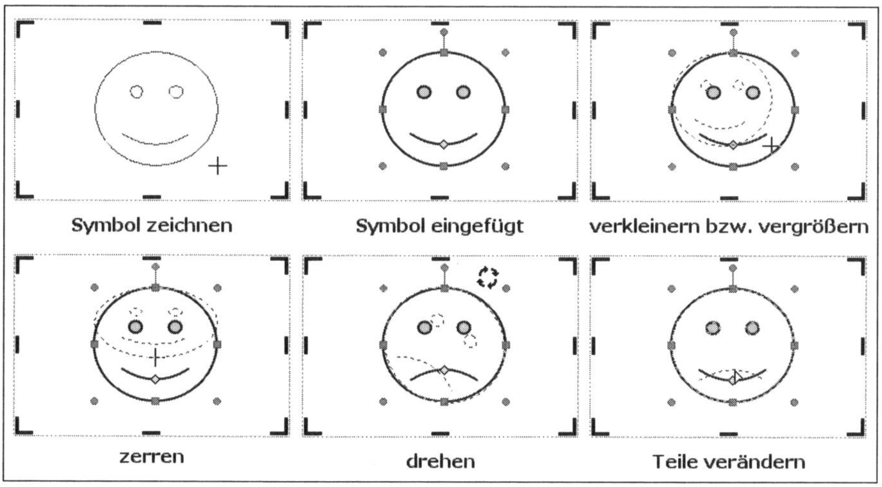

Abbildung 7.68: Verschiedene Möglichkeiten, ein eingefügtes Symbol zu bearbeiten

Die Vorgehensweise beim Verschieben von Markierungspunkten einer Grafik ist immer dieselbe. Gehen Sie mit der Maus auf den gewünschten Punkt, halten Sie die linke Maustaste gedrückt, und ziehen Sie den Punkt in die gewünschte Richtung. Wenn die richtige Ausrichtung, Position oder Größe erreicht ist, lassen Sie die Maustaste wieder los.

- Wenn Sie an einem der vier runden, blauen Eckpunkte ziehen, können Sie die Grafik vergrößern oder verkleinern.
- Verschieben Sie hingegen die eckigen Markierungspunkte, die zwischen den Eckpunkten liegen, wird Ihre Grafik gezerrt.
- Führen Sie Ihren Mauszeiger zu dem grünen Punkt oberhalb Ihres Objekts, verwandelt er sich in einen kreisförmigen Pfeil. Halten Sie die linke Maustaste gedrückt, und ziehen Sie nach links oder rechts, um die Grafik zu drehen.
- In einigen eingefügten Objekten können auch einzelne Bestandteile verändert werden. Unser Beispiel, der Smiley, ist so ein Objekt. In der Mitte des Mundes befindet sich ein gelbes Karo-Symbol. Ziehen Sie das nach oben, wird aus Ihrem lachenden ein trauriger Smiley.

TIPP

Wenn Sie mehrere gleiche Formen hintereinander zeichnen möchten, dann klicken Sie mit der rechten Maustaste auf das gewünschte Objekt und wählen aus dem dann geöffneten Kontextmenü den Eintrag Zeichenmodus sperren *aus. So können Sie eine Form nach der anderen zeichnen, ohne sie jedes Mal wieder neu auswählen zu müssen. Das Objekt bleibt so lange aktiv, bis Sie entweder erneut in der Auswahl auf den Objektbutton klicken oder ein anderes Objekt auswählen. Dies funktioniert natürlich auch bei allen anderen Zeichnungseinstellungen wie z.B.* Linien *oder* Freie Formen.

Linien und Pfeile zeichnen

Um Linien und Pfeile zu zeichnen, öffnen Sie ebenfalls unter Zeichentools/Format in der Gruppe Formen einfügen die Objektauswahl. Hier finden Sie dann gleich an zweiter Stelle die Untergruppe Linien.

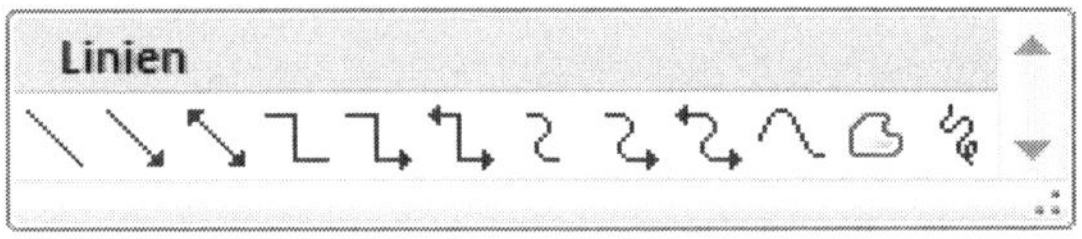

Abbildung 7.69: Auswahl Linien

Wenn Sie nun eine Linie oder ein Pfeilobjekt ausgewählt haben, klicken Sie mit der linken Maustaste in Ihren Zeichnungsbereich, um den Startpunkt zu markieren, und ein zweites Mal für den Endpunkt. Die beiden Punkte werden dann in der ausgewählten Form verbunden.

Bei Pfeilen gilt es zu beachten, dass die Pfeilspitze immer an den Endpunkt gesetzt wird, also nicht an den Punkt, an dem Sie mit dem Zeichnen begonnen haben.

TIPP

Da das Zeichnen von exakten geraden Linien und Pfeilen mit freier Hand nicht gerade einfach ist, gibt es auch dafür einen einfachen Trick. Halten Sie während des Erstellens der Linie oder des Pfeils die [⇧]*-Taste gedrückt, so können Sie gar nicht anders, als Ihre Linien entweder genau senkrecht oder waagerecht zu ziehen.*

Freie Formen zeichnen

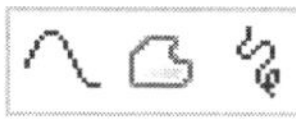

Wenn Sie freie Formen, beispielsweise Figuren, zeichnen möchten, finden Sie ebenfalls im Untermenü LINIEN die richtigen Werkzeuge dafür. Allerdings, für jemanden, der sich mit Papier und Bleistift schon schwer tut, eine halbwegs erkennbare Figur oder was auch immer zustande zu bringen, für den wird das Zeichnen mit Maus und Mauspad eine, so fürchte ich, unüberwindbare Hürde werden.

Kurve

Wählen Sie die Linienart KURVE, wenn Sie eine Form ohne rechtwinklige Ecken (also nur weiche Kanten) zeichnen möchten. Klicken Sie bei jeder Richtungsänderung und abschließend noch auf den Startpunkt, um die Form zu schließen. Sollten Sie das Zeichnen der Form jedoch schon eher beenden wollen, schließen Sie sie mit einem Doppelklick ab. In diesem Fall müssen Start- und Endpunkt nicht verbunden sein.

Freihandform

Das Werkzeug FREIHANDFORM ermöglicht Ihnen, sowohl Geraden als auch Rundungen zu zeichnen. Im Unterschied zum herkömmlichen Linienwerkzeug werden gerade Linien nicht bei gedrückter Maustaste gezeichnet, sondern indem Sie auf den Start- und Endpunkt klicken. Möchten Sie jedoch von einem bestimmten Punkt an eine Kurve (Rundung) oder einfach freihändig zeichnen, halten Sie die Maustaste gedrückt. Auch hier schließt ein Doppelklick bzw. das Verbinden von Start- und Endpunkt die Zeichnung ab.

Skizze

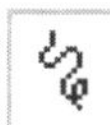

Im Modus SKIZZE können Sie ausschließlich bei gedrückter linker Maustaste Freihandlinien zeichnen. Sobald Sie die Maustaste loslassen, wird das Zeichnungsobjekt als beendet betrachtet. Um relativ flüssig zeichnen zu können, klicken Sie mit der rechten Maustaste auf den Modus SKIZZE und markieren im Kontextmenü den Eintrag ZEICHENMODUS SPERREN. Damit können Sie eine Linie nach der anderen ziehen, ohne sie jedes Mal neu aktivieren zu müssen (siehe auch Tipp auf der vorherigen Seite).

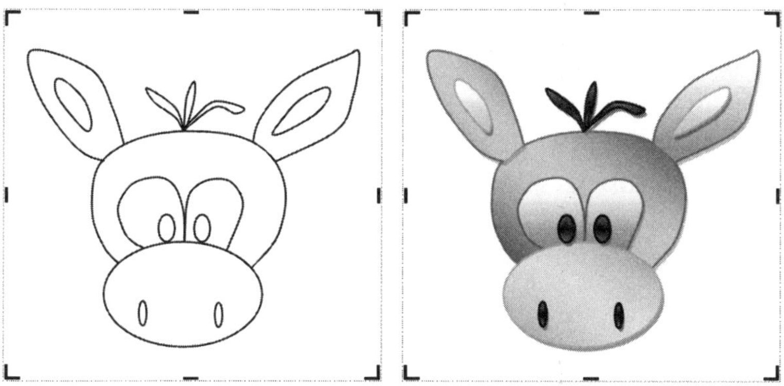

Abbildung 7.70: Ein freihändig gezeichneter Esel Links: Nur mit den Konturen nach dem Zeichnen wirkt er noch etwas blass. Rechts: Durch die Farbe wirkt er viel plastischer und lebendiger.

Frei gezeichnetes Objekt nachbearbeiten

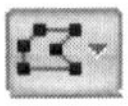

Zeichnungen, die Sie frei gezeichnet haben, also mit den Werkzeugen Kurve, Freihandform oder Skizze, können nachträglich noch bearbeitet werden. Markieren Sie dazu den entsprechenden Teil, und klicken Sie unter ZEICHENTOOLS/FORMAT in der Gruppe FORMEN EINFÜGEN, auf die Schaltfläche FORM BEARBEITEN, und wählen Sie aus der Auswahlliste den Eintrag PUNKTE BEARBEITEN aus.

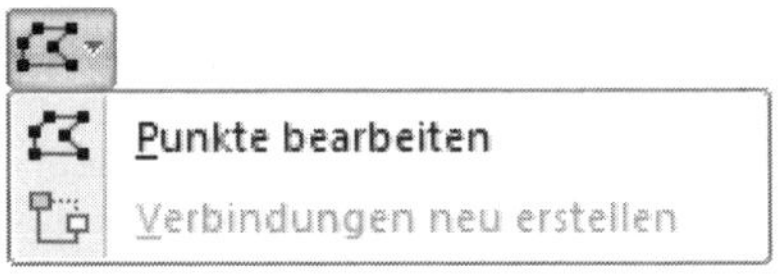

Abbildung 7.71: Auswahlliste der Funktion FORM BEARBEITEN

Das ausgewählte Zeichnungselement wird nun in viele einzelne Punkte unterteilt.

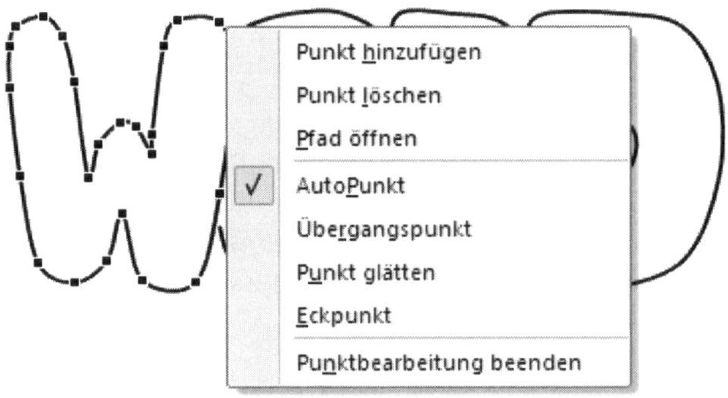

Abbildung 7.72: Um die Zeichnung zu bearbeiten, wurde ein Teil davon markiert und in Punkte unterteilt.

Wenn Sie schon einmal mit Grafik- oder Zeichenprogrammen gearbeitet haben, dann wissen Sie, dass die einzelnen Punkte unterschiedliche Eigenschaften besitzen. Diese Punktart und somit auch deren Eigenschaft können Sie jedoch mithilfe des Kontextmenüs und eines einzigen Mausklicks bequem verändern.

- AUTOPUNKT

  Ist ein automatisch von Word gesetzter Punkt, der keine Hilfslinien und Anfasser besitzt. Beim Verschieben eines AUTOPUNKTES sind weiche sowie auch grobe Veränderungen möglich. Alle anfänglich von Word gesetzten Punkte Ihrer Grafik sind AUTOPUNKTE.

- ÜBERGANGSPUNKT

  Ein ÜBERGANGSPUNKT besitzt eine Hilfslinie mit zwei Anfassern. Verschieben Sie den Übergangspunkt, verändern sich beide Seiten des Punktes spiegelgleich.

- ECKPUNKT

  Ein ECKPUNKT ist ein Punkt, bei dem die beiden eingehenden Linien wie auch die Hilfslinien mit den Anfassern spitz aufeinandertreffen. Die einzelnen Punkte und Anfasser lassen sich, im Unterschied zum ÜBERGANGSPUNKT, völlig unabhängig voneinander bewegen.

- PUNKT GLÄTTEN

  Die Funktion PUNKT GLÄTTEN ist in gewisser Weise auch eine Punktart. Markieren Sie einen ECKPUNKT, und klicken Sie dann auf die Funktion PUNKT GLÄTTEN, dann wir daraus eine Art ÜBERGANGSPUNKT. Der einzige Unterschied liegt darin, dass sich die Seiten und Hilfslinien unabhängig voneinander bewegen lassen.

Um das Kontextmenü, wie Sie es in Abbildung 7.72 sehen können, zu öffnen, klicken Sie mit der rechten Maustaste auf einen Punkt Ihrer Zeichnung.

Punkt verschieben

Um die einzelnen Punkte einfach zu verschieben, muss die Punktart nicht geändert werden. Führen Sie dazu die Maus auf einen Markierungspunkt, halten Sie die linke Maustaste gedrückt, und ziehen Sie den Punkt an eine neue Position.

Punkt hinzufügen

Manchmal ist es auch nötig, einen neuen Markierungspunkt hinzuzufügen. Klicken Sie dafür an der Stelle auf den Umriss des Objekts, an welcher der Punkt eingefügt werden soll, und wählen Sie aus dem Kontextmenü den Eintrag PUNKT HINZUFÜGEN aus.

Punkt löschen

Klicken Sie dazu mit der rechten Maustaste auf den Punkt, der gelöscht werden soll, und wählen Sie aus dem geöffneten Kontextmenü den Eintrag PUNKT LÖSCHEN aus.

Pfad schließen

Haben Sie in Ihrer Zeichnung ein nicht gewolltes Loch, dann klicken Sie mit der rechten Maustaste auf den Punkt, an dessen Stelle der Umriss endet. Wählen Sie aus dem Kontextmenü den Eintrag PFAD SCHLIEßEN aus, wird der Anfangs- mit dem Endpunkt der Linie verbunden. Ist der Pfad jedoch geschlossen, wird Ihnen im Menü der Eintrag PFAD ÖFFNEN angezeigt.

Punktbearbeitung beenden

Dieser Befehl ist eigentlich mehr als überflüssig. Wenn Sie diesen Eintrag auswählen, wird die Punktbearbeitung beendet, und die Markierungspunkte verschwinden. Das Gleiche passiert aber auch, wenn Sie einfach außerhalb des Objekts in Ihr Dokument klicken.

Text in Zeichnung einfügen

Um einen Text in Ihren Zeichnungsbereich einzugeben, müssen Sie zuerst ein Textfeld einfügen. Klicken Sie dazu auf den Button TEXTFELD ERSTELLEN. Diesen finden Sie entweder unter ZEICHENTOOLS/FORMAT in der Gruppe FORMEN EINFÜGEN oder in der Objektauswahl/Untergruppe STANDARDFORMEN gleich an erster Stelle.

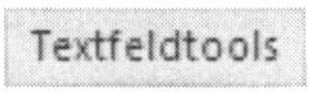

Geben Sie nun den gewünschten Text ein, und formatieren bzw. gestalten Sie ihn nach Ihren Wünschen. Dafür stehen Ihnen wie gewohnt auf der Registerkarte START alle Funktionen zum Formatieren des Textes sowie die TEXTFELDTOOLS zur Verfügung. Diese sind jedoch nur dann aktiviert, wenn ein Textfeld markiert ist.

7.7.3 Zeichnungen bearbeiten und formatieren

Neben den alltäglichen Bearbeitungsfunktionen wie vergrößern bzw. verkleinern, zerren und drehen, auf die wir ja schon im Abschnitt »Nachbearbeitung eingefügter Formen« auf Seite 441 eingegangen sind, gibt es noch eine Vielzahl von weiteren Bearbeitungs- und Formatierungsmöglichkeiten.

Objekt vom Text lösen und gruppieren

Bevor wir damit beginnen, unsere Zeichnung zu bearbeiten, sollten Sie sie erst vom Text lösen und zu einem Ganzen verschmelzen. Abgesehen von der flexiblen Verschiebbarkeit, verhindert man dadurch, dass Sie beim Verschieben des Objekts anstatt an der gesamten Figur beispielsweise nur dessen Nase an eine andere Position ziehen.

STEPS

Da das nicht sehr effizient und mehr als mühsam wäre, gehen Sie folgendermaßen vor, um Ihre Zeichnungsteile zu verbinden:

1. Markieren Sie mittels eines Mausklicks die Zeichnung, und wählen Sie unter ZEICHENTOOLS/FORMAT in der Gruppe ANORDNEN einen der neun unteren Umbrucharten aus. Für welchen Sie sich dabei entscheiden, ist für die weitere Vorgehensweise völlig gleichgültig, wichtig ist nur, dass die Einstellung MIT ZEILE IN TEXT geändert wird. Ab diesem Zeitpunkt ist Ihre Grafik frei verschiebbar.
2. Achten Sie nun darauf, dass die Grafik immer noch markiert ist, und gehen Sie unter ZEICHENTOOLS/FORMAT wieder in die Gruppe ANORDNEN. Diesmal klicken Sie auf den Button GRUPPIEREN, um ein kleines Auswahlmenü zu öffnen.

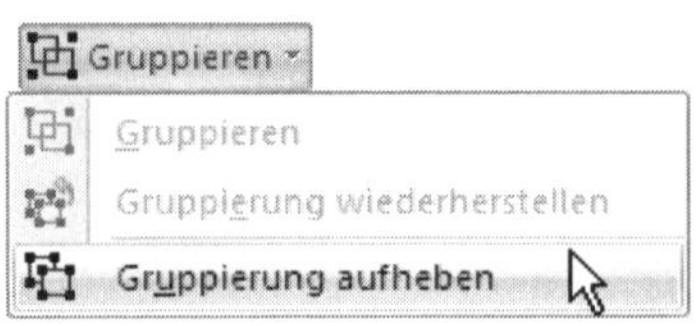

Abbildung 7.73: Auswahlmenü der Funktion GRUPPIEREN

3. Wählen Sie darin den Eintrag GRUPPIERUNGEN AUFHEBEN aus, wodurch alle einzelnen Teile der Grafik markiert werden. Sie können die Teile Ihrer Grafik auch einzeln mit der Maus markieren. Halten Sie dazu die ⇧-Taste gedrückt, und klicken Sie auf jedes Teil Ihrer Zeichnung. Wenn es jedoch so viele wie in unserem Beispiel sind, würde ich doch die erste Variante empfehlen.

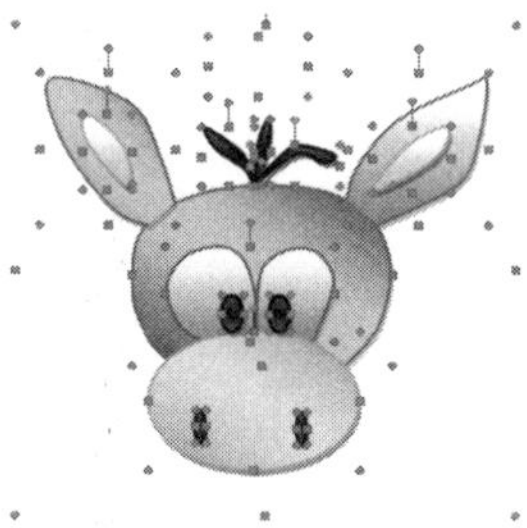

Abbildung 7.74: Alle Einzelteile wurden markiert.

4. Klicken Sie nun ein weiteres Mal auf GRUPPIEREN, und wählen Sie diesmal den Eintrag GRUPPIERUNG WIEDERHERSTELLEN aus. Dadurch werden Ihre Einzelteile zu einer Grafik zusammengefasst, bleiben jedoch für die weiteren Bearbeitungen (z.B. Zuweisen einer anderen Farbe oder Füllfarbe) einzeln auswählbar.

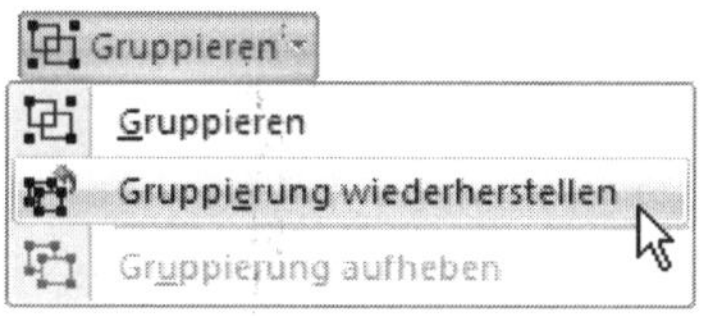

Abbildung 7.75: Einzelteile werden zu einem Objekt verschmolzen.

Verschieben und kopieren

Gezeichnete Objekte, die sich in einem Zeichenfenster befinden, lassen sich nun ohne Probleme verschieben oder kopieren. Bewegen Sie dazu die Maus auf das gewünschte Objekt, und markieren Sie es mit einem Mausklick, um den Rahmen sichtbar zu machen. Führen Sie nun den Mauszeiger in die Zeichnung, bis ein Vierfachpfeil erscheint. Halten Sie die linke Maustaste gedrückt, und verschieben Sie das Objekt an die gewünschte Stelle. Abschließend lassen Sie die Maustaste wieder los, um Ihre Zeichnung zu platzieren.

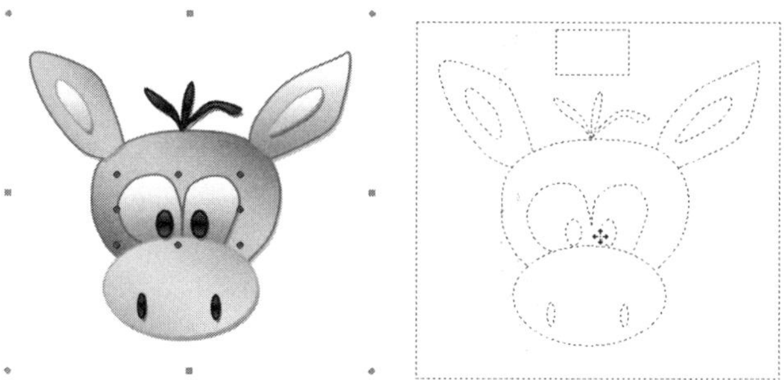

Abbildung 7.76: Zeichnung verschieben

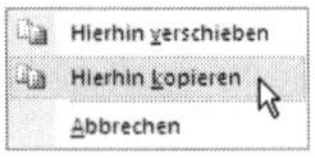

Um das Objekt zu kopieren, verfahren Sie genauso, mit dem einzigen Unterschied, dass Sie nun anstatt der linken die rechte Maustaste gedrückt halten. Ziehen Sie es an die gewünschte Stelle, und lassen Sie die Maustaste wieder los. Wählen Sie in dem nun erschienenen kleinen Menü den Eintrag HIERHIN KOPIEREN aus, und schon haben Sie ein zweites Exemplar Ihrer Zeichnung.

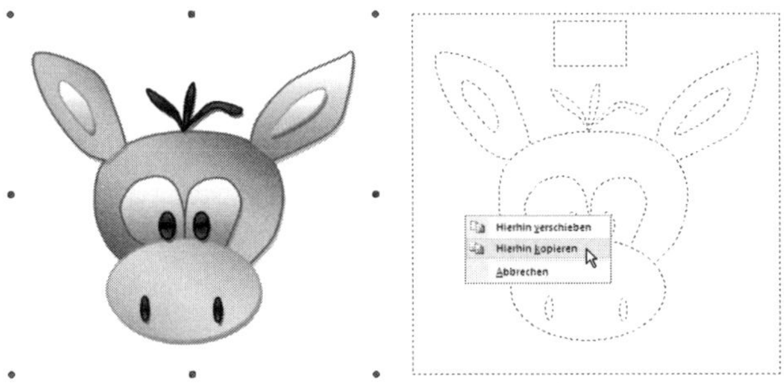

Abbildung 7.77: Zeichnung kopieren

INFO

Wenn Sie Ihre Zeichnung nicht verbunden haben, dann können Sie sie trotzdem verschieben. Markieren Sie dazu die Grafik, um den Rahmen des Zeichenfeldes sichtbar zu machen. Führen Sie den Mauszeiger nun, anstatt in die Grafik, an den blau gestrichelten Rand Ihres Feldes. Dort wird sich Ihr Cursor in einen Vierfachpfeil verwandeln, und dann können Sie die Grafik, wie vorhin beschrieben, verschieben oder kopieren.

Anordnen

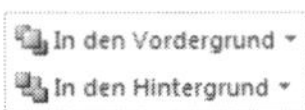

Bei teilweise übereinanderliegenden Zeichnungsobjekten können Sie festlegen, welches der Objekte in den Vordergrund und welches in den Hintergrund gestellt werden soll. Markieren Sie dazu ein Objekt, klicken Sie anschließend unter ZEICHENTOOLS/FORMAT in der Gruppe ANORDNEN entweder auf die Schaltfläche IN DEN VORDERGRUND oder IN DEN HINTERGRUND. Je nachdem, für welche Funktion Sie sich entscheiden, wird Ihr Objekt verlagert.

Für mehr als zwei überlagernde Ebenen reichen diese beiden Funktionen jedoch nicht aus. In diesem Fall klicken Sie auf den kleinen Pfeil neben den Schaltflächen der Vordergrund- und Hintergrund-Funktion. Sie werden in der nun geöffneten kleinen Auswahl die Optionen EINE EBENE NACH VORNE und EINE EBENE NACH HINTEN finden. Somit ist es möglich, mehrere Teile schrittweise in den Vorder- bzw. Hintergrund zu verlagern.

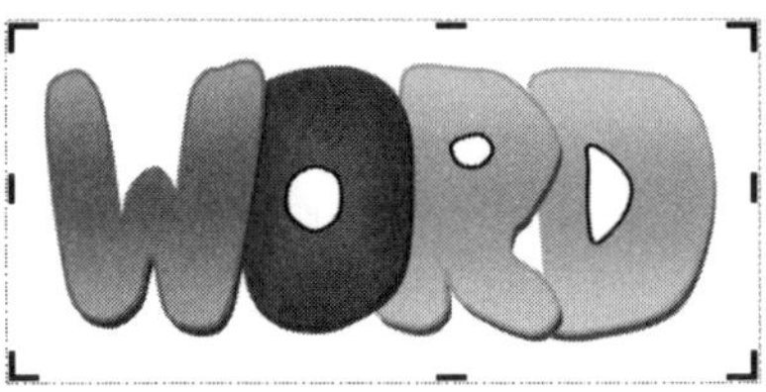

Abbildung 7.78: Übereinanderliegende Objekte

Fülleffekte

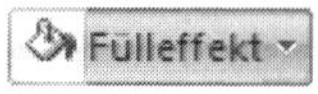

Hinter der Funktion FÜLLEFFEKT verbirgt sich eine Vielzahl von Möglichkeiten, Ihr Objekt mit Farben, Mustern und Effekten zu versehen. Markieren sie dazu als Erstes den Teil, der bearbeitet werden soll, und klicken Sie anschließend auf den Button FÜLLEFFEKT, den Sie ebenfalls auf der Registerkarte FORMAT in der Gruppe FORMENARTEN finden können.

Dadurch wird ein Auswahlmenü herausgeklappt, in dem Sie sofort aus bereits vordefinierten Standard- und Designfarben eine auswählen können, um Ihr ausgewähltes Objekt mit der gewünschten Farbe zu füllen.

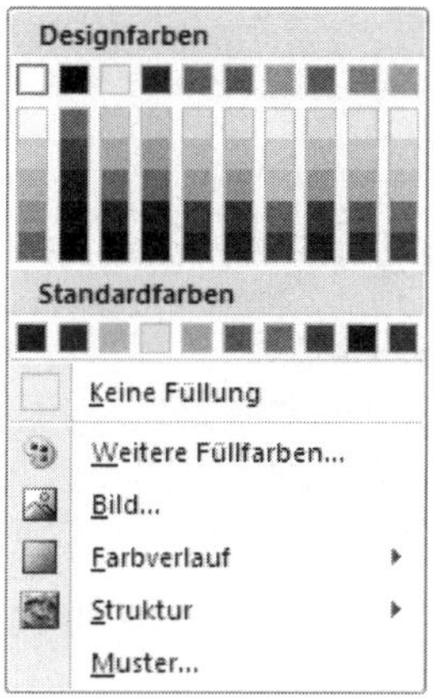

Abbildung 7.79: Menü FÜLLEFFEKT

Wie Sie in Abbildung 7.79 sehen können, hat dieses Menü noch weitere Funktionen zu bieten:

Weitere Füllfarben

Sollten Sie unter den vordefinierten Farben nicht die richtige gefunden haben, dann klicken Sie auf den Eintrag WEITERE FÜLLFARBEN, um das Dialogfeld zu FARBEN zu öffnen.

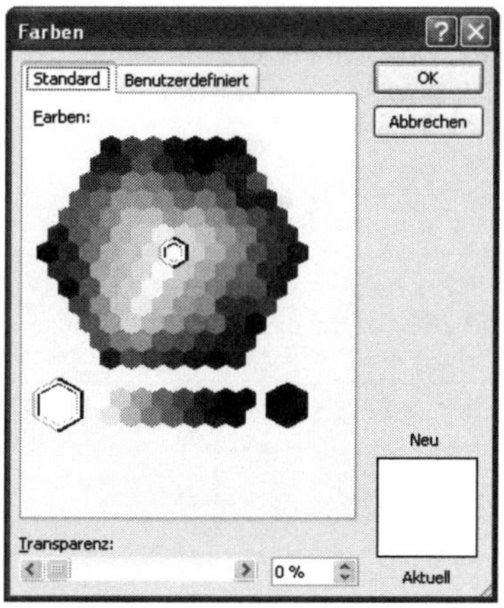

Abbildung 7.80: Bestimmen einer neuen Farbe

Wählen Sie in der Wabe per Mausklick die gewünschte Farbe aus. Unten rechts sehen Sie einen Vergleich der alten und neuen Farbe. Der Schieberegler TRANSPARENZ ermöglicht Ihnen, die gewählte Farbe mit einer Transparenz zu versehen, sodass Objekte von anderen Ebenen durchscheinen. Klicken Sie auf OK, um die ausgewählte Farbe und Einstellung zuzuweisen.

Wechseln Sie jedoch auf die Registerkarte BENUTZERDEFINIERT, können Sie eine Farbe durch das Verschieben eines Fadenkreuzes bestimmen. Hier ist die Auswahl nochmal um einiges größer als auf der Registerkarte STANDARD.

Bild

Sie haben auch die Möglichkeit, Ihre Objekte mit Bildern oder Fotos zu füllen. Nachdem Sie das gewünschte Objekt markiert haben, klicken Sie auf den Eintrag BILD. Im folgenden Dialogfeld wählen Sie nun den entsprechenden Pfad aus, unter dem das Foto zu finden ist, und klicken Sie auf OK.

Die eingefügte Grafik wird nicht in ihrer Originalgröße, sondern in der Objektgröße angepasst eingefügt.

Farbverlauf

Erst nachdem Sie Ihrem Objekt eine Füllfarbe zugewiesen haben, wird die Funktion FARBVERLAUF interessant. Wenn Sie also Ihrer Farbe noch einen bestimmten Verlauf zuweisen wollen, um Ihr Objekt beispielsweise plastischer wirken zu lassen, klicken Sie auf diesen Eintrag. Es erscheint eine große Auswahl, in der Sie durch einfaches Darüberziehen mit der Maus das mögliche Resultat betrachten können. Ein Mausklick genügt, um die gewählte Einstellung zuzuweisen.

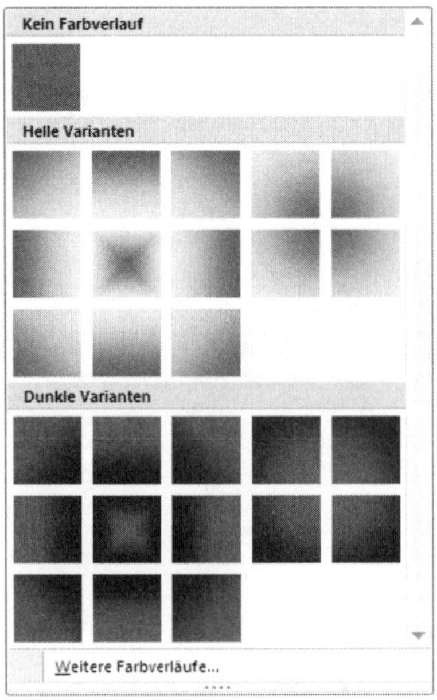

Abbildung 7.81: Auswahl der verfügbaren Farbverläufe

Struktur

Doch nicht nur Farben und Bilder können als Füllung verwendet werden, auch verschiedenste Strukturen stehen Ihnen zur Gestaltung Ihres Objekts zur Verfügung.

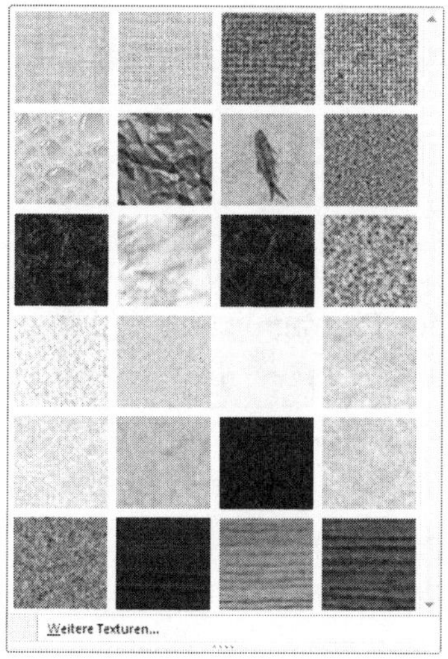

Abbildung 7.82: Von Gras bis hin zu Holz können die verschiedensten Strukturen zugewiesen werden.

Muster

Die letzte Fülloption im Menü FÜLLEFFEKTE ist MUSTER. Wenn Sie diesen Eintrag auswählen, wird das Dialogfeld FÜLLEFFEKTE geöffnet, wo Sie aus bestimmten Mustern auswählen können. Unter VORDERGRUND ist immer die momentane Farbe des ausgewählten Objektes eingestellt, die Sie jedoch selbstverständlich ändern können.

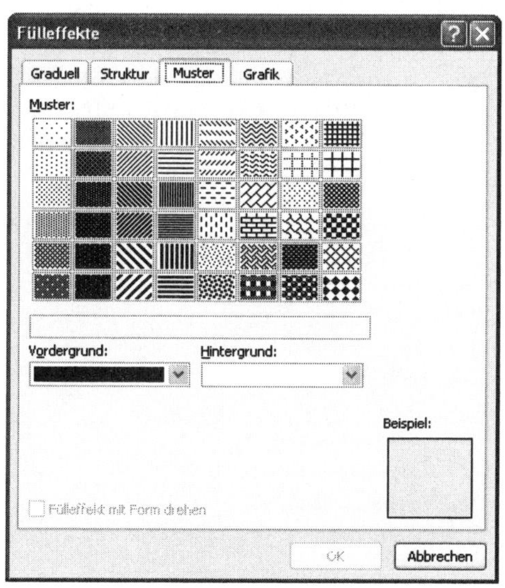

Abbildung 7.83: Einstellung eines bestimmten Musters als Objektfüllung

Formkontur

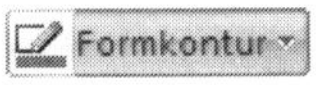

Gleich unter den Fülleffekten finden Sie den Button FORMKONTUR. Dahinter verbergen sich alle nötigen Funktionen, um Linien, Rahmen, Pfeile und diverse Striche zu formatieren.

Durch einen Mausklick wird auch hier ein Auswahlmenü ausgeklappt, aus dem eine Reihe von Funktionen ausgewählt werden können.

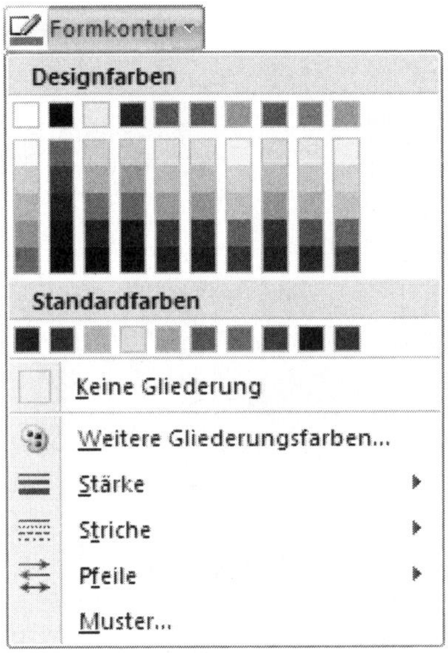

Abbildung 7.84: Auswahlmenü FORMKONTUR

Farben zuweisen und neue definieren

Das Zuweisen von Farben sowie das Bestimmen neuer Farben ist identisch mit der Vorgehensweise der FÜLLEFFEKTE (siehe Seite 449).

Stärke

Mit dieser Funktion kann die Stärke bzw. Dicke der von Ihnen ausgewählten Linien, Umrisse oder des Rahmens verändert werden. Zugewiesen wird die ausgewählte Linienstärke wie immer durch einen Mausklick.

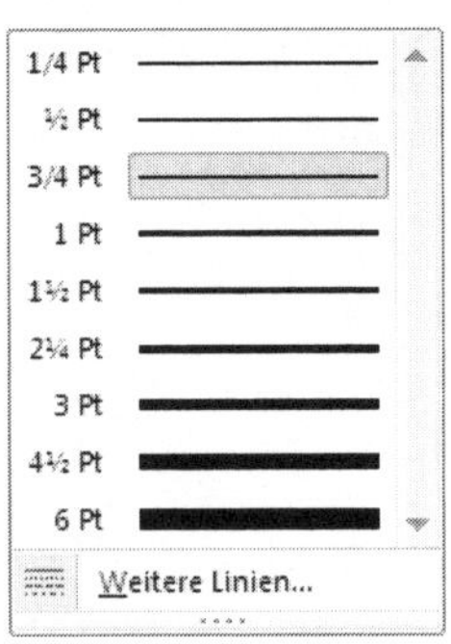

Abbildung 7.85: Auswahl der Linienstärke

Striche

Um die Linienart zu verändern, beispielsweise von einer normalen durchgehenden Linie in eine gestrichelte Linie, klicken Sie auf den Eintrag STRICHE. Im nun ausgeklappten Menü können Sie aus einer Reihe von Strichvariationen wählen.

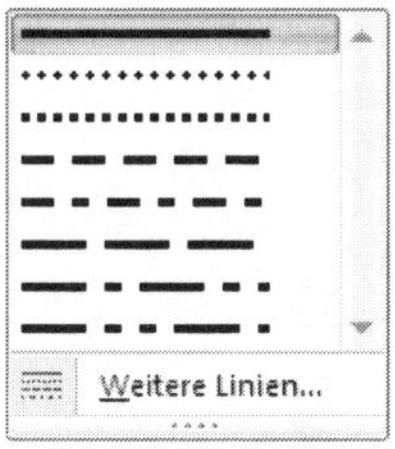

Abbildung 7.86: Auswahl diverser Linienarten

Pfeile

Die Funktion PFEILE ist nur dann aktiv, wenn Sie einen Pfeil oder eine offene Linie markiert haben. Wählen Sie einfach mittels Mausklick eine Variante aus, um das Aussehen Ihres Pfeiles zu verändern oder eben Ihrer Linie Pfeilspitzen zu verpassen.

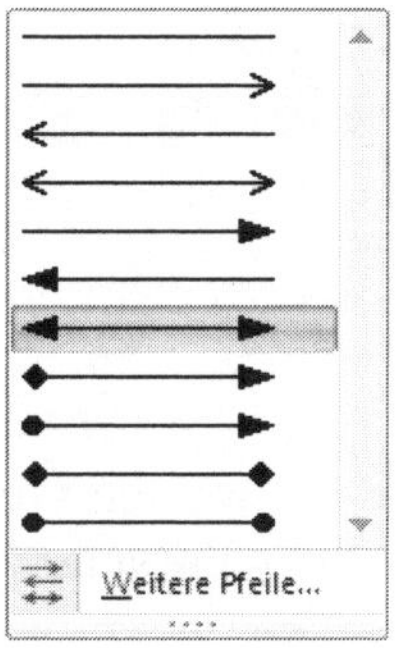

Abbildung 7.87: Auswahl PFEILE

*Der jeweils letzte Eintrag in den verschiedenen Auswahlmenüs (*WEITERE LINIEN *bzw.* WEITERE PFEILE*) ermöglicht es Ihnen, auf noch umfangreichere Formatierungs- und Auswahlmöglichkeiten zuzugreifen. Sollte also im Auswahlmenü nicht die passende Variante dabei sein, klicken Sie auf diesen Eintrag. Es öffnet sich in allen Fällen ein Dialogfeld, in dem Sie, je nachdem, welchen Eintrag Sie gewählt haben, diverse Linienstärken, -arten und Pfeile selbst definieren und auch zuweisen können.*

Formatvorlagen für Füllungen

Wenn Ihnen das ganze Formatieren und Zuweisen diverser Funktionen zu viel ist, dann finden Sie vielleicht in der Vorlagenauswahl für Füllungen etwas Passendes für Ihr Objekt. Hier können Sie aus verschiedenen Farben, unterschiedlichen Umrisslinien, Farbverläufen und Farbeffekten wählen.

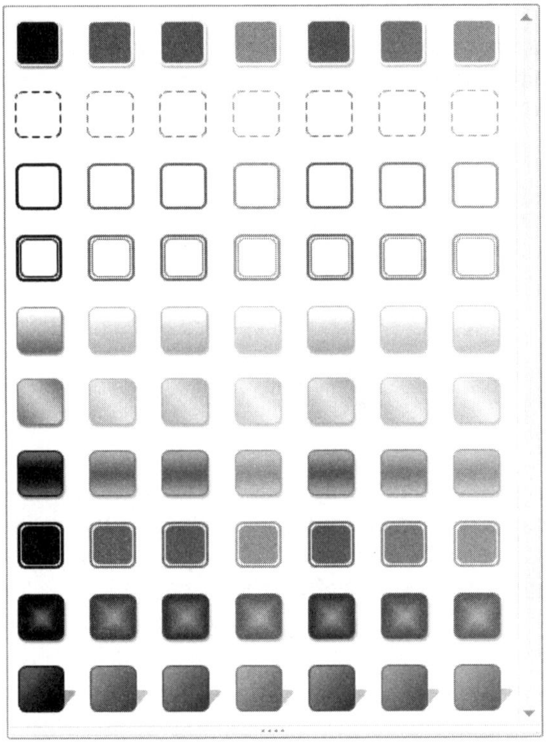

Abbildung 7.88: Formatvorlagen für Füllungen

Diese Auswahl finden Sie ebenfalls unter BILDTOOLS/FORMAT in der Gruppe FORMENARTEN.

Schatteneffekte

Gezeichneten Objekten können Sie ebenso wie AutoFormen durch Hinzufügen eines Schattens eine räumliche Dimension verleihen. Markieren Sie das Objekt, und klicken Sie unter ZEICHENTOOLS/FORMAT auf SCHATTENEFFEKTE.

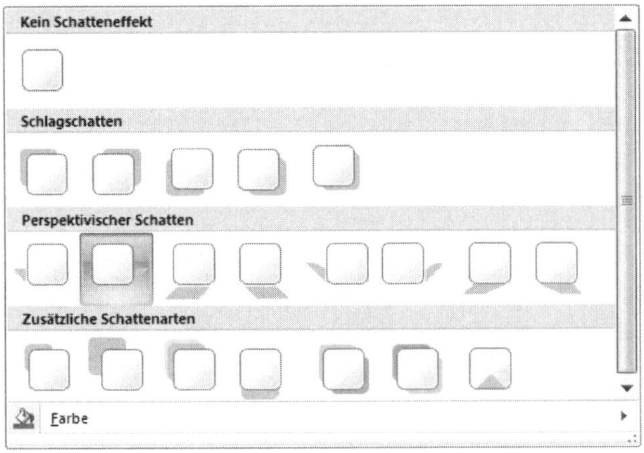

Abbildung 7.89: Menü SCHATTENEFFEKTE

Wählen Sie aus dem Auswählmenü eine der Schatteneinstellungen aus, und weisen Sie diese mit einem Mausklick zu. Wenn Sie KEIN SCHATTENEFFEKT anklicken, werden eingefügte Schatten wieder entfernt. Zusätzlich können Sie unter FARBE noch eine andere Schattenfarbe bestimmen.

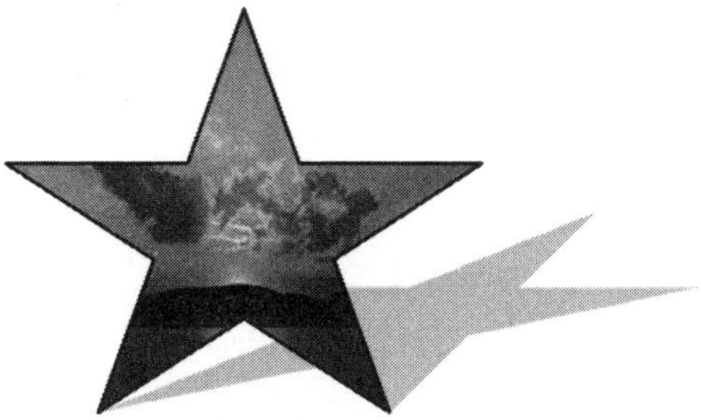

Abbildung 7.90: Zugewiesener Schatteneffekt

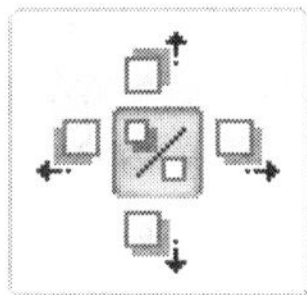

Für die Perfektionisten unter uns bietet Word in der Gruppe SCHATTENEFFEKTE noch eine Präzisionsausrichtung für Schatten an. Damit können Sie in kleinsten Schritten den Schatten nach rechts, links oben und unten verschieben. Der mittlere Knopf blendet hingegen den Schatten aus.

3D-Effekte

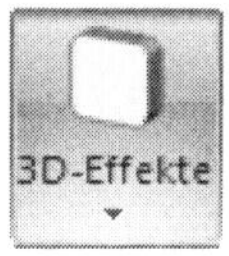

Alternativ zum Schatten können Sie Ihr Objekt auch in einem dreidimensionalen Effekt darstellen. Alternativ deshalb, weil Sie nur eine der beiden Funktionen, 3D oder Schatten, zuweisen können. Haben Sie Ihrer Zeichnung beispielsweise einen Schatten verliehen und klicken Sie anschließend auf einen 3D-Effekt, verschwindet der Schatten, umgekehrt ist es natürlich das Gleiche.

Um also einen 3D-Effekt zuzuweisen, markieren Sie das Objekt, das Sie bearbeiten wollen, und klicken auf den Button 3D-EFFEKTE. Wählen Sie aus dem Menü eine 3D-Einstellung aus, und weisen Sie diese mit einem Mausklick zu.

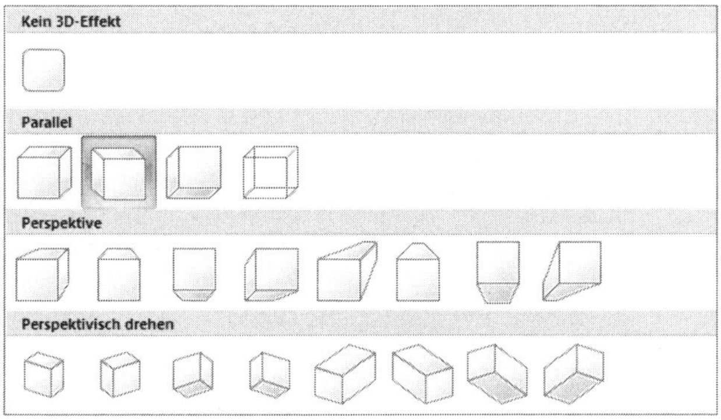

Abbildung 7.91: Auswahl der 3D-Effekte

Unterhalb der Auswahl finden Sie noch einige Funktionen, um Ihr nun dreidimensionales Objekt weiter zu bearbeiten.

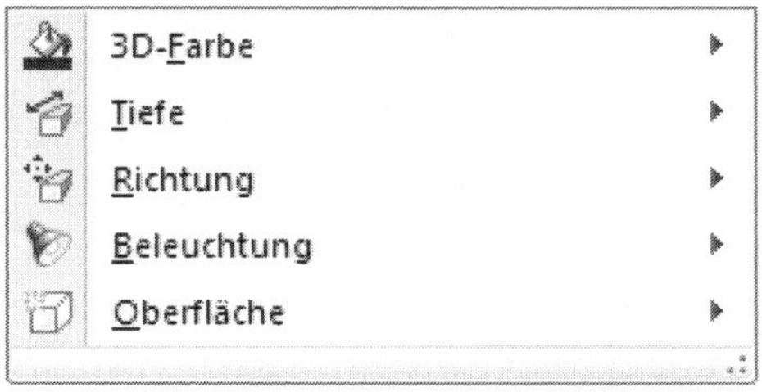

Abbildung 7.92: Weitere Bearbeitungsmöglichkeiten für Ihr 3D-Objekt.

So lässt sich beispielsweise 3D-FARBE Ihres Objekts individuell bestimmen. Auch die TIEFE des Effekts kann hier verändert werden, wobei von 0 pt bis hin zur Einstellung UNENDLICH alles möglich ist. Die Schaltfläche RICHTUNG dient der Wahl einer anderen Perspektive, und mit einem Klick auf BELEUCHTUNG beeinflussen Sie die Lichtrichtung und variieren die Helligkeit. Je nach Objekt kann auch die OBERFLÄCHENOPTION interessante Effekte mit sich bringen.

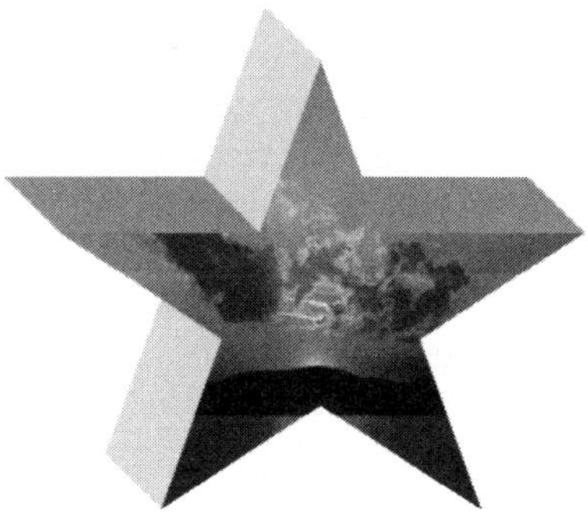

Abbildung 7.93: Objekt mit 3D-Effekt

8 Nummerierung und Aufzählungen

Nummerierungen zeichnen sich dadurch aus, dass jeder einzelne Absatz fortlaufend nummeriert wird. Dafür steht Ihnen eine Reihe von Nummerierungsarten zur Verfügung, die Sie Ihrem Dokument zuweisen können. Bei Aufzählungen verhalten sich die Gliederung und der Aufbau ähnlich. Einzelne Absätze werden hierbei, anstatt mit Zahlen, von einem Aufzählungszeichen eingeleitet. Die Art des Aufzählungszeichens können Sie auch hier aus einer Reihe von Vorlagen, die Ihnen Word zur Verfügung stellt, auswählen.

8.1 Nummerieren und aufzählen

Um einen Text zu nummerieren oder ihn mit Aufzählungszeichen zu versehen, gibt es sozusagen mehrere Wege, die nach Rom führen. Es ist beispielsweise völlig gleichgültig, ob Sie den Text vorher tippen und ihn im Nachhinein nummerieren oder ob Sie sofort beim Tippen die Zahlen und Aufzählungspunkte einfügen. Sie haben auch die Möglichkeit, Zahlen und Aufzählungspunkte zu mischen, um beispielsweise in der Nummerierungsliste selbst noch eine Gliederung einzufügen. Wie Sie dabei vorgehen, bleibt Ihnen und Ihrer Arbeitsweise überlassen.

8.1.1 Einfügen einer Nummerierung beim Tippen

Wenn Sie die Tasten [1], [.] und [Leerzeichen] genau in dieser Reihenfolge drücken, dann weiß Word Bescheid, und die automatische Nummerierung wird aktiviert. Anstatt der [Leerzeichen]-Taste können Sie auch die [⇆]-Taste drücken, das Ergebnis ist dasselbe. Würden Sie jedoch »1.Start« tippen, würde gar nichts passieren. Denn in diesem Fall fehlt zwischen »1.« und »Start« das Leerzeichen oder der Tabstopp, weshalb Word Ihre Eingabe nicht als Nummerierungen erkennen kann.

Nummerierungsautomatik beim Tippen aktivieren:

STEPS

1. Tippen Sie am Zeilenanfang die Tasten [1], [.] und [Leerzeichen] (oder [⇆]). Dadurch erscheint ein Smarttag, was ein untrügliches Zeichen für die Aktivierung der automatischen Nummerierung darstellt.
2. Schreiben Sie anschließend den gewünschten Text, und drücken Sie die Taste [↵].

3. Der Cursor springt in die nächste Zeile und beginnt den neuen Absatz mit »2. «.
4. Wiederholen Sie die Prozedur so lange, bis Sie Ihre Nummerierung beenden möchten. Drücken Sie dazu zweimal hintereinander die [↵]-Taste, und Sie können ganz normal ohne weitere Nummerierungen im Absatz weiterschreiben.

TIPP

Wollen Sie eine Zeilenschaltung innerhalb des Nummerierungspunktes einfügen, ohne einen neuen Punkt zu erstellen, klicken Sie die Tastenkombination [Strg] + [↵].

Nachdem Sie nun Ihre Liste fertig gestellt haben, werden Sie feststellen, dass Word die Nummerierungen automatisch nach rechts eingerückt hat (siehe Abbildung 8.1, Punkt 1). Wenn Ihnen das nicht gefällt, können Sie diesen Umstand leicht beheben.

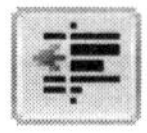

Klicken Sie dazu einmal auf die erste Ziffer, also die »1.«, damit die Nummerierung grau hinterlegt wird und man sie bearbeiten kann. Betätigen Sie anschließend unter START/ABSATZ den Button EINZUG VERKLEINERN, oder ziehen Sie mit gedrückter linker Maustaste die Nummerierung nach links, also zurück zum Seitenrand (siehe Abbildung 8.1, Punkt 2), und lösen Sie die Maustaste wieder. Beide Varianten führen zum gleichen Ergebnis (siehe Abbildung 8.1, Punkt 3).

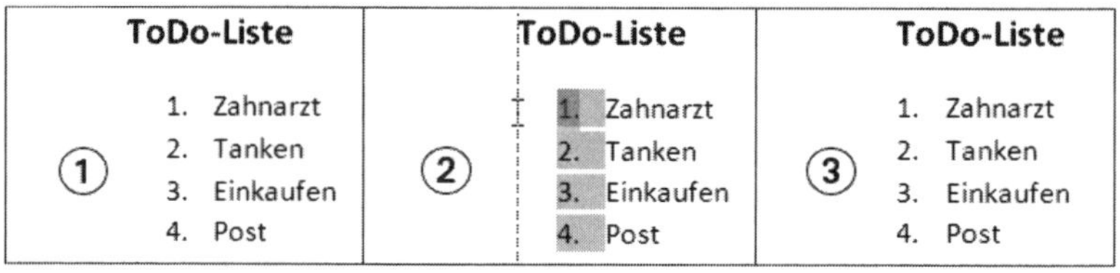

Abbildung 8.1: Nummerierung mit dem Seitenrand ausrichten

8.1.2 Einfügen von Aufzählungszeichen beim Tippen

Auch das automatische Einfügen von Aufzählungszeichen lässt sich durch die Eingabe einer Tastenfolge aktivieren. Das Prozedere unterscheidet sich dabei kaum von dem der Nummerierungsaktivierung. Einzig die Tastenfolge ist eine andere. Tippen Sie am Satzanfang die [*]-Taste und danach die [Leertaste], wird aus Ihrem Stern ein Aufzählungspunkt. Bei jeder weiteren Zeilenschaltung wird an den Satzanfang automatisch wieder ein Aufzählungspunkt gesetzt.

Wollen Sie Ihre Aufzählung beenden, dann drücken Sie auch hier zweimal hintereinander die [↵]-Taste, und Sie können ganz normal ohne weitere Aufzählungspunkte im Absatz weiterschreiben.

Da Aufzählungspunkte ebenfalls automatisch eingerückt werden, können Sie diese auch am Seitenrand ausrichten. Gehen Sie dabei gleichermaßen vor wie bei den Nummerierungen (siehe auch Abbildung 8.1).

8.1.3 Nummerierungs- und Aufzählungsautomatik unterbinden

Diese Automatik ist zwar sehr praktisch, kann aber in dem einen oder anderen Fall auch lästig sein. Nämlich dann, wenn Sie einen Satz mit »1.« oder einem »*« beginnen, also beispielsweise »1. Mai« schreiben, und folglich gar keine Nummerierung bzw. Aufzählung wünschen. Das beeindruckt Word jedoch nicht im Geringsten, nach der Zeilenschaltung wird der nächste Absatz rigoros mit »2.« oder einem weiteren Aufzählungspunkt begonnen. Um hierbei Abhilfe zu schaffen, haben Sie zwei verschiedene Möglichkeiten:

Nummerierungs- und Aufzählungsautomatik einmalig unterbinden

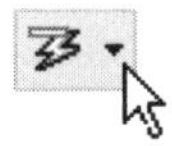

Wenn Sie also beispielsweise mit »1. « begonnen haben, den Satz zu schreiben, schiebt sich ein Smarttag an den Satzanfang, und Ihr Zeilenbeginn wird eingerückt. Um die Nummerierung zu unterbinden, bewegen Sie den Mauszeiger auf den Smarttag, und klicken Sie, nachdem er zu einem Button wurde, auf den kleinen Pfeil, der nach unten zeigt. Wählen Sie in der nun geöffneten Auswahl den Eintrag RÜCKGÄNGIG: AUTOMATISCHE NUMMERIERUNG (bei Aufzählungen würde der Eintrag RÜCKGÄNGIG: AUTOMATISCHE AUFZÄHLUNGEN lauten), und tippen Sie Ihren Text ganz normal weiter. Die Einrückung verschwindet wieder, und nach einer Zeilenschaltung wird nicht weiternummeriert oder aufgezählt.

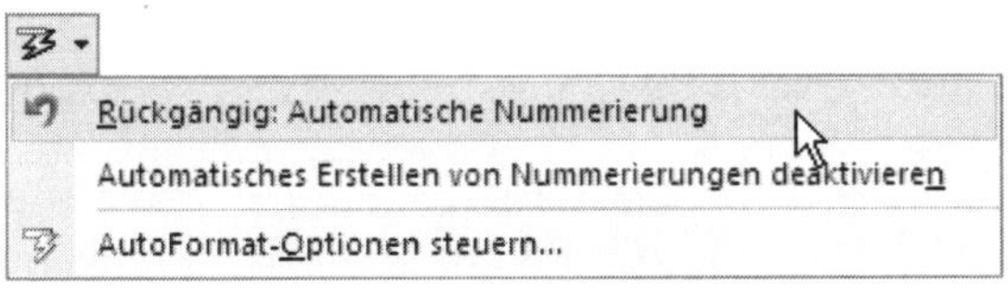

Abbildung 8.2: Nummerierung einmalig unterbinden

Wenn Sie jedoch in Ihrem Dokument erneut einen Satz mit »1. « oder »*« beginnen würden, wäre die Automatik wieder aktiv.

Nummerierungs- und Aufzählungsautomatik deaktivieren

Die zweite Möglichkeit wäre, die Automatik gänzlich zu deaktivieren. Sollten Sie ein Smarttag zur Verfügung haben, öffnen Sie wie schon vorhin das Auswahlmenü, und wählen Sie nun, abhängig von Ihrem geschriebenen Text, entweder den Eintrag AUTOMATISCHES ERSTELLEN VON NUMMERIERUNGEN DEAKTIVIEREN oder AUTOMATISCHES ERSTELLEN VON AUFZÄHLUNGEN DEAKTIVIEREN aus.

STEPS

Für den Fall, dass Ihnen kein eingeblendetes Smarttag zur Verfügung steht, gehen Sie folgendermaßen vor:

1. Klicken Sie auf die Schaltfläche OFFICE, um das Menü zu öffnen.
2. Klicken Sie nun auf den Button WORD-OPTIONEN und anschließend in der linken Auswahl auf den Eintrag DOKUMENTPRÜFUNG.

3. Betätigen Sie nun unter AUTOKORREKTUR-OPTIONEN die gleichnamige Schaltfläche, um das Dialogfeld AUTOKORREKTUR zu öffnen.

Abbildung 8.3: Dialogfeld AUTOKORREKTUR

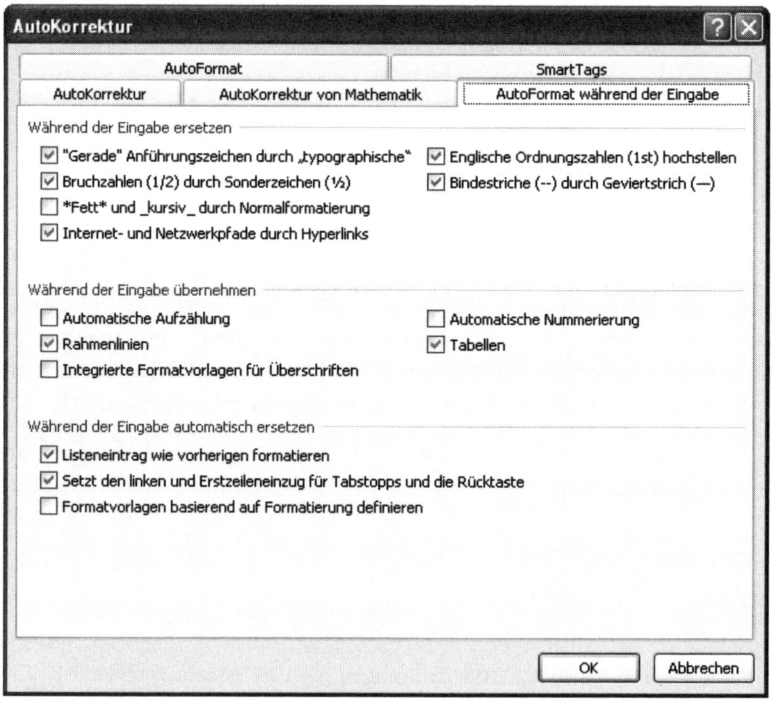

4. Gehen Sie auf der Registerkarte AUTOFORMAT WÄHREND DER EINGABE in die Untergruppe WÄHREND DER EINGABE ÜBERNEHMEN, und entfernen Sie das Häkchen an der Funktion AUTOMATISCHE NUMMERIERUNG bzw. AUTOMATISCHE AUFZÄHLUNG.
5. Klicken Sie nun auf OK, um die Eingaben zu bestätigen und das Dialogfeld AUTOKORREKTUR zu schließen, und anschließend ein weiteres Mal auf OK, um die WORD-OPTIONEN zu beenden.

Nummerierungs- bzw. Aufzählungsautomatik wieder aktivieren

Um die Automatik wieder zu aktivieren, müssen Sie den gleichen Weg gehen wie vorhin bei der Deaktivierung und erneut das Dialogfeld AUTOKORREKTUR öffnen. Gehen Sie nun wiederum auf der Registerkarte AUTOFORMAT WÄHREND DER EINGABE in die Untergruppe WÄHREND DER EINGABE ÜBERNEHMEN, und setzen Sie das Häkchen wieder an der Funktion AUTOMATISCHE NUMMERIERUNG bzw. AUTOMATISCHE AUFZÄHLUNG, um sie zu aktivieren.

Abbildung 8.4: Automatik wieder aktivieren

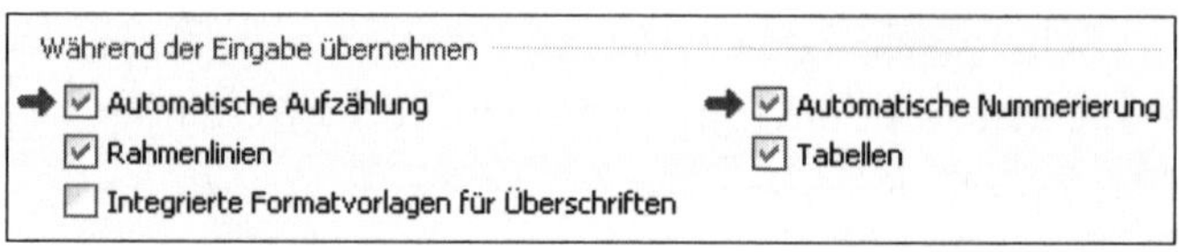

8.1.4 Nachträglich nummerieren und aufzählen

Wenn Sie den Text bereits erfasst haben und im Nachhinein feststellen, dass an der einen oder anderen Stelle eine Aufzählung oder Nummerierung angebracht wäre, ist das überhaupt kein Problem.

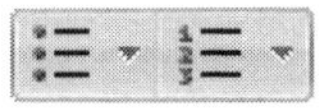

Markieren Sie den Textabschnitt, den Sie gliedern möchten und öffnen Sie anschließend die Registerkarte START. Klicken Sie nun in der Gruppe Absatz auf den Button NUMMERIERUNG, um die Absätze zu nummerieren, bzw. auf den Button AUFZÄHLUNGSZEICHEN, um jeden neuen Absatz mit einem Aufzählungspunkt zu starten.

8.1.5 Aufzählung in Nummerierung umwandeln

Sollte sich in Ihrem Dokument eine Aufzählung befinden, die wesentlich übersichtlicher, schlüssiger oder was auch immer wirken würde, wäre sie eine Nummerierung, können Sie diesen Umstand schnell beheben.

Markieren Sie einfach den gesamten Aufzählungsabschnitt, und klicken Sie auf den Button NUMMERIERUNG. Ihre Punkte verschwinden, und die Absätze werden durchnummeriert. Umgekehrt ist das natürlich ganz genauso möglich.

8.1.6 Nummerierung und Aufzählung mischen

Eine weitere Variante, diese Funktion einzusetzen, ist das Mischen von Nummerierung und Aufzählungspunkten. Wenn Sie sich dafür entschieden haben, ist es am besten, Sie schreiben erst den Text, ohne ihn in irgendeiner Form zu formatieren. Das Einzige, was zu beachten wäre, ist das Setzen der Absatzmarken als Unterteilung der einzelnen Abschnitte.

Nach der Fertigstellung klicken Sie dann in die einzelnen Absätze und weisen das entsprechende Format mithilfe der Schaltflächen NUMMERIERUNG und AUFZÄHLUNGSZEICHEN zu.

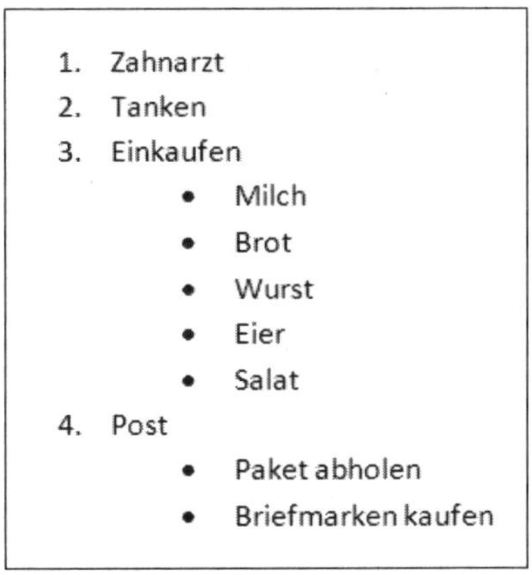

Abbildung 8.5: Beispiel einer Auflistung, in der Aufzählungspunkte und Nummerierung gemischt wurden

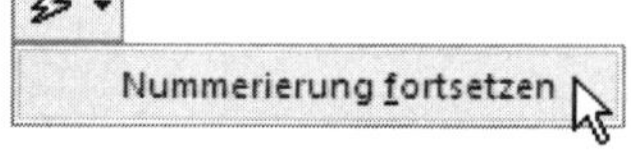

Sollte es dazu kommen, dass nach den eingefügten Gliederungspunkten die Nummerierung wieder mit »1.« beginnt, obwohl Sie eigentlich weiternummerieren wollten, klicken Sie auf den Smarttag, der sich in diesem Fall neben der Nummerierung befindet. Es öffnet sich ein Feld mit der Funktion NUMMERIERUNG FORTSETZEN. *Aktivieren Sie es mit einem Mausklick, und Ihr Absatz bekommt die fortlaufend nächste Nummerierungszahl.*

8.1.7 Nummerierung und Aufzählung entfernen

Nummerierungen und Aufzählungspunkte sind genauso schnell entfernt, wie sie zugewiesen wurden. Setzen Sie dazu einfach den Mauszeiger in den gewünschten Absatz, und klicken Sie auf die entsprechende Schaltfläche. Das bedeutet, wollen Sie einen nummerierten Absatz zu einem Standardabsatz machen, klicken Sie auf die Schaltfläche NUMMERIERUNG, für Aufzählungen auf die Schaltfläche AUFZÄHLUNGSZEICHEN.

Zur leichteren Orientierung sind die Schaltflächen gelb, wenn das betreffende Format aktiv ist. Durch einen neuerlichen Klick wird die Funktion deaktiviert, und die Schaltfläche nimmt wieder die Farbe der Registerkarte an. So können Sie auf einen Blick erkennen, welche Funktionen zugewiesen und aktiv sind.

8.2 Bearbeiten von Nummerierung und Aufzählungen

In diesem Abschnitt wollen wir uns mit den verschiedensten Darstellungsvarianten von Nummerierung und Aufzählung beschäftigen. Die vordefinierten Zeichen, Abstände und Einzüge erfüllen zwar ihren Zweck, aber eine wirklich optische Offenbarung sind sie nicht. Wenn Sie also Ihr Dokument individuell gestalten möchten, kommen Sie nicht umhin, diverse Änderungen vorzunehmen. Eines vorweg, um diverse Änderungen zuweisen zu können, müssen die betreffenden Abschnitte immer markiert sein.

8.2.1 Andere Aufzählungszeichen zuweisen

Wenn Sie das kleine schwarze Aufzählungspünktchen genauso unaufregend finden wie ich, können Sie selbstverständlich auch ein anderes Modell zuweisen. Klicken Sie dazu auf den Drop-down-Pfeil des Funktionsbuttons AUFZÄHLUNGSZEICHEN, um das Menü zu öffnen (siehe Abbildung 8.6).

Hier finden Sie schon eine kleine Auswahl an Vorschlägen sowie die zuletzt verwendeten Aufzählungspunkte. Wollen Sie jedoch aus dem Vollen schöpfen, wählen Sie den Eintrag NEUES AUFZÄHLUNGSZEICHEN DEFINIEREN, um das gleichnamige Dialogfeld zu öffnen.

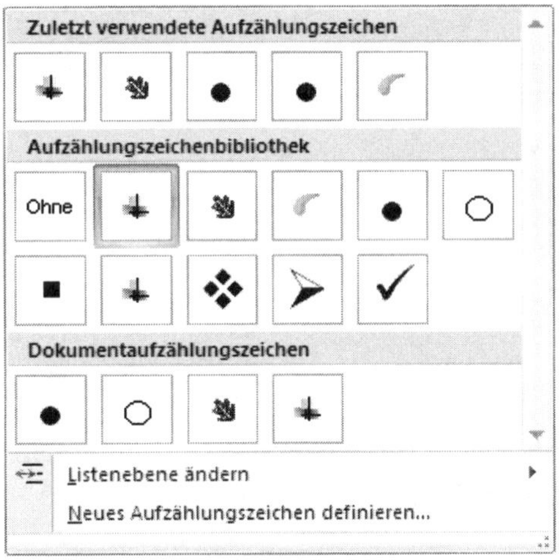

Abbildung 8.6: Drop-down-Menü der Funktion AUFZÄHLUNGSZEICHEN

Unter AUFZÄHLUNGSZEICHEN müssen Sie sich nun entscheiden, ob Sie ein Symbol oder ein Bild definieren möchten. Unter SYMBOL finden Sie diverse Schriftzeichen wie beispielsweise »@«, wohingegen Sie unter BILD aus vielen kleinen und bunten Grafiken auswählen können.

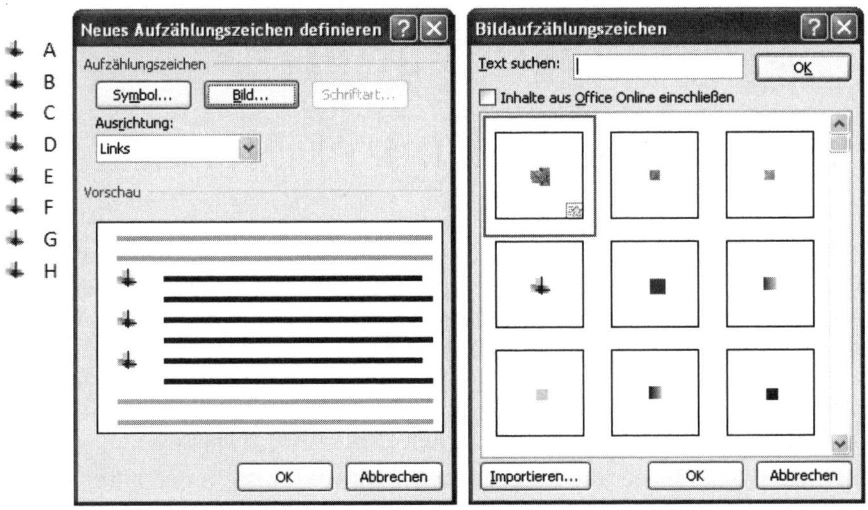

Abbildung 8.7: Ein Bild als Aufzählungszeichen auswählen

Wählen Sie mit einem Doppelklick Ihren Aufzählungspunkt aus, um ihn in das Dialogfeld NEUES AUFZÄHLUNGSZEICHEN DEFINIEREN einzufügen.

Wenn Sie sich für ein Bild entschieden haben, können Sie noch die Ausrichtung bestimmen und anschließend auf die Schaltfläche OK klicken, um Ihre Auswahl zuzuweisen. Ist jedoch die Wahl auf ein Symbol gefallen, dann haben Sie die Möglichkeit, neben der Ausrichtung auch noch die Formatierung zu definieren. In diesem Fall wird die Schaltfläche SCHRIFTART aktiv, mit der Sie das gleichnamige Dialogfeld öffnen können.

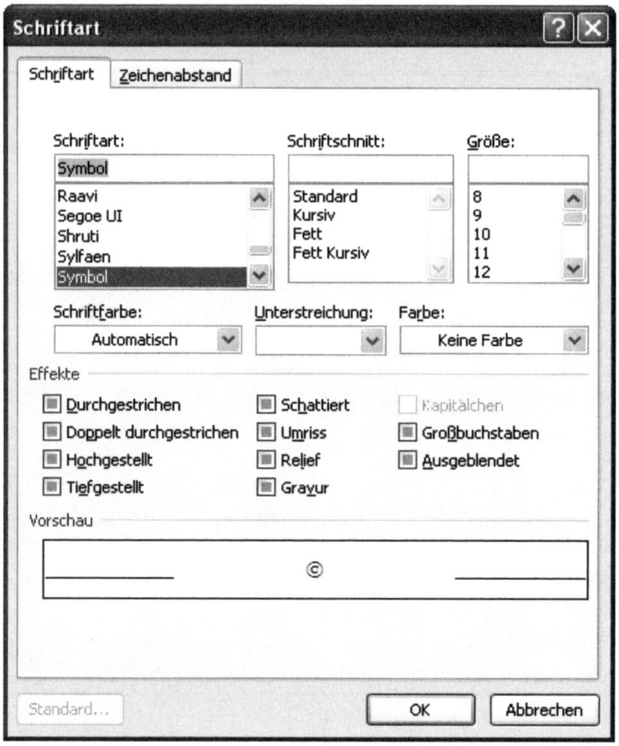

Abbildung 8.8: Dialogfeld SCHRIFTART

Neben den allgemeinen Formatierungen, wie beispielsweise Schriftart, -größe, -farbe, können Sie auch noch aus einer Reihe von Effekten wählen, die Sie Ihrem Symbol zuweisen können. Haben Sie alle Einstellungen getroffen, klicken Sie auf OK.

Klicken Sie nun noch im Dialogfeld NEUES AUFZÄHLUNGSZEICHEN DEFINIEREN auf die Schaltfläche OK, um das neue Format zuzuweisen und den Dialog zu schließen.

8.2.2 Format der Nummerierung ändern

Auch bei Nummerierungen können Sie einige Einstellungen treffen, um Form und Aussehen zu verändern und auf Ihre Bedürfnisse abzustimmen. Klicken Sie dazu auf den Drop-down-Pfeil des Funktionsbuttons NUMMERIERUNG, um das Menü zu öffnen (siehe Abbildung 8.9).

Auch hier finden Sie, wie schon bei den Aufzählungszeichen, eine Reihe von vordefinierten Nummerierungsvarianten sowie die zuletzt verwendeten Zahlenformate vor. Wollen Sie jedoch ein eigenes Nummerierungsformat erstellen, wählen Sie den Eintrag NEUES ZAHLENFORMAT DEFINIEREN, um das gleichnamige Dialogfeld zu öffnen.

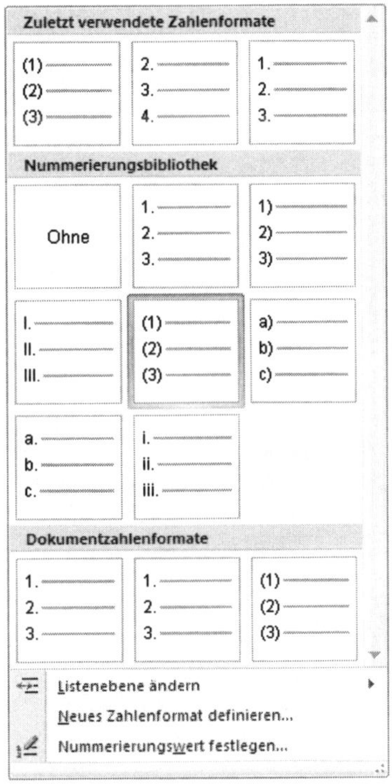

Abbildung 8.9: Drop-down-Menü der Funktion NUMMERIERUNG

Wählen Sie hier nun eine ZAHLENFORMATVORLAGE aus, oder geben Sie unter ZAHLENFORMAT Ihr eigenes ein. Bestimmen Sie nun noch die Ausrichtung, und klicken Sie abschließend auf OK, um das neue Format zuzuweisen.

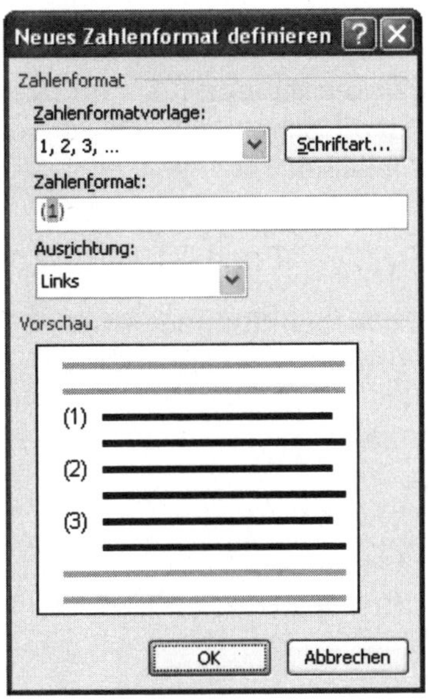

Abbildung 8.10: Definieren eines neuen Zahlenformats

8.2.3 Nummerierungsart ändern

Neben dem Layout können Sie selbstverständlich auch die Nummerierungsart, also die Schriftart ändern. Öffnen Sie dazu, wie vorhin schon beschrieben, das Dialogfeld NEUES ZAHLENFORMAT DEFINIEREN, und klicken Sie auf die Schaltfläche SCHRIFTART.

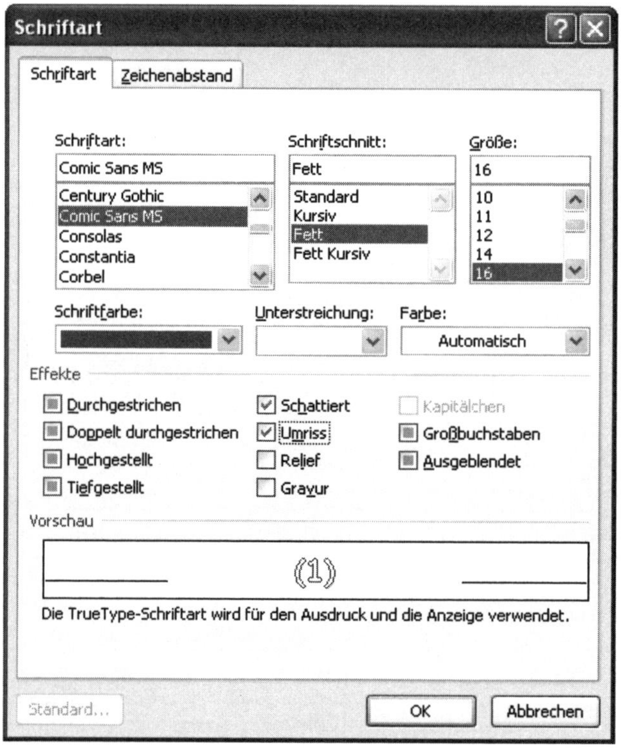

Abbildung 8.11: Dialogfeld SCHRIFTART zum Definieren eines neuen Zahlenformats

Im nun geöffneten Dialogfeld können Sie Ihre Schrift nach Lust und Laune verändern und den momentanen Stand im Feld VORSCHAU begutachten. Wenn Sie mit dem Resultat zufrieden sind, klicken Sie auf OK, um die Eingaben zu bestätigen und zum Dialogfeld NEUES ZAHLENFORMAT DEFINIEREN zurückzukehren. Klicken Sie darin erneut auf OK, um die neue Schriftart zuzuweisen.

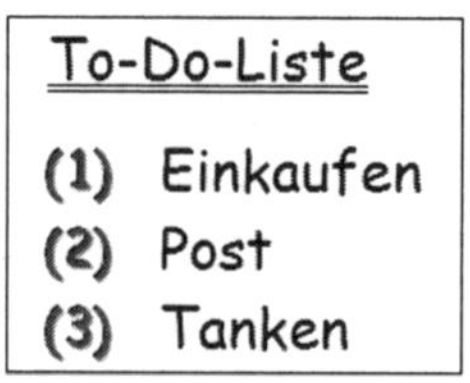

Abbildung 8.12: So könnte eine selbst definiertes Zahlenformat aussehen.

8.2.4 Listeneinzug und Zeilenabstände anpassen

Eine weitere Gestaltungsmöglichkeit ist das Ändern von Einzügen und Abständen in der Auflistung. Um den, auf Wunsch, millimetergenauen Einzug zu bestimmen, klicken Sie mit der rechten Maustaste vor eines der Listenelemente, um das Kontextmenü zu öffnen. Wählen Sie den Eintrag LISTENEINZUG ANPASSEN aus, um das Dialogfeld LISTENEINRÜCKUNG ANPASSEN zu öffnen. Geben Sie im oberen Eingabefeld die Einrückung für die Nummerierung bzw. Aufzählung ein und darunter den Texteinzug. Klicken Sie abschließend auf OK, um Ihre Eingaben zu bestätigen und den Einzug zuzuweisen.

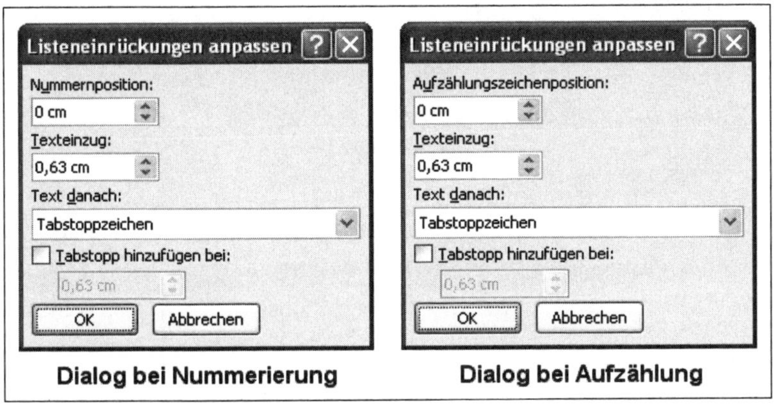

Abbildung 8.13: Definieren des Listeneinzugs

Ferner können Sie auch noch einfach und schnell die Zeilenabstände verändern. Klicken Sie dazu auf der Registerkarte START in der Gruppe ABSATZ auf die Schaltfläche ZEILENABSTAND. Wählen Sie im nun geöffneten Menü einen Abstand aus, um ihn zuzuweisen.

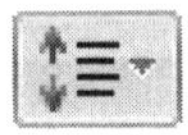

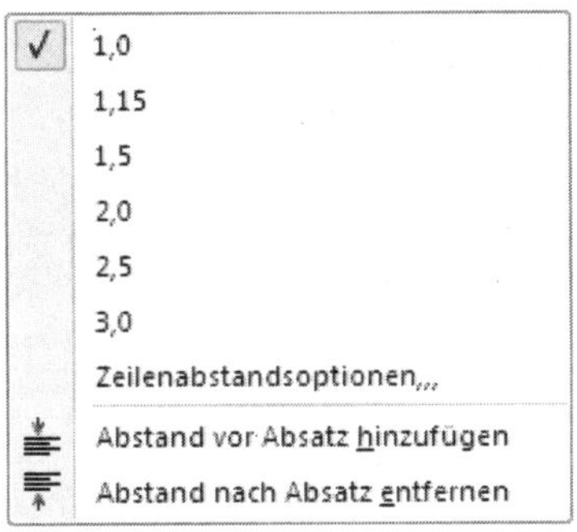

Abbildung 8.14: Auswahl des Zeilenabstandes

Genauere Informationen und weitere Formatierungsmöglichkeiten zum Thema Zeilenabstand *finden Sie in Kapitel 3, »Formatierungen«.*

REF

8.3 Listen mit mehreren Ebenen erstellen und anpassen

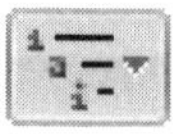

Eine Liste mit mehreren Ebenen zeigt die Listenelemente auf verschiedenen Ebenen anstatt nur in einer an. Der Vorteil solcher Listen ist, dass mehrfache Unterteilungen beträchtlich zur Transparenz und Übersicht Ihres Dokuments beitragen. Wollen Sie beispielsweise ein sehr langes Dokument mit vielen Überschriften und Überschriftsebenen erstellen, wird Ihnen diese Funktion gute Dienste leisten.

Dabei können Sie, wie gewohnt, auf bereits erstellte Formatvorlagen aus dem Katalog zurückgreifen oder selbst neue Formatvorlagen erstellen. Diese neu erstellten Vorlagen können Sie dann immer wieder anwenden, denn sie werden automatisch dem Formatvorlagenkatalog hinzugefügt.

STEPS

Auswählen einer Formatvorlage:

1. Setzen Sie den Cursor an die Stelle im Dokument, an der Sie mit der Liste beginnen möchten.
2. Klicken Sie auf der Registerkarte START in der Gruppe ABSATZ auf den Drop-down-Pfeil der Schaltfläche LISTE MIT MEHREREN EBENEN.
3. Wählen Sie im nun geöffneten Menü unter LISTENBIBLIOTHEK eine Formatvorlage, um sie zuzuweisen, und beginnen Sie, die Liste zu erstellen.

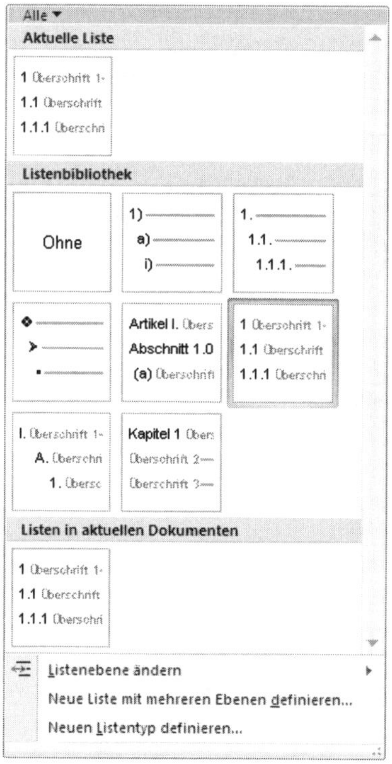

Abbildung 8.15: Vordefinierte Formatvorlagen für Listen mit mehreren Ebenen

Das war mit Sicherheit die einfachere und schnellere Variante, eine Liste mit mehreren Ebenen zu erstellen. Da Sie aber in Anbetracht der doch sehr mageren Auswahl, und vielleicht auch optisch nicht besonders anspruchsvoller Formatvorlagen, bestimmt nicht in Begeisterungsstürme ausbrechen werden, ist es mitunter sinnvoll, eine neue und eigene Formatvorlage zu erstellen.

Erstellen einer neuen Formatvorlage:

STEPS

1. Setzen Sie den Cursor an die Stelle im Dokument, an der Sie mit der Liste beginnen möchten.
2. Klicken Sie auf der Registerkarte START in der Gruppe ABSATZ auf den Drop-down-Pfeil der Schaltfläche LISTE MIT MEHREREN EBENEN.
3. Wählen Sie im nun geöffneten Menü den vorletzten Eintrag NEUE LISTE MIT MEHREREN EBENEN ERSTELLEN aus, um das gleichnamige Dialogfeld zu öffnen.

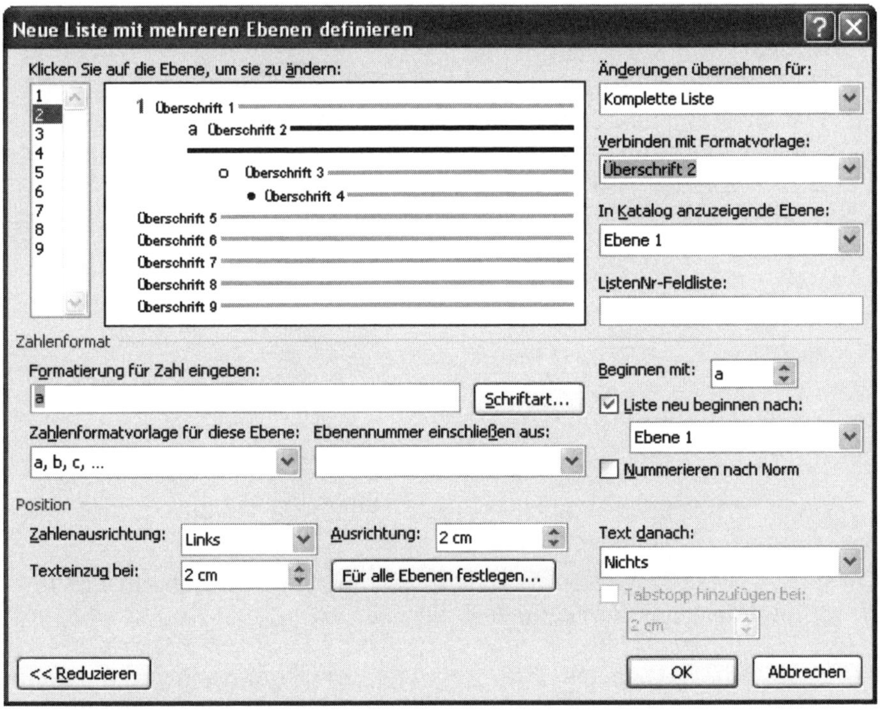

Abbildung 8.16: Definieren Sie hier die Einstellungen für Ihre Liste

4. Definieren Sie nun der Reihe nach, natürlich beginnend mit Ebene 1, die Einstellungen der Gruppen FORMAT, SCHRIFTART und POSITION. Achten Sie darauf, dass Sie immer die betreffende Ebene, die Sie gerade bearbeiten möchten, in der Ebenen-Auswahlliste links oben markiert haben.

5. Wenn Sie alle Einstellungen getroffen haben, klicken Sie auf OK, um die neu erstellte Formatvorlage zuzuweisen, und beginnen Sie mit der Erstellung der Liste.

So, nun können Sie damit beginnen, eine Liste zu erstellen. Wichtig dabei ist, dass Sie Word mitteilen, in welcher Ebene Sie schreiben möchten.

STEPS

Liste erstellen:

1. Der erste Absatz, den Sie eingeben, wird automatisch mit Ebene 1 verbunden und erhält die von Ihnen zugewiesene Formatvorlage, nehmen wir an Überschrift 1.
2. Drücken Sie nun die [↵]-Taste, um den Fließtext einzugeben.
3. Wenn Sie die nächste Ebene erreichen, beispielsweise Überschrift 2, klicken Sie auf der Registerkarte START in der Gruppe FORMATVORLAGEN auf die nun gewünschte Ebene.

Abbildung 8.17: In diesem Beispiel wird Ebene 3 also Überschrift 3 zugewiesen.

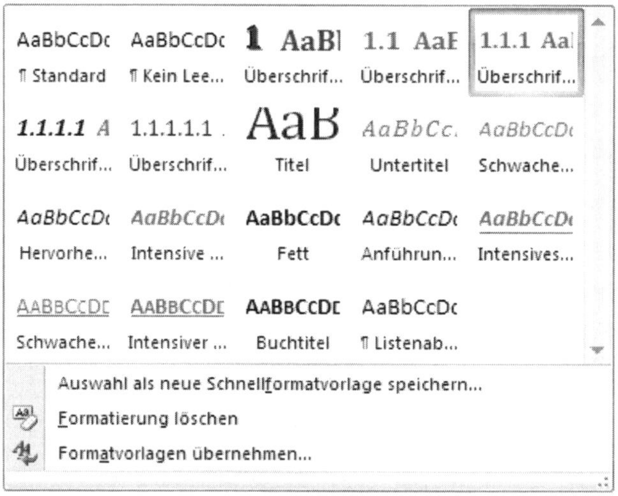

4. Durch das Betätigen der [↵]-Taste kehren Sie erneut zum Eingabemodus des Fließtextes zurück.
5. Wiederholen Sie dieses Prozedere, bis alle Überschriften entsprechend nummeriert und der Fließtext eingegeben ist.

INFO

Wenn Sie ein Listenelement auf eine andere Aufzählungs- bzw. Nummerierungsebene verschieben möchten, markieren Sie es, klicken auf der Registerkarte START *in der Gruppe* ABSATZ *auf den Drop-down-Pfeil neben den Schaltflächen* AUFZÄHLUNGSZEICHEN *oder* NUMMERIERUNG. *Wählen Sie nun den Eintrag* LISTENEBENE ÄNDERN *aus, und klicken Sie in der nun geöffneten Auswahl auf die Listenebene, in die das Listenelement verschoben werden soll.*

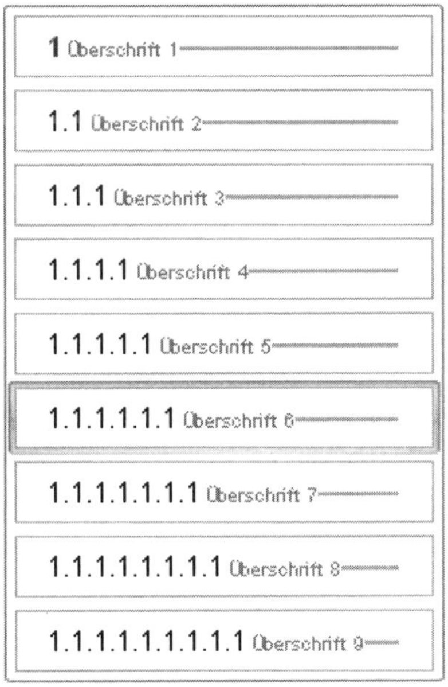

Abbildung 8.18: Menü zum Bestimmen der Listenebene

TIPP

Um zwischen den Ebenen schrittweise zu wechseln, hält Word für Sie zwei Tastenkombinationen bereit:

- *Drücken Sie die* [Tab]*-Taste alleine, wird der ausgewählte Absatz um eine Ebene nach unten gestellt,*
- *wählen Sie jedoch die Tastenkombination* [Shift] + [Tab], *wird der markierte Absatz um eine Ebene erhöht.*

8

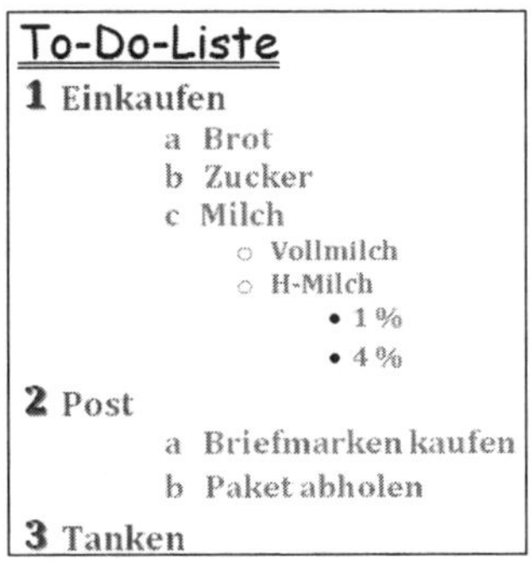

Abbildung 8.19: Beispiel für eine Liste mit mehreren Ebenen

9 Suchen und Ersetzen

Das Suchen und Ersetzen in einem besonders langen Word-Dokument könnte durchaus zur Lebensaufgabe geraten, gäbe es da nicht die Suchfunktion in Word. Die Suche ist eine extrem mächtige Funktion, denn es können nicht nur einzelne Wörter oder Textstellen gesucht werden, sondern auch alle möglichen Sonderzeichen, Formate, Seitenumbrüche, Tabs u.v.m. In Verbindung mit Ersetzen, das man auf Wunsch in einem Arbeitsschritt mit dem Suchen verbinden kann, erleichtert es einem das Leben ungemein und spart dazu noch eine Menge Zeit.

In diesem Kapitel werden wir uns also mit all jenen Dingen beschäftigen, die sich rund um das Thema »Suchen und Ersetzen« in Word-Dokumenten drehen. Dazu bekommen Sie gleich am Anfang Ihr erstes Handwerkzeug auf den Weg, nämlich die Tastenkombination [Strg] + [F], die das Dialogfeld SUCHEN UND ERSETZEN öffnet und uns durch das ganze Kapitel begleiten wird.

9.1 Suchen nach Text

Die Suche nach gewissen Textstellen gehört beinahe schon zum täglichen Brot beim Arbeiten in Word. Dies können neben einzelnen Wörtern auch ganze Sätze oder Textpassagen sein, die jedoch auf maximal 255 Zeichen beschränkt werden müssen. Darüber hinaus können Sie selbstverständlich auch nach Zeichenfolgen und Wortteilen suchen. Nahezu unerschöpflich sind die Möglichkeiten, die Ihnen hierbei geboten sind. Ferner haben Sie die Möglichkeit, im Text entweder von oben nach unten oder von unten nach oben zu suchen und vieles mehr.

Bei der einfachen Suche müssen Sie keinerlei Augenmerk auf Groß- oder Kleinschreibung legen, denn Word sucht in diesem Fall nur nach der eingegebenen Zeichenfolge. Ob dies dann ein eigenständiges Wort ist oder die eingegebenen Zeichen in einem Wort enthalten sind, ist Word vollkommen egal. So wird beispielsweise bei der Eingabe von »hamster« nicht nur »hamster«, sondern auch »Hamster«, »Goldhamster« oder »Hamsterkäfig« gefunden. Entscheidend ist die Abfolge der Zeichen und nicht die Position im Wort, an der diese steht.

Was auch immer Sie machen möchten, alle Einstellungen nehmen Sie im Dialogfeld SUCHEN UND ERSETZEN vor, das mit der Tastenkombination [Strg] + [F] geöffnet wird.

STEPS

Text in Dokument suchen:

1. Öffnen Sie also das Dialogfeld SUCHEN UND ERSETZEN durch Drücken der Tastenkombination [Strg] + [F].

Abbildung 9.1: Dialogfeld SUCHEN UND ERSETZEN

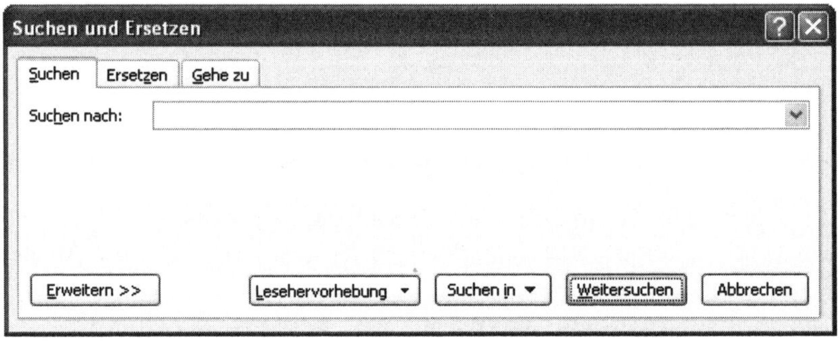

2. Geben Sie nun unter SUCHEN NACH das gewünschte Wort oder die Textstelle ein, die Sie suchen möchten. Sollten Sie nach dieser Zeichenfolge schon einmal gesucht haben, können Sie auch das Listenfeld durch einen Klick auf das kleine Häkchen neben dem Eingabefeld herunterklappen und das Wort erneut auswählen, ohne es noch mal eingeben zu müssen.
3. Klicken Sie nun auf den Button WEITERSUCHEN, um den Suchvorgang zu starten.

Abbildung 9.2: Erste gefundene Textpassage wird markiert.

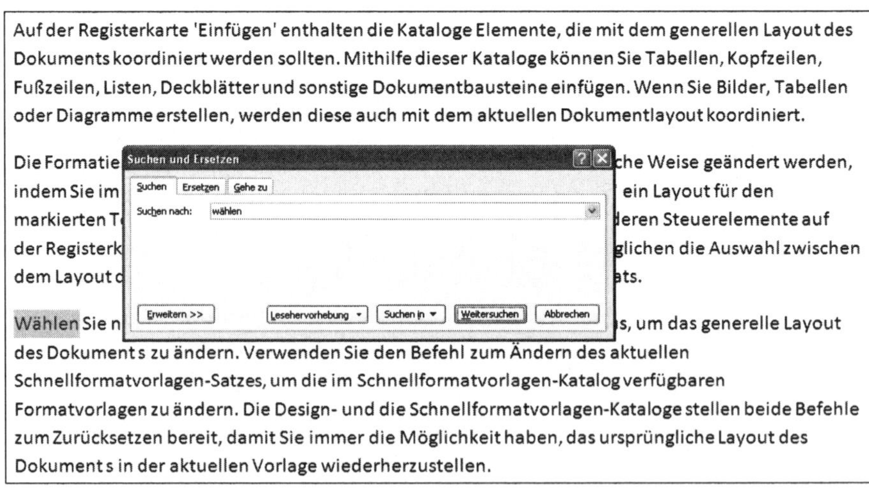

4. Word zeigt Ihnen nun durch eine Markierung das erste gefundene Wort oder die Textpassage an, die mit Ihrer Eingabe übereinstimmt.
5. Sollte das noch nicht die gewünschte Stelle gewesen sein bzw. vermuten Sie im Text noch weitere dieser Zeichenfolgen, dann klicken Sie auf WEITERSUCHEN, um Ihre Suche im Dokument fortzusetzen.

6. Wurde das Dokument durchsucht, zeigt Ihnen Word die Meldung DER SUCHVORGANG VON WORD FÜR DAS/DIE OBJEKT/E "DOKUMENT" IST ABGESCHLOSSEN an, die Sie mit OK bestätigen müssen, um im Dokument weiterarbeiten zu können.

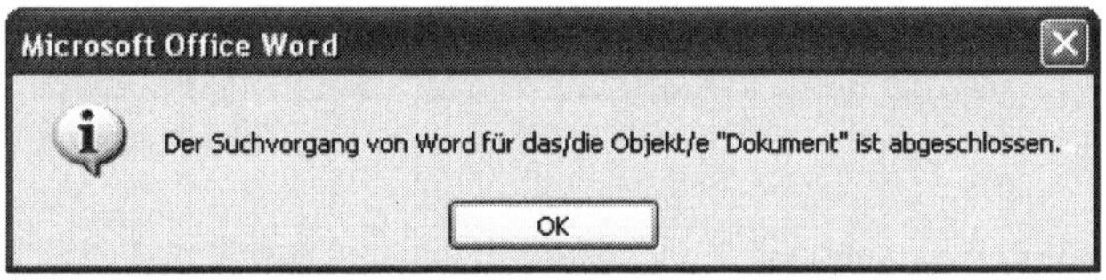

Abbildung 9.3: Das Dokument wurde komplett durchsucht.

Sollten Sie den Suchvorgang vorzeitig abbrechen wollen, klicken Sie im Dialogfeld SUCHEN UND ERSETZEN einfach auf den Button ABBRECHEN, um Ihre Suche zu beenden.

INFO

Haben Sie einmal aus Versehen das Dialogfeld SUCHEN UND ERSETZEN *versehentlich geschlossen, ist das kein großes Problem. Denn beim Wiederaufrufen durch* [Strg] + [F] *steht unter* SUCHEN NACH *immer noch Ihr zuletzt gesuchter Begriff oder Text, sodass Ihnen eine neuerliche Eingabe erspart bleibt und Sie sofort wieder weitersuchen können.*

Alles in allem bleibt zu sagen, dass es natürlich möglich ist, auch nur mit ein paar Buchstaben die gewünschte Textpassage zu finden. Wir würden Ihnen aber trotzdem empfehlen, Ihre Suche so präzise wie möglich zu formulieren. Denn die Zeit, die Sie durch das Nichteintippen von ein paar wenigen Buchstaben sparen, können Sie bei der Suche nie wieder hereinholen. Wenn Sie beispielsweise nach dem Namen »Erwin« suchen, würde ich empfehlen, dass Sie sich nicht nur auf die Eingabe von »er« beschränken. Gut, Sie werden Ihren Erwin bestimmt finden, nämlich nachdem Ihnen Word ca. 100 Mal das Wort »er« oder vielleicht auch »der« angeboten hat. Wenn Sie also wissen, dass Sie beispielsweise nach einem »Erwin Schuster« suchen, geben Sie ruhig den ganzen Text ein, dies führt in der Regel am schnellsten zum Ziel.

9

TIPP

WEITERSUCHEN *ohne Dialogfeld*

Beim Suchen arbeiten Sie sich mit jedem Klick auf den Button WEITERSUCHEN *durch das Dokument und finden der Reihe nach alle Standorte des gesuchten Begriffs. Das Dialogfeld kann dabei sehr störend sein. Aber es geht auch ohne:*

- *Rufen Sie die Funktion* SUCHEN *mit* [Strg] + [F] *auf, geben Sie den Suchbegriff ein, und klicken Sie auf* WEITERSUCHEN.
- *Sobald eine Übereinstimmung gefunden ist, schließen Sie den Dialog.*
- *Jetzt können Sie ungestört im Text arbeiten und die Suche ganz ohne Dialogfeld jederzeit mit* [⇧] + [F4] *oder den beiden kleinen Pfeilen, die sich auf der rechten Seite gleich unter der Bildlaufleiste befinden, fortsetzen.*

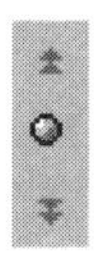

9.1.1 Alle gesuchten Zeichenfolgen markieren

Mit der Funktion LESEHERVORHEBUNG bietet Ihnen Word die Möglichkeit, gesuchte Wörter oder Textstellen an allen Positionen Ihres Dokumentes gleichzeitig zu markieren. Das hat den Vorteil, dass Sie nur einmal suchen müssen und sich danach in Ruhe um jedes einzelne gesuchte Wort kümmern können, ohne jedes Mal weitersuchen zu müssen.

Und so wird es gemacht:

1. Rufen Sie das Dialogfeld SUCHEN UND ERSETZEN auf, und geben Sie wie gewohnt Ihren Suchbegriff ein.
2. Klicken Sie nun auf den Button LESEHERVORHEBUNG, um ein kleines Listenfeld zu öffnen, und klicken Sie auf den Eintrag ALLES HERVORHEBEN.

Abbildung 9.4: Alle gesuchten Textpassagen hervorheben

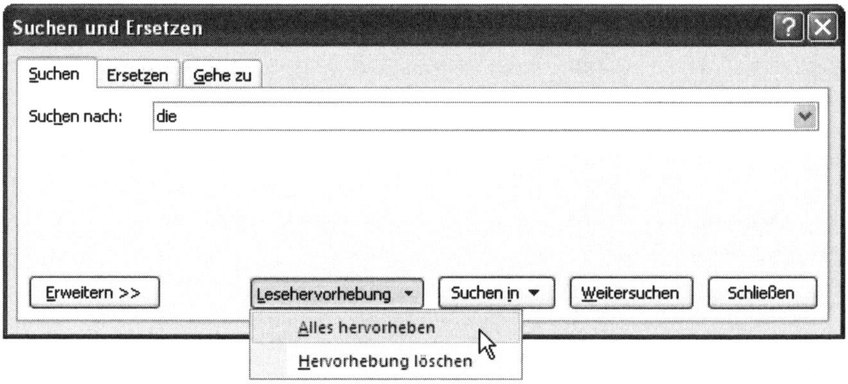

3. Word zeigt Ihnen nun farblich hinterlegt die gefundenen Textstellen im gesamten Dokument an. Sogar die Anzahl der Markierungen können Sie im Dialogfeld ablesen.

Abbildung 9.5: Die gesuchten Textstellen wurden markiert.

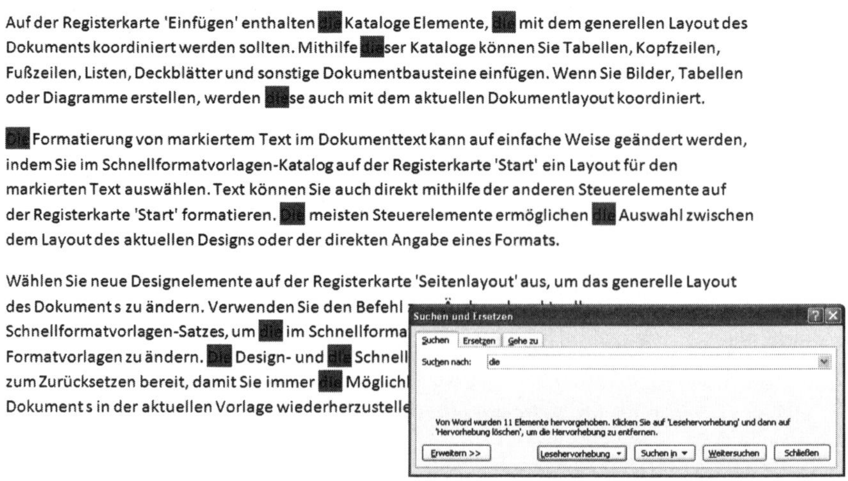

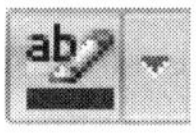
ab

Für den Fall, dass Ihnen die Farbe der Markierung nicht gefallen sollte, können Sie sich auf der Registerkarte START *in der Gruppe* SCHRIFTART *durch einen Klick auf den Button* TEXTHERVORHEBUNGSFARBE *ganz einfach für einen anderen Ton entscheiden.*

INFO

9.1.2 Suchoptionen

Mithilfe der Suchoptionen können Sie die Suche diverser Textpassagen weiter präzisieren. So haben Sie beispielsweise die Möglichkeit, nicht den ganzen Text, sondern nur einen Teil daraus oder in bestimmten Formaten (z.B. Fußnoten) zu suchen.

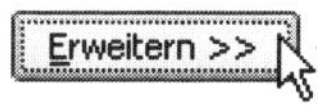
Erweitern >>

Um diese Einstellungen treffen zu können, müssen Sie allerdings erst die SUCHOPTIONEN öffnen, indem Sie im Dialogfeld SUCHEN UND ERSETZEN auf den Button ERWEITERN > > klicken. Dadurch wird das Dialogfeld nach unten vergrößert, und es erscheinen noch besagte SUCHOPTIONEN sowie die Suche nach Formaten, auf die wir später in diesem Kapitel zu sprechen kommen.

Suchoptionen
Suchen:
Gesamt
Groß-/Kleinschreibung beachten
Nur ganzes Wort suchen
Platzhalter verwenden
Ähnl. Schreibweise (Englisch)
Alle Wortformen suchen (Englisch)
Präfix beachten
Suffix beachten
Interpunktionszeichen ignorieren
Leerzeichen ignorieren

Abbildung 9.6: Suchoptionen

Mit Ausnahme von SUCHEN, über das Sie den Suchbereich einstellen können, müssen alle anderen Optionen erst aktiviert werden. Dazu klicken Sie einfach in das Kästchen vor der Funktion und setzen somit einen kleinen grünen Haken. Aber erst einmal sehen wir uns die einzelnen Funktionen der Reihe nach an:

- SUCHEN: Mit dieser Option können Sie die Suchrichtung bestimmen und somit auch die Suche einschränken. Öffnen Sie dazu das Listenfeld, um zur Auswahl zu gelangen. Sie können zwischen GESAMT, NACH OBEN und NACH UNTEN wählen. Standardmäßig ist immer die Funktion GESAMT aktiv. Bei den anderen beiden Möglichkeiten, ist die aktuelle Cursorposition sehr wichtig, die den Startpunkt der Suche markiert. Das bedeutet, wenn der Cursor in der Mitte des Dokuments blinkt und Sie den Eintrag NACH OBEN ausgewählt haben, wird das Dokument ab der Cursorposition in der Mitte, bis zum Anfang durchsucht. Der untere Teil nach dem Cursor bleibt in diesem Fall unangetastet.

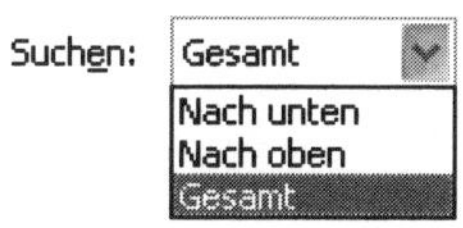

Abbildung 9.7: Auswahl der Funktion SUCHEN

- GROß-/KLEINSCHREIBUNG BEACHTEN: Wenn dieses Kontrollfeld aktiv ist, wird genau die Schreibweise berücksichtigt, mit welcher Sie das gesuchte Wort in das Eingabefeld SUCHEN NACH eingetragen haben. Andere Schreibweisen werden dabei nicht mehr berücksichtigt und so die Suche unter Umständen um vieles beschleunigt. So wird beispielsweise bei einer Eingabe des Wortes »Haar« neben dem gesuchten »Haar« auch noch »Haarpracht« oder »Haarkleid«, nicht aber »Behaarung« gefunden.
- NUR GANZES WORT SUCHEN: Wenn Sie dieses Kontrollfeld aktiviert haben, wird wirklich nur nach dem eingegebenen Wort gesucht und nicht mehr nach zusätzlichen Wortteilen. Wenn Sie nun das Wort »Bär« eingegeben haben, wird auch nur noch die Zeichenfolge »Bär« angezeigt. Wörter wie »Braunbär«, »Bärenfell« oder »bärig« werden nicht mehr gefunden. Die Groß-/Kleinschreibung spielt dabei allerdings keine Rolle, die passende Funktion kann aber durchaus zusätzlich noch markiert werden, was in manchen Fällen durchaus Sinn macht.
- PLATZHALTER VERWENDEN: Aktivieren Sie dieses Kontrollfeld, werden ab sofort eingegebene Platzhalterzeichen im Feld SUCHEN NACH nicht mehr als Text, sondern als Platzhalter gelesen. Ferner sind auch die zuvor beschriebenen Funktionen GROß-/KLEINSCHREIBUNG BEACHTEN und NUR GANZES WORT SUCHEN nicht mehr aktivierbar. Das wahrscheinlich bekannteste Platzhalterzeichen ist das Fragezeichen. Wenn Sie in das Eingabefeld beispielsweise die Zeichenfolge »B?ch« eingeben, dann werden Wörter wie »Buch« und »Bach« gefunden.

Tabelle 9.1: Platzhalterzeichen für die Suche

Zeichen	Funktion	Beispiel	mögliches Ergebnis
?	Ersetzt ein beliebiges Zeichen.	H?se	Hase, Hose
*	Ersetzt keines, eines oder mehrere Zeichen.	B*au	Bau, Blau,Bergbau
<	Findet Zeichenfolgen am Wortanfang.	<gegen	gegenseitig, gegenüber nicht aber: dagegen
>	Findet Zeichenfolgen am Wortende.	bar<	wunderbar, sonderbar nicht aber: Barablöse
[!]	Schließt ein Zeichen von der Suche aus.	[!W]ind	Kind, Rind nicht aber: Wind
[!-]	Schließt einen Bereich des Alphabets aus.	H[!r-z]	Hand nicht aber: Hund
[]	Ermöglicht alternative Suche.	Ei[mn]er	Eimer und Einer
[-]	Sucht in einem bestimmten Bereich.	[A-O]eil	Beil, Keil nicht aber: Seil
@	Sucht nach einmaligen oder mehrmaligen Vorkommen des vorstehenden Zeichens.	Hal@	Halle, Hallo, Hals, Halde

Zeichen	Funktion	Beispiel	mögliches Ergebnis
()	Definiert die enthaltene Zeichenfolge als zusammenhängenden Ausdruck.	(vor)@gestern	vorgestern, vorvorgestern
{n}	Definiert, wie häufig vorstehendes Zeichen vorkommen darf.	num{2}er	nummerieren, nummeriert nicht aber: numerisch
{n;}	Definiert, wie oft das vorstehende Zeichen mindestens vorkommen muss.	Schif{2;}	Schiff, Schifffahrt

Tabelle 9.1: Platzhalterzeichen für die Suche (Forts.)

INFO

Wenn die Funktion PLATZHALTER VERWENDEN *aktiviert ist, haben Sie die Möglichkeit, durch einen Klick auf die Schaltfläche* SONDERFORMATE *aus dem geöffneten Listenfeld einige der Platzhalterzeichen direkt auszuwählen.*

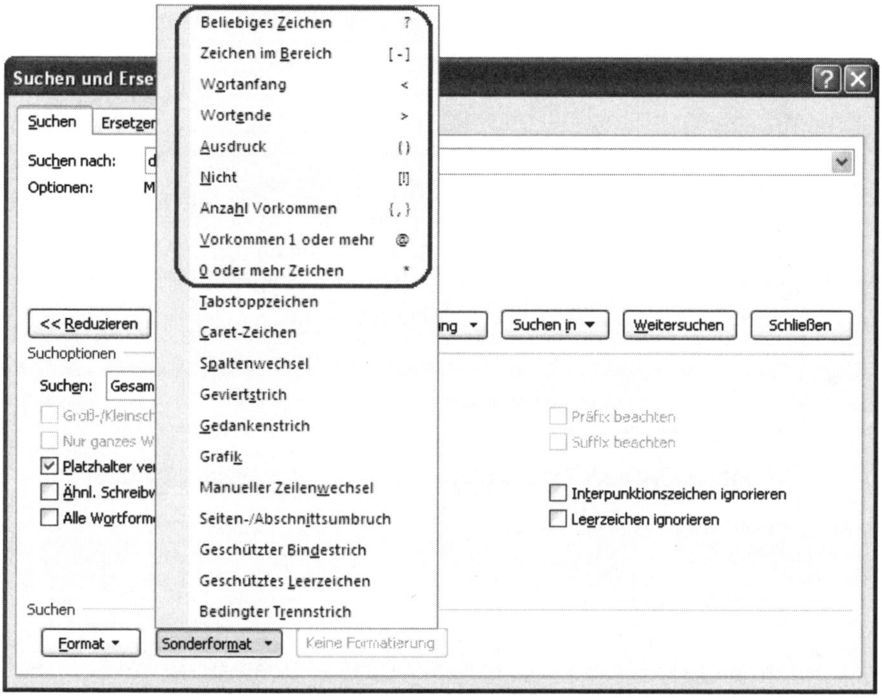

Abbildung 9.8: Im rot umrandeten Kästchen finden Sie die auswählbaren Platzhalterzeichen.

Mit den folgenden beiden Suchoptionen können Sie Ihre Suche nur dann weiter ausdehnen, wenn Sie einen englischen Text bearbeiten wollen.

- ÄHN. SCHREIBWEISE (ENGLISCH): Diese Option lässt sich, wie bereits erwähnt, nur für englische Texte nutzen. Hierbei wird nicht nur nach dem eingegebenen Text gesucht, sondern auch nach ähnlich gesprochenen und geschriebenen Wörtern. Die ersten beiden Suchoptionen GROß-/KLEINSCHREIBUNG BEACHTEN und NUR GANZES WORT SUCHEN sind auch hier nicht aktivierbar. Wie Sie in der folgenden Abbildung sehen können, suchen wir nach dem Wort »the« und gefunden wurde »they«.

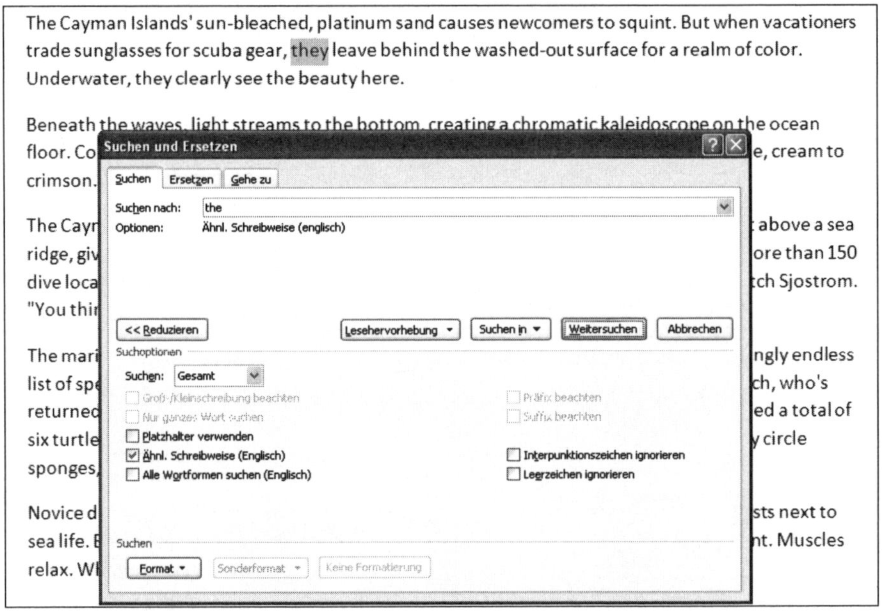

Abbildung 9.9: Suche nach Ähnlichkeiten

- ALLE WORTFORMEN SUCHEN (ENGLISCH): Auch diese Option ist nur für englische Texte relevant. Wenn Sie diese Funktion aktiviert haben, suchen Sie nach den verschiedenen Wortformen des eingegebenen Suchwortes. So wird beispielsweise bei der Eingabe von »be« auch »am«, »was«, »were«, »are« usw. gefunden. Auch bei dieser Suchfunktion sind die beiden ersten Funktionen GROß-/KLEINSCHREIBUNG BEACHTEN und NUR GANZES WORT SUCHEN nicht aktivierbar.

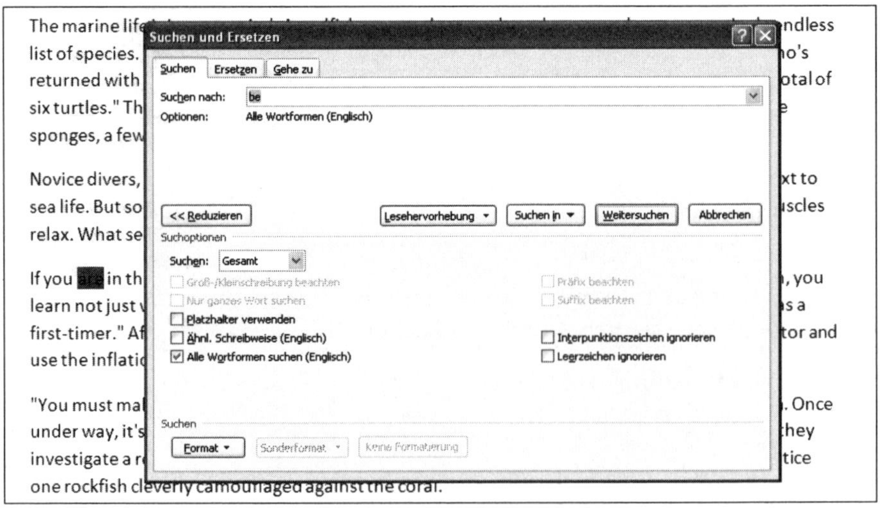

Abbildung 9.10: Verschiedene Wortformen suchen

- INTERPUNKTIONSZEICHEN IGNORIEREN: Bei Aktivierung dieser Funktion werden eventuell vorhandene Interpunktionszeichen (Punkt (.), Komma (,), Doppelpunkt (:) etc.) bei der Suche ignoriert.
- LEERZEICHEN IGNORIEREN: Wenn Sie diese Option aktiviert haben, werden vorhandene Leerzeichen bei der Suche ignoriert. Suchen Sie also beispielsweise nach »Mithilfe«, würde Word auch »mit Hilfe« finden.
- PRÄFIX BEACHTEN, SUFFIX BEACHTEN: Wie der Name beider Funktionen bereits verrät, werden hier Präfix und Suffix bei der Suche miteinbezogen.

9.2 Suchen mit Codes

Bei der Suche mithilfe von Codes wird Ihnen die Möglichkeit geboten, nach besonderen Zeichen zu suchen. So können beispielsweise Absatzmarken, Tabstoppzeichen, Seitenumbrüche u.v.m. ausfindig gemacht werden.

Die Suche verläuft ähnlich wie die Suche nach Platzhalterzeichen. Dabei wird ein bestimmter Code in das Suchfeld eingegeben, der dann die gesuchten Zeichen im Text ausfindig macht. Die Funktion PLATZHALTER VERWENDEN muss dabei allerdings nicht aktiviert sein.

Suchen spezieller Zeichen durch die Eingabe eines Codes:

STEPS

1. Öffnen Sie das Dialogfeld SUCHEN UND ERSETZEN, und klicken Sie auf den Button ERWEITERN > >, der sich links unten im Fenster befindet.
2. Unterhalb der SUCHOPTIONEN können Sie nun den Abschnitt SUCHEN finden. Klicken Sie auf die Schaltfläche SONDERFORMAT, um das dazugehörige Listenfeld zu öffnen.

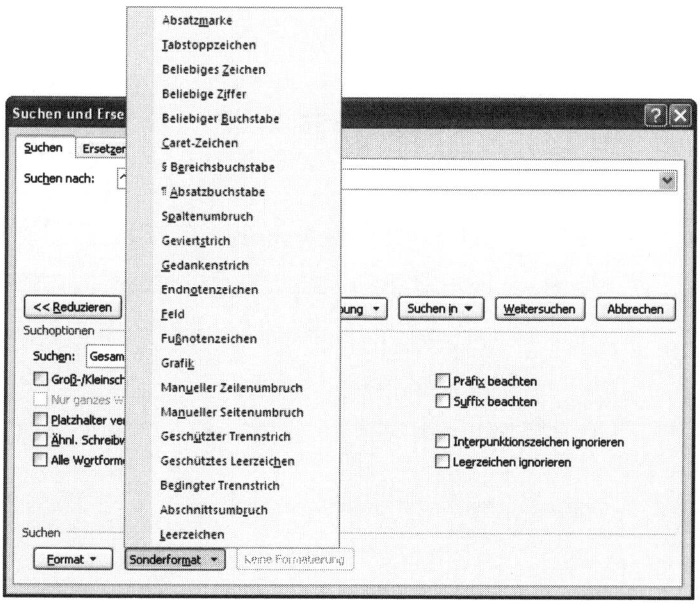

Abbildung 9.11: Mit einem Code nach speziellen Zeichen suchen

3. Hier können Sie direkt das von Ihnen gesuchte Zeichen auswählen. Klicken Sie z.B. auf den Eintrag ABSATZMARKE, wird das Listenfeld geschlossen und der Suchcode, in diesem Fall wäre das ein »^p«, in das Suchfeld eingetragen.

   Sie haben aber auch die Möglichkeit, den Code, der immer mit einem Caret-Zeichen (^) beginnt, direkt einzugeben:

Tabelle 9.2: Codes für die Suche

Code	Funktion
^p	Sucht nach Absatzmarken. Wenn Sie »^p^p« eingeben, werden Leerzeilen entdeckt.
^t	Sucht nach vorhandenen Tabstoppzeichen.
^?	Sucht nach beliebigen Zeichen.
^#	Sucht nach beliebigen Ziffern.
^$	Sucht nach einem beliebigen Buchstaben.
^^	Sucht nach dem Caret-Zeichen.
^%	Sucht nach Bereichsbuchstaben.
^v	Sucht nach Absatzbuchstaben.
^n	Sucht in mehrspaltigen Dokumenten nach einem manuell eingefügten Spaltenumbruch.
^+	Sucht nach Geviertstrichen.
^=	Sucht nach Gedankenstrichen (halbe Geviertstriche).
^e	Sucht nach Endnotenzeichen im Text.
^d	Sucht nach Feldern im Dokument.
^f	Sucht nach Fußnotenzeichen.
^g	Sucht nach verankerten Grafiken.
^l	Sucht nach bedingten Zeilenschaltungen, die man beispielsweise mit [⇧]+[↵] einfügt.
^m	Sucht nach manuell eingefügten Seitenumbrüchen. Sollte die Funktion PLATZHALTERZEICHEN VERWENDEN aktiviert sein, wird zudem noch nach Abschnittsumbrüchen gesucht.
^~	Sucht nach geschützten Binde- und Trennstrichen.
^s	Sucht nach geschützten Leerschritten, die Sie mit [Strg]+[⇧]+[Leertaste] einfügen können.
^-	Sucht nach bedingten Trennstrichen, die Sie z.B. mit [Strg]+[-] einfügen können.
^b	Sucht nach Abschnittsumbrüchen.
^w	Sucht nach diversen Leerräumen, die durch normale und geschützte Leerzeichen oder auch durch Tabstoppzeichen entstanden sind.
^12	Sucht nach Seiten- und Abschnittsumbrüchen.

4. Starten Sie die Suche mit einem Klick auf WEITERSUCHEN.

9.3 Suche nach Symbolen und ASCII-Zeichen

Neben der normalen Textsuche und der Suche mithilfe von Codes können Sie selbstverständlich auch nach besonderen Zeichen wie z.B. ©, ® oder Ω suchen. Die einzige Hürde, die es dabei zu bewältigen gilt, ist, dass die Symbole nicht direkt über die Tastatur eingegeben werden können. Der Suchvorgang hingegen ist der gleiche wie bei der Textsuche.

Zur Eingabe der Symbole stehen Ihnen zwei Varianten zur Verfügung:

- Eingabe des ASCII-Codes (Tastenkombination) für das gewünschte Zeichen direkt in das Feld SUCHEN NACH.

Zeichen	ASCII-Code bzw. Tastenkombination
±	Alt+0177
¼	Alt+0188
½	Alt+0189
¾	Alt+0190
‰	Alt+0137
©	Alt+Strg+C
®	Alt+Strg+R
™	Alt+Strg+T
€	Alt+Strg+E
²	Alt+Strg+2
³	Alt+Strg+3
Ω	2126 danach Alt+C

Tabelle 9.3: Einige Tastenkombinationen zur Eingabe von Sonderzeichen

- Einfügen durch Markierung

  Öffnen Sie dazu die Registerkarte EINFÜGEN, und klicken Sie in der Gruppe SYMBOLE auf die Schaltfläche SYMBOL. Dadurch wird ein kleines Menü mit einigen Sonderzeichen geöffnet.

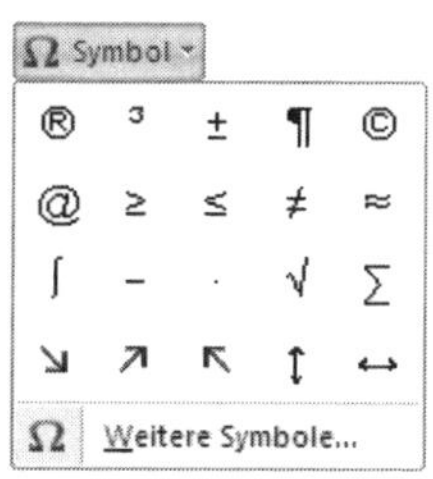

Abbildung 9.12: Kleine Auswahl an Sonderzeichen

Sollte das gewünschte Symbol nicht in der Auswahl enthalten sein, klicken Sie ganz unten im Fenster auf WEITERE SYMBOLE, um das Dialogfeld SYMBOL zu öffnen. Hier finden Sie dann eine weit größere Auswahl an verfügbaren Zeichen.

Abbildung 9.13: Das Dialogfeld SYMBOL bietet eine große Auswahl an Sonderzeichen.

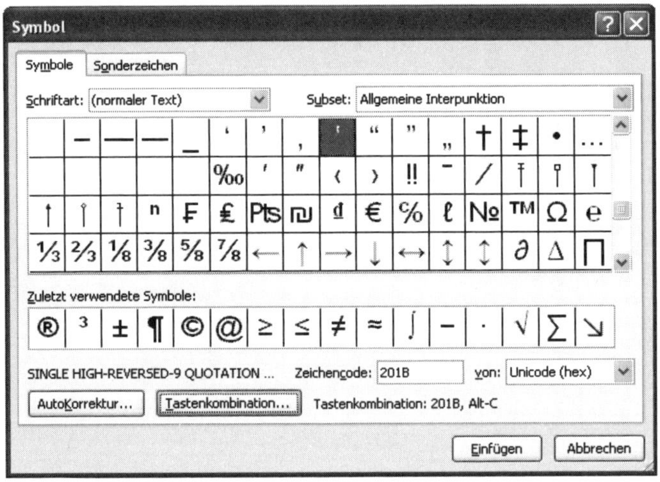

Fügen Sie jetzt durch einen Doppelklick mit der linken Maustaste das Symbol in Ihr Dokument ein. Markieren Sie es, und öffnen Sie gleich anschließend das Dialogfeld SUCHEN UND ERSETZEN mit der gewohnten Tastenkombination [Strg] + [F]. Das Symbol finden Sie nun, bereits eingetragen, im Feld SUCHEN NACH.

Jetzt müssen Sie nur noch, wie gewohnt, mit einem Klick auf die Schaltfläche WEITERSUCHEN die Suche beginnen.

9.4 Suche nach Formaten

Eine weitere Möglichkeit, das Dokument zu durchsuchen, ist die Suche nach Formatierungen. So können problemlos Überschriften, kursiv oder fett formatierter Text u.v.m. gefunden werden. Auch eine Kombination aus Text- und Formatsuche ist oft sehr sinnvoll.

9.4.1 Formatsuche

STEPS

Bestimmte Formatierung suchen:

1. Öffnen Sie das Dialogfeld SUCHEN UND ERSETZEN, und klicken Sie auf ERWEITERN, um die Suchoptionen anzuzeigen.
2. Möchten Sie ausschließlich nach einem Format suchen, vergewissern Sie sich, dass das Feld SUCHEN NACH leer ist. Sollten Sie im Vorfeld eine Suche durchgeführt haben, würde dort der zuletzt gesuchte Begriff immer noch angezeigt werden.

3. Klicken Sie auf die Schaltfläche FORMAT.
4. Es öffnet sich ein Listenfeld, das sämtliche Formate auflistet, nach denen Sie suchen können.

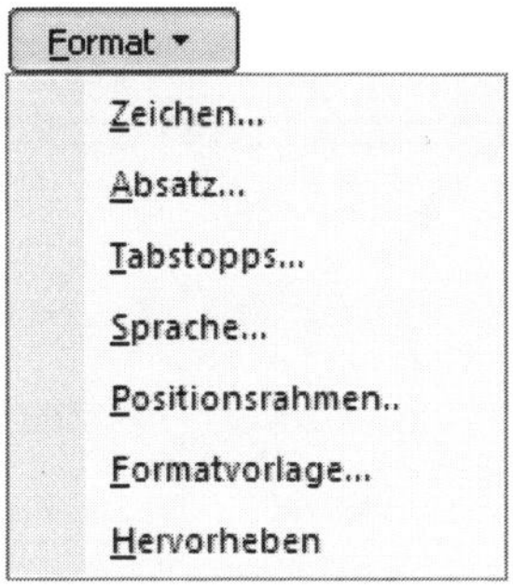

Abbildung 9.14: Nach diesen Formaten können Sie suchen.

5. Wählen Sie ein Format aus, und treffen Sie die dazu nötigen Einstellungen. Unterhalb des Eingabefeldes SUCHEN NACH sehen Sie nun das gewählte Format eingeblendet.

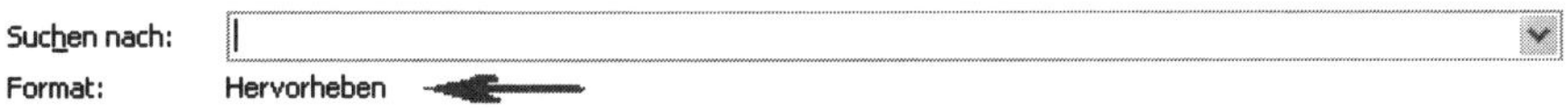

Abbildung 9.15: Format wird eingeblendet.

6. Klicken Sie auf WEITERSUCHEN, um das Dokument, unabhängig vom Text, nach dem ausgewählten Format zu durchsuchen.

9.4.2 Die Formatauswahl im Überblick

- ZEICHEN...

  Wenn Sie den Eintrag ZEICHEN ausgewählt haben, öffnet sich das Dialogfeld ZEICHEN SUCHEN. Legen Sie in der Registerkarte SCHRIFT die Zeichenformate fest, nach denen Sie suchen möchten. Neben Schriftart, Schriftschnitt oder Schriftgrad können Sie auch nach Farben, Unterstreichungen oder Effekten suchen. Wenn ein Feld leer bleibt bzw. ein Optionsfeld ein grünes Kästchen enthält, weil Sie keine Auswahl getroffen haben, wird dieses Kriterium nicht in die Suche miteinbezogen. Nachdem Sie alle Einstellungen getroffen haben, klicken Sie auf OK.

- ABSATZ...

  Im Dialogfeld ABSATZ SUCHEN stehen Ihnen zwei Register zur Verfügung. Sie können alle möglichen Suchkriterien bestimmen, die zur Formatierung von Absätzen möglich sind, wobei auch hier leer gebliebene Felder nicht in die Suche miteinbezogen werden. Geben Sie also die gesuchten Formate ein, und klicken Sie auf OK.

Abbildung 9.16: Dialogfeld zum Suchen nach Zeichenformaten

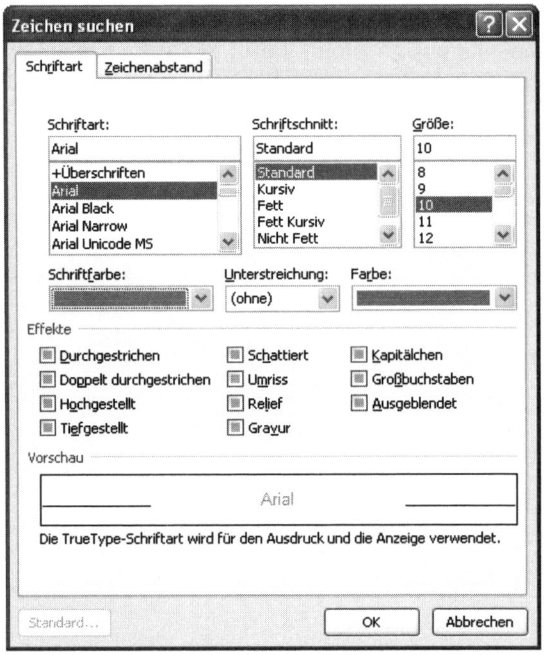

Abbildung 9.17: Dialogfeld zum Suchen nach Absatzformatierungen

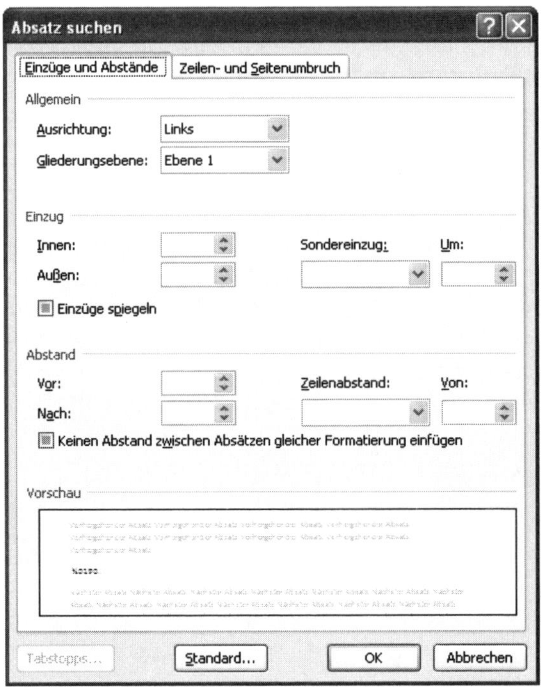

- TABSTOPPS...

  Wenn Sie nach bestimmten Tabstopps suchen möchten, geben Sie dessen Eigenschaften im Dialogfeld TABSTOPP SUCHEN ein, und klicken Sie anschließend auf OK. Das Dialogfeld TABSTOPP SUCHEN entspricht jenem zum Definieren von Tabstopps.

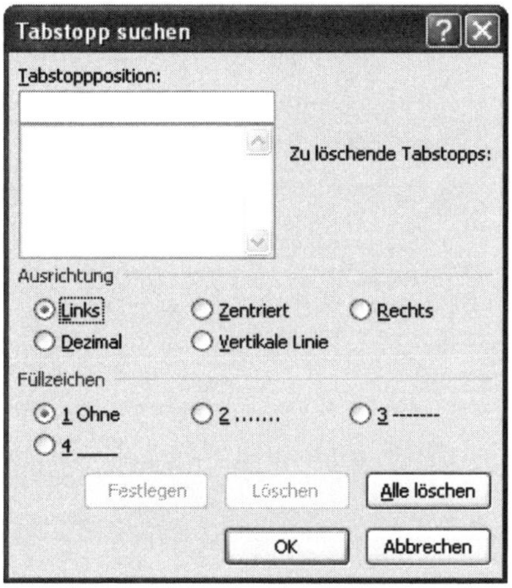

Abbildung 9.18:
Tabstopp suchen

- SPRACHE...

  Auch die Suche nach einer bestimmten Sprache ist möglich. Dies funktioniert aber nur dann, wenn Sie dem durchsuchten Text ausdrücklich eine Sprache zugewiesen haben.

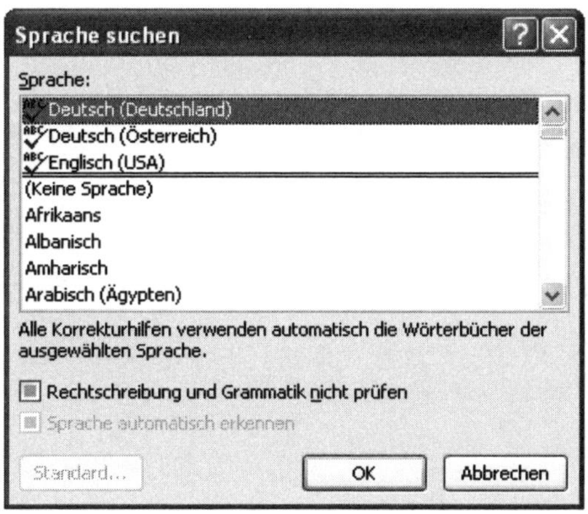

Abbildung 9.19:
Suche nach zugewiesenen Sprachen

- POSITIONSRAHMEN...

  Wenn Ihr Dokument Positionsrahmen enthält, kann auch danach gesucht werden. Klicken Sie auf POSITIONSRAHMEN, um das Dialogfeld FRAME SUCHEN zu öffnen. Hier können Sie dann durch Bestimmen der Formateigenschaften passende Positionsrahmen ausfindig machen.

Abbildung 9.20: Die Suche nach Positionsrahmen

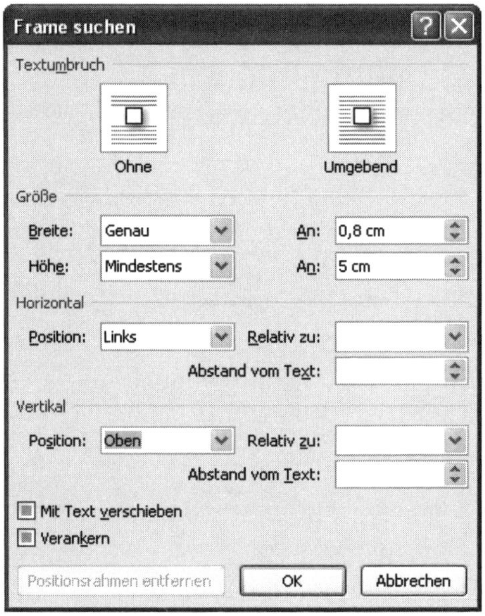

- FORMATVORLAGE...

  Haben Sie in Ihrem Dokument Formatvorlagen zugewiesen, können Sie diese mithilfe des Dialogfeldes FORMATVORLAGE SUCHEN wiederfinden. Wählen Sie dabei einfach eine Formatvorlage aus, und klicken Sie auf OK. Auch eine kombinierte Suche nach Text, dem ein bestimmtes Format zugewiesen wurde, ist möglich und oft sehr sinnvoll.

Abbildung 9.21: Dialogfeld zum Suchen von Formatvorlagen

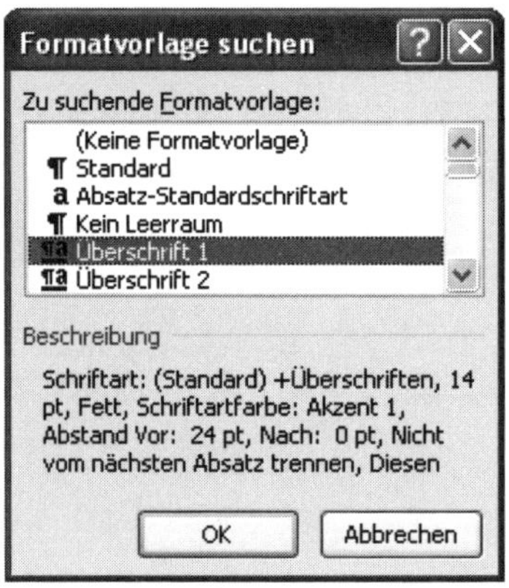

- HERVORHEBEN

  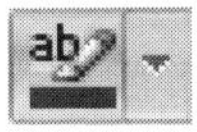

  Suchen Sie markierte Textstellen, wählen Sie den Eintrag HERVORHEBEN aus. Hierzu gibt es keine weiteren Einstellungsmöglichkeiten und somit auch kein Dialogfeld. Word findet für Sie alle hervorgehobenen Textstellen, unabhängig von deren Farbe.

9.4.3 Nach Text und Format gleichzeitig suchen

Wie im Vorfeld bereits erwähnt, können Sie nach bestimmten Wörtern oder Textpassagen suchen, die sich durch ihr Format von anderen gleichlautenden Begriffen unterscheiden.

Geben Sie dazu im Feld SUCHEN NACH den gewünschten Text ein, und klicken Sie anschließend auf FORMAT, um das Listenfeld mit den verschiedenen Möglichkeiten zur Formatsuche zu öffnen. Gehen Sie dazu, wie es in Abschnitt 9.4.1, »Formatsuche«, beschrieben wurde, vor, und wählen Sie zusätzlich zum Text noch ein bestimmtes Format aus.

Dadurch werden dann nur jene Begriffe im Dokument gefunden, die auch das passende Format aufweisen, was Ihre Suche unter Umständen massiv beschleunigt.

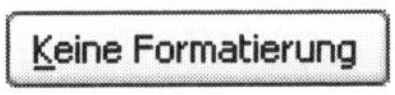

INFO

Da das ausgewählte Format bei einer neuerlichen Suche immer noch bestehen bleibt, muss es, wenn man es nicht mehr benötigt, gelöscht werden. Klicken Sie dazu im Dialogfeld ganz unten auf die Schaltfläche KEINE FORMATIERUNG, *die nur dann aktiv ist, wenn ein Format ausgewählt ist.*

9.5 Ersetzen

Erst die Kombination mit der Funktion ERSETZEN macht die Suchfunktion in Word zu einem äußerst praktikablen Werkzeug. Natürlich kann es vorkommen, dass Sie einzelne Textstellen suchen möchten, um sie noch einmal durchzulesen oder nachzubearbeiten. Aber im Normalfall sucht man doch etwas, um es anschließend zu verändern. Dies erledigt die Funktion SUCHEN UND ERSETZEN, wie sie nach dem Öffnen des Registers ERSETZEN genannt wird, einfach, schnell, und auf Wunsch mit einem Mausklick für Sie.

So praktisch und komfortabel diese Funktion sein mag, hält sie auch den einen oder anderen Stolperstein parat, der vor dem Ersetzen bedacht werden muss.

Möchten Sie beispielsweise in Ihrem Text aus einer »Maus« eine »Spitzmaus« machen, ist das überhaupt kein Problem, da der Artikel bzw. das Genus (Geschlecht) gleich bleibt. Möchten Sie allerdings, dass Ihre »Maus« ein »Hamster« wird, dann haben Sie ein Problem, da sich das Genus geändert hat. In diesem Fall wäre SUCHEN UND ERSETZEN in einem Schritt nicht möglich.

9.5.1 Ersetzen von Text

Suchen und Ersetzen von Text mit eventuellen Formatierungen:

1. Geben Sie im Feld SUCHEN NACH den Text bzw. das Wort ein, das verändert werden soll, und bestimmen Sie eventuelle Formate.
2. Klicken Sie auf das Register ERSETZEN, um das Dialogfeld um diese Funktion zu erweitern.
3. Geben Sie nun im Eingabefeld ERSETZEN DURCH den neuen Text zum Ersetzen ein, und bestimmen Sie auch hier wieder, falls gewünscht, eventuelle Formate, Symbole oder Sonderzeichen. Die Vorgehensweise dabei ist die gleiche, wie sie schon unter Suchen beschrieben wurde.

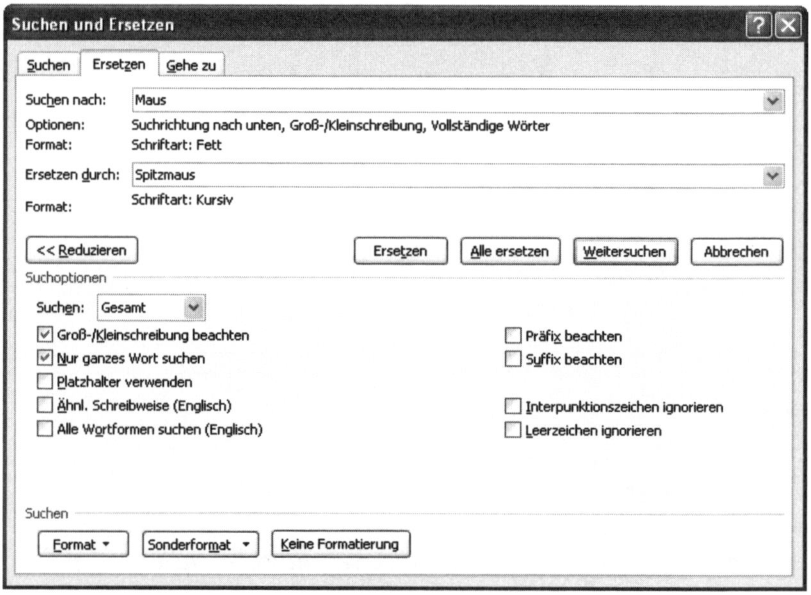

Abbildung 9.22: Dialogfeld SUCHEN UND ERSETZEN

4. Klicken Sie auf WEITERSUCHEN, um zum ersten übereinstimmenden Text zu gelangen. Dieser wird im Dokument, wie auch bei der alleinigen Suche, durch eine Markierung gekennzeichnet.
5. Wenn Sie entscheiden, dass diese Passage geändert werden soll, klicken Sie auf die Schaltfläche ERSETZEN. Andernfalls klicken Sie erneut auf WEITERSUCHEN. Der zuletzt markierte Text bleibt dadurch wie er ist, und Word markiert für Sie die nächste Übereinstimmung im Dokument.
6. Ist das Dokument zur Gänze durchsucht, wird Ihnen folgendes Infofenster angezeigt, das Sie mit OK bestätigen müssen, um es wieder zu schließen.

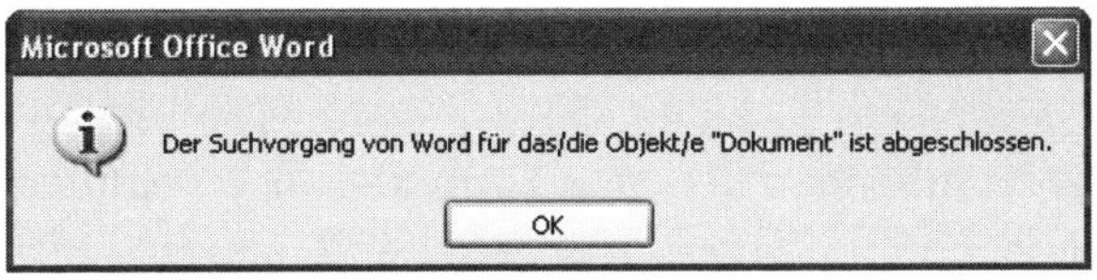

Abbildung 9.23: Der Suchvorgang wurde abgeschlossen.

Wenn Sie sich jedoch sicher sind, dass Sie alle bestehenden »Mäuse« zu »Spitzmäusen« machen möchten, kann dies auch in einem Arbeitsschritt passieren.

STEPS

Suchen und Ersetzen in einem Schritt:

1. Beginnen Sie, wie es schon auf der vorigen Seite unter SUCHEN UND ERSETZEN beschrieben wurde, und führen Sie die Punkte 1 bis 4 gleichermaßen aus.
2. Klicken Sie nun anstatt auf ERSETZEN, was ja nur die Änderungen des gerade markierten Wortes oder Textes zur Folge hätte, auf den Button ALLE ERSETZEN.
3. Word nimmt nun alle Ersetzungen vor, ohne sie einzeln anzuzeigen.
4. Ist der Vorgang abgeschlossen, wird Ihnen nachfolgendes Infofenster eingeblendet, das Ihnen die Anzahl der Ersetzungen anzeigt. Klicken Sie auf die Schaltfläche OK, um die Ersetzungen zu bestätigen und das Fenster zu schließen.

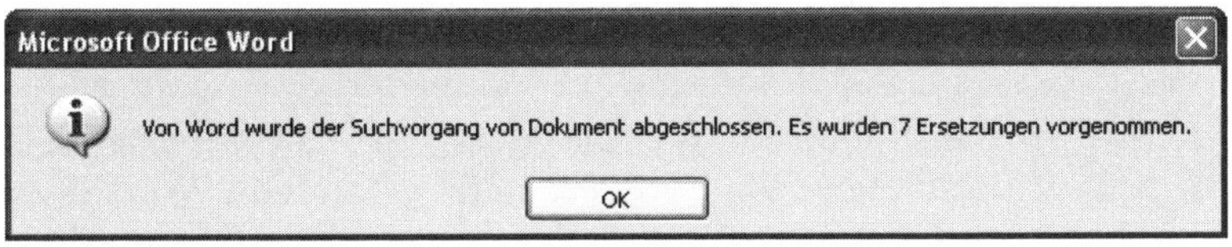

Abbildung 9.24: Anzahl der Ersetzungen

9

INFO

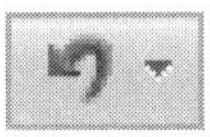

Sollte es passiert sein, dass Sie versehentlich etwas ersetzt haben, was doch bleiben sollte, und es gleich im Anschluss bemerkt haben, dann haben Sie Glück gehabt. In diesem Fall können Sie durch einen Klick auf die Schaltfläche RÜCKGÄNGIG *oder mithilfe der Tastenkombination* [Strg] + [Z] *den letzten Befehl wieder aufheben. Dies funktioniert auch beim Befehl* ALLE ERSETZEN. *Selbst wenn es 100 Änderungen waren, die im letzten Schritt durchgeführt wurden, werden diese wieder rückgängig gemacht.*

HALT

Sie haben auch die Möglichkeit, ausschließlich nach Formaten zu suchen und diese dann durch andere zu ersetzen. Die Vorgehensweise ändert sich dabei nicht. Der einzige Unterschied liegt darin, dass die Felder SUCHEN NACH *und* ERSETZEN DURCH *leer bleiben. Mit dieser Funktion können Sie beispielsweise alle kursiven Textstellen in Ihrem Dokument fett formatieren.*

9.5.2 Ersetzen mithilfe der Zwischenablage

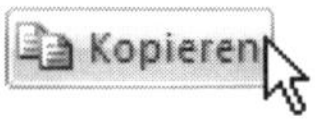

Diese Methode bietet sich an, wenn Sie eine Textpassage oder ein einzelnes Wort mit verschiedenen Formatierungen einfügen möchten. Durch die Eingabe eines Textes in das Feld ERSETZEN DURCH wäre es unmöglich, einzelne Abschnitte unterschiedlich zu formatieren, da sich die ausgewählten Formate immer auf den gesamten eingegebenen Text beziehen.

STEPS

Aus »Spitzmaus« *wird* »***Spitz****maus*«

1. Geben Sie als Erstes unter SUCHEN NACH »Spitzmaus« ein, um zum ersten Vorkommen im Dokument zu gelangen.
2. Formatieren Sie nun das gewünschte Wort oder den Text (in unserem speziellen Fall »***Spitz****maus*«) nach Ihren Wünschen.
3. Markieren Sie die fertig formatierte Passage, und kopieren Sie sie in die Zwischenablage. Drücken Sie dazu die Tastenkombination [Strg] + [C], oder klicken Sie auf der Registerkarte START in der Gruppe ZWISCHENABLAGE auf KOPIEREN.

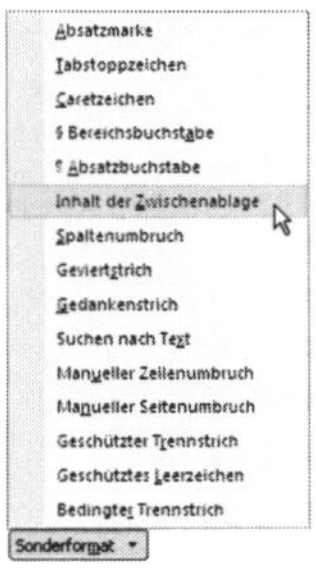

4. Klicken Sie mit dem Mauszeiger in das Feld Ersetzen DURCH und anschließend auf den Button SONDERFORMAT.
5. Wählen Sie nun im geöffneten Listenfeld den Eintrag EINFÜGEN DURCH ZWISCHENABLAGE aus. Dadurch wird der Code »^c« in das Eingabefeld ERSETZEN DURCH eingefügt.

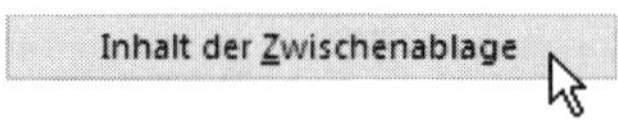

6. Klicken Sie erneut auf WEITERSUCHEN, um zur nächsten Übereinstimmung zu gelangen. Um nur das zuletzt gefundene Wort zu ändern, drücken Sie auf ERSETZEN. Wollen Sie hingegen alle Übereinstimmungen im Dokument auf einmal ersetzen, müssen Sie den Button ALLE ERSETZEN betätigen.

9.5.3 Texte oder Wörter ersatzlos streichen

Auch das ist eine Variante, um die Funktion SUCHEN UND ERSETZEN einzusetzen. Gehen Sie dazu so vor, wie es im Abschnitt 9.5.1, »Ersetzen von Text«, beschrieben wurde. Mit dem Unterschied, dass das Eingabefeld ERSETZEN DURCH leer bleibt und nichts eingegeben wird. So wird der gesuchte Text durch »nichts« ersetzt und somit ersatzlos gestrichen.

HALT

Vergessen Sie nicht, entweder vor oder nach der zu löschenden Textpassage ein zusätzliches Leerzeichen einzugeben. Das ist sehr wichtig, denn sonst würden zwei aufeinanderfolgende Leerzeichen (je eines vor und eines nach dem gelöschten Text) und somit unschöne Lücken im Text entstehen.

9.6 Tipps und Tricks zum Suchen und Ersetzen

Es gibt unendlich viele Spezialfälle, die beim Suchen und Ersetzen auftreten können. Alle hier zu beschreiben, wäre ein Ding der Unmöglichkeit, aber auf den einen oder anderen wollen wir doch im Speziellen noch eingehen.

9.6.1 Gerade Anführungszeichen durch typografische ersetzen

E-Mail-Nachrichten, die in ein Word-Dokument kopiert wurden, enthalten ausschließlich "gerade" Anführungszeichen. Wenn Sie diese durch „typografische" Anführungszeichen ersetzen wollen, gehen Sie folgendermaßen vor:

Ersetzen von Anführungszeichen:

1. Kopieren Sie mit der Tastenkombination Strg + C ein gerades Anführungszeichen »"«, und fügen Sie es mit Strg + V in das Eingabefeld SUCHEN NACH ein.
2. Klicken Sie nun ins Feld ERSETZEN DURCH, und geben Sie ein typografisches Anführungszeichen »„« ein.
3. Betätigen Sie die Schaltfläche WEITERSUCHEN, um die Suche zu starten. Sobald Word fündig geworden ist, wird die Suche gestoppt und das erste gefundene Anführungszeichen angezeigt.
4. Klicken Sie jetzt auf ALLE ERSETZEN. Word fügt nun automatisch alle Anführungszeichen (am Wortanfang wie auch am Wortende) richtig ein.

9.6.2 Leere Absätze aus einem Dokument entfernen

Da sich die Existenz von Formatvorlagen wohl noch nicht zu jedermann durchgesprochen hat, stößt man ab und an auf Dokumente, die eine unendliche Anzahl an leeren Absätzen aufweisen. Bei sehr langen Dokumenten könnte es daher vorkommen, dass man seine Zukunftsplanung neu überdenken sollte, müsste man jede Absatzmarke einzeln löschen.

Das ist aber Gott sei Dank nicht notwendig, denn auch hier leistet die Funktion SUCHEN UND ERSETZEN gute Dienste.

Leere Absätze löschen:

1. Öffnen Sie wie gewohnt das Dialogfeld SUCHEN UND ERSETZEN.
2. Geben Sie im Eingabefeld SUCHEN NACH »^p^p« und im Feld ERSETZEN DURCH »^p« ein, und klicken Sie anschließend auf die Schaltfläche ALLE ERSETZEN.
3. Bestätigen Sie das Dialogfeld mit der Anzahl der Ersetzungen, und klicken Sie erneut auf ALLE ERSETZEN.

4. Wiederholen Sie diesen Vorgang so oft, bis im angezeigten Dialog nach der Suche »0 Ersetzungen« erscheint. Danach sind mit Sicherheit alle leeren Absätze verschwunden, egal wie viele es gewesen sind.

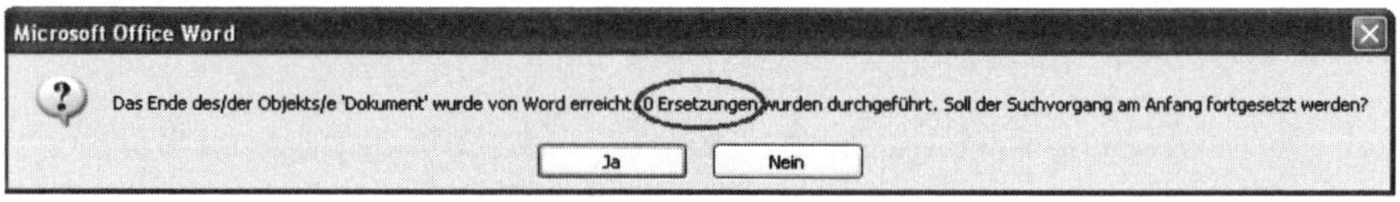

Abbildung 9.25: Es wurden alle leeren Absätze gefunden.

9.6.3 Reihenfolge der Einträge einer Liste verändern

Gehen wir davon aus, dass Ihnen eine Liste vorliegt, die folgendermaßen aufgebaut ist: »Vorname« »Nachname« »Kundennummer«. Diese Reihenfolge soll jetzt beispielsweise in »Kundennummer« (Tabulator) »Nachname« »Vorname« geändert werden. Mit SUCHEN UND ERSETZEN ist das keine Hexerei.

Reihenfolge ändern:

1. Markieren Sie in Ihrem Dokument die Teile, die getauscht werden sollen. In unserem Beispiel wäre das »Vorname« »Nachname« »Kundennummer«. Wenn Ihr Dokument nur aus diesen Teilen besteht, muss nichts markiert werden.
2. Öffnen Sie das Dialogfeld SUCHEN UND ERSETZEN, und geben Sie im Feld SUCHEN NACH Folgendes ein: »(<*>) (<*>) (<*>)«. (Beachten Sie bitte, dass zwischen den schließenden und öffnenden Klammern jeweils ein Leerzeichen stehen muss.)
3. Geben Sie nun im Eingabefeld ERSETZEN DURCH »\3^t\2 \1« ein. (Vergessen Sie auch hier nicht, das Leerzeichen zwischen der Zwei und dem Backslash zu setzen.)
4. Markieren Sie abschließend noch die Option PLATZHALTERZEICHEN VERWENDEN, und klicken Sie auf den Button ALLE ERSETZEN.

Und so hat es funktioniert: Mit der Zeichenfolge »(<>)« haben wir die markierten Wörter jeweils zu einem Ausdruck gemacht. Danach mussten wir diese Ausdrücke nur noch in die gewünschte Reihenfolge bringen.*

- *Den ersten Ausdruck (Vorname) setzten wir mit »\3« an die dritte Stelle.*
- *Danach fügten wir mit dem Code »^t« einen Tabulator ein.*
- *Der zweite Ausdruck (Nachname) sollte auch an dieser Stelle bleiben, deshalb wurde dafür »\2« eingetragen.*
- *Der eingefügte Leerschritt dient dazu, damit Nach- und Vorname am Ende nicht aneinanderkleben.*
- *Der dritte Ausdruck (Kundennummer) hingegen sollte ja an die erste Stelle, und deshalb musste dafür »\1« stehen.*

9.6.4 Doppelte Einträge aus einer Liste entfernen

Beim Zusammenführen mehrerer verschiedener Listen zu einer kommt es mit ziemlicher Sicherheit zu doppelten oder auch mehrfachen Einträgen. Das ist ärgerlich und nicht zu verhindern. Aber dieses Problem ist schnell behoben. Wieder ist SUCHEN UND ERSETZEN unser Rettungsanker.

Doppelte Einträge entfernen:

STEPS

1. Stellen Sie sicher, dass jeder Eintrag mit einer Absatzmarke (Zeilenschaltung) schließt.
2. Öffnen Sie das Dialogfeld SUCHEN UND ERSETZEN, und markieren Sie die Option PLATZHALTERZEICHEN VERWENDEN.
3. Geben Sie im Feld SUCHEN NACH »(*13)(\1)@« und unter ERSETZEN DURCH »\1« ein.
4. Klicken Sie nun auf den Button ALLE ERSETZEN, und die doppelten Einträge sind Geschichte.

Warum werden durch diese willkürlich aussehenden Zahlen, Klammern und Symbole doppelte Einträge gelöscht? Das ist leicht erklärt:

INFO

- *Die »\1« erkennt ein mehrmaliges Vorkommen eines vorstehenden Ausdrucks. In unserem Fall ist das eine Folge von Zeichen (*) mit einem Zeilenumbruch (^13) am Ende. Das »@« sorgt dafür, dass Word ein doppeltes oder auch mehrfaches Vorkommen eines Eintrages findet.*
- *Somit findet der Ausdruck »(*13)(\1)@« einen Absatz, der ein- oder mehrfach auftaucht.*
- *Und »\1«, die Zeichenfolge, die wir in das Feld* ERSETZEN DURCH *geschrieben haben, sorgt dafür, dass ein doppelter Eintrag gegen sich selbst getauscht wird und somit im Endeffekt nur einmal vorkommt.*

10 Serienbriefe, Etiketten und Umschläge

In diesem Kapitel wollen wir uns zum einen mit dem Seriendruck und all seinen Facetten und zum anderen mit dem Erstellen diverser Etiketten, Visitenkarten und Umschläge befassen. Für diese Tätigkeiten stellt Ihnen Word überaus komfortable und praktische Funktionen zur Verfügung. So können Sie beispielsweise aus nur einem einzigen Dokument durch das Einbinden von Feldnamen und einer Datenquelle beliebig viele Seriendokumente erstellen.

Der wohl wichtigste Bestandteil zum Aufrufen dieser Funktionen ist die Registerkarte SENDUNGEN, die uns durch das gesamte Kapitel begleiten wird. Diese beinhaltet alle Werkzeuge und Menüs, die Sie zum Erstellen und Bearbeiten von Serienbriefen, Etiketten und Umschlägen brauchen werden.

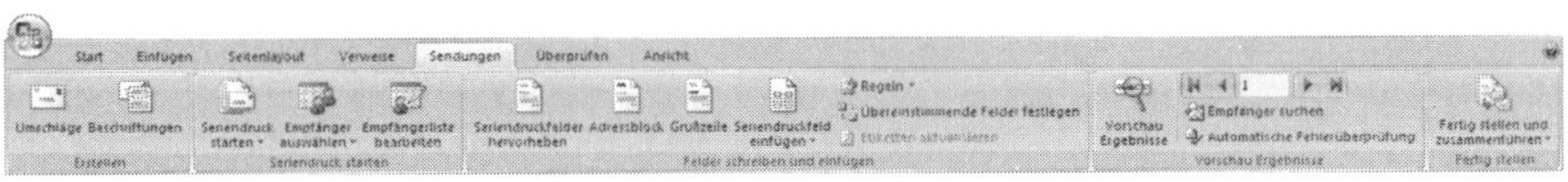

Abbildung 10.1: Registerkarte SENDUNGEN

10.1 Serienbrief

Wenn Sie ein personalisiertes Schreiben mit nahezu gleichem Inhalt an viele verschiedene Adressaten verschicken möchten, sollten Sie dafür einen Serienbrief erstellen. Damit brauchen Sie Ihr Anschreiben nur ein einziges Mal aufzusetzen, denn durch die Seriendruckfunktion erstellt Word dann für jeden Empfänger ein individuelles Exemplar.

Für das Erstellen eines Serienbriefes sind folgende Schritte notwendig:

STEPS

1. Hauptdokument anlegen
2. Empfängerliste auswählen oder erstellen
3. Seriendruckfelder einfügen
4. Optionale Einstellungen vornehmen
5. Bearbeiten der Empfängerliste
6. Vorschau aufrufen
7. Daten verbinden und Serienbrief fertig stellen

10.1.1 Hauptdokument anlegen

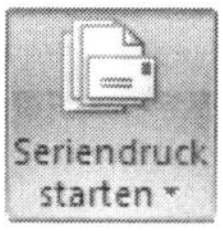

Jetzt kommt zum ersten Mal die Registerkarte SENDUNGEN zum Einsatz. Denn ehe wir auch nur einen einzigen Buchstaben eintippen, müssen wir Word mitteilen, dass wir einen Serienbrief erstellen möchten. Klicken Sie dazu erst auf den Button SERIENDRUCK STARTEN, um das Auswahlmenü zu öffnen und danach auf den obersten Eintrag BRIEFE.

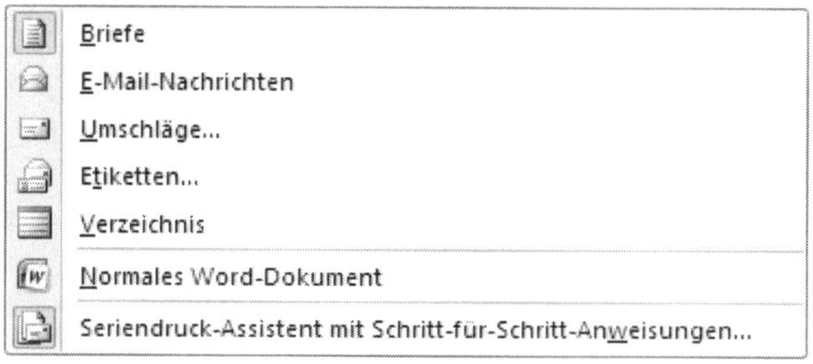

Abbildung 10.2: Wählen Sie hier den Eintrag BRIEFE aus.

Nachdem Word nun Bescheid weiß, haben Sie die Wahl, entweder ein bereits erstelltes Dokument zu öffnen oder ein neues zu erstellen, indem Sie einfach wie gewohnt den Teil des Briefes aufsetzen, der sich für alle Empfänger wiederholen soll. Danach speichern Sie das Dokument unter einem beliebigen Namen ab, damit Sie es im Fall der Fälle immer wieder neu aufrufen können.

10.1.2 Empfängerliste auswählen oder erstellen

Im Anschluss benötigen wir natürlich noch eine Adressdatei, die Ihren Brief mit den noch fehlenden Daten versorgt. Höchstwahrscheinlich ist eine Kundendatei oder Ähnliches bereits vorhanden, wobei es völlig gleichgültig ist, ob es sich dabei um ein Excel-, Access-, Word- oder irgendein anderes Dokument bzw. eine Datenbank handelt. Wichtig ist einzig und allein, dass dieses Dokument in Spalten oder einer Tabelle angeordnet ist und eigene Überschriften enthält, denn sonst ist eine Zuordnung durch Seriendruckfelder nicht möglich.

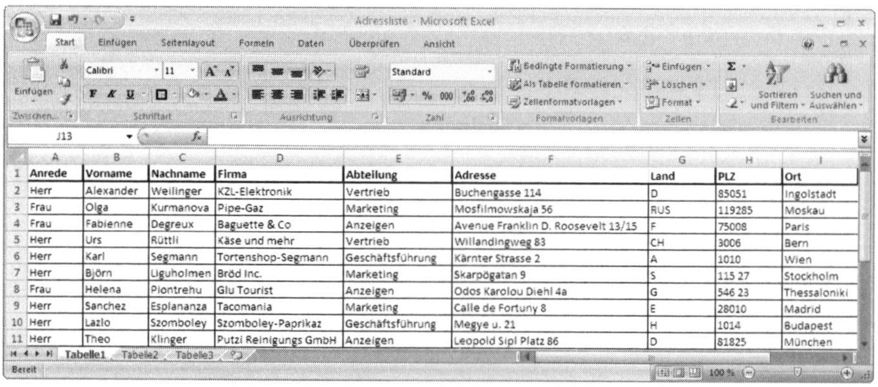

	A	B	C	D	E	F	G	H	I
1	Anrede	Vorname	Nachname	Firma	Abteilung	Adresse	Land	PLZ	Ort
2	Herr	Alexander	Weilinger	KZL-Elektronik	Vertrieb	Buchengasse 114	D	85051	Ingolstadt
3	Frau	Olga	Kurmanova	Pipe-Gaz	Marketing	Mosfilmowskaja 56	RUS	119285	Moskau
4	Frau	Fabienne	Degreux	Baguette & Co	Anzeigen	Avenue Franklin D. Roosevelt 13/15	F	75008	Paris
5	Herr	Urs	Rüttli	Käse und mehr	Vertrieb	Willandingweg 83	CH	3006	Bern
6	Herr	Karl	Segmann	Tortenshop-Segmann	Geschäftsführung	Kärnter Strasse 2	A	1010	Wien
7	Herr	Björn	Liguholmen	Bröd Inc.	Marketing	Skarpögatan 9	S	115 27	Stockholm
8	Frau	Helena	Piontrehu	Glu Tourist	Anzeigen	Odos Karolou Diehl 4a	G	546 23	Thessaloniki
9	Herr	Sanchez	Esplananza	Tacomania	Marketing	Calle de Fortuny 8	E	28010	Madrid
10	Herr	Lazlo	Szomboley	Szomboley-Paprikaz	Geschäftsführung	Megye u. 21	H	1014	Budapest
11	Herr	Theo	Klinger	Putzi Reinigungs GmbH	Anzeigen	Leopold Sipl Platz 86	D	81825	München

Abbildung 10.3: So könnte eine Adressdatei in Excel aussehen.

Klicken Sie also in der Registerkarte SENDUNGEN auf EMPFÄNGER AUSWÄHLEN, wodurch ein Menü geöffnet wird. Wählen Sie hier den Eintrag VORHANDENE LISTE VERWENDEN, um das Fenster DATENQUELLE AUSWÄHLEN zu öffnen, in dem Sie dann Ihre bereits erstellte Liste als Datenquelle bestimmen können.

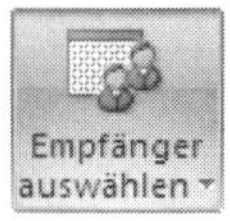

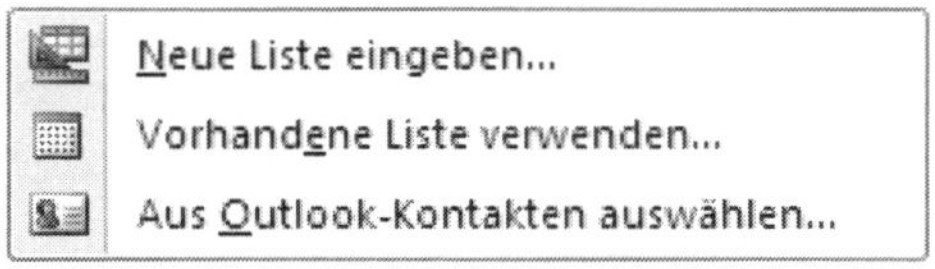

Abbildung 10.4: Empfänger auswählen

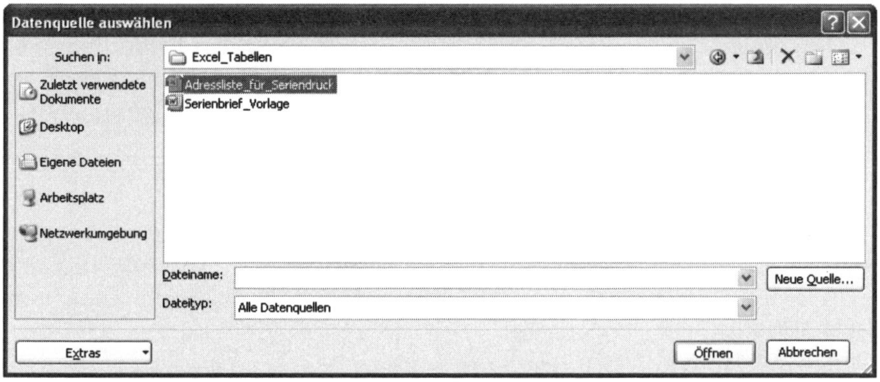

Abbildung 10.5: Dialog, um bereits bestehende Datenquellen auszuwählen

Ist noch keine fertige Adressdatei oder Ähnliches vorhanden, wird Ihnen hier die Möglichkeit geboten, eine neue Datenquelle für Ihren Serienbrief zu erstellen. Wählen Sie dazu unter EMPFÄNGER AUSWÄHLEN den Eintrag NEUE LISTE EINGEBEN aus, um das Dialogfeld NEUE LISTE zu öffnen.

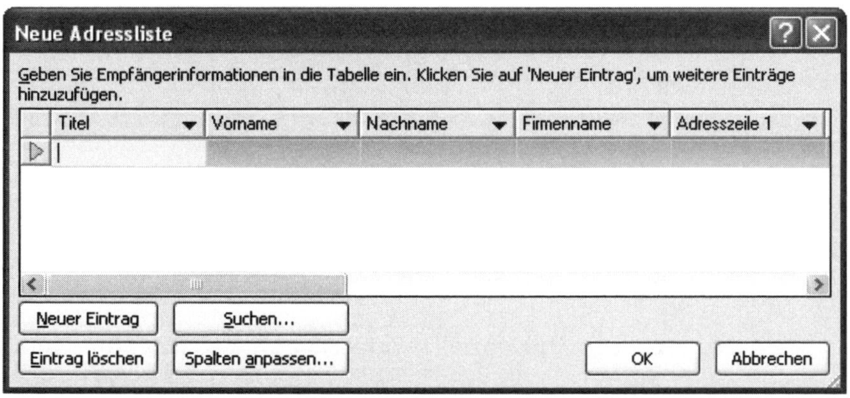

Abbildung 10.6: Erstellen einer neuen Adressliste

10

Hier finden Sie bereits eine Art Tabelle mit vorhandenen Überschriften vor. Sie müssen nur noch mit dem Eintragen Ihrer Daten beginnen. Selbstverständlich können die bestehenden Überschriften der Spalten auch noch an Ihre Bedürfnisse angepasst werden. Klicken Sie dazu einfach auf die Schaltfläche SPALTEN ANPASSEN, um die Änderungen vorzunehmen.

10.1.3 Seriendruckfelder einfügen

Als Nächstes gilt es, die Seriendruckfelder in Ihrem Dokument zu platzieren, damit jedes Schreiben einen Empfänger und eine persönliche Anrede erhält.

Und so wird es gemacht:

1. Setzen Sie den Cursor an die Stelle des Dokuments, an der die Seriendruckfelder eingefügt werden sollen.
2. Klicken Sie anschließend auf die Schaltfläche SERIENDRUCKFELD EINFÜGEN. Aber Achtung: Der Button ist in zwei Teile geteilt! Wenn Sie in den oberen Teil klicken, was ich Ihnen empfehlen würde, öffnet sich ein Dialogfeld, über das Sie der Reihe nach die einzelnen Felder einfügen können, ohne dass sich das Fenster schließt. Klicken Sie jedoch in den unteren Teil, öffnet sich eine Auswahl, die zwar den gleichen Inhalt hat, sich aber nach jeder einzelnen Auswahl wieder schließt.

Abbildung 10.7: Seriendruckfelder einfügen

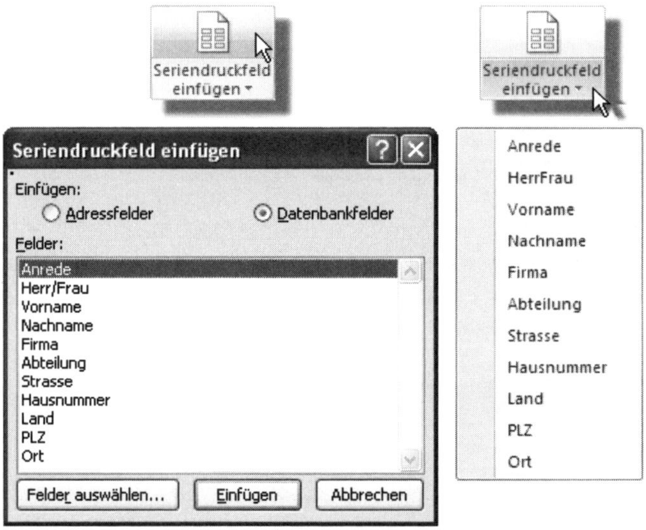

3. Achten Sie beim Einfügen der einzelnen Felder darauf, dass Sie die Zwischenräume und Zeilenschaltungen nicht vergessen. Denn genauso wie Sie die Felder hier einsetzen und formatieren, wird Word dann Ihre Daten einsetzen.
4. Für eine abschließende Kontrolle können Sie wieder in der Registerkarte SENDUNGEN auf die Schaltfläche SERIENDRUCKFELDER HERVORHEBEN klicken, die bewirkt, dass alle eingefügten Seriendruckfelder grau hinterlegt werden. Damit können Sie sehr leicht feststellen, ob beispielsweise ein Abstand oder vielleicht ein ganzes Feld vergessen wurde.

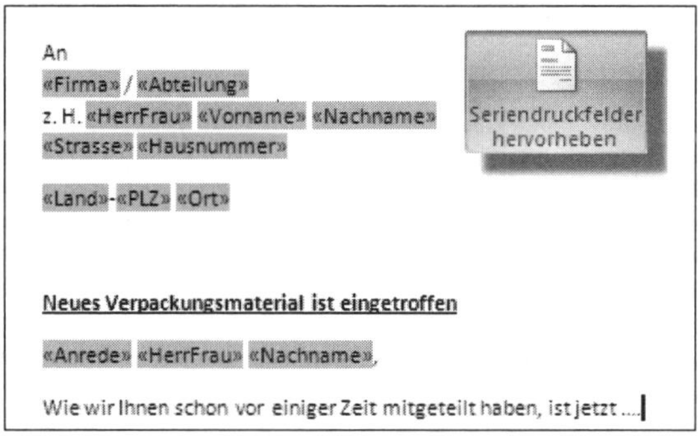

Abbildung 10.8: Hervorgehobene Seriendruckfelder

HALT

Die vorgesehenen Namen für Seriendruckfelder in Word müssen nicht zwingend mit den Überschriften Ihrer Datenquelle übereinstimmen. Wenn Sie im Dialogfeld SERIENDRUCKFELD EINFÜGEN *den Eintrag* DATENBANKFELDER *ausgewählt haben, werden Ihnen von Word nur Ihre eigenen Überschriften zum Einfügen angeboten (siehe Abbildung 10.7).*

10.1.4 Optionale Funktionen

Es gibt weitere Möglichkeiten, Adresse und Grußzeile in Ihr Hauptdokument einzufügen. Ich persönlich ziehe zwar die Variante durch das Einfügen der einzelnen Seriendruckfelder vor, weil es, wie ich finde, individuellere Gestaltungsmöglichkeiten zulässt. Da das aber bekanntlich Geschmackssache ist, bleibt es Ihnen selbst überlassen, für welche Methode Sie sich entscheiden. Auch Bedingungsfelder können hinzugefügt werden, die Ihren Serienbrief noch ein bisschen persönlicher wirken lassen.

Adressblock

STEPS

So fügen Sie einen Adressblock ein:

1. Um einen Adressblock einzufügen, setzen Sie den Cursor wieder an die Stelle des Dokuments, an der das Feld dann eingesetzt werden soll.
2. Klicken Sie nun auf den Button ADRESSBLOCK, um das Dialogfeld ADRESSBLOCK EINFÜGEN zu öffnen.
3. Word unterbreitet Ihnen sofort einen Vorschlag, den Sie sogleich im Vorschaufenster bewundern können. Wenn er Ihnen gefällt, klicken Sie auf OK, um das Feld einzufügen. Andernfalls, und davon gehe ich jetzt einmal aus, müssen Sie die Einstellungen selbst vornehmen.

   Wenn Sie eine eigene Datenquelle gewählt haben, bei der die Überschriften nicht mit denen von Word übereinstimmen, werden Ihnen jetzt Teile im Adressfeld fehlen. Diese konnte Word dann nicht selbstständig zuordnen und folglich auch nicht mit einfügen.

Abbildung 10.9: Einfügen eines Adressblockes

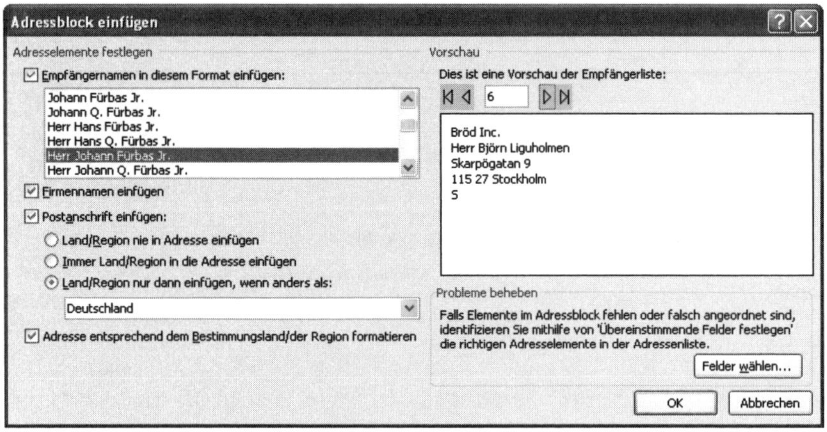

4. Dafür klicken Sie auf die Schaltfläche FELDER WÄHLEN, um das Dialogfeld ÜBEREINSTIMMENDE FELDER FESTLEGEN zu öffnen und Ihre Überschriften den Bezeichnungen von Word zuzuweisen.

Abbildung 10.10: Seriendruckfelder anpassen

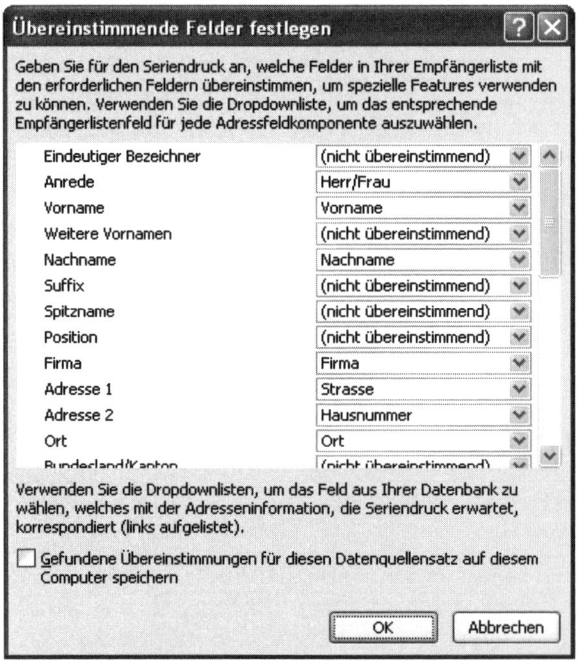
Übereinstimmende Felder festlegen
Geben Sie für den Seriendruck an, welche Felder in Ihrer Empfängerliste mit den erforderlichen Feldern übereinstimmen, um spezielle Features verwenden zu können. Verwenden Sie die Dropdownliste, um das entsprechende Empfängerlistenfeld für jede Adressfeldkomponente auszuwählen.
Eindeutiger Bezeichner
(nicht übereinstimmend)
Anrede
Herr/Frau
Vorname
Vorname
Weitere Vornamen
(nicht übereinstimmend)
Nachname
Nachname
Suffix
(nicht übereinstimmend)
Spitzname
(nicht übereinstimmend)
Position
(nicht übereinstimmend)
Firma
Firma
Adresse 1
Strasse
Adresse 2
Hausnummer
Ort
Ort
Verwenden Sie die Dropdownlisten, um das Feld aus Ihrer Datenbank zu wählen, welches mit der Adresseninformation, die Seriendruck erwartet, korrespondiert (links aufgelistet).
Gefundene Übereinstimmungen für diesen Datenquellensatz auf diesem Computer speichern
OK
Abbrechen

5. Nun können Sie noch die Adresselemente festlegen, wobei Ihnen jede vorgenommene Änderung sofort im Vorschaufenster angezeigt wird. Wenn Sie mit Ihren Einstellungen zufrieden sind, klicken Sie noch auf OK, um das Adressblockfeld («Adresse») einzufügen.

Grußzeile

Das Einfügen einer Grußzeile funktioniert ähnlich wie beim Adressblock. Folgende Schritte sind dafür notwendig:

1. Beginnen Sie wie vorhin, indem Sie den Cursor wieder an die Stelle setzen, an der die Grußformel eingefügt werden soll.
2. Klicken Sie anschließend auf den Button GRUSSZEILE, um das Dialogfeld GRUSSZEILE EINFÜGEN zu öffnen.

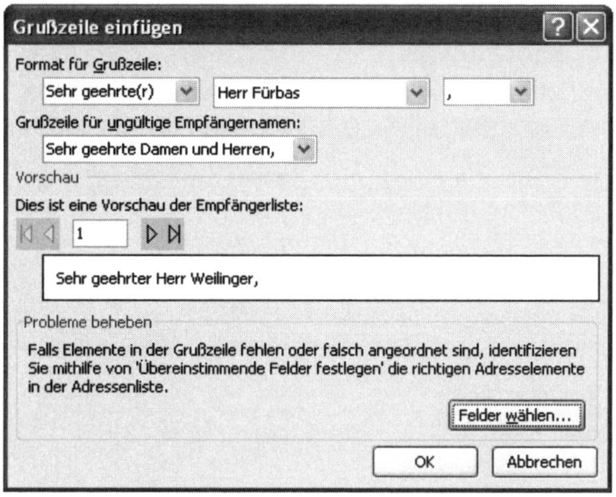

Abbildung 10.11: Grußzeile anpassen

3. Ganz oben treffen Sie erst einmal die von Ihnen gewünschten Einstellungen. Ich muss jedoch gestehen, dass die Auswahl gerade bei der Grußformel nicht besonders umfangreich ist. Die Entscheidung für eine der beiden angebotenen Möglichkeiten fällt damit nicht weiter schwer: Es bleibt eigentlich nur `Sehr geehrte(r)` übrig, wenn man sich nicht für `(ohne)` entscheidet, das wiederum den kompletten Entfall der Grußformel bewirkt.

   Eine Alternative, die Auswahl etwas zu vergrößern, wäre das einfache Übertippen der Grußformel mit einem eigenen Wort (z.B. Hallo). Sie müssen lediglich darauf achten, dieses Wort dann »neutral« zu halten, denn Word erkennt bei einem Neueintrag nicht, ob der Empfänger männlich oder weiblich ist, womit beispielsweise »Liebe(r)« unmöglich wäre.
4. Auch hier kann es sein, dass Word Ihre Überschriften nicht zuordnen kann. Sollte das der Fall sein, klicken Sie auf die Schaltfläche FELDER WÄHLEN, und passen Sie die Seriendruckfelder an.
5. Abschließend klicken Sie auf OK, um das Feld für die Grußzeile («Anrede») einzufügen.

10

Bedingungsfeld einfügen

Eine weitere Variante, Ihren Serienbrief noch persönlicher zu gestalten, ist das Einfügen von Bedingungsfeldern. Dabei prüft Word zuerst, ob eine bestimmte Bedingung gegeben ist, und entscheidet danach, ob etwas bzw. was eingefügt werden soll. Das hört sich jetzt komplizierter an, als es wirklich ist. Wenn Sie z.B. in Ihrem Schreiben die Unterscheidung zwischen Kunde und Kundin treffen möchten, gehen Sie folgendermaßen vor:

STEPS

Einfügen eines Bedingungsfeldes:

1. Wir beginnen wieder mit dem Setzen des Cursors an die gewünschte Einfügestelle.

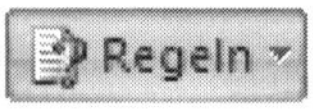

2. Klicken Sie nun in der Gruppe *Felder schreiben und einfügen* auf die Schaltfläche REGELN, um folgende Auswahl zu öffnen.

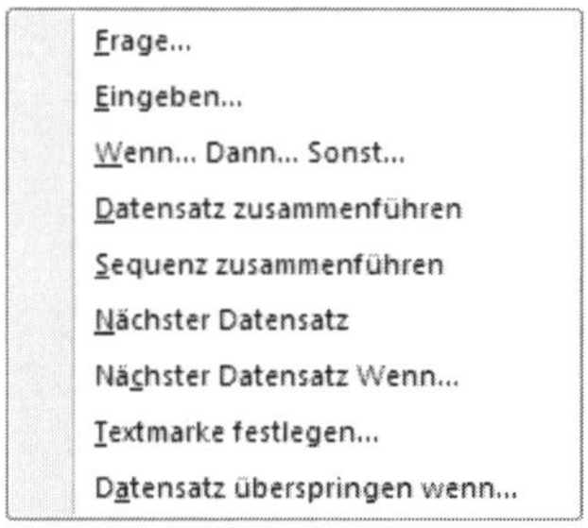

Abbildung 10.12: Auswahlmenü REGELN

3. Klicken Sie auf den Eintrag WENN... DANN... SONST..., wodurch das Dialogfeld BEDINGUNGSFELD EINFÜGEN: WENN geöffnet wird.

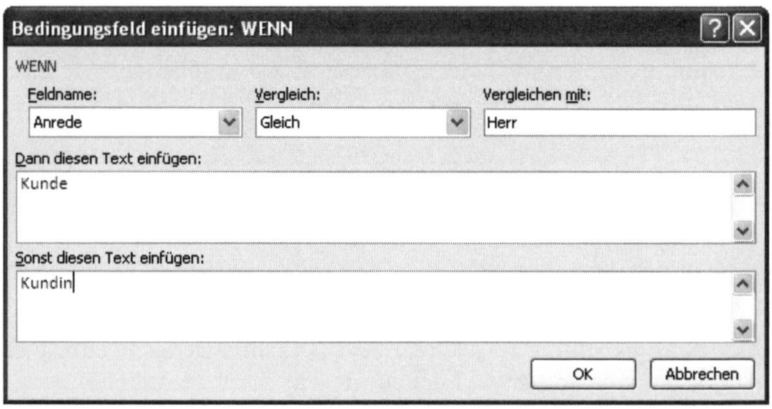

Abbildung 10.13: Festlegen einer Bedingung

4. Für unser Beispiel beziehen wir uns auf den Feldnamen ANREDE, der entweder `Herr` oder `Frau` lautet. Bei VERGLEICH wählen wir den Eintrag GLEICH. Unter VERGLEICHEN MIT: geben wir `Herr` ein. Jetzt muss nur noch ins mittlere Feld `Kunde` und darunter `Kundin` eingegeben werden (siehe Abbildung 10.13), ehe wir die Eingaben mit OK bestätigen.

5. Word fügt Ihnen daraufhin, sozusagen als Platzhalter, das Bedingungsfeld KUNDE in Ihr Hauptdokument ein.

Zusammenfassend haben wir folgende Bedingung gestellt: Wenn die Anrede in Ihrem Dokument »Herr« lautet, muss das Wort »Kunde«, in jedem anderen Fall das Wort »Kundin« eingefügt werden.

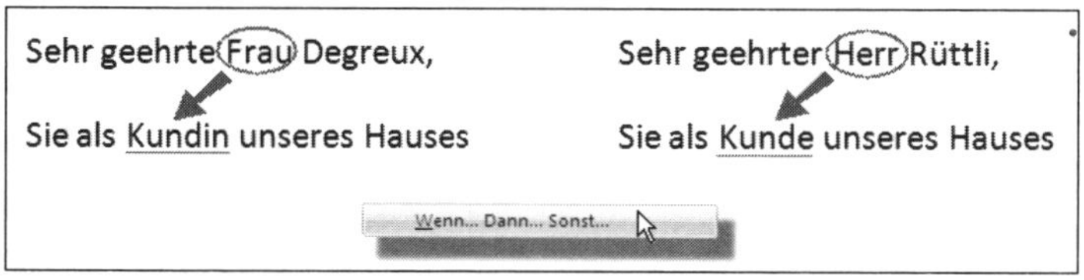

Abbildung 10.14: Ergebnis der gestellten Bedingung

10.1.5 Bearbeiten der Empfängerliste

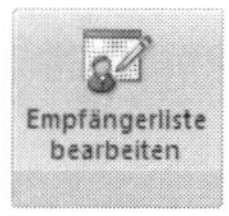

Bevor wir jetzt mit dem Verbinden der Daten und somit der Erstellung des Serienbriefes beginnen, werfen wir einen Blick auf die Empfängerliste, die jetzt noch für den Seriendruck bearbeitet werden kann und somit den letzten Schliff erhält.

Folgende Bearbeitungsmöglichkeiten stehen Ihnen dafür zur Verfügung:

- Löschen und Hinzufügen einzelner Empfänger
- Filtern und Sortieren der Datensätze

Damit diese Arbeiten auch durchgeführt werden können, müssen Sie als Erstes auf die Schaltfläche EMPFÄNGERLISTE BEARBEITEN klicken, um das Dialogfeld SERIENDRUCKEMPFÄNGER zu öffnen.

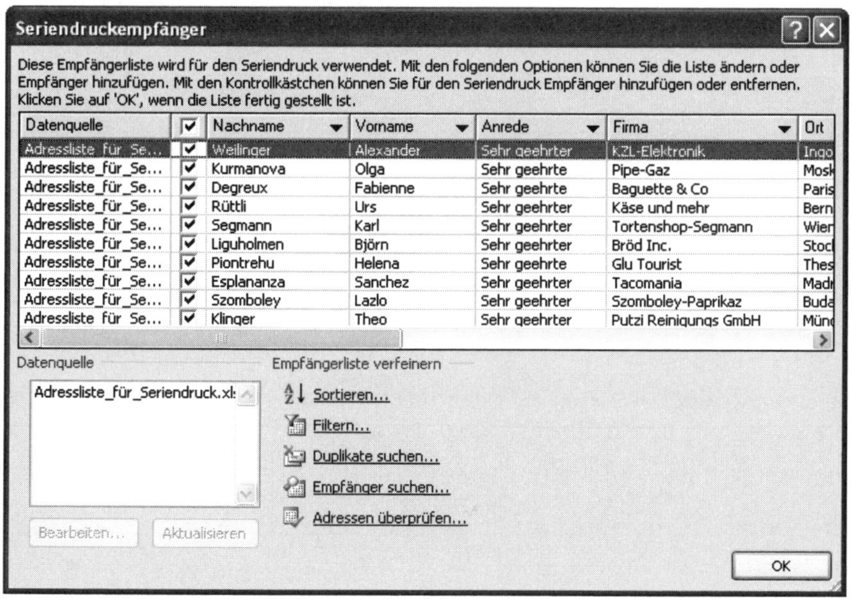

Abbildung 10.15: Empfängerliste für den Seriendruck

Löschen einzelner Datensätze

Das Löschen einzelner Datensätze ist eine äußerst unkomplizierte und einfache Angelegenheit. Wie Sie in Abbildung 10.15 sehen können, enthält jede einzelne Zeile ein Kästchen, das mit einem Haken versehen ist. Zum Löschen der Zeile brauchen Sie also nur auf das Kästchen zu klicken und den Haken entfernen. Damit ist er deaktiviert und wird nicht in Ihr Seriendokument aufgenommen. Nochmaliges Klicken setzt den Haken wieder, und die Zeile ist erneut aktiviert.

Hinzufügen einzelner Datensätze

Oft stellt man im Nachhinein fest, dass der eine oder andere Empfänger in der ausgewählten Liste noch fehlt. Solange das nicht allzu viele sind, können sie rasch nachgetragen werden. Klicken Sie dazu auf den Namen Ihrer eingefügten Liste (in unserem Beispiel wäre das `Adressliste_für_Seriendruck.xls`), um ihn zu markieren. Dadurch wird das Feld BEARBEITEN aktiv, das wir auch gleich anklicken, um das Dialogfeld DATENQUELLE BEARBEITEN zu öffnen.

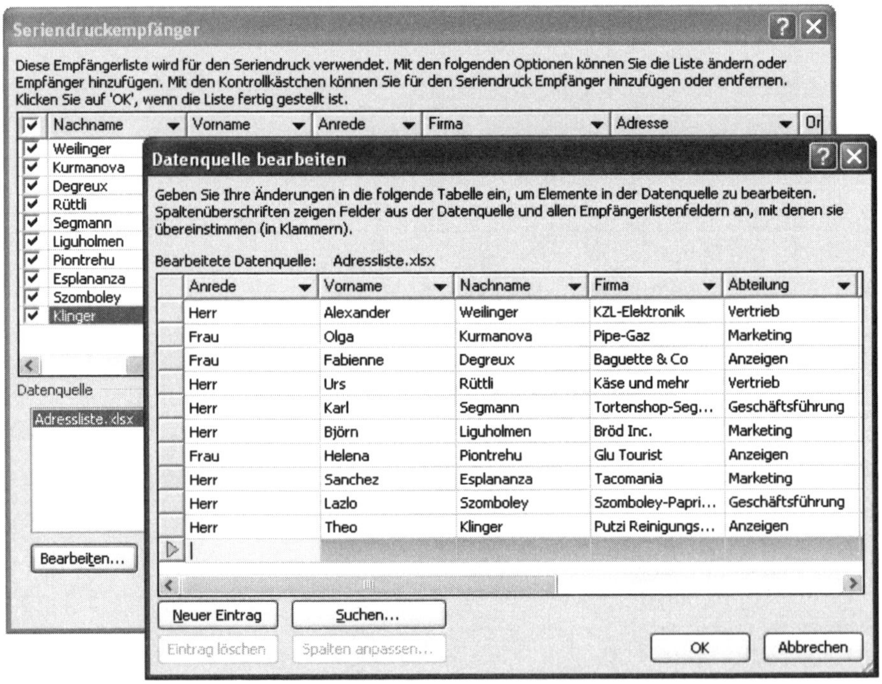

Abbildung 10.16: Fenster zum Hinzufügen eines Datensatzes

Klicken Sie hier dann auf die Schaltfläche NEUER EINTRAG, und eine zusätzliche Zeile wird unterhalb Ihrer Liste eingefügt, in die Sie sofort den neuen Datensatz eingeben können. Für jeden weiteren Eintrag müssen Sie erneut auf die Schaltfläche NEUER EINTRAG klicken. Abschließend bestätigen Sie Ihre Eingabe mit OK, um Ihre Liste zu aktualisieren.

Filtern von Daten

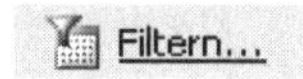

Das Filtern Ihrer Adressdatei ist eine äußerst praktische Funktion, wenn Sie ihre Aussendung auf gewisse Bereiche beschränken wollen. In unserem Beispiel wollen wir unseren Serienbrief für all diejenigen erstellen, deren Postleitzahl mit einer »8« beginnt.

Dafür sind folgende Schritte notwendig:

STEPS

1. Öffnen Sie Ihre Adressliste durch einen Klick auf den Button EMPFÄNGERLISTE BEARBEITEN.
2. Klicken Sie nun im Dialogfeld SERIENDRUCKEMPFÄNGER auf FILTERN, um das Fenster FILTERN UND SORTIEREN zu öffnen.

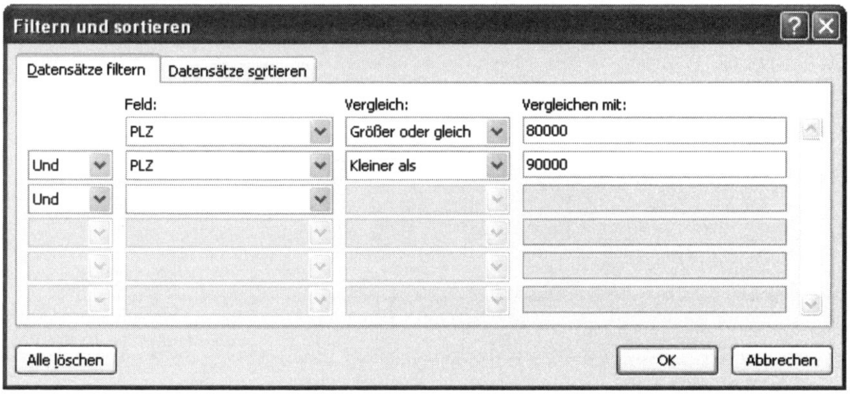

Abbildung 10.17: Eintragen der Filterkriterien

3. Achten Sie darauf, dass die Registerkarte DATENSÄTZE FILTERN geöffnet ist, und treffen Sie anschließend die Filter-Kriterien. Dazu legen Sie in der ersten Zeile zunächst fest, welches Feld als Vergleich herangezogen werden soll. In unserem Beispiel wäre das die Postleitzahl (PLZ).
4. Im Listenfeld VERGLEICH wählen Sie nun den passenden Operator (Bedingung) und unter VERGLEICHEN MIT den Bezug dafür aus. Für unser Beispiel haben wir hier GRÖßER ODER GLEICH und 8000 gewählt, um den Anfangspunkt zu bestimmen.
5. Um einen Bereich herzustellen, muss eine weitere Zeile mit dem Kriterium UND ausgefüllt werden. Wählen Sie folgende Einträge: Als Erstes wieder die Postleitzahl, da wir ja in der gleichen Spalte bleiben, danach den Operator KLEINER ALS. Am Schluss geben Sie noch die Zahl 9000 ein.
6. Nach einem Klick auf die Schaltfläche OK besteht Ihre Adressliste nur noch aus Datensätzen, deren Postleitzahl mit einer »8« beginnt.

Es können aber selbstverständlich alle möglichen Einstellungen getroffen werden, und es müssen nicht immer nummerische Felder gefiltert werden. Beispielsweise könnte man einzelne Länder, Städte oder auch spezielle Branchen filtern.

10

Sortieren der Empfängerliste

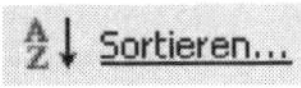

Um eine bessere Übersicht in der Adressliste zu erlangen, ist es oftmals unumgänglich, selbige zu sortieren. Wonach Sie sortieren wollen, ist völlig gleichgültig, denn die Vorgehensweise bleibt, ob nummerisch oder alphanumerisch, immer gleich.

STEPS

Gehen Sie dazu folgendermaßen vor:

1. Öffnen Sie wie gewohnt Ihre Empfängerliste, und klicken Sie auf SORTIEREN, um das Dialogfeld FILTERN UND SORTIEREN zu öffnen.

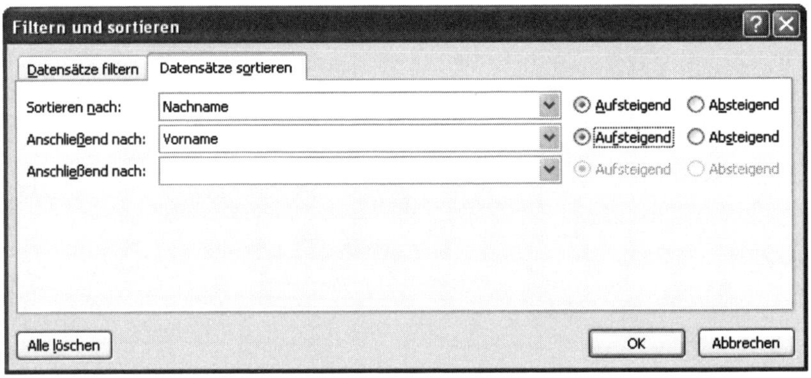

Abbildung 10.18: Datensätze sortieren

2. Stellen Sie sicher, dass die Registerkarte DATENSÄTZE SORTIEREN geöffnet ist, und beginnen Sie mit den Einstellungen.
   - Unter SORTIEREN NACH wählen Sie die Spalte aus, nach der sortiert werden soll.
   - Danach bestimmen Sie die Sortierrichtung, indem Sie entweder AUFSTEIGEND oder ABSTEIGEND aktivieren.
   - Bei Gleichheit des ersten Sortierschlüssels kann noch eine zweite oder dritte Ebene eingegeben werden. In unserem Beispiel würde dann bei gleichem Familiennamen nach Vornamen sortiert werden.
3. Klicken Sie jetzt noch auf OK, um Ihre Einstellungen zu bestätigen und die Liste zu sortieren.

10.1.6 Vorschau aufrufen

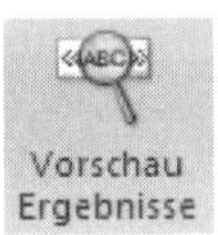

Eigentlich haben wir jetzt alle nötigen Einstellungen und Arbeiten in unserem Hauptdokument erledigt und könnten die Daten verbinden. Ich würde Ihnen aber empfehlen, vorher – als nochmalige Kontrolle – die Vorschau aufzurufen. Klicken Sie dazu auf der Registerkarte SENDUNGEN auf den Button VORSCHAU ERGEBNISSE. Darin sehen Sie zum einen, wie Ihr Brief mit den realen Daten aussieht, zum anderen können Sie kontrollieren, ob sich nicht doch noch ein Fehler eingeschlichen hat und irgendwelche Seriendruckfelder nicht richtig ausgefüllt wurden.

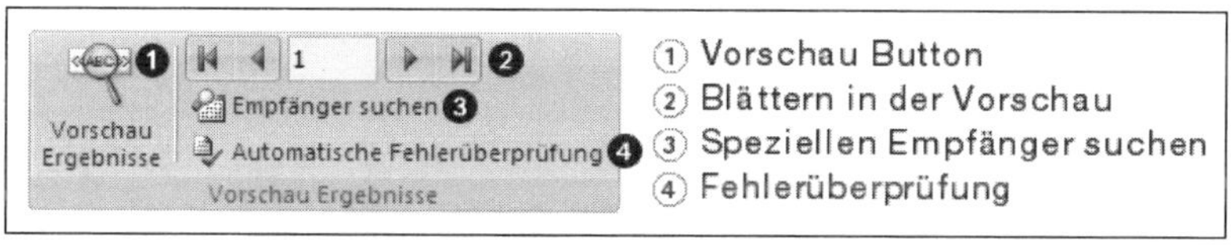

Abbildung 10.19: Gruppe VORSCHAU ERGEBNISSE

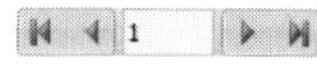

Angezeigt wird Ihnen jeweils ein Datensatz, wobei Word immer mit dem ersten in Ihrer Adressliste beginnt. Aber auch die anderen können problemlos in der Vorschau angesehen werden. Klicken Sie dazu einfach auf die Blättern-Funktion, die sich gleich rechts neben dem Vorschau-Button befindet. Damit wird der Reihe nach durch jeden einzelnen Datensatz geblättert.

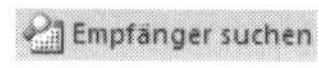

Suchen Sie jedoch einen bestimmten Datensatz, können Sie ihn leicht mit einem Klick auf die Schaltfläche EMPFÄNGER SUCHEN finden. Dazu öffnet sich das Dialogfeld EINTRAG SUCHEN, in dem Sie durch Eingabe der gewünschten Daten Ihren Datensatz einfach und schnell finden können.

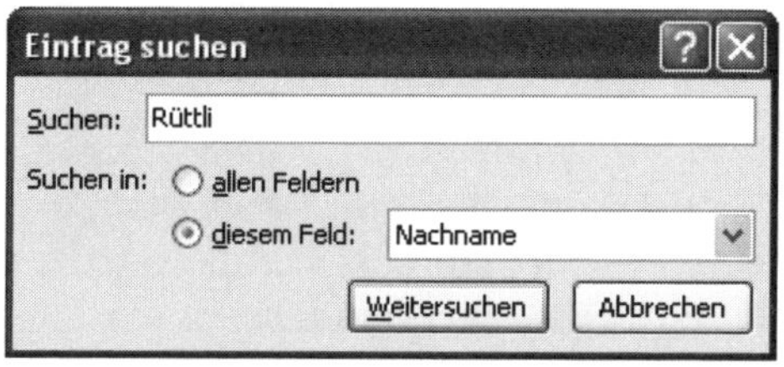

Abbildung 10.20: Einen speziellen Datensatz suchen

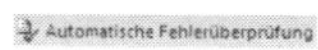

Haben Sie ein sehr umfangreiches Dokument mit vielen Bedingungsfeldern erstellt, ist es zweckmäßig, eine automatische Fehlerüberprüfung vor dem Verbinden der Daten durchzuführen. Klicken Sie dazu auf die gleichnamige Schaltfläche, die Sie ebenfalls in der Gruppe *Vorschau Ergebnisse* finden können, um das Dialogfeld FEHLERBEHANDLUNG zu öffnen.

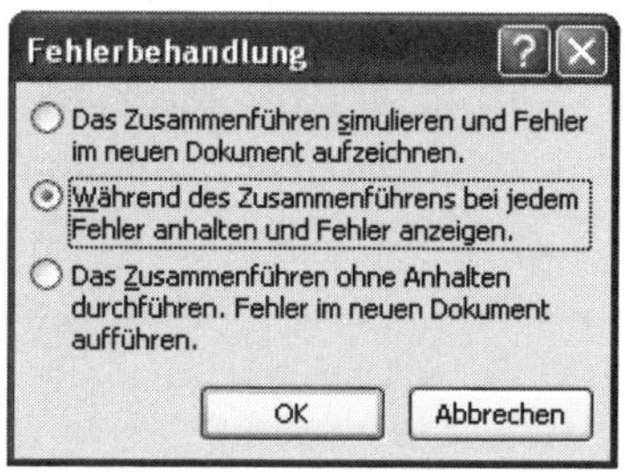

Abbildung 10.21: Fehleranalyse noch vor dem Ausdruck

Wählen Sie nun eine der vorgegebenen Optionen aus, um zu bestimmen, wie und wann ein Fehler angezeigt werden soll. Sie haben die Wahl, entweder in einem externen Dokument alle Fehler aufzulisten, ohne die Daten zu verbinden. Oder bei jedem Fehler das Zusammenführen anzuhalten, um ihn anzuzeigen. Last but not least können Sie die Daten verbinden, ohne den Vorgang anzuhalten, und in einem neuen Dokument sämtliche Fehler auflisten.

10.1.7 Daten verbinden

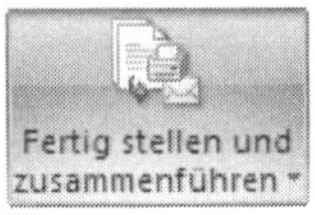

Jetzt ist es aber wirklich so weit, dass die Datensätze mit dem Hauptdokument verbunden werden können. Klicken Sie dazu ganz rechts in der Registerkarte SENDUNGEN auf den Button FERTIG STELLEN UND ZUSAMMENFÜHREN, woraufhin sich folgende Auswahl öffnet:

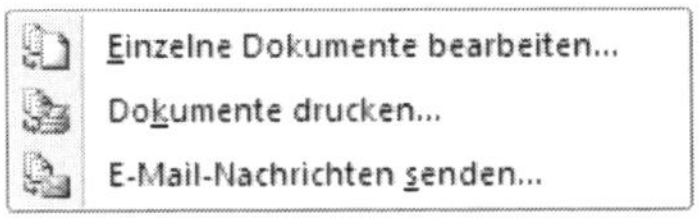

Abbildung 10.22: Daten verbinden

Hier können Sie nun auswählen, ob Sie die Briefe sofort an den Drucker senden (DOKUMENTE DRUCKEN) und somit sofort ausdrucken möchten, oder ein neues Seriendruckdokument erstellen das alle einzelnen Briefe enthält. Dieses Vorgehen würde ich empfehlen. In diesem Fall klicken Sie auf den ersten Eintrag EINZELNE DOKUMENTE BEARBEITEN. Damit haben Sie noch die Möglichkeit, verschiedene Nachrichten an ausgewählte Empfänger hinzuzufügen oder die ganze Aussendung zu archivieren.

Nachdem wir uns also dazu entschieden haben, ein neues Dokument für alle Briefe zu erstellen, wird das Dialogfeld SERIENDRUCK IN NEUES DOKUMENT geöffnet. Dort können Sie alle oder nur ausgewählte Datensätze mit dem Hauptdokument verbinden.

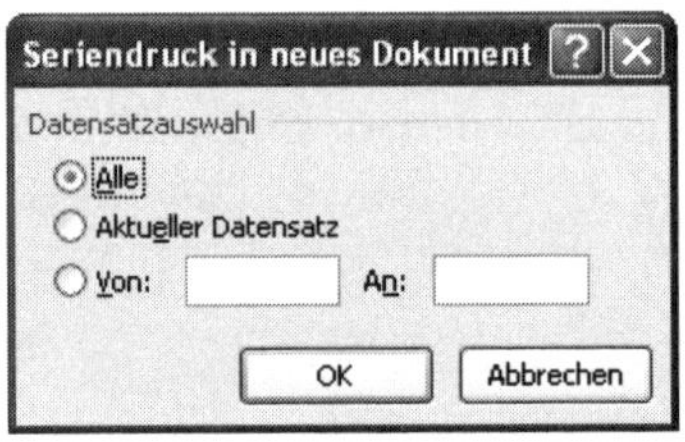

Abbildung 10.23: Bestimmen Sie, welche Datensätze mit dem Hauptdokument verbunden werden.

Sie erhalten nun ein Dokument mit dem Namen SERIENBRIEFE1, in dem für jeden einzelnen Datensatz automatisch eine Seite erstellt wurde und die Seriendruckfelder durch reale Daten ersetzt wurden.

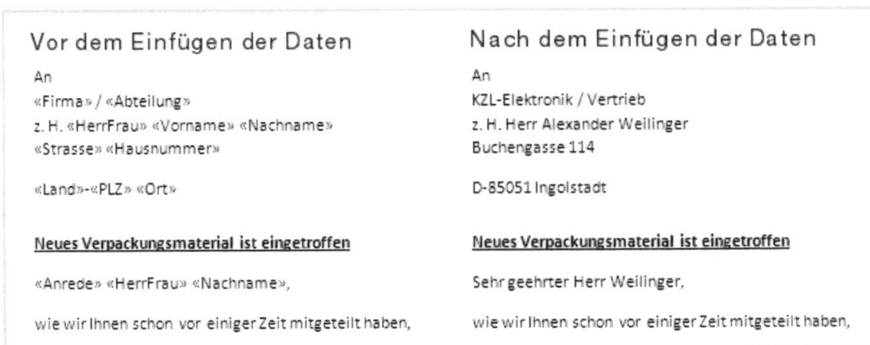

Abbildung 10.24: Vorher/Nachher

10.2 Der Seriendruck-Assistent

Es gibt auch noch einen Seriendruck-Assistenten, der Ihnen Schritt für Schritt beim Erstellen eines Seriendokuments behilflich ist. Gerade bei den ersten Versuchen, einen Serienbrief zu erstellen, würde ich Ihnen diesen kleinen Helfer ans Herz legen. Er erledigt mit Ihnen zusammen folgende Aufgaben:

- Erstellen und Vorbereiten des Hauptdokuments
- Vorbereiten der Datenquelle
- Daten verbinden und Seriendruck ausführen

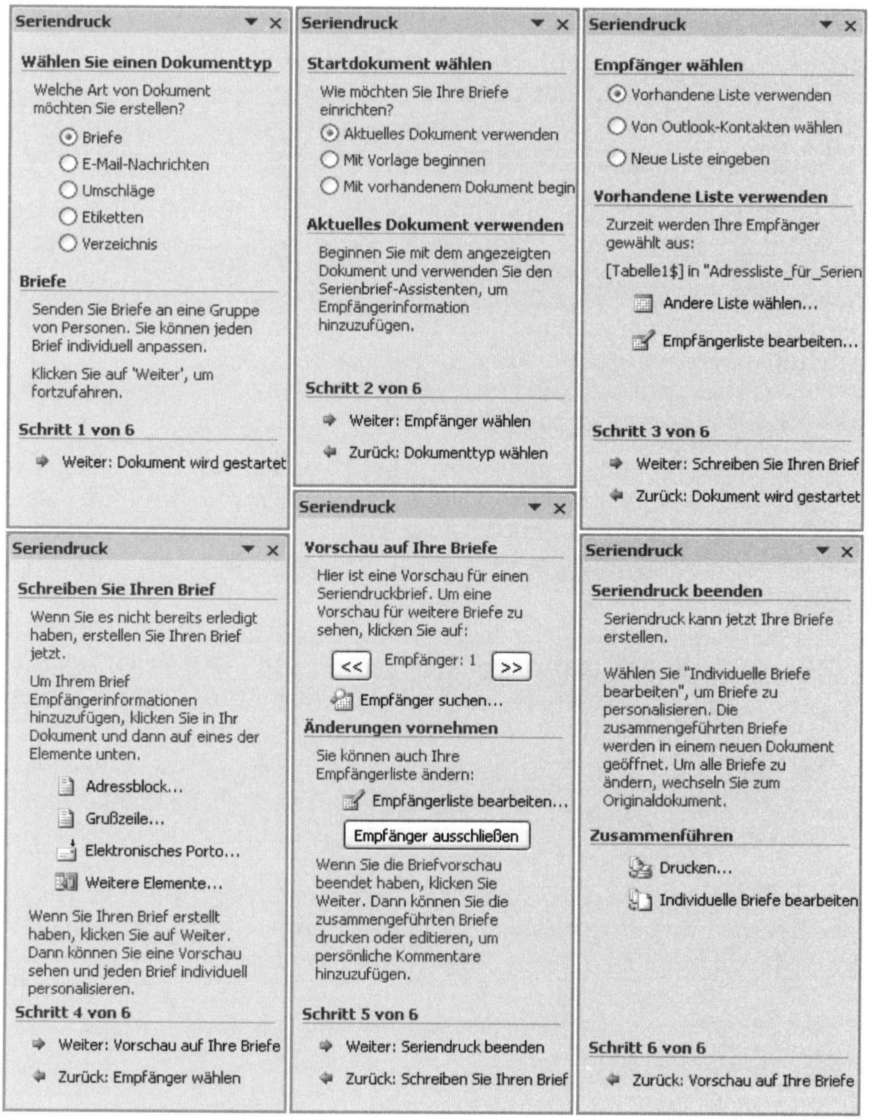

Abbildung 10.25: Der Seriendruck-Assistent

Um den Seriendruck-Assistenten zu öffnen, klicken Sie auf der Registerkarte SENDUNGEN auf den Button SERIENDRUCK STARTEN, und wählen Sie den Eintrag SERIENDRUCK-ASSISTENT MIT SCHRITT-FÜR-SCHRITT-ANWEISUNGEN... aus.

INFO

Man kann trotz geöffnetem Seriendruck-Assistenten auch andere Einstellungen vornehmen, die der Assistent nicht enthält, wie beispielsweise Seriendruckfelder anpassen. *Deshalb ist es empfehlenswert, ihn immer nebenbei mitlaufen zu lassen, da man an wesentliche Schritte erinnert wird und nichts vergessen kann.*

10.3 Serienbrief als E-Mail versenden

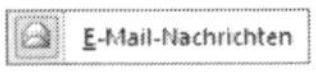

Möchten Sie personalisierte E-Mail-Nachrichten an Empfänger in der Adressliste senden, können Sie diese ebenfalls in Word mithilfe des Seriendrucks erstellen. Dabei ist die Vorgehensweise nahezu mit der zur Erstellung eines gewöhnlichen Serienbriefes identisch.

Zudem ist beim Seriendruck jede E-Mail-Nachricht eine eigene Sendung. Dabei entfällt der Charakter einer Massenaussendung, weil jeder Empfänger der einzige der jeweiligen Nachricht ist. In diesem Punkt unterscheidet sich der Seriendruck vom Versenden einer E-Mail-Nachricht an eine Gruppe von Empfängern.

Einige wesentliche Dinge gibt es jedoch zu beachten, wenn Sie Ihren Serienbrief als E-Mail versenden möchten:

- Auf Ihrem Computer muss ein MAPI-kompatibles E-Mail-Programm installiert sein. Denn nur mithilfe der Funktionen von MAPI (Messaging Application Program Interface) können Word und Outlook beim Senden von E-Mail-Nachrichten im Seriendruck auf die Daten gemeinsam zugreifen.
- Sie müssen dieselben Versionen von Outlook und Word verwenden. Wenn Sie also beispielsweise Ihren Serienbrief in Word 2007 erstellen, müssen Sie zum Versenden der Nachricht entsprechend Office 2007 verwenden.
- Es können keine Cc-Nachrichten versendet werden. Die Seriendruckfunktion bietet hier keinerlei Möglichkeiten, zusätzliche Empfänger einzugeben.

HALT

Es ist wichtig, dass Sie mit dem E-Mail-Programm Outlook arbeiten. Bei Verwendung von Outlook Express können die Seriendruckfunktionen nicht übernommen und somit kein Serien-Mail versandt werden.

Serienbrief als E-Mail versenden:

STEPS

1. Klicken Sie auf den Button SERIENDRUCK STARTEN, um das Menü zu öffnen, und wählen Sie den Eintrag E-MAIL-NACHRICHTEN aus.
2. Erstellen Sie Ihr Hauptdokument, und wählen Sie anschließend eine Datenquelle aus. Dies kann entweder ein Kontakte-Ordner aus Outlook oder eine andere Liste bzw. Datenbank sein. Wichtig ist dabei nur, dass diese eine Spalte mit E-Mail-Adressen enthält.
3. Fügen Sie nun alle von Ihnen gewünschten Seriendruckfelder ein, um Ihr Hauptdokument fertig zu stellen.
4. Zum Verbinden des Hauptdokuments mit den ausgewählten Daten klicken Sie wiederum auf den Button FERTIG STELLEN UND ZUSAMMENFÜHREN, und wählen Sie im geöffneten Menü den Eintrag E-MAIL-NACHRICHTEN SENDEN aus.
5. Dadurch wird das Dialogfeld SERIENDRUCK IN E-MAIL geöffnet, in dem Sie dann folgende Einstellungen vornehmen müssen:
   - Wählen Sie im Feld AN die Spalte Ihrer Empfängerliste aus, welche die E-Mail-Adresse enthält.
   - Im Feld BETREFFZEILE geben Sie den Inhalt Ihrer Betreffzeile ein.
   - Unter NACHRICHTENFORMAT haben Sie die Wahl, ob Sie Ihre Nachricht als TEXT, ANLAGE oder im HTML-FORMAT versenden möchten. Voreingestellt ist hier immer NUR-TEXT.
   - Zum Schluss können Sie sich noch entscheiden, ob Sie den ganzen Datensatz oder nur Teile daraus verbinden möchten.

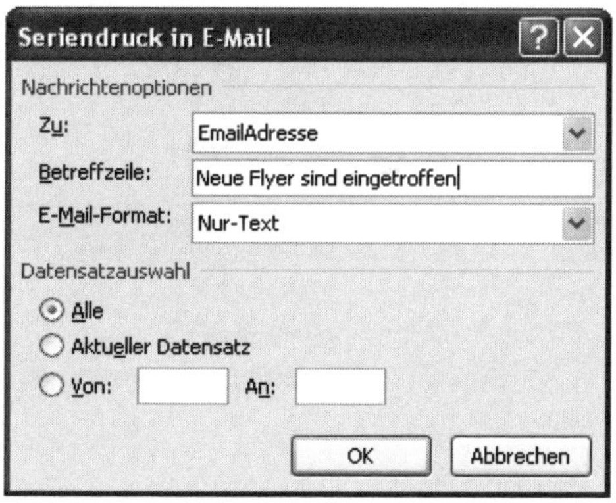

Abbildung 10.26: Einstellungen für den E-Mail-Versand

6. Durch einen Klick auf die Schaltfläche OK wird Outlook automatisch gestartet und ein Hinweisfenster geöffnet, in dem Sie darauf aufmerksam gemacht werden, dass eine Anwendung automatisch Nachrichten versenden möchte. Weil das ja genau unser Ziel ist, bestätigen wir diese Anfrage mit JA.

10

10.4 Etiketten

Etiketten selbst zu gestalten ist heutzutage keine große Kunst mehr: Sie sind in allen möglichen Größen und Formen erhältlich. So lassen sich schnell Adressetiketten oder diverse Beschriftungen entwerfen und ausdrucken. Das jeweilige Etikettenformat kann in Word für beinahe alle gängigen Etikettenmarken ausgewählt werden, aber selbst wenn Sie Ihr Format nicht in der Auswahl finden, können Sie schnell und unkompliziert die nötigen Einstellungen treffen und gleich anschließend mit dem Gestalten Ihrer Etiketten beginnen.

10.4.1 Etiketten erstellen

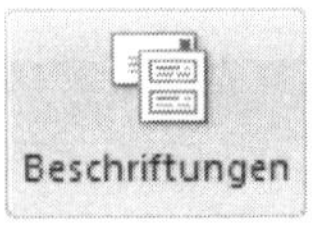

Wenn Sie Ihre Etiketten selbst erstellen, bringt das eine Reihe von Vorteilen mit sich:

- Jegliche Änderungen können problemlos eingearbeitet werden, und die neuen Etiketten sind sofort nach dem Ausdruck verwendbar.
- Der Zeitaufwand ist, ebenso wie die Kosten, sehr gering.
- Es stehen Ihnen beinahe unbegrenzte Gestaltungs- und Formatierungsmöglichkeiten zur Verfügung.

STEPS

Zum Erstellen von mehreren Etiketten mit dem gleichen Inhalt gehen Sie folgendermaßen vor:

1. Öffnen Sie die Registerkarte SENDUNGEN, und klicken Sie auf die Schaltfläche BESCHRIFTUNGEN, um das Dialogfeld UMSCHLÄGE UND ETIKETTEN zu öffnen.
2. Auf der Registerkarte ETIKETTEN, die bereits geöffnet sein müsste, klicken Sie auf den Button OPTIONEN. In dem nun geöffneten Fenster ETIKETTEN EINRICHTEN wählen Sie die von Ihnen verwendeten Etiketten aus.

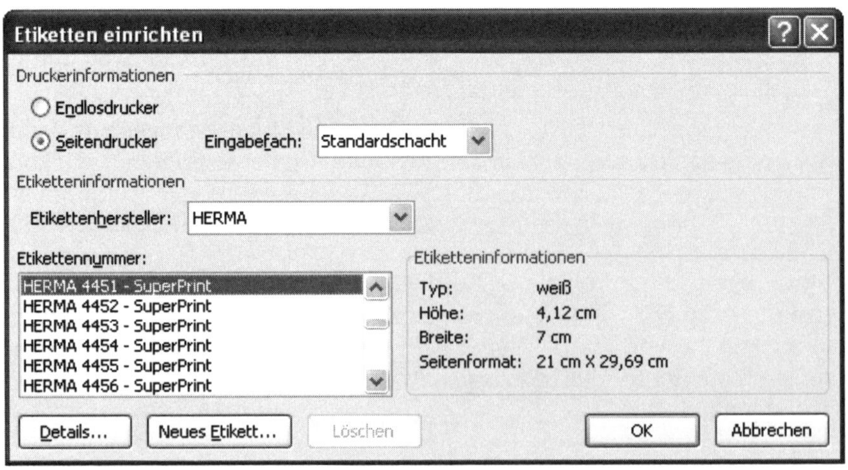

Abbildung 10.27: Auswählen der verwendeten Etiketten

3. Nehmen Sie die Verpackung Ihrer Etiketten zur Hand, auf der Sie den Etikettenhersteller und die Etikettennummer ablesen können, und wählen Sie diese dann im Fenster ETIKETTEN EINRICHTEN aus. Sollten Sie Ihre verwendeten Etiketten nicht in der Auswahl finden, müssen Sie die Einstellungen selbst treffen. In diesem Fall geht es mit Punkt 4 weiter, sollten Sie Ihre Etiketten gefunden und ausgewählt haben, fahren Sie mit Punkt 8 fort.
4. Klicken Sie im Fenster ETIKETTEN EINRICHTEN auf den Button NEUES ETIKETT, wodurch das Dialogfeld ETIKETTENDETAILS geöffnet wird.

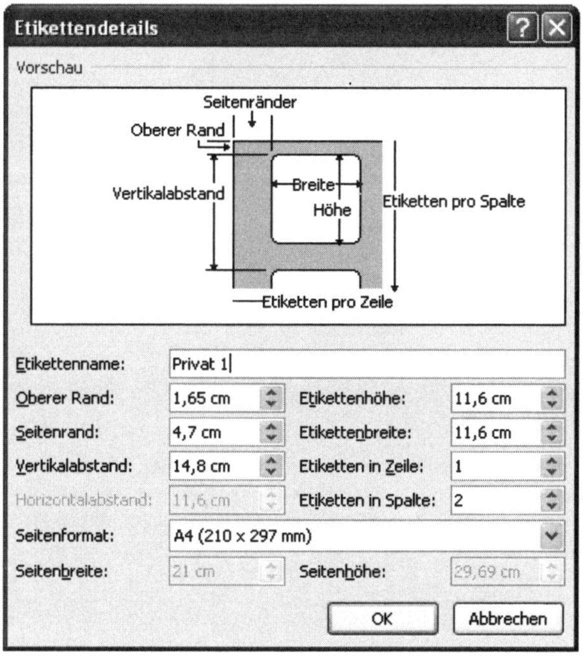

Abbildung 10.28: Eigenes Etikettenformat erstellen

5. Geben Sie als Erstes gleich einen Etikettennamen ein, damit Sie Ihre Einstellungen, beispielsweise zum Erstellen von neuen Etiketten dieses Formates, wieder aufrufen können.
6. Danach geht es ans Messen. Nehmen Sie einen Etikettenbogen zur Hand, und messen Sie die erforderlichen Abstände (in der Vorschaugrafik können Sie die exakten Messpunkte sehen). Genaues Arbeiten ist hier mehr als gefragt, denn ein Millimeter Differenz kann schon unschöne Ergebnisse zur Folge haben.
7. Jetzt müssen Sie noch die Anzahl der Etiketten in Zeile und Spalte einfügen und auswählen, welches Seitenformat Ihr Etikettenbogen besitzt. Bestätigen Sie mit OK, wodurch Sie zum Fenster ETIKETTEN EINRICHTEN zurückkehren und Sie unter ETIKETTENHERSTELLER den Namen Ihres soeben erstellten Etikettenformats finden sollten.

8. Bestätigen Sie Ihre Auswahl durch das Anklicken des OK-Buttons, um zum Dialogfeld UMSCHLÄGE UND ETIKETTEN zurückzukehren.

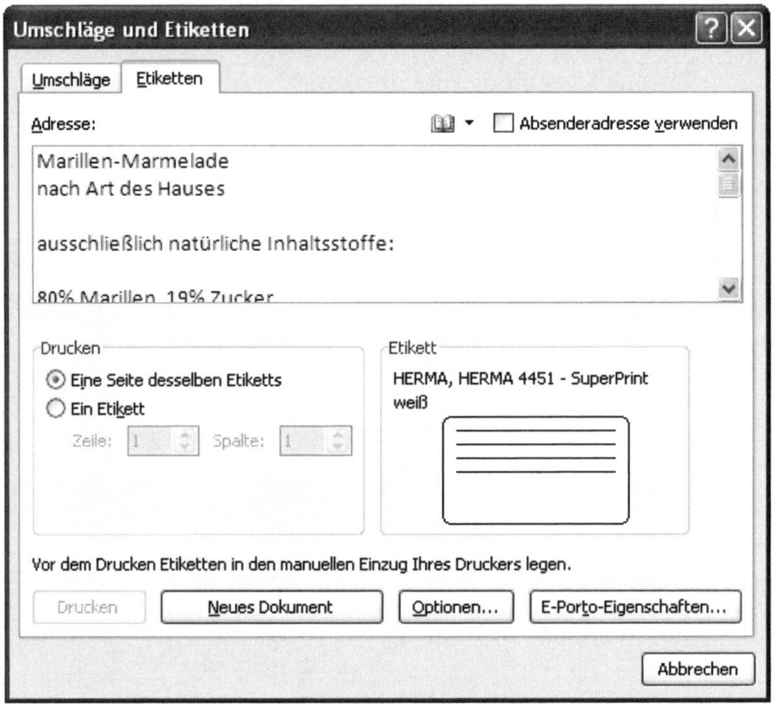

Abbildung 10.29: Eingabe des Etikettentextes

9. Geben Sie nun im Eingabefeld ADRESSE den gewünschten Text für Ihre Etiketten ein, wählen Sie anschließend unter DRUCKEN die Option EINE SEITE DESSELBEN ETIKETTS aus, und klicken Sie zuletzt auf den Button NEUES DOKUMENT, um Ihre Etiketten zu erstellen.

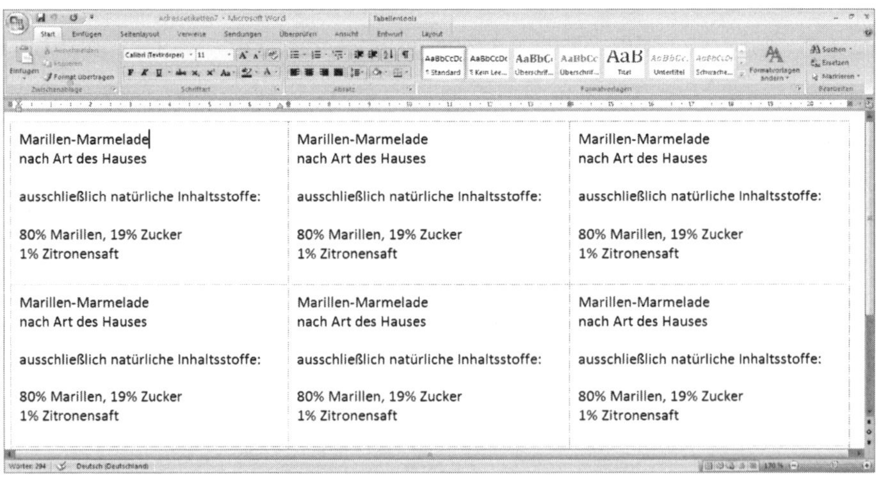

Abbildung 10.30: Ausgabe der Etiketten

Das ausgewählte Etikettenraster ist starr und passt sich nicht an den eingegebenen Text an. Das bedeutet, dass zu lange Textpassagen einfach über den Rand hinausragen und damit verschluckt werden. Dies kann aber durch das nachträgliche Bearbeiten der Etiketten schnell behoben werden.

10.4.2 Etiketten bearbeiten und formatieren

Wir haben jetzt also einen ganzen Bogen desselben Etiketts. Wenn der Text an keiner Stelle des Rasters hinausragt und er Ihnen so unformatiert gefällt, dann ist die Arbeit damit erledigt, und die Etiketten bereit für den Ausdruck.

Für den Fall, dass es nicht so sein sollte, arbeiten Sie die gewünschten Formatierungen und Änderungen in ein Etikett (das muss nicht zwingend das erste sein) ein. Dazu stehen Ihnen alle Gestaltungsmöglichkeiten, die Word zu bieten hat, zur Verfügung. Ob Schriftart, Farbe, Einfügen von Grafiken etc. – lassen Sie Ihrer Fantasie freien Lauf, und kreieren Sie einzigartige Etiketten.

Einarbeiten und anschließende Übernahme der Etikettenänderungen:

1. Wie oben bereits erwähnt, treffen Sie die gewünschten Änderungen in einem Etikett, und fügen Sie auch eventuelle Grafiken ein.
2. Markieren Sie den gesamten Inhalt des formatierten Etiketts, und klicken Sie unter SENDUNGEN auf den Button BESCHRIFTUNGEN.
3. Im Dialogfeld UMSCHLÄGE UND ETIKETTEN finden Sie im Eingabefeld den Text Ihrer Etiketten inklusive aller Änderungen und Formatierungen. Dort können Sie noch eine finale Kontrolle durchführen.
4. Wählen Sie unter DRUCKEN den Eintrag EINE SEITE DESSELBEN ETIKETTS aus, und klicken Sie auf die Schaltfläche NEUES DOKUMENT, um Ihre Änderungen auf alle anderen Etiketten zu übertragen.

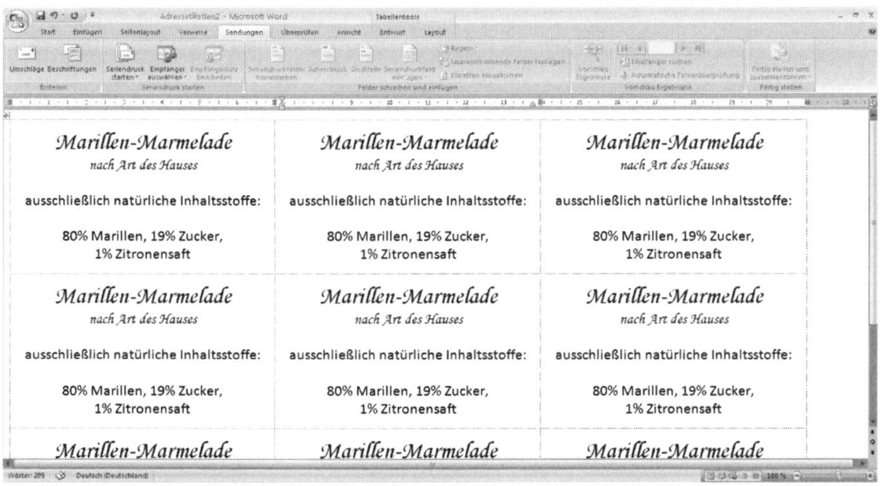

Abbildung 10.31: Feinschliff am Etikett

INFO

Ausrichtungen des Textes, die Sie über die Schaltflächen LINKSBÜNDIG, RECHTSBÜNDIG, ZENTRIERT *und* BLOCKSATZ *vorgenommen haben, werden, aus mir unerklärlichen Gründen, nicht übernommen!*

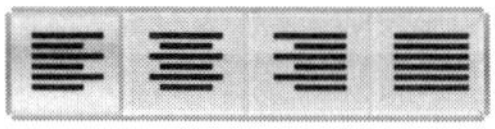

HALT

Sie können Ihre Etiketten, sooft Sie wollen, ändern und diese Änderungen dann für alle übernehmen. Sie müssen nur darauf achten, dass nach jeder Änderung ein neues Dokument angelegt wird. Löschen Sie daher die alten Bögen, die Sie nicht mehr benötigen, damit Sie am Ende nicht durcheinanderkommen und die »falschen« Etiketten ausdrucken.

Möchten Sie Etiketten mit verschiedenen Inhalten erstellen, müssen diese einzeln bearbeitet werden. Sie können aber ein bestehendes Etikett mit *Cut &Paste* in Ihr neues übernehmen, damit bereits festgelegte Formate (z.B. Farbe, Schriftgröße, Schriftart etc.) nicht noch mal neu definiert werden müssen.

10.4.3 Etiketten im Seriendruck erstellen

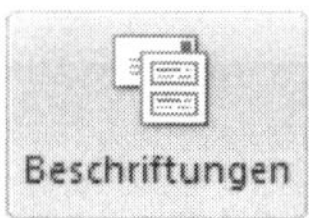

Adressetiketten sind immer wieder Anlass, Etiketten im Seriendruck zu erstellen. Einige von Ihnen werden sich jetzt wahrscheinlich denken, wozu gibt es denn Fensterkuverts? Dazu kann ich Ihnen nur sagen, genau dazu, um sich das Aufkleben von Adressetiketten zu ersparen. Aber es gibt Situationen, da kommt man nicht umhin, auf selbige zurückzugreifen. Oder haben Sie schon einmal versucht, einen etwas größeren Adventskalender, der sehr gerne an treue Kunden oder Geschäftspartner in der Vorweihnachtszeit versendet wird, in ein Fensterkuvert zu stecken?

STEPS

Für genau diese Fälle, oder weil Sie einfach keine Fensterkuverts zur Hand haben, müssen Adressetiketten erstellt werden. Dazu rufen Sie entweder den Seriendruck-Assistenten auf oder gehen folgendermaßen vor:

1. Klicken Sie unter SENDUNGEN auf den Button SERIENDRUCK STARTEN, und wählen Sie aus dem geöffneten Menü den Eintrag ETIKETTEN aus.

Abbildung 10.32: Auswahl des Seriendruckes für Etiketten

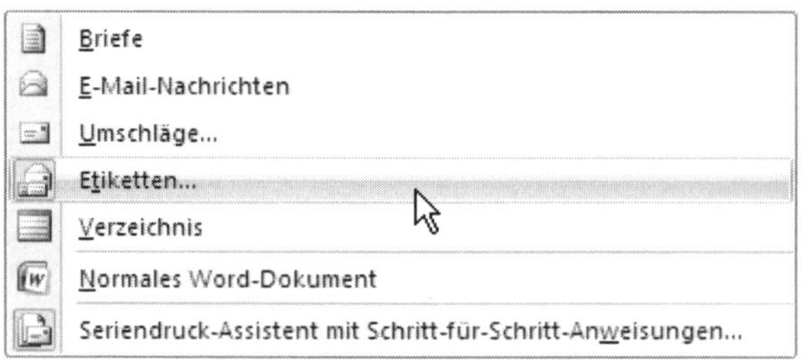

2. Wählen Sie nun, wie schon in Abschnitt 10.4.1, »Etiketten erstellen«, ab Punkt 2 beschrieben, Ihre Etiketten aus, und bestätigen Sie Ihre Eingabe mit OK. Ein leeres Dokument mit einer Tabelle, die das Etikettenraster durch eine blaue gestrichelte Linie darstellt, wird geöffnet.
3. Jetzt muss die Datenquelle für das automatische Einfügen ausgewählt werden. Klicken Sie dazu auf den Button EMPFÄNGER AUSWÄHLEN und anschließend auf den Eintrag VORHANDENE LISTE VERWENDEN, um eine bestehende Adressdatei aufzurufen.

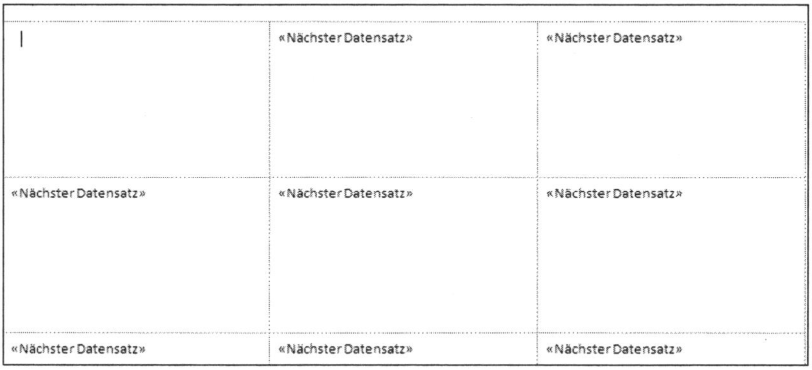

Abbildung 10.33: Die undefinierten Datensätze werden nach der Auswahl der Datenquelle provisorisch angezeigt.

4. Das erste Feld rechts oben bleibt frei. Dort können Sie jetzt ein Etikett nach Ihren Wünschen einrichten. Fügen Sie dazu die Seriendruckfelder ein, indem Sie auf den oberen Teil der Schaltfläche SERIENDRUCKFELD EINFÜGEN klicken. Wählen Sie erst aus der Liste die gewünschten Felder aus, und vergessen Sie anschließend nicht, Füllwörter wie beispielsweise »An« oder »z.H.« bzw. notwendige Leerschritte zwischen den Feldern einzusetzen.

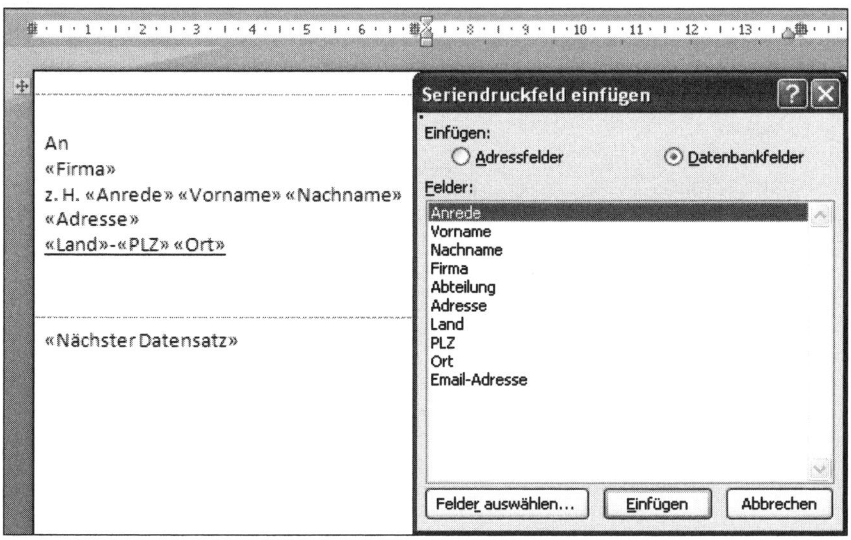

Abbildung 10.34: Einfügen der Seriendruckfelder

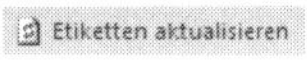

5. Wenn Sie nun Ihr »Hauptetikett« fertig eingerichtet haben, klicken Sie in der Registerkarte SENDUNGEN auf den Button ETIKETTEN AKTUALISIEREN, um diese Einstellungen auf alle anderen Etiketten zu übertragen.

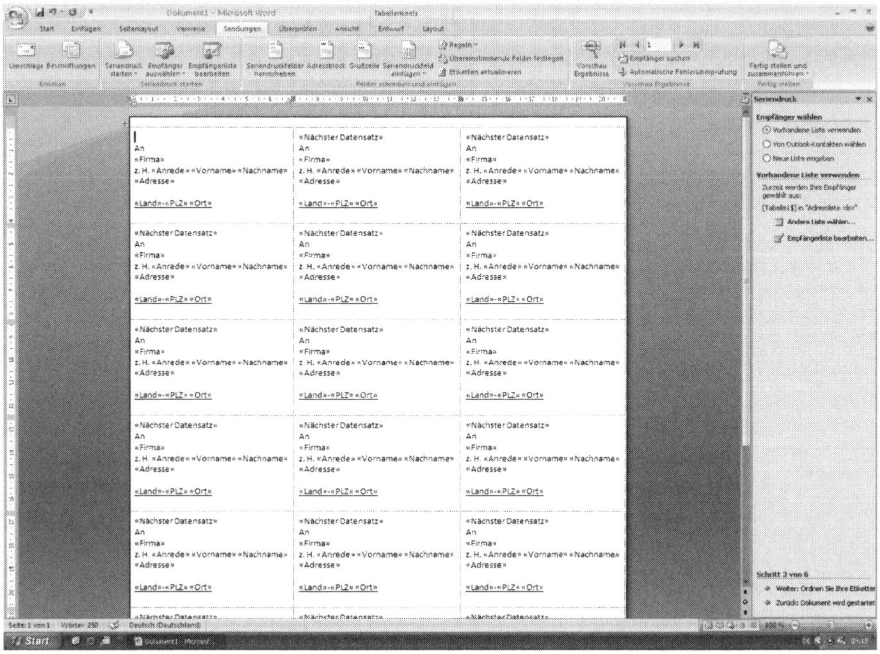

Abbildung 10.35: Die Einstellungen des ersten Etiketts wurden für alle übrigen übernommen.

6. Bevor Sie nun die Daten zusammenführen, können Sie zur Kontrolle noch eine Vorschau aufrufen. Klicken Sie dazu wieder in der Registerkarte SENDUNGEN auf den Button VORSCHAU ERGEBNISSE, um Ihre Etiketten mit den realen Daten darzustellen.

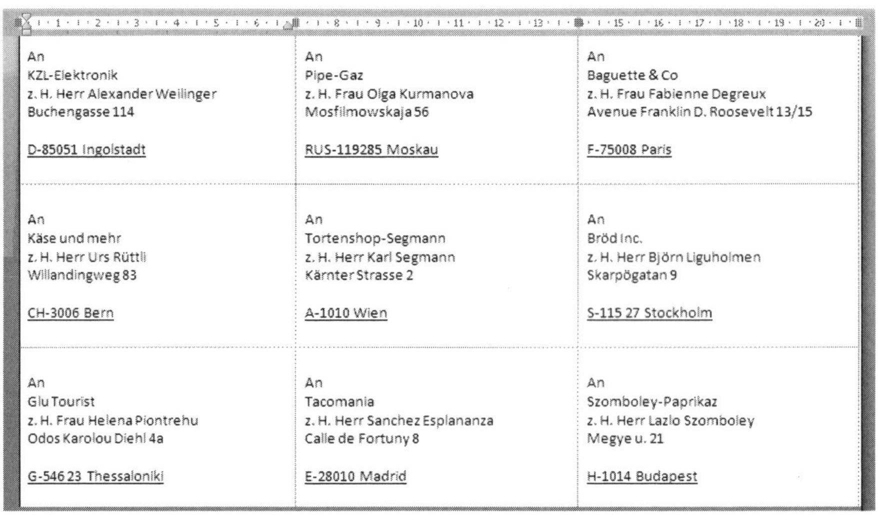

Abbildung 10.36: Etiketten mit den eingefügten Daten

7. Etwaige Änderungen, die jetzt noch zu machen sind, führen Sie bitte wieder im ersten Etikett (links oben) aus, da zum Aktualisieren (Klick auf den Button ETIKETTEN AKTUALISIEREN) immer genau dieses herangezogen wird.
8. Um Ihr Dokument schlussendlich zu erstellen, klicken Sie noch auf die Schaltfläche FERTIG STELLEN UND ZUSAMMENFÜHREN. Danach kann Ihr Dokument ausgedruckt und auch gespeichert werden, damit es für spätere Einsätze wieder bereitsteht.

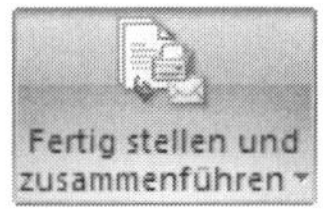

10.5 Umschläge

Was mit Etiketten geht, muss doch mit Umschlägen auch möglich sein, oder? Stimmt! Das direkte Bedrucken von Umschlägen aller gängiger Formate ist nicht nur einfach, sondern auch praktisch. So können Sie gleichzeitig mit dem Erstellen Ihres Briefes auch den passenden Umschlag dafür definieren. Die Daten werden verbunden und der Umschlag mit dem Brief in einem Dokument abgelegt.

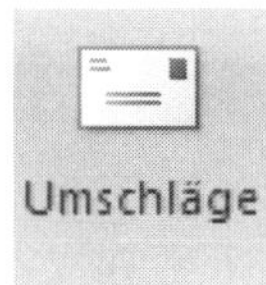

10.5.1 Erstellen eines einzelnen Umschlages

Erstellen und beschriften eines Umschlages:

STEPS

1. Als Erstes klicken Sie in der Registerkarte SENDUNGEN auf den Button UMSCHLÄGE, woraufhin das Dialogfeld UMSCHLÄGE UND ETIKETTEN geöffnet wird.
2. Klicken Sie nun auf die Schaltfläche OPTIONEN, um das Dialogfeld UMSCHLAGOPTIONEN zu öffnen.

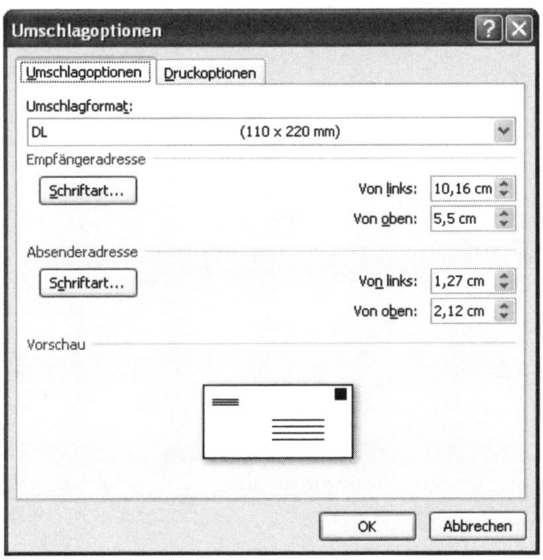

Abbildung 10.37: Wählen Sie hier das verwendete Umschlagformat aus.

3. Wählen Sie unter UMSCHLAGFORMAT den von Ihnen verwendeten Umschlag aus, und bestätigen Sie Ihre Eingabe mit OK.

Tabelle 10.1: Die gängigsten Umschlagformate

Format	Größe in mm	passender Inhalt
C6	114 x 162	A6 oder A4 einmal längs und einmal quer gefaltet
B6	125 x 176	C6-Kuvert
DL	110 x 220	1/3 A4
C65	114 x 229	DL-Kuvert oder 1/3 A4
C5	162 x 229	A5 oder A4 einmal quer gefaltet
B5	176 x 250	C5-Kuvert
C4	229 x 324	A4
B4	250 x 353	C4-Kuvert
E4	280 x 400	B4
C3	324 x 458	A3

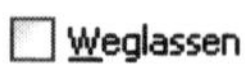

4. Wieder zurück im Dialogfenster UMSCHLÄGE UND ETIKETTEN geben Sie nun im oberen Fenster die Empfängeradresse und im unteren die Absenderadresse ein. Sollten Sie keinen Absender auf dem Umschlag wünschen, aktivieren Sie einfach das Feld WEGLASSEN, das sich oberhalb des Eingabefensters befindet.

Abbildung 10.38: Eingabe der Absender- und Empfängeradresse

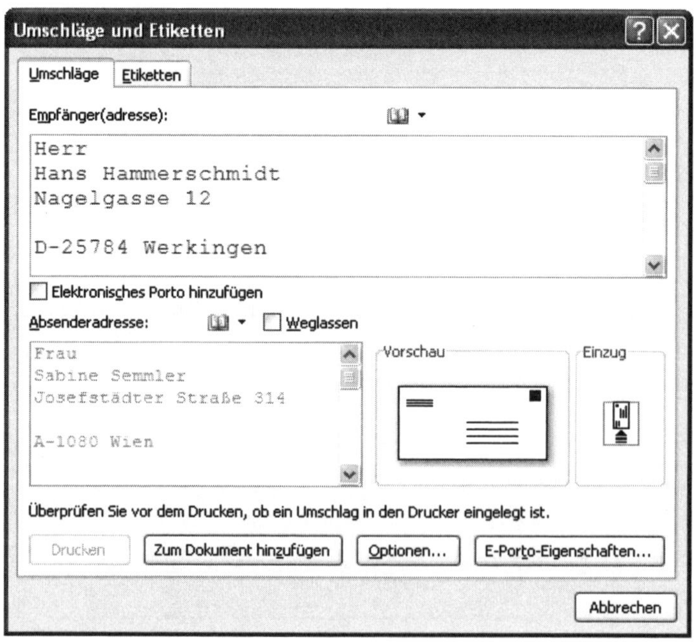

5. Die Schrift kann jetzt natürlich noch nach Belieben formatiert werden. Dazu stehen Ihnen zwei Wege offen:

   - Öffnen Sie das Dialogfeld Umschlagoptionen (siehe Punkt 2), und klicken Sie unter Empfängeradresse bzw. Absenderadresse auf Schriftart, um das jeweilige Feld zu formatieren.

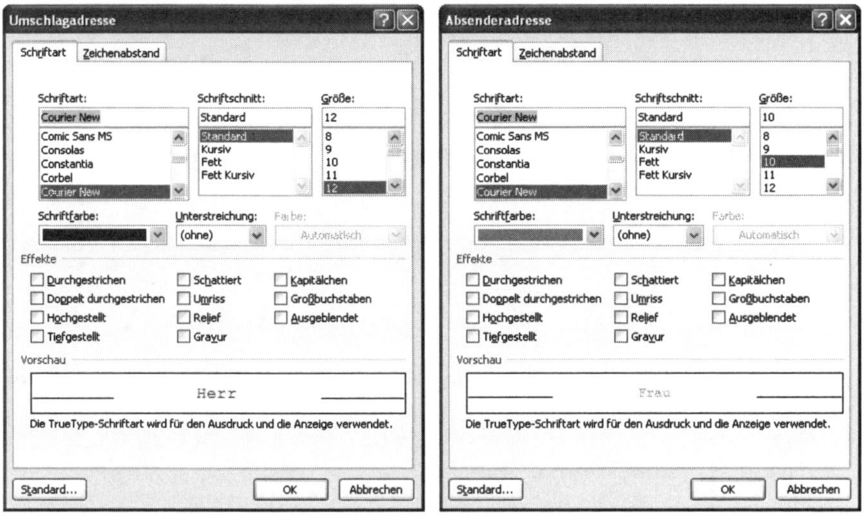

Abbildung 10.39: Links: Empfängeradresse formatieren Rechts: Absenderadresse formatieren

   - Der wesentlich einfachere und effizientere Weg jedoch ist, wenn Sie nach dem Erstellen des Umschlages einfach, wie in Word gewohnt, die gewünschten Textstellen markieren und mithilfe der Gruppe Schriftart, die Sie in der Registerkarte Start finden, formatieren.

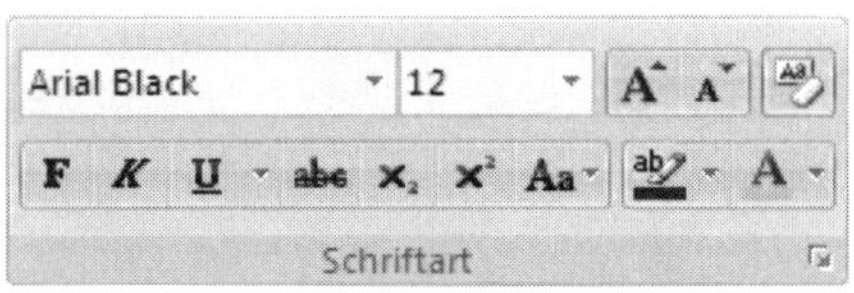

Abbildung 10.40: Formatieren nach dem Erstellen des Umschlages

6. Klicken Sie abschließend im Dialogfenster Umschläge und Etiketten noch auf die Schaltfläche Zum Dokument hinzufügen, um Ihren Umschlag zu erstellen. Dieser wird in einem eigenen Abschnitt vor Ihr bestehendes Dokument gestellt, das im Idealfall der dazu passende Brief ist, und die Beschriftung wird in Form von zwei Textfeldern eingesetzt.

Diese Textfelder ermöglichen Ihnen, die nachträgliche Veränderung der Position im Dokument selbst vorzunehmen. Klicken Sie dazu einfach in den Text, um den Rahmen des Feldes sichtbar zu machen. Führen Sie den Mauszeiger an den Textfeldrand, bis ein kleines Pfeilkreuzchen sichtbar wird. Halten Sie dann die linke Maustaste gedrückt, und ziehen Sie das Textfeld an die gewünschte Stelle.

INFO

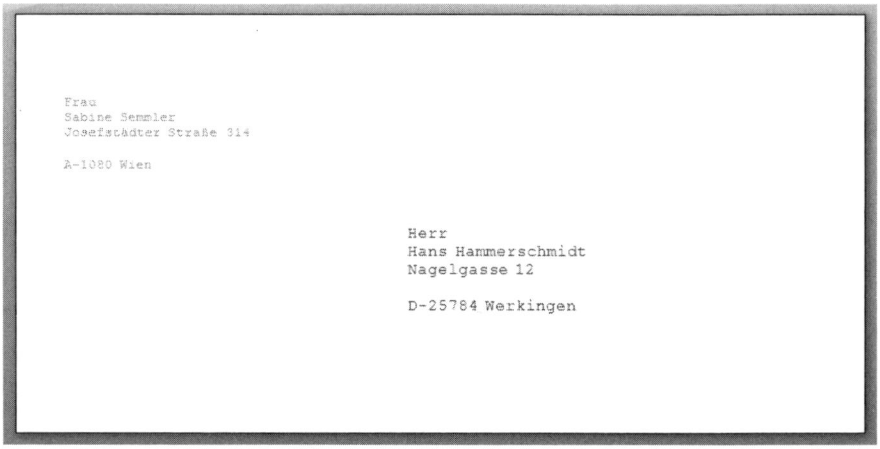

Abbildung 10.41: Fertig beschriftetes Kuvert

10.5.2 Erstellen von Umschlägen im Seriendruck

Neben Einzelumschlägen können Sie Ihre Kuverts auch mithilfe der Seriendruckfunktion beschriften. Dies ist im Prinzip der gleiche Vorgang wie das Erstellen eines Serienbriefes (siehe Abschnitt 10.1, »Serienbrief«). Ein paar kleine Unterschiede gibt es dennoch.

STEPS

Umschläge im Seriendruck erstellen:

1. Klicken Sie unter SENDUNGEN/SERIENDRUCK STARTEN auf den Eintrag UMSCHLÄGE, um das Dialogfenster UMSCHLAGOPTIONEN zu öffnen.
2. Wählen Sie hier das Format der von Ihnen verwendeten Umschläge aus, und klicken Sie auf OK.
3. Es erscheint nun ein Dokument in der Umschlaggröße mit einem integrierten Textfeld. Ziehen Sie dieses mithilfe der Maus an die gewünschte Stelle, an der am Ende die Empfängeradresse stehen soll.
4. Bestimmen Sie nun, wie gewohnt, die Datenquelle, mit der Ihr Dokument verbunden werden soll, und fügen Sie in Ihr noch leeres Textfeld die Seriendruckfelder ein.

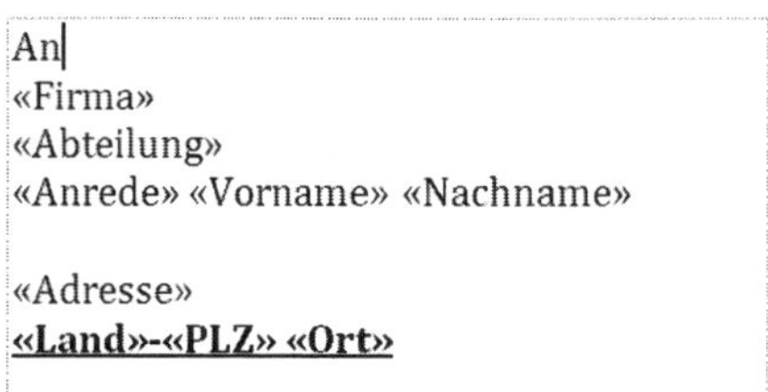

Abbildung 10.42: Einfügen der Seriendruckfelder in das leere Textfeld

5. Beschriften Sie Ihren Umschlag jetzt noch mit der Absenderadresse, die ja für jedes Exemplar die gleiche bleibt, und klicken Sie abschließend auf den Button VORSCHAU ERGEBNISSE, um reale Daten einzufügen.

6. Wenn Sie mit dem Resultat zufrieden sind, können die Daten, wie gewohnt, durch einen Klick auf die Schaltfläche FERTIG STELLEN UND ZUSAMMENFÜHREN verbunden werden.

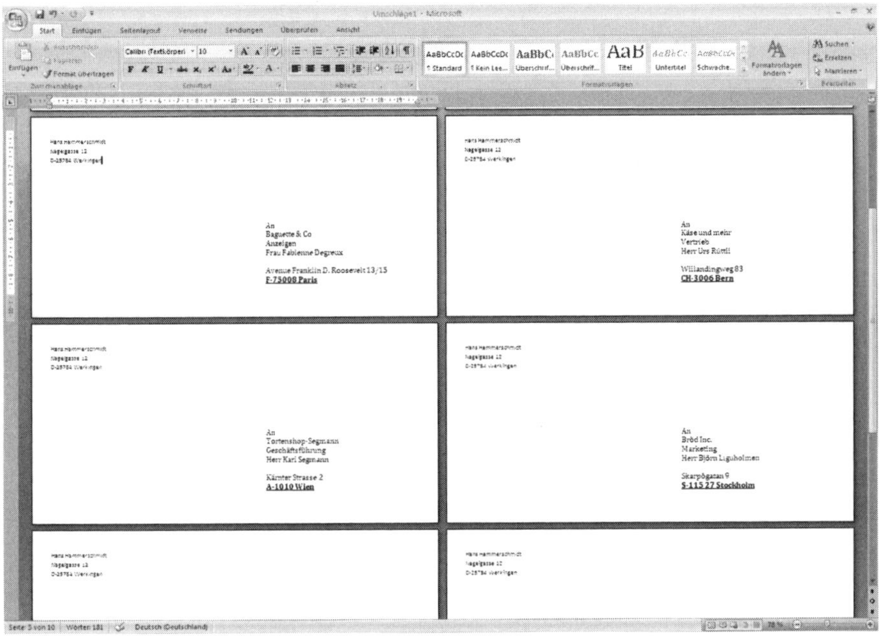

Abbildung 10.43: Umschläge, die im Seriendruck erstellt wurden

10.6 Visitenkarten

In jedem etwas besser sortierten Bürofachmarkt kann man heutzutage schon Visitenkarten zum Selbstbedrucken kaufen. Diese muss man nicht einmal mehr ausschneiden, denn durch die Vorstanzung können sie nach dem Bedrucken ganz einfach vom Bogen abgelöst werden.

Möchten Sie Ihre Visitenkarten selber herstellen, gehen Sie dazu exakt so vor wie beim Erstellen von Etiketten (siehe Abschnitt 10.4.1). Denn auch die meisten Visitenkarten können Sie in Word schon voreingestellt finden, sodass Ihnen auch hier langwierige Einstellungen erspart bleiben.

10

Der einzige Unterschied liegt eventuell darin, dass Visitenkarten sehr oft bunt und auffällig gestaltet werden wollen und daher die Notwendigkeit entsteht, einen Hintergrund einzufügen. Dazu markieren Sie Ihre Visitenkarten und öffnen unter SEITENLAYOUT in der Gruppe SEITENHINTERGRUND das Menü SEITENFARBE, in dem Sie sich dann entweder für eine Hintergrundfarbe oder für einen der zahlreichen Fülleffekte, Muster etc. entscheiden können. Die Möglichkeiten sind hier mehr als vielfältig, sodass einer individuellen Gestaltung nichts mehr im Wege steht.

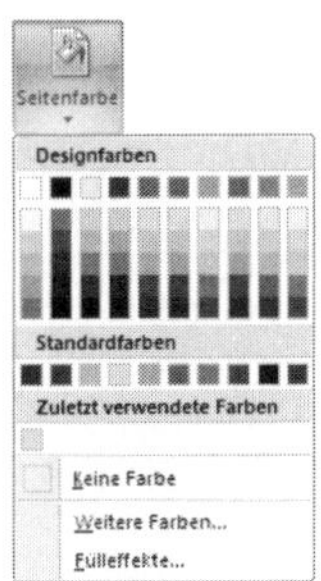

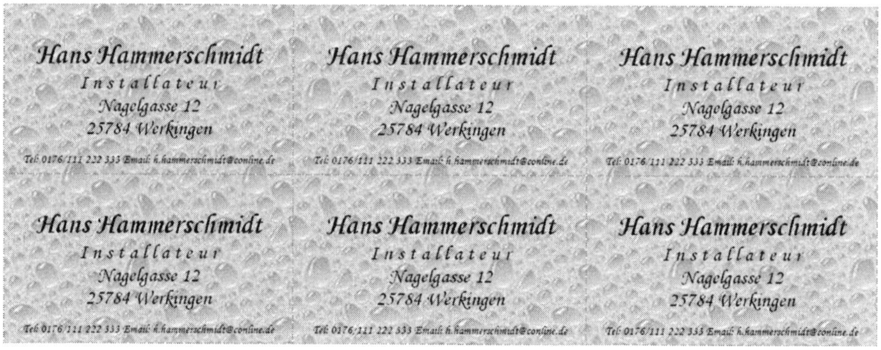

Abbildung 10.44: So könnten beispielsweise fertige Visitenkarten aussehen.

INFO

Auch Namensschilder oder Tischkarten für Ihre Feier können Sie mithilfe der Etikettenfunktion erstellen. Es gibt unendlich viele Möglichkeiten, die wir unmöglich hier alle aufzählen können. Doch egal was Sie erstellen, eines bleibt immer und bei jedem Dokument zu beachten: Wählen Sie exakt das richtige Format, bzw. geben Sie die genauen Maße ein, denn nur dann werden Sie ein einwandfreies Ergebnis erzielen.

11 Komplexe Dokumente im Griff

Nicht immer wird ein Worddokument – wie bei einem Brief – aus nur einer oder ein paar Seiten bestehen. Für Haus- oder Diplomarbeiten, die häufig die 50-Seiten-Marke problemlos überschreiten, werden weitere Ansprüche an die Aufbereitung des Textes gestellt. So wollen Fußnoten verwaltet, ein Inhalts- oder Abbildungsverzeichnis möglichst automatisch erstellt werden, und ein Stichwortverzeichnis zum schnellen Auffinden bestimmter Informationen wird auch noch gewünscht. Word bietet Ihnen für alle diese Wünsche eine passende Funktion, sodass Sie sich entspannt zurücklehnen und voll auf das Schreiben des Inhalts konzentrieren können.

EXKURS

Word und komplexe Dokumente – eine grundsätzliche Anmerkung

Sicher haben Sie schon die eine oder andere Schauergeschichte über Word in diesem Zusammenhang gehört: Von zerschossenen Texten kurz vor Abgabeschluss war dort die Rede, Word sei für diese Aufgabe nicht geeignet, nimm lieber ein anderes Programm, und vieles andere mehr. Und ja, es stimmt! Zumindest teilweise. Word hatte und hat in manchen Punkten seine Macken, die man kennen sollte. Dann aber funktioniert es wunderbar: Der Verfasser dieser Zeilen hat zwar seine eigene Diplomarbeit nicht mit Word geschrieben, da sein Professor auf einem anderen Programm bestand, dafür aber einige Hausarbeiten und unzählige Diplomarbeiten für Freunde und Freundinnen mit Word in Form gebracht. Kein einziges Mal ist dabei ein Problem aufgetreten. Das ist doch beruhigend! Man kann mit Word auch problemlos Bücher setzen, die über 1000 Seiten und mehr verfügen, nur gilt auch hier: Man muss wissen, was man macht und, fast noch wichtiger: besser nicht *machen sollte! Der Schwerpunkt dieses Kapitels liegt daher, neben den eigentlichen Funktionen, vor allem auf den Fallstricken, die einen bei der Arbeit mit komplexen Dokumenten erwarten ...*

11.1 Fuß- und Endnoten

Fuß- und Endnoten werden eingesetzt, um einem Dokument zusätzliche Erklärungen, Kommentare oder Verweise hinzuzufügen, ohne dass dabei der Lesefluss des Textes gestört wird. Sie bestehen aus zwei Komponenten:

- einem Fuß- oder Endnotenzeichen im Text, das in der Regel hinter dem betreffenden Begriff hochgestellt ausgegeben wird, sowie

- dem eigentlichen Text, der bei einer Fußnote am unteren Ende der Seite steht, während er bei einer Endnote am Ende des Dokuments oder des aktuellen Abschnitts untergebracht wird. Das Fuß- bzw. Endnotenzeichen wird am Anfang der Fußnote (Endnote) noch einmal wiederholt, damit jede Fußnote (Endnote) problemlos einem Text im Fußnotenbereich zugeordnet werden kann.

11.1.1 Fuß- oder Endnote einfügen

STEPS

Um eine Fußnote oder Endnote in das Dokument einzufügen, gehen Sie wie folgt vor:

1. Klicken Sie in der Statusleiste von Word auf die Ansicht SEITENLAYOUT, falls Sie sich in einer anderen Ansicht befinden.
2. Setzen Sie die Einfügemarke an die Stelle im Text, an der eine Fuß- oder Endnote eingefügt werden soll.
3. Klicken Sie auf der Registerkarte VERWEISE in der Gruppe FUSSNOTEN auf das Symbol FUSSNOTE EINFÜGEN oder ENDNOTE EINFÜGEN. Mithilfe der Tastatur wird eine Fußnote über [Strg] + [Alt] + [F] eingefügt, eine Endnote über [Strg] + [Alt] + [D].
4. Word fügt darauf an der Textstelle ein Fußnoten- bzw. Endnotenzeichen ein und wechselt in den Fußnoten- bzw. Endnotenbereich der Seite. Dort können Sie nun den Fußnotentext eingeben.
5. Führen Sie einen Doppelklick auf die Fußnotenummer aus, oder klicken Sie auf die Schaltfläche NOTIZEN ANZEIGEN, um zurück zum Text zu springen. Diese Schaltfläche finden Sie auf der Registerseite VERWEISE in der Gruppe FUSSNOTEN.

Alle Fuß- und Endnoten werden automatisch nummeriert, wenn Sie eine Nummerierungsabfolge angegeben haben. Sie können dabei entweder alle Fußnoten im gesamten Dokument chronologisch durchnummerieren lassen oder verschiedene Nummerierungsabfolgen innerhalb der einzelnen Abschnitte eines Dokuments verwenden.

INFO

Fügen Sie eine automatisch nummerierte Fuß- oder Endnote hinzu oder löschen Sie eine solche, ändert sich die Nummerierung der Fuß-/Endnotenzeichen entsprechend der neuen Reihenfolge.

INFO

Werden die Fußnoten im Dokument falsch nummeriert, kann es sein, dass das Dokument noch Überarbeitungsmarkierungen enthält. Akzeptieren Sie in diesem Fall die Überarbeitungsmarkierungen, werden die Fuß-/Endnoten wieder korrekt nummeriert.

11.1.2 Fuß- oder Endnoten mit Änderungen am Format

STEPS

Um eine Fuß- oder Endnote einzufügen, bei der Sie die Nummerierung bzw. das Zahlenformat selbst festlegen können, gehen Sie wie folgt vor:

1. Setzen Sie die Einfügemarke an die Stelle im Text, an der eine Fuß- oder Endnote eingefügt werden soll.
2. Klicken Sie auf das Startprogramm für das Dialogfeld FUß- UND ENDNOTE, das sich in der rechten unteren Ecke der Gruppe FUßNOTE befindet.

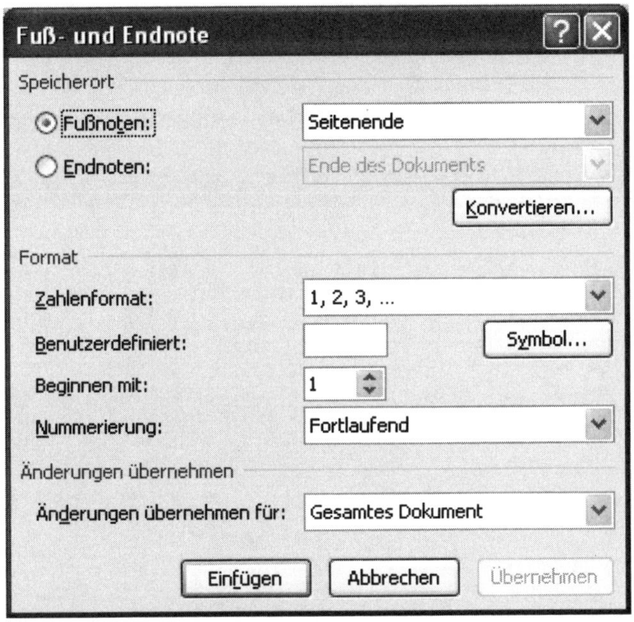

Abbildung 11.1: Optionen für Fuß- und Endnoten

3. Stellen Sie unter SPEICHERORT ein, ob Sie eine FUßNOTE oder eine ENDNOTE einfügen möchten und an welcher Position der zugehörige Fußnotentext angezeigt werden soll:
   - Bei FUßNOTEN können Sie zwischen *Seitenende* und *Unterhalb des Textes* wählen, bei
   - ENDNOTEN zwischen *Ende des Dokuments* und *Ende des Abschnitts*.

INFO

Sind im Text sowohl Fuß- als auch Endnoten enthalten, können Sie mit einem Klick auf den Button KONVERTIEREN *wahlweise* ALLE FUßNOTEN IN ENDNOTEN UMWANDELN, ALLE ENDNOTEN IN FUßNOTEN UMWANDELN *oder* FUßNOTEN UND ENDNOTEN VERTAUSCHEN.

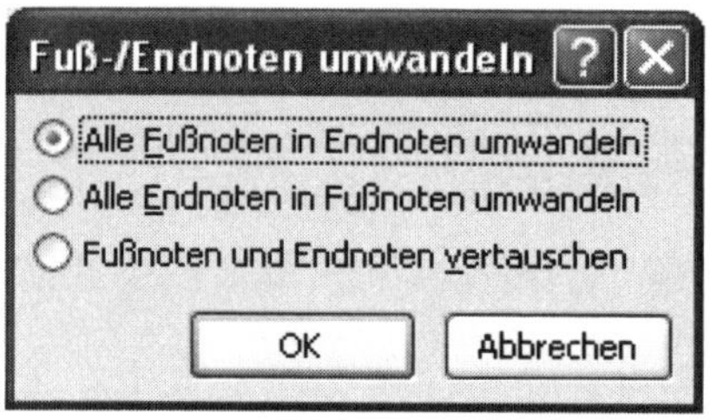

Abbildung 11.2: Fuß- und Endnoten umwandeln

4. Klicken Sie im Feld ZAHLENFORMAT auf das gewünschte Format.
5. Möchten Sie eine benutzerdefinierte Formatierung verwenden, die das herkömmliche Zahlenformat ersetzen soll, tragen Sie das gewünschte Fußnotenzeichen unter BENUTZERDEFINIERT ein, oder klicken Sie auf die Schaltfläche SYMBOL, um das Dialogfeld SYMBOL anzeigen zu lassen.

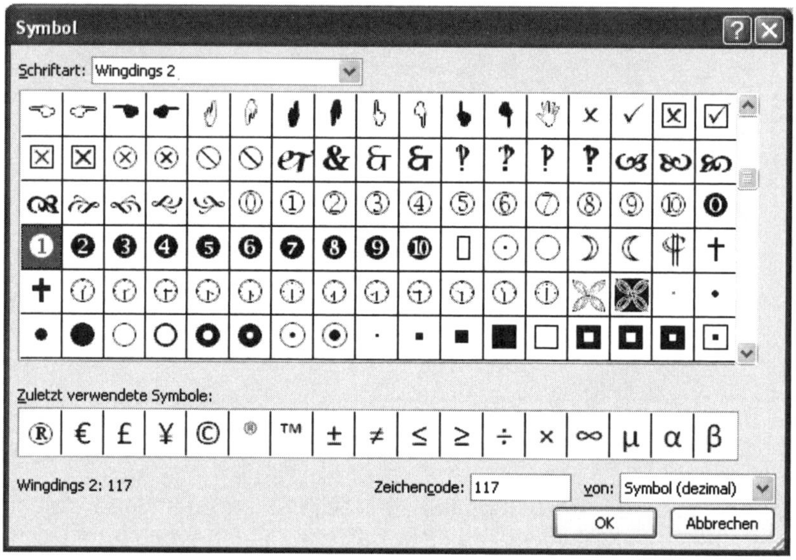

Abbildung 11.3: Symbol für das Fußnotenzeichen auswählen

INFO

Mit dieser Funktion können keine vorhandenen Symbole geändert, sondern nur neue hinzugefügt werden.

6. Klicken Sie auf EINFÜGEN, um die Fuß- oder Endnote in das Dokument einzufügen und zur Eingabe des Textes zu springen.
7. Geben Sie den Text für die Fußnote ein.
8. Führen Sie einen Doppelklick auf die Fußnotennummer aus, oder klicken Sie auf die Schaltfläche NOTIZEN ANZEIGEN, um zurück zum Text zu springen. Diese Schaltfläche finden Sie auf der Registerseite VERWEISE in der Gruppe FUßNOTEN.

11.1.3 Fußnoten-Trennlinie entfernen

Um die Trennlinie vor dem Fußnotenbereich anders zu formatieren oder diese gar zu löschen, gehen Sie wie folgt vor:

1. Wählen Sie die Ansicht ENTWURF, indem Sie auf den entsprechenden Button in der Statuszeile oder auf der Registerseite ANSICHT in der Gruppe DOKUMENTANSICHTEN klicken. Dies ist wichtig, da nur so das abgeteilte Fuß- und Endnotenfenster von Word angezeigt wird.
2. Wechseln Sie in den Fußnotenbereich, indem Sie einen Doppelklick auf die Fußnotennummer im Text ausführen oder auf die Schaltfläche NOTIZEN ANZEIGEN klicken, die sich ebenfalls in der Gruppe FUßNOTEN auf der Registerseite VERWEISE befindet.
3. Stellen Sie unter FUßNOTEN im Kombinationsfeld den Eintrag FUßNOTENTRENNLINIE ein, worauf die aktuell verwendete Trennlinie eingeblendet wird.
4. Nun können Sie die Zeile mit der Linie markieren und diese über [Entf] löschen. Alternativ dazu können Sie den Eintrag auch anderweitig formatieren.
5. Schließen Sie das Fuß- bzw. Endnotenfenster mit einem Klick auf die Schaltfläche SCHLIEßEN, die sich in der rechten oberen Ecke befindet, oder wechseln Sie die Ansicht von ENTWURF auf LAYOUT.

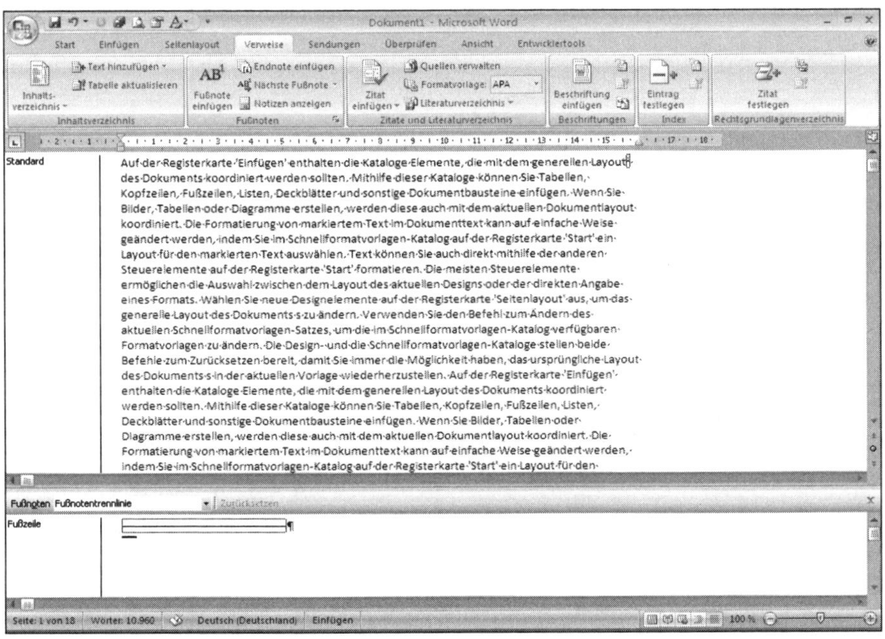

Abbildung 11.4: Fußnoten-Trennlinie bearbeiten

TIPP

Sie können Sie Fußnoten-Trennlinie jederzeit wiederherstellen, indem Sie innerhalb des Fußnotenfensters das Kombinationsfeld auf Fußnotentrennlinie stellen und danach auf den Schalter ZURÜCKSETZEN *klicken.*

11.1.4 Zahlenformat ändern

STEPS

Möchten Sie ein bestehendes Zahlenformat für Fuß- oder Endnoten im Dokument ändern, gehen Sie wie folgt vor:

1. Setzen Sie die Einfügemarke in den Abschnitt, in dem Sie das Format ändern möchten. Ist das Dokument nicht in mehrere Abschnitte unterteilt, platzieren Sie die Einfügemarke an eine beliebige Stelle im Dokument.
2. Klicken Sie auf der Registerkarte VERWEISE auf das Startfeld für den Dialog FUß- UND ENDNOTE.
3. Wählen Sie zwischen FUßNOTEN oder ENDNOTEN.
4. Klicken Sie im Feld ZAHLENFORMAT auf die gewünschte Option.
5. Klicken Sie auf ÜBERNEHMEN.

11.1.5 Fußnote löschen

Möchten Sie eine vorhandene Fußnote aus dem Dokument entfernen, markieren Sie das Fußnotenzeichen im Text, und drücken Sie im Anschluss daran die Taste [Entf].

11.1.6 Zwischen Fußnoten wechseln

Der Schalter NÄCHSTE FUßNOTE bietet Ihnen die Möglichkeit, komformtabel zwischen Fußnoten zu wechseln und so eine bestimmte Fußnote anzusteuern.

TIPP

Möchten Sie den einer Fuß- oder Endnote zugeordneten Text lesen, genügt es, den Mauszeiger auf das Fußnotenzeichen zu setzen. Der Fußnotentext wird dann in einem kleinen Hinweisfenster eingeblendet.

11.1.7 Fuß- bzw. Endnotenfortsetzungshinweis

Passt eine Fuß- oder Endnote aufgrund ihrer Länge nicht auf eine einzige Seite, können Sie einen Fortsetzungshinweis erstellen, der den Leser oder die Leserin darauf hinweist, dass die Fuß- bzw. Endnote auf der nächsten Seite fortgesetzt wird:

1. Stellen Sie sicher, dass Sie sich in der Ansicht ENTWURF befinden. Ist dies nicht der Fall, können Sie diese Ansicht wahlweise über einen Klick in die Statuszeile auf das gleichnamige Symbol, oder über die Registerseite ANSICHT der Multifunktionsleiste einstellen.

2. Klicken Sie auf der Registerkarte VERWEISE in der Gruppe FUSSNOTEN auf NOTIZEN ANZEIGEN. Sind im Dokument sowohl Fuß- als auch Endnoten vorhanden, zeigt Word eine Meldung an. Klicken Sie in diesem Fall dann auf ANZEIGE DES FUSSNOTENBEREICHS oder ANZEIGE DES ENDNOTENBEREICHS und dann auf OK.
3. Stellen Sie in der Auswahlliste im Fuß-/Endnotenbereich den Eintrag FUSSNOTEN-FORTSETZUNGSHINWEIS oder ENDNOTEN-FORTSETZUNGSHINWEIS ein.
4. Geben Sie den gewünschten Text für den Fortsetzungshinweis in den Fuß- oder Endnotenbereich ein, z.B. *(Forts.)*

11.2 Die Gliederungsansicht

Mit wachsender Länge eines Dokuments steigt auch die Notwendigkeit, den Überblick über dessen Aufbau zu behalten. Word unterstützt Sie mit der Gliederungsansicht beim Organisieren und Umstellen, da Sie sich hiermit nur die Überschriften des Dokuments einblenden lassen und deren Position sowie die Ebene ändern können.

Dabei ist es Ihnen überlassen, ob Sie zunächst die Struktur des Dokuments in der Gliederungsansicht erstellen und im Anschluss daran die zu den einzelnen Überschriftenebenen gehörenden Texte schreiben, oder Sie erstellen das Dokument wie gewohnt und stellen es dann kompakt in der Gliederungsansicht dar.

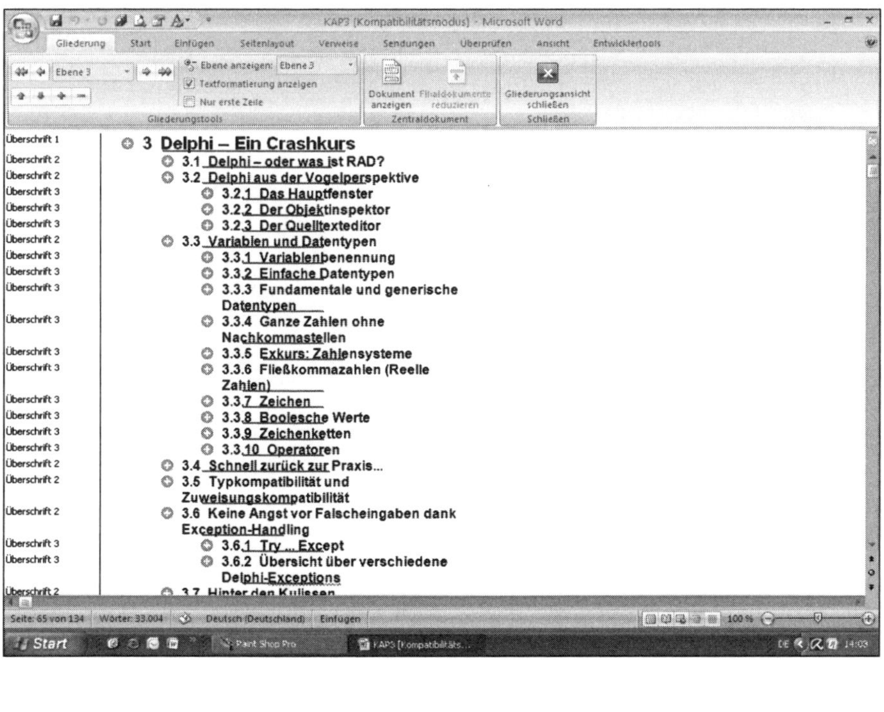

Abbildung 11.5: Die Ansicht GLIEDERUNG

Um in die Gliederungsansicht zu wechseln, klicken Sie in der Statuszeile von Word auf das Symbol GLIEDERUNG, oder wählen Sie dieses auf der Seite ANSICHT der Multifunktionsleiste. Word zeigt darauf das Dokument in der Gliederungsansicht an und blendet eine neue Registerseite in der Multifunktionsleiste ein, die den Namen GLIEDERUNG trägt.

Abbildung 11.6: Gliederungstools

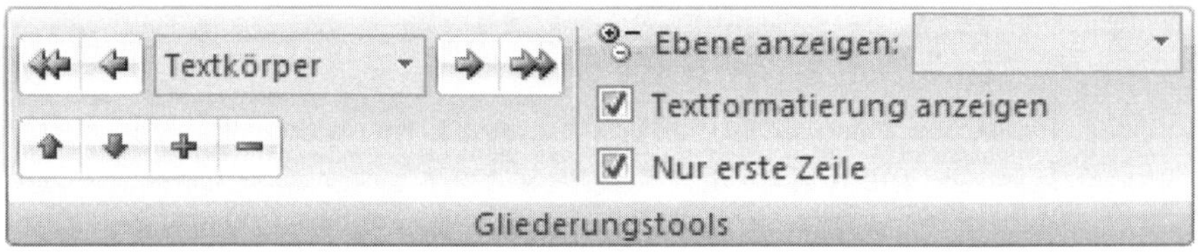

11.2.1 Eine Gliederung neu erstellen

Um ein Dokument aus einer Gliederung heraus zu erstellen, gehen Sie wie folgt vor:

1. Wechseln Sie in einem neuen Dokument in die Gliederungsansicht, indem Sie auf den Button GLIEDERUNG in der Statuszeile von Word klicken.
2. Erfassen Sie alle Überschriften, und drücken Sie jeweils [↵].
3. Word formatiert die Überschriften mit der Formatvorlage *Überschrift 1*.
4. Möchten Sie einer Überschrift eine andere Ebene zuweisen, klicken Sie in der Gruppe GLIEDERUNGSTOOLS auf einen der beiden einfachen grünen Pfeile. Der Pfeil nach links weist eine höhere Ebene zu (aus einer Überschrift 4 wird eine Überschrift 3), der Pfeil nach rechts hingegen stuft die Ebene herunter (Überschrift 1 zu Überschrift 2). Mit dem Doppelpfeil nach links können Sie einen beliebigen Eintrag auf Ebene *Überschrift 1* heraufstufen, der Doppelpfeil nach rechts stuft die aktuelle Ebene auf *Textkörper* herunter.
5. Möchten Sie die Position der Überschrift innerhalb der Gliederung verändern, setzen Sie die Einfügemarke in die Überschrift, deren Position geändert werden soll, und klicken Sie auf das blaue Pfeilsymbol NACH OBEN bzw. NACH UNTEN.
6. Entspricht die Gliederung Ihren Vorstellungen, wechseln Sie die Ansicht erneut, um den Text zu erfassen.
7. Sie können einen Eintrag in der Gliederung auch mithilfe der Maus umstellen. Klicken Sie dazu auf das Symbol am Zeilenanfang, halten Sie die Maustaste gedrückt und ziehen es an die gewünschte neue Position.

11.2.2 Dokument umstrukturieren

Um ein bestehendes, fertiges Dokument in der Gliederungsansicht umzustrukturieren, gehen Sie wie folgt vor:

STEPS

1. Wechseln Sie im Dokument in die Gliederungsansicht, indem Sie auf den Button GLIEDERUNG in der Statuszeile von Word klicken.
2. Zeigen Sie die gewünschten Überschriften und den Textkörper mit den Schaltflächen in der Gruppe GLIEDERUNGSTOOLS an.
3. Platzieren Sie die Einfügemarke im Text, der bearbeitet werden soll.
4. Um eine Überschrift oder einen Textkörper zu verschieben, klicken Sie solange auf eines der beiden Symbole NACH OBEN oder NACH UNTEN, bis der Text an die gewünschte Stelle verschoben ist.

TIPP

Möchten Sie eine Überschrift mit dem zugehörigen Text an eine andere Position verschieben, müssen Sie zuvor die Überschrift und den Text markieren. Am einfachsten geht das, indem Sie auf das Pluszeichen vor der Überschrift klicken: Damit wird dann der gesamte zur Überschrift gehörende Text markiert, auch wenn dieser aus mehreren Absätzen besteht. Wenn Sie möchten, können Sie auch mit gedrückt gehaltener linker Maustaste das Pluszeichen nach oben schieben. Überschrift und Text wandern dann an die neue Position. Ziehen Sie das Pluszeichen jedoch seitlich nach links oder rechts, ändert sich damit die Ebene.

5. Möchten Sie eine Überschrift oder einen Textkörper auf die Ebene *Überschrift 1* hochstufen, klicken Sie auf das Symbol HÖHER STUFEN ZU ÜBERSCHRIFT 1.
6. Möchten Sie eine Überschrift in einen Textkörper konvertieren, klicken Sie auf das Symbol UMWANDELN IN TEXTKÖRPER.
7. Um die Ebene einer Überschrift oder eines Textkörpers zu verändern, klicken Sie auf HÖHER STUFEN oder auf TIEFER STUFEN.

TIPP

Sie können die Anzahl der Ebenen bestimmen, die in der Gliederungsansicht angezeigt werden sollen, indem Sie in der Gruppe GLIEDERUNGSTOOLS *unter* EBENE ANZEIGEN *diejenige Ebene einstellen, bis zu der Sie die Anzeige wünschen. Mit* Alle Ebenen *können Sie die Anzeige aller Ebenen inklusive der Textkörper wieder aktivieren. Die Ebene eines Absatzes können Sie übrigens im Dialogfenster* ABSATZ *unter* GLIEDERUNGSEBENE *einstellen.*

11.3 Die Dokumentstruktur

Im Gegensatz zur Gliederungsansicht erleichtert die Dokumentstruktur in erster Linie die Navigation innerhalb eines langen Dokuments. Sie können die Dokumentstruktur anzeigen lassen, indem Sie auf der Registerseite ANSICHT in der Gruppe EINBLENDEN/AUSBLENDEN den Schalter DOKUMENTSTRUKTUR setzen. An der linken Fensterseite wird daraufhin die Struktur des Dokuments eingeblendet. Ein erneuter Klick auf den Schalter blendet die Anzeige der Dokumentstruktur wieder aus.

Abbildung 11.7: Dokumentstruktur

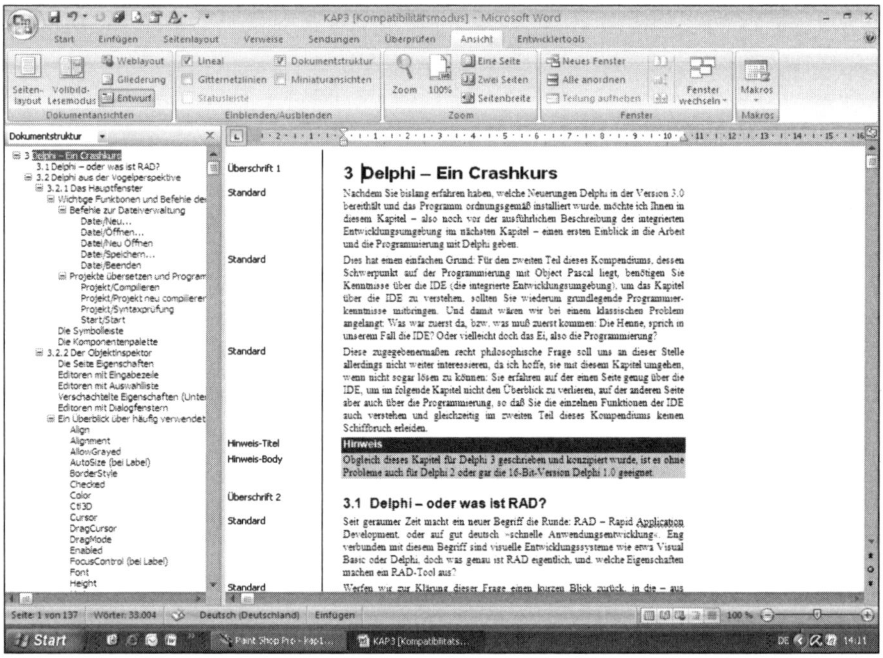

HALT

Die Erfahrung vieler Anwender hat gezeigt, dass die Dokumentstruktur ein Dokument durchaus ins Nirwana schicken kann. Daher empfehlen einige Experten, diese Funktion entweder überhaupt nicht zu verwenden oder zumindest regelmäßige Sicherungskopien des Dokuments anzufertigen, sodass die Arbeit nicht verloren ist, auch wenn das Dokument beschädigt wird. Aber Sicherungskopien erzeugen Sie ja sowieso, oder? Ändert sich die Schriftart aus unerfindlichen Gründen während der Arbeit am Dokument, ist dies meist ein erstes, aber untrügliches Zeichen, dass die Dokumentstruktur langsam, aber sicher defekt wird ...

- Mit einem Mausklick auf einen Eintrag im Struktur-Fenster springen Sie direkt zu der Stelle im Dokument.
- Befindet sich vor einer Überschrift ein Minuszeichen, so bedeutet dies, dass diesem Punkt weitere untergeordnete Überschriften zugeordnet sind. Ein Mausklick darauf verwandelt das Minus- in ein Pluszeichen, wobei die unteren Ebenen ausgeblendet werden.
- Klicken Sie erneut auf das Pluszeichen, klappt der Ast wieder auf.
- Mit einem Klick auf die rechte Maustaste kann innerhalb des Struktur-Fensters ein Kontextmenü eingeblendet werden. Darin können Sie wiederum die anzuzeigenden Ebenen bestimmen und auch die Strukturansicht wieder ausblenden.

Um die Formatvorlage für die Dokumentstruktur und damit die Darstellung der Anzeige der Strukturansicht auf dem Monitor zu ändern, gehen Sie wie folgt vor:

STEPS

1. Klicken Sie auf das Schnellstartsymbol für den Aufgabenbereich FORMATVORLAGE, das Sie in der rechten unteren Ecke der Gruppe FORMATVORLAGEN auf der Registerseite START finden.
2. Klicken Sie auf OPTIONEN.
3. Im Dialogfeld OPTIONEN FÜR FORMATVORLAGENBEREICH stellen Sie unter ANZUZEIGENDE FORMATVORLAGEN AUSWÄHLEN den Eintrag *Alle Formatvorlagen* ein. SORTIERUNG FÜR DIE LISTE AUSWÄHLEN stellen Sie auf ALPHABETISCH.
4. Beenden Sie das Dialogfenster mit OK.
5. Zeigen Sie mit der Maus auf den Eintrag *Dokumentstruktur* in der Anzeige der Formatvorlagen, und drücken Sie die rechte Maustaste, oder klicken Sie auf das Pfeilsymbol am rechten Rand des Rahmens um den Listeneintrag.
6. Wählen Sie das Menü ÄNDERN mit einem Klick auf die linke Maustaste.
7. Nun können Sie die Vorlage an Ihre Bedürfnisse anpassen.
8. Vergewissern Sie sich, dass der Haken NEUE AUF DIESER VOLAGE BASIERENDE DOKUMENTE gesetzt ist, damit die Änderung auch in die Formatvorlage übernommen wird und künftig für alle neuen Dokumente zur Verfügung steht.

11.4 Zentraldokumente (Masterdokumente)

Ein Zentraldokument – auch Masterdokument genannt – ist ein Dokument, das eine Gruppe von Unterdokumenten (Filialdokumenten) in Form von Verknüpfungen enthält, wobei sowohl das Masterdokument als Ganzes als auch die einzelnen Filialdokumente getrennt (auch von verschiedenen Anwendern) bearbeitet werden können.

Sie können ein Zentraldokument einsetzen, um ein umfangreiches Dokument zu verwalten, indem es in kleinere, einfacher zu handhabende Filialdokumente aufgeteilt wird. Innerhalb einer Arbeitsgruppe kann ein Zentraldokument in einem Netzwerk freigegeben und in einzelne Filialdokumente aufgeteilt werden, wobei jedes Filialdokument getrennt von einem Anwender bearbeitet werden kann.

So schön Zentraldokumente in der Theorie auch sind, in der Praxis erweisen sie sich häufig als Pferdefuß, der einem das Leben erschwert anstatt es zu erleichtern. Die Ursache liegt einfach in der Komplexität der Materie: Das Masterdokument fungiert als eine Art Container für die darin eingebundenen Unterdokumente. Eine fragile Konstruktion, die nur allzu leicht zusammenbrechen und damit das ganze System aus dem Tritt bringen kann. Wir mussten das vor ein paar Jahren selbst erfahren, als ein komplettes Buch mit 800 Seiten plötzlich aus unerfindlichen Gründen von einer Sekunde auf die andere mit einem komplett neuen Seitenumbruch versehen wurde. Die Tragik dabei: Es geschah zu einem Zeitpunkt, als man in der Druckerei bereits auf die Daten für die Belichtung wartete. Und da die automatische Speicherung von Word unmittelbar nach dem geänderten Umbruch in Aktion trat, war der zuvor mühsam ausgeführte Seitenumbruch komplett verloren. Selbstverständlich hatten wir während des Umbruchs keine Datensicherung durchgeführt. Wozu auch? Seit diesem Zeitpunkt lautet unsere dringende Empfehlung: Lassen Sie besser die Finger von Zentraldokumenten. Geht das – aus welchen Gründen auch immer – nicht, sollten Sie wenigstens die folgenden Ratschläge beherzigen, damit Ihnen eine ähnliche Erfahrung erspart bleibt:

- Erstellen Sie alle Dokumente für das Masterdokument und die Filialdokumente unbedingt in einem einzigen Ordner. Diesen können Sie innerhalb eines Netzwerkes auch freigeben, damit verschiedene Anwender auf die darin enthaltenen Dateien zugreifen können.
- Alle in diesem Ordner enthaltenen Dateien sollten Sie regelmäßig sichern, wobei Sie optimalerweise möglichst keine Sicherung mit einer anderen überschreiben sollten.
- Halten Sie die Anzahl der Filialdokumente so gering wie nur irgendwie möglich. Je mehr Dokumente in ein Masterdokument eingebunden sind, desto mehr laufen Sie Gefahr, dass Probleme entstehen.

- Erstellen Sie während der Arbeit immer Sicherungskopien der bearbeiteten Dateien. Dazu setzen Sie einerseits den entsprechenden Schalter unter WORD-OPTIONEN/ERWEITERT in der Gruppe SPEICHERN: IMMER SICHERUNGSKOPIE ERSTELLEN. Andererseits sollten Sie das Zentraldokument regelmäßig mit SPEICHERN UNTER... unter einem anderen Namen speichern, sodass beim Auftreten von Problemen möglichst auf eine vorherige Version zurückgegriffen werden kann.
- Die Dokumentvorlage des Masterdokuments gilt auch für alle Filialdokumente. Dies gewährleistet eine einheitliche Formatierung. Verhindern Sie daher unbedingt, dass einzelne Anwender während der Bearbeitung des Dokuments Änderungen an der Dokumentvorlage vornehmen.
- Über je mehr Arbeitsspeicher die an der Bearbeitung der Dokumente beteiligten Computer verfügen, desto besser ist es. Die benötigte Größe richtet sich dabei nach der Komplexität der Dokumente. Muss Windows für Word Speicher »freischaufeln«, ist dies einfach eine Gefahrenquelle.

11.4.1 Ein Masterdokument erstellen

Möchten Sie trotz der möglichen Probleme im Umgang mit Masterdokumenten nicht auf deren Einsatz verzichten, gehen Sie wie folgt vor, um ein Masterdokument zu erstellen:

STEPS

1. Erstellen Sie ein neues Verzeichnis, und geben Sie dieses innerhalb des Netzwerks frei, damit andere Anwender Zugriff auf die darin gespeicherten Dateien erhalten.
2. Erstellen Sie ein neues, leeres Dokument, das zu einem Masterdokument werden soll, und speichern Sie dieses in dem soeben erstellten Verzeichnis.
3. Wechseln Sie in die Gliederungsansicht, indem Sie auf die Schaltfläche GLIEDERUNG in der Statuszeile von Word klicken.
4. Die Registerkarte GLIEDERUNG wird nun angezeigt.
5. Erstellen Sie die Gliederung für das gesamte Dokument, indem Sie die Überschriften eingeben und nach jeder Zeile die Taste [↵] drücken. Word erzeugt damit Überschriften der ersten Ebene, die Sie mit der Tastenkombination [Alt] + [⇧] + [→] um jeweils eine Ebene tiefer stufen können. Mit [Alt] + [⇧] + [←] kann die Ebene bei Bedarf wieder erhöht werden.

Sofern Sie nicht mit den in Word vordefinierten Überschriftenebenen arbeiten möchten, können Sie die korrekten Ebenen über das Dialogfeld ABSATZ *unter* GLIEDERUNGSEBENE *einstellen.*

INFO

6. Klicken Sie auf den Button DOKUMENT ANZEIGEN, um die Funktionen der Gruppe ZENTRALDOKUMENT zu erweitern.
7. Markieren Sie nun den gewünschten Bereich der Gliederung, den Sie in ein Filialdokument auslagern möchten, und klicken Sie auf den Schalter ERSTELLEN. Beginnt der markierte Bereich mit einer Überschrift höherer Ordnung als die folgenden Überschriften, erzeugt Word daraus ein Unterdokument. Haben Sie hingegen mehrere Überschriften der gleichen Ebene markiert, wird für jede Überschrift ein Filialdokument erzeugt, wobei untergeordnete Überschriftenebenen innerhalb der Markierung wiederum dem Filialdokument der höheren Ebene zugeordnet werden.

INFO

Word fügt vor und nach jedem Filialdokument einen fortlaufenden Abschnittsumbruch ein.

8. Speichern Sie das Masterdokument, wird das Filialdokument ebenfalls automatisch gespeichert. Der für das Filialdokument verwendete Name basiert dabei auf der Überschrift des Filialdokuments.
9. Möchten Sie ein bestehendes Dokument als Filialdokument einfügen, setzen Sie die Einfügemarke an die korrekte Position, und klicken Sie auf den Schalter EINFÜGEN. Über das Dialogfeld ÖFFNEN können Sie die gewünschte Datei auswählen.

11.4.2 Filialdokument umbenennen

STEPS

Möchten Sie ein Filialdokument innerhalb eines Zentraldokuments umbenennen, gehen Sie wie folgt vor:

1. Klicken Sie in der Statuszeile von Word auf die Schaltfläche GLIEDERUNG, um in die Gliederungsansicht zu wechseln.
2. Sind die Filialdokumente erweitert, klicken Sie in der Multifunktionsleiste auf die Schaltfläche FILIALDOKUMENTE REDUZIEREN.
3. Drücken Sie die Taste [Strg], und klicken Sie auf den Hyperlink des Filialdokuments, das Sie umbenennen möchten.
4. Klicken Sie auf die Office-Schaltfläche, und wählen Sie aus dem Menü den Eintrag SPEICHERN UNTER.
5. Geben Sie nun für das Filialdokument einen neuen Dateinamen, und klicken Sie dann auf SPEICHERN.
6. Um das Filialdokument zu schließen und zum Zentraldokument zu wechseln, klicken Sie erneut auf die Office-Schaltfläche und wählen im Anschluss daran SCHLIEßEN.
7. Speichern und schließen Sie das Zentraldokument.

INFO

Benennen Sie ein Filialdokument um, bleibt die Originalversion des Filialdokuments am ursprünglichen Speicherort weiterhin bestehen. Löschen Sie diese Datei bei Bedarf über den Explorer von Windows.

11.4.3 Filialdokument in das Zentraldokument aufnehmen

STEPS

Um ein Filialdokument zu einem Teil des Zentraldokuments zu machen, gehen Sie wie folgt vor:

1. Klicken Sie in der Statuszeile von Word auf die Schaltfläche GLIEDERUNG, um in die Gliederungsansicht zu wechseln.
2. Sind die Filialdokumente erweitert, klicken Sie in der Multifunktionsleiste auf die Schaltfläche FILIALDOKUMENTE REDUZIEREN.
3. Geben Sie bei Bedarf das zu konvertierende Filialdokument frei, indem Sie auf eine beliebige Stelle in dem Filialdokument klicken, das Sie freigeben möchten.
4. Klicken Sie danach auf DOKUMENT SPERREN.
5. Führen Sie einen Klick auf das Filialdokumentsymbol des Filialdokuments aus, das Sie umwandeln möchten, um es zu markieren.
6. Klicken Sie in der Multifunktionsleiste auf UNTERDOKUMENT ENTFERNEN.

11.4.4 Filialdokumente kombinieren

STEPS

Sie können mehrere Filialdokumente wie folgt zu einem einzigen Dokument kombinieren:

1. Klicken Sie in der Statuszeile von Word auf die Schaltfläche GLIEDERUNG, um in die Gliederungsansicht zu wechseln.
2. Sind die Filialdokumente erweitert, klicken Sie in der Multifunktionsleiste auf die Schaltfläche FILIALDOKUMENTE REDUZIEREN.
3. Verschieben Sie die Dokumente nun so innerhalb der Gliederung, dass sie unmittelbar aufeinanderfolgen.
4. Markieren Sie das erste Filialdokument mit einem Klick auf sein Symbol.
5. Drücken Sie die Taste [⇧], und klicken Sie auf das Symbol des letzten Filialdokuments, das Sie markieren möchten.
6. Klicken Sie auf ZUSAMMENFÜHREN.

11.5 Inhaltsverzeichnis

Word kann auf Wunsch anhand der Überschriften im Dokument, die mit der entsprechenden Formatvorlage markiert sein müssen, damit Word sie auch als solche erkennen kann, automatisch ein Inhaltsverzeichnis erzeugen.

11.5.1 Überschriften zuweisen

Ein Inhaltsverzeichnis lässt sich problemlos über die integrierten Formatvorlagen für Überschriften erstellen. Sie können aber auch ein Inhaltsverzeichnis erstellen, das auf benutzerdefinierten Formatvorlagen basiert. In diesem Fall müssen Sie Word dann allerdings mitteilen, welche Formatvorlagen es als Überschrift betrachten darf.

Weisen Sie allen Überschriften im Dokument die korrekte Formatvorlage zu. *Überschrift 1* markiert die oberste Ebene, *Überschrift 2* die zweite Ebene usw.

REF

Nähere Information zum Zuweisen und Ändern von Formatvorlagen finden Sie in Kapitel 5 dieses Buches.

11.5.2 Markieren einzelner Texteinträge

STEPS

Möchten Sie, dass in das Inhaltsverzeichnis Text eingeschlossen wird, der nicht als Überschrift formatiert ist, können Sie folgendermaßen vorgehen:

1. Markieren Sie die Textstelle, die im Inhaltsverzeichnis angezeigt werden soll.
2. Klicken Sie auf der Registerkarte VERWEISE in der Gruppe INHALTSVERZEICHNIS auf die Schaltfläche TEXT HINZUFÜGEN.
3. Wählen Sie die Ebene aus, der Ihre Auswahl angehören soll.
4. Wiederholen Sie die Schritte 1 bis 3, bis Sie alle Textstellen gekennzeichnet haben, die im Inhaltsverzeichnis angezeigt werden sollen.
5. Erstellen eines Inhaltsverzeichnisses
6. Nachdem Sie die Einträge für das Inhaltsverzeichnis markiert haben, können Sie das Inhaltsverzeichnis erstellen.

11.5.3 Inhaltsverzeichnis erstellen

STEPS

Gehen Sie wie folgt vor, wenn Sie ein Dokument mit Formatvorlagen für Überschriften erstellt haben:

1. Setzen Sie die Einfügemarke an die Stelle im Dokument, an der das Inhaltsverzeichnis eingefügt werden soll. Dies wird im Normalfall am Anfang des Dokuments sein.

2. Klicken Sie auf der Registerkarte VERWEISE in der Gruppe INHALTSVERZEICHNIS auf die Schaltfläche INHALTSVERZEICHNIS, und klicken Sie dann auf die gewünschte Formatvorlage für das Inhaltsverzeichnis.

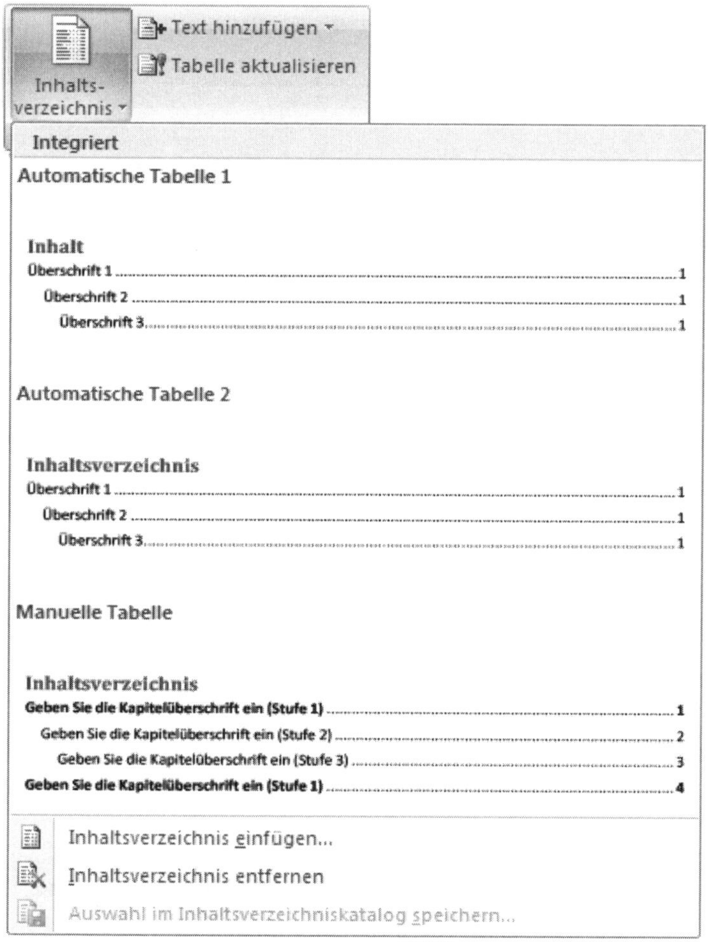

Abbildung 11.8: Ein Inhaltsverzeichnis einfügen

3. Wählen Sie statt einer vorgefertigten Vorlage den Eintrag INHALTSVERZEICHNIS EINFÜGEN, öffnet sich das Dialogfeld INHALTSVERZEICHNIS, das zusätzliche Einstellungsmöglichkeiten anbietet.

11

Inhaltsverzeichnisse sind nichts anderes als Felder, die sich spätestens im Ausdruck selber aktualisieren. Sie können das Verzeichnis aber jederzeit manuell mit der Funktionstaste [F9] *oder über einen Klick auf die rechte Maustaste aktualisieren.*

INFO

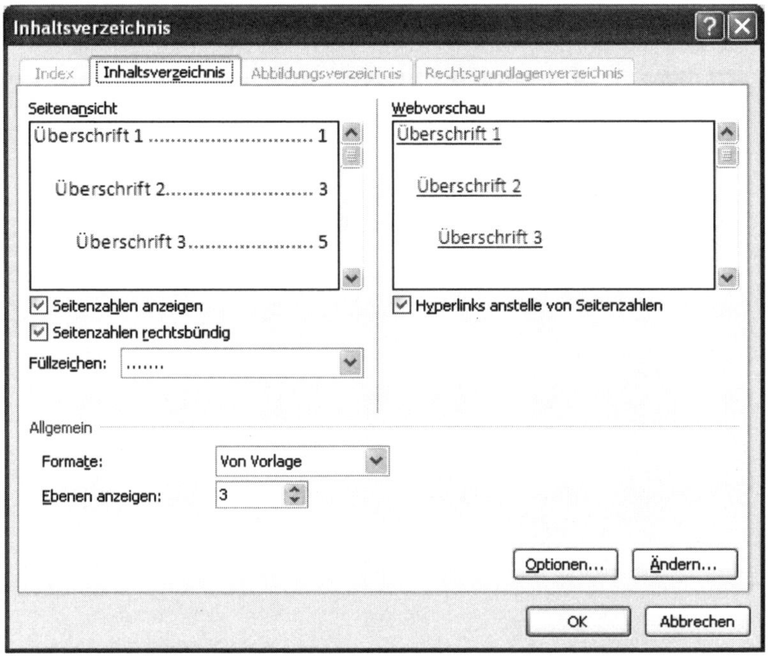

Abbildung 11.9: Das Dialogfeld INHALTSVERZEICHNIS

STEPS

Inhaltsverzeichnis mit benutzerdefinierten Formatvorlagen

Haben Sie den Überschriften im Dokument benutzerdefinierte Formatvorlagen zugewiesen oder möchten Sie zusätzliche Einstellungen treffen, gehen Sie folgendermaßen vor, um ein Inhaltsverzeichnis einzufügen:

1. Setzen Sie die Einfügemarke an die Stelle im Dokument, an der das Inhaltsverzeichnis eingefügt werden soll. Dies wird im Normalfall am Anfang des Dokuments sein.
2. Klicken Sie auf der Registerkarte VERWEISE in der Gruppe INHALTSVERZEICHNIS auf die Schaltfläche INHALTSVERZEICHNIS, und klicken Sie dann auf INHALTSVERZEICHNIS EINFÜGEN.
3. Klicken Sie auf OPTIONEN, um das Dialogfeld OPTIONEN FÜR DAS INHALTSVERZEICHNIS auf dem Bildschirm darzustellen.
4. Unter VERFÜGBARE FORMATVORLAGEN können Sie diejenigen Formate auswählen, die Word als Überschrift ansehen und in das Inhaltsverzeichnis übernehmen soll.
5. Wählen Sie unter VERFÜGBARE FORMATVORLAGEN die Formatvorlagen aus, die Sie den Überschriften im Dokument zugewiesen haben, indem Sie in die Eingabezeile rechts des Formatnamens die Ebene der Überschrift in Form einer Ziffer zwischen 1 und 9 eintragen.
6. Sofern Formatvorlagen für Überschriften markiert sind, die Sie nicht benötigen, entfernen Sie den Eintrag unter INHALTSVERZEICHNISEBENE. Damit wird die Markierung entfernt.

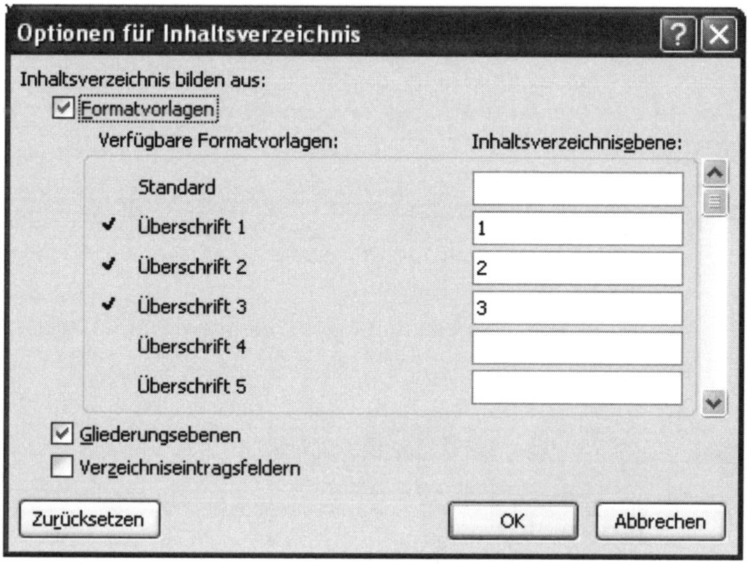

Abbildung 11.10: Formatvorlagen für die Überschriften auswählen

7. Wiederholen Sie die Schritte 5 und 6 für alle Formatvorlagen, die in das Inhaltsverzeichnis übernommen werden sollen.
8. Beenden Sie das Dialogfeld mit OK.
9. Sofern Sie ein Inhalsverzeichnis für ein Dokument einfügen möchten, das in gedruckter Form erscheinen soll, vergewissern Sie sich, dass der Schalter Hyperlinks anstelle von Seitenzahlen nicht markiert ist, da ansonsten keine Seitenzahlen im Inhaltsverzeichnis erscheinen. Stattdessen kann der Leser mit einem Mausklick direkt an die betreffende Textstelle springen. Diese Form eignet sich vor allem für Dokumente, die online gelesen werden.
10. Wählen Sie in der Gruppe Formate eines der vorgegebenen Formate aus.
11. Unter Ebenen können Sie bestimmen, bis zu welcher Ebene die Überschriften in das Inhaltsverzeichnis übernommen werden.
12. Füllzeichen bestimmt, ob zwischen der Überschrift und der Seitenzahl als Orientierungshilfe für das Auge des Lesers eine Linie gezogen werden soll. Die Füllzeichen für diese Linie können Sie hier einstellen.
13. Ist Seitenzahlen rechtsbündig markiert, werden die Seitenzahlen nicht unmittelbar hinter der Überschrift, sondern stattdessen rechtsbündig in einer Linie untereinander ausgegeben.
14. Markieren Sie Verzeichniseintragfeldern, falls Sie Änderungen an den Überschriftenebenen vorgenommen haben, da andernfalls nicht alle Überschriften im Inhaltsverzeichnis erscheinen.
15. Fügen Sie mit OK die Marke für das Inhaltsverzeichnis in das Dokument ein, und beenden Sie das Dialogfeld.

11.5.4 Inhaltsverzeichnis aktualisieren

Haben Sie Überschriften oder andere Inhaltsverzeichniseinträge im Dokument hinzugefügt oder entfernt, können Sie das Inhaltsverzeichnis wie folgt aktualisieren:

1. Klicken Sie auf der Registerkarte VERWEISE in der Gruppe INHALTSVERZEICHNIS auf die Schaltfläche TABELLE AKTUALISIEREN, oder zeigen Sie mit der Maus auf das Inhaltsverzeichnis, und wählen Sie den Menüeintrag FELDER AKTUALISIEREN.
2. Auf dem Bildschirm erscheint das Dialogfeld INHALTSVERZEICHNIS AKTUALISIEREN.

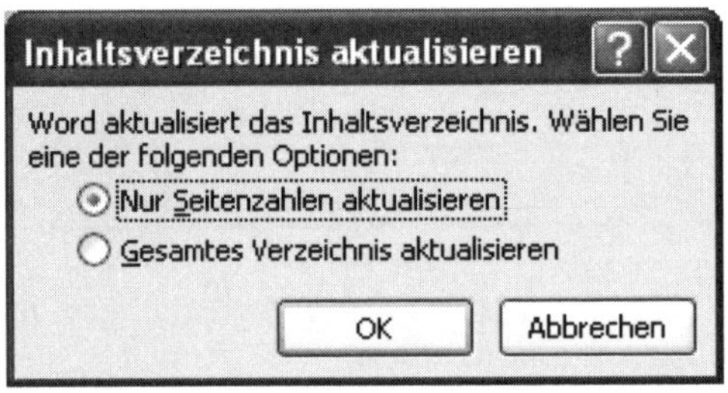

Abbildung 11.11: Inhaltsverzeichnis aktualisieren

3. Klicken Sie auf NUR SEITENZAHLEN AKTUALISIEREN, falls Word nur die Seitenzahlen aufgrund einer Umbruchänderung aktualisieren soll.
4. Wählen Sie GESAMTES VERZEICHNIS AKTUALISIEREN, falls neben den Seitenzahlen auch zusätzliche oder gelöschte Überschriften im Inhaltsverzeichnis aktualisiert werden müssen.

11.5.5 Inhaltsverzeichnis löschen

Um ein Inhaltsverzeichnis aus einem Dokument zu entfernen, gehen Sie wie folgt vor:

1. Klicken Sie auf der Registerkarte VERWEISE in der Gruppe INHALTSVERZEICHNIS auf INHALTSVERZEICHNIS.
2. Wählen Sie aus dem herunterklappenden Menü den Eintrag INHALTSVERZEICHNIS ENTFERNEN.

11.5.6 Formatierung des Inhaltsverzeichnisses

Die Formatvorlagen *Verzeichnis 1-9* legen fest, wie das Inhaltsverzeichnis formatiert wird. Sie können die darin enthaltenen Formate ändern, um das Inhaltsverzeichnis Ihren Wünschen entsprechend individuell anzupassen. Innerhalb des Dialogfeldes INHALTSVERZEICHNIS klicken Sie dazu auf die

Schaltfläche ÄNDERN. Darauf erscheint der Dialog FORMATVORLAGE mit einer Auflistung der verfügbaren Verzeichnis-Vorlagen. Wählen Sie darin die Verzeichnisebene aus, deren Layout Sie anpassen möchten, und klicken Sie auf ÄNDERN.

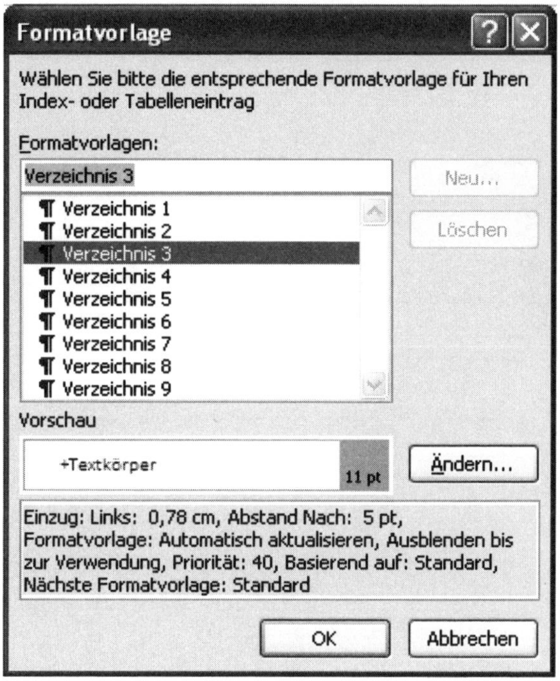

Abbildung 11.12: Formate für das Inhaltsverzeichnis

11.5.7 Dokumentübergreifendes Inhaltsverzeichnis

Möchten Sie ein Inhaltsverzeichnis erstellen, in dem die Überschriften aus mehreren Dokumenten zusammengefasst werden, können Sie ein Zentraldokument verwenden. Die Nachteile dieser Konstruktion haben Sie bereits im vorangegangenen Abschnitt kennengelernt.

Es gibt aber noch einen Plan B:

1. Erstellen Sie ein neues, leeres Dokument.
2. Klicken Sie auf die Office-Schaltfläche, wählen Sie WORD-OPTIONEN und danach die Seite ERWEITERT. In der Gruppe DOKUMENTINHALT ANZEIGEN stellen Sie sicher, dass der Schalter FELDFUNKTIONEN ANSTELLE VON WERTEN ANZEIGEN mit einem Haken versehen ist.
3. Auf der Seite ANZEIGEN sollte das Optionsfeld ALLE FORMATIERUNGSZEICHEN ANZEIGEN ebenfalls mit einem Häkchen versehen sein.
4. Schließen Sie das Dialogfeld WORD-OPTIONEN mit OK.

5. Klicken Sie auf die Registerseite EINFÜGEN und danach auf die Schaltfläche SCHNELLBAUSTEINE, die Sie in der Gruppe TEXT vorfinden.
6. Wählen Sie den Eintrag FELD...

Abbildung 11.13: Ein Feld einfügen

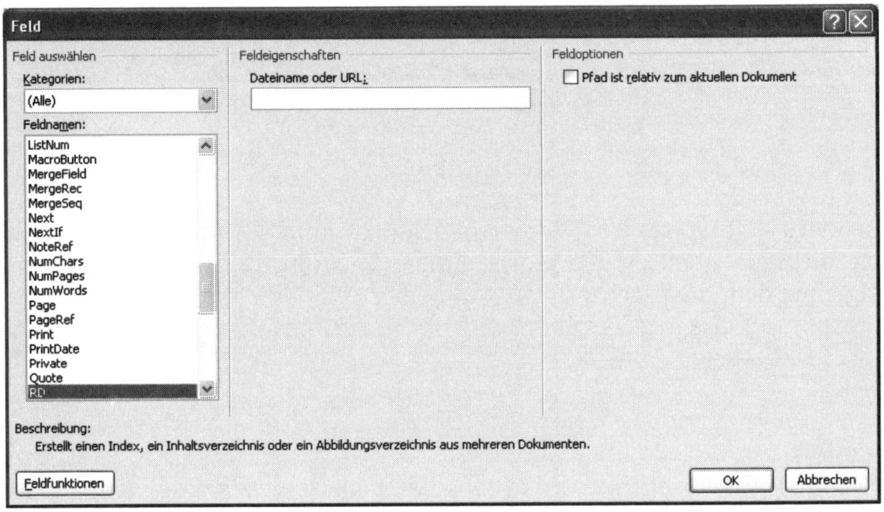

7. Unter FELDNAMEN wählen Sie den Eintrag RD.
8. Tragen Sie dann unter FELDEIGENSCHAFTEN den Namen des ersten Dokuments ein, unter dem Word die Datei finden und öffnen kann.
9. Klicken Sie auf OK, wird ein Feld in das Dokument eingefügt und als versteckt formatiert:

   `{RD "Dateiname.docx" }`

10. Wiederholen Sie die Schritte 5 bis 9 für alle Dokumente, die in das Inhaltsverzeichnis einbezogen werden sollen.
11. Fügen Sie nun ein Inhaltsverzeichnis ein, markieren die Datei mit [Strg] + [A] und aktualisieren den Feldinhalt mit der Funktionstaste [F9].

11.6 Stichwortverzeichnis

Um gerade in langen Dokumenten schnell nach einem bestimmten Begriff nachschlagen zu können, können Sie mit Word ein Stichwortverzeichnis erzeugen. Darin werden die im Dokument behandelten Themen mit den Seitenzahlen aufgeführt, an denen sie vorkommen.

Im Gegensatz zu einem Inhaltsverzeichnis müssen Sie die Indexeinträge zunächst im Dokument markieren, damit sie von Word in den Index aufgenommen werden.

Für die folgenden Elemente können Sie Indexeinträge erstellen:

- Begriffe oder Symbole.
- Themen, die sich über mehrere Seiten erstrecken.
- Verweise auf andere Einträge im Index, wie beispielsweise »Index *Siehe Stichwortverzeichnis*«.

Wenn Sie einen Begriff markieren und diesen als Indexeintrag festlegen, wird ein spezielles *XE-Feld* hinzugefügt, das den Begriff sowie einen Querverweis auf die Seite enthält, in der die Marke eingefügt wurde.

Sind alle Indexeinträge festgelegt, fügen Sie üblicherweise einen Index am Ende des Dokuments ein. Word sammelt daraufhin alle Indexmarken, sortiert diese alphabetisch und generiert einen Index in alphabetischer Reihenfolge, bei dem mehrfache Einträge auf einer Seite automatisch unterdrückt werden und hinter jedem Indexeintrag die Seitenzahl angezeigt wird, auf der er zu finden ist.

11.6.1 Indexeinträge festlegen

Führen Sie eine der folgenden Aktionen aus, um Indexeinträge festzulegen:

1. Um einen im Dokument vorhandenen Begriff als Indexeintrag zu verwenden, markieren Sie diesen Begriff. Möchten Sie einen Begriff als Indexeintrag festlegen, der so nicht im Dokument erscheint, setzen Sie die Einfügemarke im Dokument an die Position, an der Sie den Indexeintrag einfügen möchten.
2. Klicken Sie auf der Registerkarte VERWEISE in der Gruppe INDEX auf EINTRAG FESTLEGEN.
3. Wurde im Dokument ein Text markiert, können Sie diesen im Feld HAUPTEINTRAG sehen und noch bearbeiten, oder geben Sie in diese Eingabezeile den Begriff ein, den Sie als Indexeintrag verwenden möchten.
4. Geben Sie in das Feld UNTEREINTRAG einen Text ein, um einen Untereintrag zu erstellen. Dieser wird später etwas versetzt unter dem Haupteintrag im Index angezeigt. Möchten Sie einen untergeordneten Eintrag für einen Untereintrag als Indexmarke einfügen, tragen Sie zunächst den Untereintrag, danach einen Doppelpunkt »:« und schließlich den untergeordneten Untereintrag ein.
5. Klicken Sie unter OPTIONEN auf QUERVERWEIS, um einen Querverweis auf einen anderen Eintrag zu erstellen.
6. Aktivieren Sie unter SEITENZAHLENFORMAT die Kontrollkästchen FETT oder KURSIV, wenn die Seitenzahlen im Index fett oder kursiv erscheinen sollen.
7. Möchten Sie den Text des Feldes HAUPTEINTRAG oder UNTEREINTRAG formatieren, markieren Sie die Eingabezeile, drücken die rechte Maustaste und wählen aus dem Kontextmenü den Befehl SCHRIFTART.

Abbildung 11.14: Indexeintrag festlegen

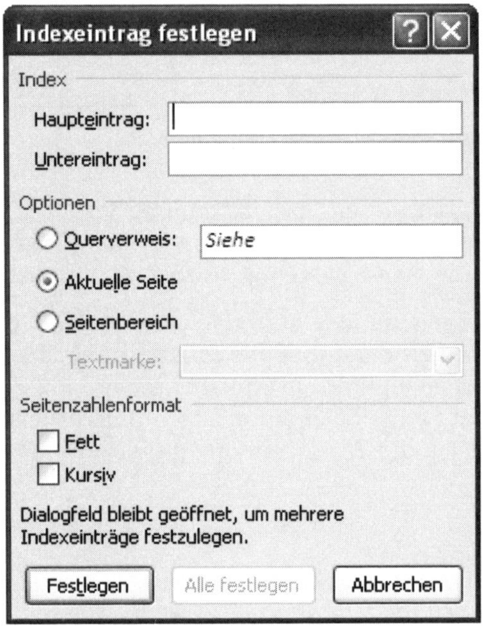

8. Um die Indexmarke in das Dokument einzufügen, klicken Sie auf FESTLEGEN. Mit ALLE FESTLEGEN können Sie jedes Auftreten dieser Textstelle im Dokument als Indexeintrag festlegen. In der Regel wird dies allerdings wenig sinnvoll sein.
9. Wiederholen Sie die Schritte 3 bis 8 für alle Indexeinträge, die Sie vornehmen möchten.

STEPS

Festlegen von Seitenbereichen für Indexeinträge

1. Markieren Sie den Textbereich, auf den sich der Indexeintrag beziehen soll.
2. Klicken Sie auf der Registerkarte EINFÜGEN in der Gruppe VERKNÜPFUNGEN auf die Schaltfläche TEXTMARKE.
3. Geben Sie im Feld TEXTMARKENNAME einen Namen ein, und klicken Sie dann auf HINZUFÜGEN.
4. Klicken Sie im Dokument auf das Ende des Textes, den Sie mit der Textmarke gekennzeichnet haben.
5. Wählen Sie auf der Registerkarte VERWEISE in der Gruppe INDEX die Funktion EINTRAG FESTLEGEN.
6. Geben Sie unter HAUPTEINTRAG einen Begriff für den Indexeintrag ein, der den mit der Textmarke definierten Textabschnitt charakterisiert.
7. Klicken Sie unter OPTIONEN auf SEITENBEREICH.
8. Wählen Sie aus der Auswahlliste unter TEXTMARKE die soeben erstellte Textmarke aus.

11.6.2 Erstellen des Index

Sind alle Indexeinträge festgelegt, kann der eigentliche Index in das Dokument eingefügt werden:

1. Setzen Sie die Einfügemarke an die Stelle im Dokument, an der Sie den Index einfügen möchten.
2. Klicken Sie auf der Registerkarte VERWEISE in der Gruppe INDEX auf INDEX EINFÜGEN.

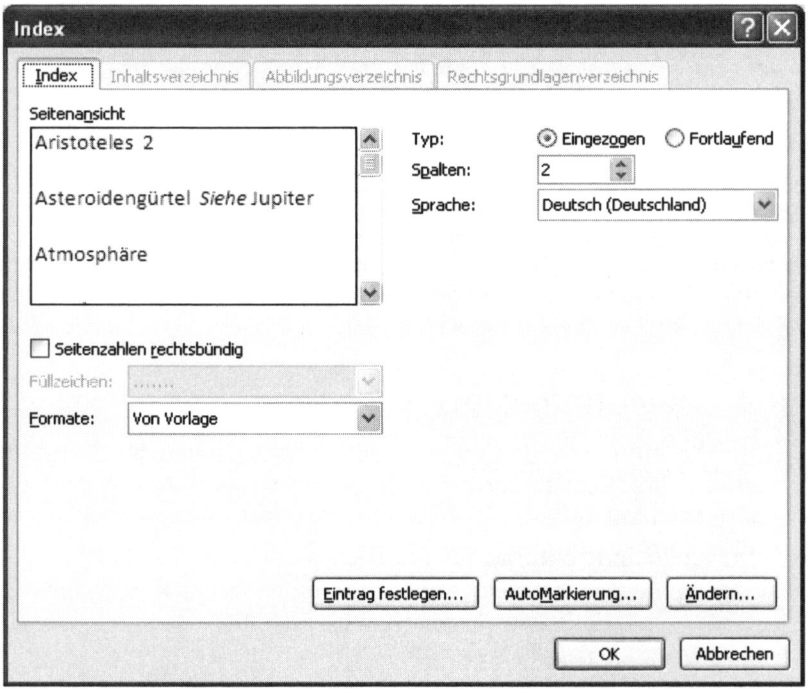

Abbildung 11.15: Den Index einfügen

3. Wählen Sie im Feld FORMATE eines der verfügbaren Formate für das Stichwortverzeichnis aus. Möchten Sie das Layout an Ihre eigenen Vorstellungen anpassen, selektieren Sie *Von Vorlage* und klicken auf die Schaltfläche ÄNDERN. Im Dialogfeld FORMATVORLAGEN wählen Sie die Vorlage, die Sie ändern möchten, und klicken Sie auf BEARBEITEN.
4. Beenden Sie das Dialogfeld mit OK, um den Index in das Dokument einzufügen.
5. Klicken Sie auf den Index, und drücken Sie dann [F9], um ihn zu aktualisieren. Alternativ dazu können Sie in der Gruppe INDEX auf die Schaltfläche INDEX AKTUALISIEREN klicken.
6. Enthält der Index einen Fehler, suchen Sie die betreffende Indexmarke im Text, ändern den Eintrag und aktualisieren den Index erneut.

11.6.3 Bearbeiten eines Indexeintrags

1. Um die im Text enthaltenen Indexfelder anzeigen zu lassen, klicken Sie auf der Registerkarte START in der Gruppe ABSATZ auf EINBLENDEN/AUSBLENDEN.
2. Suchen Sie nach dem zu ändernden Eintrag, wie z.B. `{ XE "Layout" }`.
3. Editieren Sie den Text zwischen den Anführungszeichen, um den Indexeintrag zu korrigieren.
4. Möchten Sie beispielsweise einen Untereintrag hinzufügen, ergänzen Sie das Feld um einen Doppelpunkt, gefolgt vom Untereintrag:
   `{ XE "Layout:erstellen" }`
5. Klicken Sie auf den Index, und drücken Sie dann [F9], um ihn zu aktualisieren. Alternativ dazu können Sie in der Gruppe INDEX auf die Schaltfläche INDEX AKTUALISIEREN klicken.

TIPP

Nächstes Vorkommen eines Indexfeldes im Dokument suchen

Drücken Sie [Strg] + [F], klicken Sie auf SONSTIGES und dann auf FELD, um das nächste Indexfeld zu suchen. Wird die Schaltfläche SONSTIGES nicht angezeigt, klicken Sie auf ERWEITERN.

11.6.4 Indexeintrag löschen

1. Um die im Text enthaltenen Indexfelder anzeigen zu lassen, klicken Sie auf der Registerkarte START in der Gruppe ABSATZ auf EINBLENDEN/AUSBLENDEN.
2. Um einen Indexeintrag zu löschen, markieren Sie das gesamte Feld einschließlich der geschweiften Klammern, und drücken Sie die Taste [Entf].
3. Klicken Sie auf den Index, und drücken Sie dann [F9], um ihn zu aktualisieren. Alternativ dazu können Sie in der Gruppe INDEX auf die Schaltfläche INDEX AKTUALISIEREN klicken.

11.6.5 Index mithilfe einer Konkordanzdatei markieren

Neben der manuellen Erfassung aller Indexeinträge bietet Word auch die Option, ein Dokument über eine sogenannte Konkordanzdatei automatisch mit Indexeinträgen zu versehen.

Bei einer Konkordanzdatei handelt es sich um nichts anderes als ein Word-Dokument, das eine zweispaltige Tabelle enthält. In der ersten Spalte werden die Begriffe aufgelistet, die im Text indiziert werden sollen, in der rechten Spalte stehen dann die Einträge und Untereinträge, wie sie im Index aufgeführt werden sollen.

Gehen Sie wie folgt vor, um eine Konkordanzdatei zu erstellen:

STEPS

1. Erstellen Sie ein neues, leeres Dokument mit [Strg] + [N].
2. Legen Sie darin eine zweispaltige Tabelle an, indem Sie auf der Registerseite EINFÜGEN auf die Schaltfläche TABELLE klicken. Selektieren Sie dann den Menüeintrag TABELLE EINFÜGEN und geben im Dialogfeld als Spaltenanzahl 2 sowie unter ZEILENANZAHL die Anzahl der benötigten Zeilen ein.
3. In der ersten Spalte tippen Sie den Begriff exakt in der Schreibweise ein, wie er im Dokument vorkommt. Dabei gilt es, nicht nur zwischen Groß- und Kleinschreibung zu unterscheiden, sondern auch alle abweichenden Wortformen aufzulisten. In jeder Zeile darf stets nur ein Begriff stehen, sodass in der Regel mehrere Zeilen benötigt werden, wenn ein Begriff unterschiedliche Schreibweisen oder Wortformen aufweist.
4. Mit [⇆] wechseln Sie nun in die rechte Tabellenspalte. Dort erfassen Sie den Indexeintrag, wie er im Index angezeigt werden soll. Wünschen Sie neben einem Haupteintrag auch einen Untereintrag, verwenden Sie die Form `Haupteintrag:Untereintrag`.
5. Mit [⇆] springen Sie in die erste Spalte der nächsten Zeile und wiederholen für alle Begriffe, die im Index aufscheinen sollen, die Schritte 3 und 4.
6. Speichern Sie die Datei.

Indexeinträge über die Konkordanzdatei festlegen

STEPS

1. Öffnen Sie das Dokument, in dem die Indexeinträge mittels der Konkordanzdatei markiert werden sollen.
2. Klicken Sie auf der Registerseite VERWEISE in der Gruppe INDEX auf die Schaltfläche INDEX EINFÜGEN.
3. Im Dialog INDEX klicken Sie auf die Schaltfläche AUTOMARKIERUNG, und öffnen Sie die zuvor erstellte Konkordanzdatei.
4. Word indiziert nun das gesamte Dokument, wobei ein Begriff aus der linken Tabellenspalte der Konkordanzdatei je Absatz maximal einmal als Indexeintrag markiert wird.

11.7 Abbildungsverzeichnis

Ähnlich wie ein Inhaltsverzeichnis können Sie von Word auch ein Abbildungsverzeichnis erstellen lassen. Allerdings müssen dann die Abbildungen im Dokument beschriftet sein.

11.7.1 Beschriftungen

Per Voreinstellung können Sie Abbildungen, Formeln und Tabellen in Word beschriften, die Liste lässt sich aber bei Bedarf ergänzen, sodass Sie beispielsweise auch einen Exkurs innerhalb eines Buches in die Beschriftung einbeziehen können.

STEPS

Gehen Sie wie folgt vor, um ein Element mithilfe der Funktion BESCHRIFTUNG EINFÜGEN *mit einer Beschriftung zu versehen:*

1. Markieren Sie das Element (z.B. die Abbildung), das Sie beschriften möchten.
2. Öffnen Sie die Registerkarte VERWEISE, und klicken Sie in der Gruppe BESCHRIFTUNGEN auf die Schaltfläche BESCHRIFTUNG EINFÜGEN.

Abbildung 11.16: Eine Beschriftung einfügen

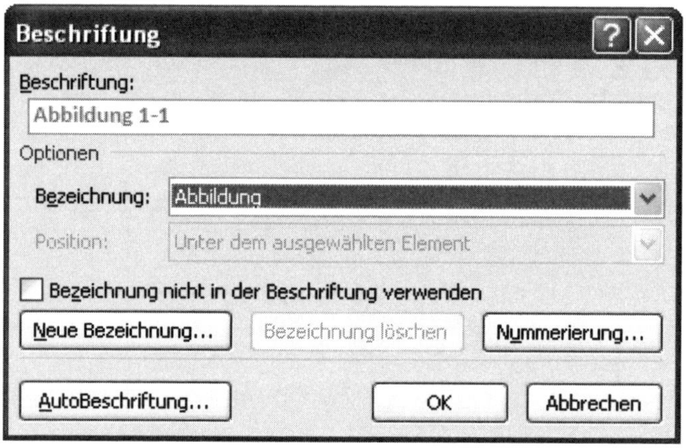

3. In der Eingabezeile unterhalb von BESCHRIFTUNG schlägt Word eine Beschriftung vor.
4. Falls Sie ein anderes Element beschriften möchten, wählen Sie dieses im Listenfeld hinter BEZEICHNUNG aus. Eine neue Kategorie für eine Bezeichnung können Sie definieren, indem Sie auf die Schaltfläche NEUE BEZEICHNUNG klicken. Eine selbst definierte Bezeichnung kann über den Button BEZEICHNUNG LÖSCHEN wieder aus der Liste entfernt werden, sofern sie unter BEZEICHNUNG ausgewählt wurde.
5. Unter POSITION kann definiert werden, an welcher Stelle die Beschriftung erscheinen soll.
6. Falls Sie die Bezeichnung des Elements nicht in die Beschriftung übernehmen möchten, markieren Sie das Kontrollkästchen BEZEICHNUNG NICHT IN DER BESCHRIFTUNG VERWENDEN.
7. Um in die fortlaufende Nummerierung einzugreifen, können Sie unter NUMMERIERUNG ein anderes Zahlenformat wählen oder die Kapitelnummer in die Beschriftung einbeziehen.

8. Ein Klick auf die Schaltfläche AUTOBESCHRIFTUNG öffnet das gleichnamige Dialogfenster, über das Sie Word anweisen können, bestimmte Elemente gleich bei der Erstellung automatisch zu beschriften. Dazu markieren Sie die Objekte in der Aufzählungsliste, die beim Einfügen automatisch beschriftet werden sollen. Unter OPTIONEN wählen Sie dann die BEZEICHNUNG für das Element sowie die POSITION der Beschriftung. Künftig würde beispielsweise jede neue Tabelle von Word automatisch mit einer Beschriftung versehen werden, wenn Sie die Einstellungen wie im folgenden Dialog vornehmen:

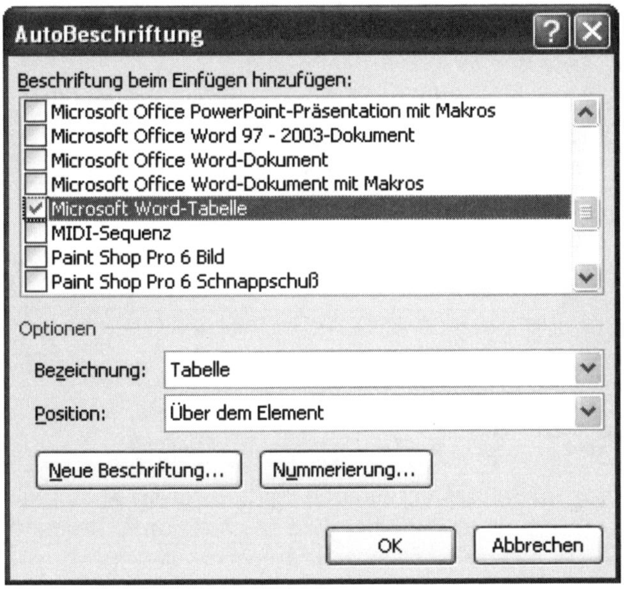

Abbildung 11.17:
AutoBeschriftung

9. Klicken Sie auf OK, um die Beschriftung in das Dokument an der gewünschten Position einzufügen.

11.7.2 Abbildungsverzeichnis einfügen

Sind alle Abbildungen korrekt beschriftet und nummeriert, setzen Sie die Einfügemarke an die Position im Dokument, an der das Abbildungsverzeichnis eingefügt werden soll. Vergewissern Sie sich, dass alle verborgenen Texte und Feldfunktionen im Dokument ausgeblendet sind, da sich andernfalls Seitenverschiebungen ergeben könnten, und klicken Sie danach auf ABBILDUNGSVERZEICHNIS EINFÜGEN in der Gruppe BESCHRIFTUNGEN. Die Einstellungen des Dialogfeldes stimmen im Wesentlichen mit denen bei der Erstellung eines Inhaltsverzeichnisses überein. Lediglich unter BESCHRIFTUNGSKATEGORIE müssen Sie zusätzlich festlegen, aus welchen Beschriftungen das Verzeichnis erzeugt werden soll. Somit können Sie statt eines Abbildungsverzeichnisses auch ein Tabellenverzeichnis erstellen, indem Sie die Tabellenbeschriftung in das Verzeichnis übernehmen.

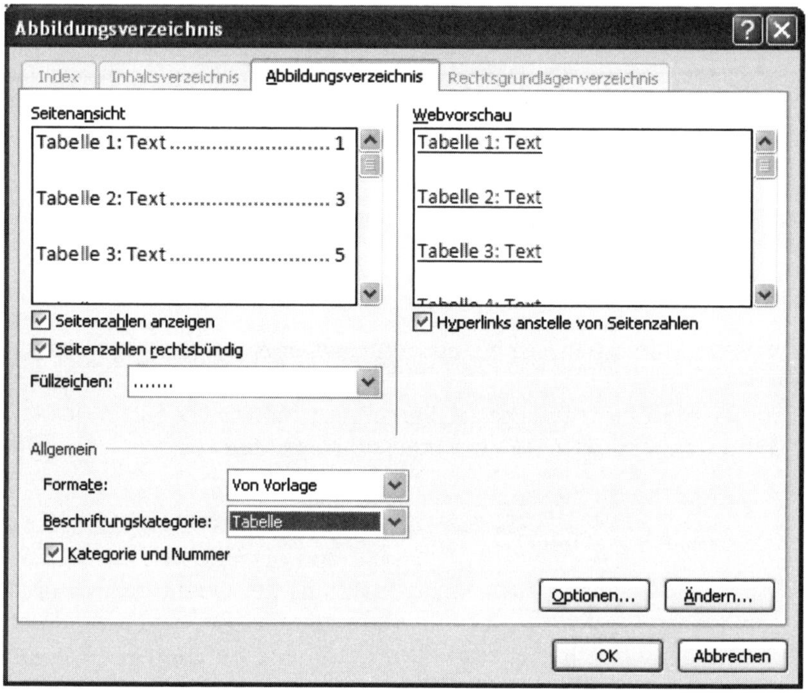

Abbildung 11.18: Eine Beschriftung einfügen

11.7.3 Verzeichnis aktualisieren

Müssen Sie das Verzeichnis aktualisieren, setzen Sie den Mauszeiger in das Verzeichnis, und klicken Sie in der Gruppe BESCHRIFTUNGEN auf die Schaltfläche ABBILDUNGSVERZEICHNIS AKTUALISIEREN.

11.8 Zitate und Literaturverzeichnis

Ein *Literaturverzeichnis* ist eine Zusammenstellung von Literaturhinweisen in alphabetischer oder systematischer Form. Man findet es in der Regel am Ende wissenschaftlicher Texte wie Facharbeiten, Diplomarbeiten, Dissertationen, eines Aufsatzes in einer Fachzeitschrift und in Sachbüchern als Teil der Quellenangaben. Word 2007 unterstützt Sie auch bei der Erstellung eines Literaturverzeichnisses, indem es die Quellenangaben für Sie verwaltet und daraus dann das Verzeichnis generiert.

11.8.1 Quelle erstellen

Erstellen Sie eine neue Quelle, um Quellenangaben darin zu speichern. Aus den derart erfassten Quellenangaben können Sie dann sowohl Zitate in das Dokument einfügen als auch das Literaturverzeichnis erstellen.

Hinzufügen eines neuen Zitats und einer Quelle

Fügen Sie einem Dokument ein neues Zitat hinzu, wird gleichzeitig eine neue Quelle erstellt, die im Literaturverzeichnis angezeigt wird:

1. Klicken Sie auf der Registerkarte VERWEISE in der Gruppe ZITATE UND LITERATURVERZEICHNIS auf den Pfeil rechts neben FORMATVORLAGE.
2. Wählen Sie dort die Formatvorlage aus, die Sie für das Zitat und die Quelle verwenden möchten.

In Texten aus dem Bereich der Sozialwissenschaften werden häufig die Formatvorlagen MLA *oder* APA *für Zitate und Quellen eingesetzt.*

3. Setzen Sie die Einfügemarke im Dokument hinter das Satzende oder den Ausdruck, der als Zitat gekennzeichnet werden soll.
4. Klicken Sie auf der Registerkarte VERWEISE in der Gruppe ZITATE UND LITERATURVERZEICHNIS die Schaltfläche ZITAT EINFÜGEN.
5. Klicken Sie auf NEUE QUELLE HINZUFÜGEN, um die Quellenangaben hinzuzufügen. Stehen Ihnen die genauen Details der Quelle aktuell nicht zur Verfügung, können Sie über PLATZHALTER EINFÜGEN auch eine Markierung an der aktuellen Textposition vorsehen, die Sie zu einem späteren Zeitpunkt leicht wiederfinden und entsprechend ausbessern können.

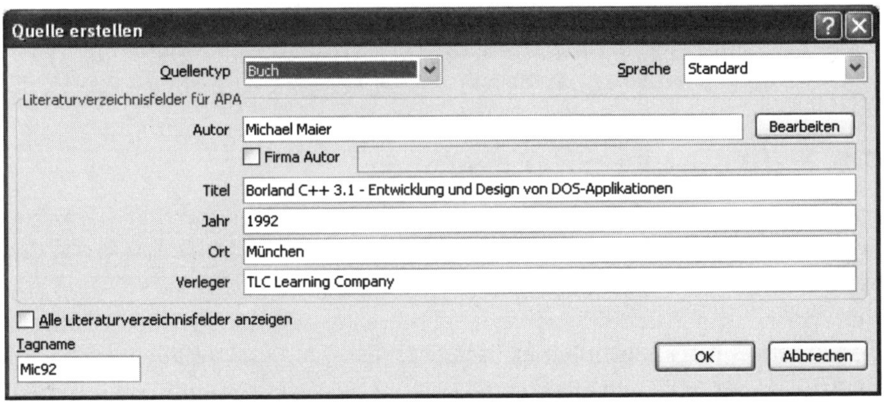

Abbildung 11.19: Quelle erstellen

6. Tragen Sie unter QUELLENTYP die Art der Quelle ein. In der Liste stehen Ihnen verschiedene Quellentypen, angefangen bei Buch über Zeitungsartikel bis hin zu Interview, zur Verfügung.
7. Unter LITERATURVERZEICHNISFELDER können Sie Literaturangaben für die Quelle eintragen. Die Liste der verfügbaren Felder in dieser Liste kann erweitert werden, indem Sie den Schalter ALLE LITERATURVERZEICHNISFELDER ANZEIGEN markieren.

Abbildung 11.20: Erweiterte Literaturverzeichnisfelder

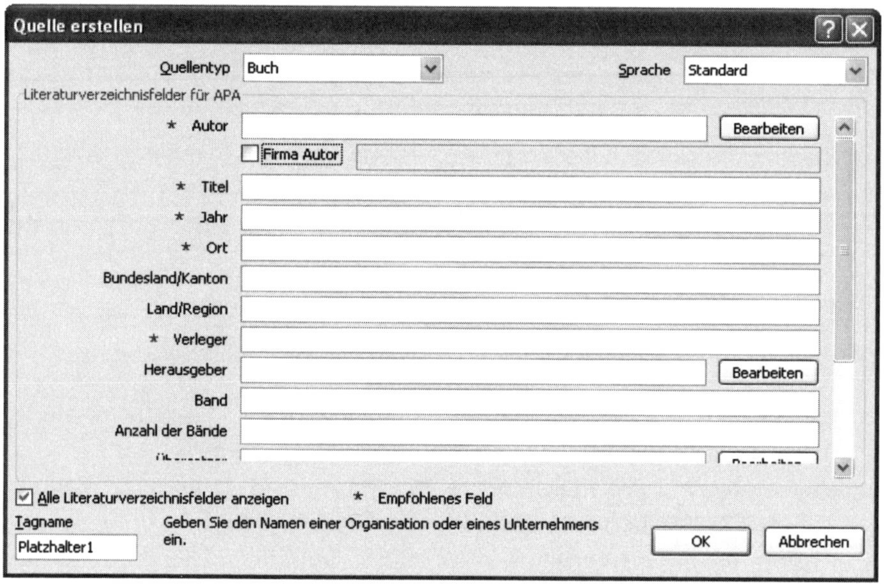

TIPP

Verwenden Sie für Ihre Quellen eine GOST- oder ISO 690-*Formatvorlage und ein Zitat ist nicht eindeutig, hängen Sie ein alphabetisches Zeichen an die Jahreszahl, um es damit eindeutig zu machen. Das Zitat wird dann beispielsweise als [Schmalen 1998a] dargestellt.*

Haben Sie die Option ISO 690 – NUMERISCHE REIHENFOLGE *ausgewählt und möchten Sie Ihrem Dokument weitere Zitate hinzufügen, müssen Sie erneut auf* ISO 690-FORMATVORLAGE *klicken, um die Zitate richtig zu sortieren.*

11.8.2 Der Quellen-Manager

Da die Liste der Quellen, die Sie beim Erstellen von Dokumenten heranziehen oder zitieren, sehr umfangreich werden kann, bietet Ihnen Word mit dem QUELLEN-MANAGER ein Werkzeug an, das Ihnen bei der Verwaltung von Quellen hilfreich zur Seite steht.

Klicken Sie auf der Registerkarte VERWEISE in der Gruppe ZITATE UND LITERATURVERZEICHNIS auf die Schaltfläche QUELLEN VERWALTEN, um den Quellen-Manager zu öffnen.

Sind im aktuell geöffneten Dokument noch keine Zitate enthalten, werden im Quellen-Manager alle Quellen, die Sie in früheren Dokumenten verwendet haben, unter MASTERLISTE angezeigt. Sind bereits Zitate im aktuellen Dokument enthalten, werden die Quellen der Zitate unter AKTUELLE LISTE aufgeführt. Unter MASTERLISTE finden Sie dann alle Quellen aus dem aktuellen Dokument sowie die in früheren Dokumenten verwendeten Quellen.

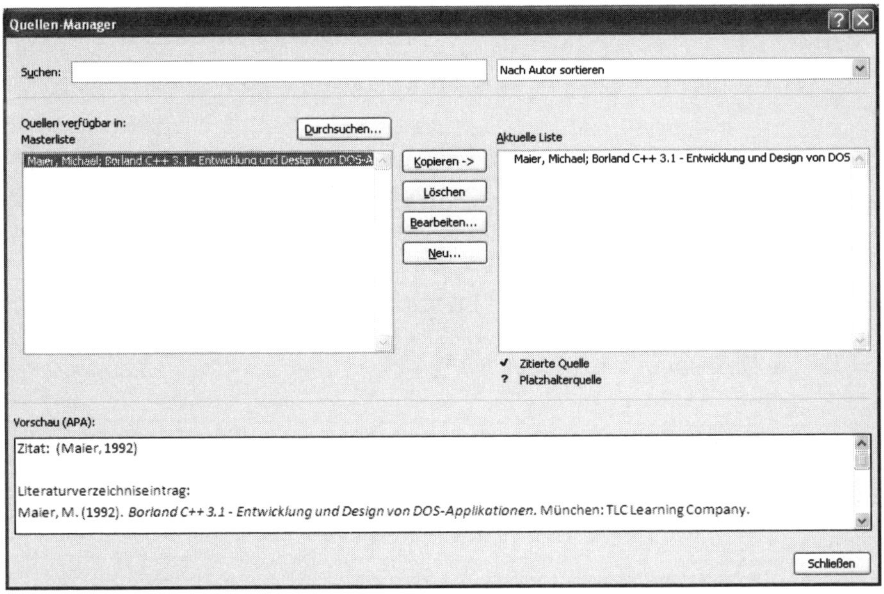

Abbildung 11.21: Quellen-Manager

Möchten Sie nach einer bestimmten Quelle suchen, gehen Sie wie folgt vor:

1. Stellen Sie die gewünschte Sortierreihenfolge für die Anzeige der Quellen ein. Diese kann nach Autor, Titel, Tagname des Zitats oder Jahr erfolgen.
2. Tragen Sie im Feld SUCHEN den Titel oder den Autor der gesuchten Quelle ein. Die Listenanzeige wird dabei während der Eingabe des Suchbegriffs dynamisch angepasst.

Ein Mausklick auf die Schaltfläche DURCHSUCHEN *ermöglicht die Auswahl einer anderen Masterliste, aus der Sie dann weitere Quellen in Ihr Dokument importieren können.*

Zitatplatzhalter nachträglich bearbeiten

1. Klicken Sie auf der Registerkarte VERWEISE in der Gruppe ZITATE UND LITERATURVERZEICHNIS auf QUELLEN VERWALTEN, um den Quellen-Manager zu öffnen.
2. Klicken Sie unter AKTUELLE LISTE auf den Platzhalter, den Sie bearbeiten möchten.
3. Klicken Sie auf BEARBEITEN, um die Quelle zu bearbeiten und die benötigten Angaben in das Dialogfeld einzutragen.

11.8.3 Erstellen eines Literaturverzeichnisses

STEPS

Nach dem Einfügen aller Quellen kann das Literaturverzeichnis erstellt werden:

1. Setzen Sie die Einfügemarke an die Stelle, an der das Literaturverzeichnis eingefügt werden soll (in der Regel am Ende des Dokuments).
2. Klicken Sie auf der Registerkarte VERWEISE in der Gruppe ZITATE UND LITERATURVERZEICHNIS auf LITERATURVERZEICHNIS.
3. Wählen Sie ein vordefiniertes Literaturverzeichnisformat, oder klicken Sie auf den Eintrag LITERATURVERZEICHNIS, um das Literaturverzeichnis in das Dokument einzufügen.

Abbildung 11.22: Literaturverzeichnis einfügen

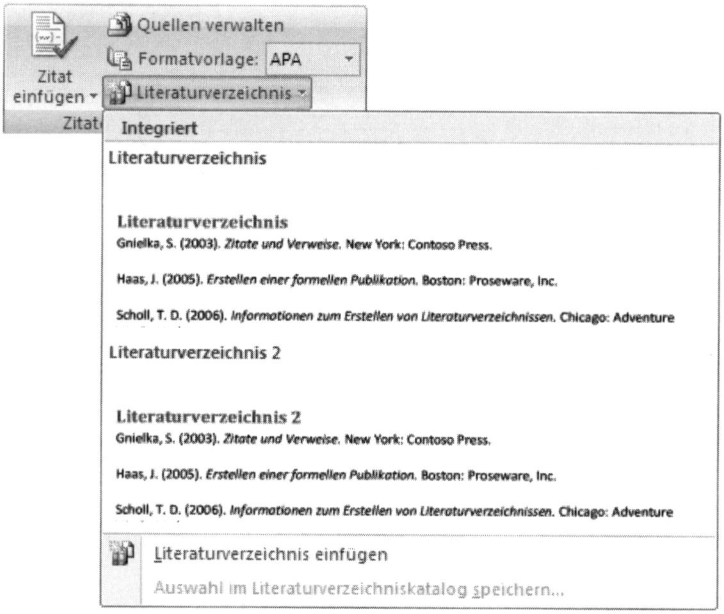

INFO

Im Literaturverzeichnis werden keine Zitatplatzhalter angezeigt.

11.9 Rechtsgrundlagenverzeichnis

11.9.1 Einträge markieren

STEPS

Ähnlich wie schon bei der Einrichtung der anderen Verzeichnisse in Word müssen Sie für die Verwendung eines Rechtsgrundlagenverzeichnisses zunächst innerhalb des Dokuments Felder definieren, aus denen dann das Verzeichnis gebildet werden kann:

1. Markieren Sie im Dokument ein RECHT-ZITAT, und klicken Sie auf der Registerseite VERWEISE in der Gruppe RECHTSGRUNDLAGENVERZEICHNIS auf den Eintrag ZITAT FESTLEGEN. Es öffnet sich das Dialogfeld ZITAT MARKIEREN. Das markierte Zitat wird dabei in die Eingabefelder unter AUSGEWÄHLTER TEXT sowie KURZES ZITAT eingetragen, ansonsten bleiben beide Felder leer. Mit [Alt] + [⇧] + [I] lässt sich das Dialogfeld unmittelbar über die Tastatur öffnen.

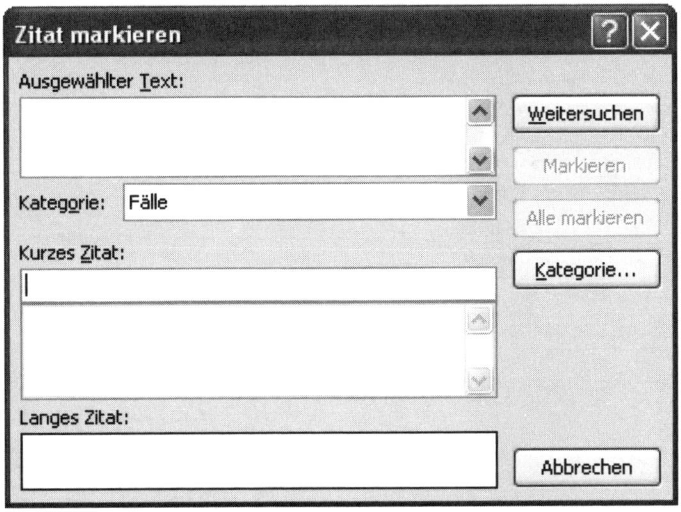

Abbildung 11.23: Rechtsgrundlagenverzeichnis

2. Bearbeiten Sie den Eintrag im Feld AUSGEWÄHLTER TEXT so, wie er später im Rechtsgrundlagenverzeichnis angezeigt werden soll.
3. Wählen Sie die benötigte Kategorie aus.
4. Bearbeiten Sie den Text im Feld KURZES ZITAT, sodass er dem kurzen Zitat entspricht, das im Microsoft Word-Dokument gesucht werden soll.
5. Möchten Sie den markierten Eintrag als Zitat festlegen, klicken Sie auf MARKIEREN. Um alle Textstellen im Dokument als Zitat festzulegen, die dem Eintrag KURZES ZITAT entsprechen, klicken Sie auf ALLE MARKIEREN. Unter LANGES ZITAT wird der spätere Eintrag im Verzeichnis angezeigt.

11.9.2 Verzeichnis einfügen

Um ein Verzeichnis aus den im Dokument enthaltenen Einträgen zu erzeugen, gehen Sie wie folgt vor:

STEPS

1. Setzen Sie die Einfügemarke an die Stelle, an der das Rechtsgrundlagenverzeichnis eingefügt werden soll (in der Regel am Ende des Dokuments).

2. Klicken Sie auf der Registerkarte VERWEISE in der Gruppe RECHTSGRUNDLAGENVERZEICHNIS auf RECHTSGRUNDLAGENVERZEICHNIS EINFÜGEN.

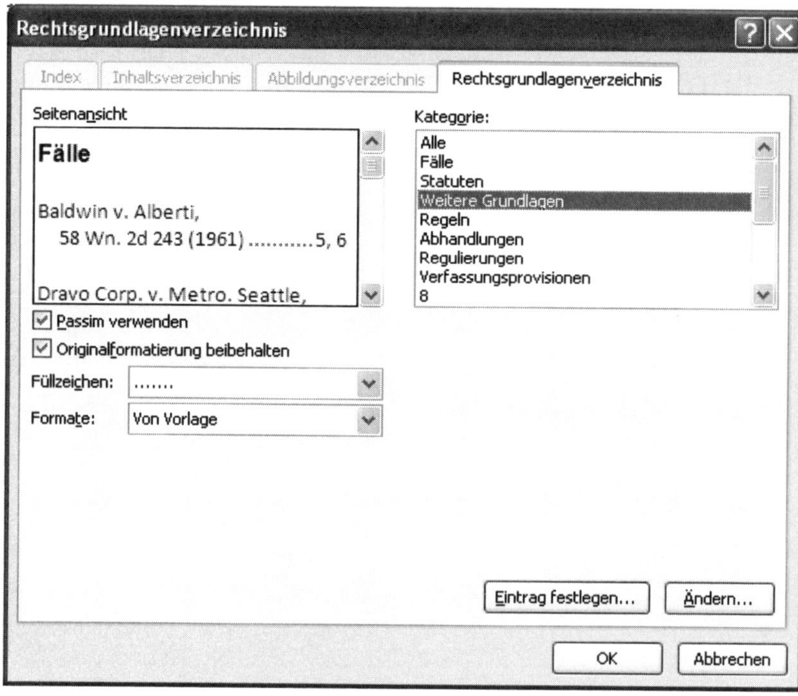

Abbildung 11.24: Rechtsgrundlagenverzeichnis

3. Selektieren Sie im Listenfeld unter KATEGORIE die gewünschte Kategorie oder den Eintrag *Alle*, falls Sie alle Einträge in das Verzeichis aufnehmen möchten.
4. Klicken Sie auf OK, um das Verzeichnis einzufügen.

11.10 Querverweise

Ein Querverweis verweist auf eine Überschrift, Fußnote, Textmarke oder einen nummerierten Absatz, der sich an einer anderen Stelle innerhalb des Dokuments befindet.

Querverweise können nur auf Elemente innerhalb des aktuellen Dokuments verweisen. Möchten Sie Querverweise auf Elemente in anderen Dokumenten erstellen, müssen Sie die Dokumente in einem Zentraldokument zusammenführen. Ferner muss das Element, auf das sich ein Querverweis bezieht, im Dokument vorhanden sein, ehe ein Querverweis darauf erstellt werden kann. Sie müssen somit beispielsweise eine Abbildungsbeschriftung einfügen, ehe Sie den entsprechenden Querverweis darauf erstellen.

Um einen Querverweis in das Dokument einzufügen, gehen Sie wie folgt vor:

STEPS

1. Nehmen Sie zunächst einen Verweistext in das Dokument wie beispielsweise *siehe Abbildung* auf.
2. Setzen Sie die Einfügemarke hinter diesen Verweistext.
3. Klicken Sie auf der Registerkarte EINFÜGEN in der Gruppe HYPERLINKS auf QUERVERWEIS.

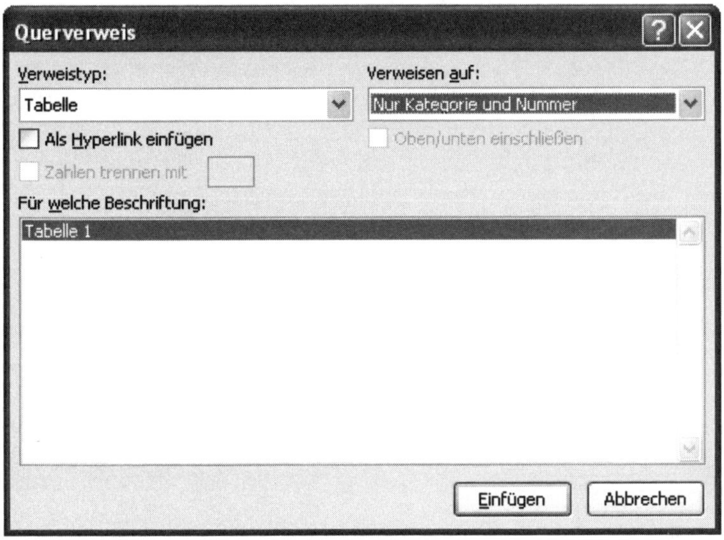

Abbildung 11.25: Querverweis einfügen

4. Selektieren Sie im Feld VERWEISTYP das Element, auf das Sie verweisen möchten, zum Beispiel eine Tabelle.
5. Klicken Sie im Feld VERWEISEN AUF auf die Informationen, die Sie in das Dokument einfügen möchten, zum Beispiel NUR KATEGORIE UND NUMMER.
6. Klicken Sie im Feld FÜR WELCHE BESCHRIFTUNG auf den Eintrag, auf den Sie verweisen möchten, zum Beispiel *Tabelle 1*.
7. Möchten Sie den Lesern das Springen zu diesem Element ermöglichen, aktivieren Sie das Kontrollkästchen ALS HYPERLINK EINFÜGEN.
8. Ist das Kontrollkästchen OBEN/UNTEN EINSCHLIEẞEN verfügbar, können Sie zusätzliche Informationen über die Position des Verweises *(siehe Tabelle 1 oben)* von Word einfügen lassen, indem Sie es markieren.
9. Klicken Sie auf die Schaltfläche EINFÜGEN.

Sie können einen Querverweis auch zweimal hintereinander einfügen: Beim ersten Mal verweisen Sie dabei auf die Tabellenbeschriftung, beim zweiten Mal auf die Seitenzahl.

TIPP

*Querverweise werden in Word als Felder in das Dokument eingefügt. Sehen Sie nach dem Einfügen des Querverweises anstatt eines Verweises lediglich einen Eintrag wie {REF _Ref436895 * MERGEFORMAT}, zeigt Word Feldfunktionen anstelle von Feldergebnissen an. Um die Feldergebnisse anzuzeigen, drücken Sie* `Alt` + `F9`*, oder klicken Sie mit der rechten Maustaste auf die Feldfunktionen, und klicken Sie dann im Kontextmenü auf* FELDFUNKTIONEN EIN/AUS.

11.11 Hyperlinks

Im Gegensatz zu Querverweisen ermöglichen Hyperlinks einem Leser, durch Anklicken des Links mit der Maus an eine andere Textposition bzw. zu einem anderen Element zu springen. Das Ziel muss sich dabei nicht im aktuellen Dokument befinden. Es ist sogar möglich, einen Hyperlink auf ein Dokument zu erstellen, das aktuell noch gar nicht vorhanden ist.

Um einen Hyperlink in ein Dokument einzufügen, gehen Sie wie folgt vor:

1. Markieren Sie den Text, den Sie als Hyperlink anzeigen möchten, oder setzen Sie die Einfügemarke an die betreffende Textstelle, und klicken Sie dann auf der Registerseite EINFÜGEN in der Gruppe HYPERLINKS auf die Schaltfläche HYPERLINK.

Abbildung 11.26:
Hyperlink einfügen

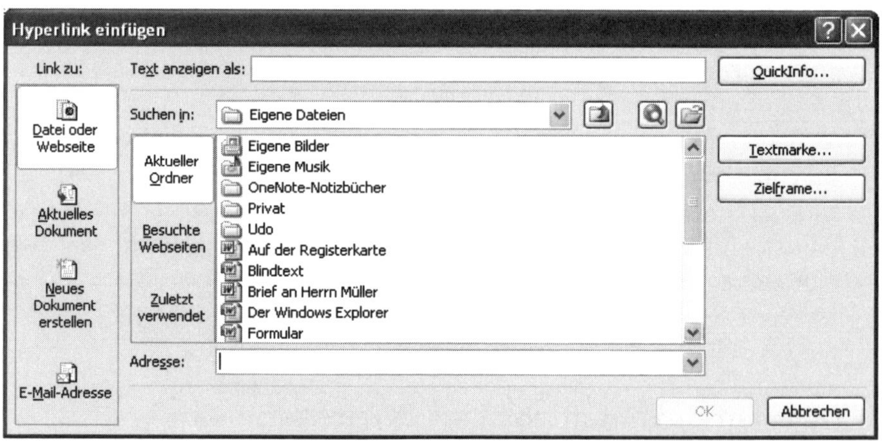

2. Klicken Sie unter LINK ZU auf DATEI ODER WEBSEITE.
3. Geben Sie im Feld ADRESSE die Datei an, zu der eine Verknüpfung erstellt werden soll, oder klicken Sie im Feld SUCHEN IN auf den Pfeil nach unten, und wählen Sie die gewünschte Datei aus.
4. Möchten Sie auf eine noch nicht verfügbare Datei verweisen, klicken Sie unter LINK ZU auf NEUES DOKUMENT ERSTELLEN. Geben Sie dann den Namen der neuen Datei in die Eingabezeile NAME DES NEUEN DOKUMENTS ein.

5. Möchten Sie auf eine Textmarke verweisen, klicken Sie auf die Schaltfläche TEXTMARKE, und wählen Sie im Anschluss die gewünschte Marke aus.
6. Unter QUICKINFO können Sie einen Text angeben, der angezeigt werden soll, wenn der Anwender mit dem Mauszeiger auf einem Hyperlink verweilt.
7. Klicken Sie auf OK, um den Hyperlink in das Dokument aufzunehmen.

11.12 Vorsorge im Umgang mit komplexen Dokumenten

Mit wachsender Dateigröße eines Dokuments und bei Umfängen von über 50 Seiten wächst auch die Wahrscheinlichkeit, dass diese Datei Probleme verursacht. Nicht schön, aber leider Realität.

Wir möchten Ihnen im Folgenden ein paar Ratschläge an die Hand geben, damit Sie die Probleme so gering wie möglich halten können. Ehrlicherweise muss aber gesagt werden, dass es praktisch unmöglich ist, alle Eventualitäten zu vermeiden, und es sich letztendlich mehr um ein Hinauszögern denn ein Beseitigen der möglichen Probleme handelt.

11.12.1 Bilder komprimieren

Fügen Sie in ein Dokument Bilder ein, sollten Sie deren Größe zuvor mithilfe eines Bildbearbeitungsprogramms optimieren. Dies betrifft sowohl die Größe der Bilddatei als auch die Größe der Bilddarstellung. Word verändert nämlich die Dateigröße nicht, wenn nur ein Ausschnitt oder eine verkleinerte Darstellung des Bildes im Dokument angezeigt wird.

Zu große Dateien führen nicht nur zu einer verlangsamten Anzeige des Dokuments, da unnötig große Datenmengen bewegt werden müssen, sondern reduzieren auch die Stabilität des Programms. Darüber hinaus fällt als angenehmer Nebeneffekt die Darstellungsqualität meist höher aus als bei einer Verkleinerung durch Word.

11.12.2 Auf Dokumentstruktur verzichten

Die Anzeige der Dokumentstruktur am linken Fensterrand erleichtert zwar die Übersicht über ein langes Dokument und ermöglicht auch ein gezieltes Anspringen von bestimmten Textstellen, führt aber leider nur allzu oft zu einer Beschädigung des Dokuments.

11.12.3 Sicherungskopien

Lassen Sie sich von Word bei der Vorsorge unterstützen, und erstellen Sie in regelmäßigen Abständen Sicherungskopien des aktuellen Dokuments.

11.12.4 Finger weg von Zentraldokumenten

Zentraldokumente sind eine extrem komplexe Angelegenheit und genau darum auch extrem für Probleme prädestiniert.

11.12.5 Vermeiden Sie häufige Abschnittswechsel

Sind in einem Dokument viele Abschnittswechsel enthalten, kann dies Word durchaus ein wenig verwirren. Da rutschen dann schon mal Zeilen zwischen den Seiten ziellos hin und her. Auch Positionsrahmen sind eine häufige Ursache für auftretende Probleme in längeren Dokumenten.

11.12.6 Bearbeiten Sie Texte nur mit einer Word-Version

Die verschiedenen Word-Versionen sind untereinander leider nicht so kompatibel, wie man es sich wünschen würde. Daher sollten Sie ein Dokument möglich durchgängig nur mit einer Version bearbeiten.

11.12.7 Druckerwechsel sollten tabu sein

Gerade bei langen Dokumenten sollten Sie sicherstellen, dass der Drucker nicht gewechselt wird. Alleine schon eine Änderung der Grafikauflösung des Druckertreibers kann Word zu ungeahnten Höchstleistungen beim Seitenumbruch beflügeln, die bei Ihnen jedoch nur ein Aufstellen der Nackenhaare bewirken: Da verschiebt sich der Umbruch ganzer Seiten plötzlich und unerwartet auf wunderbare Weise, und mühsam ausgerichtete Absätze landen an Textstellen, an denen Sie sie garantiert nicht stehen haben wollen.

Wissen Sie, dass ein Dokument später beispielsweise auf einem Farbdrucker ausgegeben werden muss, der Ihnen nicht zur Verfügung steht, installieren Sie dennoch den zugehörigen Druckertreiber, der dann später auch beim Ausdruck eingesetzt wird. Achten Sie darauf, dass wirklich alle Parameter wie die Auflösung korrekt eingestellt sind. Und wenn Sie auf Nummer sicher gehen wollen, stellen Sie den Drucker unter Windows als *Standarddrucker* ein.

Ein anderer Ansatz könnte die Ausgabe des Textes in Form einer PDF-Datei sein. Diese Methode eignet sich auch dann, wenn Sie ein Dokument an einem Ort (Copy-Shop, Universität) ausdrucken möchten, an dem Sie keinen bestimmten Druckertreiber installieren können, oder Ihnen von dem dort verfügbaren Drucker kein passender Druckertreiber für eine Installation auf Ihrem Computer zur Verfügung steht.

11.13 Ist das Kind in den Brunnen gefallen ...

Ist eine Datei »zerschossen«, wird es schwierig. Haben Sie eine Sicherungskopie in der Hinterhand, können Sie versuchen, mit dieser weiterzuarbeiten. Ansonsten helfen vielleicht die folgenden Lösungsansätze weiter. Eine Erfolgsgarantie kann aber nicht gegeben werden. Im schlimmsten Fall müssen Sie das gesamte Dokument noch einmal komplett neu abtippen.

11.13.1 Als RTF speichern

STEPS

Gute Erfolgsaussichten, wie ein beschädigtes Dokument, das sogar Word ins Nirwana reißt, wiederhergestellt werden kann, bietet das Speichern des Dokuments als RTF. RTF *ist ein reines Textformat, bei dem aber alle Formatierungen weiterhin erhalten bleiben:*

1. Klicken Sie auf die Office-Schaltfläche, und wählen Sie den Eintrag SPEICHERN UNTER/WORD-DOKUMENT.
2. Geben Sie dem Dokument einen eindeutigen Namen, damit keine bestehende Datei versehentlich überschrieben wird.
3. Als Dateityp stellen Sie RICH-TEXT FORMAT ein.
4. Speichern Sie das Dokument ab.
5. Schließen Sie Word, und öffnen Sie es im Anschluss daran wieder.
6. Klicken Sie auf die Office-Schaltfläche, und öffnen Sie die gerade abgespeicherte Datei.
7. Wählen Sie erneut SPEICHERN UNTER, diesmal allerdings als Word-Dokument.

Mit etwas Glück ist das Problem nun beseitigt.

11.13.2 Dokument kopieren

Eine andere Methode, wie ein beschädigtes Dokument vielleicht doch noch gerettet werden kann, liegt im Kopieren des Textes über die Zwischenablage in ein neues Dokument.

1. Markieren Sie das gesamte Dokument, jedoch nicht die allerletzte Absatzmarke.
2. Kopieren Sie es mit [Strg] + [C] in die Zwischenablage.
3. Erstellen Sie ein neues, leeres Dokument, das auf der gleichen Dokumentvorlage basiert und damit die gleichen Formatierungen verwendet wie das defekte Dokument.
4. Fügen Sie den Inhalt der Zwischenablage in das neue Dokument über die Tastenkombination [Strg] + [V] ein.

12 Word im Team

Heutzutage ist es gang und gäbe, dass mehrere Personen eines Netzwerks an einem Projekt arbeiten. Das bringt den Umstand mit sich, dass auch Berichte, Aufzeichnungen, Protokolle etc. von mehreren Personen bearbeitet werden. Word unterstützt die gemeinsame Bearbeitung von Dokumenten und bietet eine Reihe von Funktionen an, die das Teamwork unterstützen. So ist es beispielsweise möglich, verschiedene Versionen eines Dokuments zu speichern oder vorgenommene Änderungen zu verfolgen bzw. Kommentare einzufügen.

In diesem Zusammenhang spielt natürlich auch die Sicherheit eine besonder Rolle. Die richtigen Einstellungen und Entscheidungen zu treffen ist dabei die halbe Miete. Zum einen muss ein Dokument bis zu einem gewissen Grad geschützt werden, und zum anderen sollte man darauf achten, es nicht so weit einzuschränken, dass mögliche Überarbeitungen nicht mehr möglich sind.

12.1 Texte überarbeiten

Nehmen wir an, Sie erhalten einen Text, um diverse Änderungen und Korrekturen vorzunehmen. Diese einzuarbeiten ist die eine Seite und muss hier in diesem Kapitel nicht weiter erklärt werden. Wir wollen uns damit beschäftigen, dass genau diese Änderungen erkennbar, nachverfolgbar und nachvollziehbar sind. Alle Funktionen, die Sie dafür brauchen werden, finden Sie auf der Registerkarte ÜBERPRÜFEN in der Gruppe NACHVERFOLGUNG.

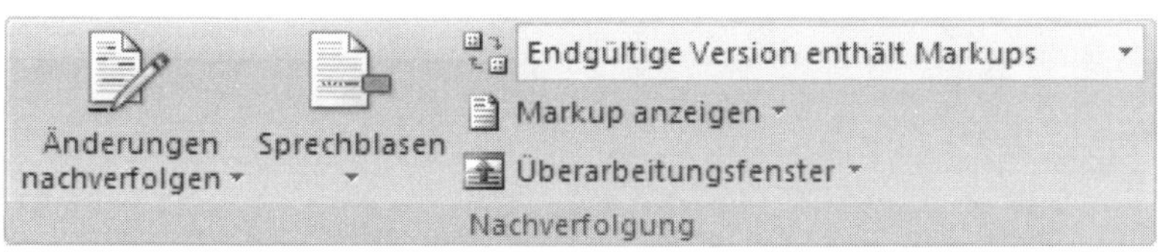

Abbildung 12.1: Die Gruppe NACHVERFOLGUNG auf der Registerkarte ÜBERPRÜFEN

Diese Transparenz bringt einige nicht unwesentliche Vorteile mit sich:

- Änderungen können schnell und problemlos gefunden werden.
- Es ist nachvollziehbar, wer die Änderungen vorgenommen hat.
- Man kann im Nachhinein entscheiden, ob man die Änderungen übernimmt oder sie wieder verwirft.

12.1.1 Korrekturen vornehmen

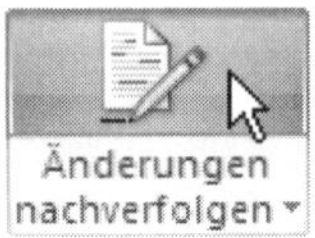

Bevor Sie damit beginnen, die Korrekturen in Ihrem Dokument auszuführen, sollten Sie die Funktion ÄNDERUNGEN NACHVERFOLGEN aktivieren. Gehen Sie dazu entweder auf der Registerkarte ÜBERPRÜFEN in die Gruppe NACHVERFOLGUNG, und klicken Sie auf den oberen Teil des Buttons ÄNDERUNGEN NACHVERFOLGEN, oder drücken Sie die Tastenkombination [Strg] + [⇧] + [E].

Damit ist der Änderungsmodus aktiviert, und Sie können mit der Überarbeitung des Textes wie gewohnt beginnen. Alle durchgeführten Korrekturen werden nun festgehalten, dokumentiert und in einer besonderen Farbe und Form dargestellt. Standardmäßig sind Änderungen rot und unterstrichen hervorgehoben, was Sie aber einfach und schnell ändern können (siehe Abschnitt 12.1.7, »Optionale Einstellungen der Änderungsanzeige«).

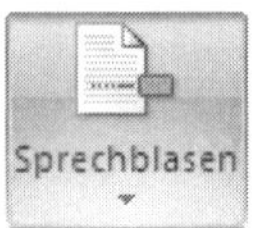

Auch die Art, wie eingearbeitete Änderungen in Ihrem Dokument dargestellt werden, können Sie bestimmen. Dafür steht Ihnen die Funktion SPRECHBLASEN zur Verfügung. Klicken Sie auf den gleichnamigen Button, der sich ebenfalls in der Gruppe NACHVERFOLGUNG befindet, um ein kleines Auswahlmenü mit drei verschiedenen Möglichkeiten zu öffnen.

Die erste Variante ist ÜBERARBEITUNGEN IN SPRECHBLASEN ANZEIGEN. Dabei werden Ihnen alle vorgenommenen Änderungen sowohl im Text als auch am rechten Rand in Form von Sprechblasen angezeigt.

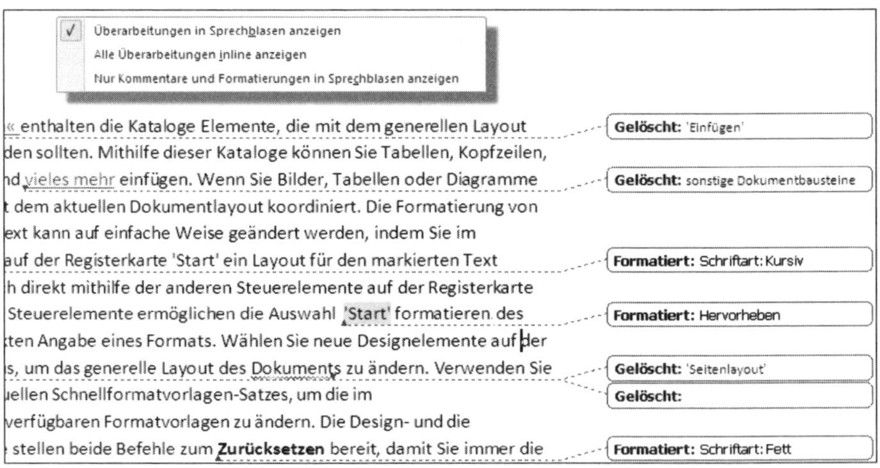

Abbildung 12.2: Anzeige der Änderungen mit der Einstellung ÜBERARBEITUNGEN IN SPRECHBLASEN ANZEIGEN

Die zweite Möglichkeit ist ALLE ÜBERARBEITUNGEN INLINE ANZEIGEN. Wenn Sie diese Einstellung gewählt haben, werden Ihnen sämtliche Änderungen im Text markiert und angezeigt. Der rechte Rand und die darin enthaltenen Sprechblasen entfallen.

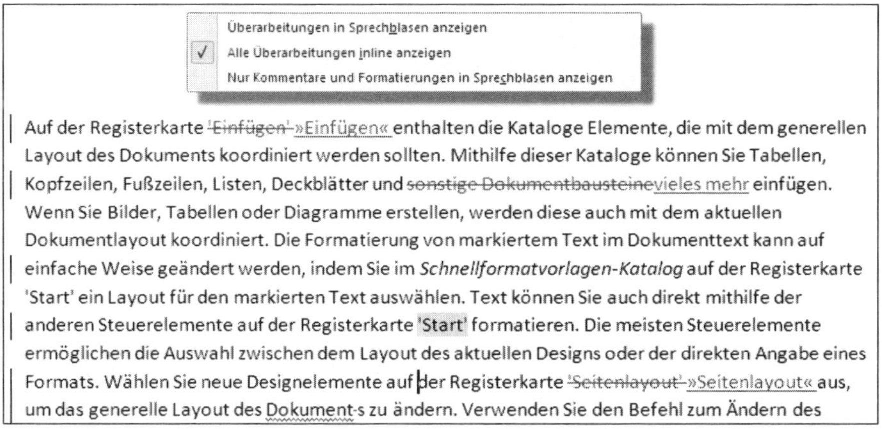

Abbildung 12.3: Anzeige der Änderungen mit der Einstellung ALLE ÜBERARBEITUNGEN INLINE ANZEIGEN

Die dritte und letzte Einstellmöglichkeit wäre dann NUR KOMMENTAR UND FORMATIERUNG IN SPRECHBLASEN ANZEIGEN. Dabei werden Ihnen zwar im Text alle Änderungen markiert und angezeigt, in den Sprechblasen am rechten Rand hingegen nur Kommentare (siehe Abschnitt 12.3.1, »Kommentare einfügen«) und Formatierungen.

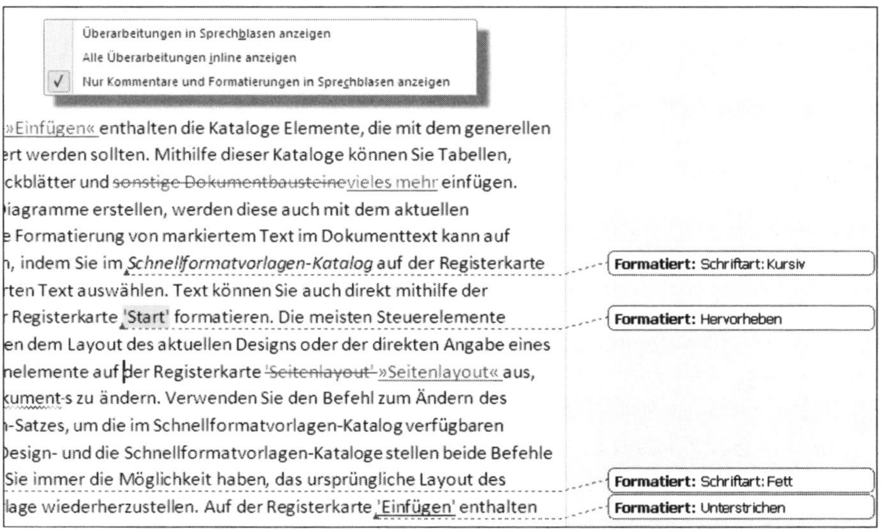

Abbildung 12.4: Anzeige der Änderungen mit der Einstellung NUR KOMMENTAR UND FORMATIERUNG IN SPRECHBLASEN ANZEIGEN

Aber auch mithilfe der Maus können Informationen zu diversen Änderungen sichtbar gemacht werden. Führen Sie dazu den Mauszeiger auf das gewünschte Wort oder die Textstelle, wodurch ein Infofenster erscheint. Darin können Sie neben der Änderung selbst auch Datum, Uhrzeit und die durchführende Person ablesen.

Silke Maier, 26.06.2009 10:39:00 formatiert:
Schriftart: Kursiv, Unterstrichen
n Dokumentlayout koordiniert. Die

Abbildung 12.5: Angezeigtes Infofenster

12.1.2 Markup – Korrekturen anzeigen

Auch für Korrekturanzeigen selbst, die sogenannten Markups und deren Anzeige, lässt sich noch eine Reihe von Einstellungen treffen.

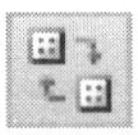

Klicken Sie beispielsweise auf die Funktion ANZEIGE FÜR ÜBERARBEITUNG, die Sie ebenfalls auf der Registerkarte ÜBERPRÜFEN in der Gruppe NACHVERFOLGUNG finden können, wird ein Auswahlmenü mit vier verschiedenen Anzeigemodi geöffnet.

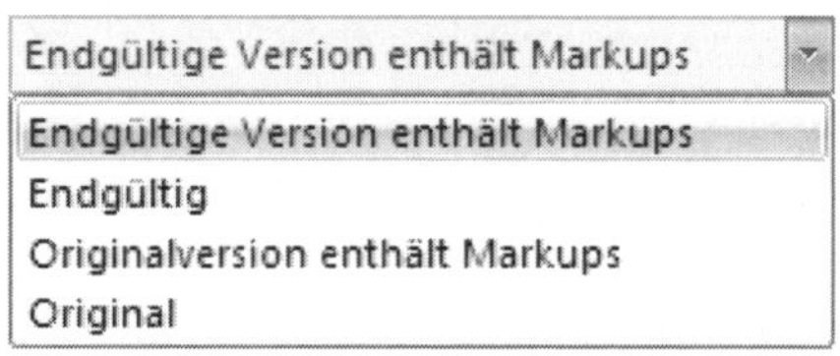

Abbildung 12.6: Menü der Funktion ANZEIGE FÜR ÜBERARBEITUNG

- ENDGÜLTIGE VERSION ENTHÄLT MARKUPS

  Bei dieser Einstellung zeigt Ihnen Word die bearbeitete Version an, in der alle durchgeführten Änderungen markiert wurden.

- ENDGÜLTIG

  Haben Sie sich hingegen für ENDGÜLTIG entschieden, wird nur die bearbeitete Version angezeigt. Eingearbeitete Änderungen werden nicht markiert.

- ORIGINALVERSION ENTHÄLT MARKUPS

  Wenn Sie diesen Eintrag wählen, wird Ihnen der Originaltext inklusive der vorgenommenen Änderungen angezeigt. Das bedeutet, dass beispielsweise gelöschte Worte oder Textpassagen im Text immer noch enthalten, jedoch durchgestrichen dargestellt sind.

- ORIGINAL

  Um den Text in der Originalversion (also so, wie er vor der Bearbeitung war) anzuzeigen, ist diese Einstellung zu treffen.

Gleich darunter befindet sich die Funktion MARKUP ANZEIGEN. Damit haben Sie die Möglichkeit einzustellen, welche Änderungen im Speziellen angezeigt werden sollen. Ein kleines gelbes Kästchen mit einem Haken zeigt Ihnen an, welche Änderungen im Moment aktiviert sind und somit angezeigt werden. Ein Mausklick auf einen Eintrag genügt, um diesen entweder zu aktivieren oder zu deaktivieren.

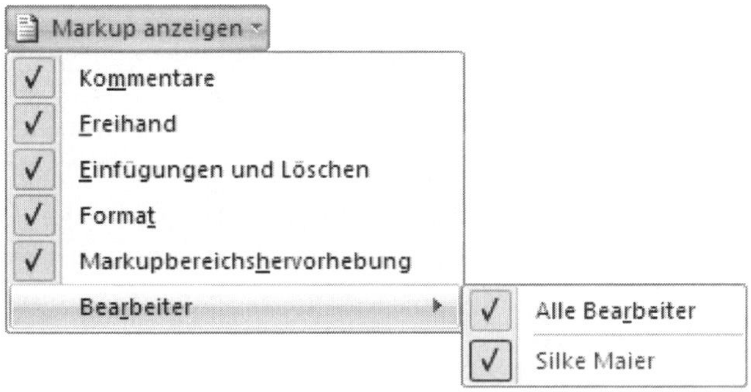

Abbildung 12.7: Auswahlmenü Markup anzeigen

Am Ende des Menüs befindet sich noch der Eintrag Bearbeiter. Hier können Sie wieder mittels Mausklick entscheiden, welche und ob überhaupt die Bearbeiter des Dokuments angezeigt werden sollen.

12.1.3 Überarbeitungsfenster einblenden

Das Einblenden des Überarbeitungsfensters ist eine durchaus empfehlenswerte Funktion. Vor allem dann, wenn Sie in sehr langen und umfangreichen Dokumenten arbeiten. In diesem Fenster werden Ihnen sämtliche Änderungen und Kommentare, die in dem geöffneten Dokument vorgenommen wurden, angezeigt.

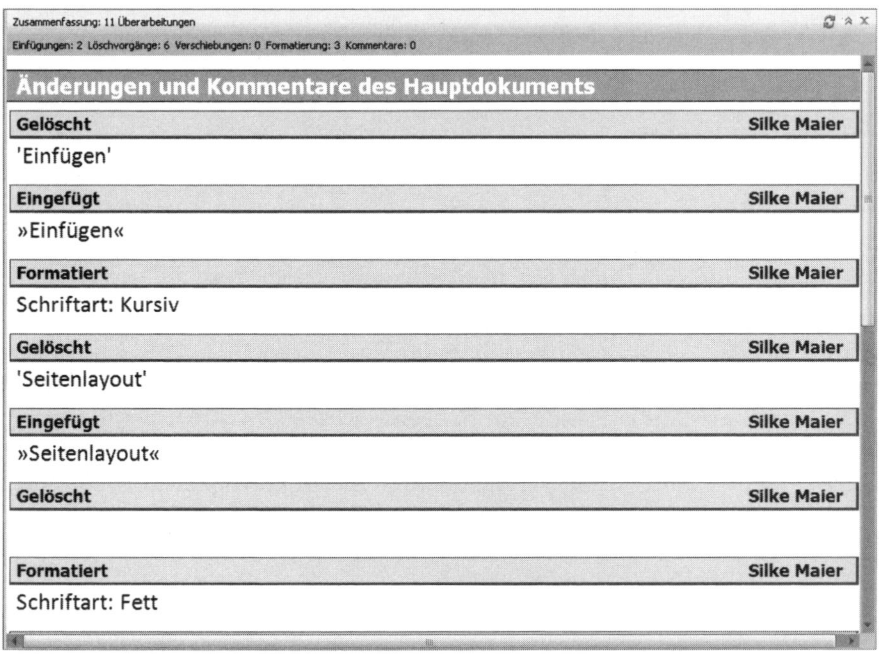

Abbildung 12.8: Darstellung der vorgenommenen Veränderungen

12

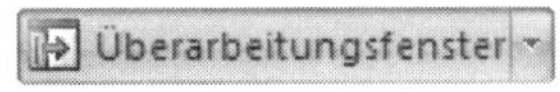

Um das Überarbeitungsfenster zu öffnen, klicken Sie unter ÜBERPRÜFEN/NACHVERVOLGUNG auf den Button ÜBERARBEITUNGSFENSTER. Wenn Sie die Schaltfläche ganz rechts an dem kleinen Pfeil anklicken, öffnet sich ein Menü, in dem Sie entscheiden können, ob Sie das Fenster horizontal oder vertikal einblenden möchten.

Selbstverständlich können Sie auch direkt im Überarbeitungsfenster Änderungen vornehmen oder durch einfaches Draufklicken mit der Maus an die Stelle im Dokument springen, an der sich die ausgewählte Änderung befindet. Weiter können Sie mithilfe des Überarbeitungsfensters noch prüfen, ob Sie alle Änderungen angenommen haben. Haben Sie Dokumente komplett überprüft und sämtliche eingefügte Änderungen angenommen oder verworfen, dürften im Überarbeitungsfenster nur noch eventuell vorhandene Kommentare angezeigt werden.

12.1.4 Änderungen zusammenführen

Immer wenn mehrere Personen zur gleichen Zeit an oder mit einem bestimmten Dokument arbeiten, müssen die eingearbeiteten Änderungen zusammengeführt werden. Würde man das nicht tun und jede einzelne Version eines jeden Bearbeiters mit dem gleichen Namen speichern und ablegen, dann wäre derjenige, der als Letztes gespeichert hat, der Glückliche. Alle anderen hätten Pech, da durch einfaches Speichern alle vorherigen Daten überschrieben werden.

Es gibt zwei verschiedene Möglichkeiten, wie ein Dokument von mehreren Personen parallel bearbeitet werden kann:

Arbeiten mit Kopien

Das Arbeiten mit Kopien bietet sich dann an, wenn sich Ihr Originaldokument entweder auf einem Server befindet oder auf einem Rechner in einem Netzwerk. Voraussetzung ist, dass alle Personen, die das Dokument bearbeiten müssen, auch ein Zugriffsrecht auf diese Datei besitzen.

Nehmen wir an, Ihr Dokument befindet sich auf einem Server und soll von zwei Bearbeitern gleichzeitig geprüft werden. Bearbeiter Huber prüft das Dokument auf fachliche Richtigkeit, und Bearbeiter Müller ist für Lektoratskorrekturen zuständig. Beide können eine Kopie des Dokuments öffnen, ihre Korrekturen und Änderungen einarbeiten und dann wieder unter dem Originalnamen auf dem Server speichern. Alle Änderungen werden in der Originaldatei zusammengefasst, und nichts wird überschrieben.

STEPS

Gehen Sie dazu folgendermaßen vor:

1. Zum Öffnen einer Kopie des Dokuments, das Sie bearbeiten möchten, drücken Sie die Tastenkombination [Strg] + [O], um den Dialog ÖFFNEN einzublenden.

2. Wählen Sie den Pfad aus, und klicken Sie einmal auf den Dateinamen des Dokuments, das Sie bearbeiten möchten, um ihn zu markieren.
3. Anschließend klicken Sie auf den kleinen Pfeil ganz rechts auf der Schaltfläche ÖFFNEN, um die Auswahlliste zu öffnen.
4. Klicken Sie auf den Eintrag ALS KOPIE ÖFFNEN.

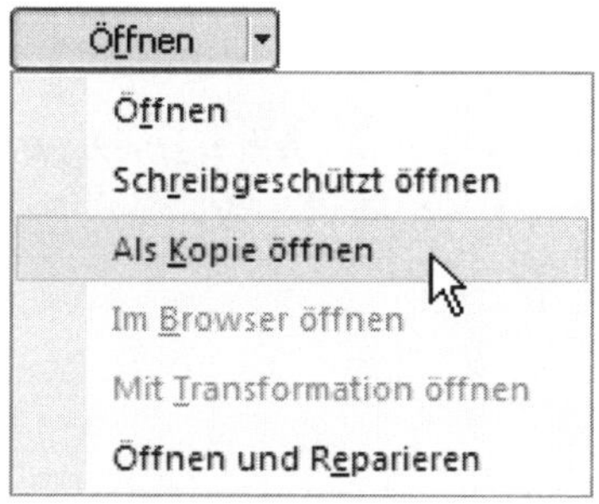

Abbildung 12.9: Dokument als Kopie öffnen

5. Nun haben Sie eine Kopie des Originaldokuments. Aktivieren Sie als Erstes die Funktion ÄNDERUNGEN NACHVERFOLGEN, und geben Sie anschließend sämtliche Korrekturen ein.
6. Um das Dokument nun mit der Originaldatei zusammenzuführen, klicken Sie auf die Schaltfläche OFFICE und anschließend auf den Eintrag SPEICHERN UNTER (klicken Sie nicht auf SPEICHERN, denn dabei werden Ihre Daten nicht zusammengeführt, sondern Ihr Dokument unter `Kopie ()` *`dateiname`* gespeichert).

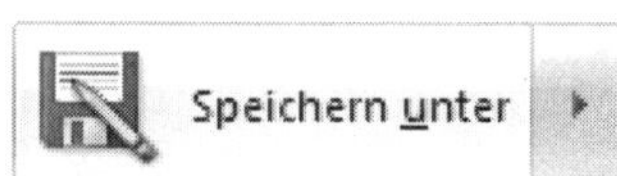

Abbildung 12.10: SPEICHERN UNTER

7. Wählen Sie nun im Dialogfeld SPEICHERN UNTER den Namen des Originaldokuments aus, und klicken Sie auf SPEICHERN.
8. Es öffnet sich ein Dialog, in dem Ihnen mitgeteilt wird, dass bereits eine Datei mit diesem Namen vorhanden ist. Aktivieren Sie den Eintrag ÄNDERUNGEN IN VORHANDENER DATEI ZUSAMMENFÜHREN, und klicken Sie auf OK.

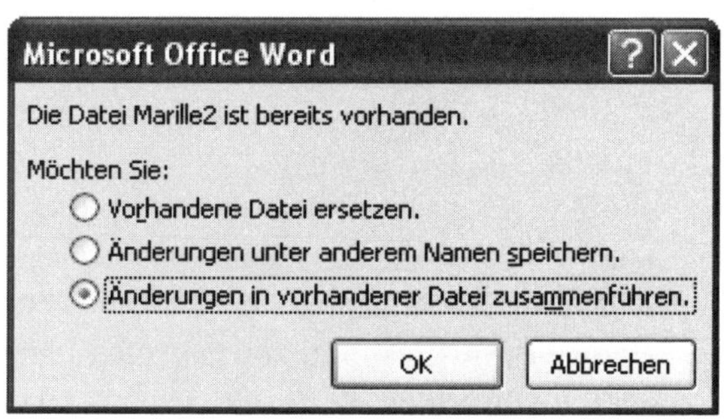

Abbildung 12.11: Sicherheitsabfrage

Arbeiten in unterschiedlichen Dokumenten

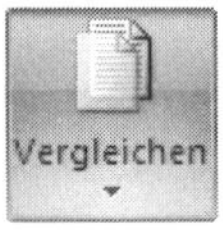

Ganz im Gegensatz zur Arbeit in einem Dokument eines gemeinsamen Speicherortes, in dem jeder Bearbeiter seine Änderungen unter dem Originalnamen ablegt, ist es auch möglich, bearbeitete Dateien, die unter verschiedenen Namen abgespeichert wurden, in einem Dokument zusammenzufassen und alle Änderungen zu erhalten.

STEPS

Änderungen von mehreren Dateien in einem Dokument zusammenführen:

1. Klicken Sie unter ÜBERPRÜFEN/VERGLEICHEN auf den Button VERGLEICHEN. Es öffnet sich eine kleine Auswahlliste mit zwei Möglichkeiten.

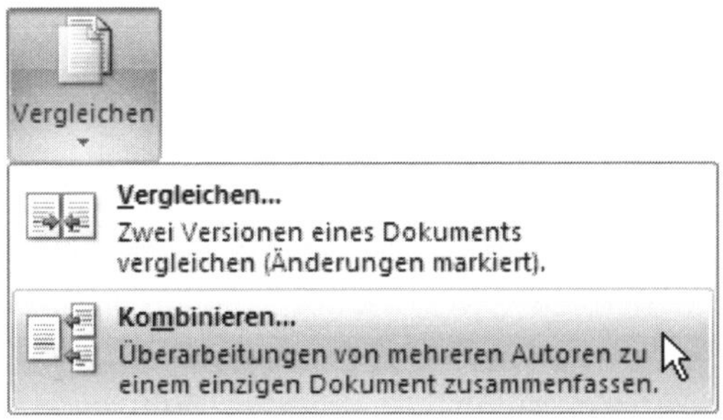

Abbildung 12.12: Auswahlliste der Funktion VERGLEICHEN

2. Klicken Sie auf den unteren Eintrag KOMBINIEREN, um das Dialogfeld DOKUMENTE ZUSAMMENFASSEN zu öffnen.

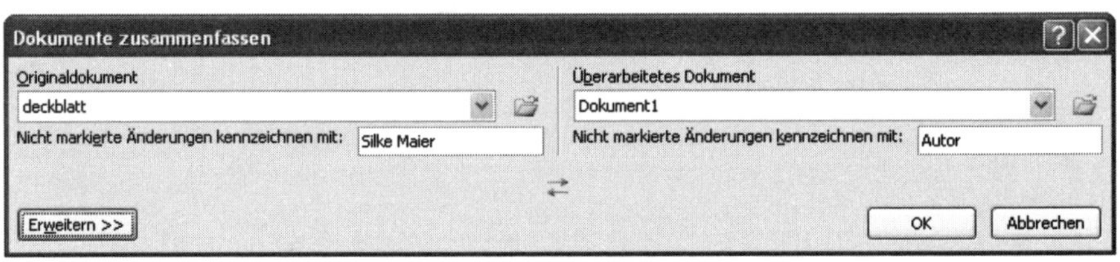

Abbildung 12.13: Dialog DOKUMENTE ZUSAMMENFASSEN

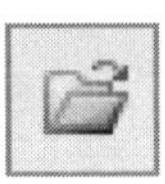

3. Auf der linken Seite wählen Sie nun das Originaldokument aus, unter dessen Namen die Änderungen zusammengeführt und auch gespeichert werden. Sollten Sie das gewünschte Dokument in der Schnellauswahl nicht finden, klicken Sie einfach auf den Button NACH ORIGINAL SUCHEN, der sich unmittelbar rechts neben dem Auswahlfenster befindet.
4. Unter NICHT MARKIERTE ÄNDERUNGEN KENNZEICHNEN MIT erscheint dann eine Bezeichnung oder ein Namen, den Sie aber durch einfaches Überschreiben ändern können.
5. Auf der rechten Seite wählen Sie nun in derselben Weise jenes Dokument aus, in dem die Änderungen vorgenommen wurden. Auch hier können Sie die vorgeschlagene Markierungsbezeichnung ändern.
6. Wenn Sie alle Einstellungen getroffen haben, klicken Sie auf OK, um die Dokumente mit all Ihren Änderungen zusammenzuführen.

Dies können Sie unendlich oft durchführen, ohne jemals irgendwelche vorangegangenen Änderungen zu verlieren bzw. zu löschen. Der große Vorteil liegt darin, dass sämtliche Bearbeitungen in einer Datei zusammengeführt sind und sich auch dort prüfen und dann entweder übernehmen oder verwerfen lassen.

12.1.5 Überarbeitungen prüfen und annehmen

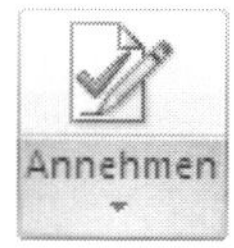

Wenn Sie nun ein vollständig bearbeitetes und zusammengeführtes Dokument vorliegen haben, sollten Sie sämtliche Änderungen und Überarbeitungen prüfen und diese dann entweder annehmen oder verwerfen, um eine endgültige Version zu erstellen.

Alle Funktionen, die Sie für diese Bearbeitung brauchen, finden Sie auf der Registerkarte ÜBERPRÜFEN in der Gruppe ÄNDERUNGEN.

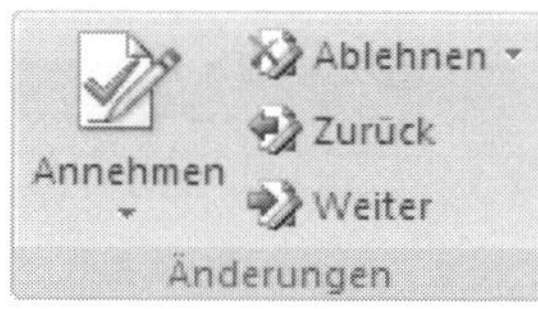

Abbildung 12.14: Alle Funktionen, um Änderungen anzunehmen oder abzulehnen

Änderungen prüfen und anschließend annehmen oder ablehnen:

1. Öffnen Sie das zu prüfende Dokument, und setzen Sie den Cursor an den Anfang des Textes.
2. Klicken Sie auf WEITER, um zur ersten Änderung zu gelangen.
3. Sollten Sie in Ihrem Dokument die Überarbeitungen noch nicht markiert und angezeigt haben, wird Ihnen folgender Dialog geöffnet:

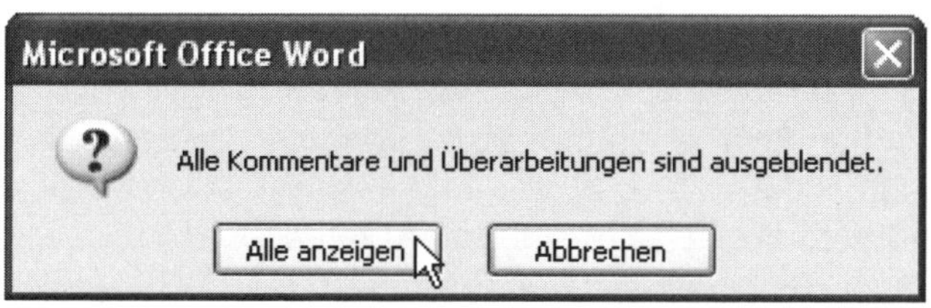

Abbildung 12.15: Überarbeitungen und Kommentare einblenden

4. Klicken Sie auf den Button ALLE ANZEIGEN, um die Überarbeitungen einzublenden.
5. Word zeigt Ihnen jetzt in jedem Fall die erste Änderung an und markiert diese. Entscheiden Sie nun, ob Sie diese Änderung übernehmen oder verwerfen wollen. Für eine Übernahme klicken Sie auf den oberen Teil des Buttons ANNEHMEN, um sie zu verwerfen auf ABLEHNEN. Sollten Sie noch keine Entscheidung treffen möchten, klicken Sie auf WEITER.
6. Egal wie Sie sich entschieden haben, Word springt nun automatisch zur nächsten Änderung.

7. Arbeiten Sie das Dokument auf diese Weise bis zum Ende durch.
   - Haben Sie bis dahin alle Änderungen und Kommentare übernommen oder verworfen, wird Ihnen folgendes Dialogfeld angezeigt:

Abbildung 12.16: Dialog bei vollständiger Bearbeitung

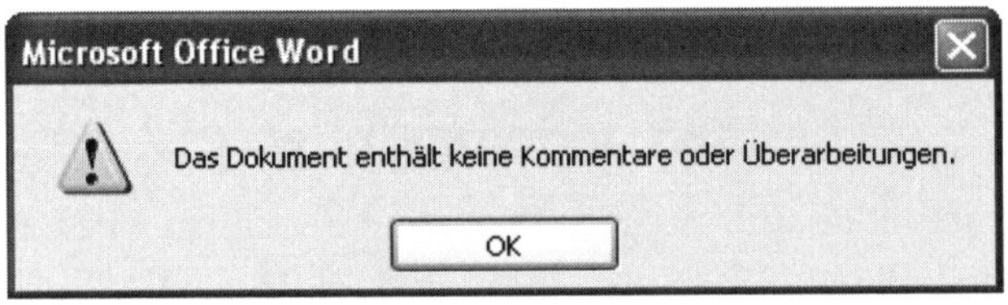

     Klicken Sie auf OK, um den Vorgang abzuschließen.

   - Haben Sie allerdings einige Änderungen mit WEITER übergangen, wird Ihnen folgender Dialog eingeblendet:

Abbildung 12.17: Angezeigter Dialog, wenn das Dokument noch markierte Änderungen enthält.

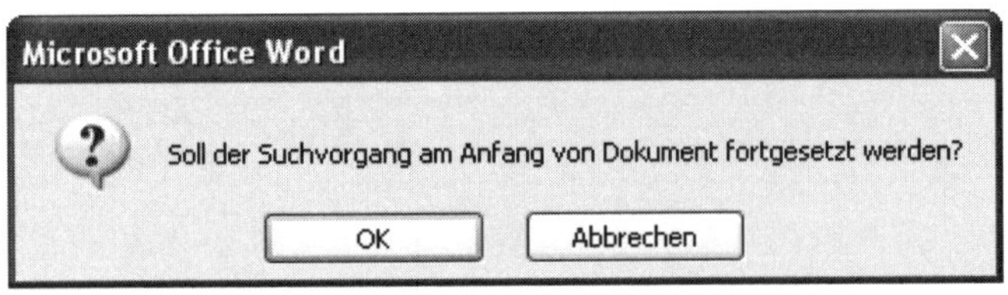

     Klicken Sie auf OK, um das Dokument noch einmal von Anfang an durchzugehen und die restlichen Änderungen zu bearbeiten, oder auf ABBRECHEN, um den Vorgang abzuschließen.

12.1.6 Schnelldurchlauf

Auf den sogenannten Schnelldurchlauf sollten Sie dann zurückgreifen, wenn Sie sich sicher sind, dass entweder alle Änderungen übernommen oder verworfen werden sollen, ohne sie vorher zu prüfen.

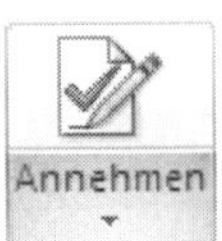

Wollen Sie alle Änderungen annehmen, gehen Sie wie schon zuvor auf der Registerkarte ÜBERPRÜFEN in die Gruppe ANORDNEN, und klicken Sie auf den unteren Bereich des Buttons ANNEHMEN. Wählen Sie in der nun geöffneten Auswahlliste den letzten Eintrag ALLE ÄNDERUNGEN IM DOKUMENT ANNEHMEN aus. Damit werden alle Änderungen übernommen und sämtliche Markierungen gelöscht.

Abbildung 12.18: Auswahlliste der Funktion ANNEHMEN

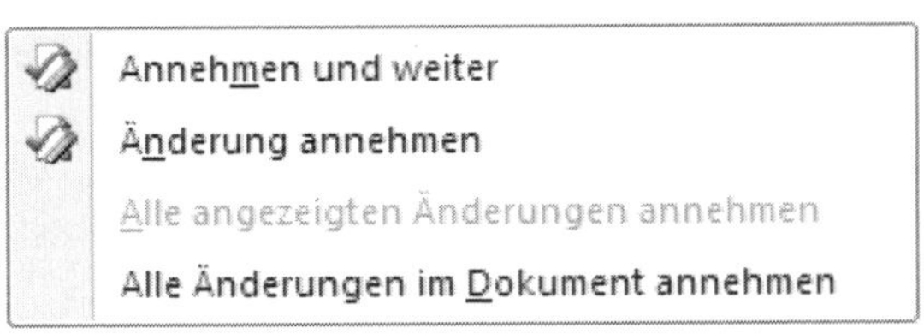

Wenn Sie jedoch alle Änderungen verwerfen möchten, klicken Sie ebenfalls in der Gruppe Anordnen ganz rechts auf den kleinen Pfeil des Buttons Ablehnen, um die Auswahlliste zu öffnen, und wählen Sie auf den letzten Eintrag Alle Änderungen im Dokument ablehnen aus. Damit werden alle Änderungen inklusive deren Markierungen aus dem Dokument entfernt.

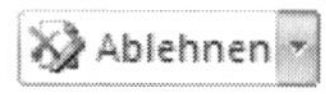

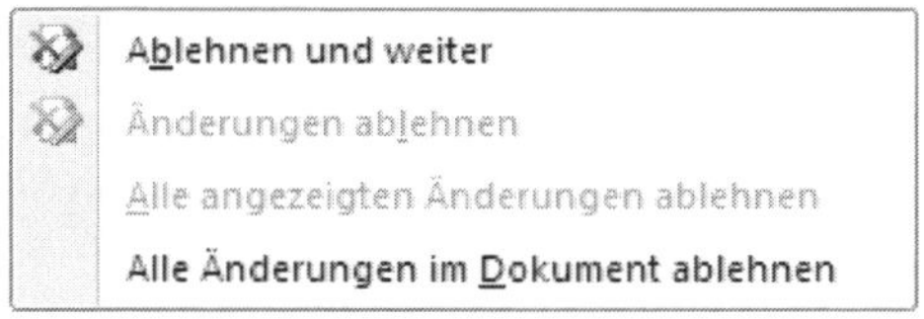

Abbildung 12.19: Auswahlliste der Funktion Ablehnen

12.1.7 Optionale Einstellungen der Änderungsanzeige

Alle Einstellungen (Farbe, Art etc.), die für die Anzeige der Änderungen in Word standardmäßig getroffen sind, lassen sich problemlos ändern. Klicken Sie dazu unter Überprüfen/Anordnen auf den unteren Teil des Buttons Änderungen nachverfolgen, und wählen Sie aus der geöffneten Auswahl den Eintrag Optionen zum Nachverfolgen von Änderungen ändern aus.

Es erscheint das Dialogfeld Optionen zum Nachverfolgen von Änderungen, indem Sie umfangreiche Einstellungen zur Gestaltung von angezeigten Bearbeitungen oder Kommentaren treffen können.

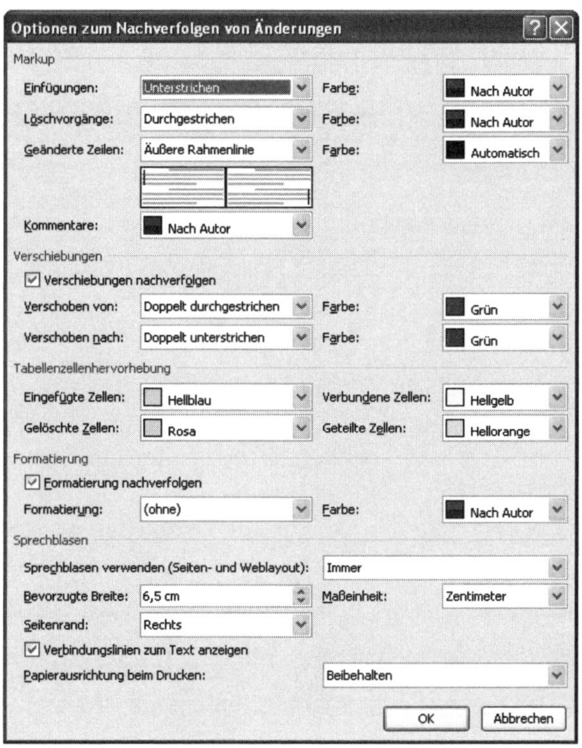

Abbildung 12.20: Umfangreiche Möglichkeiten, um die Anzeige von Änderungen und Kommentaren festzulegen

12.2 Dokumente vergleichen

Im Gegensatz zum Zusammenführen verschiedener Änderungen in einem Dokument können Sie auch verschiedene Dokumente miteinander vergleichen.

Wenn Sie beispielsweise zwei sehr ähnliche Dokumente besitzen und nun wissen möchten, wo die Unterschiede darin liegen, dann kommt diese Funktion wie gerufen. Der Dokumentvergleich wird grundsätzlich in einem neuen Dokument dargestellt. Damit wird verhindert, dass man eventuell versehentlich eines der verglichenen Dokumente überschreibt.

STEPS

Vergleichen von Dokumenten:

1. Klicken Sie unter ÜBERPRÜFEN/VERGLEICHEN auf den Button VERGLEICHEN, und wählen Sie in der Auswahlliste den oberen Eintrag VERGLEICHEN aus.

Abbildung 12.21: Die Menüauswahl

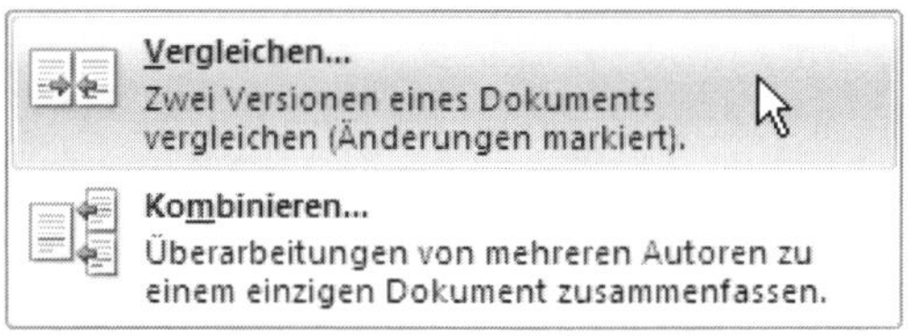

2. Es wird Ihnen genau der gleiche Dialog wie beim Zusammenfassen von zwei Dokumenten eingeblendet. Lediglich der Name hat sich auf DOKUMENTE VERGLEICHEN verändert.

Abbildung 12.22: Dokumente für den Vergleich auswählen

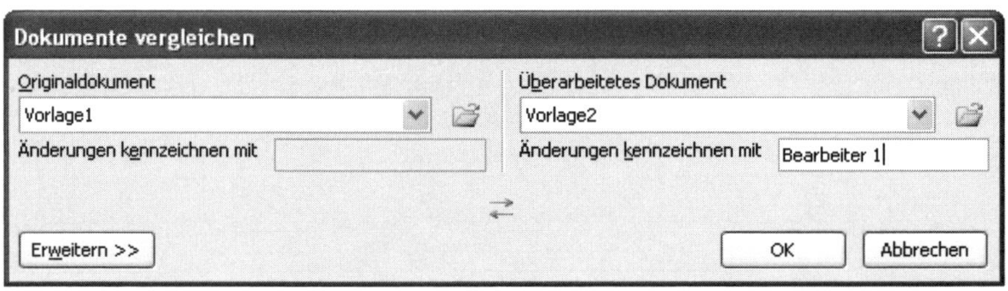

3. Suchen Sie nun jeweils links und rechts die beiden Dokumente aus, die verglichen werden sollen, und geben Sie auf der rechten Seite noch an, wie im Überarbeitungsfenster die Änderungen gekennzeichnet werden sollen.
4. Klicken Sie auf OK, um den Vergleich zu starten und die Unterschiede anzuzeigen.

Ihr Bildschirm wird nun in vier Teile geteilt (siehe Abbildung 12.23):

① Überarbeitungsfenster zeigt die Art der Unterschiede einzeln an.

② In diesem Fenster werden Ihnen die Unterschiede direkt eingeblendet.

③ Erstes Vergleichsdokument

④ Zweites Vergleichsdokument

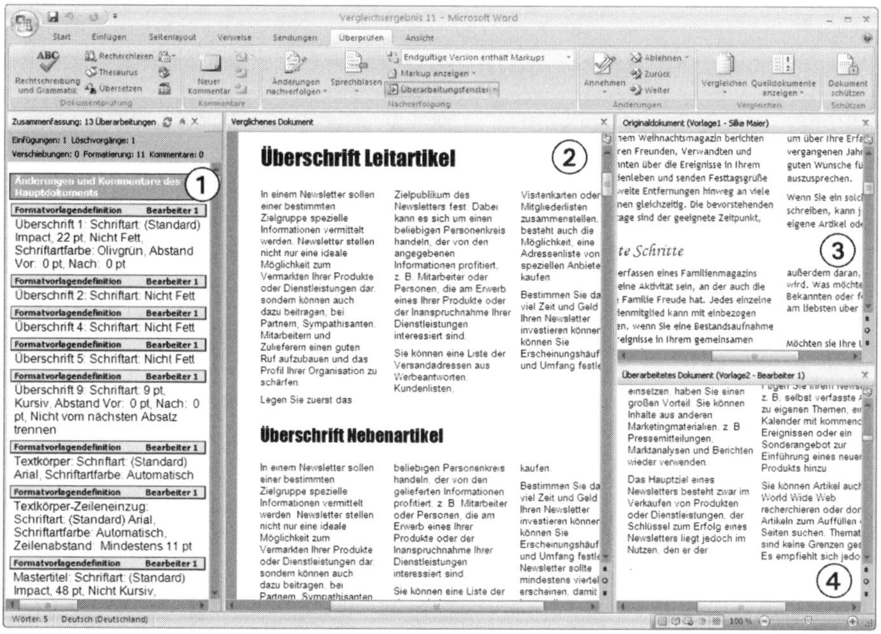

Abbildung 12.23: Dokumente vergleichen

12.3 Kommentare

Manchmal ist es notwendig, dass bei der Bearbeitung des Textes auch Kommentare eingefügt werden. Diese Notwendigkeit könnte beispielsweise dann entstehen, wenn Sie dem Endbearbeiter des Dokuments mitteilen möchten, warum diverse Änderungen vorgenommen wurden. Es ist aber auch dann sinnvoll, einen Kommentar einzufügen, wenn Sie nicht direkt ins Dokument korrigierend eingreifen möchten, sondern nur auf eine eventuell fällige Änderung hinweisen möchten.

12.3.1 Kommentare einfügen

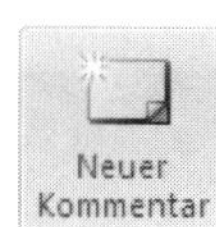

Sie haben die Möglichkeit, entweder an einer aktuellen Cursorposition oder für eine markierte Textpassage einen Kommentar einzufügen. Klicken Sie dazu auf der Registerkarte ÜBERPRÜFEN in der Gruppe KOMMENTARE auf den Button NEUER KOMMENTAR. Am rechten Dokumentrand wird nun ein Kommentarbereich eingeblendet, in dem Sie Ihre Bemerkungen zu getroffenen Änderungen oder auch zum Text eingeben können. Damit auch bei vielen Änderungen und Markierungen in Ihrem Dokument ein Bezug hergestellt werden kann, sind die markierte Passage und der Kommentarbereich mit einer gestrichelten Linie verbunden und standardmäßig in Rot dargestellt.

12

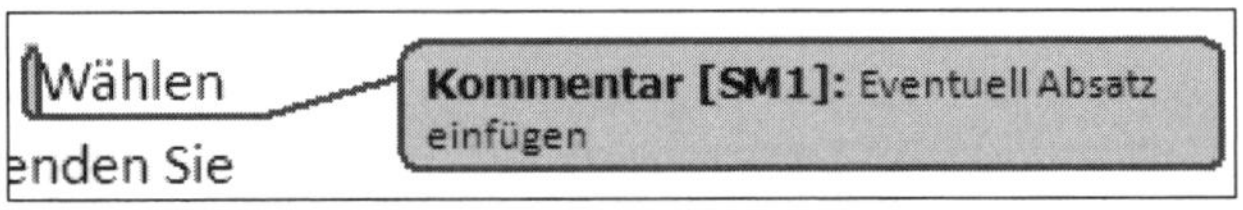

Abbildung 12.24: Eingefügter Kommentar

12.3.2 Kommentare bearbeiten

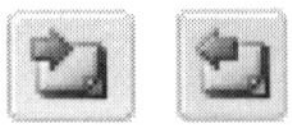

Kommentare lassen sich ebenso wie Änderungen mithilfe der Funktionen ZURÜCK und WEITER in der Gruppe KOMMENTARE finden und ansteuern. Klicken Sie dazu an den Anfang Ihres Dokuments und anschließend auf die Schaltfläche WEITER, um zum ersten Kommentar zu gelangen.

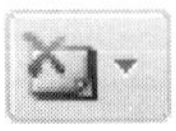

Diesen können Sie nun bearbeiten, ausführen oder aber etwas hinzufügen. Ist der Kommentar hingegen durch Ihre Bearbeitung gegenstandslos geworden und wird nicht mehr benötigt, können Sie ihn mithilfe der Schaltfläche KOMMENTAR LÖSCHEN entfernen.

12.4 Sicherheit im Team

Gerade beim Arbeiten im Team ist es unumgänglich, geeignete Schutzmaßnahmen zu ergreifen. Word hält für Sie neben den allgemeinen Vorkehrungen wie Firewalls, Virenscannern und Zugriffsbeschränkungen ergänzende Schutzmaßnahmen bereit. So können Sie beispielsweise, gerade bei der Verwendung von Makros, eine Sicherheitsstufe festlegen, einen Lese- und Schreibschutz aktivieren oder die Möglichkeiten für diverse Überarbeitungen in einem Dokument einschränken.

Eine weitere Möglichkeit wäre, Ihr Dokument mit Passwörtern zu versehen, um es vor unberechtigtem Öffnen bzw. Verändern zu schützen.

REF

Weitere Informationen zum Thema »Dokument mit einem Passwort schützen« finden Sie in Kapitel 2 im Abschnitt 2.3.5.

12.4.1 Makrosicherheit bestimmen

Die Verwendung von Makros ist nicht nur praktisch, sondern auch weit verbreitet. Unter einem Makro versteht man ein Programm, das eine fest vorgegebene Folge von Befehlen, Aktionen oder Tastaturcodes enthält. Wird ein Makro aufgerufen, werden alle Anweisungen automatisch ausgeführt.

Doch deren Verwendung birgt auch gewisse Risiken. Makros können von sogenannten Makroviren befallen sein. Das sind Computerviren, die nicht als kompiliertes Programm, sondern als von einem Interpreter abzuarbeitender Code vorliegen. Die überwiegende Mehrzahl ist in den Sprachen VBA oder VBS geschrieben und zielt direkt auf die Manipulation von Dateien, was das Gefahrenpotenzial von Makroviren entsprechend hoch macht.

Genau dafür bietet Ihnen Word die Möglichkeit an, im Vertrauensstellungsfenster verschiedene Einstellungen festzulegen und beispielsweise nur Makros mit Benachrichtigung auszuführen und alle anderen zu deaktivieren.

Sicherheitseinstellungen für die Verwendung von Makros festlegen:

STEPS

1. Klicken Sie erst auf die Office-Schaltfläche, die sich in der linken, oberen Ecke Ihres Programmfensters befindet, um das Office-Menü zu öffnen.

2. Anschließend klicken Sie auf WORD-OPTIONEN, wodurch sich das gleichnamige Dialogfeld öffnet.

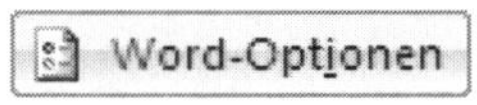

3. Wählen Sie aus der am linken Fensterrand befindlichen Auswahl den Eintrag VERTRAUENSSTELLUNGSCENTER aus, und klicken Sie nun auf die Schaltfläche EINSTELLUNGEN FÜR DAS VERTRAUENSSTELLUNGSCENTER.

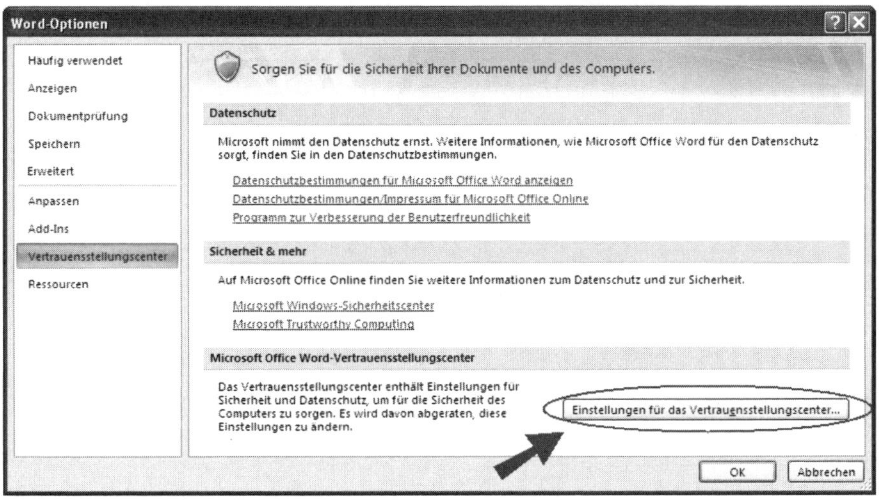

Abbildung 12.25: Aufrufen des Dialoges für die Einstellungen im VERTRAUENSSTELLUNGSCENTER

4. Klicken Sie nun in der linken Auswahl auf den Eintrag EINSTELLUNGEN FÜR MAKROS, und wählen Sie einen der vier Modi aus.

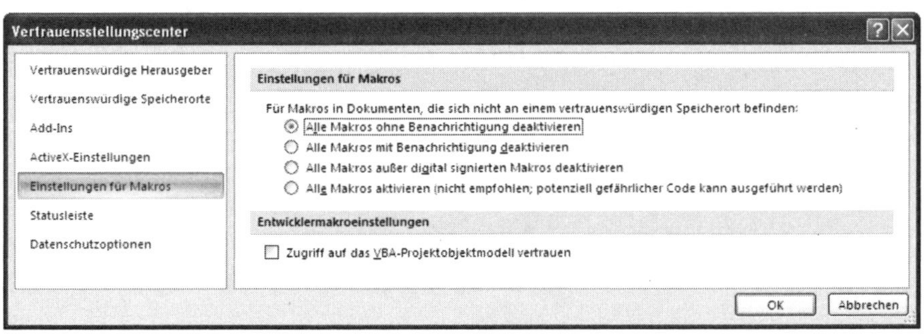

Abbildung 12.26: Wählen Sie aus, wie Sie mit Makros, die aus einem nicht vertrauenswürdigen Speicherort stammen, verfahren wollen.

5. Um Ihre Auswahl zu bestätigen, klicken Sie abschließend noch auf OK.

12

12.4.2 Weitere Einstellungsmöglichkeiten im Vertrauensstellungscenter

Neben den Einstellungen für Makros können im Vertrauensstellungscenter noch eine Reihe zusätzlicher Einstellungen rund um das Thema Sicherheit getroffen werden.

Vertrauenswürdige Herausgeber

Hier finden Sie eine Auflistung vertrauenswürdiger Herausgeber (Entwickler, der ein Makro, ein ActiveX-Steuerelement, ein Add-In oder eine andere Anwendungserweiterung verfasst hat), in der Sie bei Bedarf auch einzelne Einträge, durch einen Klick auf den Button ENTFERNEN, löschen können.

Wenn Sie beispielsweise ein Makro ausführen wollen, das von einem Herausgeber erstellt wurde, welcher noch nicht als vertrauenswürdig eingestuft worden ist, erhalten Sie ein Fenster mit einer Sicherheitswarnung.

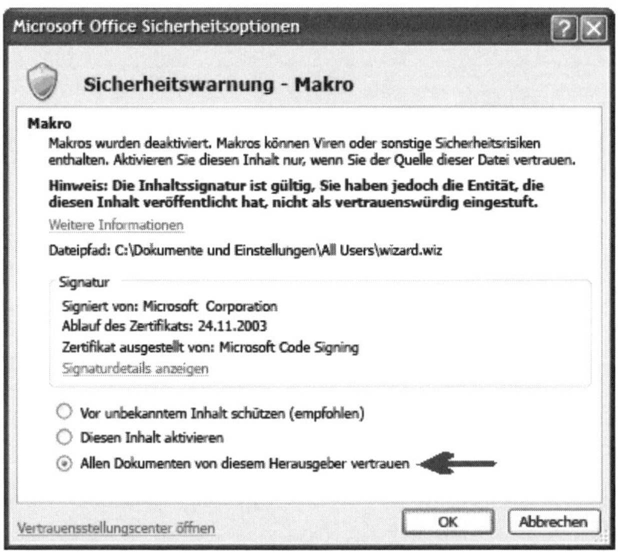
Microsoft Office Sicherheitsoptionen
Sicherheitswarnung - Makro
Makro
Makros wurden deaktiviert. Makros können Viren oder sonstige Sicherheitsrisiken enthalten. Aktivieren Sie diesen Inhalt nur, wenn Sie der Quelle dieser Datei vertrauen.
Hinweis: Die Inhaltssignatur ist gültig, Sie haben jedoch die Entität, die diesen Inhalt veröffentlicht hat, nicht als vertrauenswürdig eingestuft.
Weitere Informationen
Dateipfad: C:\Dokumente und Einstellungen\All Users\wizard.wiz
Signatur
Signiert von: Microsoft Corporation
Ablauf des Zertifikats: 24.11.2003
Zertifikat ausgestellt von: Microsoft Code Signing
Signaturdetails anzeigen
Vor unbekanntem Inhalt schützen (empfohlen)
Diesen Inhalt aktivieren
Allen Dokumenten von diesem Herausgeber vertrauen
Vertrauensstellungscenter öffnen
OK
Abbrechen

Abbildung 12.27: VERTRAUENSWÜRDIGEN HERAUSGEBER der Liste hinzufügen

Wenn Sie nun sicher sind, dass Sie diesem Herausgeber jetzt und in Zukunft vertrauen können, aktivieren Sie den Eintrag ALLEN DOKUMENTEN VON DIESEM HERAUSGEBER VERTRAUEN, und klicken Sie auf OK. Der Herausgeber wird nun in die Liste vertrauenswürdiger Herausgeber aufgenommen, sodass beim Ausführen diverser Makros dieser Herkunft diese Sicherheitswarnung nicht mehr erscheint.

Wollen Sie jedoch nur dieses eine Mal ein Öffnen oder Durchführen zulassen, müssen Sie den Eintrag DIESEN INHALT AKTIVIEREN anklicken und mit OK bestätigen.

Vertrauenswürdige Speicherorte

Hier finden Sie eine Auflistung aller vertrauenswürdigen Speicherorte. Des Weiteren haben Sie die Möglichkeit, mit den Schaltflächen NEUEN SPEICHERORT HINZUFÜGEN, ÄNDERN und ENTFERNEN diese Liste zu erweitern oder zu bearbeiten.

Ein vertrauenswürdiger Speicherort kann ein beliebiger Ordner auf der Festplatte oder im Netzwerk sein. Empfehlenswert ist es jedoch, einen lokalen Ordner zu verwenden, welcher am besten noch zusätzlich mit Kennwörtern bzw. Passwörtern geschützt ist, denn Speicherorte, die sich nicht auf Ihrem Computer, sondern beispielsweise in einem Netzwerk befinden, sind für viele Personen zugänglich und daher weniger sicher.

Ferner sollten Sie niemals einen gesamten Ordner (z.B. EIGENE DATEIEN) als vertrauenswürdigen Speicherort festlegen. Damit bieten Sie Hackern eine große »Angriffsfläche« und erhöhen die Sicherheitsrisiken. Erstellen Sie also einzelne Unterordner, und bestimmen Sie nur diesen vertrauenswürdigen Speicherort.

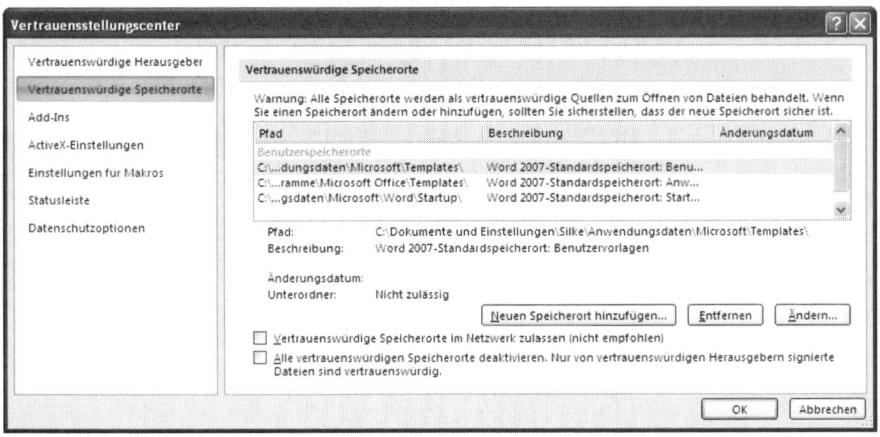

Abbildung 12.28: Einstellungsmöglichkeiten zu VERTRAUENSWÜRDIGE SPEICHERORTE

Add-Ins

Wenn Sie diese Einstellungen öffnen, können Sie die Verwendung von ADD-INNS einschränken. Standardmäßig sind keine Einschränkungen aktiviert. Sie können jedoch folgende Einstellungen treffen:

- Anwendungs-Add-Ins müssen von einem vertrauenswürdigen Herausgeber signiert sein.
- Benachrichtigung für nicht signierte Add-Ins deaktivieren
- Alle Add-Ins deaktivieren

Klicken Sie abschließend noch auf die Schaltfläche OK, um die Einschränkungen zu aktivieren.

ActiveX-Einstellungen

Ein ActiveX-Steuerelement kann einfach ein Textfeld sein oder auch etwas Komplexeres, wie beispielsweise ein Dialogfeld oder eine Symbolleiste. Da ACTIVEX-STEUERELEMENTE auf das lokale Dateisystem zugreifen können und folglich die Möglichkeit besteht, dass die Registrierungseinstellungen Ihres Betriebssystems geändert werden, ist auch mit der Ausführung eines solchen Steuerelementes ein gewisses Risiko verbunden.

Einen gewissen Schutz bieten da die ACTIVEX-EINSTELLUNGEN im Vertrauensstellungscenter. Hier finden Sie, ähnlich wie bei Makro-Einstellungen, verschiedene Stufen vor, die die Ausführung von ACTIVEX-STEUERELEMENTEN einschränken.

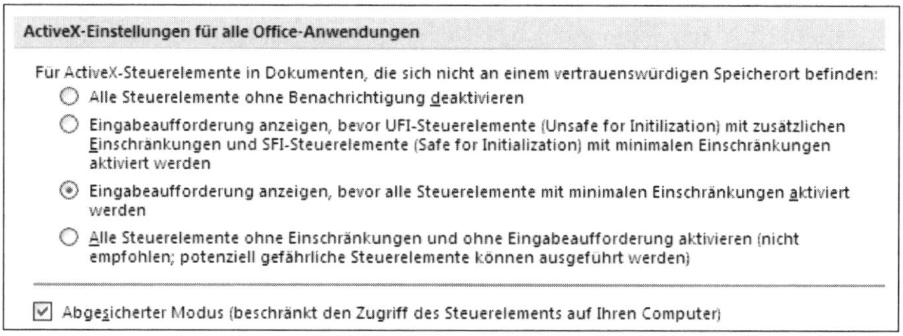

Abbildung 12.29: Sicherheitsstufen für die Verwendung von ACTIVEX-STEUERELEMENTEN

Statusleiste

Unter STATUSLEISTE stehen Ihnen die folgenden zwei Anzeigeoptionen zur Verfügung:

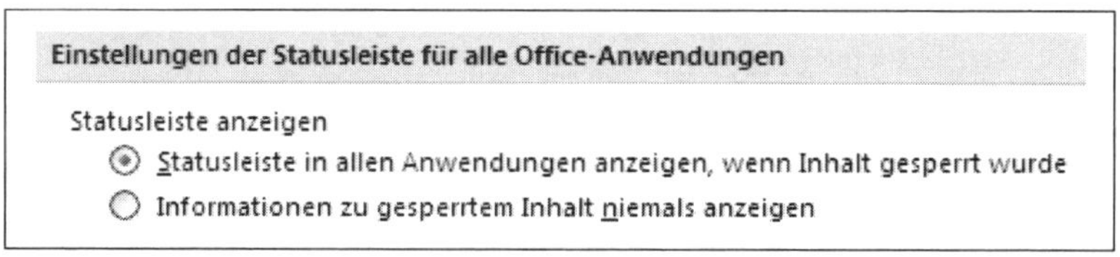

Abbildung 12.30: Optionen zur Anzeige der Statusleiste

Datenschutzoptionen

In diesem Dialog finden Sie umfangreiche Einstellungsmöglichkeiten zu den Themen:

- Datenschutzoptionen
- Dokumentspezifische Einstellungen
- Recherchieren und Nachschlagen

In jeder Gruppe können Sie, individuell und auf für Bedürfnisse zugeschnitten, festlegen, welche Optionen aktiviert und welche deaktiviert werden sollen.

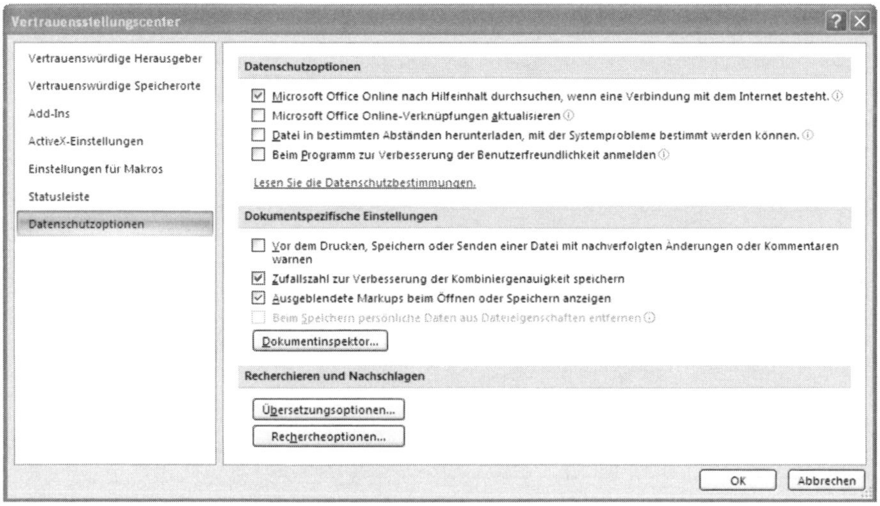

Abbildung 12.31: Einstellungen zu den Datenschutzoptionen

12.4.3 Schreibschutz aktivieren

Wenn Sie ein Dokument mit einem Schreibschutz versehen, ist es für andere Personen, die das von Ihnen gewählte Passwort nicht kennen, unmöglich, irgendwelche Änderungen im Dokument vorzunehmen. So können schreibgeschützte Dokumente lediglich geöffnet und gelesen, aber nicht bearbeitet werden.

Schreibschutz aktivieren und anwenden:

STEPS

1. Öffnen Sie das Dokument, das den Schreibschutz erhalten soll.
2. Betätigen Sie anschließend ganz rechts auf der Registerkarte ÜBERPRÜFEN den Button DOKUMENT SCHÜTZEN, wodurch sich direkt darunter das Einstellungsfeld FORMATIERUNG UND BEARBEITUNG EINSCHRÄNKEN öffnet.
3. Unter Punkt 2 BEARBEITUNGSEINSCHRÄNKUNGEN setzen Sie den Haken bei der Funktion NUR DIESE BEARBEITUNGEN IM DOKUMENT ZULASSEN und wählen aus der darunter liegenden Auswahlliste den Eintrag KEINE ÄNDERUNGEN (SCHREIBGESCHÜTZT) aus.
4. Unter AUSNAHMEN (OPTIONAL) können Sie Benutzer definieren, die das Dokument auch weiterhin uneingeschränkt bearbeiten können. Wollen Sie jedoch einen kompletten Schreibschutz, achten Sie darauf, dass in diesem Feld nichts markiert ist.
5. Klicken Sie nun ganz unten auf die Schaltfläche JA, JETZT SCHUTZ ANWENDEN, wodurch sich der Dialog DOKUMENTSCHUTZ ANWENDEN öffnet.
6. Geben Sie nun im oberen Eingabefeld ein Passwort ein und im unteren noch einmal,um es zu bestätigen. Klicken Sie abschließend auf OK, um zum einen das Passwort zuzuweisen und zum anderen den Schreibschutz endgültig zu aktivieren.

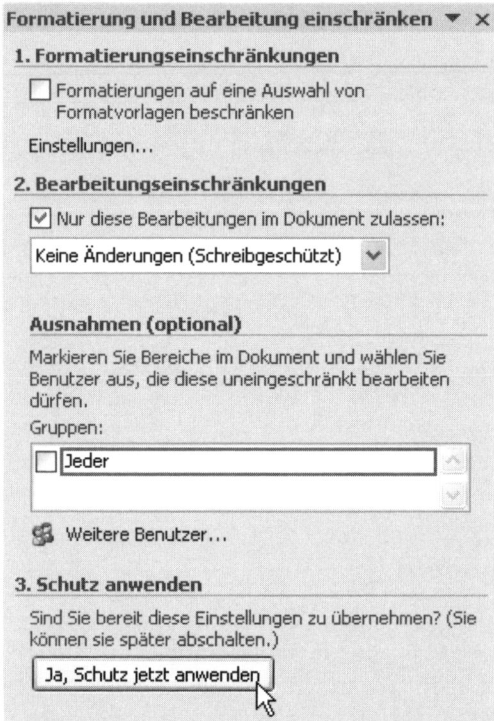

Abbildung 12.32: Schreibschutz aktivieren

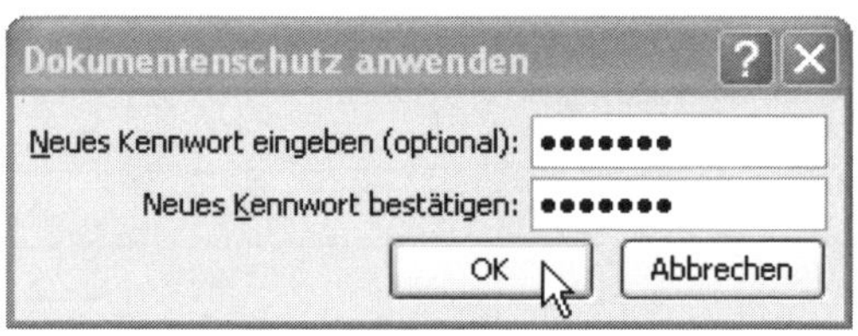

Abbildung 12.33: Ein Passwort bestimmen

12.4.4 Eingeschränkte Überarbeitung

Im gleichen Einstellungsfenster (siehe Abbildung 12.32) können Sie neben einem kompletten Schreibschutz auch nur eine eingeschränkte Überarbeitung zulassen.

Gehen Sie dazu gleichermaßen vor wie bei der Aktivierung des Schreibschutzes. Mit dem einzigen Unterschied, dass Sie unter Punkt 1 ausschließlich die Verwendung bestimmter Formatvorlagen erlauben können und unter Punkt 2 BEARBEITUNGSEINSCHRÄNKUNGEN anstatt des Eintrages KEINE ÄNDERUNGEN eine der drei anderen Optionen auswählen:

- ÜBERARBEITUNGEN,
- KOMMENTARE oder
- AUSFÜLLEN VON FORMULAREN

12.5 Dateien importieren

Selbstverständlich haben Sie die Möglichkeit, auch Dateien zu öffnen, die nicht mit Word 2007 erstellt wurden. Genau dafür setzt Word diverse Filter ein, die ermöglichen, dass Dateien eines anderen Dateiformats entweder geöffnet oder konvertiert werden und somit in Word 2007 weiterverarbeitet werden können.

Neben .DOCX-Dateien, dem Standardformat in Word 2007, können Sie auch noch eine Reihe von weiteren Dateiformaten öffnen. In der nachfolgenden Tabelle finden Sie eine Aufstellung der gängigsten Dateiformate, die Sie ohne zusätzliches Konvertierungsprogramm problemlos in Word öffnen können.

Tabelle 12.1: Die gängigsten Dateiformate, die in Word 2007 geöffnet werden können

Dateiformat	Dateiart
.DOC, .DOCX. und DOCM	Word-Dokument
.DOT	Word-Dokumentvorlage
.HTM und .HTML	Webseiten
.MHT und .MHTML	Webarchiv
.XML	XML-Dokument
.RTF	Dokumente im Rich Text Format
.TXT	Textdateien
.WRI	Write-Dokumente
.WPD	WordPerfect-Dokumente
.WPS, .WPT und .WTF	sämtliche Works-Dokumente

Datei in Word 2007 importieren:

1. Klicken Sie auf die Schaltfläche OFFICE, um das Office-Menü zu öffnen.
2. Wählen Sie nun den Eintrag ÖFFNEN aus, um das gleichnamige Dialogfeld einzublenden.

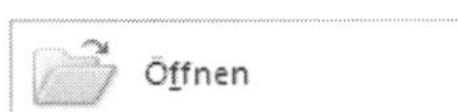

3. Klicken Sie nun ganz unten im Dialog auf den kleinen Pfeil des Listenfeldes DATEITYP, um die Auswahlliste zu öffnen.

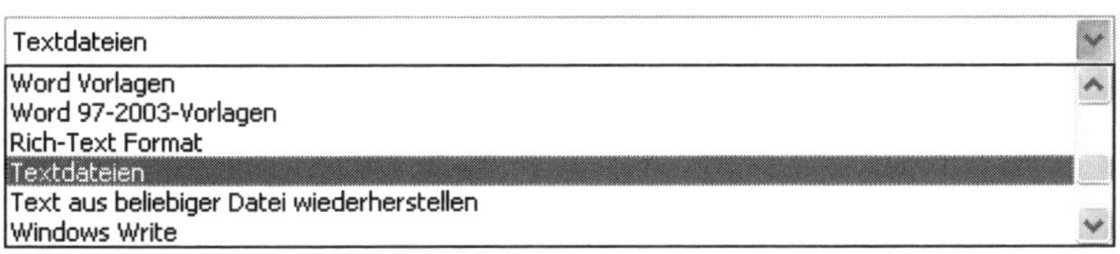

Abbildung 12.34: Auswahl des Listenfelds DATEITYP

4. Wenn Sie wissen, in welchem Dateiformat die gesuchte Datei gespeichert ist, stellen Sie den passenden Dateityp ein, wodurch Ihnen nur die Dateien dieses Typs eingeblendet werden.

   Wissen Sie das allerdings nicht, aktivieren Sie den Eintrag ALLE DATEIEN, wodurch Ihnen auch alle Typen angezeigt werden und Sie das gewünschte Exemplar auswählen können.

Abbildung 12.35: Dialogfeld ÖFFNEN

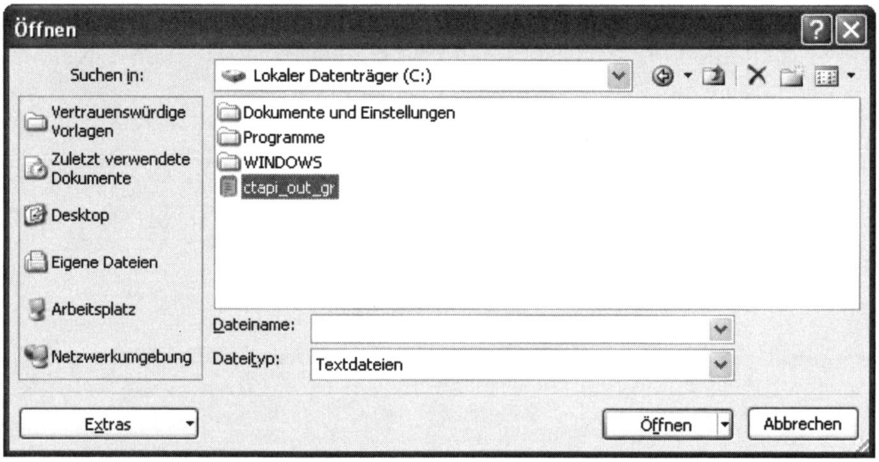

5. Markieren Sie die zu öffnende Datei, und klicken Sie auf die Schaltfläche ÖFFNEN.

12.6 Dateien exportieren

Auch der umgekehrte Fall ist möglich. Sie können die in Word erstellten Dokumente auch in einigen anderen Formaten als nur in dem üblichen .DOC-Format speichern.

In der folgenden Tabelle können Sie die wichtigsten Dateiformate finden, in denen Sie mit Word Ihr Word-Dokument ohne Mitwirkung von jeglichen Konvertierungsprogrammen speichern können.

Tabelle 12.2: Die gängigsten Dateiformate, in denen Word 2007 speichern kann

Dateiformat	Dateiart
.DOC	Word-Dokument
.DOT	Word-Dokumentvorlage
.HTM und .HTML	Webseiten
.MHT und .MHTML	Webarchiv
.XML	XML-Dokument
.RTF	Dokumente im Rich Text Format

Dateiformat	Dateiart
.TXT	Textdateien
.WPS, .WPT und .WTF	sämtliche Works-Dokumente
.XPS	XPS (XML Paper Specification)-Format
.PDF	PDF-Format

Tabelle 12.2: Die gängigsten Dateiformate, in denen Word 2007 speichern kann (Forts.)

Datei in ein anderes Format konvertieren:

STEPS

1. Klicken Sie auf die Schaltfläche OFFICE, um das Office-Menü zu öffnen.
2. Wählen Sie den Eintrag SPEICHERN UNTER, führen Sie den Mauszeiger in die rechts eingeblendete Auswahl, und klicken Sie auf ANDERE FORMATE.

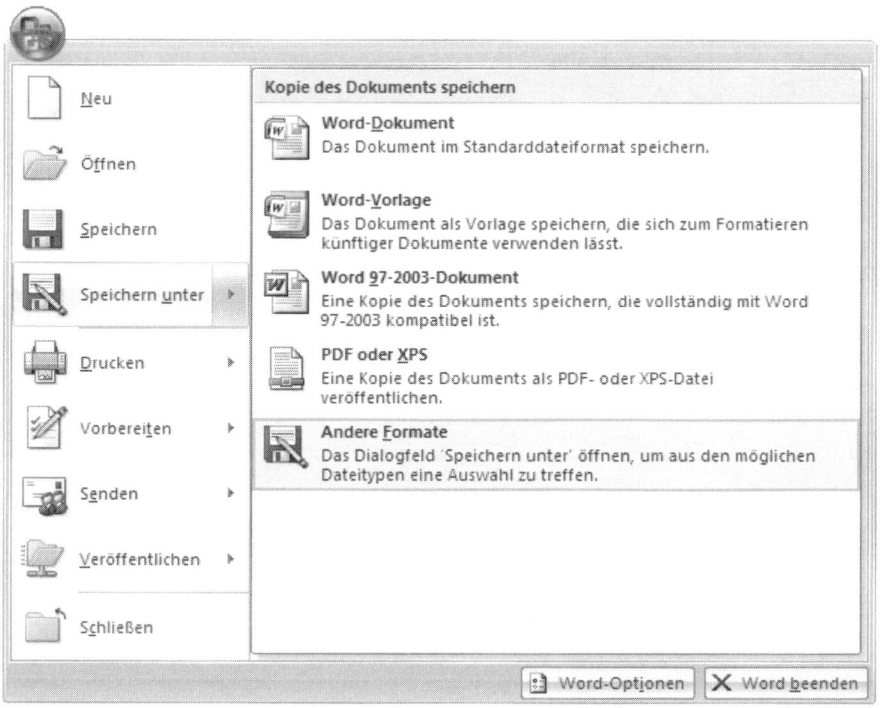

Abbildung 12.36: SPEICHERN UNTER

3. Im nun geöffneten Dialogfeld SPEICHERN UNTER stellen Sie als Erstes im Listenfeld DATEITYP jenes Format ein, in dem Sie das Dokument speichern möchten.
4. Wählen Sie den Speicherort (Pfad) aus, und geben Sie im Eingabefeld DATEINAME den gewählten Dokumentnamen ein.
5. Klicken Sie abschließend auf SPEICHERN, um die Eingaben zu bestätigen und die Datei zu speichern.

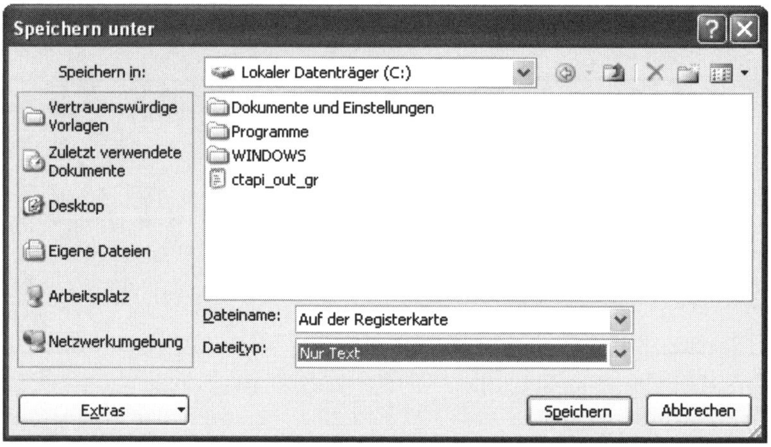

Abbildung 12.37: Dialogfeld SPEICHERN UNTER

Nehmen wir an, Sie haben den Dateityp NUR TEXT gewählt. Das ist beispielsweise dann notwendig, wenn Sie diese Datei gemeinsam mit anderen Personen gemeinsam verwenden möchten, die eine andere Sprache oder ein anderes Computersystem verwenden.

In diesem Fall wird die Datei nicht sofort gespeichert, sondern das Dialogfeld DATEIKONVERTIERUNG - EXPORT.TXT geöffnet. Hier können Sie dann explizit den gewünschten Codierungsstandard festlegen und bestimmen, wie die Zeichen einer Sprache dargestellt werden sollen.

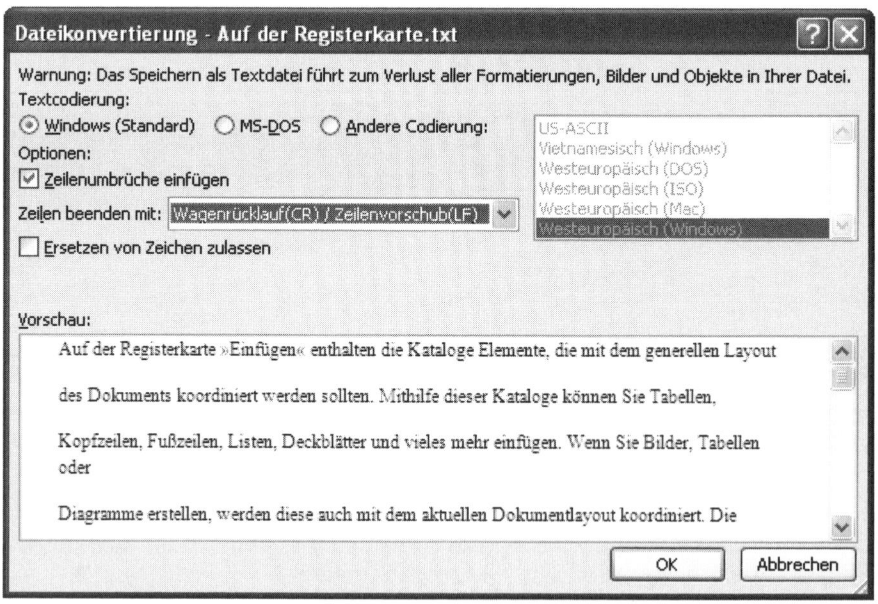

Abbildung 12.38: Textcodierung und Optionen festlegen

- TEXTCODIERUNG

  Standardmäßig ist hier WINDOWS markiert. Wollen Sie allerdings die Codierung ändern, dann aktivieren Sie die Funktion ANDERE CODIERUNG, um das dazugehörige Listenfeld zu aktivieren und dort dann die gewünschte Codierung auswählen zu können.

- OPTIONEN

  Achten Sie darauf, dass die Option ZEILENUMBRÜCHE EINFÜGEN mit einem Häkchen markiert und somit aktiviert ist. Die Aktivierung gewährleistet, dass das Layout des Textes beibehalten wird.

  Auch das Setzen des Häkchens an der Funktion ERSETZEN VON ZEICHEN ZULASSEN ist meist äußerst sinnvoll. Dadurch werden nicht darstellbare Sonderzeichen durch ähnlichen Text ersetzt.

Mit einem Klick auf die Schaltfläche OK werden Ihre Einstellungen übernommen und das Dokument als Textdatei gespeichert.

A Installation

Im Normalfall haben Sie dieses Buch gekauft, nachdem Sie Word 2007 auf dem Computer installiert haben. Wenn nicht, muss das Programm noch auf dem PC installiert werden, ehe Sie damit arbeiten können. Wie dies geht, zeigen wir Ihnen in diesem Kapitel.

A.1 Systemvoraussetzungen

Word 2007 stellt ebenso wie das komplette Office-Paket gewisse Mindestanforderungen an die Hardware Ihres Systems. Stellen Sie sicher, dass diese Minimalanforderungen tatsächlich erfüllt werden, ehe Sie mit der Installation beginnen. Komfortabel lässt sich damit dann aber sicher noch nicht arbeiten.

Tabelle A.1: Hardwarevoraussetzungen für 2007 Microsoft Office System unter XP

Element	Anforderungen
Prozessor	Pentium ab 300 MHz, ein Pentium III wird von Microsoft empfohlen.
Arbeitsspeicher	Mindestens 128 Mbyte RAM sind erforderlich – weniger als 512 Mbyte sind aber nicht sinnvoll.
Grafik	Super-VGA-Monitor ab 800x600, mindestens 8 Mbyte Grafikspeicher.
Festplatte	Abhängig von der erworbenen Edition; für 2007 Microsoft-Office-System Standard werden beispielsweise 260 Mbyte benötigt.
Optisches Laufwerk	CD-ROM-Laufwerk. Für einige Editionen ist ein DVD-Laufwerk erforderlich.

INFO

Haben Sie bereits Word 2003 oder Office 2003 auf dem Computer installiert, sollten die Voraussetzungen für eine problemlose Arbeit auch mit der neuen Version der Office-Suite gegeben sein.

Möchten Sie Office 2007 nicht unter Windows XP, sondern unter Windows Vista einsetzen, sind die Hardwarevoraussetzungen – bedingt durch das ressourcenhungrigere Betriebssystem – deutlich höher.

Tabelle A.2: Hardwarevoraussetzungen für Vista

Element	Minimal	Brauchbar	Sinnvoll
Prozessor	Ab 800 Megahertz	1 Gigahertz	2 Gigahertz
Arbeitsspeicher	512 Mbyte	1.024 Mbyte	2.048 Mbyte
Grafik	DirectX 9 tauglicher Prozessor	DirectX 9, 64 Mbyte Grafikspeicher	DirectX 9, 128 Mbyte Grafikspeicher
Festplatte	10 Gbyte	15 Gbyte	20 Gbyte
Optisches Laufwerk	CD	DVD	DVD

A.2 Komplettinstallation

Legen Sie die CD bzw. DVD in das optische Laufwerk. Sofern die AutoStart-Option aktiviert ist, wird das Setup-Programm automatisch gestartet. Ansonsten gehen Sie unter Windows auf START/AUSFÜHREN und geben dort

```
<Laufwerk>:\SETUP
```

ein, wobei < Laufwerk > durch den Laufwerkbuchstaben Ihres Laufwerkes ersetzt werden muss, z.B. `D:\SETUP oder E:\SETUP`. Bestätigen Sie die Eingabe mit [↵] oder durch einen Klick auf die Schaltfläche OK.

INFO *Unter Windows Vista wählen Sie den Menüpunkt* ALLE PROGRAMME/ZUBEHÖR. *Im Feld* ÖFFNEN *geben Sie dann wie gewohnt den Befehl zum Starten des Installationsprogramms ein.*

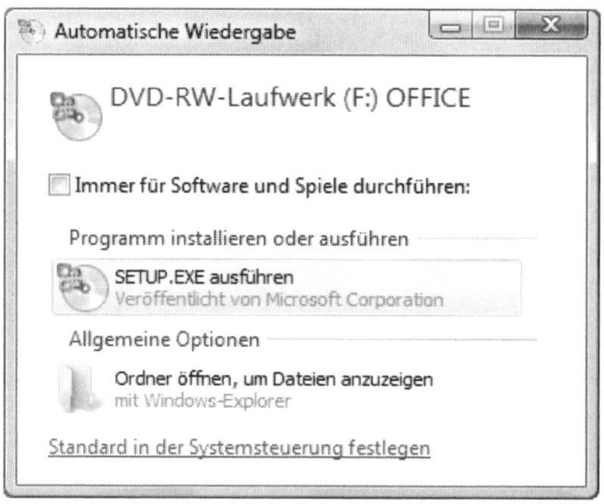

Abbildung A.1: Starten Sie die Installation über die *Automatische Wiedergabe*.

Das Installationsprogramm begrüßt Sie freundlich mit einer *Willkommensseite* und nimmt seine Arbeit auf. Ihre erste Aufgabe besteht darin, den 25-stelligen *Product Key* einzugeben, den Sie auf dem Echtheitszertifikat oder auf der Rückseite der CD-Hülle finden. Mit einem Klick auf die Schaltfläche WEITER geht es zum nächsten Installationsschritt.

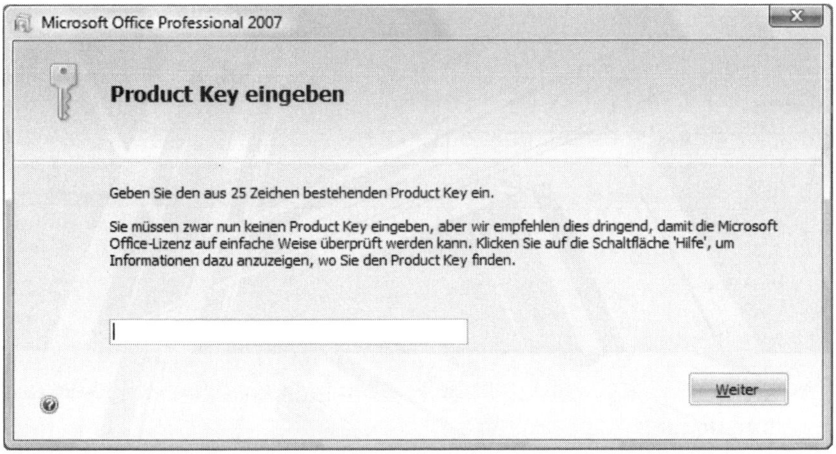

Abbildung A.2: Den Product Key eingeben

Es ist nicht zwingend erforderlich, den Product Key zu diesem Zeitpunkt einzugeben. Sie können Ihre 2007 Microsoft Office-System-Programme 25 Mal ausführen, ehe Sie den Product Key eingeben müssen. Wenn Sie nach Ablauf der Nachfrist keinen gültigen Product Key eingegeben haben, wechselt Office in einen Modus mit eingeschränkter Funktionalität, in dem viele Features nicht verfügbar sind.

INFO

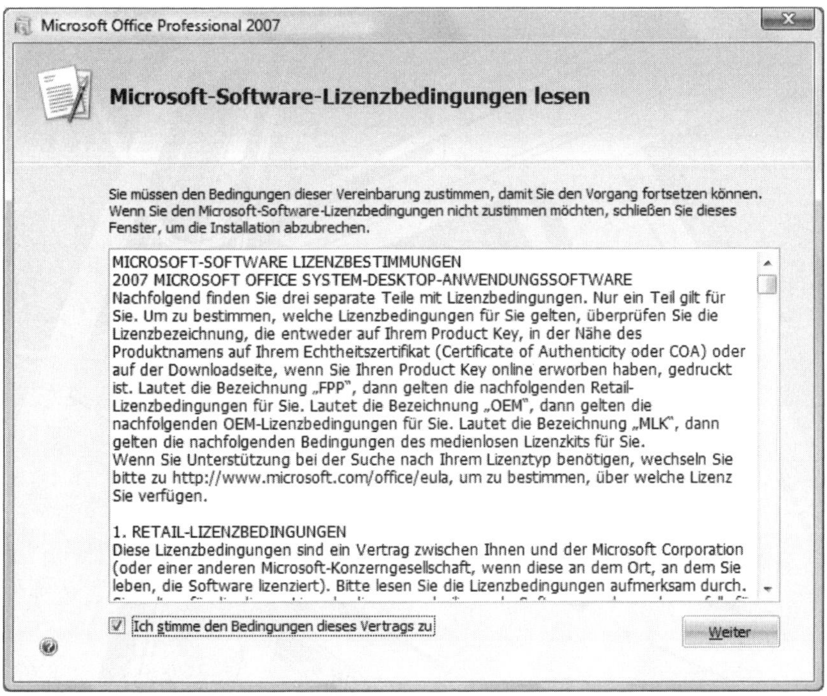

Abbildung A.3: Dem Lizenzvertrag zustimmen

Nun müssen Sie noch bestätigen, dass Sie die Bedingungen des Endbenutzer-Lizenzvertrags akzeptieren, der Ihnen vom Installationsprogramm an dieser Stelle angezeigt wird. Markieren Sie das Kontrollkästchen hinter ICH STIMME DEN BEDINGUNGEN DIESES VERTRAGS ZU, damit Sie Schaltfläche WEITER anklicken und die Installation fortsetzen können.

Im Anschluss daran öffnet sich ein Fenster, das Ihnen die Wahl der gewünschten Installationsart ermöglicht. Je nach den vom Installationsprogramm gefundenen Voraussetzungen bieten sich Ihnen die folgenden Möglichkeiten:

- *Jetzt installieren* wird angezeigt, wenn auf dem Computer keine frühere Version von Microsoft Office gefunden wurde. Klicken Sie darauf, um eine vollständige Installation vorzunehmen. Lediglich einige Dateien werden dann nicht installiert.
- Hat SETUP auf Ihrem Computer eine Vorgängerversion von Microsoft Office vorgefunden, steht zusätzlich die Option *Update* zur Verfügung. Auch hierbei handelt es sich um eine praktisch vollständige Installation, allerdings wird die frühere Office-Version während der Installation automatisch entfernt.
- Mit der Option ANPASSEN können Sie eine benutzerdefinierte Installation vornehmen. Sie haben damit die volle Kontrolle über die zu installierenden Komponenten und Programme. Auch die gewünschten Installationsverzeichnisse können Sie dann während der Installation individuell festlegen.

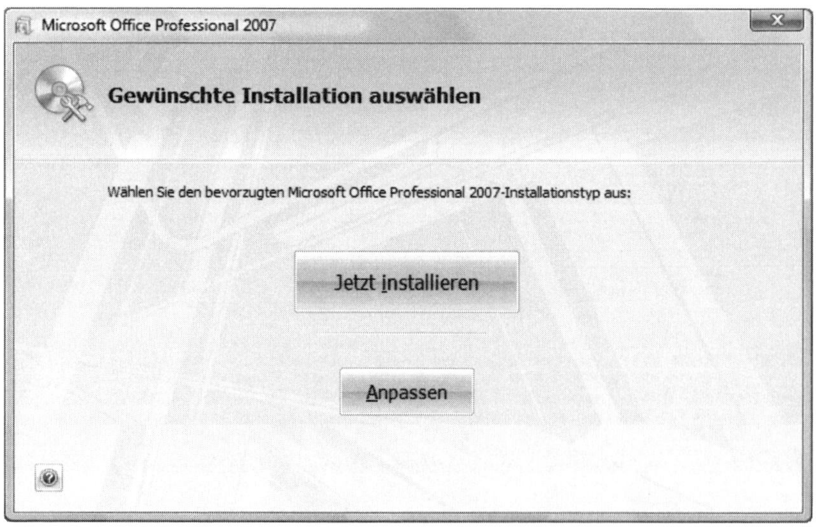

Abbildung A.4: Legen Sie die Form der Installation fest.

A.3 Installieren oder Entfernen einzelner Komponenten

Wurde ein Feature nicht installiert und wird dieses erstmals innerhalb des Office-Paketes aufgerufen, wird es in der Regel automatisch von 2007 Microsoft Office System installiert. Sollte dies nicht der Fall sein, gehen Sie wie folgt vor:

1. Beenden Sie alle Programme.
2. Klicken Sie auf das Windows-Startmenü und dann auf SYSTEMSTEUERUNG.
3. Klicken Sie unter Windows Vista auf PROGRAMME und dann auf INSTALLIERTE PROGRAMME. Unter Windows XP klicken Sie auf SYSTEMSTEUERUNG, danach auf SOFTWARE. Klicken Sie dann auf den Namen der Microsoft Office-Edition oder des Microsoft Office-Programms, die bzw. das Sie ändern möchten, und klicken Sie auf ÄNDERN.
4. Klicken Sie im Dialogfeld 2007 MICROSOFT OFFICE SYSTEM SETUP auf FEATURES HINZUFÜGEN ODER ENTFERNEN und dann auf WEITER.
5. Klicken Sie auf die gewünschten benutzerdefinierten Installationsoptionen. Um einen Ordner zu erweitern, klicken Sie auf das Pluszeichen.

   Das Symbol neben jedem Feature gibt an, wie ein Feature standardmäßig installiert wird. Sie können die Installationsmethode eines Features ändern, indem Sie auf das zugehörige Symbol klicken und dann ein anderes Symbol aus der angezeigten Liste auswählen.

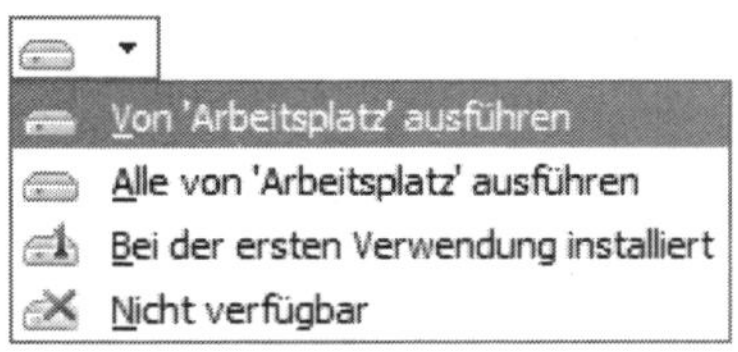

Abbildung A.5: Wählen Sie die Installationsmethode aus.

- VON 'ARBEITSPLATZ' AUSFÜHREN installiert das Programm auf der Festplatte, wenn Sie das Setup abschließen. Ein grau eingefärbtes Symbol weist darauf hin, dass einige untergeordnete Programmelemente nicht auf der Festplatte abgelegt werden.
- Die Option ALLE VON 'ARBEITSPLATZ' AUSFÜHREN bewirkt, dass das Programm mit allen untergeordneten Elementen auf der Festplatte installiert wird, wenn Sie das Setup abschließen. Das Symbol wird mit weißem Hintergrund angezeigt.

- Mit BEI DER ERSTEN VERWENDUNG INSTALLIERT wird das Programm erst dann auf der Festplatte installiert, wenn Sie es zum ersten Mal verwenden. Dies kann einen Zugriff auf die CD oder den Netzwerkserver erforderlich machen, von der bzw. dem Sie die Installation ursprünglich ausgeführt haben.
- Wählen Sie NICHT VERFÜGBAR aus, wird dieses Programm nicht installiert und steht später damit logischerweise nicht zur Verfügung. Sie können es aber jederzeit nachinstallieren.

6. Klicken Sie auf UPDATE. Diese Schaltfläche wird angezeigt, wenn das Setup eine ältere Version des gleichen Office-Programms auf dem Computer entdeckt.
7. Klicken Sie auf JETZT INSTALLIEREN. Diese Schaltfläche wird angezeigt, wenn das Setup keine frühere Version von Office auf dem Computer entdeckt und eine Neuinstallation erforderlich ist.

A.4 Produktaktivierung

Wurde Office erfolgreich installiert, müssen Sie das Programm im Anschluss an die Installation noch aktivieren. Dabei ermittelt Office anhand verschiedener Merkmale einen »Fingerabdruck« Ihres Computers, der zusammen mit dem Product Key bei Microsoft gespeichert wird. Somit wird gewährleistet, dass eine Lizenznummer nicht öfter installiert und aktiviert werden kann, als dies der *Product Key* bzw. die Lizenz zulässt.

Abbildung A.6: 2007 Microsoft Office System aktivieren

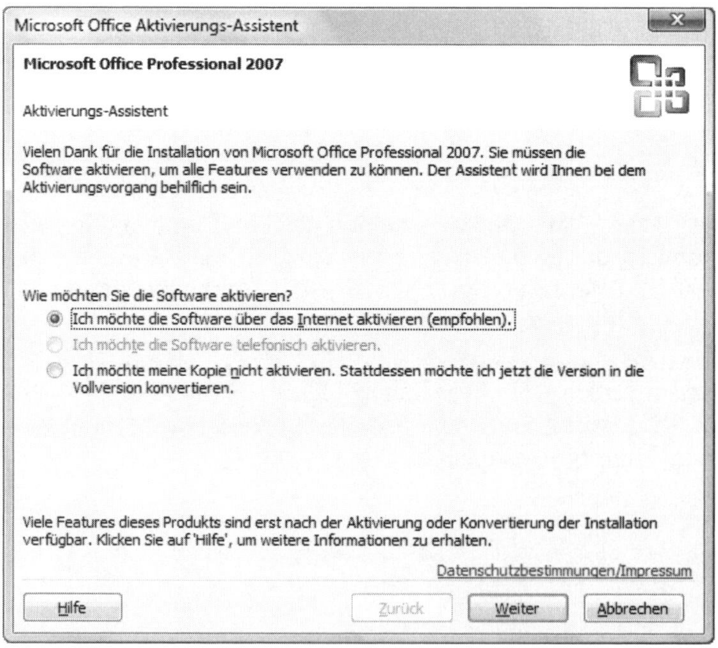

Die Aktivierung kann entweder direkt über das Internet erfolgen oder mit einem Anruf bei Microsoft.

- Wenn Sie die Aktivierung – und gegebenenfalls die Registrierung – über das Internet durchführen wollen, müssen Sie über eine funktionierende Internetverbindung verfügen. Aktivieren Sie die entsprechende Option, und klicken Sie auf *Weiter*. Die Verbindung zum Aktivierungsserver wird hergestellt, und der Austausch der Daten erfolgt automatisch.
- Bei einer Aktivierung per Telefon muss zunächst eine 50-stellige Zahl mündlich übermittelt werden. Sie erhalten dann eine ebenso lange Zahl, die Sie in den Aktivierungsdialog eingeben müssen.

Beenden Sie die Aktivierung durch einen Klick auf *Fertig stellen*. Nach erfolgreicher Aktivierung werden Sie unter Umständen aufgefordert, alle Anwendungen zu schließen und den Rechner neu zu starten.

B Tastenkombinationen

B.1 Grundlagen zu Microsoft Office

B.1.1 Anzeigen und Verwenden der Fenster

Tastenkombination	Zweck
Alt+Tab	Wechseln zum nächsten Fenster.
Alt+⇧+Tab	Wechseln zum vorherigen Fenster.
Strg+W oder Strg+F4	Schließen des aktiven Fensters.
Alt+F5	Wiederherstellen der Größe des aktiven Fensters, nachdem es maximiert wurde.
F6	Wechseln aus einem anderen Bereich im Programmfenster in einen Arbeitsbereich (im Uhrzeigersinn). Möglicherweise müssen Sie F6 mehr als einmal drücken.
⇧+F6	Wechseln aus einem anderen Bereich im Programmfenster in einen Arbeitsbereich (gegen den Uhrzeigersinn).
Strg+F6	Wechseln zum nächsten Fenster, wenn mehr als ein Fenster geöffnet ist.
Strg+⇧+F6	Wechseln zum vorherigen Fenster.
Strg+F10	Maximieren oder Wiederherstellen eines ausgewählten Fensters.
Druck	Kopieren einer Bildschirmabbildung in die Zwischenablage.
Alt+Druck	Kopieren des ausgewählten Fensters in die Zwischenablage.

B.1.2 Dialogfelder

Tastenkombination	Zweck
Alt+F6	Wechseln von einem geöffneten Dialogfeld zurück zum Dokument für Dialogfelder wie Suchen und Ersetzen, die dieses Verhalten unterstützen.
Tab	Wechseln zur nächsten Option oder Optionsgruppe.
⇧+Tab	Wechseln zur nächsten Option oder Optionsgruppe.

Tastenkombination	Zweck
[Strg]+[Tab]	Wechseln zur nächsten Registerkarte in einem Dialogfeld.
[Strg]+[⇧]+[Tab]	Wechseln zur vorherigen Registerkarte in einem Dialogfeld.
[←][→][↑][↓]	Wechseln zwischen Optionen in einer geöffneten Drop-down-Liste oder zwischen Optionen in einer Optionsgruppe.
[Leertaste]	Ausführen der Aktion, die der ausgewählten Schaltfläche zugewiesen ist, oder Aktivieren oder Deaktivieren des ausgewählten Kontrollkästchens.
[Alt]+unterstrichener Buchstabe einer Option	Auswählen einer Option. Aktivieren oder Deaktivieren eines Kontrollkästchens.
[Alt]+[↓]	Öffnen einer ausgewählten Dropdownliste.
Erster Buchstabe einer Option in einer Drop-down-Liste	Auswählen einer Option aus einer Dropdownliste.
[Esc]	Schließen einer ausgewählten Dropdownliste oder Abbrechen eines Befehls und Schließen eines Dialogfelds.
[↵]	Ausführen des ausgewählten Befehls.

B.1.3 Bearbeitungsfelder innerhalb von Dialogfeldern

Eingabefelder sind leere Felder, in die Sie Text eingeben oder einfügen, z.B. Ihren Benutzernamen oder den Pfad zu einem Ordner.

Tastenkombination	Zweck
[Pos1]	Bewegen zum Anfang des Eintrags.
[Ende]	Bewegen zum Ende des Eintrags.
[←]oder[→]	Bewegen um ein Zeichen nach links oder rechts.
[Strg]+[←]	Bewegen um ein Wort nach links.
[Strg]+[→]	Bewegen um ein Wort nach rechts.
[⇧]+[←]	Markieren oder Aufheben der Markierung eines Zeichens links von der Einfügemarke.
[⇧]+[→]	Markieren oder Aufheben der Markierung eines Zeichens rechts von der Einfügemarke.
[Strg]+[⇧]+[←]	Markieren oder Aufheben der Markierung eines Wortes links von der Einfügemarke.
[Strg]+[⇧]+[→]	Markieren oder Aufheben der Markierung eines Wortes rechts von der Einfügemarke.
[⇧]+[Pos1]	Markieren von der Einfügemarke bis zum Beginn des Eintrags.
[⇧]+[Ende]	Markieren von der Einfügemarke bis zum Ende des Eintrags.

B.1.4 Verwenden der Dialogfelder Öffnen und Speichern unter

Tastenkombination	Zweck
[Strg]+[F12] oder [Strg]+[O]	Anzeigen des Dialogfelds ÖFFNEN.
[F12]	Anzeigen des Dialogfelds SPEICHERN UNTER.
[Alt]+[1]	Wechseln zum vorherigen Ordner.
[Alt]+[2]	Schaltfläche EINE EBENE NACH OBEN: Öffnen des Ordners eine Ebene über dem geöffneten Ordner.
[Entf]	Schaltfläche LÖSCHEN: Löschen des ausgewählten Ordners oder der ausgewählten Datei.
[Alt]+[4]	Schaltfläche NEUEN ORDNER ERSTELLEN: Erstellen eines neuen Ordners.
[Alt]+[5]	Schaltfläche ANSICHTEN: Wechseln zwischen verfügbaren Ordneransichten.
[⇧]+[F10]	Anzeigen eines Kontextmenüs für ein ausgewähltes Element, z.B. einen Ordner oder eine Datei.
[⇆]	Bewegen zwischen Optionen oder Bereichen im Dialogfeld.
[F4] oder [Alt]+[I]	Öffnen Sie die Liste SUCHEN IN.
[F5]	Aktualisieren der Dateiliste.

B.1.5 Rückgängigmachen und Wiederholen von Aktionen

Tastenkombination	Zweck
[Esc]	Abbrechen der Aktion.
[Strg]+[Z]	Rückgängigmachen der Aktion.
[Strg]+[Y]	Wiederherstellen oder Wiederholen der Aktion.

B.1.6 Zugreifen auf und Verwenden von Arbeitsbereichen und Katalogen

Tastenkombination	Zweck
F6	Wechseln aus einem anderen Bereich im Programmfenster in einen Arbeitsbereich. (Möglicherweise müssen Sie F6 mehr als einmal drücken.)
Strg + ⭾	Wechseln zu einem Arbeitsbereich, wenn ein Menü aktiviert ist. (Möglicherweise müssen Sie STRG+TAB mehr als einmal drücken.)
⭾ oder ⇧ + ⭾	Wählen der nächsten oder vorhergehenden Option in einem aktiven Arbeitsbereich.
Strg + Leertaste	Anzeigen sämtlicher Befehle im Menü des Aufgabenbereichs.
Leertaste oder ↵	Ausführen der Aktion, die der ausgewählten Schaltfläche zugewiesen ist.
⇧ + F10	Öffnen eines Drop-down-Menüs für das ausgewählte Katalogelement.
Pos1 oder Ende	Auswählen des ersten oder letzten Elements in einem Katalog.
Bild ↑ oder Bild ↓	Durchgehen des ausgewählten Listenkatalogs nach oben bzw. nach unten.

B.1.7 Schließen eines Aufgabenbereichs

- Drücken Sie ggf. F6, um zum Aufgabenbereich zu wechseln.
- Drücken Sie Strg + Leertaste.

Wählen Sie mithilfe der Pfeiltasten SCHLIEẞEN aus, und drücken Sie dann die ↵.

B.1.8 Zugreifen auf und Verwenden von Smarttags

Tastenkombination	Zweck
⇧ + F10	Anzeigen des Kontextmenüs für das ausgewählte Element.
Alt + ⇧ + F10	Anzeigen des Menüs oder der Meldung für ein Smarttag oder für die Schalfläche AUTOKORREKTUR-OPTIONEN oder für die Schaltfläche EINFÜGEOPTIONEN. Wenn mehrere Smarttags vorhanden sind, wechseln Sie damit zum nächsten Smarttag und zeigen das dazugehörige Menü bzw. die betreffende Meldung an.
↓	Auswählen des nächsten Elements im Smarttag-Menü.
↑	Auswählen des vorherigen Elements im Smarttag-Menü.
↵	Durchführen der Aktion für das ausgewählte Element in einem Smarttag-Menü.
Esc	Schließen des Smarttag-Menüs oder der Meldung.

B.1.9 Tipps

Sie können sich benachrichtigen lassen, wenn ein Smarttag auftritt. Zum Hören von Audiohinweisen benötigen Sie eine Soundkarte, und Microsoft Office Sounds muss auf Ihrem Computer installiert sein.

Wenn Sie Zugang zum World Wide Web haben, können Sie Microsoft Office Sounds von der Microsoft Office Online-Website herunterladen.

B

Gehen Sie in Microsoft Office Word 2007 folgendermaßen vor, nachdem Sie die Audio-Dateien installiert haben:

STEPS

1. Drücken Sie [Alt] + [F], um das Menü unter der Microsoft Office-Schaltfläche zu öffnen, und drücken Sie dann [I], um PROGRAMMOPTIONEN zu öffnen.
2. Drücken Sie [E], um ERWEITERT auszuwählen, und drücken Sie dann [⇆], um zu ERWEITERTE OPTIONEN für die Arbeit mit dem Programm zu wechseln.
3. Drücken Sie [Alt] + [S] zweimal, um zum Kontrollkästchen FEEDBACK MIT SOUND zu wechseln, das sich unter ALLGEMEIN befindet, und drücken Sie dann die [Leertaste].
4. Drücken Sie wiederholt [⇆], um OK auszuwählen, und drücken Sie dann die [↵].

Wenn Sie dieses Kontrollkästchen aktivieren oder deaktivieren, wirkt sich die Einstellung auf alle Office-Programme aus, die Sounds unterstützen.

INFO

B.2 Navigieren in der Multifunktionsleiste

B.2.1 Zugriff auf beliebige Befehle mit nur wenigen Tastenanschlägen

Zugriffstasten bieten eine Möglichkeit, einen Befehl schnell durch Drücken einiger Tasten zu verwenden, unabhängig davon, wo Sie sich im Programm befinden. Jeder Befehl in Office Word 2007 ist mit einer Zugriffstaste aufrufbar. Sie können die meisten Befehle mit zwei bis fünf Tastenanschlägen aufrufen.

So verwenden Sie eine Zugriffstaste:

STEPS

1. Drücken Sie [Alt].

   Die Zugriffstasteninfos werden für jede Funktion angezeigt, die in der aktuellen Ansicht verfügbar ist.

2. Drücken Sie den Buchstaben, der in der Zugriffstasteninfo für die Funktion gezeigt wird, die Sie verwenden möchten.

3. Je nachdem, welchen Buchstaben Sie drücken, werden möglicherweise zusätzliche Zugriffstasteninfos angezeigt. Wenn z.B. die Registerkarte Start aktiv ist und Sie [Ü] drücken, wird die Registerkarte EINFÜGEN zusammen mit den Zugriffstasteninfos für die Gruppen auf der Registerkarte angezeigt.
4. Drücken Sie weiterhin Buchstaben, bis Sie den Buchstaben für den Befehl oder das Steuerelement drücken, den oder das Sie verwenden möchten. In einigen Fällen müssen Sie zunächst den Buchstaben der Gruppe drücken, die den Befehl enthält.

INFO

Drücken Sie [Alt], um den aktuellen Vorgang abzubrechen und die Zugriffstasteninfos auszublenden.

B.2.2 Ändern des Tastaturfokus ohne Verwenden der Maus

Eine weitere Möglichkeit zur Verwendung der Tastatur bei der Arbeit mit Programmen mit Multifunktionsleiste ist das Verschieben des Fokus zwischen den Registerkarten und Befehlen, bis Sie die Funktion finden, die Sie verwenden möchten. In der folgenden Tabelle sind einige Möglichkeiten aufgelistet, den Tastaturfokus zu wechseln, ohne die Maus zu verwenden.

Tastenkombination	Zweck
[Alt]+[F10]	Auswählen der aktiven Registerkarte aus der Multifunktionsleiste und Aktivieren der Zugriffstasten. Drücken Sie eine der beiden Tasten erneut, um zum Dokument zurück zu wechseln und die Verwendung der Zugriffstasten abzubrechen.
[F10] zum Auswählen der aktiven Registerkarte und dann [←] oder [→]	Wechseln zu einer anderen Registerkarte der Multifunktionsleiste
[Strg]+[F1]	Ausblenden oder Anzeigen der Multifunktionsleiste.
[F6]	Wechseln Sie den Fokus, um jeden der folgenden Bereiche des Fensters auszuwählen: – Aktive Registerkarte der Multifunktionsleiste – Beliebige offene Aufgabenbereiche – Symbolleiste am unteren Rand des Fensters – Ihr Dokument
[⇆] oder [⇧]+[⇆]	Verschieben des Fokus vorwärts bzw. rückwärts zu jedem Befehl in der Multifunktionsleiste.
[↓] [↑] [←] [→]	Wechseln nach unten, oben, links bzw. rechts zwischen den Elementen der Multifunktionsleiste.
[Leertaste] oder [↵]	Aktivieren des ausgewählten Befehls oder Steuerelements in der Multifunktionsleiste.

Tastenkombination	Zweck
Leertaste oder ↵	Öffnen des ausgewählten Menüs oder Katalogs in der Multifunktionsleiste.
↵	Aktivieren eines Befehls oder Steuerelements in der Multifunktionsleiste zum Ändern eines Werts.
↵	Beenden der Änderung eines Werts in einem Steuerelement in der Multifunktionsleiste und Verschieben des Fokus zurück zum Dokument.
F1	Anzeigen der Hilfe für den ausgewählten Befehl oder das ausgewählte Steuerelement in der Multifunktionsleiste. (Wenn dem ausgewählten Befehl kein Hilfethema zugewiesen ist, wird stattdessen ein allgemeines Hilfethema über das Programm angezeigt.)

B.3 Kurzübersicht für Microsoft Office Word

B.3.1 Allgemeine Aufgaben in Microsoft Office Word

Tastenkombination	Zweck
Strg+⇧+Leertaste	Erstellen eines geschützten Leerzeichens.
Strg+-	Erstellen eines geschützten Bindestrichs.
Strg+⇧+F	Fettdruck von Buchstaben.
Strg+⇧+K	Kursivdruck von Buchstaben.
Strg+⇧+U	Unterstreichen von Buchstaben.
Strg+⇧+<	Verringern des Schriftgrads um einen Wert.
Strg+⇧+>	Erhöhen des Schriftgrads um einen Wert.
Strg+8	Verringern des Schriftgrads um 1 Punkt.
Strg+9	Erhöhen des Schriftgrads um 1 Punkt.
Strg+Leertaste	Entfernen der Absatz- oder Zeichenformatierung.
Strg+C	Kopieren des ausgewählten Texts oder Objekts.
Strg+X	Ausschneiden des ausgewählten Texts oder Objekts.
Strg+V	Einfügen von Text oder einem Objekt.
Strg+Alt+V	Einfügen von Inhalten.
Strg+⇧+V	Einfügen nur der Formatierung.
Strg+Z	Rückgängigmachen der letzten Aktion.
Strg+Y	Wiederholen der letzten Aktion.
Strg+⇧+G	Öffnen des Dialogfelds Wörter zählen.

B.3.2 Arbeiten mit Dokumenten und Webseiten

Erstellen, Öffnen und Speichern von Dokumenten

Tastenkombination	Zweck
Strg+N	Erstellen eines neues Dokuments vom gleichen Typ wie das aktuelle oder zuletzt bearbeitete Dokument.
Strg+O	Öffnen eines Dokuments.
Strg+W	Schließen eines Dokuments.
Alt+Strg+S	Teilen des Dokumentfensters.
Alt+⇧+C	Aufheben der Teilung des Dokumentfensters.
Strg+S	Speichern eines Dokuments.

Suchen, Ersetzen und Durchsuchen von Text

Tastenkombination	Zweck
Strg+F	Suchen nach Text, Formatierung und Sonderzeichen.
Alt+Strg+Y	Wiederholen des Suchvorgangs (nach dem Schließen des Fensters Suchen und Ersetzen).
Strg+H	Ersetzen von Text, Formatierung und Sonderzeichen.
Strg+G	Wechseln zu einer Seite, Textmarke, Fußnote, Tabelle, einem Kommentar, einer Grafik oder einer anderen Stelle im Dokument.
Alt+Strg+Z	Wechseln zwischen den letzten vier bearbeiteten Stellen.
Alt+Strg+Pos1	Öffnen einer Liste von Navigationsoptionen. Drücken Sie die Pfeiltasten, um eine Option auszuwählen, und drücken Sie dann zum Bewegen durch ein Dokument mithilfe der ausgewählten Option die ↵.
Strg+Bild↑	Wechseln zur vorherigen Bearbeitungsposition.
Strg+Bild↓	Wechseln zur nächsten Bearbeitungsposition.

Wechseln zu einer anderen Ansicht

Tastenkombination	Zweck
Alt+Strg+L	Wechseln zur Drucklayoutansicht.
Alt+Strg+G	Wechseln zur Gliederungsansicht.
Alt+Strg+N	Wechseln zur Entwurfsansicht.

Gliederungsansicht

Tastenkombination	Zweck
Alt+⇧+←	Höher stufen des Absatzes.
Alt+⇧+→	Niedriger stufen des Absatzes.
Strg+⇧+N	Niedriger stufen zum Textkörper.
Alt+⇧+↑	Bewegen der ausgewählten Absätze nach oben.
Alt+⇧+↓	Bewegen der ausgewählten Absätze nach unten.
Alt+⇧++	Einblenden von Text unter der Überschrift.
Alt+⇧+-	Ausblenden von Text unter der Überschrift.
Alt+⇧+A	Ein- bzw. Ausblenden des gesamten Texts oder aller Überschriften.
/ auf der Zehnertastatur	Ausblenden oder Anzeigen der Zeichenformatierung.
Alt+⇧+L	Anzeigen der ersten Zeile des Textkörpers oder des gesamten Textkörpers.
Alt+⇧+1	Anzeigen aller Überschriften mit der Formatvorlage Überschrift 1.
Alt+⇧+N	Anzeigen aller Überschriften bis zu Überschrift n.
Strg+↹	Einfügen eines Tabstoppzeichens.

Drucken und Vorschau von Dokumenten

Tastenkombination	Zweck
Strg+P	Drucken eines Dokuments.
Alt+Strg+I	Ein- oder Ausschalten der Seitenansicht.
↓ ↑ ← →	Verschieben der Einfügemarke in der vergrößerten Seitenansicht.
Bild↑ oder Bild↓	Wechseln zur vorherigen oder nächsten Seite bei verkleinerter Seitenansicht.
Strg+Pos1	Wechseln zur ersten Seite bei verkleinerter Seitenansicht.
Strg+Ende	Wechseln zur letzten Seite bei verkleinerter Seitenansicht.

Überarbeiten von Dokumenten

Tastenkombination	Zweck
Alt+Strg+K	Einfügen eines Kommentars.
Strg+⇧+E	Aktivieren oder Deaktivieren des Überarbeitungsmodus.
Alt+⇧+C	Schließen des Überarbeitungsfensters, wenn dies geöffnet ist.

Vollbild-Lesemodus

Hinweis: Einige Sprachausgabeprogramme sind möglicherweise nicht mit dem Vollbild-Lesemodus kompatibel.

Tastenkombination	Zweck
[Pos1]	Wechseln zum Anfang des Dokuments.
[Ende]	Wechseln zum Ende des Dokuments.
[N], [↵]	Wechseln zu Seite n.
[Esc]	Beenden der Lesemoduslayout-Ansicht.

Verweise, Fußnoten und Endnoten

Tastenkombination	Zweck
[Alt]+[⇧]+[O]	Markieren eines Eintrags im Inhaltsverzeichnis.
[Alt]+[⇧]+[I]	Markieren eines Eintrags im Rechtsgrundlagenverzeichnis (Zitat).
[Alt]+[⇧]+[X]	Markieren eines Indexeintrags.
[Alt]+[Strg]+[F]	Einfügen einer Fußnote.
[Alt]+[Strg]+[D]	Einfügen einer Endnote.

Arbeiten mit Webseiten

Tastenkombination	Zweck
[Strg]+[K]	Einfügen eines Hyperlinks.
[Alt]+[←]	Eine Seite zurück.
[Alt]+[→]	Eine Seite vorwärts.
[F9]	Aktualisieren.

B.3.3 Bearbeiten und Verschieben von Text und Grafiken

Löschen von Text und Grafiken

Tastenkombination	Zweck
[←]	Löschen des Zeichens links neben der Einfügemarke.
[Strg]+[←]	Löschen des Wortes links neben der Einfügemarke.
[Entf]	Löschen des Zeichens rechts neben der Einfügemarke.
[Strg]+[Entf]	Löschen des Wortes rechts neben der Einfügemarke.

Tastenkombination	Zweck
[Strg]+[X]	Verschieben des markierten Texts in die Office-Zwischenablage.
[Strg]+[Z]	Rückgängigmachen der letzten Aktion.
[Strg]+[F3]	Ausschneiden in die Sammlung.

Kopieren und Verschieben von Text und Grafiken

Tastenkombination	Zweck
Drücken Sie [Alt]+[9], um zur Registerkarte Start zu wechseln, und drücken Sie dann [F],[0].	Öffnen der Office-Zwischenablage.
[Strg]+[C]	Kopieren des ausgewählten Texts oder der ausgewählten Grafik in die Office-Zwischenablage.
[Strg]+[X]	Ausschneiden des ausgewählten Texts oder der ausgewählten Grafik und Einfügen in die Office-Zwischenablage.
[Strg]+[V]	Einfügen des letzten Eintrags der Office-Zwischenablage.
[F2] (danach Verschieben des Cursors und Drücken der [↵])	Einmaliges Verschieben von Text oder Grafiken.
[⇧]+[F2] (danach Verschieben des Cursors und Drücken der [↵])	Einmaliges Kopieren von Text oder Grafiken.
[Alt]+[F3]	Öffnen des Dialogfelds Neuen Baustein erstellen, wenn Text oder ein Objekt ausgewählt ist.
[⇧]+[F10]	Wenn der Baustein, z. B. eine SmartArt-Grafik, ausgewählt ist, das damit verknüpfte Kontextmenü anzeigen.
[Strg]+[F3]	Ausschneiden in die Sammlung.
[Strg]+[⇧]+[F3]	Einfügen des Inhalts der Sammlung.
[Alt]+[⇧]+[R]	Kopieren der Kopf- oder Fußzeile aus dem vorherigen Abschnitt des Dokuments.

Einfügen von Sonderzeichen

Tastenkombination	Zweck
[Strg]+[F9]	Feld
[⇧]+[↵]	Zeilenumbruch
[Strg]+[↵]	Seitenumbruch
[Strg]+[⇧]+[↵]	Spaltenumbruch
[Alt]+[Strg]+[-] (minus)	Geviertstrich

Tastenkombination	Zweck
Strg+- (minus)	Gedankenstrich
Strg+- (Bindestrich)	Bedingter Bindestrich
Strg+⇧+- (Bindestrich)	Geschützter Trennstrich
Strg+⇧+Leertaste	Geschütztes Leerzeichen
Alt+Strg+C	Copyright-Symbol
Alt+Strg+R	Symbol für eingetragene Marke
Alt+Strg+T	Markensymbol
Alt+Strg+.	Auslassungspunkte
Alt+Strg+','	Ein einzelnes öffnendes Anführungszeichen
Alt+Strg+','	Ein einzelnes schließendes Anführungszeichen
Strg+', ⇧+'	Doppelte öffnende Anführungszeichen
Strg+', ⇧+'	Doppelte schließende Anführungszeichen

Einfügen von Zeichen mithilfe von Zeichencodes

Tastenkombination	Zweck
Zeichencode, Alt+X z.B. Eingabe des Euro-Währungssymbols: 2,0,A,C,Alt+X	Einfügen des Unicode-Zeichens für den angegebenen Unicode-Zeichencode (hexadezimal).
Alt+X	Herausfinden des Unicode-Zeichencodes für das ausgewählte Zeichen.
Alt+Zeichencode (auf der Zehnertastatur) z.B. Eingabe des Euro-Währungssymbols: Alt+0,1,2,8	Einfügens des ANSI-Zeichens für den angegebenen ANSI-Zeichencode (dezimal).

Markieren von Text und Grafiken

Wählen Sie den Text aus, indem Sie ⇧ gedrückt halten und die Pfeiltasten verwenden, um den Cursor zu bewegen.

Erweitern der Markierung

Tastenkombination	Zweck
F8	Aktivieren des Erweiterungsmodus.
F8 und dann ← oder →	Markieren des nächsten Zeichens.
F8 (1 Mal: Markierung Wort, 2 Mal: Markierung Satz)	Vergrößern der Auswahl.

Tastenkombination	Zweck
⇧+F8	Verkleinern der Auswahl.
Esc	Deaktivieren des Erweiterungsmodus.
⇧+→	Erweitern einer Auswahl um ein Zeichen nach rechts.
⇧+←	Erweitern einer Auswahl um ein Zeichen nach links.
Strg+⇧+→	Erweitern einer Auswahl bis zum Ende eines Worts.
Strg+⇧+←	Erweitern einer Auswahl bis zum Anfang eines Worts.
⇧+Ende	Erweitern einer Auswahl bis zum Ende einer Zeile.
⇧+Pos1	Erweitern einer Auswahl bis zum Anfang einer Zeile.
⇧+↓	Erweitern einer Auswahl um eine Zeile nach unten.
⇧+↑	Erweitern einer Auswahl um eine Zeile nach oben.
Strg+⇧+↓	Erweitern einer Auswahl bis zum Ende eines Absatzes.
Strg+⇧+↑	Erweitern einer Auswahl bis zum Anfang eines Absatzes.
Strg+⇧+Bild↓	Erweitern einer Auswahl um eine Bildschirmseite nach unten.
Strg+⇧+Bild↑	Erweitern einer Auswahl um eine Bildschirmseite nach oben.
Strg+⇧+Pos1	Erweitern einer Auswahl bis zum Anfang eines Dokuments.
Strg+⇧+Ende	Erweitern einer Auswahl bis zum Ende eines Dokuments.
Alt+Strg+⇧+Bild↓	Erweitern einer Auswahl bis zum Ende eines Fensters.
Strg+A	Erweitern einer Auswahl auf das gesamte Dokument.
Strg+⇧+F8 danach Pfeiltasten verwenden; Esc drücken um den Markierungsmodus aufzuheben.	Auswählen eines vertikalen Textblocks.
F8+ Pfeiltasten verwenden; Esc drücken um den Markierungsmodus aufzuheben.	Erweitern einer Auswahl bis zu einem bestimmten Punkt in einem Dokument.

Markieren von Text und Grafiken in einer Tabelle

Tastenkombination	Zweck
⇆	Markieren des Inhalts der nächsten Zelle.
⇧+⇆	Markieren des Inhalts der vorherigen Zelle.
⇧ gedrückt halten und dann wiederholt auf eine der Pfeiltasten drücken	Erweitern der Markierung auf angrenzende Zellen.

Tastenkombination	Zweck
⇧+Alt+Bild↓	Markieren einer Spalte von oben nach unten (Cursor muss in der ersten Zeile sein).
⇧+Alt+Bild↑	Markieren einer Spalte von unten nach oben (Cursor muss in der letzten Zeile sein).
Strg+⇧+F8 danach Pfeiltasten; Esc hebt den Markierungsmodus auf.	Erweitern der Markierung (oder des Blocks).
Alt+5 (auf der Zehnertastatur mit deaktivierter Num-Taste)	Markieren der gesamten Tabelle.

Bewegen des Cursors durch das Dokument

Bewegungsrichtung Tastenkombination:

Tastenkombination	Zweck
←	Ein Zeichen nach links
→	Ein Zeichen nach rechts
Strg+←	Ein Wort nach links
Strg+→	Ein Wort nach rechts
Strg+↑	Ein Absatz nach oben
Strg+↓	Ein Absatz nach unten
⇧+⇆	Eine Zelle nach links (in einer Tabelle)
⇆	Eine Zelle nach rechts (in einer Tabelle)
↑	Eine Zeile nach oben
↓	Eine Zeile nach unten
Ende	An das Zeilenende
Pos1	An den Zeilenanfang
Alt+Strg+Bild↑	An den oberen Rand des Fensters
Alt+Strg+Bild↓	An den unteren Rand des Fensters
Bild↑	Eine Bildschirmseite aufwärts (Bildlauf)
Bild↓	Eine Bildschirmseite abwärts (Bildlauf)
Strg+Bild↓	An den Anfang der nächsten Seite
Strg+Bild↑	An den Anfang der vorherigen Seite
Strg+Ende	An das Ende des Dokuments
Strg+Pos1	An den Anfang des Dokuments

Tastenkombination	Zweck
[⇧]+[F5]	Zur letzten Bearbeitungsstelle
[⇧]+[F5]	Nach dem Öffnen eines Dokuments zu der Stelle im Dokument, an der Sie vor dem letzten Schließen gearbeitet haben

Wechseln zwischen verschiedenen Tabellenteilen

Bewegungsrichtung Tastenkombination:

Tastenkombination	Zweck
[⇆]	Zur nächsten Zelle in einer Zeile
[⇧]+[⇆]	Zur vorherigen Zelle in einer Zeile
[Alt]+[Pos1]	Zur ersten Zelle in einer Zeile
[Alt]+[Ende]	Zur letzten Zelle in einer Zeile
[Alt]+[Bild↑]	Zur ersten Zelle in einer Spalte
[Alt]+[Bild↓]	Zur letzten Zelle in einer Spalte
[↑]	Zur vorherigen Zeile
[↓]	Zur nächsten Zeile
[Alt]+[⇧]+[↑]	Eine Zeile nach oben
[Alt]+[⇧]+[↓]	Eine Zeile nach unten

Einfügen von Absätzen und Tapstoppzeichen in eine Tabelle

Symbol Tastenkombination:

Tastenkombination	Zweck
[↵]	Neue Absätze in eine Zelle
[Strg]+[⇆]	Tabstoppzeichen in eine Zelle

B.3.4 Formatieren von Zeichen und Absätzen

Kopieren der Formatierung

Tastenkombination	Zweck
[Strg]+[⇧]+[C]	Formatierung von Text kopieren.
[Strg]+[⇧]+[V]	Kopierte Formatierung zu Text zuweisen.

Ändern von Schriftart oder Schriftgrad

INFO

Die folgenden Tastenkombinationen funktionieren nicht im Vollbild-Lesemodus.

Tastenkombination	Zweck
Strg+⇧+A	Öffnen des Dialogfelds Schriftart, um die Schriftart zu ändern.
Strg+⇧+>	Vergrößern des Schriftgrads.
Strg+⇧+<	Verkleinern des Schriftgrads.
Strg+9	Vergrößern des Schriftgrads um 1 Punkt.
Strg+8	Verkleinern des Schriftgrads um 1 Punkt.

Zuweisen von Zeichenformaten

Tastenkombination	Zweck
Strg+D	Öffnen des Dialogfelds Schriftart, um die Zeichenformatierung zu ändern.
⇧+F3	Ändern der Groß-/Kleinschreibung der Buchstaben.
Strg+⇧+G	Formatieren aller Buchstaben als Großbuchstaben.
Strg+⇧+F	Zuweisen der Formatierung Fett.
Strg+⇧+U	Unterstreichen von Text.
Strg+⇧+W	Unterstreichen nur von Wörtern (keine Leerzeichen).
Strg+⇧+D	Doppeltes Unterstreichen von Text.
Strg+⇧+H	Zuweisen der Formatierung Ausgeblendet.
Strg+⇧+K	Zuweisen der Formatierung Kursiv.
Strg+⇧+Q	Formatieren von Buchstaben als Kapitälchen.
Strg+#	Zuweisen der Formatierung Tiefgestellt (automatischer Abstand).
Strg+⇧++	Zuweisen der Formatierung Hochgestellt (automatischer Abstand).
Strg+Leertaste	Entfernen manueller Zeichenformatierungen.
Strg+⇧+B	Ändern der Markierung in Symbolschriftart.

Anzeigen und Kopieren von Textformaten

Tastenkombination	Zweck
Strg+⇧+*	Anzeigen nicht druckbarer Zeichen.
⇧+F1	Überarbeiten der Textformatierung. (Nach der Eingabe der Tastenkombination auf den Text klicken, dessen Formatierung Sie überprüfen möchten.)

Tastenkombination	Zweck
Strg + ⇧ + C	Kopieren von Formaten.
Strg + ⇧ + V	Einfügen von Formaten.

Festlegen des Zeilenabstands

Tastenkombination	Zweck
Strg + 1	Einfacher Zeilenabstand.
Strg + 2	Doppelter Zeilenabstand.
Strg + 5	1,5-facher Zeilenabstand.
Strg + 0 (Null)	Hinzufügen oder Entfernen eines Zeilenabstands vor einem Absatz.

Ausrichten von Absätzen

Tastenkombination	Zweck
Strg + E	Umschalten eines Absatzes zwischen zentriert und linksbündig.
Strg + B	Umschalten eines Absatzes zwischen Blocksatz und linksbündig.
Strg + R	Umschalten eines Absatzes zwischen rechtsbündig und linksbündig.
Strg + L	Linksbündiges Ausrichten eines Absatzes.
Strg + M	Einziehen eines Absatzes von links.
Strg + ⇧ + M	Entfernen eines linken Absatzeinzugs.
Strg + T	Erstellen eines hängenden Einzugs.
Strg + ⇧ + T	Verkleinern eines hängenden Einzugs.
Strg + Q	Entfernen der Absatzformatierung.

Zuweisen von Absatzformatvorlagen

Tastenkombination	Zweck
Strg + ⇧ + S	Öffnen des Aufgabenbereichs FORMATVORLAGE ÜBERNEHMEN.
Alt + Strg + ⇧ + S	Öffnen des Aufgabenbereichs FORMATVORLAGEN.
Strg + J	Starten von AUTOFORMAT.
Strg + ⇧ + N	Zuweisen der Formatvorlage Standard.
Alt + 1	Zuweisen der Formatvorlage Überschrift 1.
Alt + 2	Zuweisen der Formatvorlage Überschrift 2.
Alt + 3	Zuweisen der Formatvorlage Überschrift 3.

B

STEPS

Schließen des Aufgabenbereichs »Formatvorlagen«

1. Wenn der Aufgabenbereich FORMATVORLAGEN nicht ausgewählt ist, drücken Sie F6, um ihn auszuwählen.
2. Drücken Sie Strg + Leertaste.
3. Wählen Sie mithilfe der Pfeiltasten SCHLIEẞEN aus, und drücken Sie dann die ↵.

B.3.5 Einfügen und Bearbeiten von Objekten

STEPS

Einfügen eines Objekts

1. Drücken Sie Alt, Ü, J und dann O, um das Dialogfeld OBJEKT zu öffnen.
2. Führen Sie eine der folgenden Aktionen aus.
3. Drücken Sie ↓, um einen Objekttyp auszuwählen, und drücken Sie dann ↵, um ein Objekt zu erstellen.
4. Drücken Sie Strg + ⇆, um zur Registerkarte AUS DATEI ERSTELLEN zu wechseln, und geben Sie dann den Dateinamen des Objekts ein, das Sie einfügen möchten, oder suchen Sie die Datei.

STEPS

Bearbeiten eines Objekts

1. Positionieren Sie den Cursor links vom Objekt im Dokument, und wählen Sie das Objekt aus, indem Sie ⇧ + → drücken.
2. Drücken Sie ⇧ + F10.
3. Drücken Sie ⇆, um zum Objekt zu gelangen, drücken Sie die ↵ und danach noch einmal ↵.

STEPS

Einfügen von SmartArt-Grafiken

1. Drücken Sie Alt, Ü und dann M, um SmartArt auszuwählen.
2. Wählen Sie den gewünschten Grafiktyp mithilfe der Pfeiltasten aus.
3. Drücken Sie ⇆, und drücken Sie dann die Pfeiltasten, um die Grafik auszuwählen, die Sie einfügen möchten.
4. Drücken Sie die ↵.

STEPS

Einfügen von WordArt

1. Drücken Sie Alt, Ü und dann W, um WordArt auszuwählen.
2. Wählen Sie das gewünschte WordArt-Format mit den Pfeiltasten aus, und drücken Sie dann die ↵.
3. Geben Sie den gewünschten Text ein.
4. Drücken Sie ⇆, und drücken Sie dann die ↵.

B.3.6 Seriendruck und -felder

Durchführen eines Seriendrucks

Hinweis: Sie müssen sich auf der Registerkarte SENDUNGEN befinden, um diese Tastenkombinationen zu nutzen.

Tastenkombination	Zweck
Alt+⇧+K	Seriendruck-Vorschau.
Alt+⇧+N	Zusammenführen eines Dokuments
Alt+⇧+M	Drucken der zusammengeführten Dokumente
Alt+⇧+E	Bearbeiten eines Dokuments mit Seriendruckdaten
Alt+⇧+F	Einfügen eines Seriendruckfelds

Arbeiten mit Feldern

Tastenkombination	Zweck
Alt+⇧+D	Einfügen eines DATE-Felds.
Alt+Strg+L	Einfügen eines LISTNUM-Felds.
Alt+⇧+P	Einfügen eines PAGE-Felds.
Alt+⇧+T	Einfügen eines TIME-Felds.
Strg+F9	Einfügen eines leeren Felds.
Strg+⇧+F7	Aktualisieren verknüpfter Daten in einem Microsoft Office Word-Quelldokument.
F9	Aktualisieren markierter Felder.
Strg+⇧+F9	Aufheben einer Feldverknüpfung.
⇧+F9	Wechseln zwischen einer ausgewählten Feldfunktion und dem Ergebnis.
Alt+F9	Wechseln zwischen allen Feldfunktionen und den Ergebnissen.
Alt+⇧+F9	Ausführen von GOTOBUTTON oder MACROBUTTON vom Feld mit den Feldergebnissen aus.
F11	Wechseln zum nächsten Feld.
⇧+F11	Wechseln zum vorherigen Feld.
Strg+F11	Sperren eines Felds.
Strg+⇧+F11	Freigeben eines Felds.

B.3.7 Eingabegebietsschema-Leiste

Handschrifterkennung

Tastenkombination	Zweck
Alt + ⇧	Wechseln zwischen Sprachen und Tastaturlayouts
Windows + C	Anzeigen einer Liste von Korrekturalternativen
Windows + H	Aktivieren bzw. Deaktivieren handschriftlicher Eingaben
Alt	Aktivieren/Deaktivieren des Eingabemethoden-Editors (IME) für Japanisch auf einer Tastatur mit 101 Tasten
AltGr	Aktivieren/Deaktivieren von IME für Koreanisch
Strg + Leertaste	Aktivieren/Deaktivieren von IME für Chinesisch

TIPP

Die Tastenkombinationen zum Wechseln zwischen Sprachen oder Tastaturlayouts wählen Sie im Dialogfeld ERWEITERTE TASTATUREINSTELLUNGEN *aus. Klicken Sie zum Öffnen des Dialogfelds* ERWEITERTE TASTATUREINSTELLUNGEN *mit der rechten Maustaste auf die Leiste* SPRACHE, *und klicken Sie anschließend auf* EINSTELLUNGEN. *Klicken Sie unter Einstellungen auf* TASTATUREINSTELLUNGEN.

Die Taste mit dem Windows-Logo befindet sich auf den meisten Tastaturen in der unteren Tastenreihe.

B.4 Übersicht über Funktionstasten

Funktionstasten

Tastenkombination	Zweck
F1	Hilfe oder Besuchen von Microsoft Office Online
F2	Verschieben von Text oder Grafiken
F4	Wiederholen des vorhergehenden Vorgangs
F5	Auswählen des Befehls GEHE ZU (Registerkarte START)
F6	Wechseln zum nächsten Fensterausschnitt oder Frame
F7	Auswählen des Befehls RECHTSCHREIBUNG (Registerkarte ÜBERPRÜFEN)
F8	Erweitern der Markierung
F9	Aktualisieren der ausgewählten Felder
F10	Anzeigen von Zugriffstasteninfos

Tastenkombination	Zweck
[F11]	Wechseln zum nächsten Feld
[F12]	Auswählen des Befehls SPEICHERN UNTER

UMSCHALT+Funktionstaste

Tastenkombination	Zweck
[⇧]+[F1]	Aufrufen der kontextbezogenen Hilfe oder Anzeigen der Formatierung
[⇧]+[F2]	Kopieren von Text
[⇧]+[F3]	Ändern der Groß-/Kleinschreibung der Buchstaben
[⇧]+[F4]	Wiederholen von SUCHEN oder GEHE ZU
[⇧]+[F5]	Verschieben zur letzten Änderung
[⇧]+[F6]	Wechseln zum nächsten Ausschnitt oder Positionsrahmen (nach Drücken von [F6])
[⇧]+[F7]	Auswählen des Befehls THESAURUS (Registerkarte ÜBERPRÜFEN, Gruppe DOKUMENTPRÜFUNG)
[⇧]+[F8]	Verkleinern der Markierung
[⇧]+[F9]	Wechseln zwischen der Feldfunktion und dem Ergebnis
[⇧]+[F10]	Anzeigen des Kontextmenüs
[⇧]+[F11]	Zum vorherigen Feld
[⇧]+[F12]	Auswählen des Befehls SPEICHERN

STRG+Funktionstaste

Tastenkombination	Zweck
[Strg]+[F2]	Auswählen des Befehls Seitenansicht (Microsoft Office-Schaltfläche)
[Strg]+[F3]	Ausschneiden in die Sammlung
[Strg]+[F4]	Schließen des Fensters
[Strg]+[F6]	Wechseln zum nächsten Fenster
[Strg]+[F9]	Einfügen eines leeren Felds
[Strg]+[F10]	Maximieren des Dokumentfensters
[Strg]+[F11]	Sperren eines Felds
[Strg]+[F12]	Auswählen des Befehls ÖFFNEN

STRG+UMSCHALT+Funktionstaste

Tastenkombination	Zweck
Strg+⇧+F3	Einfügen des Inhalts der Sammlung
Strg+⇧+F5	Bearbeiten einer Textmarke
Strg+⇧+F6	Wechseln zum vorherigen Fenster
Strg+⇧+F7	Aktualisieren verknüpfter Informationen in einem Office Word 2007-Quelldokument
Strg+⇧+F8 anschließend eine Pfeiltaste	Erweitern einer Auswahl oder eines Blocks
Strg+⇧+F9	Aufheben einer Feldverknüpfung
Strg+⇧+F11	Freigeben eines Felds
Strg+⇧+F12	Auswählen des Befehls DRUCKEN

ALT+Funktionstaste

Tastenkombination	Zweck
Alt+F1	Wechseln zum nächsten Feld
Alt+F3	Erstellen eines neuen Bausteins
Alt+F4	Beenden von Office Word 2007
Alt+F5	Wiederherstellen der Größe des Programmfensters
Alt+F6	Wechseln von einem geöffneten Dialogfeld zurück zum Dokument für Dialogfelder, wie Suchen und Ersetzen, die dieses Verhalten unterstützen
Alt+F7	Suchen des nächsten Rechtschreib- oder Grammatikfehlers
Alt+F8	Ausführen eines Makros
Alt+F9	Wechseln zwischen allen Feldfunktionen und den Ergebnissen
Alt+F10	Maximieren des Programmfensters
Alt+F11	Anzeigen des Microsoft Visual Basic-Codes

ALT+UMSCHALT+Funktionstaste

Tastenkombination	Zweck
[Alt]+[⇧]+[F1]	Zum vorherigen Feld
[Alt]+[⇧]+[F2]	Auswählen des Befehls Speichern (Microsoft Office-Schaltfläche)
[Alt]+[⇧]+[F7]	Anzeigen des Aufgabenbereichs Recherchieren
[Alt]+[⇧]+[F9]	Ausführen von GOTOBUTTON oder MACROBUTTON vom Feld mit den Feldergebnissen aus
[Alt]+[⇧]+[F10]	Anzeigen eines Menüs oder einer Meldung für Smarttag

STRG+ALT+Funktionstaste

Tastenkombination	Zweck
[Strg]+[Alt]+[F1]	Anzeigen von Microsoft-Systeminfo
[Strg]+[Alt]+[F2]	Auswählen des Befehls Öffnen

C Word für Aufsteiger

Word 2007 besitzt im Vergleich zu seinen Vorgängerversionen eine radikal neue Oberfläche. Die bisherige Menüstruktur wurde komplett ersetzt, kein Stein ist auf dem alten geblieben.

Auf den folgenden Seiten haben wir daher für Sie zusammengestellt, an welcher Stelle sich in Word 2007 die Funktionen aus Word 2003 »verstecken«.

C.1 Das Menü »Datei« in Word 2003

Position in Word 2003	Position in Word 2007
Neu	Office-Schaltfläche | Neu
Öffnen...	Office-Schaltfläche | Öffnen
Schluss	Office-Schaltfläche | Schließen
Speichern	Symbolleiste für den Schnellzugriff | Speichern
Speichern	Office-Schaltfläche | Speichern
Speichern unter	Office-Schaltfläche | Speichern unter
Als Webseite speichern	Office-Schaltfläche | Word-Optionen | Anpassen | Alle Befehle | Als Webseite speichern
Als Webseite speichern	Office-Schaltfläche | Speichern unter | Dateityp | Webseite
Dateisuche	Verwenden Sie die Suchfunktion in Microsoft Windows, um nach Dateien zu suchen.
Berechtigung (Unbeschränkter Zugriff)	Office-Schaltfläche | Vorbereiten | Berechtigung einschränken | Unbeschränkter Zugriff
Berechtigung (Unbeschränkter Zugriff)	Entwicklertools | Schützen | Dokument schützen | Unbeschränkter Zugriff
Berechtigung (Unbeschränkter Zugriff)	Überprüfen | Schützen | Dokument schützen | Unbeschränkter Zugriff
Berechtigung (Nicht weiterleiten)	Office-Schaltfläche | Vorbereiten | Berechtigung einschränken | Eingeschränkter Zugriff
Berechtigung (Nicht weiterleiten)	Entwicklertools | Schützen | Dokument schützen | Eingeschränkter Zugriff

Position in Word 2003	Position in Word 2007
Berechtigung (Nicht weiterleiten)	Überprüfen | Schützen | Dokument schützen | Eingeschränkter Zugriff
Berechtigung (Nicht allen antworten)	Office-Schaltfläche | Vorbereiten | Berechtigung einschränken
Berechtigung (Nicht allen antworten)	Entwicklertools | Schützen | Dokument schützen
Berechtigung (Nicht allen antworten)	Überprüfen | Schützen | Dokument schützen
Berechtigung (Berechtigung einschränken als)	Office-Schaltfläche | Vorbereiten | Berechtigung einschränken | Anmeldeinformationen verwalten
Berechtigung (Berechtigung einschränken als)	Entwicklertools | Schützen | Dokument schützen | Anmeldeinformationen verwalten
Berechtigung (Berechtigung einschränken als)	Überprüfen | Schützen | Dokument schützen | Anmeldeinformationen verwalten
Berechtigung	Office-Schaltfläche | Vorbereiten | Berechtigung anzeigen
Auschecken	Office-Schaltfläche | Server | Auschecken
Einchecken	Office-Schaltfläche | Server | Einchecken
Versionsverlauf (Auf meinem Computer)	Wurde aus dem Produkt entfernt.
Versionsverlauf (In Dokumentbibliothek)	Office-Schaltfläche | Server | Versionsverlauf anzeigen
Webseitenvorschau	Office-Schaltfläche | Word-Optionen | Anpassen | Alle Befehle | Webseitenvorschau
Seite einrichten	Seitenansicht | Seite einrichten | Seite einrichten
Seite einrichten	Seitenlayout | Seite einrichten | Seite einrichten
Seitenansicht	Office-Schaltfläche | Drucken | Seitenansicht
Drucken	Office-Schaltfläche | Drucken
Drucken	Seitenansicht | Drucken | Drucken
Senden an (Bearbeitung zurücksenden)	Office-Schaltfläche | Word-Optionen | Anpassen | Alle Befehle | Bearbeitung zurücksenden
Senden an (E-Mail-Empfänger (zur Überarbeitung))	Office-Schaltfläche | Word-Optionen | Anpassen | Alle Befehle | Zum Bearbeiten versenden
Senden an (E-Mail-Empfänger (als Anlage))	Office-Schaltfläche | Word-Optionen | Anpassen | Alle Befehle | E-Mail

Position in Word 2003	Position in Word 2007
Senden an (E-Mail-Empfänger (als Anlage))	Office-Schaltfläche | Senden | E-Mail
Senden an (Verteilerempfänger)	Wurde aus dem Produkt entfernt.
Senden an (Exchange-Ordner)	Office-Schaltfläche | Word-Optionen | Anpassen | Alle Befehle | An Exchange-Ordner senden
Senden an (Onlinebesprechungsteilnehmer)	Wurde aus dem Produkt entfernt.
Senden an (Empfänger über Faxmodem)	Wurde aus dem Produkt entfernt.
Senden an (Empfänger über Internet-Faxdienst)	Office-Schaltfläche | Senden | Internetfax
Senden an (Microsoft PowerPoint)	Office-Schaltfläche | Word-Optionen | Anpassen | Alle Befehle | An Microsoft Office PowerPoint senden
Eigenschaften	Office-Schaltfläche | Vorbereiten | Eigenschaften
Zuletzt verwendete Dokumente	Office-Schaltfläche | Zuletzt verwendete Dokumente
Abmelden	Wurde aus dem Produkt entfernt.
Beenden	Office-Schaltfläche | Beenden

C.2 Das Menü »Bearbeiten« in Word 2003

Position in Word 2003	Position in Word 2007
Rückgängig	Symbolleiste für den Schnellzugriff | Rückgängig
Wiederholen	Symbolleiste für den Schnellzugriff | Wiederholen
Ausschneiden	Blogbeitrag | Zwischenablage | Ausschneiden
Ausschneiden	Start | Zwischenablage | Ausschneiden
Kopieren	Blogbeitrag | Zwischenablage | Kopieren
Kopieren	Start | Zwischenablage | Kopieren
Office-Zwischenablage	Blogbeitrag | Zwischenablage | Office-Zwischenablage
Office-Zwischenablage	Start | Zwischenablage | Office-Zwischenablage
Einfügen	Blogbeitrag | Zwischenablage | Einfügen
Einfügen	Start | Zwischenablage | Einfügen

Position in Word 2003	Position in Word 2007
Einfügen	Blogbeitrag | Zwischenablage | Einfügen | Einfügen
Einfügen	Start | Zwischenablage | Einfügen | Einfügen
Inhalte einfügen	Start | Zwischenablage | Einfügen | Inhalte einfügen
Inhalte einfügen	Blogbeitrag | Zwischenablage | Einfügen | Inhalte einfügen
Als Hyperlink einfügen	Blogbeitrag | Zwischenablage | Einfügen | Als Hyperlink einfügen
Als Hyperlink einfügen	Start | Zwischenablage | Einfügen | Als Hyperlink einfügen
Löschen (Formate)	Start | Schriftart | Formatierung löschen
Löschen (Inhalt)	Office-Schaltfläche | Word-Optionen | Anpassen | Alle Befehle | Inhalte
Alles markieren	Start | Bearbeiten | Markieren | Alles markieren
Suchen	Start | Bearbeiten | Suchen
Suchen	Start | Bearbeiten | Suchen | Suchen
Ersetzen...	Start | Bearbeiten | Ersetzen
Gehe zu	Start | Bearbeiten | Suchen | Gehe zu
*Erneut konvertieren	Kontextmenüs
Hyperlinks	Office-Schaltfläche | Vorbereiten | Verknüpfungen mit Dateien bearbeiten
Objekt	Klicken Sie auf das Objekt und dann auf der Multifunktionsleiste auf die Registerkarte mit den Tools für dieses Objekt.

C.3 Ansichten in Word 2003

Position in Word 2003	Position in Word 2007
Normal	Ansicht | Dokumentansichten | Entwurf
Weblayout	Ansicht | Dokumentansichten | Weblayout
Seitenlayout	Ansicht | Dokumentansichten | Seitenlayout
Lesemoduslayout	Ansicht | Dokumentansichten | Vollbild-Lesemodus
Gliederung	Ansicht | Dokumentansichten | Gliederung

Position in Word 2003	Position in Word 2007
Aufgabenbereich	Ein Aufgabenbereich kann in Word 2007 über manche Startprogramme für ein Dialogfeld geöffnet werden. So zeigt z.B. das Startprogramm für das Dialogfeld auf der Registerkarte START in der Gruppe FORMATVORLAGEN den Aufgabenbereich FORMATVORLAGEN an.
Symbolleisten (Standard)	Die gewohnten Symbolleisten sind nicht mehr vorhanden. Die Befehle der Standardsymbolleiste befinden sich auf der Registerseite START sowie unter der Office-Schaltfläche.
Symbolleisten (Format)	Die gewohnten Symbolleisten sind nicht mehr vorhanden. Die Befehle der Formatsymbolleiste finden Sie auf der Registerseite FORMAT.
Symbolleisten (AutoText)	Die gewohnten Symbolleisten sind nicht mehr vorhanden. Autotext ist nicht mehr verfügbar, auch wenn die gewohnten Tastenkombinationen auch in Word 2007 weiterhin funktionieren. Einen Ersatz für den bisherigen AutoText finden Sie auf der Registerseite EINFÜGEN unter SCHNELLBAUSTEINE.
Symbolleisten (Steuerelement-Toolbox)	Die gewohnten Symbolleisten sind nicht mehr vorhanden. Die Befehle der Symbolleiste STEUERELEMENT-TOOLBOX finden Sie auf der Registerseite ENTWICKLERTOOLS in der Gruppe STEUERELEMENTE. Anmerkung: Die Registerseite ENTWICKLERTOOLS wird nur angezeigt, wenn Sie unter WORD-OPTIONEN | HÄUFIG VERWENDET die Option ENTWICKLERREGISTERKARTE IN DER MULTIFUNKTIONSLEISTE ANZEIGEN aktiviert haben.
Symbolleisten (Datenbank)	Die gewohnten Symbolleisten sind nicht mehr vorhanden. Die Befehle der bisherigen Symbolleiste DATENBANK finden Sie auf der Registerseite SENDUNGEN.
Symbolleisten (Zeichnen)	Die gewohnten Symbolleisten sind nicht mehr vorhanden. Die Befehle der Symbolleiste ZEICHNEN finden Sie auf der Registerseite EINFÜGEN.
Symbolleisten (E-Mail)	Alle Symbolleisten wurden aus Word 2007 entfernt. Die Befehle der Symbolleiste E-MAIL befinden sich nun auf der Registerseite SENDUNGEN.
Symbolleisten (Erweiterte Formatierung)	Alle Symbolleisten wurden aus Word 2007 entfernt. Die Befehle der Symbolleiste ERWEITERTE FORMATIERUNG finden Sie auf den Registerseiten START sowie SEITENLAYOUT.

Position in Word 2003	Position in Word 2007
Symbolleisten (Formular)	Alle Symbolleisten wurden aus Word 2007 entfernt. Die Befehle der Symbolleiste Formular finden Sie auf der Registerseite Entwicklertools in der Gruppe Steuerelemente. Anmerkung: Die Registerseite Entwicklertools wird nur angezeigt, wenn Sie unter Word-Optionen | Häufig verwendet die Option Entwicklerregisterkarte in der Multifunktionsleiste anzeigen aktiviert haben.
Symbolleisten (Frames)	Die gewohnten Symbolleisten sind nicht mehr vorhanden. Die Befehle der Symbolleiste Frames finden Sie jetzt auf der Registerseite Einfügen.
Symbolleisten (Funktionstastenanzeige)	Die gewohnten Symbolleisten sind nicht mehr vorhanden. Die Befehle der Symbolleiste Funktionstastenanzeige sind in Word 2007 nicht mehr verfügbar.
*Symbolleisten (Japanische Grußformeln)	Die gewohnten Symbolleisten sind nicht mehr vorhanden. Die Befehle der Symbolleiste Japanische Grußformeln finden Sie auf der Registerseite Einfügen. Anmerkung: In der deutschen Version ist diese Funktion nicht verfügbar!
Symbolleisten (Seriendruck)	Die gewohnten Symbolleisten sind nicht mehr vorhanden. Die Befehle der Symbolleiste Seriendruck finden Sie auf der Registerseite Sendungen.
Symbolleisten (Gliederung)	Die gewohnten Symbolleisten sind nicht mehr vorhanden. Die Befehle der Symbolleiste Gliederung finden Sie auf den Registerseiten Einfügen und Verweise.
Symbolleisten (Grafik)	Die gewohnten Symbolleisten sind nicht mehr vorhanden. Die Befehle der Symbolleiste Grafik finden Sie auf der Registerseite Einfügen.
Symbolleisten (Überarbeiten)	Die gewohnten Symbolleisten sind nicht mehr vorhanden. Die Befehle der Symbolleiste Überarbeiten finden Sie auf der Registerseite Überprüfen.
Symbolleisten (Tabellen und Rahmen)	Die gewohnten Symbolleisten sind nicht mehr vorhanden. Die Befehle der Symbolleiste Tabellen und Rahmen werden jetzt auf der Registerseite Einfügen in der Gruppe Tabellen zusammengefasst.
Symbolleisten (Aufgabenbereich)	Über verschiedene Startprogramme für ein Dialogfeld wird ein Aufgabenbereich geöffnet. So zeigt z.B. das Startprogramm für das Dialogfeld auf der Registerkarte Start in der Gruppe Formatvorlagen den Aufgabenbereich Formatvorlagen an.

Position in Word 2003	Position in Word 2007
Symbolleisten (Visual Basic)	Die gewohnten Symbolleisten sind nicht mehr vorhanden. Die Befehle der Symbolleiste VISUAL BASIC finden Sie auf der Registerseite ENTWICKLERTOOLS. Anmerkung: Die Registerseite ENTWICKLERTOOLS wird nur angezeigt, wenn Sie unter WORD-OPTIONEN | HÄUFIG VERWENDET die Option ENTWICKLERREGISTERKARTE IN DER MULTIFUNKTIONSLEISTE ANZEIGEN aktiviert haben.
Symbolleisten (Web)	Die gewohnten Symbolleisten sind nicht mehr vorhanden. Die Befehle der Symbolleiste WEB finden Sie auf der Registerseite ENTWICKLERTOOLS.
Symbolleisten (Webtools)	Die gewohnten Symbolleisten sind nicht mehr vorhanden. Die Befehle der Symbolleiste WEBTOOLS finden Sie auf der Registerseite ENTWICKLERTOOLS.
Symbolleisten (Wörter zählen)	Die gewohnten Symbolleisten sind nicht mehr vorhanden. Die Funktion WÖRTER ZÄHLEN finden Sie auf der Registerseite ÜBERPRÜFEN in der Gruppe DOKUMENTPRÜFUNG.
Symbolleisten (WordArt)	Die gewohnten Symbolleisten sind nicht mehr vorhanden. WORDART finden Sie jetzt auf der Registerseite EINFÜGEN in der Gruppe Text.
Symbolleisten (Anpassung)	Office-Schaltfläche | Word-Optionen | Anpassen
Lineal	Seitenansicht | Vorschau | Lineal einblenden
Lineal	Ansicht | Einblenden/Ausblenden | Lineal
*Gitternetzlinien	Ansicht | Einblenden/Ausblenden | Gitternetzlinien
*Absatzmarken einblenden	Start | Absatz | Absatzmarken ein-/ausblenden
Dokumentstruktur	Ansicht | Einblenden/Ausblenden | Dokumentstruktur
Miniaturansichten	Ansicht | Einblenden/Ausblenden | Miniaturansichten
Kopf- und Fußzeile	Zellen einfügen | Kopf- und Fußzeile
Fußnoten	Verweise | Fußnoten | Notizen anzeigen
Markup	Überprüfen | Nachverfolgung | Markup anzeigen
HTML-Quelle	Diese Funktion wurde in Word 2007 komplett gestrichen und ist daher nicht mehr verfügbar.
Ganzer Bildschirm	Office-Schaltfläche | Word-Optionen | Anpassen | Alle Befehle | Vollbild-Lesemodus
Zoom	Seitenansicht | Zoom | Zoom
Zoom	Ansicht | Zoom | Zoom
Zoom	Statusleiste | Zoomregler

C.4 Das Menü »Einfügen« in Word 2003

Position in Word 2003	Position in Word 2007
Bruch	Zellen einfügen | Seiten | Seitenumbruch
Seitenzahlen	Zellen einfügen | Kopf- und Fußzeile | Seitenzahl
Seitenzahlen	Kopf- und Fußzeilentools | Entwurf | Kopf- und Fußzeile | Seitenzahl
Datum und Uhrzeit	Einfügen | Text | Datum und Uhrzeit
Datum und Uhrzeit	Kopf- und Fußzeilentools | Entwurf | Einfügen | Datum und Uhrzeit
AutoText (AutoText)	Einfügen | Text | Schnellbausteine
AutoText (Neu)	Office-Schaltfläche | Word-Optionen | Anpassen | Alle Befehle | AutoText erstellen
AutoText (Liste der AutoText-Einträge)	Einfügen | Text | Schnellbausteine
Feld	Einfügen | Text | Schnellbausteine | Feld
Feld	Kopf- und Fußzeilentools | Entwurf | Einfügen | Schnellbausteine | Feld
Symbol	Zellen einfügen | Symbole | Symbol
Kommentar	Überprüfen | Kommentare | Neuer Kommentar
Freihandkommentar	Überprüfen | Freihand | Freihandeingabe starten
Freihandanmerkungen	Überprüfen | Freihand | Freihandeingabe starten
*Zahl	Zellen einfügen | Symbole | Zahl
Referenz (Fußnote)	Verweise | Fußnoten | Dialogfeld Fuß- und Endnote
Referenz (Beschriftung)	Verweise | Beschriftungen | Beschriftung einfügen
Referenz (Querverweis)	Zellen einfügen | Hyperlinks | Querverweis
Referenz (Querverweis)	Verweise | Beschriftungen | Querverweis
Referenz (Index und Verzeichnisse)	Office-Schaltfläche | Word-Optionen | Anpassen | Alle Befehle | Index und Verzeichnisse
Referenz (Index und Verzeichnisse)	Verweise | Inhaltsverzeichnis | Inhaltsverzeichnis
Referenz (Index und Verzeichnisse)	Verweise | Index | Index einfügen
Referenz (Index und Verzeichnisse)	Verweise | Rechtsgrundlagenverzeichnis | Rechtsgrundlagenverzeichnis einfügen

Position in Word 2003	Position in Word 2007
Webkomponente	Office-Schaltfläche | Word-Optionen | Anpassen | Alle Befehle | Webkomponente
Grafik (ClipArt)	Zellen einfügen | Illustrationen | ClipArt
Grafik (ClipArt)	Kopf- und Fußzeilentools | Entwurf | Einfügen | ClipArt...
Grafik (Aus Datei)	Zellen einfügen | Illustrationen | Grafik
Grafik (Aus Datei)	Kopf- und Fußzeilentools | Entwurf | Einfügen | Bild
Grafik (Aus Datei)	Diagrammtools | Layout | Einfügen | Bild
Bild (Von Scanner oder Kamera)	Wurde aus dem Produkt entfernt.
Bild (Freihandzeichnung und -schrift)	Überprüfen | Freihandeingabe | Freihandeingabe starten
Grafik (Neue Zeichnung)	Zellen einfügen | Illustrationen | Formen | Neuer Zeichenbereich
Grafik (AutoFormen)	Zellen einfügen | Illustrationen | Formen
Grafik (AutoFormen)	Zeichentools | Format | Formen einfügen
Grafik (WordArt)	Zellen einfügen | Text | WordArt
Grafik (Organigramm)	Zellen einfügen | Illustrationen | SmartArt
Grafik (Diagramm)	Zellen einfügen | Illustrationen | Diagramm
Diagramm	Zellen einfügen | Illustrationen | SmartArt
Textfeld	Einfügen | Text | Textfeld | Textfeld
Textfeld	Diagrammtools | Layout | Einfügen | Textfeld erstellen | Textfeld
Textfeld	Textfeldtools | Format | Text | Textfeld erstellen | Textfeld
Datei	Einfügen | Text | Objekt | Text aus Datei
Objekt	Einfügen | Text | Objekt
Textmarke	Zellen einfügen | Hyperlinks | Textmarke
Hyperlink	Zellen einfügen | Hyperlinks | Hyperlink

C

C.5 »Format« in Word 2003

Position in Word 2003	Position in Word 2007
Schriftart	Start | Schriftart | Schriftart Sofern Sie ein neues Blog-Dokument über die Office-Schaltfläche | Neu | Neuer Blogbeitrag erstellt haben: Blogbeitrag | Basistext | Schriftart
Absatz	Start | Absatz | Startprogramm für ein Dialogfeld
Absatz	Seitenlayout | Absatz | Absatz
Nummerierung und Aufzählungszeichen	Office-Schaltfläche | Word-Optionen | Anpassen | Nummerierung und Aufzählungszeichen
Nummerierung und Aufzählungszeichen	Start | Absatz | Aufzählungszeichen
Nummerierung und Aufzählungszeichen	Start | Absatz | Nummerierung
Rahmen und Schattierung	Start | Absatz | Rahmen und Schattierung | Rahmen
Rahmen und Schattierung	Start | Absatz | Rahmen und Schattierung | Schattierung
Spalten	Seitenlayout | Seite einrichten | Spalten | Weitere Spalten
Tabstopps	Start | Absatz | Startprogramm für ein Dialogfeld | Tabstopps
Initiale	Einfügen | Text | Initiale | Initialoptionen
*Textrichtung	Seitenlayout | Seite einrichten | Textrichtung | Textrichtungsoptionen
Groß-/Kleinschreibung	Start | Schriftart | Groß-/Kleinschreibung
*Text anpassen	Start | Absatz | Asiatisches Layout | Text anpassen
*Asiatisches Layout	Start | Absatz | Asiatisches Layout
*Asiatisches Layout (Phonetische Leitzeichen)	Start | Absatz | Asiatisches Layout | Phonetische Leitzeichen
*Asiatisches Layout (Eingeschlossene Zeichen)	Start | Schriftart | Eingeschlossene Zeichen
*Asiatisches Layout (Horizontal nach vertikal)	Start | Absatz | Asiatisches Layout | Horizontal nach vertikal
*Asiatisches Layout (Zeichen kombinieren)	Start | Absatz | Asiatisches Layout | Zeichen kombinieren
*Asiatisches Layout (Zwei Zeilen in einer)	Start | Absatz | Asiatisches Layout | Zwei Zeilen in einer

Position in Word 2003	Position in Word 2007
Hintergrund	Seitenlayout | Seitenhintergrund | Farbe
Design	Seitenlayout | Designs | Designs
Positionsrahmen	Office-Schaltfläche | Word-Optionen | Anpassen | Alle Befehle | Positionsrahmen
Frames (Inhaltsverzeichnis im Frame)	Office-Schaltfläche | Word-Optionen | Anpassen | Alle Befehle | Inhaltsverzeichnis im Frame
Frames (Neue Frameseite)	Office-Schaltfläche | Word-Optionen | Anpassen | Alle Befehle | Neue Frameseite
AutoFormat	Office-Schaltfläche | Word-Optionen | Anpassen | Alle Befehle | Autoformat
Formatvorlagen und Formatierung	Blogbeitrag | Formatvorlagen | Formatvorlagen
Formatvorlagen und Formatierung	Start | Formatvorlagen | Formatvorlagen
Formatierung anzeigen	Office-Schaltfläche | Word-Optionen | Anpassen | Alle Befehle | Formatierung anzeigen
Objekt	Markieren Sie zunächst das Objekt mit einem Mausklick, und wählen Sie dann in der Multifunktionsleiste die Registerkarte mit den Tools für dieses Objekt.

C.6 »Extras« in Word 2003

Position in Word 2003	Position in Word 2007
Rechtschreibung und Grammatik...	Überprüfen | Dokumentprüfung | Rechtschreibung und Grammatik
Rechtschreibung und Grammatik...	Blogbeitrag | Dokumentprüfung | Rechtschreibung
Recherchieren	Überprüfen | Dokumentprüfung | Recherchieren Sofern Sie ein neues Blog-Dokument über die Office-Schaltfläche | Neu | Neuer Blogbeitrag erstellt haben: Blogbeitrag | Dokumentprüfung | Rechtschreibung | Recherchieren
Sprache (Sprache festlegen)	Überprüfen | Dokumentprüfung | Sprache festlegen Sofern Sie ein neues Blog-Dokument über die Office-Schaltfläche | Neu | Neuer Blogbeitrag erstellt haben: Blogbeitrag | Dokumentprüfung | Rechtschreibung | Sprache festlegen
*Sprache (Japanische Konsistenzüberprüfung)	Überprüfen | Dokumentprüfung | Japanische Konsistenzüberprüfung

Position in Word 2003	Position in Word 2007
*Sprache | Hangul/Hanja-Konvertierung	Überprüfen | Dokumentprüfung | Hangul/Hanja-Konvertierung Sofern Sie ein neues Blog-Dokument über die Office-Schaltfläche | Neu | Neuer Blogbeitrag erstellt haben: Blogbeitrag | Dokumentprüfung | Rechtschreibung | Hangul/Hanja-Konvertierung
*Sprache (Chinesische Schriftumwandlung – mit Optionen übersetzen)	Überprüfen | Chinesische Schriftumwandlung | Übersetzen mit Optionen Sofern Sie ein neues Blog-Dokument über die Office-Schaltfläche | Neu | Neuer Blogbeitrag erstellt haben: Blogbeitrag | Dokumentprüfung | Rechtschreibung | Übersetzen mit Optionen
Sprache (Übersetzen)	Überprüfen | Dokumentprüfung | Übersetzen Sofern Sie ein neues Blog-Dokument über die Office-Schaltfläche | Neu | Neuer Blogbeitrag erstellt haben: Blogbeitrag | Dokumentprüfung | Rechtschreibung | Übersetzen
Sprache (Thesaurus)	Überprüfen | Dokumentprüfung | Thesaurus Sofern Sie ein neues Blog-Dokument über die Office-Schaltfläche | Neu | Neuer Blogbeitrag erstellt haben: Blogbeitrag | Dokumentprüfung | Rechtschreibung | Thesaurus
Sprache (Silbentrennung)	Seitenlayout | Seite einrichten | Silbentrennung | Silbentrennungsoptionen
*Fehlerhaften Text reparieren	Als Download auf der Office Online-Website verfügbar.
Wörter zählen	Überprüfen | Dokumentprüfung | Wörter zählen Sofern Sie ein neues Blog-Dokument über die Office-Schaltfläche | Neu | Neuer Blogbeitrag erstellt haben: Blogbeitrag | Dokumentprüfung | Rechtschreibung | Wörter zählen
AutoZusammenfassen	Office-Schaltfläche | Word-Optionen | Anpassen | Alle Befehle | Tools für AutoZusammenfassen
Referenz nachschlagen	Klicken Sie mit der rechten Maustaste auf ein Wort, und klicken Sie dann auf NACHSCHLAGEN.
Sprachein- und -ausgabe	Wurde aus dem Produkt entfernt.
Gemeinsam genutzter Arbeitsbereich	Datei | Veröffentlichen | Dokumentarbeitsbereich erstellen

Position in Word 2003	Position in Word 2007
Änderungen nachverfolgen	Überprüfen | Nachverfolgung | Änderungen nachverfolgen
Dokumente vergleichen und zusammenführen	Überprüfen | Vergleichen | Vergleichen | Vergleichen
Dokumente vergleichen und zusammenführen	Überprüfen | Vergleichen | Vergleichen | Kombinieren
Dokument schützen	Entwicklertools | Schützen | Dokument schützen
Dokument schützen	Überprüfen | Schützen | Dokument schützen
Onlinezusammenarbeit (Besprechung beginnen)	Diese Funktion ist nicht mehr verfügbar.
Onlinezusammenarbeit (Meeting ansetzen)	Diese Funktion ist nicht mehr verfügbar.
Onlinezusammenarbeit (Webdiskussionen)	Diese Funktion ist nicht mehr verfügbar.
Onlinezusammenarbeit (Bearbeitung beenden)	Diese Funktion ist nicht mehr verfügbar.
Briefe und Sendungen (Seriendruck)	Sendungen | Seriendruck starten | Seriendruck starten | Seriendruck-Assistent mit Schritt-für-Schritt-Anweisungen
Briefe und Sendungen (Seriendruck-Symbolleiste einblenden)	Symbolleisten wurden aus dem Produkt entfernt. Die Befehle der Symbolleiste SERIENDRUCK finden Sie auf der Registerseite SENDUNGEN.
*Briefe und Sendungen (Japanische Grußsymbolleiste anzeigen)	Die gewohnten Symbolleisten sind nicht mehr vorhanden. Die Befehle der Symbolleiste JAPANISCHE GRUßFORMELN finden Sie auf der Registerseite EINFÜGEN, sofern Sie die entsprechende Word-Version verwenden.
*Briefe und Sendungen (Japanischer Postkarten-Assistent)	Sendungen | Erstellen | Japanischer Postkarten-Assistent
Briefe und Sendungen (Umschläge und Etiketten)	Sendungen | Erstellen | Umschläge
Briefe und Sendungen (Umschläge und Etiketten)	Sendungen | Erstellen | Beschriftungen
*Briefe und Sendungen (Chinesischer Briefumschlag-Assistent)	Sendungen | Erstellen | Chinesischer Briefumschlag
Briefe und Sendungen (Brief-Assistent)	Wurde aus dem Produkt entfernt.

Position in Word 2003	Position in Word 2007
Makro (Makros)	Entwicklertools | Code | Makros
Makro (Makros)	Ansicht | Makros | Makros
Makro (Aufzeichnen)	Entwicklertools | Code | Makro aufzeichnen/ Aufzeichnung anhalten
Makro (Aufzeichnen)	Ansicht | Makros | Makros | Makro aufzeichnen/ Aufzeichnung anhalten
Makro (Sicherheit)	Entwicklertools | Code | Makrosicherheit
Makro (Visual Basic-Editor)	Entwicklertools | Code | Visual Basic
Makro (Microsoft Skript-Editor)	Wurde aus dem Produkt entfernt.
Vorlagen und Add-Ins	Entwicklertools | Vorlagen | Dokumentvorlage
AutoKorrektur-Optionen	Office-Schaltfläche | Word-Optionen | Dokumentprüfung | AutoKorrektur-Optionen
Anpassen	Office-Schaltfläche | Word-Optionen | Anpassen
Signatur anzeigen	Office-Schaltfläche | Fertig stellen | Digitale Signatur hinzufügen
Optionen	Office-Schaltfläche | Word-Optionen

C.7 »Tabellen« in Word 2003

Position in Word 2003	Position in Word 2007
Tabelle zeichnen	Tabellentools | Entwurf | Rahmenlinien zeichnen | Tabelle zeichnen
Tabelle zeichnen	Start | Absatz | Rahmen | Tabelle zeichnen
Tabelle zeichnen	Zellen einfügen | Tabellen | Tabelle | Tabelle zeichnen
Tabelle zeichnen	Tabellentools | Entwurf | Tabellenformatvorlagen | Rahmen | Tabelle zeichnen
Einfügen (Tabelle)	Zellen einfügen | Tabellen | Tabelle | Tabelle einfügen

Position in Word 2003	Position in Word 2007
Einfügen (Spalten nach links)	Tabellentools | Layout | Zeilen und Spalten | Links einfügen
Einfügen (Spalten nach rechts)	Tabellentools | Layout | Zeilen und Spalten | Rechts einfügen
Einfügen (Zeilen oberhalb)	Tabellentools | Layout | Zeilen und Spalten | Darüber einfügen
Einfügen (Zeilen unterhalb)	Tabellentools | Layout | Zeilen und Spalten | Darunter einfügen
Einfügen (Zellen)	Tabellentools | Layout | Zeilen und Spalten | Startprogramm für ein Dialogfeld
Löschen (Tabelle)	Tabellentools | Layout | Zeilen und Spalten | Löschen | Tabelle löschen
Löschen (Spalten)	Tabellentools | Layout | Zeilen und Spalten | Löschen | Spalten löschen
Löschen (Zeilen)	Tabellentools | Layout | Zeilen und Spalten | Löschen | Zeilen löschen
Löschen (Zellen)	Tabellentools | Layout | Zeilen und Spalten | Löschen | Zellen löschen
Markieren (Tabelle)	Tabellentools | Layout | Tabelle | Auswählen | Tabelle auswählen
Markieren (Spalte)	Tabellentools | Layout | Tabelle | Auswählen | Spalte auswählen
Markieren (Zeile)	Tabellentools | Layout | Tabelle | Auswählen | Zeile markieren
Markieren (Zelle)	Tabellentools | Layout | Tabelle | Auswählen | Zelle auswählen
Zellen verbinden	Tabellentools | Layout | Zusammenführen | Zellen verbinden
Zellen teilen	Tabellentools | Layout | Zusammenführen | Zellen teilen...
Tabelle teilen	Tabellentools | Layout | Zusammenführen | Tabelle teilen
AutoFormat für Tabelle	Tabellentools | Entwurf | Tabellenformatvorlagen
AutoAnpassen (AutoAnpassen an Inhalt)	Tabellentools | Layout | Zellengröße | AutoAnpassen | Inhalt automatisch anpassen

Position in Word 2003	Position in Word 2007
AutoAnpassen (Größe an Fenster anpassen)	Tabellentools | Layout | Zellengröße | AutoAnpassen | Fenster automatisch anpassen
AutoAnpassen (Feste Spaltenbreite)	Tabellentools | Layout | Zellengröße | AutoAnpassen | Feste Spaltenbreite
AutoAnpassen (Zeilen gleichmäßig verteilen)	Tabellentools | Layout | Zellengröße | Zeilen verteilen
AutoAnpassen (Spalten gleichmäßig verteilen)	Tabellentools | Layout | Zellengröße | Spalten verteilen
Überschriftenzeilen wiederholen	Tabellentools | Layout | Daten | Überschriften wiederholen
*Multidiagonale Zelle einfügen	Tabellentools | Layout | Tabelle | Multidiagonale Zelle einfügen...
Umwandeln (Text in Tabelle)	Zellen einfügen | Tabellen | Tabelle | Text in Tabelle umwandeln
Umwandeln (Tabelle in Text)	Tabellentools | Layout | Daten | In Text konvertieren
Sortieren	Start | Absatz | Sortieren
Sortieren	Tabellentools | Layout | Daten | Sortieren...
Formel	Tabellentools | Layout | Daten | Formel...
Gitternetzlinien anzeigen	Tabellentools | Layout | Tabelle | Gitternetzlinien anzeigen
Tabelleneigenschaften...	Tabellentools | Layout | Zellengröße | Eigenschaften
Tabelleneigenschaften...	Tabellentools | Layout | Tabelle | Eigenschaften

C.8 Das Menü »Fenster« in Word 2003

Position in Word 2003	Position in Word 2007
Neues Fenster	Ansicht | Fenster | Neues Fenster
Alle anordnen	Ansicht | Fenster | Alle anordnen
Nebeneinander vergleichen mit	Ansicht | Fenster | Nebeneinander anzeigen
Teilen	Ansicht | Fenster | Teilen
Derzeit geöffnete Dokumente	Ansicht | Fenster | Fenster wechseln | Fenstername

C.9 Das Menü »Hilfe« in Word 2003

Position in Word 2003	Position in Word 2007
Hilfe in Microsoft Office Word	Obere Multifunktionsleiste | Hilfe
Office-Assistenten anzeigen	Wurde aus dem Produkt entfernt.
Microsoft Office Online	Office-Schaltfläche | Word-Optionen | Ressourcen | Microsoft Office Online
So erreichen Sie uns	Office-Schaltfläche | Word-Optionen | Ressourcen | So erreichen Sie uns
Auf Aktualisierungen prüfen	Office-Schaltfläche | Word-Optionen | Ressourcen | Auf Updates überprüfen
Erkennen und Reparieren	Office-Schaltfläche | Word-Optionen | Ressourcen | Diagnose
Produkt aktivieren	Office-Schaltfläche | Word-Optionen | Ressourcen | Produkt aktivieren
Kunden-Feedbackoptionen	Office-Schaltfläche | Word-Optionen | Vertrauensstellungscenter | Datenschutz | Programm zur Verbesserung der Benutzerfreundlichkeit
Info	Office-Schaltfläche | Word-Optionen | Ressourcen | Info

C.10 Die Funktionsleiste »Standard« in Word 2003

Position in Word 2003	Position in Word 2007
Neues leeres Dokument	Office-Schaltfläche | Neu | Leeres Dokument
Öffnen...	Office-Schaltfläche | Öffnen
Speichern	Symbolleiste für den Schnellzugriff | Speichern
Speichern	Office-Schaltfläche | Speichern
Berechtigung	Office-Schaltfläche | Vorbereiten | Berechtigung einschränken
E-Mail	Office-Schaltfläche | Word-Optionen | Anpassen | Alle Befehle | An E-Mail-Empfänger senden
Drucken	Office-Schaltfläche | Drucken | Schnelldruck
Seitenansicht	Office-Schaltfläche | Drucken | Seitenansicht
*Chinesische Schriftumwandlung (In vereinfachte chinesische Schrift umwandeln)	Überprüfen | Chinesische Schriftumwandlung | Vereinfacht
*Chinesische Schriftumwandlung (In vereinfachte chinesische Schrift umwandeln)	Blogbeitrag | Dokumentprüfung | Rechtschreibung | Vereinfacht
*Chinesische Schriftumwandlung (In traditionelle chinesische Schrift umwandeln)	Überprüfen | Chinesische Schriftumwandlung | Traditionell
*Chinesische Schriftumwandlung (In traditionelle chinesische Schrift umwandeln)	Blogbeitrag | Dokumentprüfung | Rechtschreibung | Traditionell
Rechtschreibung und Grammatik...	Blogbeitrag | Dokumentprüfung | Rechtschreibung und Grammatik
Rechtschreibung und Grammatik...	Überprüfen | Dokumentprüfung | Rechtschreibung und Grammatik

Position in Word 2003	Position in Word 2007
Recherchieren	Überprüfen | Dokumentprüfung | Recherchieren Sofern Sie ein neues Blog-Dokument über die Office-Schaltfläche | Neu | Neuer Blogbeitrag erstellt haben: Blogbeitrag | Dokumentprüfung | Rechtschreibung | Recherchieren
Ausschneiden	Start | Zwischenablage | Ausschneiden Sofern Sie ein neues Blog-Dokument über die Office-Schaltfläche | Neu | Neuer Blogbeitrag erstellt haben: Blogbeitrag | Zwischenablage | Ausschneiden
Kopieren	Start | Zwischenablage | Kopieren Sofern Sie ein neues Blog-Dokument über die Office-Schaltfläche | Neu | Neuer Blogbeitrag erstellt haben: Blogbeitrag | Zwischenablage | Kopieren
Einfügen	Start | Zwischenablage | Einfügen Sofern Sie ein neues Blog-Dokument über die Office-Schaltfläche | Neu | Neuer Blogbeitrag erstellt haben: Blogbeitrag | Zwischenablage | Einfügen
Format übertragen	Start | Zwischenablage | Format übertragen Sofern Sie ein neues Blog-Dokument über die Office-Schaltfläche | Neu | Neuer Blogbeitrag erstellt haben: Blogbeitrag | Zwischenablage | Format übertragen
Rückgängig	Symbolleiste für den Schnellzugriff | Rückgängig:
Wiederholen	Symbolleiste für den Schnellzugriff | Wiederholen
Freihandanmerkungen einfügen	Überprüfen | Freihand | Freihandeingabe starten
Hyperlink	Zellen einfügen | Hyperlinks | Hyperlink
Tabellen und Rahmen-Symbolleiste	Sie müssen eine Tabelle einfügen oder auswählen, um die Registerkarte TABELLENTOOLS anzuzeigen.
Tabelle einfügen	Zellen einfügen | Tabellen | Tabelle

C

Position in Word 2003	Position in Word 2007
Excel-Tabelle einfügen	Zellen einfügen | Tabellen | Tabelle | Excel-Kalkulationstabelle
Spalten	Seitenlayout | Seite einrichten | Spalten | Weitere Spalten
Zeichnen	Sie müssen eine Form einfügen oder auswählen, um die Registerkarte ZEICHENTOOLS anzuzeigen.
Dokumentstruktur	Ansicht | Einblenden/Ausblenden | Dokumentstruktur
Alle anzeigen	Start | Absatz | Alle anzeigen Sofern Sie ein neues Blog-Dokument über die Office-Schaltfläche | Neu | Neuer Blogbeitrag erstellt haben: Blogbeitrag | Basistext | Alle anzeigen
Zoom	Statusleiste | Zoomregler
Hilfe in Microsoft Office Word	Microsoft Office Word-Hilfe [F1], Schaltfläche ? oben auf der Multifunktionsleiste
Lesen	Ansicht | Dokumentansichten | Vollbild-Lesemodus
Drucken	Office-Schaltfläche | Drucken
Drucken	Seitenansicht | Drucken | Drucken
Schluss	Office-Schaltfläche | Schließen
Umschläge und Etiketten	Sendungen | Erstellen | Umschläge
Umschläge und Etiketten	Sendungen | Erstellen | Beschriftungen
Umschläge und Etiketten	Office-Schaltfläche | Word-Optionen | Anpassen | Alle Befehle | Umschlag- und Etiketten-Assistent
Suchen	Start | Bearbeiten | Suchen

C.11 Das Menü »Format« in Word 2003

Position in Word 2003	Position in Word 2007
Formatvorlagen und Formatierung	Blogbeitrag | Formatvorlagen | Formatvorlagen
Formatvorlagen und Formatierung	Start | Formatvorlagen | Formatvorlagen
Formatvorlage	Start | Formatvorlagen | Startprogramm für das Dialogfeld in der rechten unteren Ecke der Gruppe.
Schriftart	Blogbeitrag | Basistext | Schriftart
Schriftart	Start | Schriftart | Schriftart Sofern Sie ein neues Blog-Dokument über die Office-Schaltfläche | Neu | Neuer Blogbeitrag erstellt haben: Blogbeitrag | Basistext | Schriftgrad
Schriftgrad	Start | Schriftart | Schriftgrad
Tastatursprache	Verwenden Sie die Einstellungen in Microsoft Windows, um die Tastatursprache zu ändern.
Fett	Start | Schriftart | Fett Sofern Sie ein neues Blog-Dokument über die Office-Schaltfläche | Neu | Neuer Blogbeitrag erstellt haben: Blogbeitrag | Basistext | Fett
Kursiv	Start | Schriftart | Kursiv Sofern Sie ein neues Blog-Dokument über die Office-Schaltfläche | Neu | Neuer Blogbeitrag erstellt haben: Blogbeitrag | Basistext | Kursiv
Unterstreichen	Start | Schriftart | Unterstreichen Sofern Sie ein neues Blog-Dokument über die Office-Schaltfläche | Neu | Neuer Blogbeitrag erstellt haben: Blogbeitrag | Basistext | Unterstreichen
Linksbündig	Start | Absatz | Linksbündig Sofern Sie ein neues Blog-Dokument über die Office-Schaltfläche | Neu | Neuer Blogbeitrag erstellt haben: Blogbeitrag | Basistext | Linksbündig

Position in Word 2003	Position in Word 2007
Zentriert	Start | Absatz | Zentriert Sofern Sie ein neues Blog-Dokument über die Office-Schaltfläche | Neu | Neuer Blogbeitrag erstellt haben: Blogbeitrag | Basistext | Zentriert
Rechtsbündig	Start | Absatz | Rechtsbündig Sofern Sie ein neues Blog-Dokument über die Office-Schaltfläche | Neu | Neuer Blogbeitrag erstellt haben: Blogbeitrag | Basistext | Rechtsbündig
Blocksatz	Start | Absatz | Blocksatz
*Verteilt	Start | Absatz | Verteilt
Zeilenabstand	Start | Absatz | Zeilenabstand
*Von links nach rechts	Start | Absatz | Von links nach rechts
*Von rechts nach links	Start | Absatz | Von rechts nach links
*Drop-down-Feld Tastatursprache	Wurde aus dem Produkt entfernt.
*Zeichenumriss	Start | Schriftart | Zeichenumriss
*Zeichenschattierung	Start | Schriftart | Zeichenschattierung
*Eingeschlossene Zeichen	Start | Schriftart | Eingeschlossene Zeichen
Nummerierung	Start | Absatz | Nummerierung Sofern Sie ein neues Blog-Dokument über die Office-Schaltfläche | Neu | Neuer Blogbeitrag erstellt haben: Blogbeitrag | Basistext | Nummerierung
Aufzählungszeichen	Start | Absatz | Aufzählungszeichen Sofern Sie ein neues Blog-Dokument über die Office-Schaltfläche | Neu | Neuer Blogbeitrag erstellt haben: Blogbeitrag | Basistext | Aufzählungszeichen

Position in Word 2003	Position in Word 2007
Einzug verkleinern	Start | Absatz | Einzug verkleinern Sofern Sie ein neues Blog-Dokument über die Office-Schaltfläche | Neu | Neuer Blogbeitrag erstellt haben: Blogbeitrag | Basistext | Einzug verkleinern
Einzug vergrößern	Start | Absatz | Einzug vergrößern Sofern Sie ein neues Blog-Dokument über die Office-Schaltfläche | Neu | Neuer Blogbeitrag erstellt haben: Blogbeitrag | Basistext | Einzug vergrößern
Rahmen	Start | Absatz | Rahmen
Hervorheben	Start | Schriftart | Hervorheben Sofern Sie ein neues Blog-Dokument über die Office-Schaltfläche | Neu | Neuer Blogbeitrag erstellt haben: Blogbeitrag | Basistext | Hervorheben
Schriftfarbe	Start | Schriftart | Schriftfarbe Sofern Sie ein neues Blog-Dokument über die Office-Schaltfläche | Neu | Neuer Blogbeitrag erstellt haben: Blogbeitrag | Basistext | Schriftfarbe
Schriftart vergrößern	Start | Schriftart | Schriftart vergrößern Sofern Sie ein neues Blog-Dokument über die Office-Schaltfläche | Neu | Neuer Blogbeitrag erstellt haben: Blogbeitrag | Basistext | Schriftart vergrößern
Schriftart verkleinern	Start | Schriftart | Schriftart verkleinern Sofern Sie ein neues Blog-Dokument über die Office-Schaltfläche | Neu | Neuer Blogbeitrag erstellt haben: Blogbeitrag | Basistext | Schriftart verkleinern
Hochgestellt	Start | Schriftart | Hochgestellt
Tiefgestellt	Start | Schriftart | Tiefgestellt

C

C.12 »AutoText« in Word 2003

»AutoText« in seiner bisherigen Erscheinungsform ist in Word 2007 nicht mehr verfügbar. Diese Funktion wird nun von der AutoKorrektur sowie von den neuen Schnellbausteinen übernommen. Die AutoKorrektur bietet gegenüber AutoText den Vorteil, dass sie nicht über die Funktionstaste [F3] aktiviert werden muss. Allerdings unterliegt sie einer Größenbeschränkung, sofern Sie keinen AutoKorrektur-Eintrag mit Formatierungen erstellt haben. Schnellbausteine können ebenso wie AutoText über die Tastatur mit [Alt] + [F3] erstellt werden. Wenn Sie nun die ersten (eindeutigen) Buchstaben oder Worte des Eintrags im Dokument tippen und [F3] drücken, fügt Word 2007 den gesamten Inhalt des Textbausteins ein.

Position in Word 2003	Position in Word 2007
AutoText	Einfügen | Text | Schnellbausteine | Organizer für Bausteine
Alle Einträge	Einfügen | Text | Schnellbausteine | Organizer für Bausteine
Neu	Office-Schaltfläche | Word-Optionen | Anpassen | Alle Befehle | AutoText erstellen

C.13 »Steuerelement-Toolbox« in Word 2003

Position in Word 2003	Position in Word 2007
Entwurfsmodus	Entwicklertools | Steuerelemente | Entwurfsmodus
Eigenschaften	Entwicklertools | Steuerelemente | Eigenschaften
Code anzeigen	Entwicklertools | Code | Visual Basic
Kontrollkästchen	Entwicklertools | Steuerelemente | Legacytools | Kontrollkästchen
Textfeld	Entwicklertools | Steuerelemente | Legacytools | Textfeld
Befehlsschaltfläche	Entwicklertools | Steuerelemente | Legacytools | Befehlsschaltfläche
Optionsfeld	Entwicklertools | Steuerelemente | Legacytools | Optionsfeld
Listenfeld	Entwicklertools | Steuerelemente | Legacytools | Listenfeld

Position in Word 2003	Position in Word 2007
Kombinationsfeld	Entwicklertools | Steuerelemente | Legacytools | Kombinationsfeld
Umschaltfläche	Entwicklertools | Steuerelemente | Legacytools | Umschaltfläche
Drehfeld	Entwicklertools | Steuerelemente | Legacytools | Drehfeld
Bildlaufleiste	Entwicklertools | Steuerelemente | Legacytools | Bildlaufleiste
Beschriftung	Entwicklertools | Steuerelemente | Legacytools | Beschriftung
Bild	Entwicklertools | Steuerelemente | Legacytools | Bild
Weitere Steuerelemente	Entwicklertools | Steuerelemente | Legacytools | Weitere Steuerelemente

C.14 »Datenbank« in Word 2003

Position in Word 2003	Position in Word 2007
Datenformular	Office-Schaltfläche | Word-Optionen | Anpassen | Alle Befehle | Datenformular
Felder verwalten	Office-Schaltfläche | Word-Optionen | Anpassen | Alle Befehle | Verwalten
Datensatz hinzufügen	Office-Schaltfläche | Word-Optionen | Anpassen | Alle Befehle | Hinzufügen
Datensatz löschen	Office-Schaltfläche | Word-Optionen | Anpassen | Alle Befehle | Datensatz löschen
Aufsteigend	Office-Schaltfläche | Word-Optionen | Anpassen | Alle Befehle | Aufsteigend sortieren
Absteigend	Office-Schaltfläche | Word-Optionen | Anpassen | Alle Befehle | Absteigend sortieren
Datenbank	Office-Schaltfläche | Word-Optionen | Anpassen | Alle Befehle | Datenbank einfügen
Felder aktualisieren	Office-Schaltfläche | Word-Optionen | Anpassen | Alle Befehle | Aktualisieren

Position in Word 2003	Position in Word 2007
In Feld suchen	Office-Schaltfläche | Word-Optionen | Anpassen | Alle Befehle | Suchen
Hauptdokument	Office-Schaltfläche | Word-Optionen | Anpassen | Alle Befehle | Seriendruckdokument

C.15 »Zeichnen« in Word 2003

Position in Word 2003	Position in Word 2007
Zeichnen (Gruppierung)	Seitenlayout | Anordnen | Gruppieren | Gruppierung
Zeichnen (Gruppierung)	Zeichentools | Format | Anordnen | Gruppieren | Gruppierung
Zeichnen (Gruppierung)	Organigrammtools | Format | Anordnen | Gruppieren | Gruppierung
Zeichnen (Gruppierung)	Diagrammtools | Format | Anordnen | Gruppieren | Gruppierung
Zeichnen (Gruppierung)	Diagrammtools | Format | Anordnen | Gruppieren | Gruppierung
Zeichnen (Gruppierung)	SmartArt-Tools | Format | Anordnen | Gruppieren | Gruppierung
Zeichnen (Gruppierung)	Bildtools | Format | Anordnen | Gruppieren | Gruppierung
Zeichnen (Gruppierung)	WordArt-Tools | Format | Anordnen | Gruppieren | Gruppierung
Zeichnen (Gruppierung)	Textfeldtools | Format | Anordnen | Gruppieren | Gruppierung
Zeichnen (Gruppierung aufheben)	Seitenlayout | Anordnen | Gruppieren | Gruppierung aufheben
Zeichnen (Gruppierung aufheben)	Zeichentools | Format | Anordnen | Gruppieren | Gruppierung aufheben
Zeichnen (Gruppierung aufheben)	Organigrammtools | Format | Anordnen | Gruppieren | Gruppierung aufheben
Zeichnen (Gruppierung aufheben)	Diagrammtools | Format | Anordnen | Gruppieren | Gruppierung aufheben
Zeichnen (Gruppierung aufheben)	Diagrammtools | Format | Anordnen | Gruppieren | Gruppierung aufheben
Zeichnen (Gruppierung aufheben)	SmartArt-Tools | Format | Anordnen | Gruppieren | Gruppierung aufheben

Position in Word 2003	Position in Word 2007
Zeichnen (Gruppierung aufheben)	Bildtools | Format | Anordnen | Gruppieren | Gruppierung aufheben
Zeichnen (Gruppierung aufheben)	WordArt-Tools | Format | Anordnen | Gruppieren | Gruppierung aufheben
Zeichnen (Gruppierung aufheben)	Textfeldtools | Format | Anordnen | Gruppieren | Gruppierung aufheben
Zeichnen (Gruppierung wiederherstellen)	Seitenlayout | Anordnen | Gruppieren | Gruppierung wiederherstellen
Zeichnen (Gruppierung wiederherstellen)	Zeichentools | Format | Anordnen | Gruppieren | Gruppierung wiederherstellen
Zeichnen (Gruppierung wiederherstellen)	Organigrammtools | Format | Anordnen | Gruppieren | Gruppierung wiederherstellen
Zeichnen (Gruppierung wiederherstellen)	Diagrammtools | Format | Anordnen | Gruppieren | Gruppierung wiederherstellen
Zeichnen (Gruppierung wiederherstellen)	Diagrammtools | Format | Anordnen | Gruppieren | Gruppierung wiederherstellen
Zeichnen (Gruppierung wiederherstellen)	SmartArt-Tools | Format | Anordnen | Gruppieren | Gruppierung wiederherstellen
Zeichnen (Gruppierung wiederherstellen)	Bildtools | Format | Anordnen | Gruppieren | Gruppierung wiederherstellen
Zeichnen (Gruppierung wiederherstellen)	WordArt-Tools | Format | Anordnen | Gruppieren | Gruppierung wiederherstellen
Zeichnen (Gruppierung wiederherstellen)	Textfeldtools | Format | Anordnen | Gruppieren | Gruppierung wiederherstellen
Zeichnen (Reihenfolge – In den Vordergrund)	Seitenlayout | Anordnen | In den Vordergrund
Zeichnen (Reihenfolge – In den Vordergrund)	Zeichentools | Format | Anordnen | In den Vordergrund
Zeichnen (Reihenfolge – In den Vordergrund)	Organigrammtools | Format | Anordnen | In den Vordergrund
Zeichnen (Reihenfolge – In den Vordergrund)	Diagrammtools | Format | Anordnen | In den Vordergrund
Zeichnen (Reihenfolge – In den Vordergrund)	Diagrammtools | Format | Anordnen | In den Vordergrund
Zeichnen (Reihenfolge – In den Vordergrund)	SmartArt-Tools | Format | Anordnen | In den Vordergrund
Zeichnen (Reihenfolge – In den Vordergrund)	Bildtools | Format | Anordnen | In den Vordergrund

Position in Word 2003	Position in Word 2007
Zeichnen (Reihenfolge – In den Vordergrund)	WordArt-Tools | Format | Anordnen | In den Vordergrund
Zeichnen (Reihenfolge – In den Vordergrund)	Textfeldtools | Format | Anordnen | In den Vordergrund
Zeichnen (Reihenfolge – In den Hintergrund)	Seitenlayout | Anordnen | In den Hintergrund
Zeichnen (Reihenfolge – In den Hintergrund)	Zeichentools | Format | Anordnen | In den Hintergrund
Zeichnen (Reihenfolge – In den Hintergrund)	Organigrammtools | Format | Anordnen | In den Hintergrund
Zeichnen (Reihenfolge – In den Hintergrund)	Diagrammtools | Format | Anordnen | In den Hintergrund
Zeichnen (Reihenfolge – In den Hintergrund)	Diagrammtools | Format | Anordnen | In den Hintergrund
Zeichnen (Reihenfolge – In den Hintergrund)	SmartArt-Tools | Format | Anordnen | In den Hintergrund
Zeichnen (Reihenfolge – In den Hintergrund)	Bildtools | Format | Anordnen | In den Hintergrund
Zeichnen (Reihenfolge – In den Hintergrund)	WordArt-Tools | Format | Anordnen | In den Hintergrund
Zeichnen (Reihenfolge – In den Hintergrund)	Textfeldtools | Format | Anordnen | In den Hintergrund
Zeichnen (Reihenfolge – Eine Ebene nach vorne)	Seitenlayout | Anordnen | In den Vordergrund | Eine Ebene nach vorne
Zeichnen (Reihenfolge – Eine Ebene nach vorne)	Zeichentools | Format | Anordnen | In den Vordergrund | Eine Ebene nach vorne
Zeichnen (Reihenfolge – Eine Ebene nach vorne)	Organigrammtools | Format | Anordnen | In den Vordergrund | Eine Ebene nach vorne
Zeichnen (Reihenfolge – Eine Ebene nach vorne)	Diagrammtools | Format | Anordnen | In den Vordergrund | Eine Ebene nach vorne
Zeichnen (Reihenfolge – Eine Ebene nach vorne)	Diagrammtools | Format | Anordnen | In den Vordergrund | Eine Ebene nach vorne
Zeichnen (Reihenfolge – Eine Ebene nach vorne)	SmartArt-Tools | Format | Anordnen | In den Vordergrund | Eine Ebene nach vorne
Zeichnen (Reihenfolge – Eine Ebene nach vorne)	Bildtools | Format | Anordnen | In den Vordergrund | Eine Ebene nach vorne
Zeichnen (Reihenfolge – Eine Ebene nach vorne)	WordArt-Tools | Format | Anordnen | In den Vordergrund | Eine Ebene nach vorne

Position in Word 2003	Position in Word 2007
Zeichnen (Reihenfolge – Eine Ebene nach vorne)	Textfeldtools | Format | Anordnen | In den Vordergrund | Eine Ebene nach vorne
Zeichnen (Reihenfolge – Eine Ebene nach hinten)	Seitenlayout | Anordnen | In den Hintergrund | Eine Ebene nach hinten
Zeichnen (Reihenfolge – Eine Ebene nach hinten)	Zeichentools | Format | Anordnen | In den Hintergrund | Eine Ebene nach hinten
Zeichnen (Reihenfolge – Eine Ebene nach hinten)	Organigrammtools | Format | Anordnen | In den Hintergrund | Eine Ebene nach hinten
Zeichnen (Reihenfolge – Eine Ebene nach hinten)	Diagrammtools | Format | Anordnen | In den Hintergrund | Eine Ebene nach hinten
Zeichnen (Reihenfolge – Eine Ebene nach hinten)	Diagrammtools | Format | Anordnen | In den Hintergrund | Eine Ebene nach hinten
Zeichnen (Reihenfolge – Eine Ebene nach hinten)	SmartArt-Tools | Format | Anordnen | In den Hintergrund | Eine Ebene nach hinten
Zeichnen (Reihenfolge – Eine Ebene nach hinten)	Bildtools | Format | Anordnen | In den Hintergrund | Eine Ebene nach hinten
Zeichnen (Reihenfolge – Eine Ebene nach hinten)	WordArt-Tools | Format | Anordnen | In den Hintergrund | Eine Ebene nach hinten
Zeichnen (Reihenfolge – Eine Ebene nach hinten)	Textfeldtools | Format | Anordnen | In den Hintergrund | Eine Ebene nach hinten
Zeichnen (Reihenfolge – Vor den Text bringen)	Organigrammtools | Format | Anordnen | In den Vordergrund | Vor den Text bringen
Zeichnen (Reihenfolge – Vor den Text bringen)	Diagrammtools | Format | Anordnen | In den Vordergrund | Vor den Text bringen
Zeichnen (Reihenfolge – Vor den Text bringen)	WordArt-Tools | Format | Anordnen | In den Vordergrund | Vor den Text bringen
Zeichnen (Reihenfolge – Vor den Text bringen)	Zeichentools | Format | Anordnen | In den Vordergrund | Vor den Text bringen
Zeichnen (Reihenfolge – Vor den Text bringen)	Bildtools | Format | Anordnen | In den Vordergrund | Vor den Text bringen
Zeichnen (Reihenfolge – Vor den Text bringen)	SmartArt-Tools | Format | Anordnen | In den Vordergrund | Vor den Text bringen
Zeichnen (Reihenfolge – Vor den Text bringen)	Diagrammtools | Format | Anordnen | In den Vordergrund | Vor den Text bringen
Zeichnen (Reihenfolge – Vor den Text bringen)	Seitenlayout | Anordnen | In den Vordergrund | Vor den Text bringen
Zeichnen (Reihenfolge – Vor den Text bringen)	Textfeldtools | Format | Anordnen | In den Vordergrund | Vor den Text bringen

Position in Word 2003	Position in Word 2007
Zeichnen (Reihenfolge – Hinter den Text bringen)	Textfeldtools | Format | Anordnen | In den Hintergrund | Hinter den Text bringen
Zeichnen (Reihenfolge – Hinter den Text bringen)	Seitenlayout | Anordnen | In den Hintergrund | Hinter den Text bringen
Zeichnen (Reihenfolge – Hinter den Text bringen)	SmartArt-Tools | Format | Anordnen | In den Hintergrund | Hinter den Text bringen
Zeichnen (Reihenfolge – Hinter den Text bringen)	Bildtools | Format | Anordnen | In den Hintergrund | Hinter den Text bringen
Zeichnen (Reihenfolge – Hinter den Text bringen)	Diagrammtools | Format | Anordnen | In den Hintergrund | Hinter den Text bringen
Zeichnen (Reihenfolge – Hinter den Text bringen)	Zeichentools | Format | Anordnen | In den Hintergrund | Hinter den Text bringen
Zeichnen (Reihenfolge – Hinter den Text bringen)	WordArt-Tools | Format | Anordnen | In den Hintergrund | Hinter den Text bringen
Zeichnen (Reihenfolge – Hinter den Text bringen)	Diagrammtools | Format | Anordnen | In den Hintergrund | Hinter den Text bringen
Zeichnen (Reihenfolge – Hinter den Text bringen)	Organigrammtools | Format | Anordnen | In den Hintergrund | Hinter den Text bringen
Zeichnen (Gitternetz)	Seitenlayout | Anordnen | Ausrichten | Rastereinstellungen
Zeichnen (Gitternetz)	Zeichentools | Format | Anordnen | Ausrichten | Rastereinstellungen
Zeichnen (Gitternetz)	Organigrammtools | Format | Anordnen | Ausrichten | Rastereinstellungen
Zeichnen (Gitternetz)	Diagrammtools | Format | Anordnen | Ausrichten | Rastereinstellungen
Zeichnen (Gitternetz)	Diagrammtools | Format | Anordnen | Ausrichten | Rastereinstellungen
Zeichnen (Gitternetz)	SmartArt-Tools | Format | Anordnen | Ausrichten | Rastereinstellungen
Zeichnen (Gitternetz)	Bildtools | Format | Anordnen | Ausrichten | Rastereinstellungen
Zeichnen (Gitternetz)	WordArt-Tools | Format | Anordnen | Ausrichten | Rastereinstellungen
Zeichnen (Gitternetz)	Textfeldtools | Format | Anordnen | Ausrichten | Rastereinstellungen
Zeichnen (Präzisionsausrichtung)	Office-Schaltfläche | Word-Optionen | Anpassen | Alle Befehle | Präzisionsausrichtung

Position in Word 2003	Position in Word 2007
Zeichnen (Präzisionsausrichtung – Oben)	Office-Schaltfläche | Word-Optionen | Anpassen | Alle Befehle | Präzisionsausrichtung | Nach oben
Zeichnen (Präzisionsausrichtung – Unten)	Office-Schaltfläche | Word-Optionen | Anpassen | Alle Befehle | Präzisionsausrichtung | Unten
Zeichnen (Präzisionsausrichtung – Links)	Office-Schaltfläche | Word-Optionen | Anpassen | Alle Befehle | Präzisionsausrichtung | Links
Zeichnung (Bewegen – NachRechts)	Office-Schaltfläche | Word-Optionen | Anpassen | Alle Befehle | Präzisionsausrichtung | Rechts
Zeichnen (Ausrichten oder verteilen)	SmartArt-Tools | Format | Anordnen | Ausrichten
Zeichnen (Ausrichten oder verteilen)	Diagrammtools | Format | Anordnen | Ausrichten
Zeichnen (Ausrichten oder verteilen)	Zeichentools | Format | Anordnen | Ausrichten
Zeichnen (Ausrichten oder verteilen)	WordArt-Tools | Format | Anordnen | Ausrichten
Zeichnen (Ausrichten oder verteilen)	Diagrammtools | Format | Anordnen | Ausrichten
Zeichnen (Ausrichten oder verteilen)	Organigrammtools | Format | Anordnen | Ausrichten
Zeichnen (Ausrichten oder verteilen – Linksbündig)	SmartArt-Tools | Format | Anordnen | Linksbündig
Zeichnen (Ausrichten oder verteilen – Linksbündig)	Diagrammtools | Format | Anordnen | Linksbündig
Zeichnen (Ausrichten oder verteilen – Linksbündig)	Zeichentools | Format | Anordnen | Linksbündig
Zeichnen (Ausrichten oder verteilen – Linksbündig)	WordArt-Tools | Format | Anordnen | Linksbündig
Zeichnen (Ausrichten oder verteilen – Linksbündig)	Diagrammtools | Format | Anordnen | Linksbündig
Zeichnen (Ausrichten oder verteilen – Linksbündig)	Organigrammtools | Format | Anordnen | Linksbündig
Zeichnen (Ausrichten oder verteilen – Horizontal zentrieren)	SmartArt-Tools | Format | Anordnen | Mitte ausrichten
Zeichnen (Ausrichten oder verteilen – Horizontal zentrieren)	Diagrammtools | Format | Anordnen | Mitte ausrichten
Zeichnen (Ausrichten oder verteilen – Horizontal zentrieren)	Zeichentools | Format | Anordnen | Mitte ausrichten
Zeichnen (Ausrichten oder verteilen – Horizontal zentrieren)	WordArt-Tools | Format | Anordnen | Mitte ausrichten
Zeichnen (Ausrichten oder verteilen – Horizontal zentrieren)	Diagrammtools | Format | Anordnen | Mitte ausrichten

Position in Word 2003	Position in Word 2007
Zeichnen (Ausrichten oder verteilen – Horizontal zentrieren)	Organigrammtools | Format | Anordnen | Mitte ausrichten
Zeichnen (Ausrichten oder verteilen – Rechtsbündig)	SmartArt-Tools | Format | Anordnen | Rechtsbündig
Zeichnen (Ausrichten oder verteilen – Rechtsbündig)	Diagrammtools | Format | Anordnen | Rechtsbündig
Zeichnen (Ausrichten oder verteilen – Rechtsbündig)	Zeichentools | Format | Anordnen | Rechtsbündig
Zeichnen (Ausrichten oder verteilen – Rechtsbündig)	WordArt-Tools | Format | Anordnen | Rechtsbündig
Zeichnen (Ausrichten oder verteilen – Rechtsbündig)	Diagrammtools | Format | Anordnen | Rechtsbündig
Zeichnen (Ausrichten oder verteilen – Rechtsbündig)	Organigrammtools | Format | Anordnen | Rechtsbündig
Zeichnen (Ausrichten oder verteilen – Oben ausrichten)	SmartArt-Tools | Format | Anordnen | Oben ausrichten
Zeichnen (Ausrichten oder verteilen – Oben ausrichten)	Diagrammtools | Format | Anordnen | Oben ausrichten
Zeichnen (Ausrichten oder verteilen – Oben ausrichten)	Zeichentools | Format | Anordnen | Oben ausrichten
Zeichnen (Ausrichten oder verteilen – Oben ausrichten)	WordArt-Tools | Format | Anordnen | Oben ausrichten
Zeichnen (Ausrichten oder verteilen – Oben ausrichten)	Diagrammtools | Format | Anordnen | Oben ausrichten
Zeichnen (Ausrichten oder verteilen – Oben ausrichten)	Organigrammtools | Format | Anordnen | Oben ausrichten
Zeichnen (Ausrichten oder verteilen – Vertikal zentrieren)	SmartArt-Tools | Format | Anordnen | Vertikal zentrieren
Zeichnen (Ausrichten oder verteilen – Vertikal zentrieren)	Diagrammtools | Format | Anordnen | Vertikal zentrieren
Zeichnen (Ausrichten oder verteilen – Vertikal zentrieren)	Zeichentools | Format | Anordnen | Vertikal zentrieren
Zeichnen (Ausrichten oder verteilen – Vertikal zentrieren)	WordArt-Tools | Format | Anordnen | Vertikal zentrieren
Zeichnen (Ausrichten oder verteilen – Vertikal zentrieren)	Diagrammtools | Format | Anordnen | Vertikal zentrieren
Zeichnen (Ausrichten oder verteilen – Vertikal zentrieren)	Organigrammtools | Format | Anordnen | Vertikal zentrieren

Position in Word 2003	Position in Word 2007
Zeichnen (Ausrichten oder verteilen – Unten ausrichten)	SmartArt-Tools | Format | Anordnen | Unten ausrichten
Zeichnen (Ausrichten oder verteilen – Unten ausrichten)	Diagrammtools | Format | Anordnen | Unten ausrichten
Zeichnen (Ausrichten oder verteilen – Unten ausrichten)	Zeichentools | Format | Anordnen | Unten ausrichten
Zeichnen (Ausrichten oder verteilen – Unten ausrichten)	WordArt-Tools | Format | Anordnen | Unten ausrichten
Zeichnen (Ausrichten oder verteilen – Unten ausrichten)	Diagrammtools | Format | Anordnen | Unten ausrichten
Zeichnen (Ausrichten oder verteilen – Unten ausrichten)	Organigrammtools | Format | Anordnen | Unten ausrichten
Zeichnen (Ausrichten oder verteilen – Horizontal verteilen)	SmartArt-Tools | Format | Anordnen | Horizontal verteilen
Zeichnen (Ausrichten oder verteilen – Horizontal verteilen)	Diagrammtools | Format | Anordnen | Horizontal verteilen
Zeichnen (Ausrichten oder verteilen – Horizontal verteilen)	Zeichentools | Format | Anordnen | Horizontal verteilen
Zeichnen (Ausrichten oder verteilen – Horizontal verteilen)	WordArt-Tools | Format | Anordnen | Horizontal verteilen
Zeichnen (Ausrichten oder verteilen – Horizontal verteilen)	Diagrammtools | Format | Anordnen | Horizontal verteilen
Zeichnen (Ausrichten oder verteilen – Horizontal verteilen)	Organigrammtools | Format | Anordnen | Horizontal verteilen
Zeichnen (Ausrichten oder verteilen – Vertikal verteilen)	SmartArt-Tools | Format | Anordnen | Vertikal verteilen
Zeichnen (Ausrichten oder verteilen – Vertikal verteilen)	Diagrammtools | Format | Anordnen | Vertikal verteilen
Zeichnen (Ausrichten oder verteilen – Vertikal verteilen)	Zeichentools | Format | Anordnen | Vertikal verteilen
Zeichnen (Ausrichten oder verteilen – Vertikal verteilen)	WordArt-Tools | Format | Anordnen | Vertikal verteilen
Zeichnen (Ausrichten oder verteilen – Vertikal verteilen)	Diagrammtools | Format | Anordnen | Vertikal verteilen
Zeichnen (Ausrichten oder verteilen – Vertikal verteilen)	Organigrammtools | Format | Anordnen | Vertikal verteilen
Zeichnen (Ausrichten oder verteilen – Relativ zur Seite)	SmartArt-Tools | Format | Anordnen | An Seite ausrichten

C

Position in Word 2003	Position in Word 2007
Zeichnen (Ausrichten oder verteilen – Relativ zur Seite)	Diagrammtools | Format | Anordnen | An Seite ausrichten
Zeichnen (Ausrichten oder verteilen – Relativ zur Seite)	Zeichentools | Format | Anordnen | An Seite ausrichten
Zeichnen (Ausrichten oder verteilen – Relativ zur Seite)	WordArt-Tools | Format | Anordnen | An Seite ausrichten
Zeichnen (Ausrichten oder verteilen – Relativ zur Seite)	Diagrammtools | Format | Anordnen | An Seite ausrichten
Zeichnen (Ausrichten oder verteilen – Relativ zur Seite)	Organigrammtools | Format | Anordnen | An Seite ausrichten
Zeichnen (Ausrichten oder verteilen – Relativ zu Zeichnungsbereich)	Zeichentools | Format | Anordnen | An Zeichenbereich ausrichten
Zeichnen (Ausrichten oder verteilen – Relativ zu Zeichnungsbereich)	WordArt-Tools | Format | Anordnen | An Zeichenbereich ausrichten
Zeichnen (Ausrichten oder verteilen – Relativ zu Organigramm)	Zeichentools | Format | Anordnen | An Organigramm ausrichten
Zeichnen (Ausrichten oder verteilen – Relativ zu Organigramm)	WordArt-Tools | Format | Anordnen | An Organigramm ausrichten
Zeichnen (Ausrichten oder verteilen – Relativ zu Organigramm)	Organigrammtools | Format | Anordnen | An Organigramm ausrichten
Zeichnen (Ausrichten oder verteilen – Relativ zu Diagramm)	Zeichentools | Format | Anordnen | An Diagramm ausrichten
Zeichnen (Ausrichten oder verteilen – Relativ zu Diagramm)	WordArt-Tools | Format | Anordnen | An Diagramm ausrichten
Zeichnen (Ausrichten oder verteilen – Relativ zu Diagramm)	Diagrammtools | Format | Anordnen | An Diagramm ausrichten
Zeichnen (Drehen oder kippen – Freies Drehen)	Klicken Sie auf das Objekt, und ziehen Sie den grünen Ankerpunkt, um das Objekt frei zu drehen.
Zeichnen (Drehen oder kippen – Linksdrehung 90 Grad)	Seitenlayout | Anordnen | Drehen | Linksdrehung 90 Grad
Zeichnen (Drehen oder kippen – Linksdrehung 90 Grad)	Zeichentools | Format | Anordnen | Drehen | Linksdrehung 90 Grad
Zeichnen (Drehen oder kippen – Linksdrehung 90 Grad)	Diagrammtools | Format | Anordnen | Drehen | Linksdrehung 90 Grad
Zeichnen (Drehen oder kippen – Linksdrehung 90 Grad)	SmartArt-Tools | Format | Anordnen | Drehen | Linksdrehung 90 Grad
Zeichnen (Drehen oder kippen – Linksdrehung 90 Grad)	Bildtools | Format | Anordnen | Drehen | Linksdrehung 90 Grad

Position in Word 2003	Position in Word 2007
Zeichnen (Drehen oder kippen – Linksdrehung 90 Grad)	WordArt-Tools | Format | Anordnen | Drehen | Linksdrehung 90 Grad
Zeichnen (Drehen oder kippen – Linksdrehung 90 Grad)	Textfeldtools | Format | Anordnen | Drehen | Linksdrehung 90 Grad
Zeichnen (Drehen oder kippen – Rechtsdrehung 90 Grad)	Seitenlayout | Anordnen | Drehen | Rechtsdrehung 90 Grad
Zeichnen (Drehen oder kippen – Rechtsdrehung 90 Grad)	Zeichentools | Format | Anordnen | Drehen | Rechtsdrehung 90 Grad
Zeichnen (Drehen oder kippen – Rechtsdrehung 90 Grad)	Diagrammtools | Format | Anordnen | Drehen | Rechtsdrehung 90 Grad
Zeichnen (Drehen oder kippen – Rechtsdrehung 90 Grad)	SmartArt-Tools | Format | Anordnen | Drehen | Rechtsdrehung 90 Grad
Zeichnen (Drehen oder kippen – Rechtsdrehung 90 Grad)	Bildtools | Format | Anordnen | Drehen | Rechtsdrehung 90 Grad
Zeichnen (Drehen oder kippen – Rechtsdrehung 90 Grad)	WordArt-Tools | Format | Anordnen | Drehen | Rechtsdrehung 90 Grad
Zeichnen (Drehen oder kippen – Rechtsdrehung 90 Grad)	Textfeldtools | Format | Anordnen | Drehen | Rechtsdrehung 90 Grad
Zeichnen (Drehen oder kippen – Horizontal kippen)	Seitenlayout | Anordnen | Drehen | Horizontal kippen
Zeichnen (Drehen oder kippen – Horizontal kippen)	Zeichentools | Format | Anordnen | Drehen | Horizontal kippen
Zeichnen (Drehen oder kippen – Horizontal kippen)	Diagrammtools | Format | Anordnen | Drehen | Horizontal kippen
Zeichnen (Drehen oder kippen – Horizontal kippen)	SmartArt-Tools | Format | Anordnen | Drehen | Horizontal kippen
Zeichnen (Drehen oder kippen – Horizontal kippen)	Bildtools | Format | Anordnen | Drehen | Horizontal kippen
Zeichnen (Drehen oder kippen – Horizontal kippen)	WordArt-Tools | Format | Anordnen | Drehen | Horizontal kippen
Zeichnen (Drehen oder kippen – Horizontal kippen)	Textfeldtools | Format | Anordnen | Drehen | Horizontal kippen
Zeichnen (Drehen oder kippen – Vertikal kippen)	Seitenlayout | Anordnen | Drehen | Vertikal kippen
Zeichnen (Drehen oder kippen – Vertikal kippen)	Zeichentools | Format | Anordnen | Drehen | Vertikal kippen
Zeichnen (Drehen oder kippen – Vertikal kippen)	Diagrammtools | Format | Anordnen | Drehen | Vertikal kippen

Position in Word 2003	Position in Word 2007
Zeichnen (Drehen oder kippen – Vertikal kippen)	SmartArt-Tools | Format | Anordnen | Drehen | Vertikal kippen
Zeichnen (Drehen oder kippen – Vertikal kippen)	Bildtools | Format | Anordnen | Drehen | Vertikal kippen
Zeichnen (Drehen oder kippen – Vertikal kippen)	WordArt-Tools | Format | Anordnen | Drehen | Vertikal kippen
Zeichnen (Drehen oder kippen – Vertikal kippen)	Textfeldtools | Format | Anordnen | Drehen | Vertikal kippen
Zeichnen (Textfluss)	WordArt-Tools | Format | Anordnen | Textumbruch
Zeichnen (Textfluss)	Zeichentools | Format | Anordnen | Textumbruch
Zeichnen (Textfluss)	Diagrammtools | Format | Anordnen | Textumbruch
Zeichnen (Textfluss)	Bildtools | Bildtools | Anordnen | Textumbruch
Zeichnen (Textfluss)	SmartArt-Tools | Format | Anordnen | Textumbruch
Zeichnen (Textfluss)	Seitenlayout | Anordnen | Textumbruch
Zeichnen (Textfluss)	Textfeldtools | Format | Anordnen | Textumbruch
Zeichnen (Textfluss)	Diagrammtools | Format | Anordnen | Textumbruch
Zeichnen (Textfluss)	Organigrammtools | Format | Anordnen | Textumbruch
Zeichnen (Verbindungen neu erstellen)	Zeichentools | Format | Formen einfügen | Form bearbeiten | Verbindungen neu erstellen
Zeichnen (Punkte bearbeiten)	Zeichentools | Format | Formen einfügen | Form bearbeiten | Punkte bearbeiten
Zeichnen (AutoForm ändern)	Zeichentools | Format | Formenarten | Form ändern
Zeichnen (AutoForm ändern)	Textfeldtools | Format | Textfeld-Formatvorlagen | Form ändern
Zeichnen (Als Standard für AutoForm festlegen)	Office-Schaltfläche | Word-Optionen | Anpassen | Alle Befehle | Als Standard für AutoForm festlegen

Position in Word 2003	Position in Word 2007
Objekte markieren	Freihandtools | Stifte | Markieren | Objekte markieren
Objekte markieren	Start | Bearbeiten | Markieren | Objekte markieren
AutoFormen	Zellen einfügen | Illustrationen | Formen
AutoFormen	Zeichentools | Format | Formen einfügen
AutoFormen (Weitere AutoFormen)	Zellen einfügen | ClipArt
Linie	Zellen einfügen | Illustrationen | Formen
Linie	Zeichentools | Format | Formen einfügen
Pfeil	Zellen einfügen | Illustrationen | Formen
Pfeil	Zeichentools | Format | Formen einfügen
Rechteck	Zellen einfügen | Illustrationen | Formen
Rechteck	Zeichentools | Format | Formen einfügen
Ellipse	Zellen einfügen | Illustrationen | Formen
Ellipse	Zeichentools | Format | Formen einfügen
Textfeld	Einfügen | Text | Textfeld | Textfeld erstellen
Textfeld	Diagrammtools | Layout | Einfügen | Textfeld erstellen | Textfeld erstellen
Textfeld	Textfeldtools | Format | Text | Textfeld erstellen | Textfeld erstellen
*Vertikales Textfeld	Einfügen | Text | Textfeld | Vertikales Textfeld erstellen
*Vertikales Textfeld	Diagrammtools | Layout | Einfügen | Textfeld erstellen | Vertikales Textfeld erstellen

Position in Word 2003	Position in Word 2007
*Vertikales Textfeld	Textfeldtools | Format | Text | Textfeld erstellen | Vertikales Textfeld erstellen
WordArt	Zellen einfügen | Text | WordArt
Diagramm	Zellen einfügen | Illustrationen | SmartArt
ClipArt	Zellen einfügen | Illustrationen | ClipArt
ClipArt	Kopf- und Fußzeilentools | Entwurf | Einfügen | ClipArt...
Bild	Zellen einfügen | Illustrationen | Grafik
Bild	Kopf- und Fußzeilentools | Entwurf | Einfügen | Bild
Bild	Diagrammtools | Layout | Einfügen | Bild
Freihandzeichnung und -schrift	Überprüfen | Freihand | Freihandeingabe starten
Füllfarbe	Organigrammtools | Format | Formatvorlagen | Fülleffekt
Füllfarbe	Textfeldtools | Format | Textfeld-Formatvorlagen | Fülleffekt
Füllfarbe	SmartArt-Tools | Format | Formenarten | Fülleffekt
Füllfarbe	Diagrammtools | Format | Formenarten | Fülleffekt
Füllfarbe	Zeichentools | Format | Formenarten | Fülleffekt
Füllfarbe	WordArt-Tools | Format | WordArt-Formate | Fülleffekt
Füllfarbe	Diagrammtools | Format | Formatvorlagen | Fülleffekt
Linienfarbe	Organigrammtools | Format | Formatvorlagen | Formkontur
Linienfarbe	Textfeldtools | Format | Textfeld-Formatvorlagen | Formkontur

Position in Word 2003	Position in Word 2007
Linienfarbe	SmartArt-Tools | Format | Formenarten | Formkontur
Linienfarbe	Diagrammtools | Format | Formenarten | Formkontur
Linienfarbe	Zeichentools | Format | Formenarten | Formkontur
Linienfarbe	WordArt-Tools | Format | WordArt-Formate | Formkontur
Linienfarbe	Diagrammtools | Format | Formatvorlagen | Formkontur
Schriftfarbe	Start | Schriftart | Schriftfarbe
Linienart	Organigrammtools | Format | Formatvorlagen | Formkontur | Stärke
Linienart	Textfeldtools | Format | Textfeld-Formatvorlagen | Formkontur | Stärke
Linienart	SmartArt-Tools | Format | Formenarten | Formkontur | Stärke
Linienart	Diagrammtools | Format | Formenarten | Formkontur | Stärke
Linienart	Zeichentools | Format | Formenarten | Formkontur | Stärke
Linienart	WordArt-Tools | Format | WordArt-Formate | Formkontur | Stärke
Linienart	Diagrammtools | Format | Formatvorlagen | Formkontur | Stärke
Strichart	Organigrammtools | Format | Formatvorlagen | Formkontur | Striche
Strichart	Textfeldtools | Format | Textfeld-Formatvorlagen | Formkontur | Striche
Strichart	SmartArt-Tools | Format | Formenarten | Formkontur | Striche
Strichart	Diagrammtools | Format | Formenarten | Formkontur | Striche
Strichart	Zeichentools | Format | Formenarten | Formkontur | Striche

Position in Word 2003	Position in Word 2007
Strichart	WordArt-Tools | Format | WordArt-Formate | Formkontur | Striche
Strichart	Diagrammtools | Format | Formatvorlagen | Formkontur | Striche
Pfeilart	Organigrammtools | Format | Formatvorlagen | Formkontur | Pfeile
Pfeilart	Textfeldtools | Format | Textfeld-Formatvorlagen | Formkontur | Pfeile
Pfeilart	SmartArt-Tools | Format | Formenarten | Formkontur | Pfeile
Pfeilart	Diagrammtools | Format | Formenarten | Formkontur | Pfeile
Pfeilart	Zeichentools | Format | Formenarten | Formkontur | Pfeile
Pfeilart	WordArt-Tools | Format | WordArt-Formate | Formkontur | Pfeile
Pfeilart	Diagrammtools | Format | Formatvorlagen | Formkontur | Pfeile
Schattenart	Organigrammtools | Format | Schatteneffekte | Schatteneffekte
Schattenart	Textfeldtools | Format | Schatteneffekte | Schatteneffekte
Schattenart	SmartArt-Tools | Format | Formenarten | Formeffekte | Schatten
Schattenart	Diagrammtools | Format | Formenarten | Formeffekte | Schatten
Schattenart	Zeichentools | Format | Schatteneffekte | Schatteneffekte
Schattenart	WordArt-Tools | Format | Schatteneffekte | Schatteneffekte
Schattenart	Diagrammtools | Format | Schatteneffekte | Schatteneffekte
Schattenart	Bildtools | Format | Bildformatvorlagen | Bildeffekte | Schatteneffekte
3D-Art	Organigrammtools | Format | 3D-Effekte | 3D-Effekte
3D-Art	Textfeldtools | Format | 3D-Effekte | 3D-Effekte

Position in Word 2003	Position in Word 2007
3D-Art	SmartArt-Tools | Format | Formenarten | Formeffekte | 3D-Drehung
3D-Art	Zeichentools | Format | 3D-Effekte | 3D-Effekte
3D-Art	WordArt-Tools | Format | 3D-Effekte | 3D-Effekte
3D-Art	Diagrammtools | Format | 3D-Effekte | 3D-Effekte
3D-Art	Bildtools | Format | Bildformatvorlagen | Bildeffekte | 3D-Drehung
Mehrere Objekte auswählen	Office-Schaltfläche | Word-Optionen | Anpassen | Alle Befehle | Mehrere Objekte auswählen

C.16 »E-Mail« in Word 2003

Position in Word 2003	Position in Word 2007
Zeichen- und Schreibstift	Überprüfen | Freihand | Freihandeingabe starten
Speichern	Symbolleiste für den Schnellzugriff | Speichern
Speichern	Office-Schaltfläche | Speichern
Drucken	Office-Schaltfläche | Drucken | Schnelldruck
Ausschneiden	Blogbeitrag | Zwischenablage | Ausschneiden
Ausschneiden	Start | Zwischenablage | Ausschneiden
Kopieren	Blogbeitrag | Zwischenablage | Kopieren
Kopieren	Start | Zwischenablage | Kopieren
Einfügen	Blogbeitrag | Zwischenablage | Einfügen
Einfügen	Start | Zwischenablage | Einfügen
Einfügen	Start | Zwischenablage | Einfügen | Einfügen
Schriftart	Blogbeitrag | Basistext | Schriftart
Schriftart	Start | Schriftart | Schriftart
Schriftgrad	Blogbeitrag | Basistext | Schriftgrad
Schriftgrad	Start | Schriftart | Schriftgrad
Schriftfarbe	Blogbeitrag | Basistext | Schriftfarbe
Schriftfarbe	Start | Schriftart | Schriftfarbe

Position in Word 2003	Position in Word 2007
Fett	Blogbeitrag | Basistext | Fett
Fett	Start | Schriftart | Fett
Kursiv	Blogbeitrag | Basistext | Kursiv
Kursiv	Start | Schriftart | Kursiv
Unterstreichen	Blogbeitrag | Basistext | Unterstreichen
Unterstreichen	Start | Schriftart | Unterstreichen
Linksbündig	Blogbeitrag | Basistext | Linksbündig
Linksbündig	Start | Absatz | Linksbündig
Zentriert	Blogbeitrag | Basistext | Zentriert
Zentriert	Start | Absatz | Zentriert
Rechtsbündig	Blogbeitrag | Basistext | Rechtsbündig
Rechtsbündig	Start | Absatz | Rechtsbündig
*Verteilt	Start | Absatz | Verteilt
*Von links nach rechts	Start | Absatz | Von links nach rechts
*Von rechts nach links	Start | Absatz | Von rechts nach links
Nummerierung	Blogbeitrag | Basistext | Nummerierung
Nummerierung	Start | Absatz | Nummerierung
Aufzählungszeichen	Blogbeitrag | Basistext | Aufzählungszeichen
Aufzählungszeichen	Start | Absatz | Aufzählungszeichen
Einzug verkleinern	Blogbeitrag | Basistext | Einzug verkleinern
Einzug verkleinern	Start | Absatz | Einzug verkleinern
Einzug vergrößern	Blogbeitrag | Basistext | Einzug vergrößern
Einzug vergrößern	Start | Absatz | Einzug vergrößern
Übersetzen	Überprüfen | Dokumentprüfung | Übersetzen

C.17 »Erweiterte Formatierung« in Word 2003

Position in Word 2003	Position in Word 2007
Hervorheben	Start | Schriftart | Texthervorhebungsfarbe
*Eingeschlossene Zeichen	Start | Schriftart | Eingeschlossene Zeichen
*Phonetische Leitzeichen	Start | Schriftart | Phonetische Leitzeichen
*Punktakzent	Start | Schriftart | Startprogramm für ein Dialogfeld
*Doppelt durchgestrichen	Start | Schriftart | Startprogramm für ein Dialogfeld
*Zeichen kombinieren	Start | Absatz | Asiatisches Layout | Zeichen kombinieren
Einfacher Zeilenabstand	Start | Absatz | Zeilenabstand | 1,0
1,5-facher Zeilenabstand	Start | Absatz | Zeilenabstand | 1,5
Doppelter Zeilenabstand	Start | Absatz | Zeilenabstand | 2,0
Spalten	Seitenlayout | Seite einrichten | Spalten | Weitere Spalten

D Automatisierung

D.1 Felder

D.1.1 Einfügen und Formatieren von Feldern

Felder sind in Word ein Platzhalter zum Einfügen für sich ändernde Informationen in ein Dokument, die ein bestimmtes Ergebnis anzeigen. Sie können für die Anzeige von Grafiken und Diagrammen ebenso wie für das Einfügen von Seitenzahlen verwendet werden. Auch Indexmarken, sowie das daraus generierte Stichwortverzeichnis werden über Felder realisiert.

Die Bildschirmanzeige kann mit [Alt] + [F9] jederzeit zwischen dem Feldergebnis und der Anzeige des Feldes selbst, der sogenannten Feldfunktion, umgeschaltet werden.

Word fügt für Sie Felder automatisch in das Dokument ein, wenn Sie einen Indexeintrag erstellen oder ein Inhaltsverzeichnis in ein Dokument einfügen. Sie können Felder aber auch manuell einfügen, um Vorgänge im Dokument wie beispielsweise das Zusammenführen von Daten aus einer Datenquelle oder das Durchführen von Berechnungen zu automatisieren.

Felder können wie folgt in ein Dokument eingefügt werden:

STEPS

1. Klicken Sie auf der Registerseite EINFÜGEN in der Gruppe TEXT auf die Schaltfläche SCHNELLBAUSTEINE.
2. Wählen Sie aus dem herunterklappenden Menü den Eintrag FELD...
3. Schränken Sie die Anzeige in der Auswahlliste unter FELDNAMEN ein, indem Sie eine bestimmte Kategorie selektieren, oder lassen Sie alle Felder einblenden, indem Sie *(Alle)* selektieren.
4. Wählen Sie unter FELDNAMEN das Feld aus, das Sie in das Dokument einfügen möchten. In Abhängigkeit des gewählten Feldes werden in der rechten Dialoghälfte unter FELDEIGENSCHAFTEN verschiedene Schalter angezeigt, mit denen das Feld gesteuert werden kann.
5. Klicken Sie auf OK, um das Dialogfeld zu beenden und gleichzeitig das Feld an der Position der aktuellen Einfügemarke einzufügen.

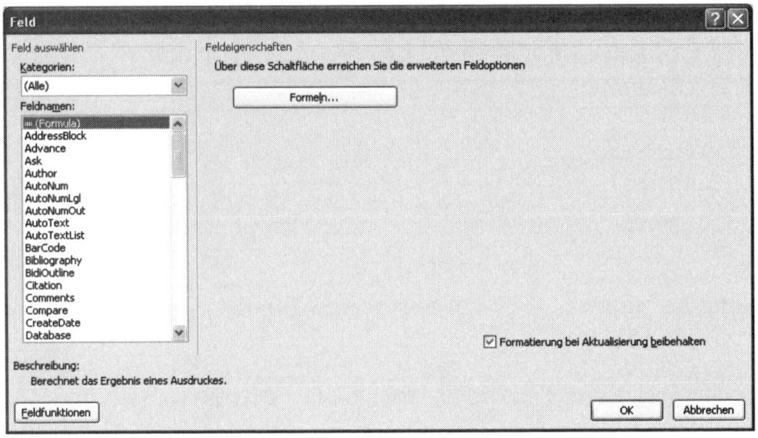

Abbildung D.1: Ein Feld einfügen

D.1.2 Bearbeiten eines Felds

Um ein Feld in einem Dokument zu bearbeiten, gehen Sie wie folgt vor:

1. Klicken Sie mit der rechten Maustaste auf das Feld und dann im Kontextmenü auf FELD BEARBEITEN.

Bei einigen Feldern müssen Sie die Feldfunktion anzeigen, ehe Sie das Feld bearbeiten können. Klicken Sie dazu auf das Feld, und drücken Sie dann die Tastenkombination ⇧ + F9 *oder* Alt + F9, *um alle Feldfunktionen im Dokument anzuzeigen.*

2. Ändern Sie die Eigenschaften und Optionen des Feldes.
3. Wenn Sie direkt in der Feldfunktion arbeiten möchten, diese jedoch nicht angezeigt wird, klicken Sie auf FELDFUNKTIONEN, um die Funktion anzuzeigen, und anschließend auf OPTIONEN, um bestimmte Schalter oder andere Optionen hinzuzufügen.

Wenn Sie möchten, können Sie das Feld auch direkt im Dokument wie gewöhnlichen Text editieren. Allerdings müssen Sie dann die Syntax der einzelnen Felder genau kennen.

D.1.3 Syntax von Feldfunktionen

Feldfunktionen sind als Zeichen ihres Standes von geschweiften Klammern { } umgeben, die mit einer speziellen Formatierung versehen sind, sodass Word diese auch als Felder erkennt.

Feldfunktionsklammern können nicht einfach mithilfe von Klammerzeichen über die Tastatur eingegeben werden. Drücken Sie stattdessen `Strg` *+* `F9`*, um Feldfunktionsklammern einzugeben.*

INFO

Die Syntax einer Feldfunktion ist wie folgt aufgebaut, wobei je nach Feld die `Eigenschaften` und `optionalen Einstellungen` auch entfallen können:

```
{ FELDNAME Eigenschaften Optionale Einstellungen }
```

- `FELDNAME`
  Der eigentliche Name des Feldes, wie er auch in der Liste der verfügbaren Felder im Dialogfeld unter FELDNAMEN angezeigt wird.
- `Eigenschaften`
  Anweisungen oder Variablen, die in einem bestimmten Feld verwendet werden. Nicht alle Felder weisen Parameter auf, und in manchen Feldern sind die Parameter optional.
- `Optionale Einstellungen`
  Optionale Einstellungen, falls solche für das Feld verfügbar sind.

D.1.4 Schattierter Hintergrund

Um den schattierten Hintergrund für Felder ein- oder auszuschalten, gehen Sie wie folgt vor:

STEPS

1. Klicken Sie auf die Schaltfläche Microsoft Office und anschließend auf WORD-OPTIONEN.
2. Klicken Sie auf ERWEITERT.
3. Klicken Sie unter DOKUMENTINHALT ANZEIGEN in der Gruppe FELDSCHATTIERUNG auf IMMER, damit Felder vom restlichen Inhalt des Dokuments mit einer grauen Schattierung hervorgehoben werden.
4. Um Felder optisch an den Inhalt des Dokuments anzugleichen und damit die Schattierung auszuschalten, wählen Sie NIE aus.
5. Möchten Sie Benutzern verdeutlichen, dass sie auf ein Feld geklickt haben, selektieren Sie WENN AUSGEWÄHLT. Dadurch wird das Feld mit einem grauen Hintergrund unterlegt. Diese graue Schattierung bedeutet jedoch nicht, dass das Feld ausgewählt ist. Wenn Sie das Feld durch einen Doppelklick oder durch Ziehen mit der Maus auswählen, wird es zusätzlich zur Grauschattierung noch hervorgehoben.

D.1.5 Ausgewählte Felder

= (Formula)

Berechnet eine Zahl über eine mathematische Formel.

INFO

`=(Formula)`-*Felder können auch über die Tabellentools auf der Registerseite* LAYOUT *mit dem Befehl* DATEN/FORMEL *in Tabellen eingefügt werden.*

Mathematische Operatoren

Operator	Bedeutung
+	Addition
-	Subtraktion
*	Multiplikation
/	Division
%	Prozentsatz
^	Potenzen und Wurzeln
=	Gleich
<	Kleiner als
< =	Kleiner oder gleich
>	Größer als
> =	Größer oder gleich
< >	Ungleich

Funktionen

Funktion	Resultat
ABS(x)	Ermittelt stets den positiven Wert einer Zahl, unabhängig davon, ob er in Wirklichkeit positiv oder negativ ist.
AND(x,y)	Sind die logischen Ausdrücke *x* und *y* wahr, wird 1 zurückgegeben; sind beide oder einer unwahr, dann 0.
AVERAGE( )	Ermittelt den Durchschnitt aus einer Liste von Werten.
COUNT( )	Ermittelt die Anzahl der Elemente in einer Liste.
DEFINED(x)	Liefert 1 (wahr) zurück, wenn der Ausdruck *x* gültig ist, oder 0 (falsch), wenn der Ausdruck nicht berechnet werden kann.
FALSE	Liefert 0 zurück.

Funktion	Resultat
INT(x)	Gibt die Zahlen links von der Dezimalstelle in einem Wert oder in einer Formel *x* zurück.
MIN( )	Gibt die Zahlen links von der Dezimalstelle in einem Wert oder in einer Formel *x* zurück.
MAX( )	Gibt den höchsten Wert in einer Liste zurück.
MOD(x,y)	Gibt den Rest zurück, der von einem Wert *x* nach einer ganzzahligen Division durch einen Wert *y* verbleibt.
NOT(x)	Gibt den Wert 0 (falsch) zurück, wenn der logische Ausdruck *x* wahr ist, oder den Wert 1 (wahr), wenn der Ausdruck falsch ist.
OR(x,y)	Gibt den Wert 1 (wahr) zurück, wenn einer der beiden oder beide logischen Ausdrücke *x* und *y* wahr sind, oder den Wert 0 (falsch), wenn beide Ausdrücke falsch sind.
PRODUCT( )	Ermittelt das Ergebnis der Multiplikation einer Liste von Werten. Die Funktion { = PRODUCT (1,2,8,11) } gibt den Wert 176 zurück.
ROUND(x,y)	x definiert den Wert, y gibt die Anzahl der Dezimalstellen an, auf die x gerundet werden soll; *x* kann eine Zahl oder das Ergebnis einer Formel sein.
SIGN(x)	Ist x positiv, wird 1 zurückgegeben, ist x negativ, wird –1 zurückgegeben.
SUM( )	Gibt die Summe einer Liste von Werten oder Formeln zurück.
TRUE	Gibt den Wert 1 zurück.

ADDRESSBLOCK

{ ADDRESSBLOCK [Schalter] }

Fügt einen Seriendruckadressblock ein.

Schalter	Bedeutung
\c	Gibt an, ob die Bezeichnung für das/die Land/Region aufgenommen werden soll.
\d	Gibt an, dass die Adresse in Übereinstimmung mit dem/der Land/Region des Empfängers formatiert wird.
\e	Legt fest, welches Land bzw. welche Region aus dem Adressblock auszuschließen ist.
\f	Stellt eine Vorlage für Platzhalter für Seriendruckfelder bereit und legt so den Namen und das Adressformat fest.
\l	Bestimmt die zum Formatieren der Adresse verwendete Sprachkennung. Entspricht standardmäßig der Sprachkennung des ersten Zeichens im Dokument.

ADVANCE

`{ ADVANCE [Schalter ] }`

Versetzt den Textanfang hinter dem `ADVANCE`-Feld nach rechts, links, oben oder unten oder an eine bestimmte horizontale bzw. vertikale Position.

Schalter	Bedeutung
\d	Verschiebt den Text, der auf das Feld folgt, um die angegebene Punktanzahl nach unten.
\u	Verschiebt den Text, der auf das Feld folgt, um die angegebene Punktanzahl nach oben.
\l	Verschiebt den Text, der auf das Feld folgt, um die angegebene Punktanzahl nach links.
\r	Verschiebt den Text, der auf das Feld folgt, um die angegebene Punktanzahl nach rechts.
\x	Verschiebt den Text, der auf das Feld folgt, um den angegebenen Abstand vom linken Rand der Spalte, des Rahmens oder Textfelds.
\y	Verschiebt den Text, der auf das Feld folgt, relativ zur aktuellen Zeilenposition an die angegebene vertikale Position.

ASK

`{ ASK Textmarke "Text" [Schalter ] }`

Fordert zur Eingabe von Informationen auf und weist der Antwort eine Textmarke zu. Word zeigt die Eingabeaufforderung bei jeder Aktualisierung des `ASK`-Felds an. Eine Antwort bleibt so lange der Textmarke zugewiesen, bis Sie eine neue Antwort eingeben. Ein `REF`- oder `BOOKMARK`-Feld hinter `ASK` bestimmt, wo die Antwort gedruckt werden soll.

`Textmarke`: der der Eingabeaufforderung zugewiesene Textmarkenname.

`Text`: Text, der im Dialogfeld angezeigt wird.

Schalter	Bedeutung
\d "Standard"	Gibt "Standard" als Antwort aus, wenn Sie keine Antwort im Dialogfeld der Eingabeaufforderung eingegeben haben.
\o	Zeigt in einem Hauptdokument für den Seriendruck die Eingabeaufforderung nur einmal an.

AUTHOR

`{ AUTHOR [ "NeuerName" ] }`

Das Feld `AUTHOR` fügt den Namen des Autors ein.

`NeuerName`: Anderer Name, der den in Word eingegebenen Autorennamen ersetzt. Er darf maximal 255 Zeichen umfassen.

COMPARE

{ COMPARE Ausdruck1 Operator Ausdruck2 }

Vergleicht zwei Werte und gibt als Ergebnis »1« aus, wenn der Vergleich wahr ist, bzw. »0«, wenn er falsch ist.

Sie können dieses Feld zum Erstellen komplexer logischer Vergleiche mit AND bzw. OR in einem =(Formula)-Feld einsetzen und das Ergebnis dann in einem IF-Feld als Bedingung verwenden.

Ausdruck1 und Ausdruck2: die zu vergleichenden Werte.

Vergleichsoperator	Beschreibung
=	Gleich
<>	Ungleich
>	Größer als
<	Kleiner als
>=	Größer oder gleich
<=	Kleiner oder gleich

CREATEDATE

{CREATEDATE [\@ "Datum-/Uhrzeit-Abbildung"] [Schalter]}

Fügt das Datum und die Uhrzeit der erstmaligen Speicherung des Dokuments ein.

Schalter	Bedeutung
\@ "Datum-/Uhrzeit-Abbildung"	Legt ein vom Standardformat abweichendes Datums- bzw. Uhrzeitformat fest.
\h	Verwendet den Hijri-Mondkalender.
\s	Verwendet die Saka-Jahreszählung.

DATABASE

{DATABASE [Schalter]}

Fügt die Ergebnisse einer Datenbankabfrage in eine Word-Tabelle ein. Das DATABASE-Feld enthält alle Informationen, die zum Herstellen einer Verbindung mit einer Datenbank und zum Durchführen einer SQL-Abfrage erforderlich sind.

Schalter	Bedeutung
\b "Summe"	Legt fest, welche der mit dem Schalter \l gesetzten Formatattribute auf die Tabelle angewendet werden sollen.
\c "Verbindungsinfo"	Legt die Verbindung mit den Daten fest.

Schalter	Bedeutung
\d "Pfad"	Der Pfad und der Dateiname der Datenbank.
\f "Startnummer"	Legt die Nummer des ersten einzufügenden Datensatzes fest.
\h	Fügt Feldnamen aus der Datenbank als Spaltenüberschriften in die erstellte Tabelle ein.
\l "Formatnummer"	Wendet auf das Ergebnis der Datenbankabfrage ein Format an.
\o	Fügt zu Beginn des Seriendruckes Daten ein.
\s "SQL"	SQL-Anweisungen. Fügen Sie vor jedem Anführungszeichen innerhalb einer Anweisung einen Backslash (\) ein.
\t "Endnummer"	Legt die Nummer des letzten einzufügenden Datensatzes fest.

Formatnummer	Bedeutung
0	Keine
1	Rahmen
2	Schattierung
4	Schriftart
8	Farbe
16	Optimale Breite
32	Überschriftenzeilen
64	Letzte Zeile
128	Erste Spalte
256	Letzte Spalte

DATE

`{DATE [ \@ "Datum-/Uhrzeit-Abbildung"] [Schalter]}`

Fügt das aktuelle Datum aus den Systemeinstellungen des Computers ein. Sofern Sie kein anderes Format auswählen, wird das Datum in dem Format angezeigt, das in den LÄNDEREINSTELLUNGEN der SYSTEMSTEUERUNG von Windows definiert ist.

Schalter	Bedeutung
\@ "Datum-/Uhrzeit-Abbildung"	Legt ein vom Standardformat abweichendes Datumsformat fest.
\h	Definiert die Verwendung des Hijri-Mondkalenders.
\s	Definiert die Verwendung der Saka-Jahreszählung.

EQ (Gleichung)

`{EQ [Schalter]}`

Fügt eine mathematische Gleichung in das Dokument ein.

Schalter	Bedeutung
\a()	Array
\b()	Klammer
\d()	Positionierung
\f(,)	Bruchzahl
\i(,,)	Integral
\l()	Liste
\o()	Überschreiben
\r(,)	Wurzel
\s()	Hoch-/Tiefstellung
\x()	Rahmen

FILENAME

`{FILENAME [Schalter]}`

Fügt den Dateinamen des Dokuments ohne Dateierweiterung ein.

Schalter	Bedeutung
\p	Gibt zusätzlich zum Dateinamen den Pfad an.

FILESIZE

`{FILESIZE [Schalter ]}`

Fügt die Größe der aktuellen Datei (in Bytes) ein.

Schalter	Bedeutung
\k	Zeigt das Ergebnis in Kilobyte (Kbyte), gerundet auf die nächste ganze Zahl, an.
\m	Zeigt das Ergebnis in Megabyte (Mbyte), gerundet auf die nächste ganze Zahl, an.

FILLIN

`{ FILLIN ["Eingabeaufforderung"] [Schalter ] }`

Das Feld `Fillin` fordert den Benutzer zur Eingabe von Text in einem Dialogfeld auf und fügt den darin erfassten Inhalt in das Dokument ein. Mithilfe von `Fillin`-Feldern lassen sich Eingaben in Formularen vereinfachen oder Serienbriefe personalisieren.

Schalter	Bedeutung
\d "Antwort"	Gibt eine Antwort vor, wenn der Benutzer kein Text im Dialogfeld einträgt.
\o	Zeigt bei einem Seriendruckvorgang die Eingabeaufforderung nur einmal.

GOTOBUTTON

`{ GOTOBUTTON Gehe-zu-Anweisung Anzeigetext }`

Fügt einen Sprungbefehl ein, der das Navigieren in langen Dokumenten am Bildschirm erleichtert.

Gehe-zu-Anweisung	Bedeutung
s	Abschnitt
l	Zeile
f	Fußnote
a	Anmerkung

GREETINGLINE

{ GREETINGLINE [*Schalter*] }

Fügt eine Grußzeile für Seriendruckdokumente ein.

Schalter	Bedeutung
\e	Gibt den Text an, der im Seriendruckfeld einzufügen ist, wenn das Feld NAME in der Datenquelle leer ist.
\f	Legt das Format des im Feld enthaltenen Namens fest.
\l	Bestimmt die zum Formatieren der Adresse verwendete Sprachkennung.

HYPERLINK

{ HYPERLINK "*Dateiname*" [*Schalter*] }

Dieses Feld fügt einen blau unterstrichenen Hyperlink in das Dokument ein. Klickt ein Benutzer den Hyperlink an, gelangt er zur definierten Zieladresse.

Schalter	Bedeutung
\l	Definiert eine Stelle in der Datei, zum Beispiel eine Textmarke, um diese mit dem Hyperlink anzusteuern.
\m	Fügt einem Hyperlink Koordinaten für eine Imagemap hinzu.
\n	Öffnet das Ziel der Navigation in einem neuen Fenster.
\o	Definiert den ToolTipp-Text für den Hyperlink.
\t	Definiert das Ziel, auf das die Verknüpfung umgeleitet werden soll.

IF

`{ IF Ausdruck1 Operator Ausdruck2 Wenn-WahrText Wenn-FalschText}`

Vergleicht zwei Werte und fügt je nach Ergebnis des Vergleichs den entsprechenden Text ein.

Operator	Beschreibung
=	Gleich
<>	Ungleich
>	Größer als
<	Kleiner als
>=	Größer oder gleich
<=	Kleiner oder gleich

INCLUDEPICTURE

`{INCLUDEPICTURE "Dateiname" [Schalter ] }`

Fügt die angegebene Grafik ein. Dazu müssen Name und Speicherort der Grafikdatei angegeben werden.

Schalter	Bedeutung
\c Konverter	Bestimmt den zu verwendenden Grafikfilter. Verwenden Sie den Dateinamen des Grafikfilters ohne die Dateinamenerweiterung.
\d	Speichert die Grafikdaten nicht mit dem Dokument und reduziert dadurch die Dateigröße.

INCLUDETEXT

`{ INCLUDETEXT "Dateiname" [Textmarke ] [Schalter ] }`

Fügt Teile eines anderen Dokuments oder Teile, die durch Textmarken gekennzeichnet sind, ein. Um den gesamten Inhalt eines Dokuments einzufügen, geben Sie den *Dateinamen* an. Sollen nur bestimmte Bereiche eingefügt werden, markieren Sie diese zunächst als Textmarke, und geben Sie dann den *Textmarkennamen* an.

Schalter	Bedeutung
\!	Verhindert, dass Word Felder im eingefügten Text aktualisiert, es sei denn, dass die Felder zuvor im Quelldokument aktualisiert wurden.

INDEX

`{ INDEX [Schalter ] }`

Das `Index`-Feld stellt einen Index auf der Basis der Indexeintragsfelder zusammen.

Schalter	Bedeutung
\b Textmarke	Erstellt einen Index für den Teil des Dokuments, der durch die angegebene Textmarke gekennzeichnet ist. Das Feld { INDEX \b Bereich } erstellt einen Index für den Dokumentteil, der durch die Textmarke »Bereich« gekennzeichnet ist.
\c Spalten	Erstellt einen Index mit mehreren Spalten pro Seite. Das Feld {INDEX \c 4} erstellt einen vierspaltigen Index. Sie können maximal vier Spalten festlegen.
\d "Trennzeichen"	Gibt in Verbindung mit dem Schalter \s die Zeichen (maximal 5) an, welche die Folgenummern von den Seitenzahlen trennen. Verzichten Sie auf den Schalter \d , wird ein Bindestrich (-) als Trennzeichen verwendet.
\e "Trennzeichen"	Gibt die Zeichen (maximal 5) an, die als Trennzeichen zwischen einem Indexeintrag und der zugehörigen Seitenzahl verwendet werden.
\f "Bezeichner"	Erstellt einen Index ausschließlich unter Verwendung des angegebenen Eintragstyps. Der mit dem Feld {INDEX \f "a"} erstellte Index enthält nur Einträge, die durch XE-Felder gekennzeichnet sind.
\g "Trennzeichen"	Gibt die Zeichen (maximal 5) an, die als Trennzeichen in einem Seitenbereich verwendet werden. Das Standardtrennzeichen ist ein Gedankenstrich.
\h "Überschrift"	Fügt zwischen den alphabetischen Eintragsgruppen Text ein, der mit der Formatvorlage INDEXÜBERSCHRIFT formatiert ist.
\k	Definiert die Trennzeichen zwischen Querverweisen und anderen Einträgen.
\l "Trennzeichen"	Gibt die Zeichen an, die als Trennzeichen zwischen mehreren Verweisen auf unterschiedlichen Seiten verwendet werden.
\p »Bereich«	Erstellt einen Index für Einträge mit den angegebenen Anfangsbuchstaben. Das Feld {INDEX \p a-f} erstellt einen Index für alle Einträge, die mit den Buchstaben A bis F beginnen. Um auch Einträge in den Index aufzunehmen, die mit anderen Zeichen als Buchstaben beginnen, verwenden Sie ein Ausrufezeichen (!).
\r	Zeigt Untereinträge in derselben Zeile wie den Haupteintrag an. Doppelpunkte (:) werden als Trennzeichen zwischen Haupt- und Untereinträgen verwendet, Strichpunkte (;) als Trennzeichen zwischen Einträgen.
\s	Steht nach dem Schalter eine Folgebezeichnung, wird die Folgenummer zusammen mit der Seitenzahl angezeigt.
\z	Definiert die Sprachkennung, die Word zum Erstellen des Index verwendet.

Link

`{ LINK Objektname "Dateiname" [Positionsangabe ] [Schalter ] }`

Erstellt eine Verknüpfung zu Text oder Daten in einer anderen Datei.

Schalter	Bedeutung
\a	Aktualisiert das LINK-Feld automatisch; löschen Sie diesen Schalter, um das Feld manuell zu aktualisieren.
\b	Fügt das verknüpfte Objekt als Bitmap ein.
\d	Verhindert, dass Grafikdaten zusammen mit dem Dokument gespeichert werden, und verringert damit die Dateigröße.
\f	Bewirkt, dass die Formatierung des verknüpften Objekts in einer bestimmten Art und Weise aktualisiert wird.
\h	Fügt das verknüpfte Objekt als Text im Format HTML ein.
\p	Fügt das verknüpfte Objekt als Grafik ein.
\r	Fügt das verknüpfte Objekt im Format RTF ein.
\t	Fügt das verknüpfte Objekt im Nur-Text-Format ein.

LISTNUM

`{ LISTNUM ["Name"] [`*`Schalter`*`] }`

Fügt an einer beliebigen Stelle in einem Absatz eine Gruppe von Zahlen ein.

Schalter	Bedeutung
\l	Legt die Listenebene fest, die Vorrang vor dem Standardverhalten des Felds hat.
\s	Legt den Anfangswert für dieses Feld fest. Bei diesem Wert handelt es sich immer um eine Ganzzahl.

MACROBUTTON

`{ MACROBUTTON Makroname Anzeigetext }`

Fügt eine Schaltfläche in den Text ein. Beim Doppelklick darauf wird das zugeordnete Makro ausgeführt. Das Ergebnis des Makros wird in das Dokument eingefügt.

`Makroname` ist der Name des Makros, das ausgeführt werden soll. Es muss in der Dokumentvorlage des aktiven Dokuments oder einer globalen Dokumentvorlage vorhanden sein.

`Anzeigetext` bestimmt den Text, der auf der Schaltfläche angezeigt werden soll (Text oder Grafik).

MERGEFIELD

`{ MERGEFIELD `*`Feldname`*` [`*`Schalter`*`]}`

Zeigt den Namen eines Datenfelds innerhalb der Klammern in einem Hauptdokument für den Seriendruck an. Ist das Hauptdokument mit der ausgewählten Datenquelle verbunden, lassen sich anstelle des Seriendruckfelds die Daten aus dem angegebenen Datenfeld einfügen.

Als `Feldname` geben Sie den Namen eines Datenfelds ein, das im Steuerdatensatz der ausgewählten Datenquelle angegeben ist.

Schalter	Bedeutung
\b	Gibt den Text an, der vor dem `MERGEFIELD`-Feld einzufügen ist, wenn das Feld nicht leer ist.
\f	Gibt den Text an, der nach dem `MERGEFIELD`-Feld einzufügen ist, wenn das Feld nicht leer ist.
\m	Gibt das `MERGEFIELD`-Feld an, das ein zugeordnetes Feld darstellt.
\v	Aktiviert die Zeichenkonvertierung für die vertikale Formatierung.

MERGEREC

`{ MERGEREC }`

In einem Seriendruckfeld fügt `MERGEREC` eine Datensatznummer für jedes Dokument ein.

MERGESEQ

`{ MERGESEQ }`

Ermittelt die Anzahl der Datensätze, die beim Seriendruck mit dem Hauptdokument verbunden wurden. Die Nummerierung der verbundenen Datensätze beginnt bei jedem Seriendruckvorgang mit 1.

NEXT

`{ NEXT }`

Weist Word an, mit dem nächsten Datensatz der Datenquelle fortzufahren, ohne automatisch eine neue Seite zu beginnen.

NOTEREF

`{ NOTEREF Textmarke [Schalter] }`

Fügt ein Fuß- oder Endnotenzeichen ein, das mit einer Textmarke gekennzeichnet ist, damit Sie mehrere Bezüge auf dieselbe Fuß- oder Endnote bzw. auf den Querverweis einer Fuß- oder Endnote erstellen können.

Schalter	Bedeutung
\f	Fügt das Fuß- oder Endnotenzeichen mit der Zeichenformatierung der Fußnotenzeichen oder der Endnotenzeichen ein.
\h	Fügt einen Hyperlink zu der mit einer Textmarke gekennzeichneten Fußnote ein.
\p	Fügt die relative Position der Fuß- bzw. Endnote ein. Wurde das `NOTEREF`-Feld im Dokument vor der Textmarke eingefügt, wird als Feldergebnis "unten" angezeigt, andernfalls "oben".

PAGEREF

`{ PAGEREF Textmarke [\* Formatschalter ] }`

Fügt die Seitenzahl der Textmarke eines Querverweises ein.

Die Zeichenfolge "`Seite #`" wird verwendet, wenn sich das `PAGEREF`-Feld nicht auf der aktuellen Seite befindet. Befindet sich das `PAGEREF` auf der aktuellen Seite, liefert das Feld als Ergebnis "`oben`" oder "`unten`".

Schalter	Bedeutung
* Formatschalter	Schalter, der das Zahlenformat deaktiviert, das im Feld ZAHLENFORMAT ausgewählt wurde.
\h	Erstellt einen Hyperlink zu dem mit einer Textmarke gekennzeichneten Absatz.
\p	Liefert als Feldergebnis die relative Position des Felds zur Quelltextmarke.

D

PRINT

`{ PRINT "Druckeranweisungen" }`

Sendet unter Umgehung von Windows PostScript-Anweisungen direkt an den Drucker.

PRINTDATE

`{ PRINTDATE [\@ "Datum-/Uhrzeit-Abbildung"] [`*`Schalter`*`] }`

Fügt das Datum und die Uhrzeit des letzten Ausdrucks ein.

Sofern Sie kein anderes Format auswählen, werden das Datum und die Uhrzeit in dem Format angezeigt, das in den Ländereinstellungen der SYSTEMSTEUERUNG von Windows ausgewählt ist.

Schalter	Bedeutung
\@ "Datum-/Uhrzeit-Abbildung"	Legt ein von der Standardeinstellung abweichendes Datums- und Uhrzeitformat fest. Wenn Sie im Dialogfeld FELD ein Format auswählen, fügt Word den entsprechenden Abbildungsschalter für Datum und Uhrzeit ein.

QUOTE

`{ QUOTE "WörtlicherText" }`

Das QUOTE-Feld fügt den angegebenen Text in ein Dokument ein. Sie können auch verschachtelte Felder für "`Wörtlicher Text`" einfügen. Folgende Felder können allerdings nicht mit `Quote` verschachtelt werden:

- AUTONUM
- AUTONUMLGL
- AUTONUMOUT
- SYMBOL

RD

{ RD *"Dateiname"* }

Mit dem RD-Feld können Sie ein Stichwort- oder ein Inhaltsverzeichnis erstellen, das Einträge in anderen Dokumenten einbezieht.

REF

{ [REF] Textmarke [Schalter] }

Das Feld REF fügt den Inhalt einer Textmarke in das Dokument ein. Sie können mit diesem Feld Text kopieren, der auch an anderen Stellen im Dokument erscheinen soll. Alternativ lässt sich auch der *Name der Textmarke* verwenden.

Schalter	Bedeutung
\f	Fügt Fußnoten-, Endnoten- oder Anmerkungsnummern ein und nummeriert diese.
\h	Erstellt einen Hyperlink zu dem mit *Textmarke* gekennzeichneten Absatz.
\n	Fügt die Anzahl der Absätze anstelle des als *Textmarke* gekennzeichneten Textes ein.
\p	Fügt die relative Position des gekennzeichneten Absatzes ein.
\r	Fügt die Nummer des Absatzes, auf den mit *Textmarke* verwiesen wird, ohne nachfolgende Punkte in den Kontext ein.
\t	Unterdrückt nichtnumerischen Text oder Text ohne Trennzeichen.
\w	Fügt die Anzahl der Absätze eines durch *Textmarke* gekennzeichneten Textes ein.

SAVEDATE

{ SAVEDATE [\@ "Datum-/Uhrzeit-Abbildung"] [*Schalter*] }

Das Feld SAVEDATE fügt Datum und Uhrzeit des letzten Speichervorgangs in das Dokument ein. Wurde kein anderes Format ausgewählt, werden das Datum und die Uhrzeit im Format der LÄNDEREINSTELLUNGEN der SYSTEMSTEUERUNG von Windows eingefügt.

Schalter	Bedeutung
\@ "Datum-/Uhrzeit-Abbildung"	Legt ein von der Standardeinstellung abweichendes Datums- und Uhrzeitformat fest.

SECTION

{ SECTION }

Das Feld SECTION fügt die Nummer des aktuellen Abschnitts in das Dokument ein.

SECTIONPAGES

`{ SECTIONPAGES }`

`SECTIONPAGES` fügt die Seitenanzahl eines Abschnitts ein.

SEQ

`{ SEQ Erkennungszeichen [Textmarke ] [Schalter ] }`

Mit dem `SEQ`-Feld können Sie nummerierte Folgen von Abbildungen, Tabellen oder anderen Elementen einfügen. Die Abfolge bleibt immer in der exakten Reihenfolge, unabhängig von Änderungen, die Sie am Dokument durchführen.

Zur Erstellung einer komplexen nummerierten Liste ist ein `LISTNUM`*-Feld in vielen Fällen besser geeignet als ein SEQ-Feld.*

Als `Erkennungszeichen` geben Sie den Namen ein, der für die Elemente verwendet werden soll (maximal 40 Zeichen). Für `Textmarke` geben Sie den Namen der Textmarke an.

Schalter	Bedeutung
\c	Fügt die zuletzt verwendete Folgenummer ein. Dieser Schalter eignet sich besonders zum Einfügen von Kapitelnummern in Kopf- oder Fußzeilen.
\h	Verbirgt das Feldergebnis. Verwenden Sie diesen Schalter, um in einem Querverweis einen Bezug zu einem SEQ-Feld herzustellen, ohne die Zahl zu drucken.
\n	Fügt die nächste Folgenummer für die angegebenen Elemente ein. Dieser Schalter wird standardmäßig verwendet.
\r *n*	Setzt die Folgenummer auf die angegebene Nummer *n* zurück.
\s	Setzt die Nummerierung bei der Überschriftsebene fort, die nach dem »s« eingegeben wird.

SET

`{ SET Textmarke "Text" }`

Das Feld `SET` platziert Text in einer Textmarke. Nachdem der Text dort eingefügt wurde, erscheint er an allen Positionen, die auf diese Textmarke Bezug nehmen. Für `Textmarke` geben Sie den Textmarkennamen ein, für `"Text"` die Information, die der Textmarke zugewiesen werden soll.

STYLEREF

`{ STYLEREF Erkennungszeichen [Schalter ] }`

Das Feld `STYLEREF` erstellt Text mit der angegebenen Formatvorlage im Wörterbuchstil. Ist das `STYLEREF`-Feld in einer Kopf-/Fußzeile eingefügt, wird die erste oder letzte Textstelle ausgedruckt, die auf der aktuellen Seite mit der angegebenen Formatvorlage formatiert ist, sodass Sie Kopf- oder Fußzeilen im Wörterbuchformat drucken können. Als `Erkennungszeichen` geben Sie den Namen der Formatvorlage an.

Schalter	Bedeutung
\l	Fügt die letzte mit der angegebenen Formatvorlage formatierte Textstelle auf der aktuellen Seite ein.
\n	Fügt eine Absatznummer für den referenzierten Absatz ein.
\p	Fügt die relative Position des referenzierten Absatzes ein.
\r	Fügt die Nummer des Absatzes, auf den mit der Textmarke verwiesen wird, ohne nachfolgende Punkte in den Kontext ein, relativ zur Absatznummerierungsabfolge.
\t	Bewirkt, dass das `STYLEREF`-Feld unter gleichzeitiger Verwendung der Schalter `\n`, `\r` oder `\w` Text ohne Trennzeichen unterdrückt.
\w	Fügt die Nummer des Absatzes, auf den mit der Textmarke verwiesen wird, an jeder beliebigen Stelle des Dokuments mit dem gesamten Kontext ein.

SYMBOL

`{ SYMBOL` *`Zeichen`* `[`*`Schalter`* `] }`

Das Feld `SYMBOL` fügt ein einzelnes Zeichen oder eine Zeichenfolge aus dem ANSI-Zeichensatz ein. Als `Zeichen` geben Sie den Dezimal- oder Hexadezimalwert des Zeichens im ANSI-Zeichensatz ein.

Schalter	Bedeutung
\a	Behandelt den angegebenen Code als ANSI-Zeichen.
\f Schriftartenname	Die Schriftart, die das einzufügende Zeichen enthält. Der Schriftname muss in Anführungszeichen eingeschlossen werden.
\h	Fügt das Sonderzeichen ein, ohne den Zeilenabstand zu ändern.
\s Punkt	Legt den Schriftgrad in Punkt fest.
\u	Gibt Unicode-Zeichen aus.

TA

`{ TA [`*`Schalter`* `] }`

Das Feld `TA` legt die Seitenzahlen für Einträge in einem Rechtsgrundlagenverzeichnis fest. Fügen Sie ein `TA`-Feld für den Begriff ein, den Sie in das Verzeichnis aufnehmen möchten.

Schalter	Bedeutung
\b	Formatiert die Seitenzahl für das Feld fett.
\c	Gibt die Kategorienummer für das Feld an.
\i	Formatiert die Seitenzahl für das Feld kursiv.
\l	Definiert den langen Eintrag für das Feld im Rechtsgrundlagenverzeichnis.

Schalter	Bedeutung
\r	Schließt den Seitenbereich der Textmarke in die Seitenzahlangabe für dieses Feld ein.
\s	Definiert den kurzen Eintrag für die Anzeige im Dialogfeld EINTRAG FESTLEGEN.

TC

`{ TC "Text" [Schalter ] }`

Das Feld TC legt den Text und die Seitenzahlen für Einträge in einem Inhaltsverzeichnis sowie in ähnlichen Verzeichnissen fest. Fügen Sie ein TC-Feld direkt vor dem Text ein, den Sie in das Inhaltsverzeichnis aufnehmen möchten. Üblicherweise wird ein Inhaltsverzeichnis auf der Basis von Überschriftenformaten erstellt. Soll darin jedoch ein Eintrag aufgenommen werden, dem kein Überschriftformat zugewiesen wurde, setzen Sie das Feld TC davor.

Schalter	Bedeutung
\f "Typ"	Gibt den Typ der Elemente an, die in einem bestimmten Verzeichnis zusammengefasst werden.
\l	Gibt die Ebene eines TC-Eintrags an. Das Feld `{ TC "Eingeben von Daten" \l 3 }` kennzeichnet beispielsweise einen Eintrag dritter Ebene.
\n	Zeigt den Eintrag ohne Seitenzahl an.

TEMPLATE

`{ TEMPLATE [Schalter] }`

Das Feld TEMPLATE fügt den Dateinamen der Dokumentvorlage des aktuellen Dokuments ein.

Schalter	Bedeutung
\p	Gibt zusätzlich zum Dateinamen den Pfad an.

TIME

`{ TIME [\@ "Datum-/Uhrzeit-Abbildung"] }`

Das Feld TIME fügt die Uhrzeit ein, die bei der letzten Feldaktualisierung aktuell war. Datum- und Uhrzeitfelder werden automatisch beim Ausdruck aktualisiert.

Schalter	Bedeutung
\@ "Datum-/Uhrzeit-Abbildung"	Legt ein von der Standardeinstellung abweichendes Datums- und Uhrzeitformat fest. Wenn Sie im Dialogfeld FELD ein Format auswählen, fügt Word den entsprechenden Datum-/Uhrzeit-Abbildungsschalter ein.

TOA

{ TOA [Schalter] }

Das Feld TOA stellt ein Rechtsgrundlagenverzeichnis aus den Verzeichniseinträgen zusammen, die mit dem Feld TA gekennzeichnet sind.

Schalter	Bedeutung
\b	Erstellt ein Rechtsgrundlagenverzeichnis für den Teil des Dokuments, der durch eine Textmarke definiert wurde.
\c	Erstellt ein Rechtsgrundlagenverzeichnis für Einträge mit der definierten Kategorienummer.
\d	Definiert zusammen mit dem Schalter \s das Trennzeichen für Einträge zwischen Sequenz- und Seitennummern.
\e	Definiert die Trennzeichen zwischen einem Verzeichniseintrag und der Seitenzahl.
\f	Entfernt die Formatierung von den Einträgen im Dokument.
\g	Definiert die Trennzeichen innerhalb eines Seitenbereichs.
\h	Fügt die Kategorienüberschriften für die Einträge in ein Rechtsgrundlagenverzeichnis ein.
\l	Definiert die Trennzeichen zwischen Seitenzahlen bei Verweisen über mehrere Seiten.
\p	Ersetzt fünf oder mehr unterschiedliche Seitenverweise zur selben Rechtsgrundlage durch »passim«.
\s	Schließt die Sequenznummer, auf die verwiesen wird, zusammen mit der Seitenzahl ein.

TOC

{ TOC [*Schalter*] }

Das Feld TOC stellt ein Inhaltsverzeichnis aus den Verzeichniseinträgen zusammen, die mit dem Feld TC bzw. als Überschriften gekennzeichnet wurden.

Schalter	Bedeutung
\a Bezeichner	Erstellt ein Verzeichnis ohne Beschriftung und Nummerierung.
\b Textmarkenname	Erstellt ein Inhaltsverzeichnis auf der Basis von Textmarken.
\c "SEQBezeichner"	Erstellt ein Verzeichnis auf der Basis der angegebenen Beschriftung.
\d "Trennzeichen"	Fügt ein Trennzeichen für die Seitenzahlen ein.
\f EintragBezeichner	Erstellt ein Verzeichnis anhand der TC-Felder.
\h Hyperlinks	Fügt Verzeichniseinträge als Hyperlinks ein.

Schalter	Bedeutung
\l Ebenen	Erstellt ein Inhaltsverzeichnis anhand von TC-Feldern, die einer der Überschriftsebenen Einträge zuweisen.
\n Ebenen	Erstellt das Inhaltsverzeichnis ohne Seitenzahlen. Alle Ebenen werden ohne Seitenzahlen angegeben, sofern nicht ein Bereich von Eintragsebenen festgelegt wird. Das Feld `{ TOC \n 3-5 }` gibt Einträge der Ebenen 3 bis 5 ohne Seitenzahlen an.
\o "Überschriften"	Erstellt ein Inhaltsverzeichnis aus Absätzen, die mit den integrierten Überschriftenformatvorlagen formatiert sind.
\p "Trennzeichen"	Legt die Trennzeichen zwischen einem Eintrag und der zugehörigen Seitenzahl fest.
\s Bezeichner	Fügt eine Zahl, etwa eine Kapitelnummer, vor der Seitenzahl ein.
\t "Formatvorlage, Ebene, Formatvorlage, Ebene, ..."	Erstellt ein Inhaltsverzeichnis aus Absätzen, die nicht mit den integrierten Überschriftenformatvorlagen, sondern mit anderen Formatvorlagen formatiert sind.
\w	Behält Tabstopps innerhalb von Verzeichniseinträgen bei.
\x	Behält Zeilenendmarken innerhalb von Verzeichniseinträgen bei.
\z	Blendet Füllzeichen und Seitenzahlen in der Weblayoutansicht aus.

XE

`{ XE "Text" [Schalter] }`

Das Feld `XE` legt den Text und die Seitenzahl für einen Indexeintrag fest. Um einen Untereintrag anzugeben, geben Sie den Haupteintragstext ein, fügen danach einen Doppelpunkt ein und schließen den Text für den Untereintrag an, also in der Form `{XE "Haupteintrag:Untereintrag"}`.

Schalter	Bedeutung
\b	Formatiert die Seitenzahl des Eintrags fett.
\f "Typ"	Legt einen Eintragstyp fest, der nur einen bestimmten Index erstellt.
\i	Formatiert die Seitenzahl des Eintrags kursiv.
\r Textmarke	Fügt anstelle der Seitenzahl des Eintrags den Seitenbereich ein, der durch die angegebene Textmarke gekennzeichnet ist.
\t "Text"	Fügt den Eintragstext anstelle der Seitenzahl ein.

D.2 Makros

Gerade wenn Sie lange Dokumente erstellen möchten, in denen einzelne, sich stets gleichende Arbeitsschritte vorkommen, kann der Einsatz eines Makros eine immense Arbeitserleichterung oder Zeitersparnis bedeuten. Ein Makro kann aus einer ganzen Reihe von Befehlen und Anweisungen bestehen, die zu einem einzigen Befehl zusammengefasst und gleichzeitig ausgeführt werden.

Die Vorteile von Makros im Überblick:

- Bearbeitungs- und Formatierungsaufgaben werden massiv beschleunigt.
- Kombination mehrerer Befehle, beispielsweise das Einfügen eines Tabellenrasters, mit allen bereits festgelegten Formatierungen. So erspart man sich nicht nur das Einfügen der Tabelle selbst, sondern muss sich auch nicht um deren Größe, Rahmen, Linien, Spalten und Zeilen kümmern, da diese Einstellungen alle bereits im Vorfeld getroffen werden können. Durch das Ausführen des Makros wird diese Tabelle immer in dieser Form in Ihr Dokument eingefügt.
- Verbesserung der Zugriffsmöglichkeit auf eine Option in einem Dialogfeld.
- Automatisierung und Zusammenfassung einer komplexen Reihe von Aufgaben.

Die schnellste und einfachste Möglichkeit ist die Makroaufzeichnung. Um damit beginnen zu können, müssen Sie allerdings zuerst die Registerkarte ENTWICKLERTOOLS einblenden, da sonst das Erstellen von Makros, in welcher Form auch immer, unmöglich ist.

D.2.1 Entwicklertools anzeigen

STEPS

Anzeigen der Registerkarte ENTWICKLERTOOLS:

1. Klicken Sie auf die Schaltfläche OFFICE und anschließend auf den Button WORD-OPTIONEN.
2. Wählen Sie aus der linken Auswahl den Eintrag HÄUFIG VERWENDET aus, und aktivieren Sie in der Gruppe WICHTIGSTE OPTIONEN FÜR DAS ARBEITEN MIT WORD das Kontrollkästchen ENTWICKLERREGISTERKARTE IN DER MULTIFUNKTIONSLEISTE ANZEIGEN.
3. Klicken Sie auf OK, um die Registerkarte ENTWICKLERTOOLS hinzuzufügen.

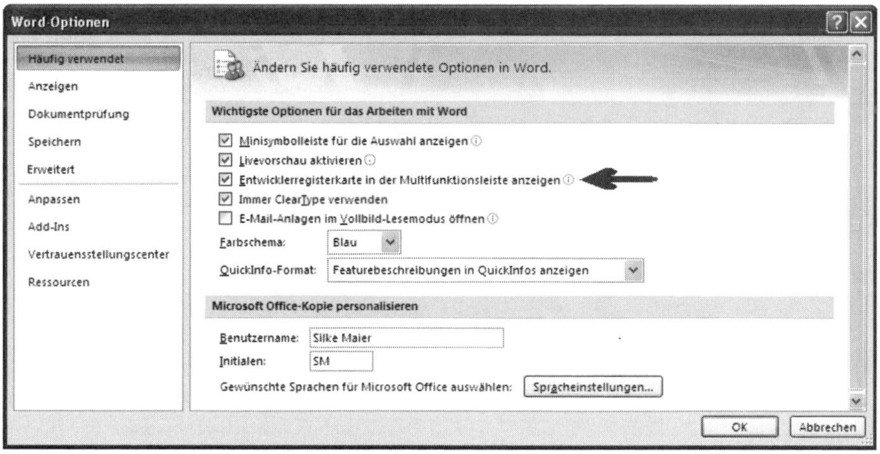

Abbildung D.2: Aktivieren des Kontrollkästchens, um die ENTWICKLERTOOLS anzuzeigen

D.2.2 Makro aufzeichnen

Nachdem Ihnen jetzt die Registerkarte ENTWICKLERTOOLS zur Verfügung steht, können Sie damit beginnen, ein Makro aufzuzeichnen. Die wichtigsten Werkzeuge, die Sie dafür brauchen werden, finden Sie auf eben dieser Registerkarte in der Gruppe CODE.

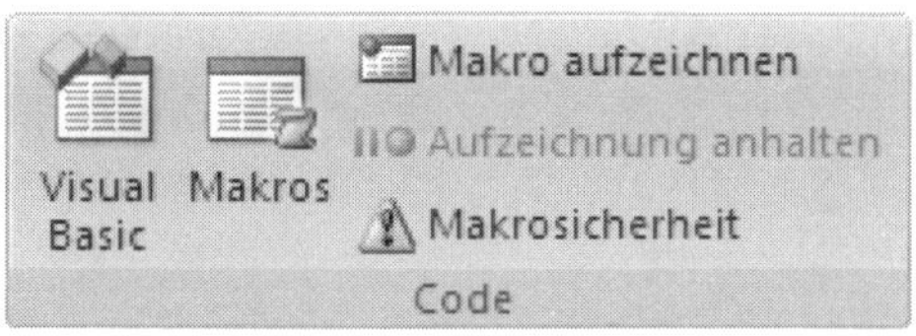

Abbildung D.3: Gruppe CODE

Makro aufzeichnen:

STEPS

1. Klicken Sie auf der Registerkarte ENTWICKLERTOOLS in der Gruppe CODE auf MAKRO AUFZEICHNEN.

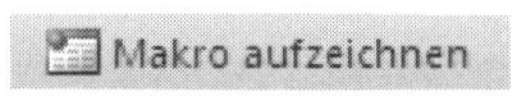

2. Geben Sie im Dialogfeld MAKRO AUFZEICHNEN unter MAKRONAMEN einen Titel für Ihr Makro ein. Beachten Sie jedoch, dass der Name keine Leerzeichen enthalten darf, sonst wird Ihnen das Dialogfeld FALSCHER PROZEDURNAME eingeblendet und das Dialogfeld MAKRO AUFZEICHNEN geschlossen.

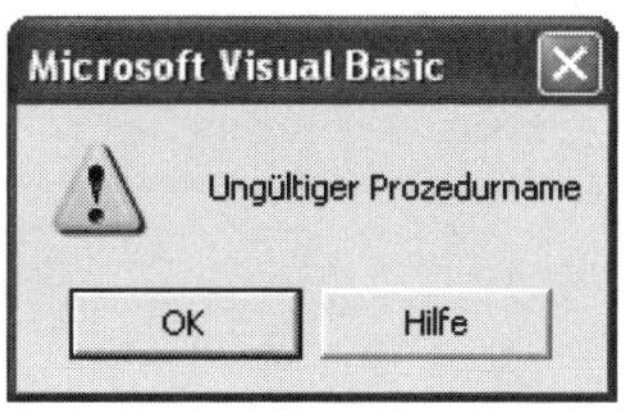

Abbildung D.4: Eingabe eines ungültigen Makronamens

3. Geben Sie nun im Feld MAKRO SPEICHERN IN an, in welcher Dokumentvorlage Sie das Makro speichern möchten.
4. Das Feld BESCHREIBUNG dient dazu, dass Sie sofort erkennen können, welche Funktionen dieses Makro aufweist. Geben Sie hier also eine kurze Funktionsbeschreibung ein.

Abbildung D.5: Dialogfeld MAKRO AUFZEICHNEN

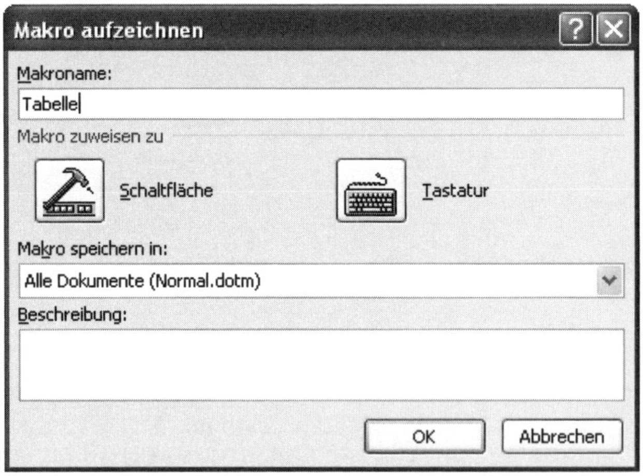

5. Jetzt müssen Sie sich entscheiden, wie Sie weiter fortfahren möchten.

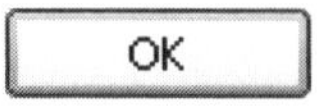

- Klicken Sie sofort auf die Schaltfläche OK, können Sie auch gleich mit der Aufzeichnung des Makros beginnen. Bedenken Sie aber, dass mit dieser Methode weder eine Schaltfläche auf der Symbolleiste für den Schnellzugriff noch eine Tastenkombination zur Verfügung steht.

- Klicken Sie auf die Schaltfläche SYMBOLLEISTEN, um einen Button auf der Symbolleiste für den Schnellzugriff einzufügen (siehe Abschnitt D.2.3, »Makro auf der Schnellstartleiste«).

- Klicken Sie auf die Schaltfläche TASTATUR, um Ihrem Makro eine Tastenkombination zuzuweisen, mit der es künftig ausgeführt werden kann (siehe Abschnitt D.2.4, »Tastenkombination für Makros«).

6. Nachdem Sie festgelegt haben, wie Sie Ihr Makro künftig aktivieren, können Sie damit beginnen die Aktionen durchzuführen, die das Makro später ausführen bzw. umfassen soll.
7. Wenn Sie alle Eingaben und Einstellungen beendet haben, klicken Sie in der Gruppe CODE auf AUFZEICHNUNG BEENDEN, um das Makro zu speichern und einsatzbereit zu machen.

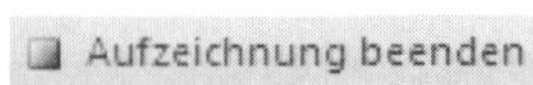

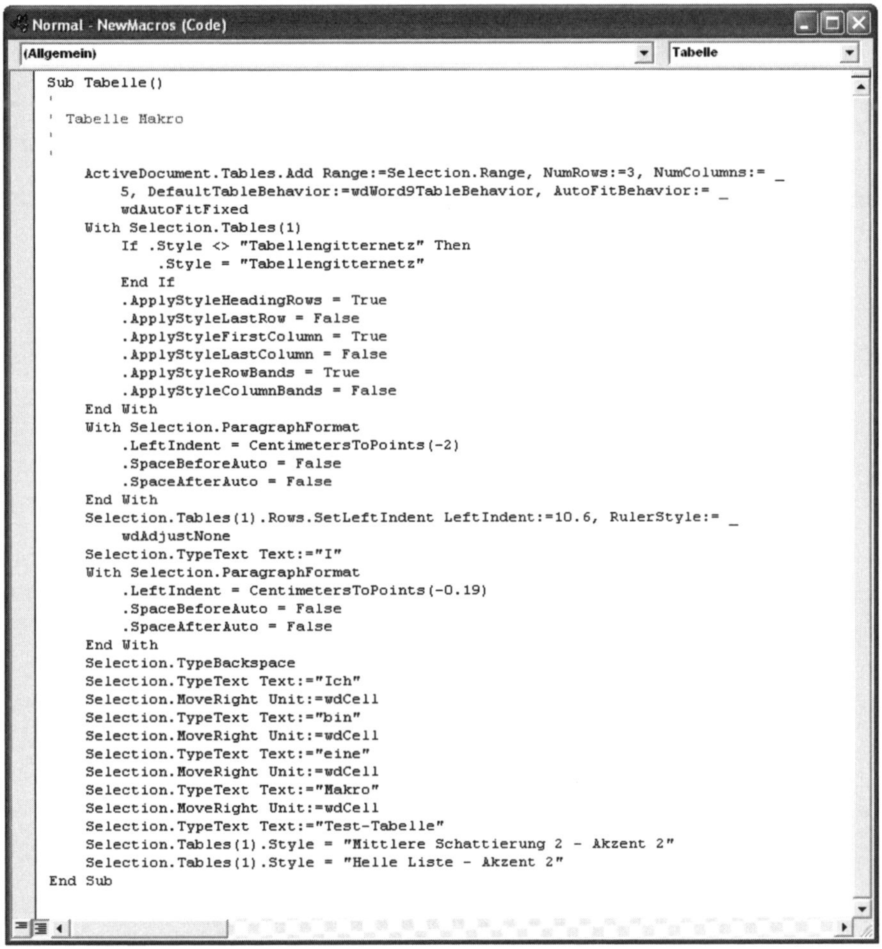


```
Sub Tabelle()
'
' Tabelle Makro
'
'
    ActiveDocument.Tables.Add Range:=Selection.Range, NumRows:=3, NumColumns:= _
        5, DefaultTableBehavior:=wdWord9TableBehavior, AutoFitBehavior:= _
        wdAutoFitFixed
    With Selection.Tables(1)
        If .Style <> "Tabellengitternetz" Then
            .Style = "Tabellengitternetz"
        End If
        .ApplyStyleHeadingRows = True
        .ApplyStyleLastRow = False
        .ApplyStyleFirstColumn = True
        .ApplyStyleLastColumn = False
        .ApplyStyleRowBands = True
        .ApplyStyleColumnBands = False
    End With
    With Selection.ParagraphFormat
        .LeftIndent = CentimetersToPoints(-2)
        .SpaceBeforeAuto = False
        .SpaceAfterAuto = False
    End With
    Selection.Tables(1).Rows.SetLeftIndent LeftIndent:=10.6, RulerStyle:= _
        wdAdjustNone
    Selection.TypeText Text:="I"
    With Selection.ParagraphFormat
        .LeftIndent = CentimetersToPoints(-0.19)
        .SpaceBeforeAuto = False
        .SpaceAfterAuto = False
    End With
    Selection.TypeBackspace
    Selection.TypeText Text:="Ich"
    Selection.MoveRight Unit:=wdCell
    Selection.TypeText Text:="bin"
    Selection.MoveRight Unit:=wdCell
    Selection.TypeText Text:="eine"
    Selection.MoveRight Unit:=wdCell
    Selection.TypeText Text:="Makro"
    Selection.MoveRight Unit:=wdCell
    Selection.TypeText Text:="Test-Tabelle"
    Selection.Tables(1).Style = "Mittlere Schattierung 2 - Akzent 2"
    Selection.Tables(1).Style = "Helle Liste - Akzent 2"
End Sub
```

Abbildung D.6: Das erstellte Makro im Editor

D.2.3 Makro auf der Schnellstartleiste

Makros lassen sich, wie vorhin bereits erwähnt, als Icon auf der Schnellstartleiste ablegen. Das ist überaus praktisch, denn die Schnellstartleiste ist permanent eingeblendet und das Makro somit immer verfügbar.

So wird es gemacht:

STEPS

1. Klicken Sie im Dialogfeld MAKRO AUFZEICHNEN auf die Schaltfläche SYMBOLLEISTEN.
2. Wählen Sie im nun geöffneten Dialogfeld WORD-OPTIONEN in der linken Auswahl jenes Makro aus, das Sie aufzeichnen werden, und klicken Sie anschließend auf HINZUFÜGEN.
3. Das Makro erscheint nun im rechten Anzeigefeld bei den anderen Funktionen der Schnellzugriffsleiste.

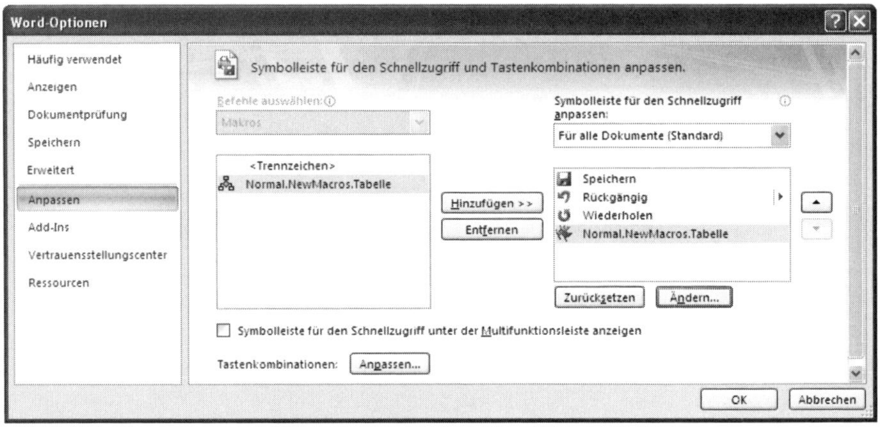

Abbildung D.7: Makro als Icon auf Symbolleiste für Schnellzugriff platzieren

4. Klicken Sie nun auf den Button ÄNDERN, der sich ebenfalls im Dialogfeld WORD-OPTIONEN befindet, und wählen Sie ein Symbol aus, unter dem es in der Schnellzugriffsleiste angezeigt wird.

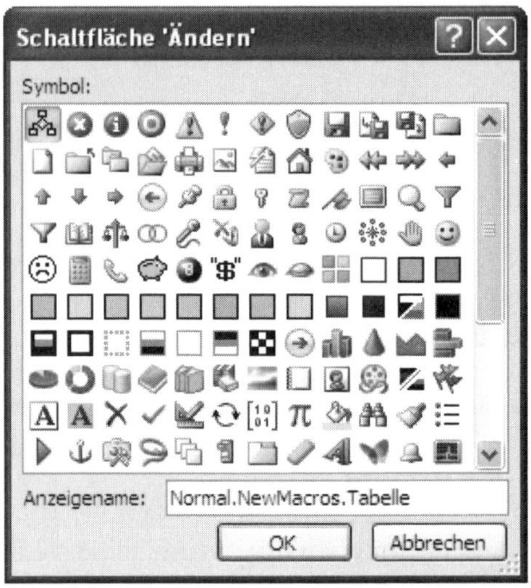

Abbildung D.8: Auswählen eines Symbolicons

5. Um die Auswahl zu bestätigen, klicken Sie auf OK.
6. Klicken Sie nun im Dialogfeld WORD-OPTIONEN ein weiteres Mal auf OK, um mit der Aufzeichnung des Makros zu beginnen.

D.2.4 Tastenkombination für Makros

Ein Makro kann aber auch mit einer Tastenkombination versehen werden. Das ist ähnlich praktikabel wie das Ablegen auf der Schnellstartleiste. Sofern man die Tastenkombination nicht vergisst, kann das Makro jederzeit ausgeführt werden.

Gehen Sie folgendermaßen vor, um eine Tastenkombination zuzuweisen:

STEPS

1. Klicken Sie auf die Schaltfläche TASTATUR.
2. Wählen Sie nun im Feld BEFEHLE jenes Makro aus, das Sie aufzeichnen möchten.

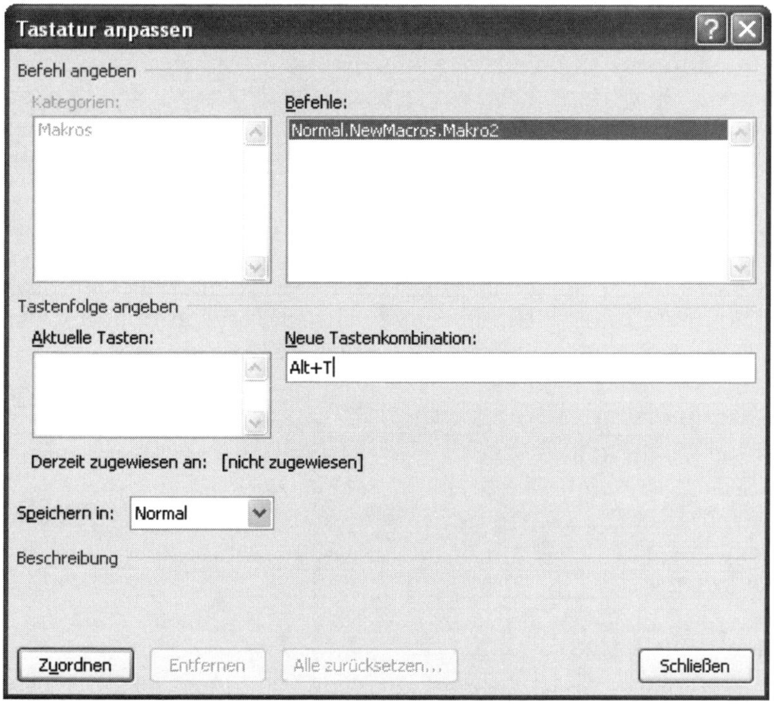

Abbildung D.9: Eine Tastenkombination für Makro festlegen

3. Geben Sie im Feld NEUE TASTENKOMBINATION die gewünschte Kombination ein, und klicken Sie dann auf ZUORDNEN. Achten Sie darauf, dass Ihre eingegebene Tastenkombination eine der Tasten [Strg], [Alt] oder [AltGr] enthält, denn sonst ist eine Eingabe nicht möglich, und Ihr Feld bleibt leer. Ferner sollten Sie sich nach Möglichkeit für keine Tastenkombination entscheiden, die bereits belegt ist, da diese dann überschrieben würde.

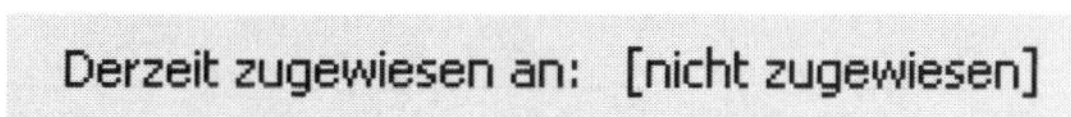

Abbildung D.10: Tastenfolge ist nicht vergeben.

4. Klicken Sie abschließend auf die Schaltfläche ZUORDNEN und danach auf SCHLIEßEN, um mit der Aufzeichnung Ihres Makros zu beginnen.

D

D.2.5 Aufzeichnung unterbrechen

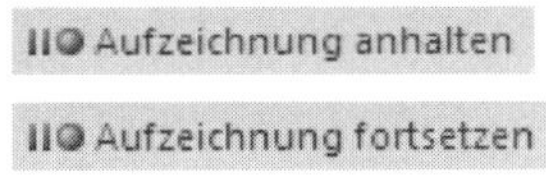

Sollten Sie während der Aufzeichnung des Makros feststellen, dass es notwendig ist, verschiedene Aktionen, Einstellungen oder was auch immer durchzuführen, diese aber nicht aufzeichnen wollen, dann können Sie die Aufzeichnung unterbrechen. Klicken Sie dazu auf der Registerkarte ENTWICKLERTOOLS in der Gruppe CODE auf die Schaltfläche AUFZEICHNUNG ANHALTEN. Sie können nun die notwendigen Schritte durchführen, ohne diese im Makro festzuhalten. Wenn Sie anschließend mit der Aufzeichnung weitermachen möchten, klicken Sie einfach erneut auf die Schaltfläche von vorhin, die nun AUFZEICHNUNG FORTSETZEN heißt.

D.2.6 Makro ausführen

Je nachdem, ob Sie Ihr Makro der Symbolleiste für den Schnellzugriff, dem Makromenü oder vielleicht einer Tastenkombination zugewiesen haben, ergeben sich unterschiedliche Varianten der Ausführung.

Makro in der Schnellstartleiste

Wenn Sie Ihr Makro in Form einer Schaltfläche der Schnellstartleiste zugewiesen haben, müssen Sie nur den Mauszeiger an die Stelle im Dokument setzen, an der das Makro ausgeführt werden soll. Anschließend klicken Sie in der Schnellstartleiste auf das ausgewählte Makrosymbol, um es auszuführen.

Makro mit Tastenkombination

Haben Sie Ihrem Makro eine Tastenkombination zugewiesen, lässt sich dieses genauso schnell ausführen wie über die Schnellstartleiste. Setzen Sie wieder den Cursor an die Stelle im Dokument, an der das Makro ausgeführt werden soll, und drücken Sie die ausgewählte Tastenkombination, um das Makro zu starten.

Makro im Makromenü

Wenn Sie jedoch bei der Aufzeichnung des Makros weder Schnellstartleiste noch Tastenkombination zugewiesen und gleich mit der Aufzeichnung begonnen haben, ist es nun etwas mühsamer, das Makro auszuführen. Klicken Sie wieder an die gewünschte Stelle im Dokument und anschließend auf der Registerkarte ENTWICKLERTOOLS in der Gruppe CODE auf den Button MAKROS. Wählen Sie im gleichnamigen Dialogfeld das gewünschte Makro aus, und klicken Sie, um es zu starten, auf AUSFÜHREN.

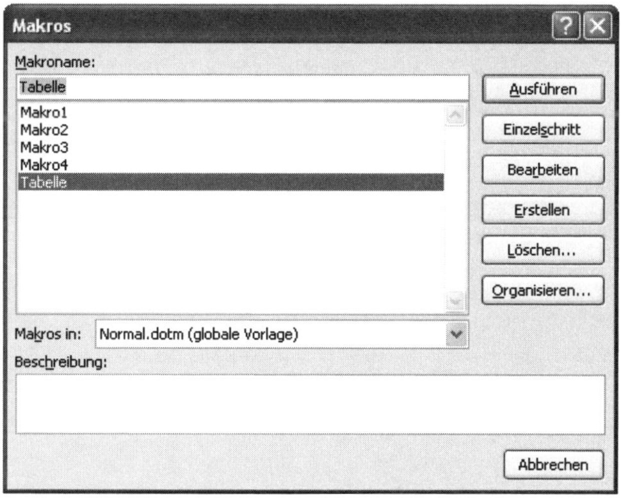

Abbildung D.11: Auswahl eines Makros

D.2.7 Makro löschen

Um ein Makro zu löschen, öffnen Sie wie schon vorhin beim Ausführen eines Makros aus dem Menü das Dialogfeld MAKRO. Klicken Sie dazu auf der Registerkarte ENTWICKLERTOOLS in der Gruppe CODE auf den Button MAKROS. Markieren Sie das Makro, das Sie löschen möchten, und klicken Sie auf den Button LÖSCHEN. Ihr Makro wird nun gelöscht und aus dem Makromenü entfernt.

Tipps&Tricks

A

B

D

E

F

H

I

K

L

M

N

T

U

W

Z

Index

!

A

B

C

D

E

F

G

H

I

J

K

L

O

P

Q

R

S

T

U

V

X

Z